Veit=Stoeckel
# Handbuch der Gynäkologie

Erster Band / Zweite Hälfte

J. Veit

Handbuch der Gynäkologie

Dritte völlig neubearbeitete Auflage

Bearbeitet von

R. Brun-Zürich, F. Engelmann-Dortmund, P. Esch-Münster, O. v. Franqué-Bonn, R. Freund-Berlin, C. J. Gauß-Würzburg, Th. Heynemann-Hamburg, H. Hinselmann-Altona, R. Hornung-Berlin, R. Th. von Jaschke-Gießen, E. Kehrer-Marburg a. L., F. Kermauner-Wien, A. Laqueur-Berlin, G. Linzenmeier-Karlsruhe, A. Mayer-Tübingen, J. Meisenheimer-Leipzig, C. Menge-Heidelberg, R. Meyer-Berlin, F. von Mikulicz-Radecki-Berlin, L. Nürnberger-Halle, B. Ottow-Berlin, O. Pankow-Düsseldorf, H. von Peham-Wien, R. Schröder-Kiel, H. Sellheim-Leipzig, A. Spuler-Erlangen, W. Stoeckel-Berlin, J. Tandler-Wien, G. A. Wagner-Prag, M. Walthard-Zürich, H. Wintz-Erlangen

Herausgegeben von

Dr. W. Stoeckel

Geheimrat, Professor an der Universität Berlin
Direktor der Frauenklinik

Erster Band / Zweite Hälfte

Der mensuelle Genitalzyklus des Weibes und seine Störungen

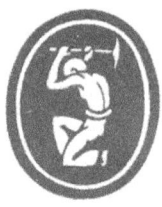

München · Verlag von J. F. Bergmann · 1928

Der mensuelle Genitalzyklus des Weibes und seine Störungen

Bearbeitet von

Dr. R. Schröder
Professor, Direktor der Universitäts-Frauenklinik in Kiel

Mit 193 teils farbigen Abbildungen im Text

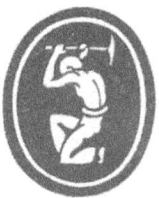

München · Verlag von J. F. Bergmann · 1928

Alle Rechte,
insbesondere das der Übersetzung in fremde Sprachen, vorbehalten
Copyright 1928 by J. F. Bergmann in München ·
Softcover reprint of the hardcover 3rd edition 1928

Druck der Universitätsdruckerei H. Stürtz A.G. in Würzburg

ISBN-13: 978-3-8070-0202-6　　**e-ISBN-13: 978-3-642-96014-7**
DOI: 10.1007/978-3-642-96014-7

Inhaltsverzeichnis.

Seite

Einleitung: Kurze historische Bemerkungen über die Entwicklung der Anschauungen 3

Erster Teil.
Der normale Genitalzyklus.

Begriffsbestimmung 7
- I. Die zeitlichen Verhältnisse des Genitalzyklus 8
  1. Das erste Eintreten des Zyklus, die Menarche 8
  2. Das Erlöschen der Zyklusfunktion, die Menopause 11
- II. Das Entwicklungsstadium des Körpers beim ersten Auftreten des Zyklus 12
  1. Der Körper im allgemeinen 12
  2. Die Genitalorgane im Kindesalter bis zur Geschlechtsreife 22
     a) Das Ovarium vor der Pubertät 23
     b) Der Genitalschlauch (Tube, Uterus, Scheide) bei Kindern bis zur Pubertät 31
     Die Schleimhaut des kindlichen Uterus 34
- III. Die Anatomie der am Genitalzyklus unmittelbar beteiligten Gewebe in ihren zyklischen Veränderungen 37
  1. Die zyklischen Veränderungen des Ovariums 38
     a) Der reifende Follikel 38
     b) Der Follikelsprung und seine unmittelbaren Folgen 43
     c) Die Granulosadrüse (das Corpus luteum) 46
  2. Die zyklischen Veränderungen am Endometrium corporis uteri 64
     a) Die Basalisschicht 67
     b) Die Funktionalis oder die Nidationsschicht 70
     Das Endometrium um die Zeit der menstruellen Blutung 80
     Zusammenfassende Übersicht über die zyklischen Veränderungen des Endometrium corporis uteri 84
     Bemerkungen zur Beurteilung von Schleimhäuten, die durch die Abrasio mucosae gewonnen sind 85
  3. Die Beteiligung des Isthmus uteri am Zyklus 88
  4. Die Teilnahme der Tube am Zykluswechsel 90
- IV. Zur Phylogenese des Genitalzyklus 91
  A. Die Genitalfunktion bei Fischen, Amphibien, Reptilien und Vögeln 92
     Funktionelles Verhalten des Keimplasmas und des Genitalschlauches 92
  B. Der Genitalzyklus bei Säugetieren 103
  1. Anatomischer Teil 108
     a) Kurze Bemerkungen über die makroskopische Anatomie der Geschlechtsorgane vom vergleichenden Standpunkt aus 109
     b) Die feineren anatomischen Veränderungen am Säugetiergenitale während des Zyklus 110
  2. Spezielle Verhältnisse 113
     a) Marsupialier — Beuteltiere 113
     b) Ungulaten — Huftiere 116
     Schwein — Schaf — Rind 120

	Seite
c) Karnivoren — Fleischfresser	121
d) Rodentaten — Nager	126
Ratte und Maus — Meerschweinchen — Kaninchen — Frettchen	136
e) Primaten — Affen	137
Überblick	140
V. Zeitliche und ursächliche Zusammenhänge im Ablauf des Zyklus	142
1. Die Koppelung der Zyklen	142
2. Der Ovulationstermin	147
a) Methoden seiner Bestimmung	147
1. Intraoperative Inspektion	147
2. Termin des sog. Mittelschmerzes	148
3. Histologische Vergleichsuntersuchungen, Bestimmung aus der Endometriumphase	148
4. Blutung nach Röntgenkastration	150
5. Konzeptionsoptimum	151
6. Embryonenalter	152
b) Wechselnder oder festliegender Ovulationstermin	153
α) Er schwankt	153
β) Er liegt fest	153
3. Das Verhalten der Spermatozoen, das Schicksal des Eies, Imprägnationstermin	153
4. Ursächliche Beziehungen im einzelnen	155
a) Bedeutung des Follikels	155
b) Bedeutung der Granulosadrüse	156
c) Das Ovarialhormon, seine verschiedenartige Darstellung	160
5. Die Periodizität des Zyklus	169
VI. Die klinischen Zeichen und Begleiterscheinungen des mensuellen Zyklus; die Diätetik während des Zyklus	170
A. Die klinischen Zykluszeichen, die vom Genitale ausgehen	171
1. Die Ovulations- oder Brunstzeit	171
2. Die Menstruationszeit	172
Der Ausstoßungsmechanismus des Menstrualblutes	178
Die klinischen Zykluszeichen an Tube und Scheide	179
B. Die klinischen Begleiterscheinungen des Zyklus im übrigen Körper	180
Allgemeines über die Beschwerden und deren Vorkommen	180
Das Verhalten des Körpers während des Zyklus	181
1. Körpertemperatur	182
2. Zirkulationssystem	182
3. Muskelkraft	183
4. Blut	183
a) Hämoglobingehalt	184
b) Erythrozyten	184
c) Weißes Blutbild	184
d) Thrombozyten	185
e) Gerinnungsfähigkeit	185
f) Physikalisch-chemische Änderungen des Blutes	186
5. Der Stoffwechsel und die chemischen Blutveränderungen	186
a) Der Grundumsatz usw.	186
b) Der Zuckerstoffwechsel	188
c) Der Lipoidstoffwechsel	188
d) Der Wasser- und Salzhaushalt	189
6. Vegetatives Nervensystem	190
7. Das Eingeweidesystem	191
8. Endokrine Drüsen	193
a) Schilddrüse	193
b) Nebenniere	194
c) Hypophyse	195

Inhaltsverzeichnis.

Seite

    d) Die weniger wichtigen Drüsen 196
        Prinzipielles zum Mechanismus der endokrinen Wirkung 196
  9. Die Mamma- und die Achseldrüsen 196
 10. Die Haut inkl. menstrueller Dermatosen 198
 11. Auge 199
 12. Psyche inkl. menstrueller Psychosen 199
Über die Diätetik in bezug auf den mensuellen Zyklus 201

VII. Das Klimakterium. (Die natürliche Menopause) 202
 Zeitliche Verhältnisse 202
  1. Die Anatomie der Genitalorgane während des Erlöschens der Funktion 204
    a) Ovar 204
    b) Tube 205
    c) Uterus 205
    d) Scheide — Beckengewebszelle 207
  2. Die klinischen Zeichen des Klimakteriums im Genitale 207
  3. Das Verhalten des übrigen Körpers beim natürlichen Ausschalten der Genitalfunktion . . 209
    Allgemeines 209
    a) Über das Blut und die blutbildenden Organe 211
    b) Der Zirkulationsapparat, das Verhalten des Blutdruckes, der Vasomotoren 211
    c) Das vegetative Nervensystem 213
    d) Kalzium-, Kaliumgehalt 214
    e) Stoffwechsel, vor allem Zuckerstoffwechsel und Grundumsatz 214
    f) Endokrine Drüsen, Schilddrüse, Nebenniere, Hypophyse 215
    g) Hauterkrankungen 217
    h) Gelenkerkrankungen 218
    i) Erkrankungen des Auges 219
    k) Das Nervensystem und Seelenleben der klimakterischen Frau 219
  4. Die Therapie der klimakterischen Beschwerden 219

Zweiter Teil.

Die Störungen des mensuellen Zyklus.

I. Der mensuelle Zyklus bei krankhaften Zuständen des Körpers 222
 Allgemeines, darunter nach Operationen 222
  1. Die akuten Infektionskrankheiten 226
  2. Bei chronischen Infektionskrankheiten 227
  3. Störungen der Zirkulationsorgane und des Gefäßsystems 229
  4. Störungen der Verdauungsorgane 230
  5. Lebererkrankungen 230
  6. Nierenerkrankungen 230
  7. Stoffwechselerkrankungen 231
  8. Bluterkrankungen 232
  9. Erkrankungen der endokrinen Drüsen 234
 10. Erkrankungen der Haut 235
 11. Psychische Einwirkungen — Genitale Erkrankungen 236
    a) Hypoplasien 237
    b) Lageanomalien des Genitales 238
    c) Entzündliche Erkrankungen 238
    d) Mißbildungen 239
    e) Ovarialtumoren 240
    f) Myome des Uterus 240
    g) Karzinom des Uterus 240
II. Die Störungen im ovariellen Zyklus 241
 Allgemeine Übersicht 241

	Seite
A. Das Auftreten des Zyklus in außerphysiologischen Zeiten	243
1. Die „Menstruation" der Neugeborenen	243
2. Die Menstruatio praecox	244
3. Die verspätete Menarche	247
4. Die verfrühte Klimax	247
5. Die späte Menopause	248
6. Zyklische Blutung während der Schwangerschaft	248
7. Laktation und Zyklus	249
B. Das Ausbleiben des Zyklus in der geschlechtsreifen Zeit	251
1. Die Pseudoamenorrhöe	251
a) Die Gynatresien	251
b) Schwere Endometriumschäden	252
c) Operative Extirpation des Uterus	252
2. Die Kastration	254
Die Mittel zur Herbeiführung der Kastration (Operation, Bestrahlung, Medikamente)	254
Die Beschwerden der Kastration	255
Die Wirkungen der Kastration auf den Körper	256
a) Verhalten des Genitalschlauches nach Kastration	256
b) Zirkulationsorgane	257
c) Verhalten des Blutes	257
d) Blutgerinnungszeit, Kalziumgehalt	258
e) Vegetatives Nervensystem	258
f) Stoffwechselvorgänge, Eiweiß, Fett, Zuckerstoffwechsel	258
g) Endokrine Drüsen	260
h) Vasomotorische und psychische Erscheinungen	260
3. Die echte Amenorrhöe	261
Begriffsbestimmung	261
a) Amenorrhöe infolge Zerstörung des Keimplasmas	261
b) Amenorrhöe bei anatomisch intaktem Ovar	262
α) Amenorrhöe 1. Grades, leichtere Form	262
β) Amenorrhöe 2. Grades, schwerere Form	264
Die Ursachen der Amenorrhöe	265
a) Die Konstitution	265
b) Akute Infektionskrankheiten	266
c) Chronische Infektionskrankheiten	266
d) Herzfehler	266
e) Bluterkrankungen	266
f) Magen-Darmkanal, Stoffwechselanomalien — Alimentäre oder Kriegsamenorrhöe	267
g) Endokrine Drüsen	270
h) Psychische Faktoren	270
Die Begleiterscheinungen der Amenorrhöe	271
Diagnose, Prognose	272
Die Therapie der Amenorrhöe	273
Allgemeines	273
a) Eierstocksersatztherapie, die verschiedenen Darstellungsarten	273
b) Ovarialtransplantation	276
c) Präparate anderer endokriner Drüsen	277
d) Nichtspezifische Mittel	278
e) Hyperämisierende Mittel	278
f) Lokale Funktionsanregung	278
α) Intrauterinstift	278
β) Abrasio mucosae	278
g) Stimulationsbestrahlung des Eierstocks, Hypophysenbestrahlung	278
C. Abweichungen im Zyklustempo	279
Vorkommen	279
Ursache und Pathogenese	280

	Seite
1. Primäre Schwäche des Keimplasmaparenchyms	280
Die Tempostörungen als Zeichen einer leichten Schwäche des Keimplasmas	281
2. Sekundäre Ovarialschwäche und deren Ursache in Schäden des Körpers	285
a) Die Zyklustempoabweichungen bei genitalen Erkrankungen	287
α) Bei Hypoplasien	287
β) Bei Lageanomalien des Genitales	287
γ) Bei Entzündungen	288
δ) Bei Tumoren	289
b) Zyklustempoabweichungen bei somatischen Erkrankungen	289
Die klinischen Zeichen nach geringem Ausfall der zyklischen Funktion, besonders im Stoffwechsel und vegetativen Nervensystem	290
Die Diagnose 293 — Prognose 294 — Die Therapie 294.	
D. Die morphologisch faßbaren Störungen des Keimplasmas und ihre Auswirkung auf den Ablauf des mensuellen Zyklus	295
Allgemeines über die Widerstandskraft des Keimplasmas	296
1. Das große Ovarium bei konstitutionell minderwertigen Personen	297
2. Die kleinzystische Degeneration der Ovarien	297
3. Die Zyste des atretischen Follikels	300
4. Der zystische reife Follikel	302
5. Das zystische Corpus luteum oder die Corpus luteum-Zyste	302
6. Die pathologische Persistenz reifender Follikel	304
Ein wichtiges klinisches Bild (Metropathia haemorrhagica im genau definierten Sinne)	306
Genaue anatomische Beschreibung der Ovarien und des Uterus	306
Die historische Entwicklung des Krankheitsbildes	314
Die Benennung des Krankheitsbildes	317
Das klinische Bild der Metropathia haemorrhagica, Häufigkeit und Alter	317
Material 317 — Häufigkeit 318.	
Anamnese 318 — Pathogenese 322 — Besondere Fälle 324 — Prognose 326 — Differentialdiagnose 326 — Therapie 328.	
a) Die Therapie beim Rezidiv der klimakterischen Metropathia haemorrhagica	329
α) Radiumbehandlung 330 — β) Atmokausis 330 — γ) Ätzmittel 330 — δ) Operation 331 — ε) Medikamente 331.	
b) Die Therapie der juvenilen Metropathia haemorrhagica	331
α) Die Stillung der abnorm lange dauernden und oft starken Blutung 331 — β) Anregung der Ovarialfunktion 332.	
Organotherapie 333 — Stimulationsbestrahlung 333.	
Operative Maßnahmen	334
α) Resektion der zystischen Ovarien	334
β) Keilresektion des Fundus uteri	334
γ) Defundatio uteri	334
7. Vom Keimplasma ausgehende Tumoren	335
8. Pathologisches vom Corpus luteum (Granulosadrüse)	337
a) Der Vorfall und die Auslösung des Corpus luteum	337
b) Der Verlust von Granulosagewebe beim Follikelsprung durch Nekrose	338
c) Die Blutungen aus dem Corpus luteum	338
d) Die Hämatome des Ovarium (darunter auch Endometriom)	339
e) Die Entzündung des Corpus luteum	344
III. Die Störungen des uterinen Zyklus	345
A. Die funktionellen Störungen: Die abnorme mensuelle Blutung	346
1. Die zu schwache Regelblutung	347
2. Die zu starke Regelblutung	348
Geschichtliche Entwicklung der Ansichten über die Menorrhagien	350
Vorkommen	353

	Seite
Die Pathogenese, anatomische Befunde, Bedeutung des Myometriums, Kontraktionsbehinderungen desselben, Hyperämisierung des Beckens, endokrine Störungen, ungleiche Blutverteilung	355

Diagnose 363 — Prognose 364.

Die Therapie der starken Regelblutung (besonders über uteruskontrahierende Mittel) . 365

B. Die morphologisch faßbaren Störungen des uterinen mensuellen Zyklus 369
 1. Besonderheiten in der Nidationsbettbildung, Schleimhautdicke, Drüsenform, Narbenbildung, Basalishypertrophie, Zirkulationsstörungen 370
 2. Die Entzündungen im Cavum corporis uteri und ihre Bedeutung für den Zyklusablauf = eigentliche Endometritis corporis 382
   a) Die eitrige Endometritis, Historisches 382
     α) Infektion während des Zyklus 383 — β) Infektion während der Menstruationszeit 385 — γ) Die abgeheilte Endometritis 391.
     Zu α—γ Vorkommen, Prognose, Diagnose, Therapie 392
   b) Die tuberkulöse Endometritis in vierfacher Erscheinungsform 394
   c) Die syphilitische Endometritis 398
 3. Die Adenome des Endometriums = Korpuspolypen 399
   Vorkommen, anatomisches Bild, Diagnose, Therapie 399
 Anhang: 1. Endometriosen 404 — 2. Blutungen aus dem senilen Uterus 405.

IV. Abnorme Begleiterscheinungen des Zyklus 405
 Allgemeines 405
  1. Lokale genitale Begleiterscheinungen im Anschluß an die Regelblutung 407
    a) Ausfluß 407 — b) Blutung 407.
  2. Beschwerden in der Mitte zwischen zwei Regeln 408
  3. Beschwerden in der letzten Woche des Zyklus 408
    a) Fluor 409 — b) Blutungen 409.
  4. Blutungen während der ganzen Zeit eines Zyklus 409
  5. Besondere Krankheitsbilder 410
    a) Die akute Peritonitis intra menstruationem 410
    b) Die zyklischen Organblutungen in menstrueller Zeitfolge (sog. „vikariierende" resp. „komplementäre" Menstruation), darunter hämorrhagische Diathese 411
      Klinisches Bild, Diagnose, Prognose, Therapie 411
    c) Die schmerzhafte Regel (Dysmenorrhöe) 414
      Definition, Vorkommen 414
      Ätiologie 416
        α) Regelschmerz bei Entzündungen des Genitales 417
        β) Behinderung im Abfluß des Menstrualsekrets, darunter Dysmenorrhoea membranacea 418
        γ) Bei hypoplastischen Genitalien = ovarialinsuffiziente Dysmenorrhöe 420
        δ) Abnorme Reaktion des vegetativen Nervensystems und des Zentralorgans, unter diesen „nasale Dysmenorrhöe" 422
      Klinische Begleiterscheinungen, Diagnose, Prognose 423
      Therapie 424
        α) Die Behandlung des dysmenorrhoischen Anfalles 424
        β) Die Therapie der Grundursachen der Dysmenorrhöe 426

Literaturverzeichnis 429

Namenverzeichnis 512

Sachverzeichnis 527

Der mensuelle Genitalzyklus des Weibes und seine Störungen.

Von

Robert Schröder, Kiel.

Einleitung.

Seit Erscheinen der zweiten Auflage dieses Handbuches, in der R. Schäffer den Artikel über die Menstruation schrieb, ist das gleiche Arbeitsgebiet grundlegend umgebaut und auf erheblich breitere Basis gestellt. Der Fortschritt der Schäfferschen Darstellung gegenüber der Gebhardschen in der ersten Auflage war charakterisiert, abgesehen von vielen Einzelergebnissen, von der wichtigen Aufklärung Knauers und Halbans, daß nervöse Einflüsse keineswegs allein Vermittler ovarieller Reize auf den Uterus und die übrigen Organe sein können, wie sie Jahrzehnte vorher unter Anerkennung der Pflügerschen Theorie annahmen, sondern daß auch das transplantierte Ovarium ähnliche und gleiche Wirkung ausübt wie das normale, mit anderen Worten, daß chemische Stoffe, durch die Blutbahn transportiert, Wirkungserreger sind. An welche Formationen diese Stoffe gebunden sind, bleibt noch unerkannt; Fränkels Ansichten, die sich auf zahlreiche Kaninchenexperimente und Beobachtungen bei Operationen am Menschen stützten, werden von Schäffer wohl diskutiert und im wesentlichen als aussichtsreich bezeichnet, aber nicht restlos anerkannt. Schäffer muß aus der Literatur noch den Schluß ziehen, daß in der Mehrzahl der Fälle die Follikelberstung gleichzeitig mit oder unmittelbar vor der menstruellen Blutung stattfindet; eine Abhängigkeit der menstruellen Blutung von der Ovulation kann damals nicht anerkannt werden, da man sowohl vor als auch nach dem Eintritt der Menstruationsblutung Ovulation beobachtet zu haben glaubt. Das Corpus luteum konnte noch keine wesentliche Beachtung finden. Die Uterusschleimhaut erleidet nach Schäffers Darstellung wohl eine Schwellung und eine Kongestion, während der Menstruation sammelt sich unter der Oberfläche Blut an, die Epithelien der Schleimhaut werden abgehoben, sie legen sich aber wieder an, nachdem die Entspannung durch Abfluß des Blutes und des Serums eingetreten ist; ein Schleimhautverlust mußte abgelehnt werden. Bemerkenswert ist weiter, daß in anderen Kapiteln des Handbuches, wie es damals selbstverständlich war, eingehend über mannigfache Wucherungsprozesse des Endometriums berichtet wurde, die einen Ausbau der Rugeschen Ansichten über die Endometritis chronica bedeuteten und zeigten, daß das Endometrium eine offenbar ganz besondere Stellung unter den Geweben der Schleimhäute überhaupt einnahm, die es befähigte, allerlei verschiedenartigste Einwirkungen mit Wucherungen zu beantworten, soweit sie nur eine Kongestion im Becken herbeizuführen vermochten.

In all diesen Fragen sind seither sehr große Verschiebungen, Umgruppierungen und Neueinordnungen der Forschungsergebnisse eingetreten, die eine erheblich andere Darstellung dieses Arbeitsgebietes verlangen. Am stärksten hat in dieser Beziehung die 1908 erschienene Arbeit Hitschmann und Adlers: „Der Bau der Uterusschleimhaut des geschlechtsreifen Weibes usw." gewirkt, in dem sie typische anatomische Charakteristika für die post- und prämenstruelle Phase und das Intervall fanden und entdeckten, daß die Bilder der bisherigen Endometritis chronica zum großen Teil diesen Charakteristika entsprachen und keine selbständige pathologische Bedeutung hatten. Nach Abebben der sehr zahlreichen einschlägigen Arbeiten des Für und Wider kristallisierte sich allmählich das Bild der zyklischen Endometriumsveränderungen bis zur heutigen Klarheit heraus. Daneben erwachte von neuem das alte Interesse an der Frage nach dem zeitlichen Zusammenhang von Ovulation und Menstruation. Die früheren, inzwischen ergänzten Arbeiten von L. Fränkel und neue Untersuchungen mit anderer Methode von R. Meyer und C. Ruge, Schröder, Villemin u. a. erwiesen, daß die Ovulation zeitlich vor der Menstruation liege und ungefähr der Mitte zwischen zwei Regeln entsprach; der lange wogende Streit um den Ovulationstermin kam langsam zum Ausgleich durch zunehmende Übereinstimmung. Die Tatsache von der Desquamation des größten Teiles der zyklisch veränderten Schleimhaut wurde von R. Schröder herausgearbeitet und in ihren Konsequenzen für die abnormen Blutungen verfolgt. Der zeitlich scharf umschriebene Ablauf des ovariellen Zyklus, das Werden und Vergehen des Corpus luteum in bestimmter, zeitlich begrenzter Phase, das damit Parallellaufen des endometranen Zyklus, die ursächliche Abhängigkeit des letzteren vom ersteren, die daraus sich ergebende neugestützte und begründete Auffassung der Menstruation als eines Fehlschlages einer Schwangerschafts-, einer Fortpflanzungsvorbereitung, die vergleichenden Studien über ähnliche Vorgänge im Tierreich, die Übertragung dieser physiologischen Forschungsergebnisse auf die Pathologie, der dadurch bedingte völlige Umbau der alten Endometritislehre, das neue Endometritisbild, die funktionelle Hyperplasie, das abnorme Follikelwachstum im Ovar — das sind einzelne Stichworte, die lediglich das völlig veränderte Bild gegenüber dem Schäfferschen Artikel zeigen sollen. In der heutigen Darstellung dieses Gebietes müssen demnach die Forschungsergebnisse verschiedener Arbeitsgebiete zusammengefaßt werden, so die Ovarialanatomie mit besonderer Betonung der zyklischen Funktionen, wichtige Abschnitte der inneren Sekretion des Ovariums und seine Beziehungen zu den übrigen endokrinen Drüsen, die Anatomie und Pathologie des Geschlechtsschlauches, insonderheit des Uterus und seiner Schleimhaut, die vergleichende Anatomie, um nur einige Kapitel herauszuheben. Es wird daraus begreiflich, daß eine gemeinsame historische Einleitung nicht gegeben werden kann, genauere historische Übersichten vielmehr den einzelnen Kapiteln überlassen werden müssen. Grundsätzlich kann auch auf die geschichtlichen Ausführungen der beiden früheren Auflagen des Handbuches verwiesen werden. Immerhin mag es aber erlaubt sein, die wesentlichsten und für unsere heutige Anschauung am bedeutungsvollsten erscheinenden Äußerungen, Betrachtungen und Auffassungen früherer Autoren kurz zu streifen.

Kurze historische Bemerkungen über die Entwicklung der Anschauungen.

Die Ansicht der alten griechischen und römischen Ärzte von dem Reinigungsprozeß der Menstruation beherrschte die Meinungen durch alle Jahrhunderte und selbst in unserer Zeit sind Ausläufer dieser Meinung zu finden; die menstruelle Blutung wird dabei als der eigentliche Inbegriff der Menstruation angesehen, sie ist in dieser Auffassung ein in sich zweckmäßiger, für den Körper und seine Gesundheit notwendiger Vorgang. Den Zusammenhang dieser Blutung mit Vorgängen im Ovar zu ahnen, war erst möglich, nachdem Vesal die Beckenorgane genauer kennen gelernt hatte und R. de Graaf die Eierstocksbläschen entdeckte. Sintemma[1] sprach 1728 vorausahnend von der selbständigen Wanderung der Eier durch die Tube in den Uterus und der Vorbereitung des Bodens zur Aufnahme des Eies, obgleich erst 100 Jahre später das Ei entdeckt wurde. Nach Naegeli[2] (1812) deutet die Menstruation auf das Empfängnisvermögen hin; der Eintritt der Blutung ist ein Zeichen dafür, daß die Vorbereitung auf die Empfängnis im Körper vor sich ging. Negrier[3] (1831) stellt auf Grund anatomischer Beobachtungen den Satz auf, daß ohne Ovarien keine Menstruation eintritt; er beachtet die Follikelsprungstellen und die frischen Narben im Ovar und setzt sie in Beziehung zur Menstruation. Gendrin[4] findet bei Kindern vor der Pubertät und bei Frauen nach der Geschlechtsreife keine Graafschen Follikel, er beschreibt als Zeichen der Menstruation entzündete Grübchen der Eierstocksoberfläche, Anfüllung der Tube und des Uterus mit rötlichem Schleim, Auftreten fungöser Unebenheiten auf der inneren Gebärmutterfläche; in der Zeit zwischen zwei Regeln sieht er Eierstocksvernarbungen mit gelblichen Stellen und allmähliche Annäherung neuer Bläschen an die Oberfläche: Auftreten und Verschwinden der Graafschen Bläschen sind primäre Ursachen der Menstruation, die Blutungen sind nebensächlich. Eine sehr bedeutende Arbeit ist die 1840 in Paris preisgekrönte Arbeit von A. Brierre de Boismont: Die Menstruation in ihren physiologischen, pathologischen und therapeutischen Beziehungen (deutsche Übersetzung 1842, Berlin). Auf Grund von Beobachtungen und exakten Nachforschungen an 1200 Frauen wird eine monographische Darstellung über Physiologie und Pathologie der Menstruation mit sehr vielen, auch heute noch brauchbaren Angaben über Zeit, Art des Auftretens, Dauer, Stärke der menstruellen Blutung und ihre Abhängigkeit von sehr vielen Einzelfaktoren gegeben; besonders interessant ist der zweite Abschnitt, in dem die gegenseitigen Beziehungen von Menstruation und Krankheit dargestellt werden. Kaum läßt sich eine gleichwertige Studie in der späteren Zeit wieder finden; ihr Wert liegt aber mehr in der Fülle von klinischen Einzelbeobachtungen und ihrer guten Zusammenfassung und Bearbeitung unter einheitlichen Gesichtspunkten als in der Gewinnung neuer Erkenntniswerte, die die Forschung auf neue Bahnen lenkt; die Ansichten Gendrins

---

[1] Emanuel Sintemma, Niewe Beschrywinge der kleine waerlt of verhandelinge over de menschelyke natuur. Rotterdam 1728. Zit. nach Geyl, Aus der Praxis. VI. Zur Geschichte der Menstruationslehre. Arch. f. Gynäkol. Bd. 31. 1887.

[2] Naegeli, Erfahrungen und Abhandlungen aus dem Gebiete der Krankheiten des weiblichen Geschlechts. Von einigen Fehlern der Menstruation. Ein Fragment. Mannheim 1812.

[3] Negrier, Recherches anatomiques et physiologiques sur les ovaires de l'espèce humaine. Paris 1840.

[4] Gendrin, Traité philosophique de médecine practique. Paris 1839. Tom. 2, p. 1—53. Menstruation.

werden verarbeitet und verwertet. Girdwood[1] glaubt 1842 die Abhängigkeit von Ovulation und Menstruation dadurch beweisen zu können, daß er die Zahl der Eierstocksnarben mit der Zahl der Menstruationen vergleicht. Sehr bemerkenswert sind die beiden Arbeiten (1844 und 1853) Th. Bischoffs[2], in denen er exakte anatomische und mikroskopische Untersuchungen fordert und auf den Wert vergleichender Untersuchungen aufmerksam macht. Sein Ergebnis ist, daß bei jeder Menstruation ein Follikel reift, anschwillt, in der Regel platzt, ein Ei austritt und sich ein gelber Körper ausbildet; im Uterus bildet sich bei einer regelmäßig verlaufenden Menstruation eine stärkere Entwicklung der Schleimhautschicht heraus, sie kann abgestoßen werden, aber auch in Rückbildung gehen; Pouchet[3] hatte vorher von einem plastischen Exsudat an der inneren Oberfläche des Uterus gesprochen, das als Decidua bei nicht erfolgter Befruchtung abgestoßen würde. Bischoff spricht klar aus, daß die Menstruation die periodische Reifung und Lösung eines Eies vom Eierstock bedeute. Das Ei braucht zu seinem Durchtritt durch den Eileiter beim Menschen etwa 10 bis 12 Tage; solange, d. h. in der ersten Hälfte der Menstrualperiode, ist das Ei befruchtungsfähig; da beim Menschen die Spermatozoen, ebenso wie beim Hunde, solange warten können bis ein neues Ei da ist, versteht man auch die Befruchtungsfähigkeit der Frau in der zweiten Menstrualperiode. Wie man sieht, sind Bischoffs Ansichten durchaus modern, intuitiv auf Grund exakter, aber quantitativ wie qualitativ vollkommen unzureichender Untersuchungen gewonnen. Pflüger[4] (1863) legt sich in einer kleinen und kurzen, aber bedeutungsvoll gewordenen Arbeit die Frage vor, wie es kommt, daß nicht bei allen Tieren, die ihre Jungen in ihrem Körper zur Entwicklung bringen, eine Blutung aufträte und kommt zu der Antwort, daß Blutung ex genitalibus dann auftrete, wenn die Verbindung von Föt und Mutter eine sehr innige ist; nur bei den Tieren, deren Plazenta nicht ohne Blutung vom Organismus der Mutter gelöst wird, besteht menstruelle Blutung. Sobald sich das Ei vom Ovar löst, bildet sich im Uterus das Bett; es erfolgt daraus eine Blutung, die entweder durch Abstoßung der Schleimhautoberfläche oder durch Muskelkontraktion der Gebärmutter eingeleitet wird. Während oder nach dem Blutabfluß der Gebärmutter öffnet sich das Graafsche Bläschen, um ein Ovulum durch ein ganz feines Loch ohne Blutung austreten zu lassen. Pflüger kann nicht begreifen, wie es kommt, daß doch zwei verschiedene, offenbar unabhängige Ovarien da sind. Nicht die Reifung des Graafschen Follikels und das Ausstoßen des Eies kann die eigentliche direkte Ursache der Menstruation sein, da nicht immer Corpora lutea hinterher gefunden werden; die regelmäßige Periodizität ist ungeklärt; das harmonischrhythmische Zusammenwirken von Ovulation und Menstruation weist auf Intervention des Nervensystems hin. Die Summation kleiner Reize bringt vielfach das Nervensystem zu periodischen Ausschlägen; Summation durch Druckreize infolge wachsender Follikel im Ovar führen zu reflektorischen Kongestionen, durch die rasch die menstruellen Uterusveränderungen und das Reifen der größeren Follikel bedingt wird. Ovulation und

---

[1] Girdwood, Theory of menstruation. Refered by Grant. Lancet Vol. 1. Nr. 23. 1842.
[2] Bischoff, Beweis der von der Begattung unabhängigen periodischen Reifung und Loslösung der Eier der Säugetiere und des Menschen. Gießen 1844.
[3] Pouchet, Théorie positive de l'ovulation spontanée et de la fécondation. Texte et Atlas. Paris 1847.
[4] Pflüger, Über die Bedeutung und Ursache der Menstruation. Untersuchungen aus dem physiologischen Laboratorium zu Bonn. Berlin 1865.

Menstruation sind somit nicht subordinierte, sondern koordinierte, im Grunde unabhängige Prozesse; trifft die Kongestion gerade keinen größeren Follikel, dann tritt die menstruelle Blutung ohne Follikelsprung ein. Pflüger betont, daß das lediglich eine Theorie wäre, die man solange aufstellen könnte, bis ein reiches Tatsachenmaterial in diesen schweren Fragen entscheide. Sigismund[1] geht in seiner mehr auf Reflexion als auf Beobachtungen aufgebauten kleinen Publikation davon aus, daß das Menstrualblut Trümmer von Epithel, Drüsen und Schleimhautpartien enthalte, die an einem Zerfall und der Ausstoßung des größten Teiles der gebildeten Decidua nicht zweifeln lassen und findet es befremdend, daß die Schleimhaut, die gerade für die Weiterbildung der Decidua von so großer Wichtigkeit ist, zur Zeit der Absonderung eines befruchtungsfähigen Eies dem Zerfall anheimfallen soll; auch sind Schwangerschaften ohne vorhergehende Menstruation zu beobachten. Er zieht daraus den Schluß, daß ein Ei nicht gerade eben zur Zeit der Blutung abgesondert wird, sondern daß es vorher abgesondert war und dem Untergange verfällt; die Menstruation sei demnach der Abort eines unbefruchtet gebliebenen Eies. Löwenhardt[2] kommt auf Grund von Berechnungen des Konzeptionstages, bei denen unter 214 Fällen 65mal der befruchtende Koitus nach dem 12. Tage der Menstrualperiode liegt, zu dem Schluß, die Ovulation könne einige Tage vor der Menstruation liegen. Beide letztgenannten Hypothesen wurden im Gegensatz zur Pflügerschen Theorie relativ wenig beachtet und vielfach mit damals ebensowenig begründeten Gegenhypothesen abgetan.

Die späteren Jahre verlieren sich mehr in Einzelforschungen, deren in den einschlägigen Abschnitten später Erwähnung geschieht, so die Frage nach dem Verhalten der Uterusschleimhaut zur Zeit der Menstruation, deren wesentliche Frage lautete, ob Teile der Schleimhaut und in welchem Maße sie verloren gingen, weiter die Erforschung der Ovarialanatomie, die Studien über die Anatomie und Genese des Corpus luteum, auf anderem Gebiet die Arbeiten über die Wucherungen der Uterusschleimhaut, die durch die Arbeiten von Olshausen und Brennecke erste wichtige Bereicherungen erfuhren, durch Ruge und später Gebhard zu einem gewissen vorläufigen, wenn auch irrwegigen Abschluß gebracht wurden. Aus der immer wachsenden Zahl ragen durch ihre fruchtbare und mehr allgemeine Fragestellung die Arbeiten Leopolds heraus, der unter genauer Berücksichtigung der anamnestisch eruierten Menstruationstermine die Ovarialanatomie und das Endometrium studierte und sicher wohl schon die moderne Auffassung gewonnen hätte, wenn sein Material größer gewesen und die Corpus luteum-Studien nicht in der Hauptsache auf makroskopische Bilder aufgebaut gewesen wären; aber seine Frage, in welchem zeitlichen Verhältnis die Reifung eventuell Berstung eines Follikels und die Bildung eines Corpus luteum zur vierwöchigen Blutung stehe, ist die gleiche, die etwa 30 Jahre später die Klärung in die Zyklusverhältnisse gebracht hat. Eine prinzipielle Wichtigkeit haben die klinischen Studien von Otts und Schichareffs, die in Rabuteau, Goodman, Mary Jakobi Vorgänger hatten; sie konnten eine Wellenbewegung in der Energie der einzelnen Körperfunktionen mit dem Höhepunkt im Prämenstruum und damit die ersten klinischen Grundlagen eines Zyklus nachweisen. Zuletzt seien die experimentellen Bemühungen Kehrers, Goltz', Reins erwähnt, die nach Loslösung des Eierstockes aus

---

[1] Sigismund, Ideen über das Wesen der Menstruation. Berlin. klin. Wochenschr. 1871. Nr. 52, S. 824—825.

[2] Löwenhardt, Die Berechnung der Schwangerschaftsdauer. Arch. f. Gynäkol. Bd 3. 1872.

seinen Verbindungen mit Nerven und Rückenmark die Brunst unverändert eintreten sahen, schließlich die Ergebnisse der Kastration und die Frfolge der Transplantation. Straßmanns Bestrebungen, den experimentellen Beweis für die Pflügersche Theorie durch Druckerhöhung mittels Injektion von Kochsalz, Gelatine oder Glyzerin ins Ovarialstroma zu liefern, wodurch es gelang, brunstähnliche Erscheinungen, vor allem auch eine anatomisch nachweisbare Schwellung des Endometriums hervorzurufen, mußten in der Deutung ihrer Ergebnisse vor dem Anwachsen der Tatsachen, die die innere Sekretion des Ovars bewiesen, allmählich kapitulieren.

Es wären noch mancherlei wichtige und bedeutsam gewordene Arbeiten zu erwähnen; aber sie sind der Diskussion über die Einzelfragen noch nicht entrückt und werden dort ihre Erwähnung finden. Diese kurzen geschichtlichen Bemerkungen mögen hinreichen, um den Boden für die nachfolgende Darstellung des Arbeitsgebietes, wie es sich heute präsentiert, vorzubereiten.

Erster Teil.

Der normale Genitalzyklus.

Begriffsbestimmung.

Das Auftreten des zyklischen Funktionskomplexes im weiblichen Genitale und seiner Ausstrahlungen in den übrigen Körper ist zeitlich an die Geschlechtsreife gebunden, ja Inbegriff und Wesensinhalt derselben. Das klinische, im Vordergrund stehende Zeichen ist der periodisch wiederkehrende, zeitlich begrenzte Abgang von blutigen flüssigen Massen aus der Scheide mit oder ohne bestimmte Begleiterscheinungen; er erfährt eine Unterbrechung durch Schwangerschaft, Geburt und Wochenbett oder durch allgemeine oder besondere Erkrankungen des Körpers.

Die gangbaren Bezeichnungen für diese periodische genitale Blutung sind Menstruation, menstruelle Blutung, monatliche Reinigung, monatliche Periode, Katamenien, Regel, Unwohlsein, Unpäßlichsein, Unreinsein, die kritischen Tage und viele volkstümliche, jeweils nur in kleinen Kreisen gebräuchliche Ausdrücke.

Die spätere Darstellung wird zeigen, daß die menstruelle Blutung lediglich den Abschluß eines komplizierten Prozesses darstellt, und zwar dann, wenn dieser Prozeß sein eigentliches Ziel, die Schwangerschaft, nicht erreicht hat. Es wird klar werden, daß dieser Prozeß eine Vorbereitung, eine wichtige Voraussetzung der Schwangerschaft bedeutet und zu seinem Ablauf gewöhnlich 3—4 Wochen bedarf. Also nicht die menstruelle Blutung, sondern die Prozesse der vorausgehenden 3—4 Wochen sind das eigentliche Wesen des Genitalzyklus. Eine ganz exakte Zeitbegrenzung ist für den Beginn des Zyklus nicht möglich; wohl läßt sich aus genauen anatomischen Studien sagen, daß schon während der Blutung, die einen zyklischen Prozeß abschließt, der neue Zyklus beginnt und eine Ruhepause nicht existiert; ein genauer, scharf eingeschnittener Anfang besteht jedoch nicht, weder anatomisch noch klinisch. Praktisch betrachtet bleibt für die Zeitrechnung des Zyklus nichts anderes übrig als den Beginn der Regelblutung schon für den Beginn des neuen Zyklus anzusehen, obgleich streng genommen mit dem Beginn der Blutung lediglich die Hemmungen für einen neuen Zyklus weggefallen sind, dieser aber nicht notwendig sofort, sondern erst kurze oder längere Zeit später, wenn auch meist noch während der Blutung, beginnt. Der erste Tag der Regelblutung ist also der Stichtag, von dem der Zyklus datiert und seine Tage gezählt werden; die Dauer der Blutung und ihr Ende bleiben unberücksichtigt, da sie von weniger bedeutsamen, für den Zyklusablauf gleichgültigen Faktoren abhängt. In diesem Sinne sprechen wir also von 28tägigem Zyklus und meinen damit, daß vom ersten Tag der einen Blutung bis zum ersten Tag der nächsten 28 Tage vergehen.

Bevor wir auf die anatomischen Vorgänge und die klinischen Zeichen des Zyklus näher eingehen, ist eine Darstellung der zeitlichen Verhältnisse des Zyklus nötig.

I. Die zeitlichen Verhältnisse des Genitalzyklus.

1. Das erste Eintreten des Zyklus, die Menarche.

Die erste Regelblutung, das offensichtliche und allgemein anerkannte Signal für die in Ausbildung begriffene Geschlechtsreife ist von jeher mit Aufmerksamkeit beachtet und dem Mädchen wie ihren weiblichen Angehörigen im Gedächtnis haften geblieben; von jeher hat diese auch objektiv sich aufdrängende Tatsache ihre weitere Beachtung und Diskussion gefunden. Es ist deshalb begreiflich, daß schon aus früher Zeit relativ gute Angaben und Berechnungen zu finden sind. So gibt schon Brierre de Boismont eine für seine Zeit (1842) erstaunlich gute Übersicht über diese Frage und die damit zusammenhängenden Unterfragen der maßgebenden Einflüsse. Krieger und Mayer haben 1868 eine monographische Studie über das Alter beim ersten Auftreten der menstruellen Blutung und die Begleiterscheinungen, die Dauer und das Aufhören der Menstruation auf Grund von insgesamt 6550 Fällen publiziert. Weitere Statistiken stammen von Schlichting mit 10 522 Beobachtungen, von Grusdeff mit 9966 Fällen aus ganz Rußland, von Schäffer mit 11 550 Fällen (1908), Rossi Doria mit 31 659 Fällen, Malmio mit etwa 30 000 Fällen und neben anderen von G. Engelmann (Boston) mit noch viel größeren Zahlen. Bevor die Resultate angeführt werden, muß mit Schäffer, Malmio und anderen auf die großen Fehlerquellen, die in Gedächtnistäuschungen, ungenauen, meist sehr oberflächlichen Angaben, Ungleichheit des Materials und vielem anderen bestehen, aufmerksam gemacht werden. Je größer die Fehlerquellen, um so größer müssen die herangezogenen Zahlen sein, um einigermaßen verläßliche Werte zu erhalten. R. Schäffers Zahlen müssen auch heute noch als zuverlässigste, möglichst die Fehlerquellen berücksichtigende Werte gelten.

Der Durchschnitt für das Menarchealter beträgt nach R. Schäffers Zahlen rund $15^1/_2$ Jahre, auf größere Zeiträume verteilt ergibt sich die Menarche in der Zeit vom

9.–12. Jahre (das Jahr vollgerechnet) in 5,75% unter 10 500 Fällen
14.–16.   „   „   „   „   „   „   52,1 %   „   „   „
13.–18.   „   „   „   „   „   „   85,12%   „   „   „
19. Jahre   „   „   9,12%   „   „   „

Genauere Zahlen über das Durchschnittsalter der Menarche sind z. B.

Mayer-Krieger (4800 Berlinerinnen) = 15,60 Jahre,
Grusdeff   (9966 Russinnen)   = 15,74   „
Schäffer   (11 550 Berlinerinnen) = 15,707 „

Eine noch größere Genauigkeit wird sich erst erzielen lassen, wenn unter Berücksichtigung aller Fehlerquellen des Klimas, der Rasse, der Lebensweise, der Ernährung, des körperlichen Befundes zuverlässig registrierte Daten in großer Zahl vorliegen, die dann nach modernen Methoden der Statistik bearbeitet werden. Erst daraus würde eine für das Menschengeschlecht brauchbare Standardzahl über den Eintritt der Geschlechtsreife zu erlangen sein. Vom rein praktischen Standpunkte aus scheinen mir die bisherigen Angaben durchaus ausreichend.

Von jeher ist es, wie schon angedeutet, bekannt gewesen, daß der Zeitpunkt der Menarche von mancherlei Einflüssen verschiedenster Art abhinge. Es wird weiterhin noch näher ausgeführt werden müssen, daß die Vorbedingungen für die zyklischen Vorgänge in einem gegenüber der Kinderzeit stärkeren Ausgereiftsein der Eierstocksdrüse und der Geschlechtsausführungsgänge, wie auch des Gesamtkörpers gelegen sind. Es ist eine zunächst rein biologische Frage, wann Wachstum und Entwicklungstendenz des menschlichen Plasmas soweit vorgeschritten sind, daß eine Fortpflanzung beginnen kann; eine vorläufige Beantwortung dieser Frage ist durch die obigen Zahlen gegeben. Analoge, jeweils charakteristische Zahlen gibt es zweifellos für alle Tiergattungen und einzelne Arten. Die Einflüsse, die diese Durchschnittszahlen verschieben können, sind im folgenden zu studieren.

a) **Einfluß des Klimas auf das Menarchealter.** Die Meinungen darüber, ob nördlich wohnende Völkerschaften später zur Geschlechtsreife kommen als südlichere, sind heute verschiedener denn je. Krieger hat in seiner Monographie 1869 eine große Tabelle aufgestellt unter Berücksichtigung des Ortes, der Rasse, der mittleren Jahrestemperatur, der geographischen Breite und Länge, der Höhe über dem Meere; er glaubt auf Grund dieser Zahlen die obige Frage bejahen zu sollen. Da nun die Fehlerquelle nach Schäffers Darlegung bei Verwendung von nur 100 Fällen $\mp 1^1/_2$ Jahre, bei 1000 Fällen immer noch $\mp ^1/_2$ Jahr beträgt, so müssen unter diesen Gesichtspunkten betrachtet die reduzierten möglichen Zahlen lauten, daß der Unterschied im Menarchealter zwischen

Verfasser	Wohnort	Zahl der Fälle	Durchschnittsalter [1]
Engelmann	Vereinigte Staaten von Amerika	10 531	13,9
Rossi Doria	Rom	31 659	14,3
Engström	Helsingfors (Priv.-Pat.)	3 500	etwa 14,4
Mehrere französische Autoren zusammen (siehe Rossi Doria)	Frankreich	4 377	etwa 14,6
Bensinger	Moskau	5 611	14,8
Yamasaki	Japan	4 861	14,10
Guy, Tilt, West, See und Murphy (siehe Krieger)	London	5 334	15,0
Lebrun	Warschau	15 083	15,1
Warén	Finnland	10 500	15,18
Essen-Möller	Schweden	5 000	15,2
Doctor	Budapest	9 600	15,4
Whitehead (siehe Krieger)	Manchester	4 000	15,6
Mayer-Krieger	Berlin	4 800	15,6
Malmio	Finnland	30 420	15—16 Jahre höchststehende niedrige Bevölkerung
Schäffer	Berlin	11 550	15,7
Grusdeff	Rußland	10 000	15,74
Heinricius	Helsingfors (arme Bevölkerung)	3 500	15,82
Schlichting (siehe Rossi Doria) . .	Bayern	10 522	15,11
Sullies (siehe Rossi Doria)	Königsberg	3 000	16,0
Rodsewitch	Petersburg	12 439	16,1
Rawn	Kopenhagen	3 840	16,9

[1] Die Zahl hinter dem Komma = Monate.

Christiania, dessen Durchschnittsalter von Krieger, nach Frugels Publikation über 150 Fälle, mit 16,9 Jahre, und Kalkutta, dessen Zahl auf Grund von 259 Fällen 12,6 Jahre beträgt, rund nur 1 Jahr zu betragen braucht. Aber Kriegers aus sehr verschiedenwertigen Publikationen zusammengetragene Zahlenwerte sind durch ein viel zu geringes Material gestützt, so daß an ihrer Brauchbarkeit die stärksten Zweifel gehegt werden müssen.

Benutzen wir lediglich diejenigen Statistiken, die über 3000 Fälle verarbeiten, um damit die Fehlerquellen auf ± 2—3 Monate einzudämmen, so finden wir, daß die Frage bisher keinesfalls geklärt ist.

Für die arktische Zone gibt Engelmann (Boston) das mittlere Menarchealter mit 14,6 Jahren an und betont, daß die Eskimos mit 14 Jahren zu menstruieren beginnen (Matthews an 500 Fällen: arktische Indianer 12,6 Jahre, Eskimos 13—15 Jahre). Für die tropische und subtropische Zone erreicht Engelmann auf Grund von 2733 Fällen den Durchschnitt mit 14,8 Jahren [Roberton: für 1140 Fälle aus Südasien (18—23° N) 12,9 Jahre, für 1593 Fälle der rein tropischen Zone 15,8 Jahre; Mondicoe für 1244 Fälle aus Cochinchina (11—17° N) 16,6 Jahre]. Neger sollen nach vielen Angaben spät zuerst menstruieren (Engelmann, Ploss-Bartels).

Eine einheitliche klare Linie läßt sich aus den bisher verfügbaren Zahlen nicht ablesen. Wahrscheinlich liegen die Verhältnisse viel komplizierter, als daß Zahlen überhaupt den Klimaeinfluß bestimmen können. Es scheint durchaus plausibel, daß auch

b) die Rasse eine Rolle spielt. Naturgemäß sind zuverlässige Angaben darüber nicht erhältlich, da es ja im einzelnen Fall unendlich schwer ist, die jeweilige Rasse exakt zu bestimmen; große Zahlenreihen werden darüber kaum aufzustellen sein. Schäffer gibt das Menarchealter für 1321 Christinnen (soll wohl hier heißen Nicht-Jüdinnen) mit 14,053 Jahren im Gegensatz zu 480 Jüdinnen mit 13,522 Jahren an. Besser, weil vergleichbarer sind Weißenbergs Angaben über die Menarche bei Jüdinnen und Russinnen in Südrußland, die in ihren Lebensgewohnheiten in schroffem Gegensatz stehen; bei den Jüdinnen wird das Mittel mit 14,2, bei den Russinnen mit 14,11 Jahren angegeben. Außer Jüdinnen sollen auch Orientalinnen und Romaninnen früher als dem Durchschnitt entspricht, zu menstruieren beginnen.

c) Das Lebensmilieu, in das Pflege, Ernährung, körperliche und geistige Beschäftigung einbezogen ist, geht als menarchebeeinflussender Faktor aus allen Statistiken, wenn auch noch nicht als sicher, so doch als wahrscheinlich hervor. Neben den in der obigen Tabelle aufgeführten Fällen aus Finnland (Engström und Heinricius) sind Schäffers Angaben über Berlinerinnen wichtig:

Durchschnitt bei der christl. (nichtjüdischen) Bevölkerung für höhere Stände
(1321 Fälle)   14,053 Jahre

Durchschnitt bei der christl. (nichtjüdischen) Bevölkerung für niedere Stände
(331 Fälle)   15,723 Jahre

oder ohne Trennung der Christen und Juden an größerem Material

Durchschnitt von 1801 Fällen der höheren Stände = 13,9 Jahre,
„   „   10500 „   „ untersten „   = 15,7 „

In die gleiche Rubrik gehören auch die Feststellungen R. Schäffers und anderer Autoren, daß Großstädterinnen, die in der Großstadt geboren und aufgewachsen sind, mit 14,513 Jahren zuerst menstruieren; diejenigen Großstädterinnen, die auf dem Lande geboren und einen Teil ihrer Kindheit dort verbracht haben, mit 16,326 Jahren. Ähnliche Zahlen hat auch Rawn, für die dänische Landbevölkerung 16,5, für Kopenhagen 15,7 Jahre als Menarchealter angegeben; auch Szukits macht für Wien analoge Angaben.

d) Noch schwieriger und unsicherer werden die Feststellungen über die Bedeutung der Konstitution und in gewissem Zusammenhang damit auch der Haar- und Hautfarbe. Zahlenangaben erübrigen sich als vorläufig noch völlig unzureichend fundiert. Nur Bolks Ergebnisse an der niederländischen, sozial bessergestellten Bevölkerung mögen erwähnt werden; er fand bei 1130 Blondinen das Menarchealter mit 13 Jahren 8 Monaten 17 Tagen, bei 670 Brünetten mit 14 Jahren 4 Monaten 5 Tagen. Nach Schäffer scheint die kräftige Konstitution den Zeitpunkt der Menarche gegenüber dem Durchschnitt etwas zu verfrühen, die schwächliche ihn zu verspäten. Eine Abhängigkeit des Menarchetermins von Haar- und Hautfarbe läßt sich innerhalb einer Rasse nach Schäffer nicht nachweisen; dagegen siehe Bolks angeführte Zahlen.

Wie man sieht, sind wir von einer vollen Einsicht in die Faktoren, die den Zeitpunkt des ersten Menstruationsbeginnes bestimmen, noch weit entfernt. Eine ungefähre Übersicht über den Zeitpunkt (ohne Dezimalstellen) muß vorerst und kann auch genügen. Aus späteren klinischen Auseinandersetzungen geht hervor, daß in einem gut entwickelten Körper die Lebensweise, die Beschäftigung, die Ernährung, das körperliche Wohl- oder Kranksein auf den Ablauf und die Wiederkehr des Zyklus einen großen Einfluß haben kann; alle diese Faktoren spielen gewiß auch für die Menarche eine Rolle, man kann dann oft nicht mehr entscheiden, wo Normales und Regelwidriges sich trennt. Der erste Menstruationsbeginn ist von zuviel in sich wieder komplexen Faktoren abhängig, als daß zuverlässige einheitliche Zahlen gefunden werden könnten.

2. Das Erlöschen der Zyklusfunktion, die Menopause.

Noch unzuverlässiger, ja fast unmöglich ist es, eine feste Standardzahl für das Aufhören der Zyklusfunktion anzugeben. Hier spielen die Lebensschicksale, der Wohnort, die Ernährung, die Zahl der Entbindungen, die Gesundheit der Unterleibsorgane, des übrigen Körpers und vieles andere eine wesentliche Rolle; es ist deshalb nicht verwunderlich, daß sich die Zeit, innerhalb deren gewöhnlich die Regelfunktion erlischt, über einen größeren Raum hinzieht als die Menarche. Während auf 6 Jahre Zeitspanne (13.—18. Jahr) in der Menarchezeit 85% des Materials entfallen, kommen auf 10 Jahre (45.—54. Jahr) der Menopause nur 74% der Fälle. Dazu kommt, daß häufig, wie später auseinandergesetzt wird, der Zyklus nicht plötzlich abbricht, sondern daß die Pausen erst kürzer, dann länger werden, die Zyklusfunktion aber inzwischen wieder eintreten kann.

Die zuverlässigste Statistik stammt von R. Schäffer, der an 903 gesunden Frauen folgende Zahlen gewann; damit verglichen sei eine neuere Tabelle von Dietz am Erlanger Material über 1480 Fälle: Die Menopause trat ein

	Schäffer	Dietz	
vor 40 Jahren	in 3,65%	4,3%	der Fälle,
von 40—44³/₄ Jahren	„ 20,5 %	11,4%	„ „
„ 45—49³/₄ „	„ 44,19%	46,2%	„ „
„ 50—54³/₄ „	„ 30,01%	37,0%	„ „
„ 55—57³/₄ „	„ 1,64%	1,1%	„ „

Der Durchschnitt beträgt bei Schäffer 47,26 Jahre.

Mayer-Krieger fand an 824 Fällen als fast gleichen Durchschnitt 47,03 Jahre, Warén gibt für Finnland den Durchschnitt mit 47,35 Jahren an, Malmio ebenfalls für Finnland 48,66 Jahre. Größere Zahlenwerte aus verschiedenen Ländern mit kritischer Verwertung des Materials fehlen. Einflüsse der sozialen Lage und anderer Faktoren lassen sich noch nicht beurteilen.

Schäffer nimmt zu der häufig zu lesenden Behauptung Stellung, daß einer frühen Menarche eine späte Menopause entspricht; durch Zahlenbeläge, die in der 2. Auflage dieses Handbuches einzusehen sind, stellt Schäffer fest, daß ein festes Zahlenverhältnis zwischen Beginn und Aufhören der Periode nicht eruiert werden kann, wohl aber meint er nachweisen zu können, daß die ganze Zeit der Geschlechtsreife bei Frühmenstruierten 35,53 Jahre, bei Spätmenstruierten jedoch nur 28,38 Jahre Durchschnitt ergab.

Unter normalen Verhältnissen läßt sich die Dauer des geschlechtsreifen Alters auf 30 bis 31 Jahre berechnen, wie Tilt (London), Cohnstein, Schäffer, L. Mayer (Berlin) an zusammen 2250 Fällen in guter Übereinstimmung fanden.

Über abnorme Zeitpunkte der Menarche und der Menopause wird später berichtet, ebenso wie die anatomischen und klinischen Grundlagen der Menarche und Menopause weiter unten ihre Darstellung finden.

II. Das Entwicklungsstadium des Körpers beim ersten Auftreten des mensuellen Zyklus.

1. Der Körper im allgemeinen.

Wie schon mehrfach angedeutet, später jedoch erst zu beweisen ist, dient der Gesamtprozeß des mensuellen Zyklus der Vorbereitung zu einer Schwangerschaft, also der Fortpflanzung; Voraussetzung der Fortpflanzung ist zum mindesten bei allen höher entwickelten Tieren eine gute Entwicklung des Individualkörpers. Wie jeder weiß, fällt die erste Regel in die sog. Entwicklungsjahre; im vorhergehenden Abschnitt fand sich als Durchschnittszahl das 15. Lebensjahr. Es ergibt sich aber neben dieser allgemeinen Feststellung die Frage, ob die Entwicklung des Körpers schon eine bestimmte Höhe erfahren haben muß als Voraussetzung für die Menarche, insbesondere ob bestimmte als geschlechtsspezifisch anzusehende Organveränderungen dem ersten Auftreten der Regel vorausgehen müssen oder ob die erste Eireifung neben den anderen Pubertätszeichen ohne bestimmte zeitliche Abhängigkeit auftritt. Wirklich brauchbare, zahlenmäßig gestützte Angaben über die zeitliche Entwicklung der Geschlechtscharaktere nebeneinander fehlten bisher; es finden sich nur allgemeine Bemerkungen. Erst neuerdings hat Demme auf meine Veranlassung an 1250 Schülerinnen der Volks- und Mittelschulen Kiels entsprechende Vergleichsuntersuchungen gemacht. Von früheren Mitteilungen sei einiges angeführt. Nach Axel Key tritt die erste Regel „erst am Ende der Pubertätsperiode, also in dem ersten oder im zweiten Jahre nach dem Aufhören der eigentlichen Längenzunahme" ein (zitiert nach Stratz). Stratz gibt auf Grund seiner Erfahrungen an, daß zuerst ein Breitwerden des Beckens, eine stärkere Rundung der Hüften und Oberschenkel auftritt; von den übrigen Zeichen kommt zuerst die Schwellung der Brüste und zuletzt das Sprossen der Körperhaare, „während die Menstruation unabhängig von diesen sekundären Merkmalen bald früher, bald später einsetzen kann; jedoch gehen die erstgenannten Körperformationsänderungen der Menarche unter allen Umständen voraus". Um uns eine Übersicht zu verschaffen, sollen zunächst die einzelnen Faktoren der Reihe nach besprochen werden, um daneben an der Hand der Demmeschen Erfahrung eine Übersicht über das gegenseitige zeitliche Verhalten zu geben.

Am wichtigsten scheint zunächst die Frage zu sein, wieweit das Körperwachstum zur Zeit der Menarche schon vorgeschritten ist. Am besten Übersicht bekommt man darüber durch einige Tabellen aus den wichtigsten neueren Arbeiten über das Wachstum überhaupt, in denen die sonstige, darunter auch die ältere Literatur zu finden ist.

Gundobin publiziert eine Tabelle Bondyreffs über Untersuchungen an 2000 Fabrikkindern im Gouvernement Moskau; sie wurde später etwas reduziert zugunsten einer vollen Einheitlichkeit, so daß je 30 Knaben und 30 Mädchen auf jedes Lebensalter kommen. Daneben sei eine Tabelle über die Längenmaße aus der großen Arbeit Hans Friedenthals vergleichsweise publiziert.

Alter	Gundobin		Hans Friedenthal	
	mittlere Körperlänge in cm		mittlere Körperlänge in cm	
	Knaben	Mädchen	Knaben	Mädchen
Geburt	49,3	48,6	50,8	50,0
1. Lebensjahr . . .	72,9	72,3	74,0	70,5
2. ,, . . .	83,6	84,7	84,0	82,5
3. ,, . . .	91,8	91,7	90,0	90,0
4. ,, . . .	97,0	96,9	97,0	96,0
5. ,, . . .	103,4	102,8	104,0	103,0
6. ,, . . .	109,0	107,0	111,0	109,0
7. ,, . . .	115,0	113,9	115,0	115,0
8. ,, . . .	118,9	119,0	119,0	119,0
9. ,, . . .	122,9	121,2	124,0	125,0
10. ,, . . .	127,2	125,0	128,0	130,0
11. ,, . . .	132,1	129,0	133,0	136,0
12. ,, . . .	135,7	136,9	138,0	142,0
13. ,, . . .	141,8	142,3	142,0	147,0
14. ,, . . .	146,0	145,1	147,0	150,0
15. ,, . . .	150,8	151,0	153,0	151,0
16. ,, . . .	157,0	155,0	159,0	152,0
17. ,, . . .			162,0	153,0
18. ,, . . .			163,0	154,0
19. ,, . . .			164,0	154,0
20. ,, . . .			165,0	154,0

Die Ergebnisse einer sehr exakten ausführlichen Arbeit von Weißenberg seien in bezug auf die Längenmaße durch die beifolgende Kurve illustriert; und schließlich sei auch die wohl bekannteste Tabelle von Stratz, die an ausgesuchtem Material gewonnen wurde, gebracht.

Die Längenmaße allein aber geben kein Bild von der Entwicklung, das Gewicht kommt ergänzend hinzu. Die Tabelle Stratz gibt in ihrem unteren Teil die Gewichtskurve. Weiterhin seien die Zahlen Gundobins und Friedenthals auch hierfür genommen (siehe S. 15).

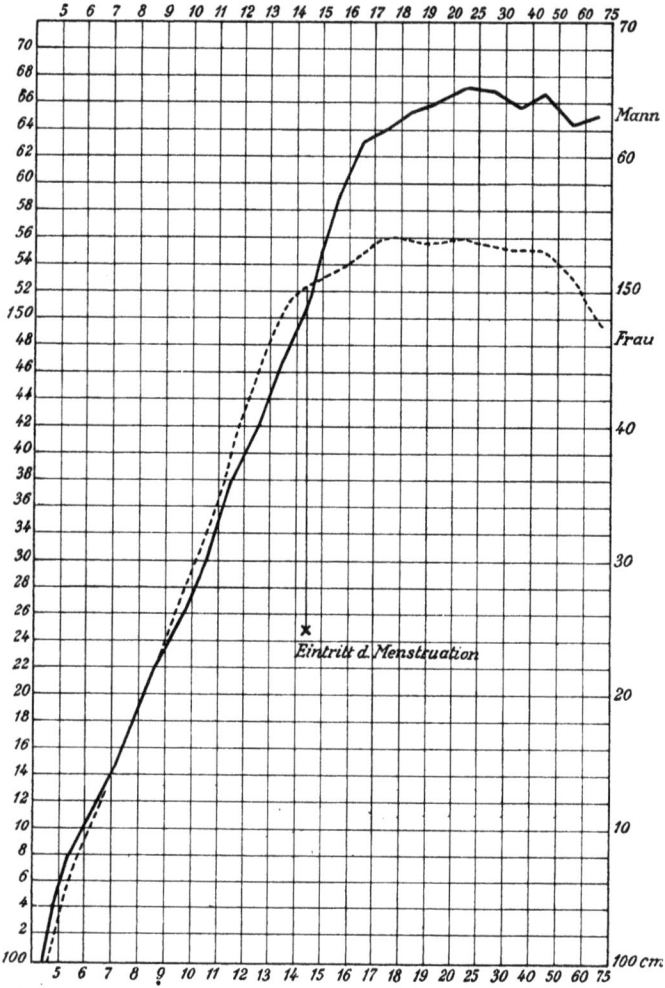

Abb. 1. Körperlänge bei Mann und Frau. (Nach Weißenberg.)

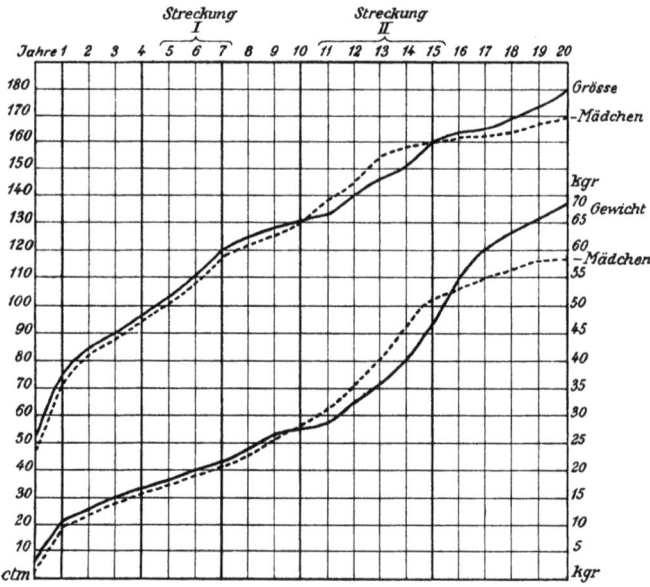

Abb. 2. Körperlänge und -gewicht bei Knaben und Mädchen. (Nach Stratz, Der Körper des Kindes.)

Es kann hier nicht unsere Sache sein, alle Wachstumsphasen einzeln auf Grund dieser Zahlen zu diskutieren oder bestimmte Regeln daraus zu abstrahieren; der Vergleich zum Knaben ist nur deshalb gebracht, weil er zum Verständnis der Wachstumsvorgänge beim Mädchen nicht ganz zu entbehren ist. Für unsere Frage ist es wichtig, besondere Beachtung dem beschleunigten Tempo im Wachstum während des 11. bis 15. Jahres zu schenken. Stratz nennt dies die Zeit der zweiten Streckung. Die Länge nimmt von etwa 130 auf etwa 152 cm und mehr, das Gewicht bei Mädchen von etwa 27 auf 45 kg zu. Die Mädchen erreichen die größere Länge und das höhere Gewicht rascher wie die Knaben, die Wachstumskurven der Knaben und Mädchen überkreuzen sich um diese Zeit vorübergehend. Mit Beginn des 14. Lebensjahres ist in der Hauptsache der Höhepunkt im Längenwachstum der Mädchen erreicht; die weitere Zunahme erfolgt langsam, ist aber nicht unbedeutend. Das Körpergewicht erfährt zwar auch in dem gleichen Zeitabschnitt eine schnellere Steigerung, nach Friedenthal im 11. Jahre um 8%, ähnlich wie in den Jahren 5 bis 10, im 12. Jahre 13,1%, im 13. Jahre 10,7%, im 14. Jahre 10,2%, im 15. Jahre 8,9%, aber auch im 16. Jahre beträgt es noch 7,5%,

Alter	Gundobin		Friedenthal	
	mittleres Gewicht in Gramm		mittleres Gewicht in Gramm	
	Knaben	Mädchen	Knaben	Mädchen
Geburt	3 558	3 380	3 300	3 100
1. Lebensjahr . . .	9 970	9 300	9 450	8 900
2. ,, . . .	12 365	12 525	12 100	11 130
3. ,, . . .	14 085	14 725	13 240	12 600
4. ,, . . .	16 010	15 800	14 870	14 290
5. ,, . . .	17 555	16 900	16 500	15 730
6. ,, . . .	19 525	18 300	18 190	17 150
7. ,, . . .	21 100	20 540	20 260	18 620
8. ,, . . .	23 465	21 170	22 260	20 190
9. ,, . . .	24 525	23 300	24 290	22 200
10. ,, . . .	26 514	24 520	26 380	24 430
11. ,, . . .	28 270	27 170	28 420	26 750
12. ,, . . .	30 580	31 285	30 940	30 800
13. ,, . . .	33 880	37 205	34 690	34 500
14. ,, . . .	37 000	41 200	39 100	38 420
15. ,, . . .	40 340	45 045	43 970	42 170
16. ,, . . .	46 300	46 100	49 880	45 570
17. ,, . . .			54 260	48 700
18. ,, . . .			58 050	51 350
19. ,, . . .			60 520	52 980
20. ,, . . .			61 910	53 970

im 17. Jahre 6,4%, im 18. Jahre 5,0%, im 19. Jahre 3,1%, im 20. Jahre 1,8%, um dann erst einen Stillstand zu erfahren.

Legen wir nun die Demmeschen Untersuchungen zugrunde, so finden wir interessante Resultate nach verschiedener Richtung hin. Sie sind in den beifolgenden Tabellen geordnet (siehe S. 16).

Aus diesen Tabellen ist ersichtlich, daß sowohl die Längen- als auch die Gewichtsmasse bis zum 17. Lebensjahre hinauf dauernd zunehmen, daß somit zur Zeit der Menarche auch das Längenwachstum noch nicht, wie es bisher behauptet wurde, abgeschlossen ist.

Die größte Jahresdifferenz im Längenwachstum liegt zwischen dem 11. und 12. Lebensjahre; es wird diese Periode daher auch mit vollem Recht von Stratz als Periode der zweiten Streckung bezeichnet.

Die Gewichtszunahme bleibt der Längenzunahme gegenüber in dieser Periode etwas nach und die größte Jahresdifferenz in der Gewichtskurve finden wir erst ein Jahr später, d. h. zwischen dem 12. und 13. Lebensjahre, was physiologisch durchaus zu verstehen ist.

Das Material ist in drei Gruppen geteilt, je nachdem, ob die jeweilig untersuchten Kinder in der Mädchen-Mittelschule, in der Mädchen-Volksschule oder einer Hilfsschule untergebracht waren. Hierdurch ist eine gewisse Teilung des Materials in sozialer Beziehung ermöglicht, da durchweg die Mädchen-Mittelschulen von Kindern des Mittelstandes, die Mädchen-Volksschulen von Kindern der Arbeiterklasse und die Hilfsschulen von in der Entwicklung zurückgebliebenen Kindern besucht werden. Dieser soziale Einfluß prägt sich auch in den beiden Tabellen deutlich aus.

Längenmaße von 1061 Fällen in Zentimeter.

		6 J.	7 J.	8 J.	9 J.	10 J.	11 J.	12 J.	13 J.	14 J.	15 J.	16 J.
M.-M.-Sch.	mit Menstruation							140	155	158	159	160
	Amenorrhöe...					129	135	141	144	151	155	155
M.-V.-Sch.	mit Menstruation							148	150	154	157	162
	Amenorrhöe...	113	116	121	126	130	134	143	146	147	147	—
H.-Sch.	mit Menstruation								145			
	Amenorrhöe...			119	123	127	128	133	141	142	(138)	
Durchschnitt	mit Menstruation							144	150	156	158	161
	Amenorrhöe...	113	116	120	124	129	132	139	144	147	151	155
Durchschnitt		113	116	120	124	129	132	142	147	151	154	158
Jahresdifferenz			3	4	4	5	3	10	5	4	3	4 cm

Gewichtsmaße von 1061 Fällen in Kilogramm.

		6 J.	7 J.	8 J.	9 J.	10 J.	11 J.	12 J.	13 J.	14 J.	15 J.	16 J.
M.-M.-Sch.	mit Menstruation							31,5	44,0	47,7	49,3	51,4
	Amenorrhöe...					27,5	30,7	33,0	34,3	39,6	42,4	42,7
M.-V.-Sch.	mit Menstruation							33,1	41,0	44,7	50,8	53,4
	Amenorrhöe...	19,2	20,2	23,3	24,2	26,2	28,3	31,3	36,2	37,0	37,4	—
H.-Sch.	mit Menstruation								39,3			
	Amenorrhöe...			22,8	22,8	26,8	26,7	28,6	33,6	35,1	(32,9)	
Durchschnitt	mit Menstruation							32,3	41,4	46,2	50,1	52,4
	Amenorrhöe...	19,2	20,2	23,1	23,5	26,8	28,6	30,9	34,7	37,2	39,9	42,7
Durchschnitt		19,2	20,2	23,1	23,5	26,8	28,6	31,6	38,1	41,7	45,0	47,6
Jahresdifferenz			1,0	2,9	0,4	3,3	1,8	3,0	6,5	3,6	3,3	2,6 kg

M.-M.-Sch. = Mädchen-Mittelschule. M.-V.-Sch. = Mädchen-Volksschule. H.-Sch. = Hilfsschule.

Die Kinder der Hilfsschule sind gegenüber den gleichalterigen Mädchen der Mädchen-Volksschule und Mädchen-Mittelschule recht stark sowohl in Längen- als auch Gewichtsmaßen zurück. Die Mädchen der Mittelschule zeigen den Kindern der Volksschule gegenüber ein viel schnelleres Wachstum, besonders im 14., 15. und 16. Lebensjahr, so daß sie viel früher als die sozial minder gestellten Kinder die obere Grenze des Durchschnittswertes für Längen- und Gewichtsmaße in den entsprechenden Lebensjahren erreichen.

Die Teilung des Materials in menstruierte und nicht menstruierte Kinder zeigt einen deutlichen Zusammenhang zwischen Menarche und Entwicklungszustand des Körpers.

In der Rubrik „menstruiert" sind die Durchschnittsmaße der einzelnen Lebensalter untergebracht, in denen die betreffenden Mädchen die Menstruation hatten. Vergleicht man diese Werte mit denen der gleichalterigen nichtmenstruierten Mädchen, so können wir ohne weiteres feststellen, daß die Durchschnittswerte sowohl der Längen- als auch der Gewichtsmaße der menstruierten Mädchen viel höher liegen als die der gleichalterigen nichtmenstruierten Kinder.

Somit hat das Auftreten der Menarche eine gewisse allgemeine körperliche Entwicklungsstufe zur Voraussetzung, die in den Tabellen zahlenmäßig ausgedrückt wird.

Die für den Hochwuchs im allgemeinen gemachten Feststellungen treffen nach Weißenbergs ausgedehnten Messungen auch im einzelnen zu, so für den Brustumfang, die Sitzhöhe, die Rumpflänge, die Arm- und Beinlänge, die Schulterbreite, die Hüftbreite, die Klafterbreite. Die gleichen Feststellungen sind auch aus der im Erscheinen begriffenen Demmeschen Arbeit ersichtlich, jedoch mit der Maßgabe, daß auch hier bei den menstruierten Mädchen jeweils größere Maße gegenüber den gleichalterigen nichtmenstruierten zu finden sind. Alle diese verschiedenen Proportionen nehmen in der Zeit des 10. bis 15. Jahres verhältnismäßig stark zu, die Knabenmaße werden sehr deutlich überschritten, am stärksten durch Rumpflänge und Hüftbreite. In den späteren Jahren holt der Knabe das Zurückbleiben nach und überflügelt das Mädchen in fast allen Maßen, nur in der Hüftbreite bleibt sie ihm stets überlegen. Nach dem 16. Jahre bleiben nicht nur die relativen Maße zurück, sondern auch die absoluten Jahreszunahmen sind in allen Maßen nur sehr gering. Berücksichtigt man lediglich die durch große Zahlenreihen festgestellten Angaben, daß die Menarche durchschnittlich um das 15. Jahr fällt, so würde man aus den angegebenen Zahlen ablesen können, daß das Wachstum im wesentlichen abgeschlossen ist, wenn die Menarche eintritt. Betrachtet man aber die Mädchen, die gerade eben ihre Menstruation bekommen haben, im einzelnen, wie es bei den Demmeschen Schuluntersuchungen in sehr reichlichem Maße möglich war, dann wird einem klar, daß das nur ein errechneter Schluß ist, daß in Wirklichkeit der körperliche Zustand bei der ersten Menstruation wohl eine gewisse körperliche Entwicklung anzeigt, aber noch nicht dem einer voll erblühten Jungfrau entspricht.

Gehen wir nun auch noch einer Übersicht über das Verhalten der einzelnen Teile des Körpers nach, so interessiert uns in diesem Zusammenhang zunächst das Becken. Das wesentliche Charakteristikum des menschlichen Beckens ist die Ausbildung der starken Massae laterales des Kreuzbeins; dadurch wird die besondere „Querspannung" erreicht. Im Laufe der Entwicklung krümmt sich das Kreuzbein stärker, der Beckenausgang erweitert sich, der Schambogen flacht sich ab. Wie allgemein bekannt, zeigen sich in den angeführten Punkten wichtige Geschlechtsunterschiede des weiblichen zum männlichen Becken. In welchen Zeitläufen diese Entwicklung vor sich geht, läßt sich heute noch nicht mit aller Bestimmtheit abgrenzen; es liegen außer den Bayerschen Studien und einigen unbestimmt sich ausdrückenden älteren Arbeiten nur die Feststellungen Konikows vor, die neuerdings durch Demmes ergänzt werden. Es handelt sich dabei lediglich um äußere Beckenmessungen, deren zuverlässige Brauchbarkeit für die Beurteilung des Beckenraumes ja nicht sehr groß ist, jedoch eine Übersicht zu geben vermag. Aus ihnen geht hervor, daß um die Jahre 11 bis 15 auch im Becken ein erhebliches Wachstum einsetzt, daß aber noch bis zum 17. und 18. Jahre ein offenbarer Raumzuwachs stattfindet. Die Demmeschen Untersuchungen haben nun ergänzend feststellen können, daß wieder die früh menstruierten Mädchen Beckenraummaße aufweisen, die von den nichtmenstruierten Mädchen erst zwei Jahre später erreicht werden. Besonders stark vorausgeeilt sind in ihrer Entwicklung, was die Beckenmaße anbetrifft, die Mädchen, die vor dem 12. Lebensjahre menstruiert haben. Die Wichtigkeit des sozialen Faktors bei der Entwicklung des Beckens zeigt sich aus der Beobachtung, daß die Durchschnittsbeckenmaße der Mädchen-

Mittelschule, Mädchen-Volksschule, Mädchen-Hilfsschule in entsprechend gleichen Jahren untereinander wesentlich differieren. Diejenigen, die körperliche Arbeit und gleichzeitig gute Ernährung haben, sind in der Beckenausbildung voraus. Die verschiedenen Publikationen über Geburten bei Minderjährigen haben ergeben, daß bei ihnen mit einem glatten Verlauf ohne räumliche Schwierigkeiten zu rechnen ist. Es läßt sich wohl ohne großen Fehler sagen, daß für die Mehrzahl der Mädchen erst um das 17. Jahr das Becken das geburtshilflich-praktisch notwendige Raummaß im wesentlichen erreicht hat.

Die äußeren Körperformen unterscheiden sich bei Mädchen und Knaben schon frühzeitig; schon vom 7. bis 8. Jahr fällt bei den Mädchen eine bessere Rundung und eine größere Weichheit der Formen auf. Eine weitere Bevorzugung des Längenwachstums verwischt diese Besonderheiten wieder, vom 11. Jahre ab aber treten stärkere Fettansätze an Hüften, Schultern, am Unterbauch, am Gesäß, an den Brüsten, an den Waden deutlich hervor und geben den immer stärker werdenden spezifisch weiblichen Charakter; auch hierin ist um das 15. Jahr eine eindeutige Bestimmtheit, wenn auch noch keineswegs ein Abschluß erreicht.

Ergänzend an äußerlich körperlichen Geschlechtscharakteren kommen die Behaarung und die Brustentwicklung hinzu, auch hierüber einige orientierende Bemerkungen.

Die Behaarung betrifft das Auswechseln des zarten Flaumkleides gegen die Terminalbehaarung an bestimmten Stellen, während die Wollhärchen an Wangen, Rücken, Vorderarm und Unterschenkel oft erhalten bleiben. Terminalhaare sprossen zunächst am Mons veneris, und zwar beginnend rechts und links in der Mitte, dann in lateral fortschreitender Ausbreitung; nach oben hin schließt die untere Bauchfalte in einer queren Linie den Haarwuchs ab. Die Schambergbehaarung wird in ihrem Beginn im 11. und 12. Jahre beobachtet. Etwas später folgt die Behaarung der Achselhöhle, auch hier zuerst im Zentrum und anschließend nach hinten und vorn fortschreitend. Die Kopfbehaarung unterscheidet sich besonders durch die Länge des Haares schon frühzeitig von der des Knaben, die volle schöne Haarfülle beginnt jedoch in der Hauptsache erst vom 11. oder 12. Jahre ab sich zu entwickeln. Betreffs Einzelheiten sei auf die Demmesche Arbeit verwiesen.

In der Bildungsperiode der Brustdrüsen lassen sich mehrere Stadien unterscheiden. Bis etwa zum 11. Jahre sitzt die kleine Mamille in einem flachen Warzenhof der Thoraxhaut auf. Nach Weißenberg, der bis vor wenigen Jahren wohl das größte Material im Alter von 10 bis 20 Jahren (pro Jahr ja etwa 60 bis 70 Fälle) exakt bearbeitete, beginnt eine unsichtbare Brustentwicklung durch Verdickung des Drüsengewebes, wie man sich durch Tasten überzeugen kann, schon vor dem 10. Jahre. Wenn die Verdickung größer wird, hebt sich der Warzenhof deutlich ab (Knospenbrust); die rasche Zunahme des Drüsengewebes und der oben erwähnte lokale Fettansatz lassen dann die eigentliche Brust in verschieden starker Ausbildung entstehen. Weißenberg setzte nun die Entwicklungsstadien der Brüste an seinem reichen Material in Beziehung zu der Menarche seiner Fälle und fand, wie aus seiner Tabelle einwandsfrei hervorgeht, daß die Brustentwicklung in ihren wesentlichen Stadien der Menarche vorausgeht; „im 15. Jahre scheinen die Mädchen mit nur seltenen Ausnahmen schon mehr oder weniger reife Brüste zu besitzen, während ein Drittel von ihnen noch nicht menstruiert ist". Die Demmeschen Untersuchungen führen Weißenbergs Angaben weiter aus und ergänzen sie. Volle Übereinstimmung besteht in der Feststellung bis zum 10. Jahre. Im Verlaufe des 10. Lebensjahres kommt es nur ausnahmsweise zu einer Anregung in der Entwicklung der weiblichen Mammae. Nach Erreichung des 11. Lebensjahres und im Verlauf desselben ist das absolute Ruhestadium bereits in einem Drittel der Fälle verlassen. Die Entwicklung beginnt zunächst durch Wuchern des Drüsengewebes, welches vorläufig den Warzenhof und die Warze äußerlich unverändert läßt. Dieses Stadium wird von häufig auftretenden ziehenden Schmerzen in den Brüsten und von einer Hyperästhesie der Brustwarzen begleitet. Das Drüsengewebe ist in der Tiefe als deutliche Platte fühlbar. Diese Plattenbildung braucht nicht symmetrisch auf beiden Seiten gleichzeitig zu erfolgen. Auffallend häufig ist die rechte Seite zunächst bevorzugt. Auch scheint diese Anschoppung zyklischen Schwankungen unterworfen zu sein, da man häufig ein An- und Abschwellen oder Zunahme bzw. Abnahme der subjektiven Beschwerden in der Brustgegend beobachten kann.

Erst ganz allmählich führen diese Veränderungen in das zweite Stadium der Brustentwicklung hinüber — es kommt zur Ausbildung der geschlechtsspezifischen sog. Halbkugelwarze ohne Mamma (Bartels). Diese kann im Laufe des 11. Lebensjahres schon in 16% beobachtet werden. Wir bemerken die Erhebung einer Halbkugel von 2,5 bis 3 cm Durchmesser und 1,5 bis 2 cm Höhe, die durch sich entwickelnde Milchdrüsengänge verursacht wird und das Gebiet des Warzenhofes, welcher sich nun derb elastisch anfühlt und sehr hyperästhetisch ist, einnimmt. Die Brustwarze selbst ist flächenhaft gedehnt und verschwindet im Niveau des Warzenhofes. Dieses Stadium währt nicht lange und mit der um diese Zeit üblichen stärkeren Fettpolsterentwicklung an anderen Stellen des Körpers beginnt auch an der Brust des Mädchens Fett in der Umgebung des Warzenhofes sich anzusammeln. Bis zu diesem Moment finden wir äußerst häufig eine ungleiche Entwicklung der beiderseitigen Brustdrüsen. Die rechte Brust scheint früher ein etwas höheres Stadium in der Entwicklung zu erreichen, so daß häufig auf der einen Seite erst die Ausbildung der tieferen Drüsenplatte beobachtet werden kann, während die andere Seite bereits dieses Stadium überschritten und die nächsthöhere Form angenommen hat.

Durch Ansammlung von Fett im Gebiet des Warzenhofes kommt es dann zur Ausbildung eines Mammahügels mit der darauf sitzenden Halbkugelwarze — die sog. Primärmamma mit Halbkugelwarze (Bartels) ist erreicht. Aus diesem dritten Stadium, das länger als das zweite Stadium anhält, geht es durch Einebnen des Warzenhofes ins vierte, das vorläufig bis zum Eintreten einer Gravidität anhaltende Endstadium, hinüber. Dieses letzte Stadium wird von Bartels als primäre Mamma mit scheibenförmigem Warzenhof und Warzenknospe bezeichnet. Die Umbildung aus dem dritten in das vierte Stadium erfolgt häufig symmetrisch; Asymmetrien werden seltener beobachtet. Wie sich diese vier Stadien auf die Lebensjahre verteilen, ist aus der Tabelle S. 20 zu ersehen.

Die Schilderung der äußerlich deutlich werdenden geschlechtsspezifischen Körperveränderungen hat in groben Zügen erkennen lassen, daß die erste Regelblutung erst dann erscheint, wenn ein gewisser Abschluß in der Entwicklung der Geschlechtscharaktere eingetreten ist. Es muß aber betont werden, daß dieser Satz keine absolute Gültigkeit hat, sondern nur der Norm, dem gewöhnlichen entspricht. Es gibt sicher Ausnahmen von jenem Satz, wie die Beobachtung lehrt, in dem Sinne, daß eine monatlich — periodische Regel auch bei noch kindlichem Habitus auftreten kann. Es sei außerdem auf

Unter den untersuchten Fällen hatten Bruststadium	1. Stadium	2. Stadium	3. Stadium	4. Stadium
6.—10. Lebensjahr	100%	—	—	—
10. Lebensjahr	98%	2%	—	—
11. ,,	82%	10%	7%	1%
12. ,,	57%	24%	18%	1%
13. ,,	25%	23%	42%	10%
14. ,,	24%	8%	56%	12%
15. ,,	—	—	54%	46%
16. ,,	—	—	—	100%

die später zu besprechenden Fälle der Pubertas praecox aufmerksam gemacht. Unter dieser ausdrücklichen Betonung aber, daß keine zwingende Gesetzmäßigkeit vorliegt, mag als Übersicht über die Entwicklungsjahre und die Einschaltung der einzelnen Geschlechtscharaktere eine Tabelle von Weißenberg gebracht werden; eine in der zeitlichen Lokalisation der Einzelereignisse ähnliche, wenn auch anders eingeteilte bringt, wie wohl meist bekannt, Stratz (Der Körper des Kindes und seine Pflege). Da es hier nur auf die Entwicklungsdaten beim Mädchen ankommt und der Vergleich zum Knaben unwichtig ist, so ist nur der weibliche Teil der Tabelle genommen und hier auch nur der Teil der ersten Hauptperiode Weißenbergs, die des progressiven Wachstums, dem die zweite Hauptperiode, das stabile Stadium folgt; beim Manne umschließt die Zeit des progressiven Wachstums die Zeit vom 1. bis 25. Jahre, beim Weibe die Zeit vom 1. bis 18. Jahre.

Die Zeit des progressiven Wachstums beim Weibe (nach Weißenberg):

Erste Fülle	I	1. Lebensjahr, 2. ,, 3. ,,
Erste scheinbare Streckung	II	4. ,, 5. ,, 6. ,,
Verlangsamtes Wachstum	III	7. ,, 8. ,, 9. ,,
Zweite wirkliche Streckung Vortreten des Warzenhofes Ausbildung der sexuellen Eigentümlichkeiten Langer Rumpf, kurze Beine, breites Becken Kugelige Brust	IV	10. ,, 11. ,, 12. ,, 13. ,, 14. ,,
Menstruation Sehr verlangsamtes Wachstum Reife Brust Höhenabschluß	V	15. ,, 16. ,, 17. ,, 18. ,,

Selbstverständlich entspricht der beschriebenen Entwicklung des Körpers in seinen äußeren Formen auch eine schritthaltende Ausbildung der inneren Organsysteme. Allerdings sind die darüber vorhandenen Untersuchungen äußerst spärlich, jedenfalls in der Beziehung, als eine fortschreitende Messung und Strukturuntersuchung das Tempo und die Art des Wachstums an den einzelnen Organen verfolgt, so daß man die Entwicklung im ganzen und in seinen Teilen übersehen kann. Das beste einschlägige Material findet man sowohl für morphologische als physiologische Fragen in Gundobins schöner Arbeit: „Die Besonderheiten des Kindesalters". Da auch mein eigenes Material sehr spärlich in dieser Frage ist, so verweise ich auf Gundobins Zahlen und will nur erwähnen, daß die Zirkulationsorgane und die großen Eingeweidedrüsen wie auch der Magendarmkanal mit der Körperentwicklung Schritt halten; die Atmungsorgane folgen der Skelettentwicklung und stellen sich beim Mädchen auf eine kleinere Vitalkapazität als beim Knaben ein. Größeres Interesse beanspruchen für diese Lebensepoche die endokrinen Drüsen; aber auch hier fehlt es sehr an objektiv brauchbarem Material. Eine besondere Beachtung erfordert das eigenartig psychische Verhalten in den Pubertätsjahren; jedoch kann an dieser Stelle darauf nicht eingegangen werden.

Bekannt ist die Involution der Thymusdrüse durch Hammars Untersuchungen; eine irgendwie erfaßbare Regelmäßigkeit aber wird von neueren Autoren bestritten. Nach Gundobins Wägungen beginnt die Involution schon in den ersten Lebensmonaten, um die Pubertätsjahre aber nimmt sie höhere Grade an. Nach Wehefritz sind jedoch die Thymusgewichte schwer beurteilbar, da das Organ stark labil ist und leicht zur Involution neigt; er verzichtet deshalb auf genauere Wertangaben. Als Durchschnittszahl nimmt er Rößles Zahl von 13 g.

Die Schilddrüse erfährt nach allen einschlägigen Publikationen um die Zeit der Entwicklungsjahre eine besonders starke Vergrößerung. Ein älterer Autor Heidenreich spricht nach Engelhorn auch in kropffreien Gegenden von einer Struma antementrualis.

Gundobins Zahlen für die Durchschnittsgewichte lauten:

Gundobins mittlere Schilddrüsengewichte.

Neugeborenes	1,6 g	11. Jahre	10,0 g
3 Monate	2,2 g	12. Jahre	18,3 g
1.—2. Jahre	3,3 g	14. Jahre	20,0 g
3. Jahre	5,0 g	15. Jahre	15,0 g
5. Jahre	5,5 g	16. Jahre	14,0 g
8.—9. Jahre	9,4 g	20.—25. Jahre	39,4 g

Die Follikellumina erweitern sich und füllen sich um die Pubertätszeit mit Kolloid stärker als sonst. Gute Untersuchungen über diese Frage an mehreren 100 Fällen, in denen Schilddrüse, Nebenniere, Thymus, Ovarien und Uterus exakt gewogen wurden, publizierte Wehefritz aus dem Pathologischen Institut Jena. Seine Zahlen sind folgende:

1. Monat	2,08 g
2.—12. Monat	2,09 g
1.—5. Jahre	4,303 g (90 Fälle)
5.—10. Jahre	7,648 g (44 Fälle)
11.—20. Jahre	18,62 g

Für Kropfgegenden gibt Aschoff für Neugeborene 4,5 bis 6 g, für 1 Jahr 2,3 bis 4,0 g Schilddrüsengewicht an.

Betreffs der Nebennieren findet Wehefritz folgende Durchschnittswerte:

Für den 1. Monat	3,91 g
2.—12. Monat	2,95 g
1.—5. Jahr	3,989 g
6.—10. Jahr	5,924 g (46 Fälle)
11.—15. Jahr	7,8 g (23 Fälle)
16.—20. Jahr	11,1 g

Bei Knaben konnte Leupold ähnliche Zahlen feststellen, d. h. langsame Zunahme bis zu der Zeit beginnender Geschlechtsreife und dann rasche Vergrößerung, ein Vorgang, der auch von Leupold mit dem gesamten Pubertätswachstum in Verbindung gebracht wird. Die von Weber an weiblichen Kindern erhobenen Gewichtszahlen der Nebennieren lassen den gleichen Schluß zu. Über den mikroskopischen Bau der Nebennieren bringt Landau eingehende Angaben; er schildert die Vorgänge im embryonalen und Neugeborenenalter, besonders die Degeneration der inneren Rindengebiete, und bemerkt dann, daß bis zum zweiten Jahrzehnt hin nur „ein allmählicher und durch keine besonders markanten Prozesse der Entwicklung charakterisierter Übergang zu der Nebenniere der Erwachsenen" stattfindet.

Über das Wachstum, die Größe und Struktur der Hypophyse zur Pubertätszeit schwanken die bisher publizierten Zahlen sehr. Im wesentlichen ist der Vorderlappen beteiligt, der nach Biedl als echte Wachstumsdrüse zu gelten hat. Zur Orientierung mögen Gundobins Zahlen gelten:

	Gesamt-Hypophysengewicht
Neugeborenes	0,05—0,1 g
3. Monat	0,06—0,1 g
1.—2. Jahr	0,08—0,1 g
3. Jahr	0,19 g
8.—9. Jahr	0,08—0,15 g
12. Jahr	0,34—0,1 g
14. Jahr	0,16—0,4 g
20.—25. Jahr	0,24—0,47 g

2. Die Genitalorgane im Kindesalter bis zur Geschlechtsreife.

Es kann natürlich nicht die Aufgabe dieser Darstellung sein, eine genaue grob- und feinanatomische Beschreibung des gesamten Genitales bei Kindern und Föten zu geben; dieses soll hier lediglich soweit beschrieben werden, als daraus ein Verständnis für das Funktionsmilieu der zyklischen Vorgänge und für die Voraussetzungen dazu gewonnen werden kann. Da sich aber eine Reihe von Vorgängen besonders im Ovarium schon im Kindesalter abspielt, die auch später Bedeutung haben, so läßt sich doch ein genaueres Eingehen nicht vermeiden. Im wesentlichen werden die Beschreibungen mit dem Neugeborenenalter beginnen, während die Entwicklungsvorgänge beim Fötus kein unmittelbares Interesse für die hier zur Diskussion stehenden Fragen beanspruchen und deshalb in den einschlägigen Kapiteln eingesehen werden müssen. Was die Proportionen des Neugeborenengenitale anbetrifft, so mag auf die besondere Größe und Massigkeit der Scheide und der Zervix verwiesen werden, die bewirken, daß das Corpus uteri mit Tuben und die Ovarien in dem engen Beckenraum nicht Platz haben und oberhalb des schwer abgrenzbaren Beckeneinganges liegen. Die Einzelteile des Genitalapparates kann man auch zur Neugeborenenzeit ebenso wie später voneinander unterscheiden, so daß am Genitalschlauch die horizontal liegenden, schlanken, stark geschlängelten Tuben, das unpaare, noch dünnwandige Corpus uteri auf dem dicken massigen Zervixanteil als getrennte Uterusabschnitte und die Scheide unterschieden werden können. Wie in späteren Jahren, so kann auch im Kindesalter lediglich eine getrennte Besprechung der funktionell so verschiedenen Organe und Organteile Klarheit im einzelnen schaffen.

a) Das Ovarium vor der Pubertät.

Seine genaue Topographie mag in dem Kapitel Anatomie eingesehen werden, hier interessiert uns lediglich seine makro- und mikroskopische Gestalt. Zunächst mögen Gewichtszahlen über die Ovarialgewichtsmaße orientieren:

Gundobins Zahlen über Dimensionen und Gewicht des Ovar.

Föt von	Länge in cm	Breite in cm	Dicke in cm	Gewicht beider Ovarien in g
6 Monaten	1,2	0,15	0,1	0,035
9 Monaten	2,2	0,5	0,3	0,4
1—7 Tagen	2,3	0,5	0,3	0,4
1 Jahr	2,5	0,8	0,3	1,0
2 Jahren	2,3	0,9	0,4	0,9
3—4 Jahren	2,7	0,9	0,5	1,35
5 Jahren	3	1,3	0,5	2,1
6 Jahren	3,5	1,2	0,7	2,2
8—16 Jahren	3,2	1,4	0,6	3,1
11—12 Jahren	3,4	1,5	0,9	4,3
16 Jahren	3,0	1,6	0,8	4,1

Wehefritz Gewichtszahlen der Ovarien.

1. Monat (50 Fälle) . . . . 0,286 g
2.—12. Monat (95 Fälle) . . . . 0,53 g
1.—5. Jahr (92 Fälle) . . . . 1,011 g
6.—10. Jahr (46 Fälle) . . . . 1,911 g
11.—15. Jahr (58 Fälle) . . . . 4,04 g
16.—20. Jahr (58 Fälle) . . . . 8,34 g

Als Mittelgewicht für die beiden Ovarien der Erwachsenen werden nach Wehefritz angegeben 5 bis 7 g (Aschoff), 7,5 g (Vierordt).

Die makroskopische Form des kindlichen Ovars ist in der Neugeborenenzeit länglich flach, jedoch so, daß der Saggitalschnitt nach oben hin fast spitz zuläuft, sich aber nach unten hin verbreitert und etwas umkrempelt. Der größte Teil besteht aus Rinde, die die zentralen Markpartien umschließt; in das Mark münden die reichlichen Gefäße des Hilus mitsamt den Nerven ein. Die mehr spitze Form rundet sich allmählich mehr ab, so daß bald eine kleine Bohnenform von den verschiedenen, oben tabellarisch angeführten Ausmaßen resultiert. Die Oberfläche ist weißlich glatt, aber von oft feinsten, jedoch auch bis pfefferkorngroßen wasserhellen Bläschen vielfach durchsetzt.

Die mikroskopische Anatomie läßt komplizierte Verhältnisse erkennen; die Beschreibung soll sich auch hier nur an das für das Verständnis der Funktion Wesentliche halten, dagegen alle feineren Einzelheiten den Spezialkapiteln überlassen.

Der allgemeine Strukturplan des Ovars bleibt sich während des ganzen Lebens gleich, nur besteht ein dauerndes Fortschreiten im Wachsen, Reifen und Absterben von spezifischem Eiparenchym und seiner Abkömmlinge, so daß ein dauernder Umbau der Ovarialstruktur stattfindet. Wie die Entwicklungsgeschichte lehrt, bleibt das germinale Plasma, das ja im Gegensatz zu dem somatischen Zellmaterial keine Differenzierung seiner Zellfunktion und Struktur durchmacht, sondern in voller Omnipotenz die gesamte Erbmasse in sich bewahrt und trotz Zellteilung in jeder Keimplasmazelle erhält, in den ersten Stadien der Körperbildung im Peritonealraum beiderseits der sich bildenden Wirbelsäule und dem Urnierensystem lokalisiert. Die germinalen Zellen sammeln sich hier in einem kompakten Zelllager, das durch Bindegewebszüge von der Unterlage aus allmählich zerteilt und durchwachsen wird. Durch diese Zerteilung wird zunächst ein zentraler Zellhaufe abgespalten, der später zum Rete ovarii wird, dann rudimentäre Zeichen bekommt und funktionell offenbar keine Rolle spielt. Eine weitere Aufteilung geschieht weiterhin zunächst radiär, wodurch die sog. Markschläuche entstehen; an der Grenze gegen die noch ungeordnet liegenden peripheren Zellmassen entsteht eine abgrenzende Bindegewebslage, von der aus dann in die periphere Zone (neogene Zone) neue Septierungszüge hineinziehen und auch radiär und quer dazu neue Durchwachsung vornehmen. Eine Einteilung des Ovarialgewebes in Mark und Rinde ist dadurch gegeben. Diese Bindegewebsdurchwachsung, die zunächst nur in feinsten und mit empfindlichsten Methoden nachweisbaren Fäserchen vor sich geht, führt vorübergehend eine Einteilung des Epithellagers in Zellballen und Zellschläuche herbei, ohne damit prinzipiell wichtige Bildungen zu schaffen. Die früher so viel genannten Pflügerschen Schläuche sind nichts anderes als solche vorübergehend septierten Schlauchformationen. Gleichlaufend mit dieser Septierung geht eine innere Umwandlung des Epithelhaufens selber, indem einzelne Zellen größer werden, sowohl im Leib wie im Kern, während andere kleiner bleiben. Dazwischen sind Degenerationsvorgänge an den Epithelzellen zu beobachten, die in Chromatolyse und Chromatinverdichtung sowie im Zellzerfall sich zeigen. In diesen

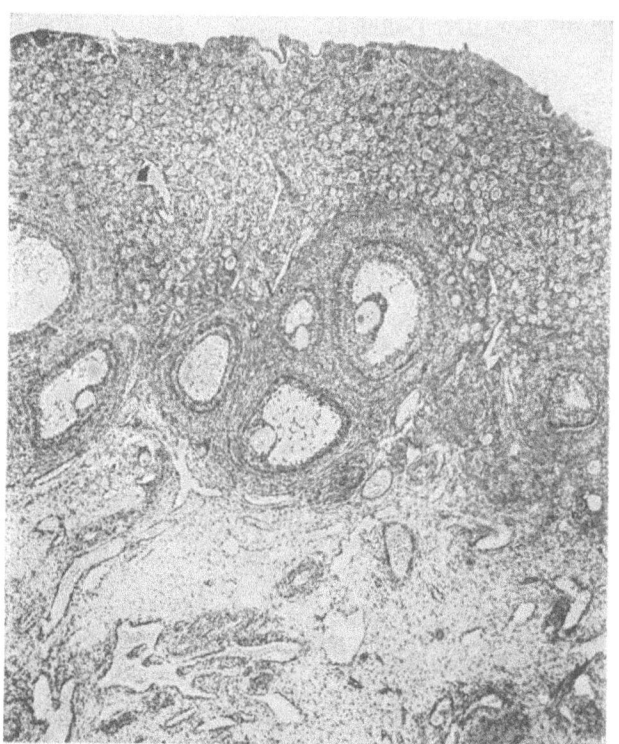

Abb. 3. Das Ovarium einer Neugeborenen.
(Nach Schröder, Lehrb. d. Gynäkol. 2. Aufl. Leipzig 1926.)

Umbildungsvorgängen innerhalb des germinalen Epithelzellagers ist um die Zeit der Geburt schon eine gewisse Ruhe erkennbar, man kann jetzt unterscheiden:

1. Die Oberflächenepithelschicht, die wohl ursprünglich dem Keimlager angehörte, aber jetzt von ihm abgesprengt ist und nur Deckschichtcharakter trägt.

2. Einen zarten Faserfilz, die spätere Albuginea, die eine gewisse Abgrenzung des tiefer liegenden Eizellenmaterials nach der Peripherie hin gibt; diese Lage wird zunehmend dichter und dicker.

3. Die peripheren Partien des eigentlichen Keimepithellagers.

4. Die zentralen Abschnitte, in denen größere Follikel sich entwickeln.

5. Die Zona vasculosa, die den eigentlichen Hilus bildet.

Die funktionell bedeutungsvollen Schichten sind die unter 3 und 4 genannten, die das funktionell wesentliche Parenchym zeigen. Dieses besteht im Beginn des extrauterinen Lebens aus einer sehr großen Zahl von Primordialfollikeln, die in reichen Lagern beieinander liegen; nur an einigen Stellen sind noch nicht voll ausdifferenzierte Herde in Form der sog. Eiballen oder auch Schläuche erkennbar.

Der Primordialfollikel ist die Ausgangsform des späteren Eifollikels. Sein wesentlicher Teil ist das Primordialei, das durch Teilung aus den Ureiern entstanden ist = Oogonie; es teilt sich nicht mehr, sondern wächst weiterhin an Masse, wenn die Zeit seiner Entwicklung gekommen. Sein Durchmesser beträgt nach Waldeyer 18 bis 20 μ, der des Kernes 12 μ, der der Kernkörperchen 6 μ. Kern und Leib des Primordialeies sind gut differenziert. Umgeben wird der Primordialfollikel zunächst von einer geringen Lage feiner, flacher, endothelartiger Zellen mit dunklem, undifferenziertem Kern = Follikelepithelzellen; und diese wieder trennt eine zarte, mit Bielschowskyscher Färbung gut differenzierbare Fibrillenanlage von dichterem Interstitium der Umgebung. Es besteht heute kein Zweifel darüber, daß das Follikelepithel aus demselben Mutterboden wie das Ei selbst, eben aus dem germinalen Epithellager, hervorgeht.

Die Primordialfollikel sind in sehr großer Zahl vorhanden, Henle schätzt 36 000, Waldeyer mindestens 50 000 bei Neugeborenen. Rechnet man, daß nur ein Viertel des Eierstocksparenchyms eines Neugeborenen von Primordialfollikel eingenommen wird, so kommt man auf etwa 75—80 000. Waldeyers Schätzung hat viel Plausibles. Diese Primordialfollikel sind das Ausgangsmaterial für die spätere Follikel- und Eientwicklung, nur wenige von ihnen beginnen gleichzeitig den Wachstumsprozeß; die meisten bleiben zunächst in Ruhe oder gehen vorzeitig zugrunde. Diese Ursprungsfollikel kann man in allen späteren Jahren in den peripheren Partien des Eierstockes feststellen bis in die Zeit der Klimax hinein; sie liegen aber dann oft einzeln oder höchstens in kleineren Gruppen.

In den tieferen Eierstocksparenchymschichten kann man sehr deutlich wachsende Follikel erkennen; auch diese Bildungen lassen sich stets später in allen Stadien wieder finden, es mag deshalb das Wesentlichste hier beschrieben werden. Die offenbar wichtigsten Prozesse spielen sich in den Follikelepithelien ab; diese vergrößern sich, ihre Zahl nimmt zu, so daß bald eine zwei- oder dreireihige Lage von kubischen Zellen mit dunklem Kern und granuliertem Leib das Ei umschließt. Die Eizelle selber macht zunächst keine wahrnehmbaren Wandlungen durch, auch ihre Größe bleibt vorerst noch die gleiche. Die Bindegewebshülle lockert sich jedoch und wird offenbar saftreicher. Ist der Durchmesser des wachsenden Follikels auf 100 bis 150 μ gestiegen, so wird eine deutliche Abgrenzung

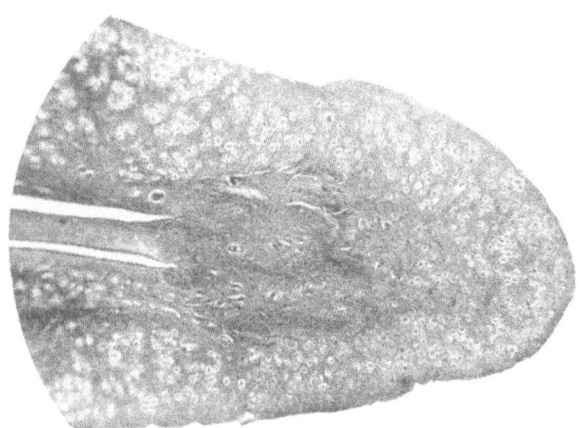

Abb. 4. Ovarium bei 4½monatlichem Mädchen.

einer besonderen inneren Schicht von den weiteren Bindegewebskreistouren erkennbar; die Kerne der Bindegewebszellen werden deutlicher, die Leiber etwas größer und mehr rund als spindelig; man sieht auch deutlich zarteste Kapillargefäßchen entstehen. Diese nun sich heraushebende Schicht, die durch ihre lockere Flechtung und ihre Gefäße und die Einstreuung von deutlichen Zellen sich auszeichnet, wird jetzt als Theca interna folliculi bezeichnet. Wenn man die ersten Stadien genau beobachtet, so besteht kein Zweifel, daß die genannten, deutlich werdenden Zellen aus den Gefäßzellen oder den Bindegewebszellen entstehen; sie spielen in späteren Stadien, besonders des Follikelunterganges, eine besondere Rolle als sog. interstitielle Zellen (siehe später). Gegen die Follikelepithelschicht hin liegt eine mehrfache Lage feingeflochtener Fibrillen, die der früher beschriebenen Membrana propria entspricht, von Hörmann zweckmäßigerweise als Grenzfasermembran bezeichnet wurde.

Die weiteren Stadien der Follikelentwicklung führen zu einer stärkeren Schichtung der Follikelepithelzellen = Granulosaepithel (die Zellen sind dunkelgranuliert), und zwar in dem Sinne, daß sie an der einen Seite stärker als an der anderen sich vermehren. Dadurch kommt das Ei in eine exzentrische Lage. In der zellreichen Partie des Follikels, die gewöhnlich der Eierstocksperipherie zu gelegen ist, entsteht eine Flüssigkeitshöhle. Der Follikel geht dabei häufig in die Ellipsenform über, um sie bei fortschreitendem Wachstum mit der Kugelform wieder zu vertauschen (E. Straßmann). Wie die Follikelflüssigkeit gebildet wird, ist noch nicht endgültig klar. Sichere Degenerations- oder Zerfallszeichen lassen sich an den Zellen der Follikelepithelien nicht erkennen. Rabl, Sobotta und E. Straßmann meinen, eine Follikelepithelsekretion annehmen zu müssen. Frühere Autoren wie Flemming, Schottländer und Nagel sahen Vakuolen in den Epithelien als Produkte einer Epithelaufquellung und -verflüssigung. Die Deutung dieser Vakuolen als Nebeneier war nur ein vorübergehender Irrtum. Vielleicht sind diese Vakuolen Zeichen beginnender Follikeldegeneration und kommen dann dem intakten Follikel nicht zu.

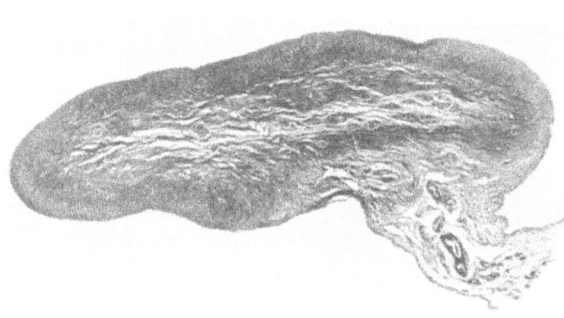

Abb. 5. Ovarium bei 4jährigem Mädchen.
Dazu Uterus Abb. 16.

Es läßt sich nun zeigen, und E. Straßmann hat das an schönen Untersuchungen besonders herausarbeiten können, daß die kleineren Follikel bis etwa 0,4 bis 0,5 mm Durchmesser zunächst mit ihrem periphersten Pol sich von der Oberfläche entfernen,

während das Ei dabei am weitesten zentral im
Eierstock liegt, daß dann aber die Zwischen-
schicht zwischen Follikeloberfläche und Ovarialoberfläche zunehmend kleiner wird und das Ei
allmählich nach der Oberfläche zu herumwächst.
E. Straßmann gibt die Erklärung dafür dadurch, daß die Granulosa = das Follikelepithel-
material des Follikels um das Ei herum stärker
wächst als an den anderen Stellen, und daß auch
die Theca interna hier dicker, zell- und gefäß-
reicher ist als am zentralen Follikelpol. Durch
die Zunahme des Liquor folliculi entsteht im
Follikel ein Hohlraum, dessen Wandung von
mehrfachen Lagen der den Hohlraum umschließen-
den Granulosaepithelien gebildet wird. Die peri-

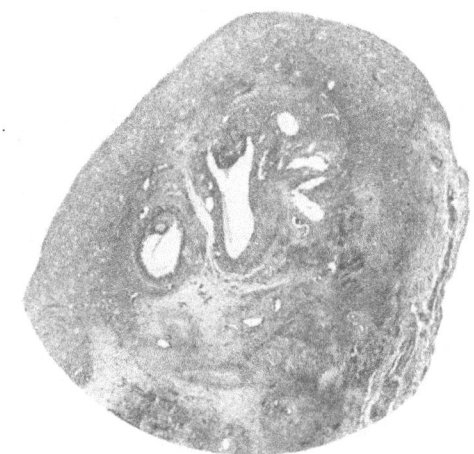

Abb. 6. Ovarium bei 6jährigem Mädchen.
Dazu Uterus Abb. 17.

pherste Epithellage auf der oben schon genannten Grenzfasermembran zwischen Granulosa
und Theca interna ist fast stets niedrig-zylindrisch und regelmäßig nebeneinander gestellt.
Die Größe der Follikelepithelzellen gibt Waldeyer mit 8 bis 10 μ an. Nur um das Ei
selbst herum formieren sich längliche, besonders hohe und regelmäßige Zellen (etwa 25 μ)
als Corona radiata; jedoch findet diese Formation erst bei größeren Follikeln statt. Durch
die Exzentrizität der Liquorentwicklung entsteht dort, wo das Ei liegt, eine hügelartige
Vorwölbung = Cumulus oophorus.

Die oben schon in ihrem ersten Stadium beschriebene Theca interna nimmt am
Wachstum der Follikel regen Anteil; ihre polygonalen, zwischen die zahlreichen Kapillaren
verstreuten Zellen unterscheiden sich von den Granulosazellen deutlich durch helleren
größeren Leib und besser differenzierten Kern; ihre peripherisch stärkere Zunahme wurde
oben schon erwähnt.

Das Wachstum der Follikel ist im Kindesalter jedoch beschränkt. Im allgemeinen
kann man sagen, daß Größendimensionen über 2—3 mm Durchmesser nicht beobachtet
werden. Die allermeisten erreichen kaum die Größe von 0,5 mm Durchmesser. Auch an
Erwachsenenovarien konnte E. Straßmann feststellen, daß bis zu 0,5 mm Durchmesser
die Follikel sämtlich erhalten waren, daß dann aber eine große Anzahl zugrunde ging.
Die Zahl der Follikel wechselt in
den verschiedenen Kinderjahren
stark; es läßt sich aus Mangel an
genügend zahlreich verarbeitetem
Material noch keine klare Einsicht
in die Beziehungen zwischen ge-
häuftem Follikelwachstum und
bestimmten Entwicklungsperioden
(z. B. sog. I. und II. Streckung)
gewinnen. Aber es läßt sich aus
den Angaben der Literatur (z. B.
Benthien, Wallart, Böshagen,

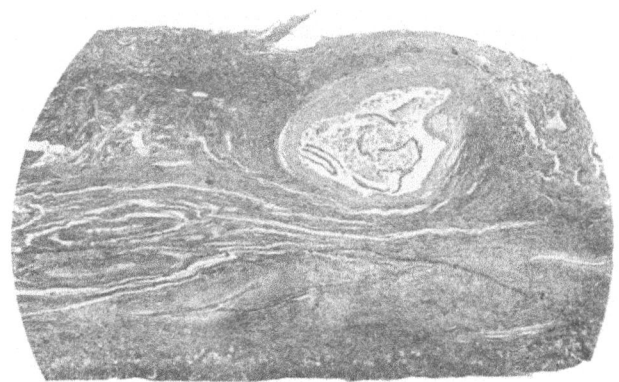

Abb. 7. Ovarium bei 9½jährigem Mädchen.

Aschner u. a.) und eigenem Material erkennen, daß das Follikelwachstum nie ganz fehlt, sondern stets, wenn auch wechselnd stark, zu beobachten ist. Über das Tempo des Wachstums der einzelnen Follikel, über die Lebensdauer läßt sich mangels zuverlässiger Vergleichspunkte bisher nichts aussagen.

Aus dem bisher Mitgeteilten über Primordialfollikel und Follikelwachstum geht hervor, daß beide wohl in einer fortschreitenden Entwicklungslinie liegen, daß ihre Entwicklung aber ohne klar umrissenen Endpunkt abbricht. Was wird aus ihnen? Es setzt der Prozeß der Follikelatresie ein.

Die **Follikelatresie** ist charakterisiert durch den Untergang des Eies und der Follikelepithelien und durch den Verschluß des entstandenen Gewebsdefektes, wahrscheinlich auch durch die Speicherung des beim Untergang des Epithelanteiles frei werdenden Inkretstoffes. Die Follikelatresie verläuft in verschiedenen Formen, die zum Teil durch die verschiedene Größe und Lage der Follikel bedingt sind.

Gehen die Primordialfollikel zugrunde, so erkennt man in ihnen wohl Kernzerfall und -verflüssigung, auch Vakuolenbildung im Protoplasma, sowie Ansammlung von sudanophilen Stoffen, aber die Resorption dieser kleinen Herde und ihr Verschluß läßt keine besonderen Bilder entstehen; sie verschwinden.

Ist der Follikel größer und eine Theca interna deutlich, so zeigen sich Prozesse, die, trotz ihrer Mannigfaltigkeit im einzelnen, prinzipielle Gemeinsamkeiten haben. Zunächst geht die Eizelle zugrunde, die Zona pellucida der Eizelle (siehe später) verquillt hyalin und faltet sich, im Eizellenleib tritt Fett auf, der Kern löst sich auf, fremde Zellen können einwandern. Über diese in toten, sich oft längere Zeit noch erhaltenden Eiern gefundenen Zellen ist viel gesprochen worden (Pflügers Nagelzellen); ob Leukozyten oder eingewanderte Follikelepithelien (?) das ist im wesentlichen die Frage. Wichtig ist, daß auch Richtungsspindeln in völlig degenerierten Eiern gefunden sind; über die Erklärung dieser merkwürdigen Beobachtung (Sobotta, Rabl, Janosik, Seitz u. a.) bestehen nur Vermutungen.

Die Follikelepithelzellen lockern ihren Verband, die Zellen imbibieren sich mit Fett, der Kern löst sich auf durch Chromatolyse oder Chromatorrhexis. Der Zerfall braucht nicht überall gleichmäßig und gleichzeitig vor sich zu gehen; er beginnt am Cumulus oophorus, einige Stellen der Peripherie können sich längere Zeit halten. Das ist bemerkenswert insofern, als die Granulosazellen vom Funktionszustand des ihnen zugehörigen Eies in ihrer eigenen Funktion abhängig erscheinen; es würde in der angeführten Beobachtung die einzige Ausnahme dieses Satzes zu sehen sein. Ein Verständnis dafür aber bekommt man, wenn man Beobachtungen an Erwachsenenovarien heranzieht, bei denen R. Meyer sog. atypische Luteinsäume in atresierenden Follikeln beschrieben hat; solche häufig zu machenden Beobachtungen zeigen, daß stets noch ein zweites gleichalteriges Corpus luteum nachzuweisen ist, dessen lebendes Ei für den erhaltenen Granulosasaum quasi an Vaterstatt verantwortlich ist. Auch in den Fällen teilweise erhaltener Granulosasäume ist ein anderer wachsender Follikel oder deren mehrere hormonal verantwortlich. Meist aber geht die gesamte Granulosa mit Ei zugrunde, wobei jedoch das Ei am längsten im Liquor folliculi herumschwimmen kann.

Die Theca interna, die schon beim wachsenden Follikel häufig etwas „Fett", d. h. hier Zerebroside und Phosphatide, Cholesterin und deren Gemische enthält, sammelt jetzt immer mehr Neutralfett (v. Mikulicz u. a.). An sudangefärbten Präparaten hebt sich die Theca interna atresierender Follikel deutlich und stark heraus. Die polygonalen Zellen zwischen den Kapillaren werden größer, sie ordnen sich in größeren Follikeln radiär und gehen ohne scharfe Grenze in die Theca externa über. Die Kapillaren treten deutlicher durch offenbar zunehmende Füllung hervor. Wallart hat die Dicke der so veränderten Theca interna gemessen und eine mehrfache Vergrößerung gegenüber der Theca interna

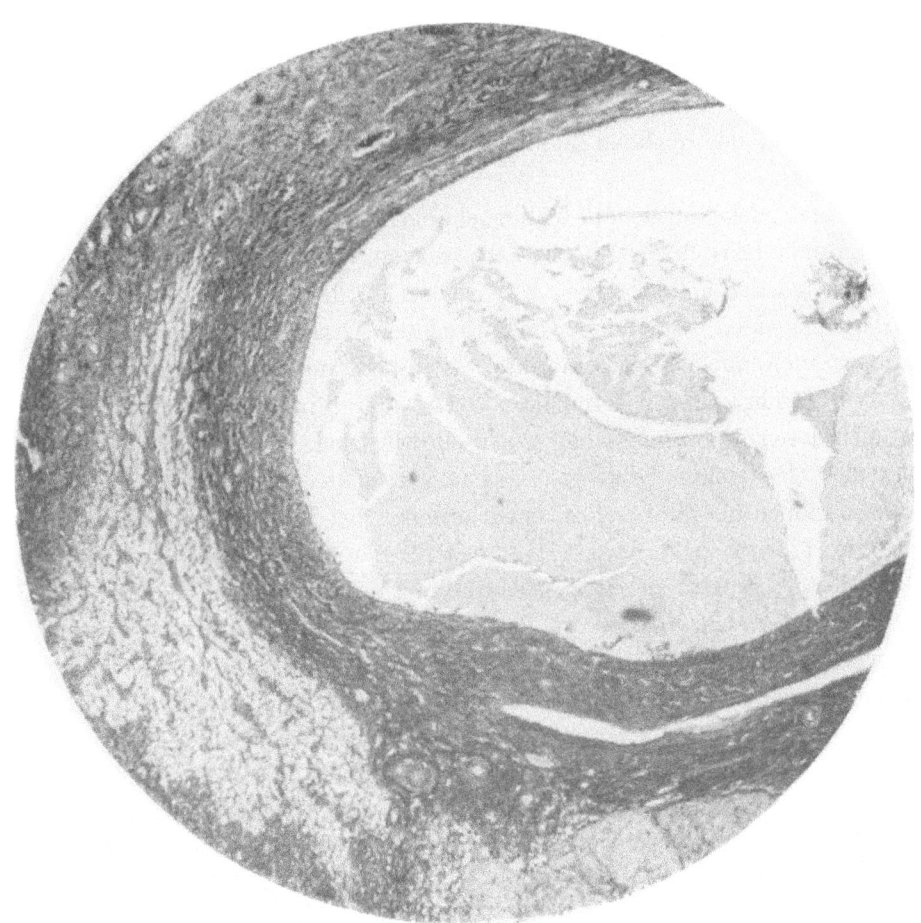

Abb. 8. Zystische Follikelatresie mit zum Teil noch erhaltener Granulosa (aus einem geschlechtsreifen Ovar).

nicht atresierender Follikel festgestellt. Die Grenzfasermembran gewinnt meist ein hyalines Aussehen, sie scheint die Grenze zwischen der degenerierenden Granulosa und der Theca zu verstärken; jedoch ist sie meist nicht einheitlich geschlossen, es dringen vielmehr Fibrillen und sternförmige Gefäßzellen ins Innere, breiten sich peripher aus und bilden allmählich eine Gewebslage nach dem Innern zu unter gleichzeitiger Verkleinerung des zentralen Flüssigkeitsraumes. In manchen Fällen ist diese periphere Wandwucherung stärker, weil die Glasmembran, d. h. die hyalin degenerierte Grenzfasermembran nur geringe Ausdehnung zeigt. In noch wieder anderen Fällen ist der zentrale Hohlraum mit einer fädig geronnenen Flüssigkeit gefüllt und bietet der Bindegewebsorganisation guten Boden. Der Verschluß des Hohlraumes vollendet sich wohl fast in allen Fällen; wäre das nicht der Fall, so müßte man viel mehr alte Flüssigkeitshöhlen im Ovar finden. Nur große Follikelatresiehöhlen, wie sie im Kindesalter nicht beobachtet werden, können lange Zeit zystisch bleiben. Der Mechanismus dieses Verschlusses ist eine Kombination aus der beschriebenen peripheren Bindegewebsproduktion, wahrscheinlich einsetzenden Flüssigkeitsresorptionsvorgängen und damit Schritt haltend Verschiebungen und Druckwirkungen von seiten des umgebenden Gewebes, eventuell neu entstehender Follikel. Der Höhlenverschluß dauert bei den Follikelgrößen des Kindesalters wahrscheinlich nur kurze Zeit, einige Tage länger, wenn auch ebenfalls nur begrenzte Zeit, halten sich die peripheren Lagen gewucherter Theca interna-Zellen und die mehr oder weniger deutlich ausgebildete hyaline Membran. Entsprechend den sehr verschiedenartigen Druckverhältnissen beim Verschluß des Follikelhohlraumes ist auch der Verlauf der hyalinen Membran sehr unregelmäßig, meist aber gefaltet (Abb. s. 2. Teil II. D 4).

Es ist durch viele eingehende Untersuchungen erwiesen, die vor kurzem von Stieve in großem Rahmen kritisch zusammengefaßt wurden, daß die Theca interna-Zellformation, wie sie soeben bei der Follikelatresie beschrieben wurde, lediglich an das Vorhandensein von zugrunde gehenden oder schon verschwundenen Granulosa-Ei-Formationen gebunden ist und diese auch nur eine beschränkte Zeit überdauern. Nur vereinzelt findet man scheinbar selbständige Herde kompakter fettreicher Bindegewebszellen; Serienschnitte erweisen auch deren Abkommenschaft von Follikeln (siehe Wilkersons Arbeit, der sogar für Nager diese Feststellung machte, siehe unten; siehe auch Shaws Untersuchungen). Andere Formationen als die beschriebenen kommen bei Kindern im Eierstock nicht vor. Diese Formationen als interstitielle Eierstocksdrüse zu bezeichnen, liegt kein Grund vor; es wird vielmehr hierdurch nur Verwirrung der Begriffe geschaffen und für leicht Entflammte ein Schlagwort, das nur Schaden stiftet und gestiftet hat, geprägt.

Eingehende Forschungen an tierischen Genitalien, unter denen die Nager z. B. wohl Formationen zeigen, die an eine selbständig drüsige Tätigkeit derselben neben den Follikeln denken ließe — Bouin und Limon stellten den Begriff „interstitielle Eierstocksdrüse" zuerst nach Beobachtungen am Kaninchen auf — haben durch neue experimentelle und morphologische Untersuchungen erwiesen, daß lediglich die Keimzellen und deren Abkömmlinge, die Follikelepithelien, als die Träger der Inkretion angesehen werden können. Harms und ähnlich Stieve, wie auch Rob. Meyer, Verfasser u. a. sehen die Funktion der hypertrophischen Theca interna-Zellen (von Seitz auch als Thekaluteinzellen), die allein die sog. Zwischenzellen im Ovar bilden könnten, da wie gesagt andere Formationen beim Menschen nicht vorkommen, 1. in einer trophischen Funktion zur Speicherung von Nährstoff für die Keimzellen, 2. in der Überführung der Inkrete der Keimzellen in die Blutbahn und 3. in einer entgiftenden Schutzfunktion für die Keimzellen (Pufferzellen Harms). (Weiteres über „interstitielle Drüse" in anderen Kapiteln.)

Zona vasculosa. Der Gefäßreichtum an Arterien und Venen ist bemerkenswert. Die Anastomose der Arteria ovarica mit der Arteria uterina sorgt für eine sehr gute Blutzufuhr zum Ovar. Die reichen Verzweigungen bilden überall dichte Netze.

Lymphgefäße finden sich reichlich in der Theca folliculi, sie sammeln sich in dichten Ästen am Hilus.

Die Nerven sind meist dünn und marklos wie Sympathikusnerven; sie verlaufen im wesentlichen mit den Gefäßen und ziehen bis an die Follikel und unter die Granulosa, aber soweit man bisher weiß, nicht in die Granulosa hinein. Ein Ganglion im Ovar ist früher diskutiert, von neueren Autoren nicht mehr nachgewiesen. Der Plexus ovaricus stammt nach Untersuchungen von L. R. Müller und Dahl aus Ganglien, die mit dem Ganglion coeliacum renale und mesentericum superior in reichster Anastomose stehen.

b) Der Genitalschlauch (Tube, Uterus und Scheide) bei Kindern bis zur Pubertät.

Tube, Uterus und Scheide haben zur Neugeborenenzeit schon im Prinzip die fertige Ausbildung, nichts deutet unter normalen Umständen darauf hin, daß Uterus und Scheide aus zwei Schläuchen entstanden sind, ihre Vereinigung zu einem unpaaren Organ ist lückenlos erfolgt. Um Genaueres zu erfahren, müssen die Einzelabschnitte für sich betrachtet werden. Von der Vulva mag gesagt werden, daß auch sie im Prinzip schon alle wesentlichen Gebilde der späteren Lebensalter zeigt; eingehender aber wird ihre Anatomie hier nicht abgehandelt, da sichere zyklische Veränderungen an ihr fehlen oder bisher unbekannt sind. Auch das Beckenbindegewebe bedarf hier keiner Beschreibung.

1) Über die **Tube** im Kindesalter ist nur wenig zu berichten, was besonderes Interesse für das Verständnis späterer physiologischer Vorgänge hätte. Die Differenzierung der Tube, sowohl der Muskulatur als auch der Schleimhaut, ist im Prinzip mit dem Beginn des extrauterinen Lebens abgeschlossen. Es handelt sich während der Kinderzeit hauptsächlich um ein langsames Anwachsen der Schleimhautfalten wie auch der Ring- und Längsmuskulatur. Das Tubenepithel ist mittelhoch zylindrisch und zeigt nach Voinot, wie Schäffer in seiner schönen Arbeit über den Tubenbau eingehend zitiert, flimmernde und nichtflimmernde Zellen. Die flimmernden Zellen sind etwas schmaler oder breiter zylindrisch, auch kubisch, haben einen ovalen und runden Kern, helleres und auch mehr körniges Protoplasma; schöne Flimmerhärchen mit deutlichen Basalknötchen, die als Kutikularsaum erscheinen, lassen sich nachweisen. Außer den flimmerlosen Zellen, die zylindrische und kubische Form haben, finden sich auch noch sehr schmale und hohe „Schaltzellen"; außerdem sieht man große hellleibige Zellen, die die Zylinderzellen beiseite drängen, ohne Kutikularsaum.

2. Der **Uterus** im Kindesalter.

Auf den Sagittalschnitten der Uteri aus verschiedenen Zeiten des Kindesalters sieht man die verhältnismäßig sehr langsame Zunahme der Gesamtmaße des Uterus. Fast bis zum 10. Jahre hin bleibt sich das Maß des Sagittalschnittes fast gleich, nur die Breitenausdehnung nimmt allmählich, besonders vom 6. oder 7. Jahre ab, zu. Auffällig ist die stark entwickelte untere Hälfte bis fast zwei Drittel, die gegenüber dem schmächtigen oberen Teil gleichsam eine Tonnengestalt hat. Die Teile sind nicht deutlich gegeneinander abgegrenzt. Die Portio vaginalis ist zunächst kegelförmig, flachlippenartig, das Os externum nicht selten etwas quer, das ganze Gebilde substanzarm.

Sehr deutlich werden die bisherigen Angaben bestätigt und vertieft durch die Gewichtszahlen, die Gundobin und Wehefritz publizieren. Gundobin gibt vor allem auch genaue Maßzahlen über Dicke, Breite und Länge der einzelnen Abschnitte. Daraus geht hervor, daß die Zervixlänge zur Korpuslänge bis zum 8. Jahre etwa 1,8 : 1,2 cm mißt, dann aber das Korpus erheblich wächst und dicker und breiter wird, so daß der bisherige Unterschied sich ausgleicht und im wesentlichen zugunsten des Korpusanteiles ausfällt. Leider sind Gundobins Zahlen gerade für das 11. bis 15. Jahr so spärlich, daß sie keine allgemeine Gültigkeit beanspruchen können. Bei einem 16jährigen Mädchen wird das Maß Korpus : Zervix mit 3,6 : 3,0 cm angegeben, die Dicke des Fundus uteri 13 mm (3,6 mm im 11. und 12., 2,0 mm im 10. Jahre), des Uterus zwischen den Ligg. rotunda 23 mm (8 mm im 11. und 12., 5,2 mm im 10. Jahre). Dicke des Uterus am Vaginalansatz 14 mm (7,3 mm im 11. und 12., 7 mm im 10. Jahr).

Die Gewichtszahlen Wehefritz ergeben folgendes:

1. Stunde bis 1. Monat	1,88 g	(48 Fälle)
2.—12. Monat	1,36 g	
1.—5. Jahr	1,859 g	
6.—10. Jahr	2,35 g	(42 Fälle)
11.—15. Jahr	6,58 g	
16.—20. Jahr	22,97 g	
20.—30. Jahr	46,43 g	(56 Fälle)
30.—40. Jahr	50,7 g	(43 Fälle)
40.—50. Jahr	57,01 g	(49 Fälle)
51.—60. Jahr	49,18 g	(71 Fälle)
61.—70. Jahr	39,51 g	(66 Fälle)

Wie aus diesen Zahlen ersichtlich ist, nimmt die Uterusmasse bis zum 10. Jahre nur unwesentlich zu. Die auffällige Abnahme im Laufe des ersten Jahres im Gegensatz zu dem höheren Gewicht des Neugeborenen-Uterus läßt sich verstehen aus der Annahme, daß die fötalen Organe den hormonalen Einwirkungen der Mutter ausgesetzt sind. Diese Verhältnisse müssen später unter „Menstruation" beim Neugeborenen genauer besprochen werden, deshalb siehe später. Nach dem 10. Jahre fällt die jetzt rasch fortschreitende Zunahme in der Hauptsache dem Myometrium des Uterus zu.

Das Myometrium des Kindes ist in seinem Faseraufbau im Prinzip fertig, nur die Schichtdicke der einzelnen Lagen nimmt an Maß zu. Über die Struktur kann einzelnes hier nicht ausgeführt werden, da sie nur auf Grund entwicklungsgeschichtlicher Betrachtung verständlich werden kann (Sobotta, H. Bayer, Werth und Grusdeff); nur so viel mag gesagt werden, daß der Hauptanteil durch Ringbündel gebildet wird, jedoch verstärkt und erheblich durchflochten durch innere Längs- und Kommissurenbündel und durch die wichtigen Fundusbogenbündel. Die äußeren, mit den Ligamenten in Verbindung stehenden Bündel bilden das äußere kräftige Drittel der Wand. In der Zervix ist die Durchflechtung noch unübersichtlicher und dichter als im Korpus.

Die Arteria uterina, die am äußeren Seitenrand bis zum Tubenabgang hochzieht und hier mit der Arteria ovarica anastomosiert, schickt nach R. Freund 9—14 Ringäste

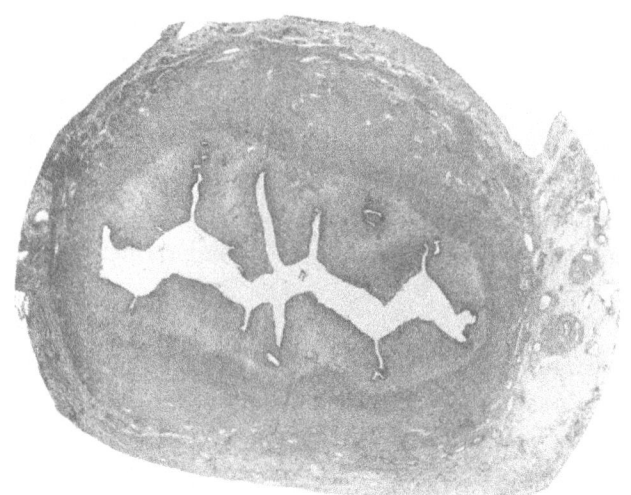

Abb. 9. Fötaler Uterus M. IX—X.

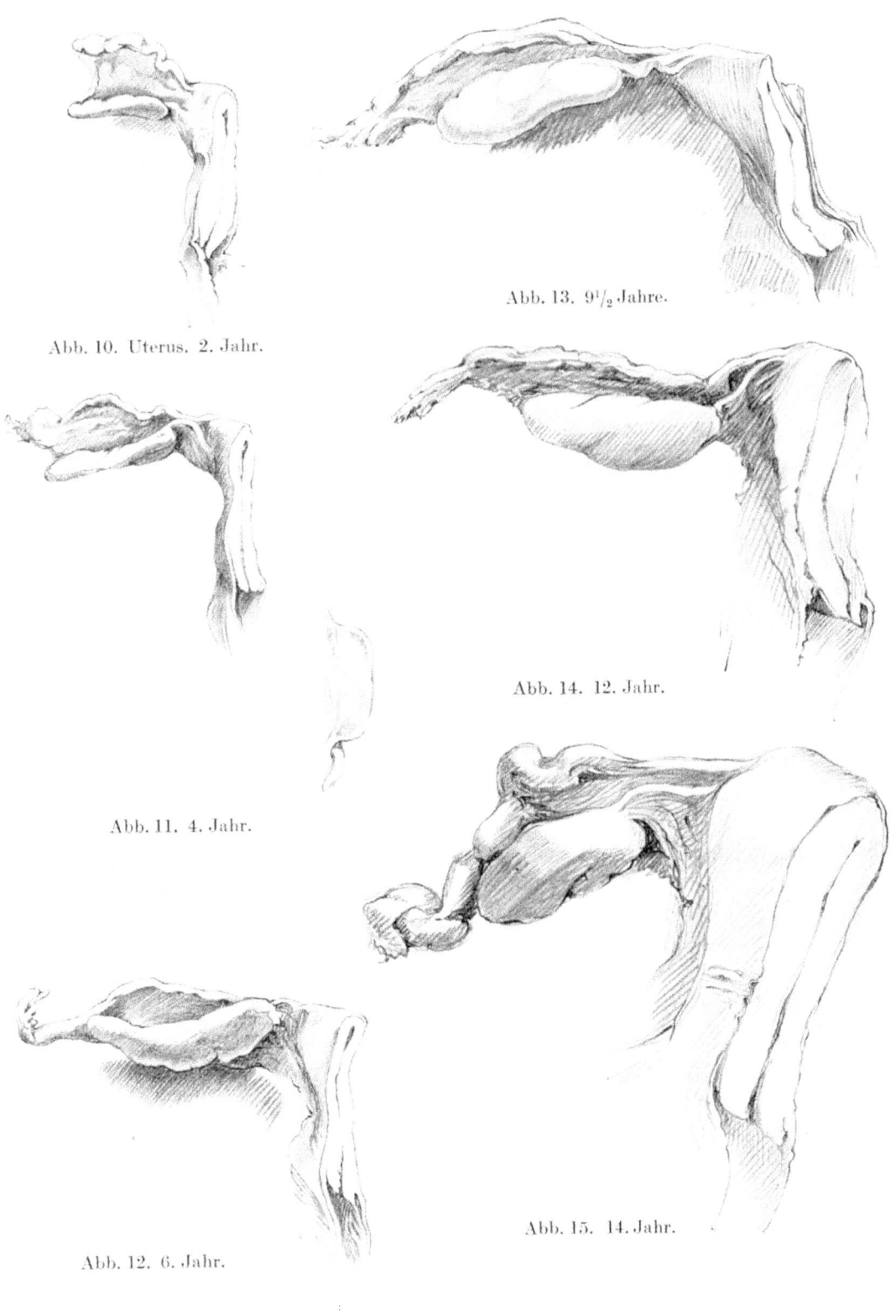

Abb. 10. Uterus. 2. Jahr.
Abb. 13. 9½ Jahre.
Abb. 11. 4. Jahr.
Abb. 14. 12. Jahr.
Abb. 12. 6. Jahr.
Abb. 15. 14. Jahr.

Abb. 10—15. Der Uterus im Kindesalter. (Natürliche Größe.)

in die Muskelwand, die in Radiärästen weiter in die Wand ziehen und an der Grenze vom mittleren und inneren Wanddrittel sich zum ersten Male, an der Muskularis-Mukosa-Grenze zum zweiten Male teilen.

Die Venen sammeln sich unter der Schleimhaut und noch zweimal in der Wand, zwischen den Sammelgefäßen sind reichlich Anastomosen.

Die Nerven des Uterus stammen nach L. R. Müller und Dahl sowohl aus dem Grenzstrang als auch aus dem 4. und 5. Sakralnerven; sie sammeln sich im Frankenhäuserschen Plexus, der mit Ganglienzellen untermischt neben der Zervix gelegen ist und schicken von hier reichliche Fasern an alle Stellen des Uterus bis in die muskelnahen Schleimhautpartien (sympathische und sakralautonome Nerven).

Muskelzellen findet man nach Daels genauerer Untersuchung entgegen Obatas Angaben schon vom 6. Embryonalmonat ab; sie sind mit feinsten Fibrillenfasern, dem Bindegewebsinterstitium, umsponnen. Über ihre Größe fehlen genauere Untersuchungen, die in Rücksicht auf die Abhängigkeit der Myometriumzelle vom ovariellen Anreiz von Wichtigkeit wären.

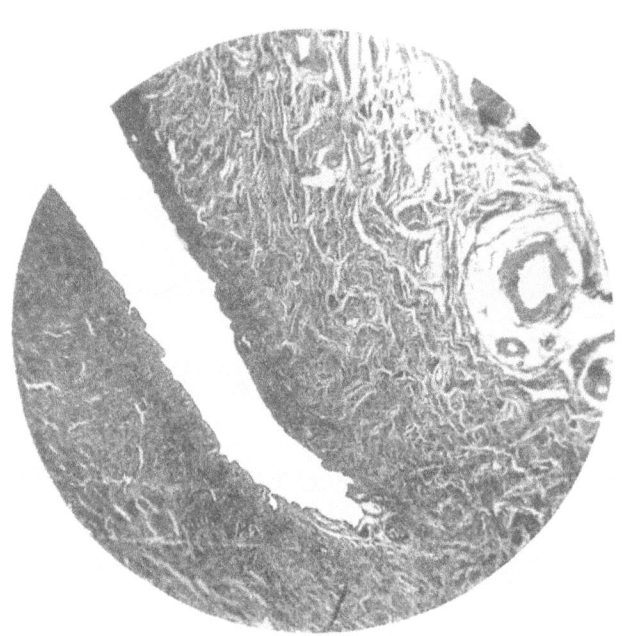

Abb. 16. Uterus bei 4jährigem Mädchen. Dazu Ovarium siehe Abb. 5.

Die Schleimhaut des kindlichen Uterus.

Betrachtet man Sagittalschnitte kindlicher Uteri aus verschiedenen Lebensjahren bei schwachen Übersichtsvergrößerungen, so erkennt man schon im fötalen Alter, daß sich drei verschiedene Epitheldifferenzierungsarten finden, die kubische Korpusepithelzelle, die höhere, schlankere, schleimbildende Zervixzelle und das geschichtete Plattenepithel der Scheide — sie alle sind Differenzierungsleistungen des Müllerschen Epithels. Die Grenzen zwischen den Standorten dieser Epithelien wechseln mit dem Lebensalter. Die Trennung zwischen Korpus- und Zervixepithel ist zunächst unscharf, eine makroskopisch deutliche Grenze fehlt; erst um die Pubertätszeit kommt eine feste Formation der Zervix und des Korpus zustande, eine Scheidung in einen dreieckigen und röhrenförmigen Abschnitt und damit auch eine erkennbar verläßliche Grenze der Epithelien. Die Grenze zwischen Zervix und Portioepithel schwankt in dem Sinne, daß, wie vor allem Rob. Meyer deutlich herausgearbeitet hat, in der Fötalzeit Plattenepithel sich oberhalb des schon deutlich formierten Portioabschnittes, d. h. also innerhalb des Zervixkanals findet; die Grenze wandert dann nach abwärts auf die Portioaußenfläche, das Os externum wird kurz vor der Geburt überschritten; später kann Zervixepithel einen Teil der Portioaußenfläche bedecken (Pseudoerosio congenita). Im allgemeinen gleicht sich diese Grenzverschiebung wieder rückwärts aus, aber eine kongenitale Pseudoerosion kann erhalten bleiben.

Was den Grad der Entwicklung der Epithelformation anbetrifft, so zeigen Vergleichsuntersuchungen, daß unmittelbar vor der Geburt und bei den Neugeborenen Zervix- und Plattenepithel in einem wesentlich kräftigeren Zustand sind als später, wo sie weniger deutliche Drüsenformationen, weniger dicke Plattenepithellagen und weniger Sekret bilden. Das Corpus uteri bleibt jedoch im allgemeinen bis etwa zum 10. oder 11. Jahre hin fast gleichartig. Die Mucosa corporis uteri ist eine sehr flache Haut. Wyder gibt folgende Zahlen:

Alter	Dicke der Schleimhaut
2 Stunden	0,5 mm
8 Tage	0,5—0,75 mm
12 Tage	1,0 mm
5 Wochen	0,75 mm
1 Jahr	0,9 mm
2 Jahre	0,75 mm
3 Jahre	0,5 mm
4 Jahre	0,5—1,0 mm
8 Jahre	0,8—0,9 mm
9 Jahre	0,6 mm
10 Jahre	0,5—0,75 mm
14 Jahre	0,6 mm
14 Jahre	1,5—2,0 mm
15 Jahre	0,75 mm

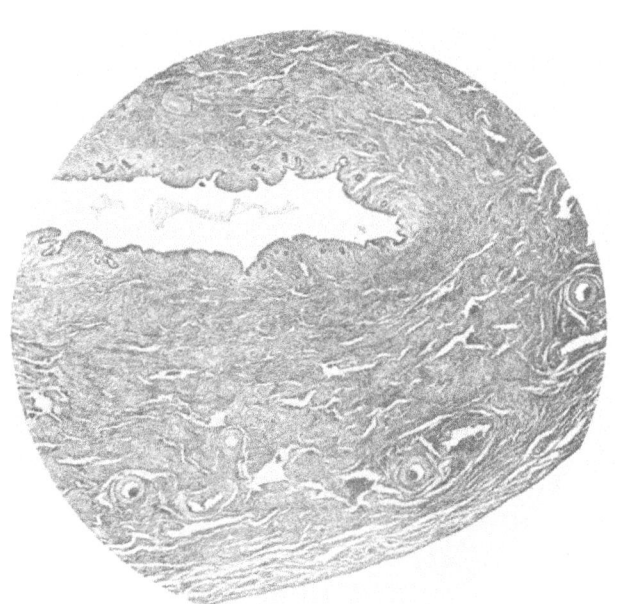

Abb. 17. Uterus bei 6jährigem Mädchen (siehe Ovar Abb. 6).

Es bestehen wohl einige Schwankungen, aber ein wesentliches Dickenwachstum ist bis zur Pubertät hin nicht zu konstatieren. Der vorletzte Fall hatte schon zyklische Funktion. Messungen an eigenem Material ergaben das gleiche.

Das Interstitium besteht aus dicht gelagerten spindeligen Zellen mit dunklem Leib und großem länglichen Kern. Zwischen dem Spindelzelleninterstitium findet sich ein dichtes Fibrillennetz (Hoermann, Björkenheim und ältere Autoren), das durch Bielschowskyfärbung jederzeit darstellbar ist; es hängt mit dem intermuskulären Netz eng zusammen. Die Fibrillen streben zunächst radiär, jedoch anastomosierend zur Oberfläche und bilden hier unter dem Oberflächenepithel ein zartes feines Netz mit Verdichtungen unmittelbar unter dem Epithel (Membrana propria). Über das zelluläre Stromanetz der spindeligen Zellen siehe geschlechtsreifen Uterus. Irgendeine Schichtung innerhalb der Mukosa läßt sich nicht feststellen. Das Epithel ist einreihig, manchmal etwas dicht stehend, die Kerne langoval, fast den acidophilen, fein granulierten Leib ausfüllend; Schleimfarbstoffe werden nicht angenommen. Das Epithel bedeckt im wesentlichen die Oberfläche, drüsige Einstülpungen kommen häufig vor, sind aber flach, einfach schlauchförmig, gelegentlich etwas verschlängelt; einzelne Verzweigungen und Umbiegungen lassen sich beobachten. Die Muskelgrenze wird nicht erreicht. Im Zervixbereich ist die Drüsenbildung von Anfang an stärker, sie gewinnt schon bald Ähnlichkeit mit der späteren Zervixdrüsenform. Im Korpusanteil wird die Drüsenbildung erst kurz vor der Pubertät reichlicher

In der Ausbildung und der Anzahl der Drüsen sind jedoch sowohl im Korpus wie im Zervixbereich große Schwankungen zu beobachten (siehe auch Wyder). Flimmerhaare sind am Uterusepithel der Kinderzeit nicht zu beobachten.

Über die Scheide im Kindesalter mögen ein paar Zahlenangaben Gundobins orientieren; nach ihm findet man folgende Maße:

	Länge der Vorderwand	Länge der Hinterwand	Länge des Hymenovals
1 Monat	2,8 cm	3,2 cm	0,82 cm
10 Jahre	4,35 cm	5,1 cm	1,7 cm
13 Jahre	6,0 cm	6,7 cm	2 cm

Die Neugeborenenscheide ist stark gerunzelt und gefaltet, später wird sie vorübergehend glatter, um dann zur Pubertätszeit wieder runzliger zu werden. Das geschichtete Plattenepithel, das glykogenreich ist, ist um die frühe Kinderzeit hoch und saftreich, später wird es vorübergehend flach und zellarm, die Papillen nehmen ab. Ob das ein regelmäßiger Befund ist oder nur bei Kinderleichen zu erheben, muß erst an größerem Material untersucht werden.

Überblickt man die zwar zahlreichen, aber im ganzen doch noch nicht ausreichenden Angaben, die über die Zeit vor der Entstehung zyklischer Funktionen gemacht werden konnten, so läßt sich sagen, daß die Entwicklung im allgemeinen in gewissen geregelten Bahnen vor sich geht, so daß die Organe in offenbar bestimmter Reihe einander folgen. Es kommen wohl einige Differenzen vor, diese scheinen aber für das allgemeine Verständnis weniger von Bedeutung zu sein. Es muß eben im gesamten Körper erst eine gewisse Entwicklungsstufe erreicht werden, die ihn befähigt, Fortpflanzungsarbeit zu leisten.

Fragt man nach der treibenden Kraft dieser Entwicklung, eine Frage, die ja auch gleichzeitig die Frage nach der Ursache der Geschlechtscharaktere in sich schließt, so sind zwei Möglichkeiten gegeben: entweder entwickeln sich alle Organe und darunter auch die Geschlechtsorgane in dem beschriebenen Sinne, weil es eben in ihrem Bauplan so enthalten liegt, also nach eigenen Regeln. Wir hätten dann eine Vielheit von Wachstumszentren anzunehmen, deren einzelne jeweils für sich erforscht werden müßten. Oder die andere Möglichkeit wäre die, daß der Anreiz zu dieser Entwicklung von einer zentralen Kraft ausgeht, der alle Einzelentwicklungen folgen. Das Beobachtungsmaterial reicht leider noch nicht aus, um hier ein eindeutiges Urteil zu sprechen. Es gehörten zu einer exakten Festlegung dieser Zentralkraft eine große Anzahl exakt durchuntersuchter Fälle gerade eben vom 10. bis 15. Lebensjahr. In diesen Fällen müssen sowohl alle Einzelorgane wie auch die für alle Geschlechtscharaktere wichtigen endokrinen Drüsen je einzeln untersucht, gewogen und gemessen und zueinander in Beziehung gesetzt werden. Bis zur Gewinnung dieses Materials bleibt es eine Annahme, die lediglich gut plausibel ist, aber nicht absolut bewiesen werden kann, daß das Ovar und die in ihm vor sich gehende Entwicklung des Eizellenmaterials die geforderte Zentralkraft darstellt, von deren Wirkung alle Entwicklung abhängt. Man hat im Ovar einerseits an das Eizellenparenchym, andererseits an die interstitielle Eierstocksdrüse, die beim Menschen durch die Gesamtheit der Theca interna atresierender Follikel repräsentiert wird, gedacht. Wir haben oben bei der

Besprechung des kindlichen Ovariums schon gehört, daß die Theca interna-Zellen lediglich Hormonspeicher oder Nähr- und Schutzzellen sind. Sie speichern und arbeiten für das zugehörige Keimepithel. Es ist also kein Widerspruch, wenn gesagt wird, daß die entwicklungsanregende Kraft im Keimepithel entsteht oder durch die Theca interna in den Fällen übermittelt wird, wo das Eizellenmaterial vorzeitig, ohne reif zu werden, zugrunde geht. In der Beschreibung der kindlichen Ovarien ist gezeigt worden, daß zu allen Zeiten des Kindesalters, besonders aber kurz vor der Pubertät wachsende und atresierende Follikel vorhanden sind. Auch geht viel Material der Primordialfollikel zugrunde, so daß um die Zeit der vollendeten Entwicklung und des Beginns der Geschlechtsreife höchstens noch der dritte oder vierte Teil des zur Zeit der Geburt vorhandenen Materials an Primordialfollikeln nachweisbar ist. V. Hansemann hat Serienschnitte durch Ovarien anlegen lassen und in jedem 5. Schnitt die vorhandenen Eier ausgezählt. Er hat berechnet, daß bei Neugeborenen etwa 40—80 000 Eier vorhanden sind und stellt an seinen Fällen folgende Zahlen über die Abnahme der Eizellen fest:

Kind von 2 Jahren . . . . 46 174 Eier,
„ „ 8 „ . . . . 25 665 „
„ „ 10 „ . . . . 20 862 „
„ „ 14 „ . . . . 16 390 „
„ „ 17 „ . . . . 17 500 „ (Waldeyers Zahl)

Für das 17. bis 18. Jahr gibt er als Durchschnitt 5—7000 Eier an. Es ist zweifellos, daß die Zahlen in den einzelnen Fällen schwanken, aber die Tatsache eines erheblichen Eiunterganges während der Kinderzeit läßt sich keinesfalls bestreiten.

Das wird auch mit einem Blick deutlich, wenn man Ovarien eines Neugeborenen und eines z. B. neunjährigen Mädchens miteinander vergleicht. Dieses Eizellenmaterial, das während des Kindesalters besonders in seiner letzten Zeit verbraucht wird, ist der Träger der Hormone, durch die die Entwicklung zur Geschlechtsreife verursacht wird; der Weg ihrer Wirkung geht mit Wahrscheinlichkeit über Hypophyse und Schilddrüse. Ob eine Anreizung zu einer solchen Ovarialhormonwirkung durch den Hypophysenvorderlappen gegeben ist (B. Zondek und Aschheim), oder ob der Hypophysenvorderlappen als zeitlich vorgeordnete Wachstumdrüse nur das Terrain für das Ovarium vorbereitet, wird erst später übersehen werden können.

III. Die Anatomie der am Genitalzyklus unmittelbar beteiligten Gewebe in ihren zyklischen Veränderungen.

Den größten Anteil an den zyklischen Prozessen des weiblichen Genitales haben das Ovarium und das Uterus-Korpus. An der Cervix uteri fehlen sicher nachweisbare Zyklen, an der Tube läßt sich einiges zeigen. An der Scheide hat Stieve gemeint zyklische Änderungen im Scheidenepithel durch Größenzunahme und Schichtdicke nachweisen zu können. Meiner Erfahrung nach ist die Scheidenwand in ihrem Bau großen individuellen Schwankungen unterworfen, so daß nur große Untersuchungsreihen mit guter Anamnese hier Klarheit schaffen. Über die Scheide bei Tieren siehe den vergleichend-anatomischen Abschnitt. Es wird sich also im wesentlichen darum handeln, die anatomischen Substrate des Ovarial- und Uteruszyklus sowie auch der Tube kennen zu lernen. Inwieweit eventuell noch andere Gewebe des übrigen Körpers, z. B. Schilddrüse, Hypophyse, Nebenniere usw. dem Zyklus des Genitale synchrone Veränderungen zeigen, soll später bei Besprechung der klinischen Zeichen des Genitalzyklus näher ausgeführt werden.

Im vorhergehenden Abschnitt ist ein größerer Teil der Kenntnisse, die zum Verständnis des hier darzustellenden nötig und wünschenswert sind, besprochen worden; so wurde die Anatomie des Ovariums in wichtigen Teilen vermittelt, auch die Struktur des Endometrium corporis in ihren Grundzügen beschrieben. Es bleibt deshalb für die Darstellung an dieser Stelle übrig, zu zeigen, welche eigentlichen Substrate dem Zyklus im Ovarium und Uterus eigen sind, d. h. es sind die reifenden Follikel und ihr Umwandlungsprodukt, die Granulosadrüse = Corpus luteum in ihrem Werden und Vergehen, andererseits die zyklischen Veränderungen des geschlechtsreifen Endometrium corporis und schließlich der zyklische Wechsel im Bau der Tubenschleimhaut eingehend zu besprechen. Zunächst soll jedes dieser Gebiete für sich behandelt und erst später in zeitliche und eventuelle kausale Abhängigkeit gebracht werden;

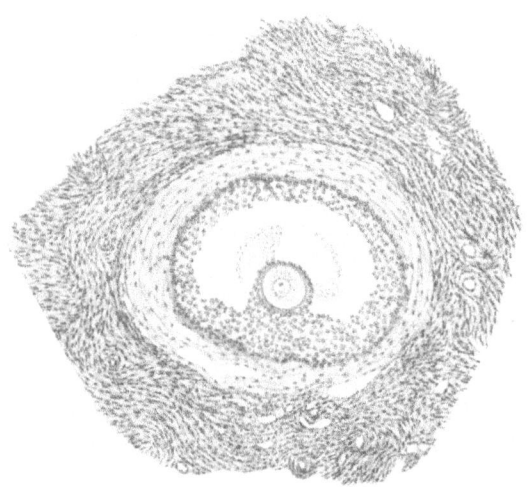

Abb. 18. Wachsender Follikel.

jedoch läßt sich zur Erreichung genügender Klarheit eine zeitliche Bezugnahme auf das hervorstechendste klinische Zeichen des Zyklus, den Beginn der genitalen Periodenblutung, nicht umgehen, damit das Tempo der Veränderungen deutlich hervortritt.

1. Die zyklischen Veränderungen des Ovariums.

a) Der reifende Follikel.

Bei den kindlichen Ovarien ist der Follikel und seine Eizelle und deren feinerer Bau bis zu den im Kindesalter zu beobachtenden Entwicklungsstadien, d. h. bis zu einer Größe von im allgemeinen nicht über 3 mm Durchmesser beschrieben. Das Schicksal dieser Follikel war samt und sonders das der Atresie, deren genaueres anatomisches Substrat ebenfalls besprochen wurde. Die physiologische Wirksamkeit dieser scheinbaren Verschwendung wertvollen Keimplasmamaterials lag, wie oben mitgeteilt, in der geschlechtsbetonten Vorbereitung des Körpers für seine wichtigste Aufgabe, die Fortpflanzung. Diese Fortpflanzungsarbeit ist zum ersten Male ermöglicht, wenn das Ei und sein Follikel zum ersten Male über sein bisheriges Entwicklungsstadium hinauswächst und Veränderungen durchmacht, die eine letzte und wichtigste Vorbereitung für die Befruchtung und damit die Fortpflanzung bedeuten: die Eireifung, deren wesentlichste Prozesse sich durch eine erhebliche Vergrößerung des ganzen Eies und eine Lockerung und offenbar bestimmte Formierung des Chromosomenapparates sowie eine Reduktion des Chromatins offenbaren, wahrscheinlich jedoch erheblich kompliziertere mikrochemische Veränderungen bedeuten.

Die Eizelle, deren Größe schon bei den Primordialfollikeln mit 18—24 μ angegeben wurde, wächst bei den „wachsenden Follikeln" des kindlichen Ovariums auf etwa 100 μ, wobei die bedeutendste Zunahme der eigentliche Zelleib erfährt, während der Kern wohl auch groß und locker strukturiert ist, aber doch die Größenzunahme nicht voll mitmacht. Auf dieser mittleren Größe bleibt die Eizelle nach eigenen Beobachtungen auch noch in Follikeln bis 5 und 7 mm Durchmesser. Von da ab scheint ein weiteres Größenwachstum einzusetzen; denn in den größeren Follikelbläschen hat das Ei folgende Maße und Einzel-

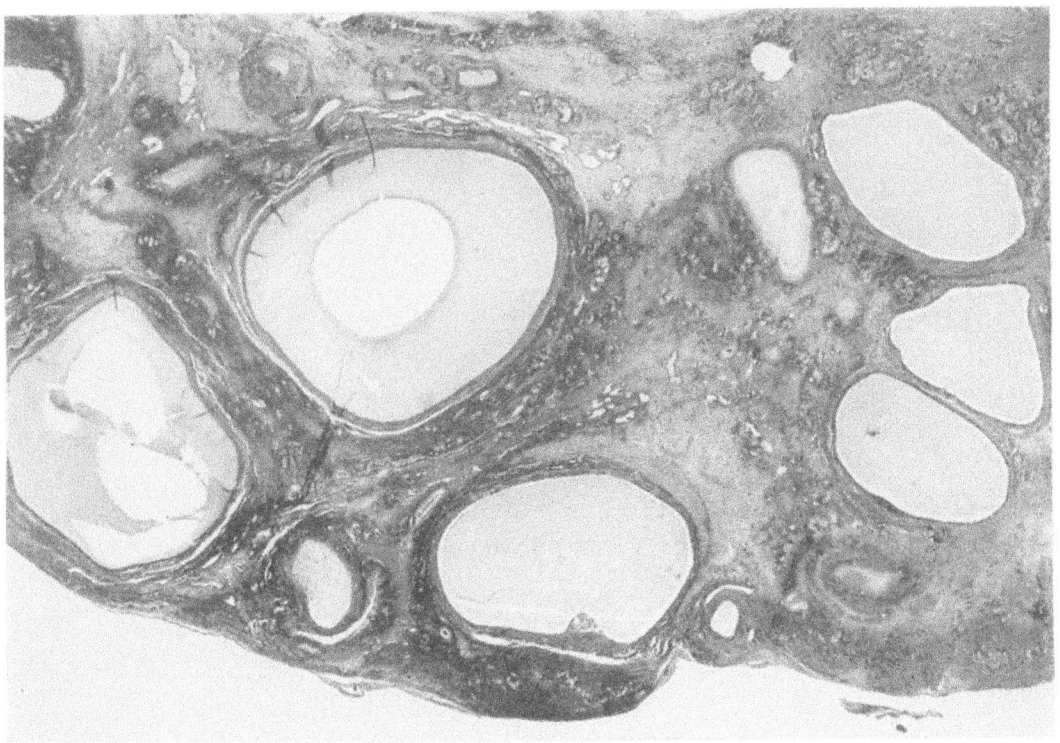

Abb. 19. Übersicht über wachsende Follikel.

heiten (nach Waldeyer, Nagel u. a.): Gesamtgröße = 150 bis 200 μ, nach Stieve 120 bis 140 μ, die Form ist rund und elliptisch; es wird gleichsam als Schale umgeben von der Zona pellucida, deren radiäre Streifung mit den die Corona radiata bildenden, das Ei unmittelbar umgebenden Follikelepithelzellen in Zusammenhang steht (Dicke der Zona pellucida = 20 bis 24 μ). Das sehr gut differenzierte, netzartig strukturierte Keimbläschen = Kern hat einen Durchmesser von 25 bis 27 μ, sein Kernkörperchen 4 bis 8 μ. In diesem Kern spielen sich zweifellos die wesentlichen Eireifungsvorgänge ab; es würde die Materie außerordentlich komplizieren, wollte man hiervon eine nähere Darstellung geben. Lubosch hat die Frage übersichtlich in einem Referat auf der Münchener Tagung der anatomischen Gesellschaft 1912 dargestellt, ältere Übersichten finden sich in Arbeiten von Sobotta u. a. Viele einschlägige Untersuchungen sind an niederen Tieren gemacht, nur verhältnismäßig wenige auch an Säugetieren und Menschen. Eine bedeutsame Arbeit stammt vor allem von Winiwarter und

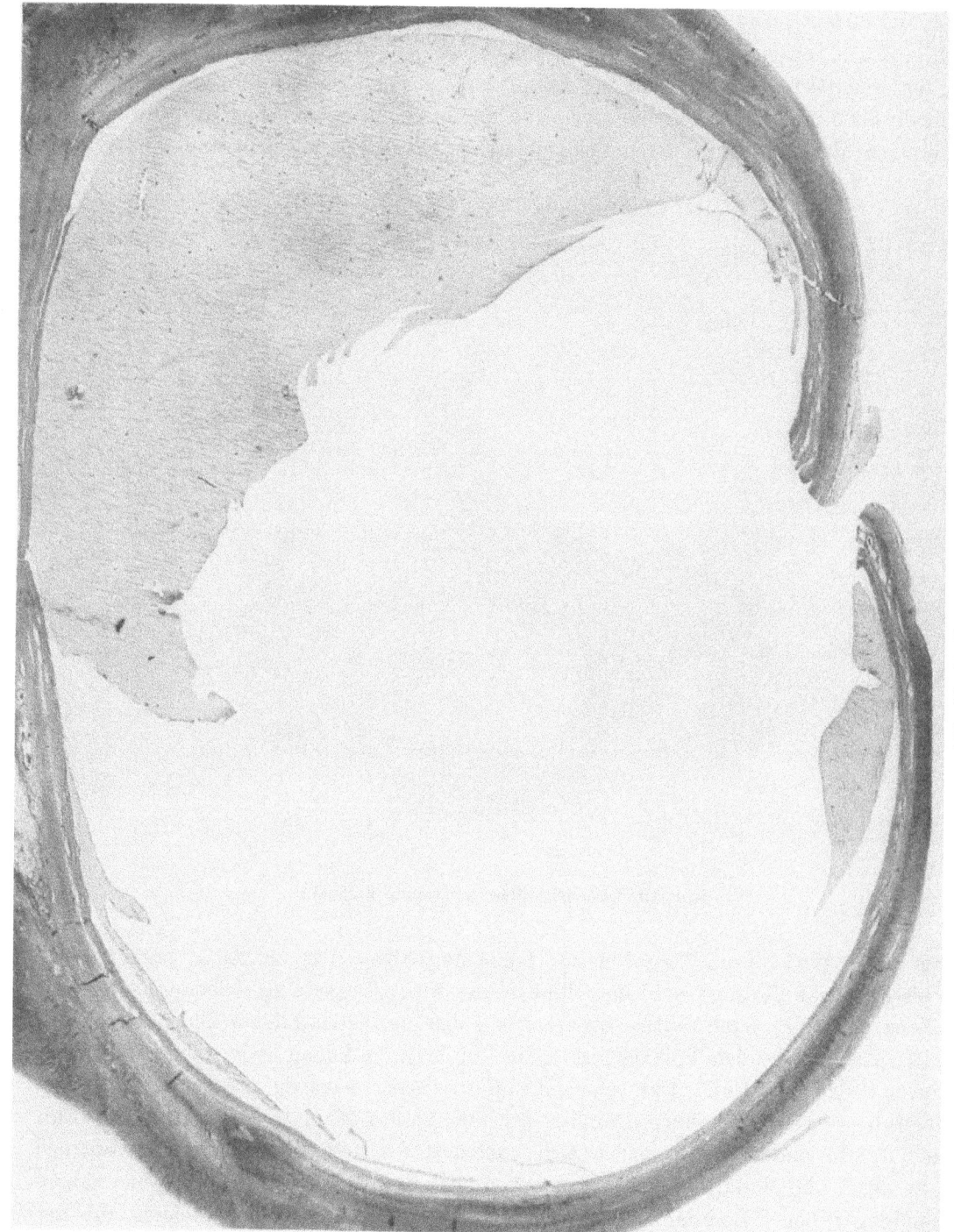

Abb. 20. Reifer Follikel[1].

[1] Die Corpus luteum- und Follikel-Übersichtsbilder sind sämtlich bei gleicher Vergrößerung aufgenommen und reproduziert, damit Vergleiche möglich sind.

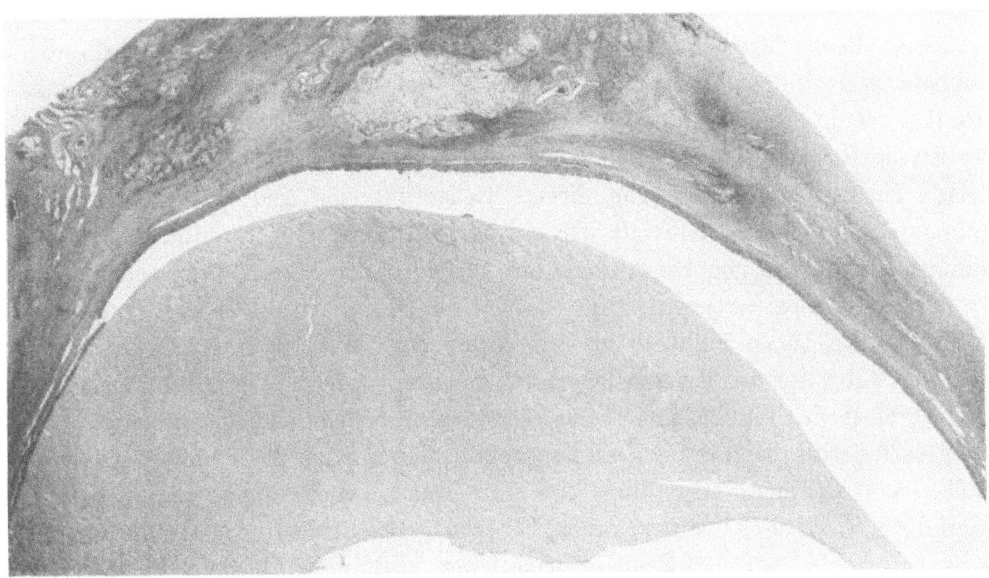

Abb. 21. Wand eines reifenden Follikels.

Sainmont; wenn auch manche Angaben z. B. die Frage der Heterochromosomen nach Arbeiten von Gutherz und Kremer nicht völlig geklärt sind, so haben doch die belgischen Autoren die morphologischen Kenntnisse durch ihre Untersuchungen an der Katze erheblich vertieft und viele neue Arbeiten bei anderen Tieren angeregt. Die funktionelle Bedeutung der morphologisch unterscheidbaren Stadien ist vielfach noch durchaus problematisch; Ausdrücke wie Idiochromatin (hauptsächlich die Vererbungssubstanzen enthaltend) und Trophochromatin (der Ernährung des Eies dienend) — die Ausdrücke stammen von Lubosch — deuten die Richtung der Meinungen an. Auch um den Nukleus und seine Bedeutung wird noch viel debattiert. Das nähere muß, wie oben gesagt, in den Spezialarbeiten eingesehen werden. Die wesentliche Masse des Eies bildet der Zelleib; die zentrale Deutoplasmamasse wird mit 82 bis 87 μ Gesamtdurchmesser angegeben, die Gesamtdicke des eigentlichen Protoplasmas auf 14 bis 27 μ, wobei 4 bis 6 μ auf eine schmale helle Rindenzone und 10 bis 12 μ auf eine breitere feingranulierte Schicht kommen. Zwischen Zona pellucida und Protoplasma wird ein 1,3 μ breiter perivitelliner Spaltraum (Kunstprodukt?) beschrieben.

Außer der Erreichung dieser morphologischen Struktur des Reifeies muß zur Befruchtungsbereitschaft noch die Reduktionsteilung des Eies

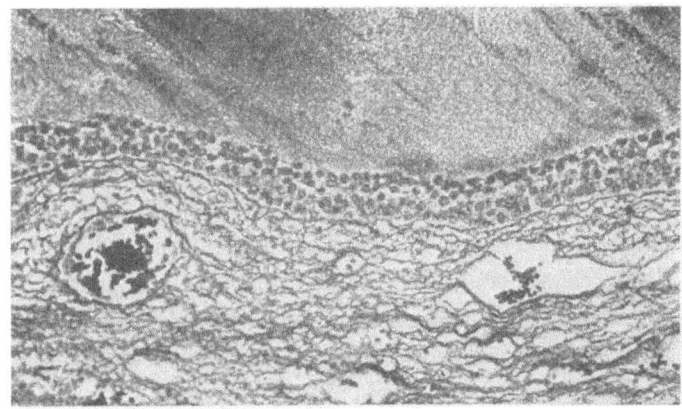

Abb. 22. Reifender Follikel. Granulosa-Theca interna. Dazwischen Grenzfasermembran (Bielschowsky).

erfolgen. Bei tierischen Eiern sind diese Verhältnisse gut studiert; beim Menschen fehlen zuverlässige Beobachtungen. Der Zeitpunkt dieser Reduktionsteilung wird mit Wahrscheinlichkeit nach dem Verlassen der Eihülle, des Follikels, fallen — aber das ist noch in Dunkel gehüllt. Nur Stieve sah in einem besonderen Fall von im Follikel verhaltener reifer Eizelle Richtungskörper (siehe später). Da auch diese Verhältnisse für das in Rede stehende Thema ohne wesentliche direkte Bedeutung sind und später beim Ovulationstermin noch einmal kurz gestreift werden, so soll davon nicht weiter, z. B. durch Darstellung der anderweitigen Erfahrungen an verschiedenen Tieren, gesprochen werden.

Der Eifollikel = Graafsches Bläschen. Er wächst aus den beim kindlichen Ovarium beschriebenen Follikeln bis zur Größe von 12 bis 15 bis 18 mm Durchmesser und drängt dabei aus den tieferen Eierstockschichten gegen die Oberfläche mehr und mehr vor. Es wölbt sich schließlich auf der Eierstocksoberfläche eine flache Kuppe vor, deren Mitte gefäßlos wird (Stigma); erst an den abfallenden Partien der Kuppe sieht man wieder Gefäße. Bertolini gibt neuerdings eine gute makro- und mikroskopische Beschreibung (Material aus R. Meyers Institut Frauenkl.-Berlin). Der Druck des vordrängenden Follikels ist offenbar so erheblich, daß Nachbarformationen, z. B. andere kleinere Follikel, atretische Bildungen, Corpora lutea und deren Rückbildungsstadien beiseite geschoben werden. Nach Rühls Beobachtungen aus dem Aschoffschen pathologischen Institut in Freiburg soll allerdings eine gewisse Abwechslung in der Beteiligung beider Ovarien am Eireifungsprozeß nachweisbar sein; es würde das darauf hindeuten, daß durch die größere Inanspruchnahme des Kreislaufes eines Ovariums durch eine große Granulosadrüse die Kreislaufverhältnisse im anderen Ovarium günstiger für die Reifung eines neuen Eies mit seinem Follikel sind. Jedoch besteht darin sicher keine verläßliche Regelmäßigkeit, wenn es auch in der angegebenen Form häufiger vorkommt.

Der Inhalt des Follikels = Liquor folliculi ist eine wasserklare durchsichtige Flüssigkeit. Werte, die uns über seine näheren Eigenschaften orientieren, sind noch zu unsicher und spärlich, um eine zuverlässige Angabe zu ermöglichen. (Normengehalt s. später.)

Par- oder Metalbumin soll nach Pfannenstiel darin nicht enthalten sein, entgegen einer früheren Meinung von Waldeyer.

Die Wand dieses „Bläschens" besteht, wie früher schon beschrieben, aus der durch die granulierten, dunklen, kleinen Follikelepithelien gebildeten Membrana granulosa und der Theca interna und externa.

Die Membrana granulosa ist, worauf auch Winiwarter aufmerksam macht, beim Menschen im Gegensatz zu dem Follikel bei Tieren auffällig dünn; zwei, drei oder vier Zellen von je etwa 8 bis 10 μ Größe liegen dicht aneinander gepreßt einer Bindegewebswand auf. Nur in der Umgebung des Eies liegen die Follikelepithelien in dichterem Polster zu einem flachen Hügel geschichtet = Discus ovigerus. Die Formation der Follikelepithelien um das Ei zu einem „Strahlenkranz" = Corona radiata ist schon bei den wachsenden Follikeln erwähnt. Dieser Eihügel soll nach E. Straßmann mit zunehmender Größe des Follikels dem Stigma zu wandern oder verschoben werden, so daß er schließlich der Oberfläche zunächst liegt. Eine besondere Veränderung machen die Granulosaepithelien zunächst nicht mehr durch, jedoch zeigen die großen, offenbar kurz vor der Reife stehenden Follikel (in der zweiten Zykluswoche) ein Hellerwerden und auch eine Größenzunahme des einzelnen Zelleibes, eine deutliche Hypertrophie. Die sehr erhebliche Flächenvergrößerung, die die Granulosaschicht mit zunehmendem Follikelwachstum erfährt, kommt durch Zellvermehrung zustande; man sieht gar nicht selten Mitosenbilder (siehe auch Bertolini-R. Meyer). Phosphatide, Zerebroside und Neutralfette kommen nach dem übereinstimmenden Urteil der an solchen Untersuchungen beteiligten Autoren (vor allem v. Mikulicz, Wieczynsky, Jaffé) nur in sehr geringer Menge und in hauchfeiner Verteilung in den Granulosazellen vor; größere Fettmengen deuten wahrscheinlich auf beginnende Degeneration im Sinne des Eitodes und der Atresie.

Die Theca interna folliculi ist stark gelockert, von gefüllten Kapillaren reichlichst durchsetzt und zu einem zarten Maschennetz geformt. Zwischen den Kapillaren liegen überall deutlich verhältnismäßig großleibige Zellen mit gut differenziertem Kern. In diesen, aus mesenchymalem Material entstandenen Zellen findet man nicht selten etwas mehr von den oben genannten Fettstoffen. Die Basalmembran der Granulosa ist ein zarter Faserfilz, von Hörmann als Grenzfasermembran bezeichnet. Solange der Follikel intakt ist, bleibt auch diese Grenzfasermembran eine zarte, sichere, höchstens durch strotzend gefüllte Kapillaren etwas unregelmäßig gebuckelte Trennungslinie zwischen der epithelialen Granulosa und der bindegewebigen Theca interna. Ein Flüssigkeits- und Stoffaustausch geht zweifellos von den Kapillaren aus; aber es mag wohl eine Auswahl der Stoffe in den Interstitialzellen vorgenommen werden, denen, wie oben gesagt, eine Schutz- und Filterwirkung zugeschrieben wird für Stoffe, die zum Ei und seinen Trabanten, den Follikelzellen, gelangen.

Ein besonderes Verhalten der Theca interna wurde von E. Straßmann, wie schon früher gemeldet, in dem Sinne nachgewiesen, daß die Theca interna an den der Oberfläche des Eierstockes genäherten Partien des Follikels stärker wächst als an den abgekehrten; dort erreicht sie fast die doppelte Stärke als an den basalen Stellen. Die Folge der kapillaren Vaskularisation ist eine größere Auflockerung des Eierstocksstromas und daher auch eine bessere Verdrängung. Schließlich grenzt die lockere, gefäßreiche Theca interna direkt an das Oberflächenepithel; dann weicht die Follikelwand dem Innendruck und läßt die Follikelflüssigkeit austreten = Follikelsprung.

Über die Theca externa ist dem früher Gesagten (s. kindliche Ovarien) nichts mehr hinzuzufügen; sie ist verdrängtes, deshalb konzentrisch und zirkulär geschichtetes Eierstocksstroma. Die Grenze zwischen Theca interna und externa ist nicht durch eine haarscharfe Membran wie gegen die Granulosa hin gebildet, aber schließt doch gut ab, ohne allzu viele Unregelmäßigkeiten. Selbstverständlich treten die versorgenden Gefäße, Nerven und Lymphbahnen hier heran.

b) Der Follikelsprung und seine unmittelbaren Folgen.

Die Kräfte, die das Eierstocksstroma zum Auseinanderweichen bringen, sind wahrscheinlich verschiedenartig; sicherlich ist das auflockernde Wachstum der Theca interna, wie es eben nach E. Straßmanns Angaben beschrieben, jedoch noch weiterer Bestätigung bedarf, von Bedeutung, sicher spielen aber auch Gefäßfüllungszustände in der Theka und wahrscheinlich auch verstärkte Liquorbildung eine Rolle. Über die Höhe der Follikelwandspannung bestehen bisher keine Messungen, vielleicht nimmt sie bis zum Follikelsprung noch zu. Das entstehende Follikelloch ist unmittelbar frisch und ohne künstliche Einwirkung beim Menschen selten beobachtet, man kann nur aus der Form der verheilenden

Rupturstellen späterer Stadien einen Rückschluß ziehen. Danach kommen runde, kleine Löcher, meist aber irgendwie unregelmäßige, eckige, im ganzen jedoch solche ohne große Ausdehnung vor. Auf die genauere Struktur dieser Sprunglöcher muß später bei den

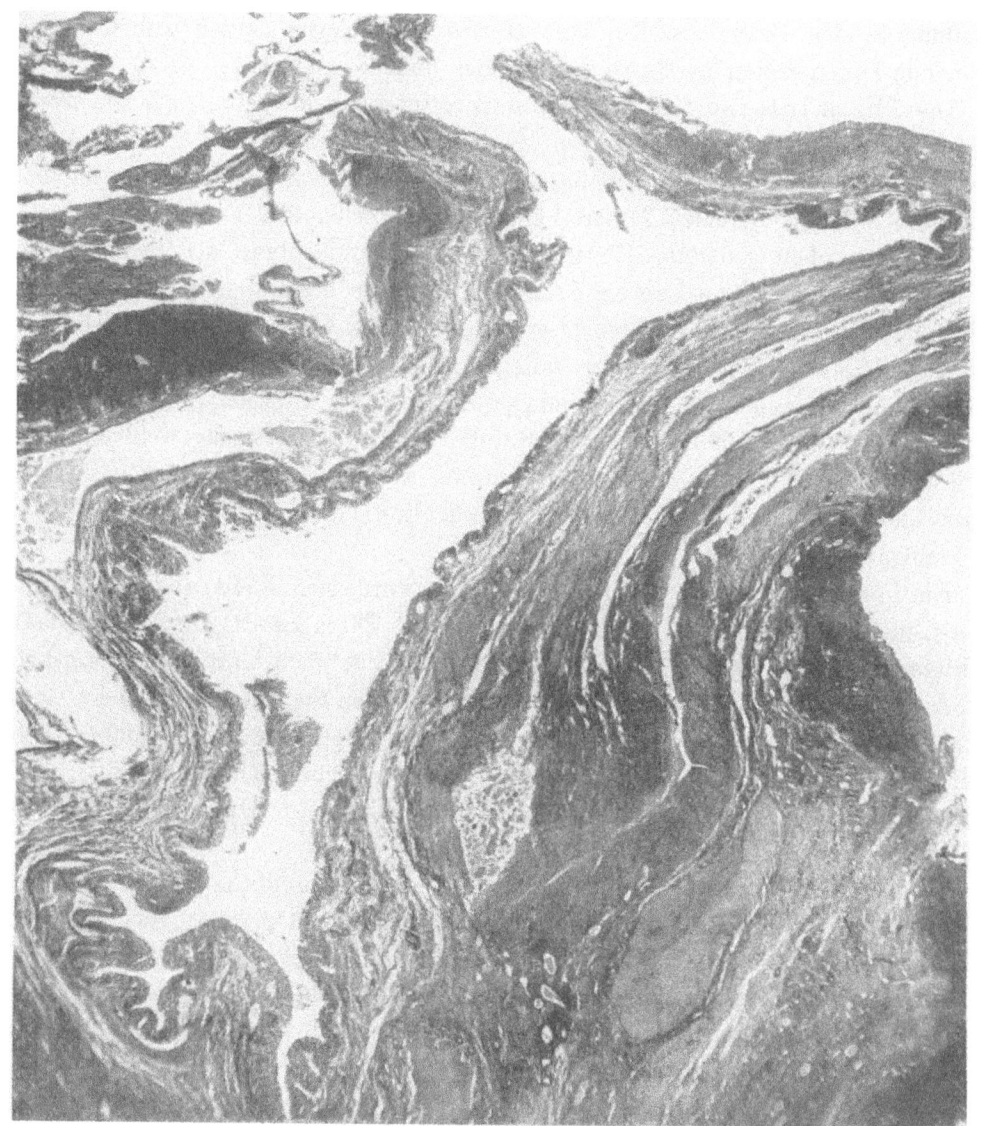

Abb. 23. Eben frisch geplatzter reifer Follikel (vielleicht künstlich).

Verheilungsprozessen derselben näher eingegangen werden; deshalb sei hier darauf verwiesen.

Unmittelbar nach der Wandtrennung tritt der Liquor folliculi in die Bauchhöhle aus; die nächste Veränderung des Follikels ist ein Zusammenfallen der stark gespannt gewesenen Wand. Welche Form die zusammenfallende Follikelwand einnimmt, wie stark sie kollabiert, ob sie sich flach oder kugelig zusammenlegt, das hängt zweifellos von den Spannungszuständen des umgebenden Ovarialstromas ab und unterliegt je nach der

Beschaffenheit des gerade beteiligten Ovarialabschnittes den mannigfachsten Schwankungen. Die häufigst entstehende Form ist die mehr oder weniger starke Fältelung und eine gewisse Zusammenschiebung der Wandschichten. Die Folge dieser Wandveränderung ist eine Lockerung der Granulosaschicht, in sich und auf ihrer Unterlage, und eine Verdickung durch Zusammenschiebung in der Fläche. Sicher geht bei diesem Prozeß der massige zellreiche Discus ovigerus in Lösung; das Ei mitsamt den unmittelbar umgebenden Follikelzellen tritt aus und wird mit dem ausfließenden und herausgepreßten Liquor in die Bauchhöhle oder direkt in die Tubenampulle „geboren". Aber auch von der Membrana granulosa können kleine Partien den Konnex zur Wand und unter sich verlieren, sie gehen zu Verlust; das geschieht besonders auf den Kuppen der Falten. Der bei weitem größte Anteil der

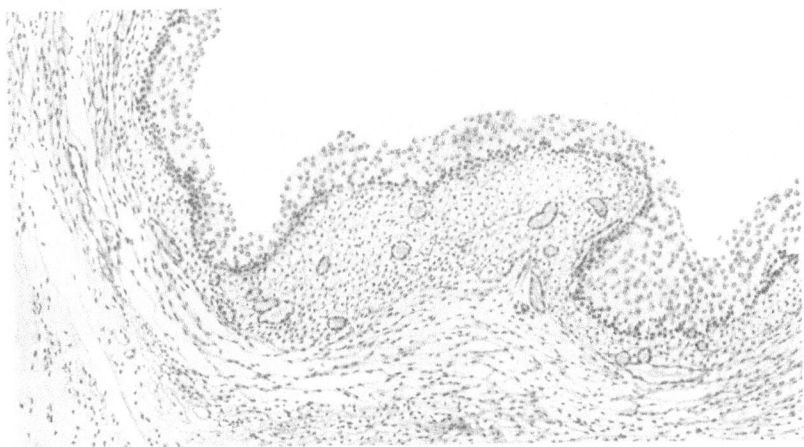

Abb. 24. Frisch geplatzter Follikel.

Granulosazellen aber bleibt in gutem Verband und macht im Verein mit der Theca interna sehr rasch eine höchst bemerkenswerte Umwandlung durch, die in wenigen Tagen zum Aufbau einer typischen endokrinen Drüse, der Granulosadrüse oder dem Corpus luteum, führt. Denn auch die Theca interna hat eine mechanische Entspannung erfahren, wodurch die zarte fibrilläre Grenzfasermembran vielfache Durchtrennung und die zarten Kapillargefäße zahlreiche Rupturen erfahren. Diese Ereignisse bei dem kaum sekundenlangen Ereignis des Follikelsprunges bilden den Ausgang für die nun folgenden Umbauprozesse in der vom ausgetretenen, zur Befruchtung bereiten Reifei zurückgelassenen Follikelhülle.

Einen sehr interessanten Fall einer 32jährigen Frau vom 23. Tag eines vierwöchentlichen regelmäßigen Zyklus publiziert Stieve; er fand einen großen „Follikel" ungeplatzt, dessen Granulosa in ausgesprochener Schichtung und beginnender Vaskularisation wie bei einer proliferenden in Bildung begriffenen Granulosadrüse (Corpus luteum) und im Lumen eine von Follikelzellen kranzartig umgebene Eizelle von 123 mm Durchmesser (gehärtetes Präparat) in der ersten Reifeteilung; die Mucosa uteri zeigte prägraviden Charakter. Der Fall, der sicher eine seltene Ausnahme darstellt, zeigt, daß der Follikelsprung keine conditio sine qua non für die Umbildung in die Granulosadrüse ist, sondern daß das Reifestadium des Eies die Hauptrolle spielt.

b) Die Granulosadrüse = das Corpus luteum.

Über den eigenartig strukturierten, etwa kirsch- oder haselnußgroßen grauen oder gelben Körper und ähnliche, intensiver gelbe unregelmäßige, kleinere Gebilde besteht seit C. E. v. Baer eine oft lebhafte Kontroverse, die sich im wesentlichen um zwei Punkte drehte; es wurde einerseits die Beteiligung der Granulosa und der Theca interna an dem Aufbau des Gebildes diskutiert, die „epitheliale" oder „bindegewebige" Genese studiert und besprochen, und zweitens die Bedeutung dieses Gebildes zu ergründen gesucht. Die zweite Frage interessiert uns erst in späteren Kapiteln. Die Frage nach der epithelialen oder bindegewebigen Genese hat deshalb so viel Differenzen hervorgerufen, weil die Zahl der untersuchten Fälle meist zu klein war, so daß Vergleichsmöglichkeiten fehlten und weil vor allem die ersten Frühstadien unbekannt waren. Erst die wichtigen Arbeiten Sobottas,

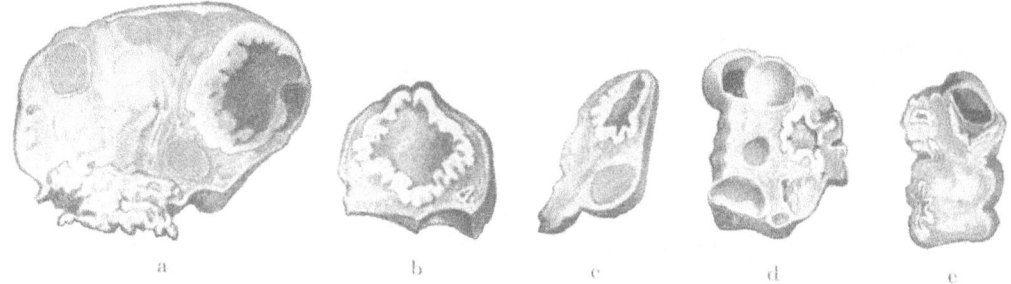

Abb. 25. Fünf Stadien des Corpus luteum. a Eben reifes Corpus luteum (etwa 20. Tag eines vierwöchentlichen Zyklus). b Reifes organisiertes Corpus luteum vom 26. Tag. c In beginnender Rückbildung (3. Tag des nächsten Zyklus). d Etwa 10. Tag des nächsten Zyklus. e In starker Rückbildung (etwa 25. Tag des nächsten Zyklus). (Nach Schröder, Lehrbuch.)

der an Maus und Kaninchen unter exakter Beachtung des Kohabitationstermins und des Eialters das Corpus luteum in seinem Entstehen verfolgte, schufen wesentliche Klarheit. Weitere Arbeiten von Honoré, Cohn, Hörmann, L. Seitz u. a., vor allem aber die grundlegende Arbeit über das Corpus luteum beim Menschen von Rob. Meyer, spätere Corpus luteum-Studien von Wallart, R. Schröder, Aschoff, Marcotty, Hausmann, Shaw, Watrin, Momigliano, Chydenius, Bertolini, Dorothy Andersen u. a. haben jetzt zur Evidenz den Aufbau des Corpus luteum oder wie Aschoff besser sagt, der Granulosadrüse (auch Corpus folliculi) als im wesentlichen aus hypertrophischen Granulosazellen nachgewiesen, die aber durch die Theca interna vaskularisiert und formiert sind. Abgesehen von vereinzelten Abwegigen besteht heute über die Anatomie der Granulosadrüse keine Differenz mehr. Schon hier mag betont werden, daß das Bedeutsamste an der Granulosadrüse ihre enge zeitliche Begrenztheit ist; sie blüht rasch in 3—4 Tagen zu voller Größe und Funktion auf, bleibt etwa 8—10 Tage so erhalten und verfällt, wenn keine Schwangerschaft eintritt, einer rasch fortschreitenden Schrumpfung und Vernarbung, so daß schon nach wenigen Wochen nur noch spärliche Dauerreste übrig bleiben. Die Anatomie ihres Werdens und Vergehens soll hier genauer geschildert werden:

Die Struktur eines gerade eben geplatzten Follikels ist oben geschildert: die gefaltete, in sich zusammengedrängte, gelockerte Granulosaschicht und die ebenfalls gefaltete, entspannte Theca interna mit vielfachen Rupturen der Kapillaren und der Grenzfaser-

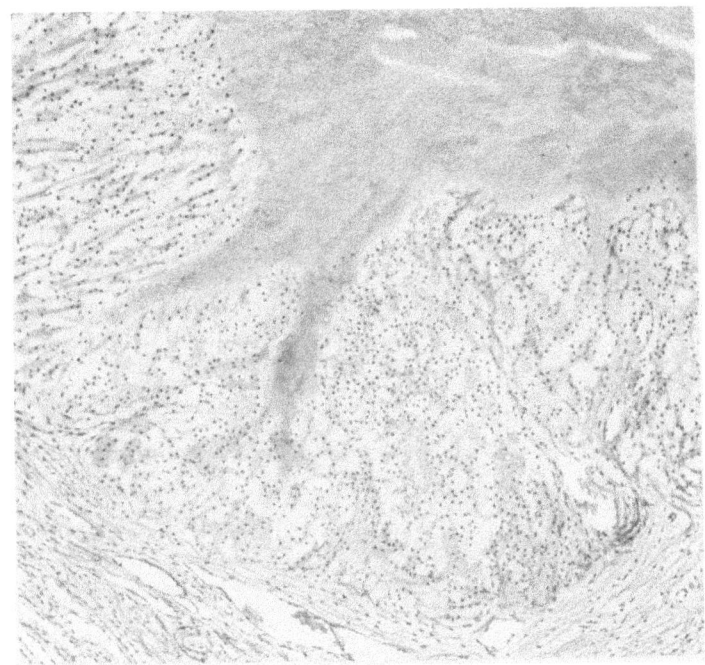

Abb. 26. In Proliferation befindliches Corpus luteum etwa 1—2 Tage alt.

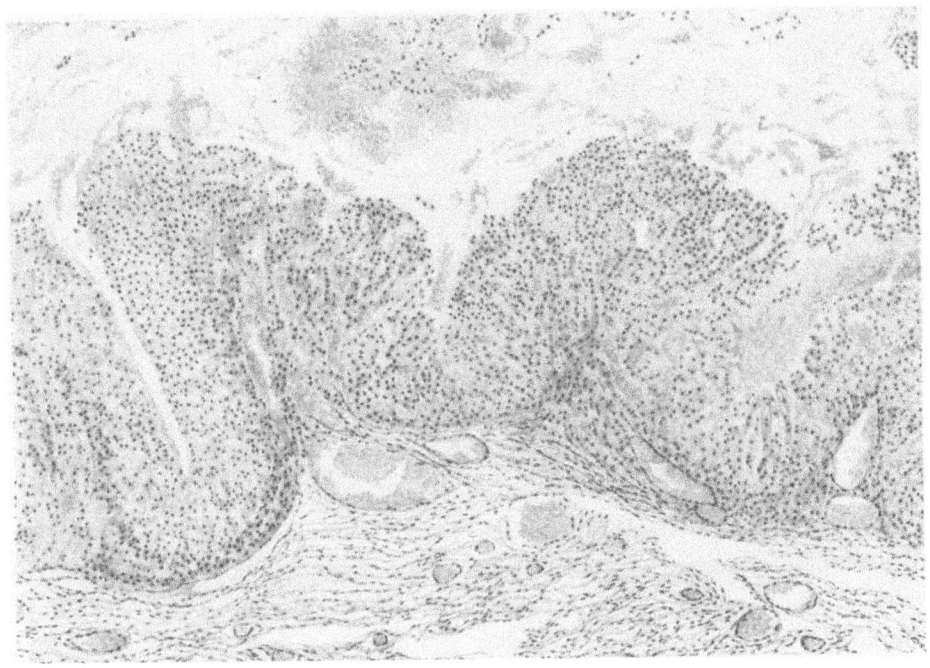

Abb. 27. In Proliferation befindliches Corpus luteum etwa 2 Tage alt.

membran. Durch diese Rupturstellen tritt aus den Kapillaren Blut und Plasma aus und drängt durch die Granulosaschicht hindurch ins Innere, das gerade eben leer geworden ist. Die Plasmaflüssigkeit füllt den Hohlraum bald an und scheidet fädiges Fibrin aus; in ihm sieht man Reste von abgestoßenen Granulosazellen, zu Verlust gegangene Granulosazellverbände und rote Blutkörperchen einzeln oder in Gruppen. Im allgemeinen bleiben die Blutkörperchen an der Peripherie des Hohlraumes auf der Granulosainnenfläche in verschieden dicker Lage liegen. Am Sprungloch des Follikels schließt der frische Fibrinfilz mehr oder wenig scharf ab. Die rupturierten Kapillaren der Theca interna schicken dann durch die aufgelockerte Grenzfasermembran hindurch schlanke oder sternförmige Gefäß- und Bindegewebszellen; diese schieben sich durch die Granulosazellen bis auf die nackte Innenfläche vor; hier biegen sie dann um und decken die Innenfläche bindegewebig ab, indem feine Fibrillen überall entstehen. Während dieser Ereignisse vergrößern sich die Granulosazellen auf das Doppelte bis Vierfache, ihr Leib wächst rasch und stark, der Kern bleibt meist klein. Chydenius hat unter Wallgren (Helsingfors) durch feinere Untersuchungen eine netzförmige Anordnung verschiedener und gleicher Bestandteile des Zellplasmas nachgewiesen; inmitten des Netzes das Mikrozentrum. Die reichliche Chondriomsubstanz liegt längs der Fäden

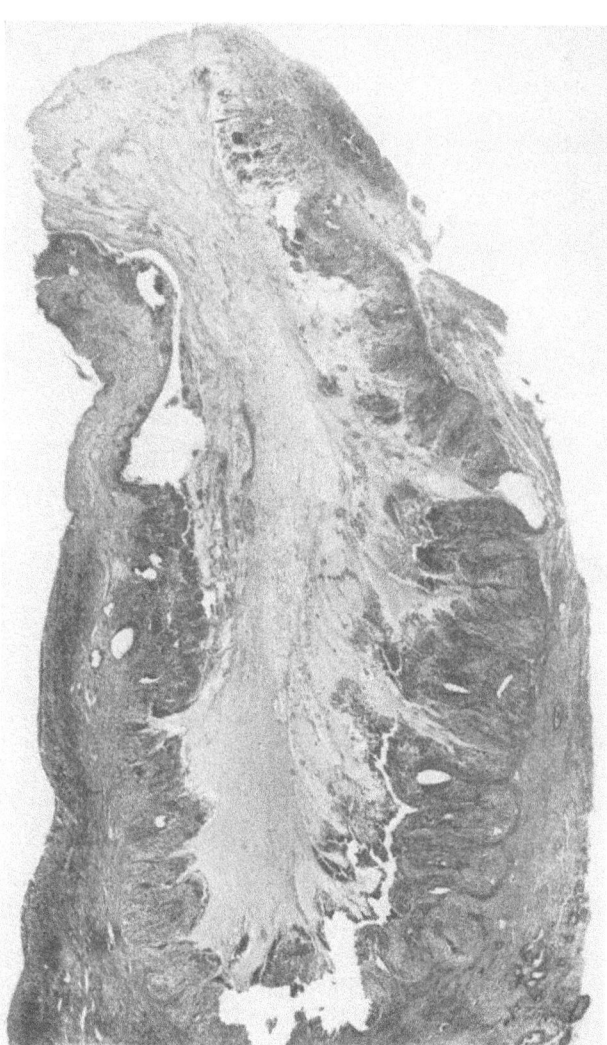

Abb. 28. Eben in Bildung begriffene Granulosadrüse.

und in den Knotenpunkten. Durch das Wachstum gewinnen die Granulosazellen wieder miteinander festeren Halt, der noch im wesentlichen dadurch hergestellt wird, daß von den Bindegewebs- und Gefäßzellen aus überall zwischen die Granulosazellen feinste Fibrillen ausgesandt und Gefäßchen ausgebildet werden. Durch die bisher beschriebenen Umwandlungen (Proliferationsstadium Rob. Meyers) ist die Epithelwand der Granulosadrüse erheblich dicker geworden, wie die eines Follikels war, die Falten rücken dadurch besonders mit den Innenseiten enger aneinander; auch außen lassen die Einsenkungen der Falten durch das Auseinanderquellen der dicken Epithelwände die Theca interna und externa zu septenartigen Spalten zusammenpressen. Nimmt man hinzu, daß der bisher flüssige Hohlraum jetzt mit dem konsistenteren Fibrin ausgekleidet ist, so ist das ganze ein in sich durchaus gefestigtes Gebilde geworden. Diese Umwandlung aus dem geplatzten Follikel nimmt etwa drei Tage in Anspruch; dann folgt die immer fortschreitende Vaskularisation = Vaskularisationsstadium (Rob. Meyers), die das Blütestadium der Granulosadrüse repräsentiert. Im Blütestadium, das zeitlich der zweiten Hälfte der ersten Woche und der ersten Hälfte der zweiten Woche ihres Bestehens entspricht, erreicht die Granulosadrüse eine Größe, die von Fall zu Fall und wahrscheinlich auch von Zyklus zu Zyklus veränderlich ist. Die Gesamtgröße der Granulosadrüse ist abhängig von der Größe des vorausgehenden, den Ausgang bildenden Follikels, der Gesamtoberfläche der Granulosa darin, von der Wandspannung des Ovariums überhaupt und die dadurch bewirkte Zusammenfaltung der entspannten Follikelwand. Es gibt alle Übergänge zwischen sehr stark zusammengefalteten, kaum einen Hohlraum bildenden, meist dann etwa

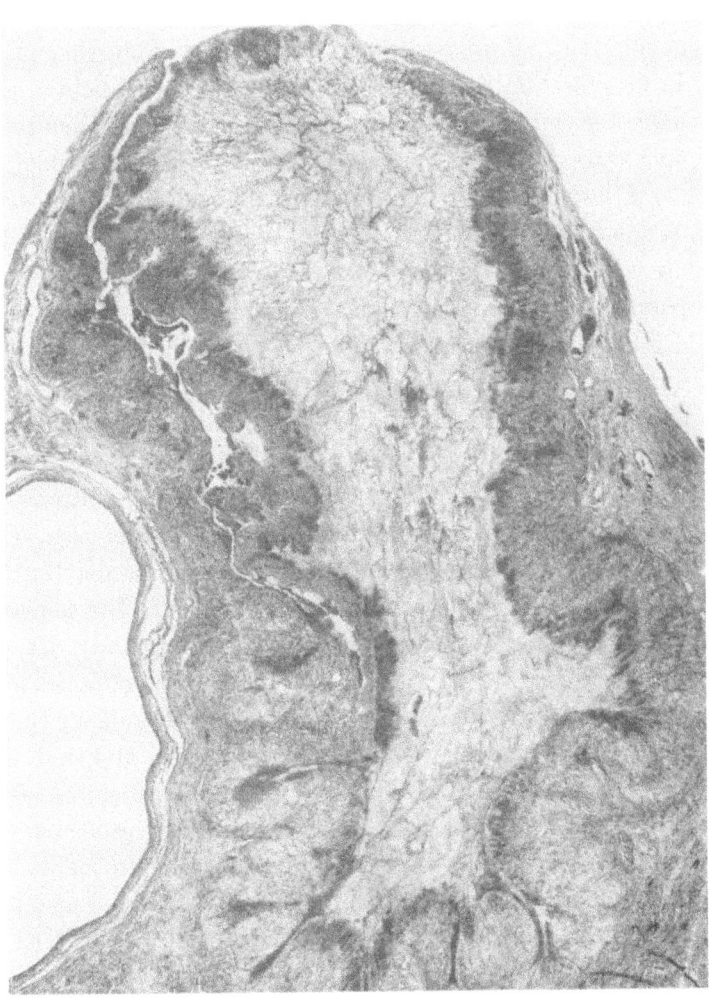

Abb. 29. Eben in Bildung begriffene Granulosadrüse.

kirschgroßen Körpern und einem zystischen, walnuß-, ja kleinhühnereigroßen, fibringefüllten Raum mit fast gar nicht oder nur sehr wenig gefalteter Wand. Im Durchschnitt ist die Granulosadrüse im Blütestadium etwa haselnußgroß und zeigt eine mittelstarke, wellenartige Faltung. Die Oberfläche des Ovars wird durch solch einen Körper oft etwas knotig vorgedrängt, auf der Kuppe kann man meist eine gerötete, oft punktartige, manchmal unregelmäßig gezackte Stelle, das Sprungloch, erkennen, das in späteren Tagen verschwindet. Nur in frischen Stadien sieht man häufiger ein von hochrotem, weichem, sammetartigen Rand ausgekleidetes Loch, seltener ein Hervorquellen von gelblich-rötlichen Gewebsteilchen. Die allgemeine Form ist auf dem Durchschnitt nicht immer die runde, sondern die Drüse paßt sich auch hier mit Abflachungen, lokalisierten Vorwölbungen,

Ecken u. a. dem jeweiligen Gewebswiderstand ihrer Umgebung an. Gar nicht selten findet man solch eine Granulosadrüse auch in der Nachbarschaft von Abszessen und Tumoren, so daß daraus eine große Unabhängigkeit ihrer Bildung von lokalen pathologischen Prozessen abgelesen werden muß (siehe später).

Die genauere Betrachtung des Durchschnitts einer solchen Granulosadrüse läßt uns unschwer den Kern und die gefaltete Wand voneinander trennen. Der Kern ist, wie gesagt, mit Fibrin ausgekleidet; er erhält dadurch eine gewisse körperliche Konsistenz. In ungefärbtem Zustand ist er grau, etwas durchsichtig, gelatinös. Am Rande des Kernes, nahe der epithelialen Wand findet man eine bräunlich-rote Färbung, die in einem dünnen oder etwas dickeren Saum die innere Oberfläche verfolgt. Nur in einer kleineren Anzahl der Fälle ist die bräunlich-rote Verfärbung des Kernes ausgedehnter, ja es kann vorkommen, daß der ganze Kern bräunlich-blutigrot ist. H. Runge hat in Verfolgung von Angaben, die von Hauswald aus dem Aschoffschen Institut in Freiburg gemacht wurden, 264 Corpora lutea auf den Blutgehalt des Kernes hin untersucht und gefunden, daß unter 152 Fällen des hier beschriebenen Stadiums 118 sich in dem erst angegebenen Sinne verhalten, d. h. nur eine geringe bräunliche Blutlage in der Peripherie des Kernes aufwiesen, während in 34 Fällen über die Hälfte des Kernes mit Blut durchsetzt war. In späteren Stadien der Granulosadrüse ist das Verhalten umgekehrt (siehe später).

Die größere Wichtigkeit hat natürlich die Epithelwand, deren Fältelung und makroskopisches Verhalten schon beschrieben wurde. Die Farbe dieser epithelialen Wandbekleidung ist meistens grau, nicht gelblich, wie der Name Corpus luteum sagt. Die gelbliche Farbe tritt erst in späteren Stadien auf. Die feinere Struktur der Wand ist überall gleich, so daß es genügt, einen kleinen Abschnitt der gefalteten Membran genauer zu betrachten. Sie setzt sich im wesentlichen zusammen aus den großen hypertrophischen Granulosazellen, von Seitz mit Recht als Granulosa-Luteinzellen bezeichnet. Die Zellen liegen nebeneinander wie kleine Schächtelchen und sind alle durch zartes fibrilläres Bindegewebe und zarte Kapillaren getrennt resp. verbunden. Größere Gefäße kommen in dieser Wand nicht vor. Die scheinbar vorhandenen größeren Gefäße gehören einem durch die Fältelung entstandenen Septum des Ovarialgewebes an. Die Stärke der fibrillären Umkleidung der einzelnen Zellen ist in den allerersten Tagen der eben entstandenen Granulosadrüse noch sehr gering, sie nimmt aber von Tag zu Tag zu; am besten lassen sich diese fibrillären Umscheidungen, also der Organisationsprozeß durch die Bielschowskyfärbung verfolgen. Durch diese reiche Vaskularisation mit feinsten Kapillaren, die meist nur aus einer einfachen Endothelwand bestehen, ist der Charakter einer vollendeten endokrinen Drüse erreicht. Nach dem Kern zu wird die Epithelmembran durch eine feine fibrilläre Deckschicht getrennt. Wie beschrieben, entsteht diese innere Deckschicht durch das aus der Theca interna durchwachsende fibrilläre Bindegewebe. Auch diese innere Deckschicht ist zunächst nur von ganz wenigen Fibrillen in lockerster Lage gebildet. Sie nimmt aber rasch zu und verfilzt sich bald zu einer guten Fasermembran. In den Fibrinkern schickt sie von ihren Fibrillen aus feinste sternförmige Zellen mit ihren Ausläufern hinein, die für die weitere Organisation und Durchwachsung des Kernes Sorge tragen.

Die Außenwand dieser epithelialen Schicht zeigt an vielen Stellen die sehr nahe Nachbarschaft der Theca externa. Die Theca interna scheint fast verschwunden zu sein. Sieht man aber genauer zu, so findet man doch eine etwas lockerere Lage in nächster

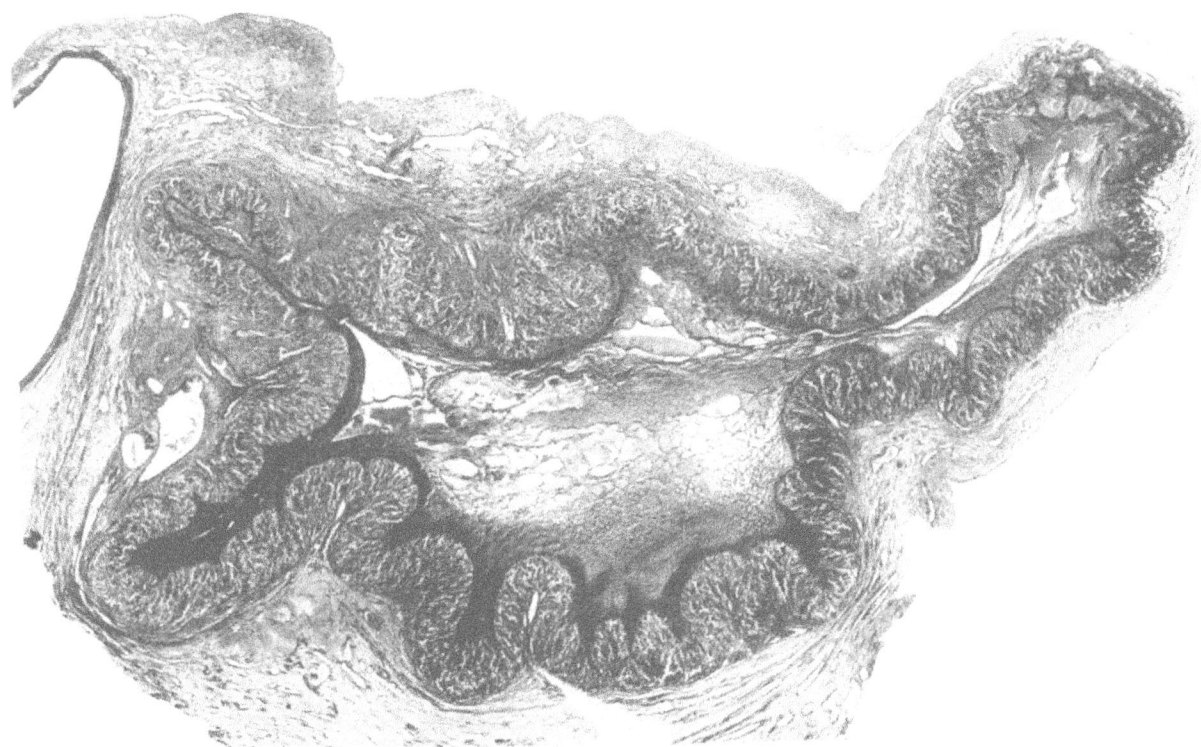

Abb. 30. Fertiges junges Corpus luteum.

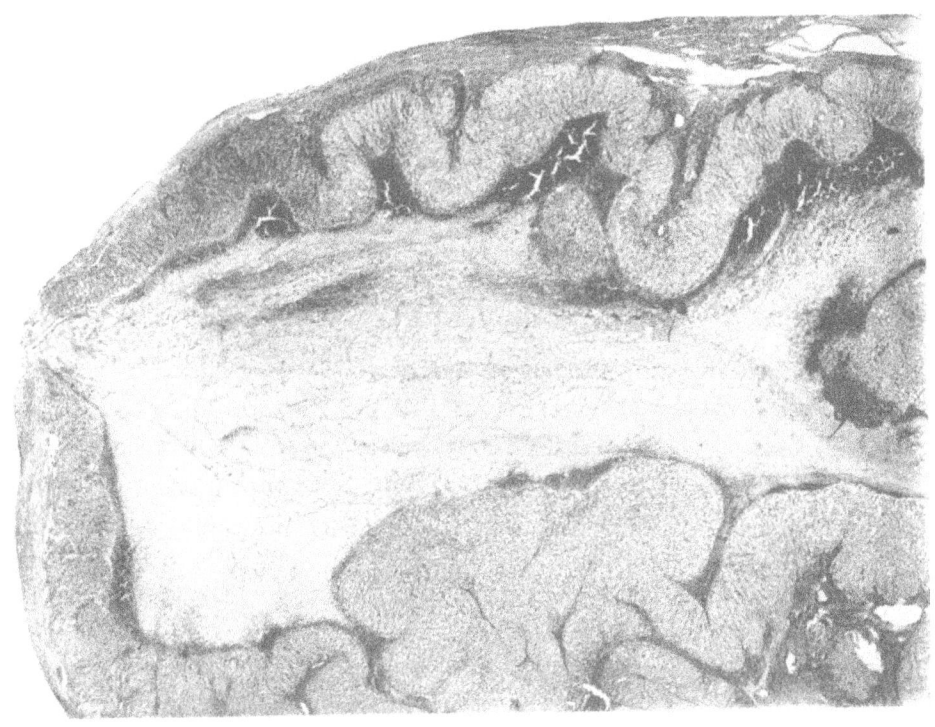

Abb. 31. Reifes Corpus luteum (2. Hälfte, 1. Woche).

Nachbarschaft der Epithelmembran. In den Falten jedoch sind kleinere, dunklere Zellen sehr deutlich. Sie liegen hier wie zu kleinen Feldern und Gruppen vereinigt beieinander und umgeben zahlreiche zarte Gefäße. Auch diese Zellen sind mit zartem Bindegewebe und Kapillaren durchsetzt. Sie unterscheiden sich von den Granulosazellen im wesentlichen durch ihre Kleinheit und durch das dunklere Protoplasma; das Mikrozentrum macht hier einen Entwicklungsprozeß wie bei den Granulosazellen durch (Chydenius). Es läßt sich auch zeigen, daß zwischen Bindegewebe, Kapillaren und Zellen in diesen Falten und auch an anderen umschriebenen Stellen der Außenwand der Membran ein festerer

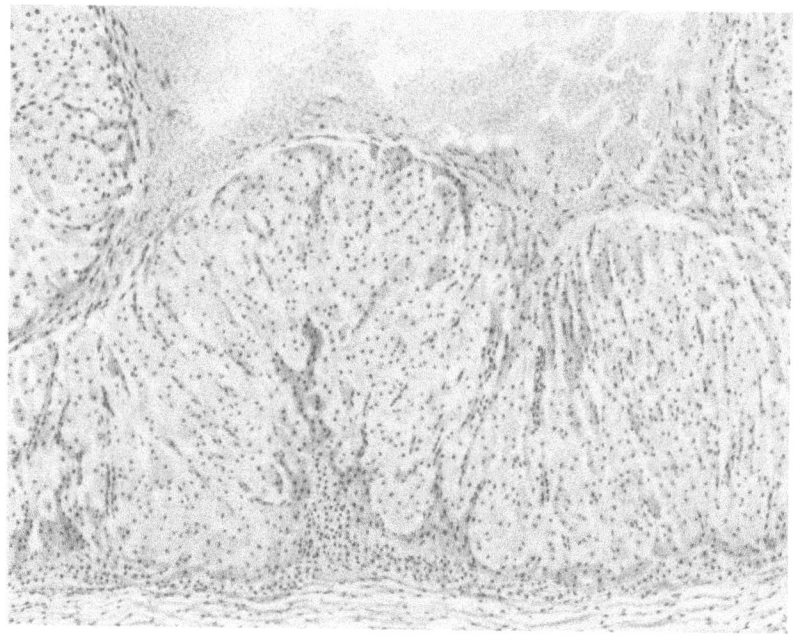

Abb. 32. Corpus luteum, Ende der ersten Woche nach Ovulation (3. Zykluswoche).

Konnex besteht als in der frisch organisierten Granulosamembran. Es besteht kein Zweifel, daß es sich bei den beschriebenen Gebilden um die Reste der Theca interna handelt.

Es bleibt nun noch übrig, auch über das Sprungloch etwas zu sagen. Die makroskopische Form ist früher als im allgemeinen rund, aber auch als etwas unregelmäßig gezackt beschrieben worden. Mikroskopisch läßt sich feststellen, daß die Ovarialgewebsränder im allgemeinen einander genähert liegen. Die Granulosa erreicht in den allermeisten Fällen nicht die Sprungstelle, sondern sie setzt schon vorher ab; lediglich eine lockere Bindegewebsmembran, mit einigen Zellen untermischt, zieht bis zur eigentlichen Rißstelle hin. Es handelt sich hierbei um das Theca interna-Gewebe und um Abkömmlinge der inneren Deckschicht; der bis hierher vordringende Fibrinkern gibt den Schwärmzellen der inneren Deckschicht Gelegenheit, sich daran zu beteiligen. Das an der eigentlichen Sprungstelle entstandene Loch im Ovarialbindegewebe wird durch Fribrin zunächst angefüllt; in ihm ist die Brücke für das von allen Seiten einander Entgegenwachsen der Bindegewebsfibrillen und Gefäße zu finden. Innerhalb weniger Tage ist die Sprungstelle durch Bindegewebe verschlossen, indem sich die Bindegewebs- und Gefäßzellen der Theca interna gegenseitig berühren und verfilzen. In wenigen Fällen preßt die Granulosamembran aus dem Follikelloch heraus. Es tritt dann eine Art Pilzvorwölbung ein, deren Heilung längere Zeit in Anspruch nimmt. Auf der Höhe des Pilzes sieht man dann meist eine kleine Delle, die als Blindsack im Kern der Granulosadrüse mündet. Die ganze Oberfläche ist auch hier durch die innere Deckschicht ausgekleidet, also auch hier sorgt das Bindegewebe der Theca interna indirekt für die Verheilung des Follikelloches. Nur liegt hier ein Teil der Granulosa längere Zeit unmittelbar der Eierstocksoberfläche auf und an. Irgendeine besondere Bedeutung ist diesem partiellen Prolaps der Granulosa nicht zuzumessen.

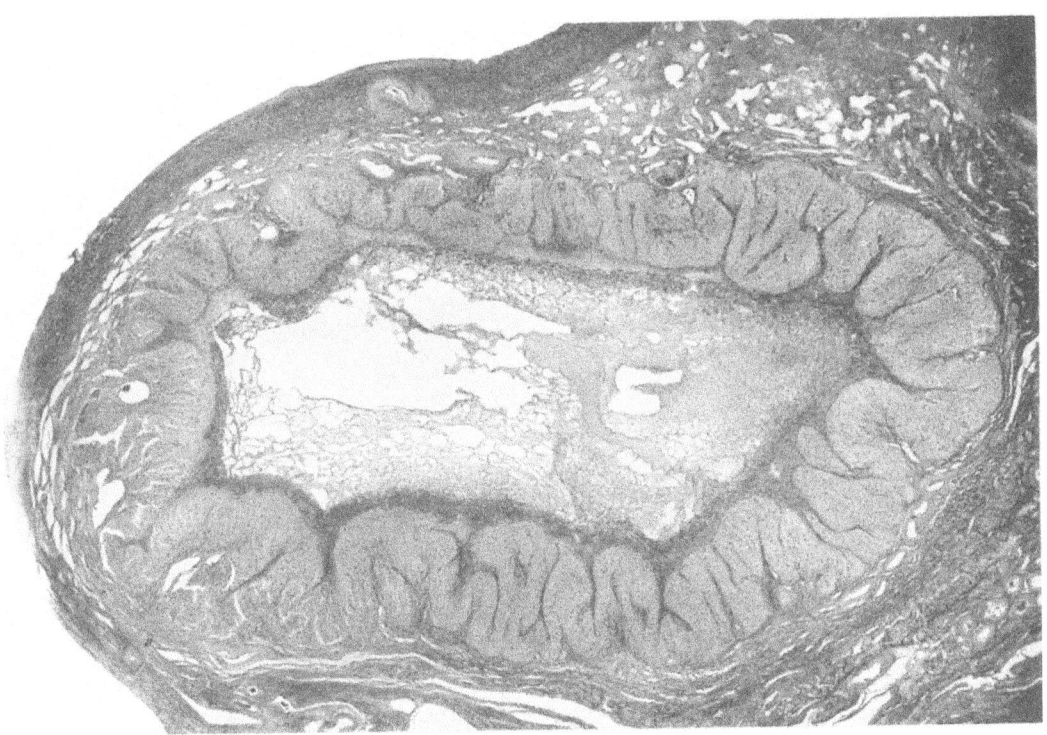

Abb. 33. Vollorganisiertes Corpus luteum.

Es handelt sich lediglich um einige morphologische Variationen (siehe Abschnitt III des pathologischen Teils).

Es erübrigt sich, lediglich noch etwas über die Dicke der Granulosawand zu sagen. Messungen an einer größeren Reihe von Corpora lutea im fixierten und gehärteten Zustand ergaben Werte von 250—350 μ. Die Größe der einzelnen Granulosazellen schwankt von 15—25 μ. Die Schichtung dieser beschriebenen Membran enthält an gewöhnlichen Stellen 12, 15 und 18 Zellen.

Viel ist über besondere Stoffe dieser Granulosa-Luteinzellen diskutiert worden. Man kann lediglich nur eine etwas wabige Struktur mit Protoplasmaleib feststellen (siehe oben Chydenius); auch von Riquier ist das Vorkommen des Golgischen Netzapparates beschrieben. Das Studium von fettartigen Substanzen ist besonders intensiv betrieben worden. Zusammenfassend läßt sich eine Übereinstimmung der Untersuchungen von Weishaupt, Wieczynsky, Hermstein, Momigliano, Jaffé, v. Mikulicz-Radecki,

Rob. Meyer, Watrin feststellen dahin, daß in den hier beschriebenen Stadien im wesentlichen unsichtbare Lipoidsubstanzen nachzuweisen sind. Es handelt sich dabei hauptsächlich um Zerebroside, Phosphatide und Cholesteringemische. Es ist sehr wohl möglich, daß diese Lipoide für den Stoffwechsel und auch die Hormonproduktion eine wesentliche

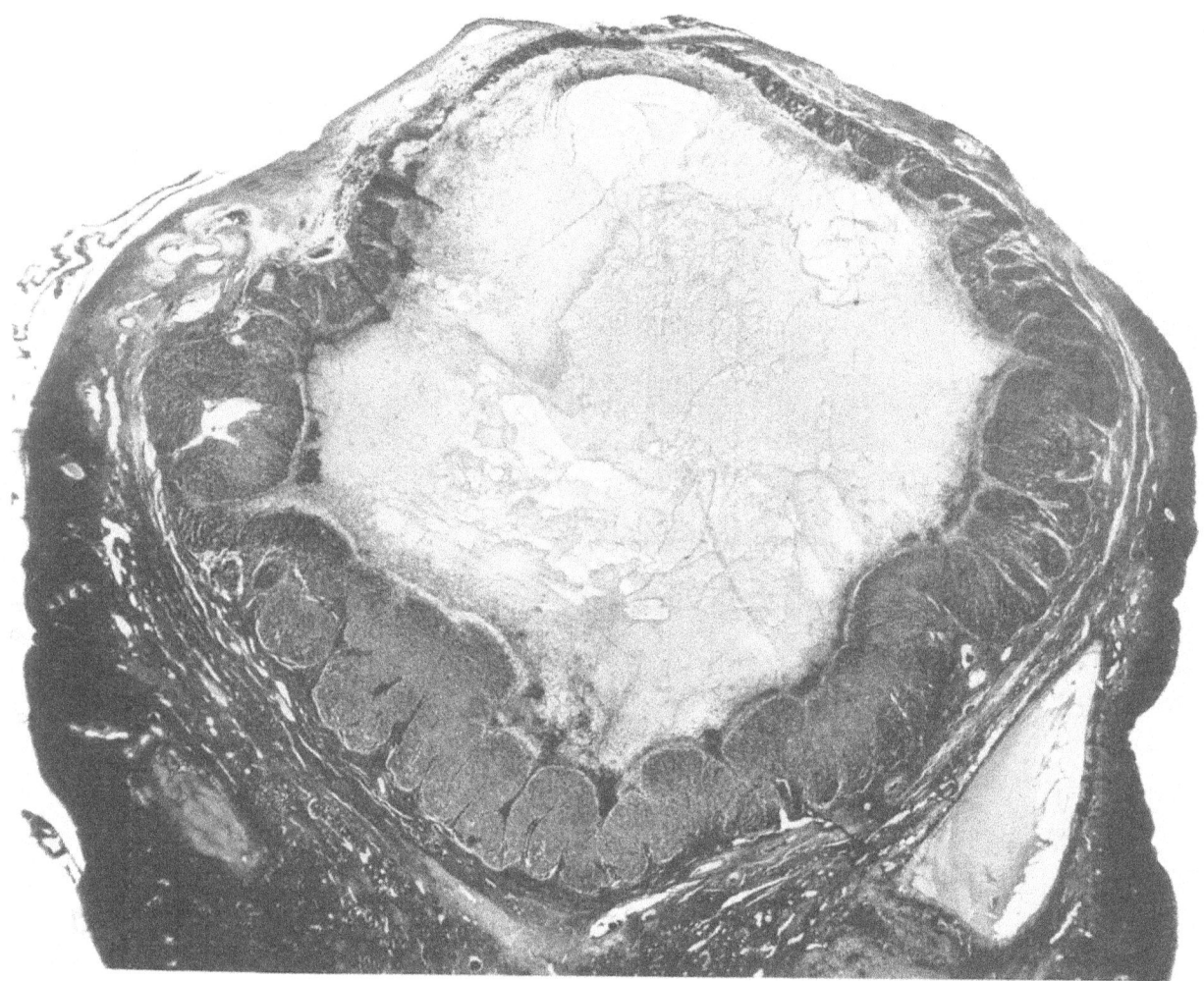

Abb. 34. Reifes Corpus luteum in Blüte.

Bedeutung haben und wegen ihres offenbar regen Umsatzes sich nicht darstellen lassen. Eine stärkere Anhäufung von sichtbaren Lipoiden, im wesentlichen von Neutralfetten, findet sich in den Theca interna-Zellen. Sie treten dadurch noch stärker gegenüber den Granulosazellen hervor.

Am Ende der zweiten Woche nun, das bedeutet in bezug auf den anamnestischen mensuellen Zyklus bei vierwöchentlicher Wiederkehr die Zeit der letzten drei Tage vor der Menstruation, ist die Granulosadrüse auf dem Höhepunkt ihrer Entwicklung angelangt. Die Zellen haben ihre höchste Größe erreicht, die Organisation und Vaskularisation mit Blut- und Lymphkapillaren (Dorothy Andersen) ist vollständig, die Abdeckung gegen den Kern durchaus sicher und die Theca interna-Außenschicht auf das geringste Maß ihrer Beteiligung reduziert. Ist jetzt eine Befruchtung des aus einer Granulosadrüse entstandenen Eies eingetreten, so geht das Wachstum der Granulosadrüse in dem Sinne weiter, daß ihre Zellen noch größer werden und das ganze Gebilde noch hypertrophischer

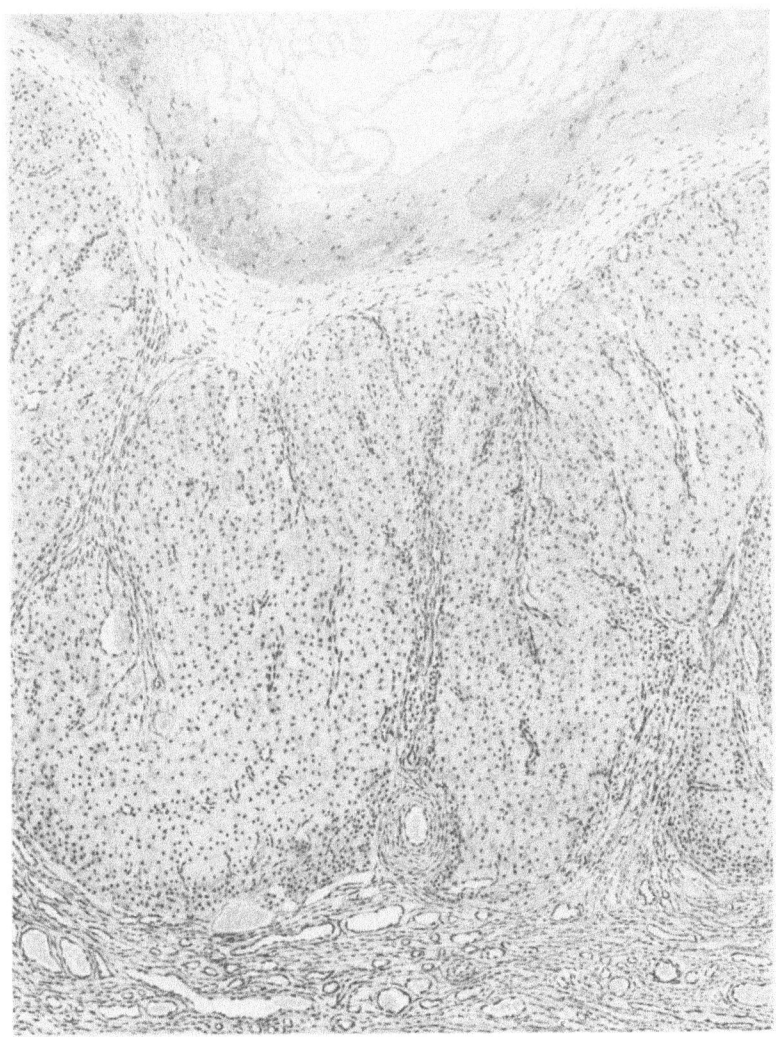

Abb. 35. Corpus luteum Ende der 2. Woche (nach Ovulation).

und saftiger. Wie Wieczynsky mit der Nollschen Methode nachweisen konnte, lassen sich in den hypertrophischen Granulosaluteinzellen, wie sie bei der Schwangerschaft zu finden sind, fettartige, jedoch an Eiweißsubstanzen gebundene Körper in guter Menge nachweisen.

Ist aber das zugehörige Ei nicht befruchtet, sondern geht es zugrunde, dann setzt jetzt in der Granulosadrüse ein rasch fortschreitender Verfettungsprozeß ein. Die Drüse wird im ganzen und in ihren Teilen kleiner, so daß sie nach weiteren 6 Wochen bis auf Minimalreste verschwunden ist. Die Granulosazellen schrumpfen, die Theca interna-Zellen

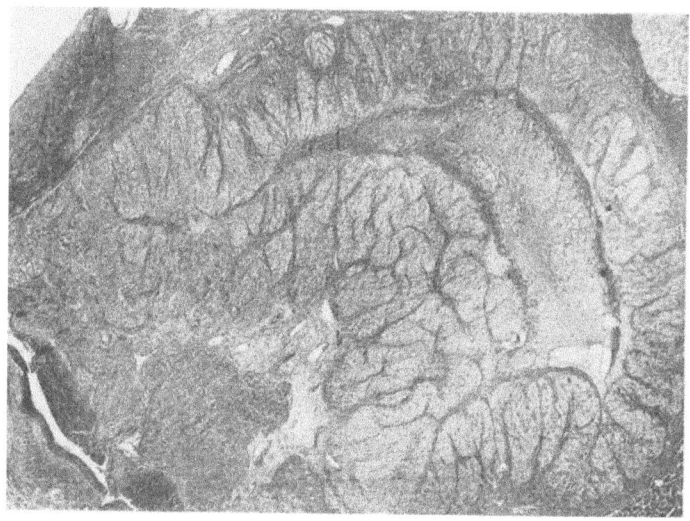

Abb. 36. Vollorganisation, beginnende Rückbildung.

gewinnen wieder an Masse und besorgen die weitere Bindegewebswucherung und leiten die narbige Schrumpfung ein. Der Kern des Gebildes wird erstaunlich rasch kleiner, das Fibrin offenbar durch die von der inneren Deckschicht ausgehende feine Kapillarenbildung resorbiert und nur das hyalinisierende Band der inneren Deckschicht bleibt übrig.

Im einzelnen stellen sich die Prozesse folgendermaßen dar: Mit Einsetzen der menstruellen Blutung tritt fast schlagartig eine erhebliche Vermehrung von Neutralfetten in den Granulosazellen auf. Die Zellen werden unregelmäßig und kleiner, das Bindegewebe zwischen den Zellen nimmt jetzt erheblich überhand; es ist mit gewöhnlichen Färbungsmethoden ohne weiteres nachweisbar. Die Folge dieser Umwandlung der epithelialen Schicht ist eine Verdünnung im Querschnitt und eine festere Zusammenfassung des Ganzen unter Reduktion des eingenommenen Raumes. Die innere Abdeckschicht hat sich erheblich vermehrt. Es sind jetzt feste, der Fältelung der Wand folgende Bindegewebszüge entstanden. In den Einsenkungen der Falten haben sich die inneren Deckmembranen der

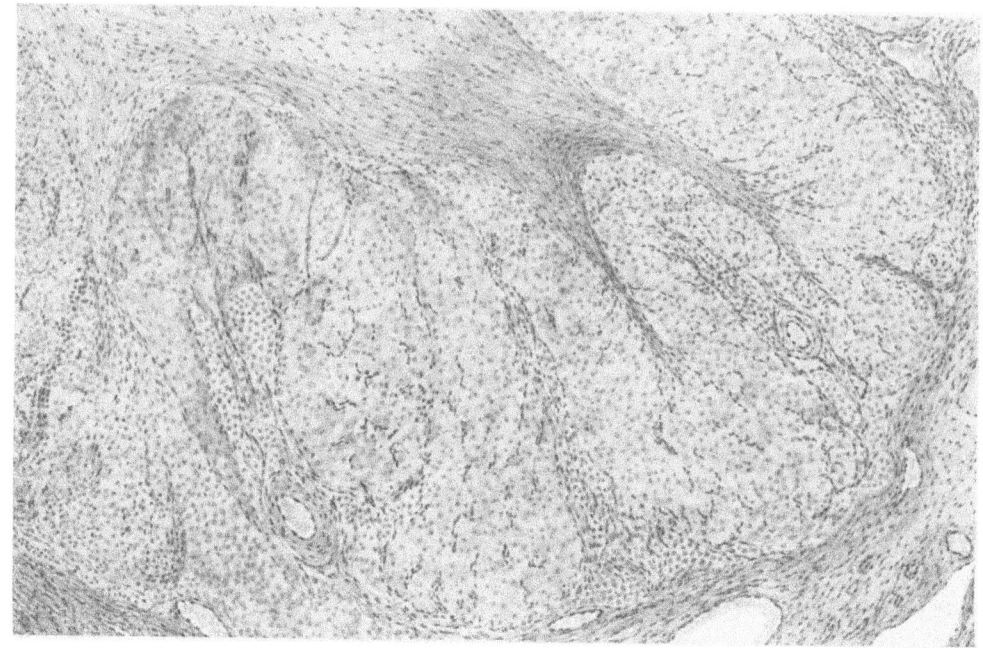

Abb. 37. Corpus luteum, Beginn der 3. Woche (um die Zeit der nächsten Regel).

Gegenseiten berührt und miteinander verfilzt. Es sind dadurch Brücken entstanden, die eine Vereinfachung der Form der inneren Deckmembran geben. Außer den Fibrillen sieht man jetzt vielfach Sternzellen und ausschwärmende Gefäßzellen in den Fibrinkern hineinziehen. Der Kern hat in den meisten Fällen eine sehr erhebliche Verkleinerung erfahren; Bilder, die auf eine Verflüssigung des Fibrins hindeuten, lassen sich jedoch gewöhnlich nicht nachweisen. Durch das Zusammentreffen der zunehmenden Verkleinerung und der Bildung der Kapillaren erscheint es deutlich, daß die Resorptionsprozesse erst mit der Kapillarausbildung einsetzen können.

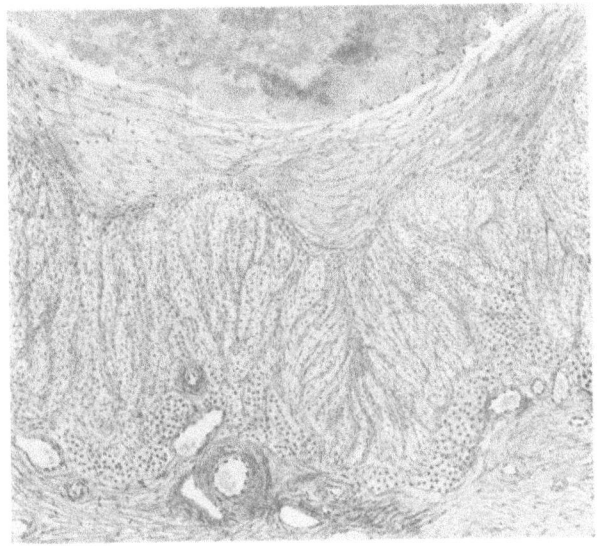

Abb. 38. Corpus luteum, Mitte der 3. Woche (nach Ovulation) oder erste Woche nach Beginn der nächsten Menstruation.

Diese zunehmende Verkleinerung des Kerns ist gewiß in erster Linie mit an der gesamten Verkleinerung der Granulosadrüse schuld. Nur in den Fällen, wo beim Entstehen dieser Granulosadrüse der Kern besonders groß war, wird das Zentrum des Kerns nicht organisiert, sondern es tritt hier eine Verflüssigung ein. An der Grenze aber der verflüssigten und organisierten Zone bildet sich dann eine feine Endothelschicht. Solche Corpora lutea bleiben natürlich längere Zeit größer, ja sie können direkte Zysten bilden, deren Natur man aus der Wandstruktur erkennen kann. Störend für diese Resorptionsprozesse wirken häufig Blutungen, die um die Zeit der Menstruation gleichsam sekundär in den Kern hinein auftreten. H. Runge hat in der vorerwähnten Arbeit nachgewiesen, daß von 112 nach Beginn der Menstruation entnommenen Corpora lutea 85 über die Hälfte des Kerns mit frischem Blut ersetzt zeigen. Als Erklärung fand Runge in

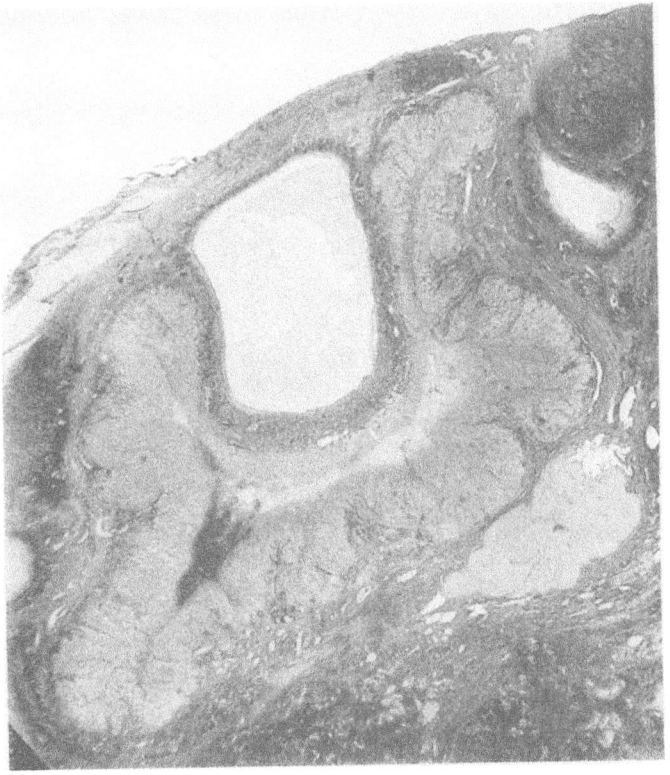

Abb. 39. Ende der 3. Woche.

Bestätigung der Angaben R. Stephans, daß um die Zeit der Menstruation die kapilläre Blutungsbereitschaft, wie sie sich in dem Rumpel-Leedeschen Symptom, das dem von R. Stephan als Endothelsymptom benannten Zeichen entspricht, erhöht ist. Durch die

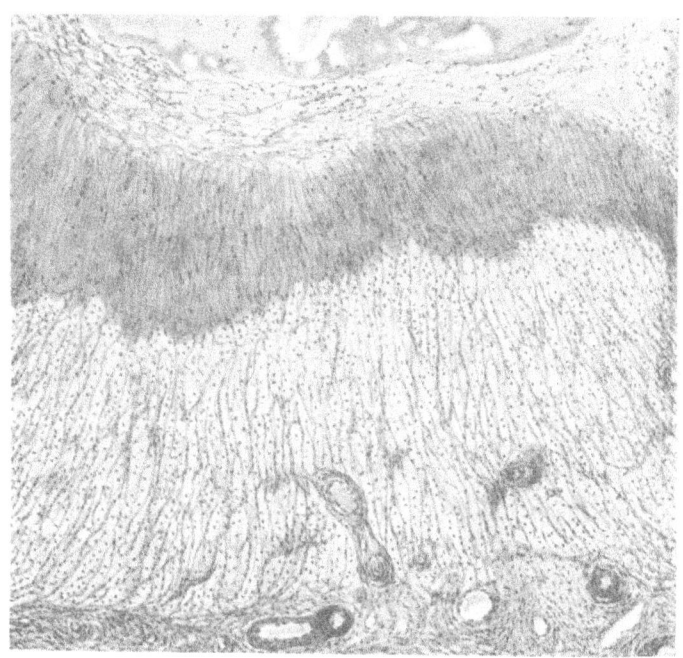

Abb. 40. Corpus luteum, Ende der 3. Woche.

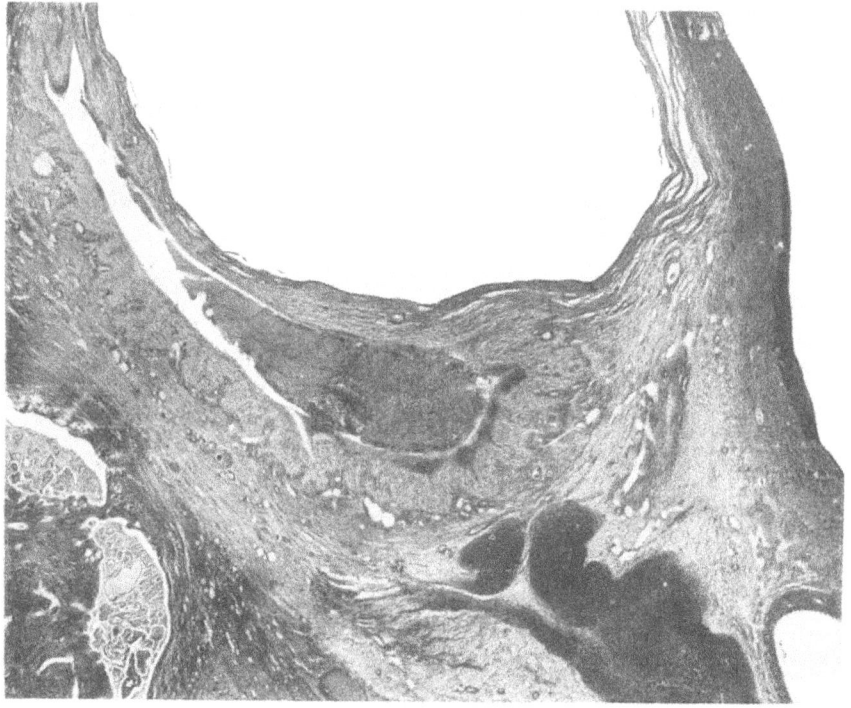

Abb. 41. Anfang 4. Woche.

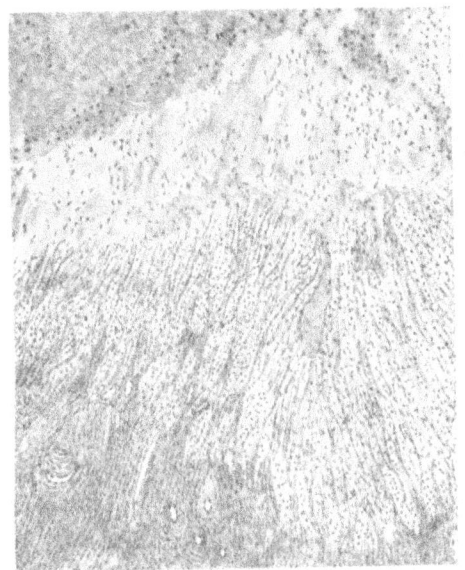

Abb. 42.

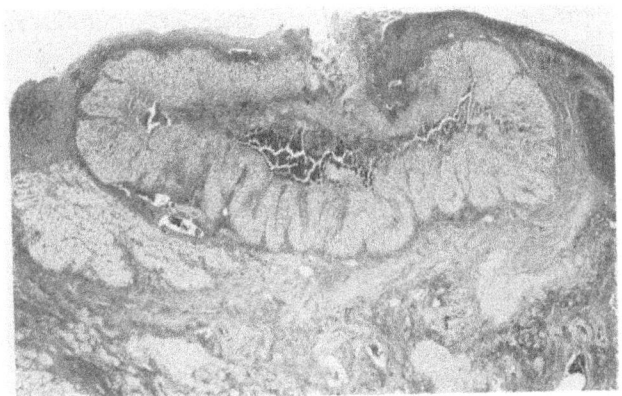

Abb. 43.

Abb. 42. Corpus luteum, Mitte der 4. Woche (kurz vor der nächsten Ovulation).

Abb. 43. Corpus luteum, Ende 4. Woche.

Abb. 44. Corpus luteum, Ende 4. Woche.

Abb. 45. Corpus luteum, 5. Woche.

Abb. 46. Corpus luteum, 5 Wochen alt.

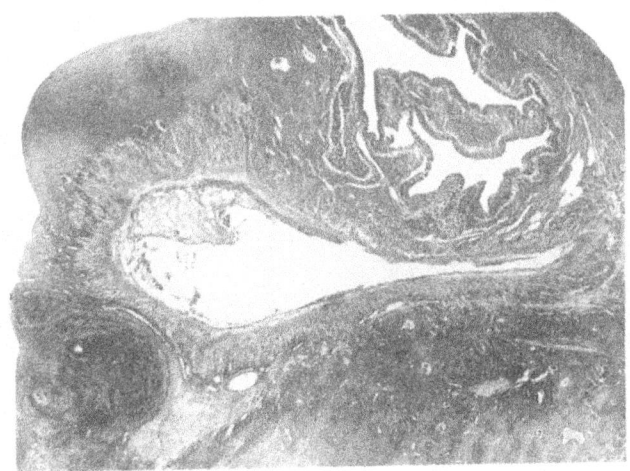

Abb. 44.

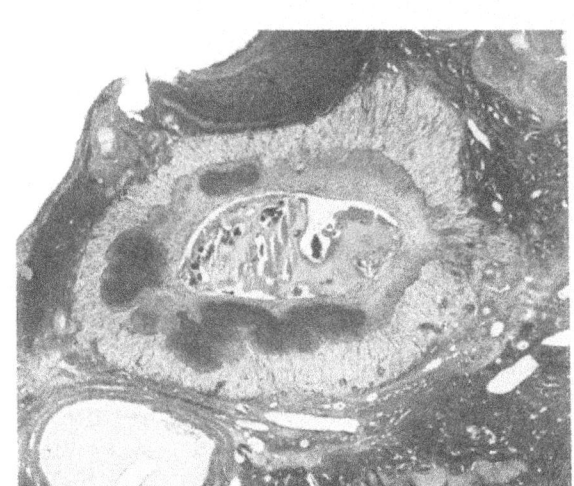

Abb. 45.

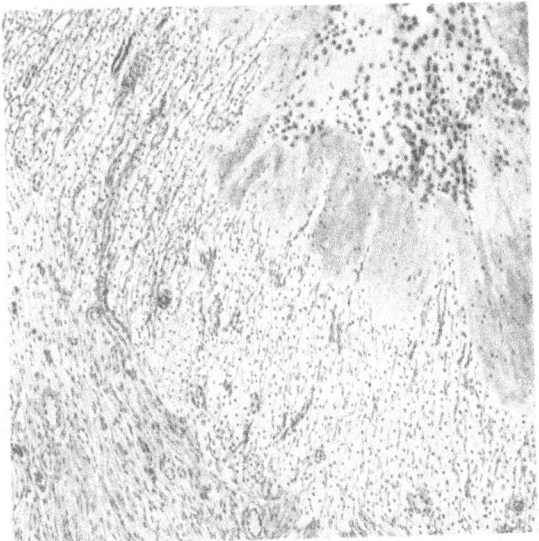

Abb. 46.

Anwesenheit dieses frisch ausgetretenen Blutes erfahren die Organisations- und Resorptionsprozesse im Kern eine erhebliche Verzögerung; das freiwerdende Blutpigment wird durch Freßzellen resorbiert und bleibt gewöhnlich an Ort und Stelle liegen, so daß es später als Einschluß der Endstadien noch zu sehen ist. Die Folge dieser ineinandergreifenden Umbildungsprozesse in den ersten zwei Wochen der Rückbildung, entsprechend der dritten bis vierten Woche des Bestehens der Granulosadrüse überhaupt, ist die Verkleinerung des gesamten Gebildes auf 4—5 mm Durchmesser, abgesehen von den zystisch bleibenden. Das ganze Gebilde rückt von der Oberfläche mehr zurück in das Innere des Ovariums. Es gelingt oft nicht, makroskopisch das Sprungloch noch festzustellen. Ovarialgewebe hat sich von beiden Seiten wieder herangeschoben und die Schrumpfungsprozesse der Granulosadrüse ziehen die Ovarialoberfläche wie beim Narbenzug in die Tiefe. Bei Fettfärbungen kann man jetzt sehr schön die reichliche Anhäufung von Neutralfett sowohl in den Granulosazellen als auch in den Theca interna-Zellfeldern sehen. Es ist aber auch hier deutlich, daß die Thekazellen eine noch stärkere Anhäufung haben und damit einen noch intensiveren Farbton annehmen wie die Granulosazellen. Es läßt sich daraus erkennen, daß die Thekazellen durch die Schrumpfung der Granulosamembran wieder deutlicher hervortreten und so wahrscheinlich nur scheinbar vermehrt erscheinen.

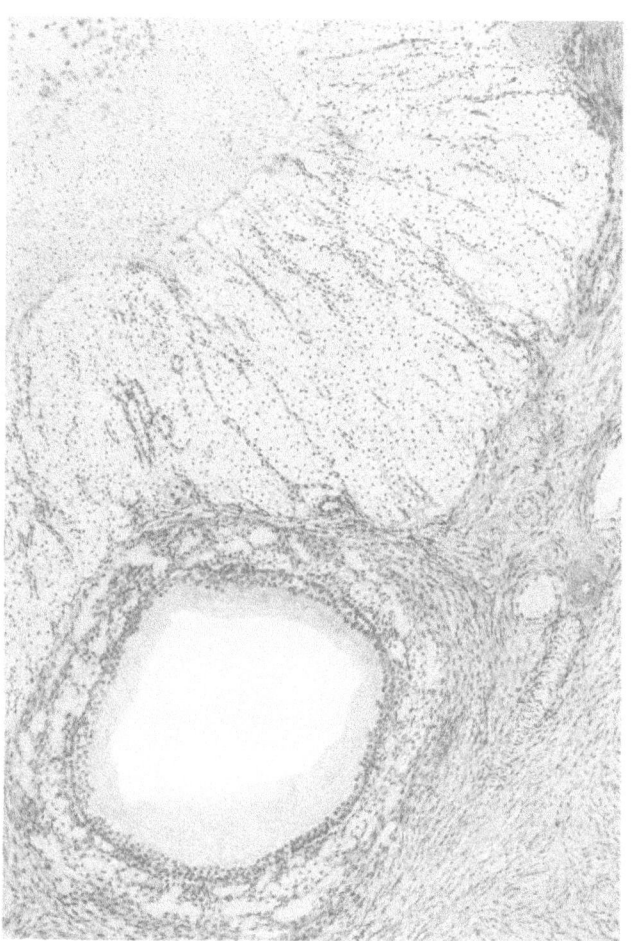

Abb. 47. Corpus luteum, 5 Wochen alt (nach Ovulation).

Die Rückbildungsvorgänge bis zum Schluß, der etwa mit 10 Wochen erreicht ist, spielen sich im wesentlichen dahin ab, daß die Granulosazellen zunächst mit Lipoiden, neben den Neutralfetten auch mit Seifen sich stark anfüllen und in den mit Alkohol behandelten Präparaten als hellblasige Zellen erscheinen. Der Kern ist klein, die Protoplasma-Netzstruktur und das Mikrozentrum verschwinden, die Zellform wird sehr unregelmäßig, ihre Zahl nimmt erheblich ab. Auch die Theca interna-Zellen füllen sich mehr mit Fett. Sie sind von den Granulosazellen jetzt kaum noch zu unterscheiden. Man sieht an den entfetteten Präparaten nur noch eine etwas unregelmäßige, auch in der Fältelung verwischte, aus hellen Zellen bestehende Membran eines immer kleiner und unregelmäßiger

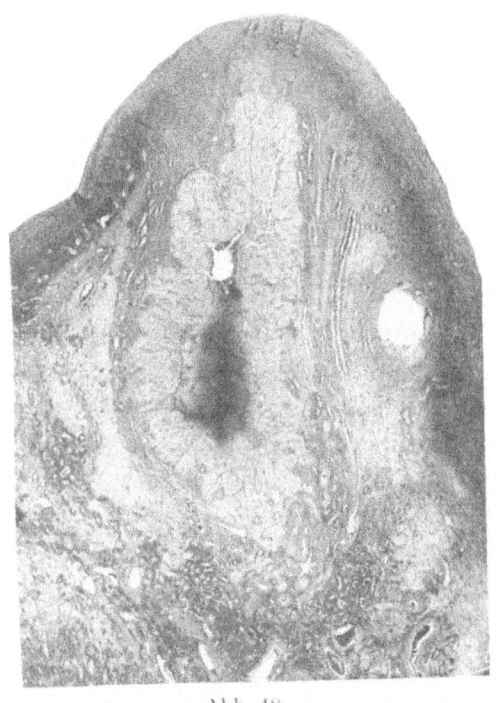

Abb. 48.

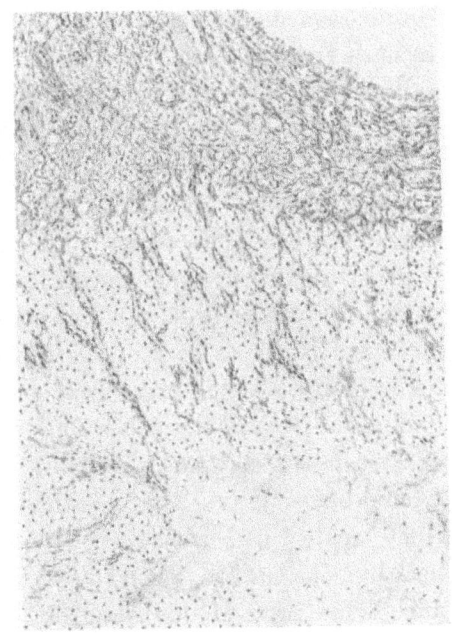

Abb. 49.

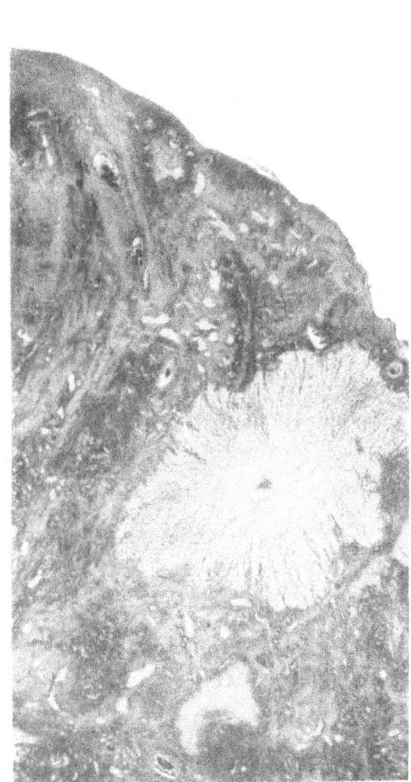

Abb. 51.

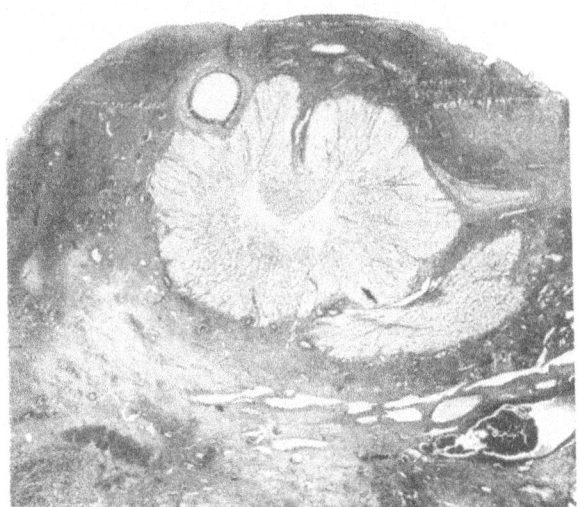

Abb. 50.

Abb. 48. Corpus luteum, 6. Woche.

Abb. 49. Corpus luteum, 6 Wochen alt (nach Ovulation).

Abb. 50. Corpus luteum, 7. Woche.

Abb. 51. Corpus luteum, Ende der 7. Woche.

Abb. 52. Corpus luteum, 9. Woche.

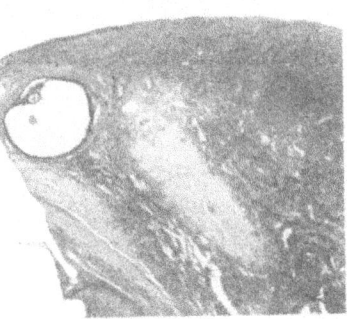

Abb. 52.

werdenden Gebildes. Während noch im vorhergehenden ersten Rückbildungsstadium die Granulosamembran auf etwa 150 μ schrumpfte, geht sie jetzt zurück auf 100 μ und auf 50 μ. In noch etwas späteren Stadien, d. h. ungefähr in der 7. und 8. Woche, wird die aus fetthaltigen Zellen bestehende Epithelmembran schon stellenweise durch das Bindegewebe gesprengt. Die Aufmerksamkeit zieht jetzt fast ganz die in starker Hyalinisierung begriffene innere Deckschicht auf sich. Sie wird größer und massiver, macht, wenn auch in unregelmäßiger Weise, die Fältelung der Granulosamembran noch mit und bietet im allgemeinen eine gute Grenze zwischen der ihr außen angeklebt erscheinenden Epithelialschicht und dem in ihrem Innern liegenden, immer weiter organisierten und geschrumpften Kern. Die vorher erwähnte Blutmasse kann auch jetzt noch der Resorption Hindernisse entgegen setzen, ja es kann die hyalinisierende Deckmembran durch solche lokalen Blutherde in zwei oder mehrere Teile gesprengt werden, wobei dann die Organisationsprozesse und auch die Aufsaugung des Blutergusses jeweils getrennt vor sich gehen. Mit der 9. und 10. Woche verschwinden gewöhnlich die zusammenhängenden Reste der rückgebildeten Granulosamembran. Einige fetthaltige Zellen können sich nun noch längere Zeit halten. Auch deuten liegengebliebene Blutkörperchen im Innern der hyalinisierten Membran noch auf eine gewisse Jugend dieses Rückbildungskörpers hin, aber schließlich verschwinden auch diese Zeichen und lediglich ein allmählich dünner werdendes gefaltetes hyalines Band, das sich in der van Giesonschen Färbung hochrot färbt, gibt noch längere Zeit Kunde von der hier früher vorhandenen Granulosadrüse.

Vielfach geht aber die Rückbildung nicht so vollständig vor sich, daß schließlich sogar eine Vollresorption auftritt, sondern es bleibt, nachdem die Hyalinisierung auch auf den fibrös umgewandelten Kern übergegangen ist, ein etwas kompaktes Gebilde, das sog. Corpus albicans übrig. Makroskopisch erscheint es als eine kugelige, feste, weiße, fast sehnig glänzende Masse, die im Stroma des Ovarialbindegewebes sich zeigt. Im Innern lassen sich noch manchesmal Pigmentzellen in größerer Anhäufung feststellen und außen in den Buchten kann man gelegentlich noch Fettzellen erkennen. Es bestehen auch Angaben darüber, daß man im Innern elastisches Gewebe finden soll, jedoch ist es wahrscheinlich, daß es sich hier lediglich um falsche Deutungen in der Färbung handelt.

Am Ende der Besprechung der Morphologie der Granulosadrüse mag noch etwas über die Farbe gesagt werden. In letzter Zeit hat sich insbesondere Escher mit dem Pigment beschäftigt und nachweisen können, daß das sog. Lipochrom, das die gelbe Farbe des Corpus luteum bedingt, mit Hämosiderin und Hämatoidin, die bei der Resorption von Blutergüssen entstehen, nichts zu tun hat. Es ist chemisch als Karotin anzusprechen, das von Willstätter und seinen Mitarbeitern als Terpenkohlenwasserstoff beschrieben ist. Es bildet sich erst mit dem Einsetzen der regressiven Metamorphose und es ist daraus verständlich, daß die gelbe Farbe des Corpus luteum erst entsteht, wenn die Rückbildung beginnt, d. h. am Ende der zweiten Woche ihres Bestehens um die Zeit der beginnenden Menstruation. Aus dieser Tatsache sind mancherlei Mißverständnisse über das Corpus luteum entstanden. Man hat vielfach diese Drüsen erst dann als Corpus luteum bezeichnet, wenn die gelbe Farbe erschien, während ja, wie auch aus der vorhergehenden Beschreibung hervorgeht, dieselbe Drüse schon zwei Wochen vorher besteht und von vielen Autoren auch seit dem Follikelsprung als Corpus luteum bezeichnet wird. Mir scheint, daß es ein glücklicher Griff von Aschoff war, die Drüse von ihrem Entstehen ab, d. h. vom Follikelsprung ab, als Granulosadrüse oder als Corpus folliculi zu bezeichnen, wobei dann die Mißverständnisse von vornherein ausgeschlossen sind. Durch Zusatz von „in Ausbildung", „in Blüte", „in Rückbildung" kann man dann die einzelnen Stadien jeweils charakterisieren.

Mit der Beschreibung des reifenden Follikels, der Entstehung der Granulosadrüse und des Schicksals der Granulosadrüse bis zur vollen Rückbildung sind diejenigen Prozesse gekennzeichnet, die das anatomische Substrat des ovariellen Zyklus darstellen. Es ist nur noch das zu sagen, und das besonders zu betonen, daß neben den Rückbildungsstadien auch stets wieder neue reifende Follikel zu sehen sind, die dann wieder in eine neue Granulosadrüse sich umwandeln. Es greifen auf diese Weise verschiedene Generationszyklen im Ovarium zeitlich so ineinander, daß sie in Abständen von vier Wochen nebeneinander herlaufen. Man kann also während des Zyklus z. B. neben der gerade frisch entstehenden Granulosadrüse stets auch eine zweite in der fünften Woche, und eine dritte in der neunten Woche, die letztere also gerade eben noch deutlich nachweisen, vorausgesetzt, daß der mensuelle Zyklus dieser Person einen vierwöchentlichen Rhythmus zeigt.

Es fragt sich, ob sich noch andere Gebilde des Ovariums am Zyklus beteiligen. In Betracht käme lediglich der Apparat der jungen und erst wachsenden Follikel und zweitens die Gruppe der in Atresie befindlichen Follikel. Darüber läßt sich auf Grund allgemeiner Betrachtungen folgendes sagen:

Die Gruppe der wachsenden Follikel erfährt während des Reifens eines oder zweier Follikel ebenfalls einen Impuls zu stärkerem Wachstum. Die Zahl der mittleren und kleineren Follikel ist dem Eindruck nach bei gleichzeitig vorhandenen großen Follikeln größer als später, wo eine Granulosadrüse sich gebildet hat. Diese Follikel bilden wahrscheinlich das Ausgangsmaterial des reifenden Follikels für den nächsten Zyklus. Einige von ihnen, insbesondere die größeren, gehen in Atresie über, d. h. ihre Eizelle stirbt ab und ihre Granulosa verschwindet; die Theca interna jedoch kommt in eine gewisse Hypertrophie, die erst allmählich wieder zurückgeht. Es scheint mir aus zahlreichen Beobachtungen hervorzugehen, daß die Zahl der atresierenden Follikel bei gleichzeitig vorhandener Granulosadrüse etwas größer ist, im Durchschnitt 3—4 oder 5 gegenüber 2 und 3 der ersten Zeit. Eine weitere Beteiligung aber der mit der Follikelatresie hervortretenden Thekazellenhypertrophie am Zyklus läßt sich nicht erweisen. Andere Gebilde, die man als interstitielle Eierstocksdrüsen bezeichnen könnte, sind nicht vorhanden und treten auch während des Ablaufes eines Zyklus nicht auf.

Ein besonderer Prozeß, der teilweise mit der Atresie eines größeren Follikels, teils aber auch mit der Granulosadrüsenbildung zu tun hat, ist das Auftreten atypischer Luteinsäume. Es handelt sich dabei nicht um pathologische Bildungen, sondern um Begleiterscheinungen normaler Vorgänge. Bei der Atresie eines Follikels pflegt nach dem Eitod die Granulosa sich in toto nicht gleichmäßig und gleichzeitig abzustoßen, sondern es können einige mehr oder weniger große Reste von Granulosa zunächst erhalten bleiben. Fällt in die gleiche Zeit dieses Vorganges die Ausbildung einer Granulosadrüse, so können die Reste der Granulosa in dem atresierenden Follikel ebenfalls eine gleichsinnige Umwandlung zu einem Granulosadrüsengebilde erfahren. Die Membran hat dann genau die gleichen Eigenschaften wie die Hauptdrüse. Rob. Meyer hat diese atypischen Luteinsäume zuerst beschrieben. Die gleichen atypischen Luteinsäume entstehen auch dadurch, daß in dem eigentlichen Follikel, der die Hauptgranulosadrüse bildet, sich größere Partien Granulosa von der Unterlage abgehoben haben. Diese gehen zu Verlust. Es tritt an ihre Stelle nur das Bindegewebe der Theka. Man kann also auch in Granulosadrüsen, besonders in den schlecht gefalteten großen Granulosadrüsen Partien finden, die von Granulosa frei sind und quasi nackte Stellen in der Wand darstellen. Es hängt in solchen Fällen von der Größe des Granulosaverlustes ab, ob die Granulosadrüse ihre Aufgabe noch erfüllen kann oder ob schon vorzeitig eine Rückbildung eintritt (siehe später).

2. Die zyklischen Veränderungen am Endometrium corporis uteri.

Auf dem Gebiete der Kenntnis der Uterusschleimhaut sind die ersten Tatsachen über die Existenz eines genitalen Funktionszyklus zutage gefördert. Überblickt man die Forschungen, die sich mit dem Verhalten der Uterusschleimhaut befassen, so unterscheiden sich zwei scharf getrennte Zeitabschnitte. Ihre Grenze liegt um die Zeit, wo die zweite Auflage dieses Handbuches 1907/08 erschienen ist. Wie schon früher gesagt, ist in dem Schäfferschen Artikel der Standpunkt der Endometriumsforschung, soweit er Bezug auf die Lehre der Menstruation hat, dargestellt. Noch deutlicher spiegelt sich das Zeitbild in dieser Frage in dem von Gebhard verfaßten gleichnamigen Artikel der ersten Auflage des Handbuches wieder. Es erübrigt sich unter Hinweis auf diese Arbeiten näher auf die Einzelheiten der damaligen Anschauungen einzugehen. Es soll nur kurz als die zu jener Zeit geltende Meinung ins Gedächtnis zurückgerufen werden, daß der Bau des Endometriums im allgemeinen ziemlich gleich sei, ja es wurde eine Norm für die Zahl der Drüsen und deren Abstand als unerläßlich angesehen; nur um die Zeit der Menstruation finde eine Anschoppung von Blut statt; der Streit der Meinungen drehte sich darum, ob von der Epitheldecke des etwas verdickten und geschwollenen Endometriums Teile verloren gingen oder ob gar Oberflächenpartien abgestoßen würden, oder ob eine eben abgehobene Epitheldecke sich wieder anlege, nachdem das Blut herausgetreten war. Die Autorität von Gebhard und Ruge in Berlin hatte diese Frage in dem Sinne entschieden, daß das Endometrium durch die Menstruation nicht wesentlich alteriert würde. Jedoch waren in dieser Beziehung mancherlei andere Meinungen vertreten. Leopold und Wyder, auch Kundrat und Engelmann erklärten sich für den Abstoß oberflächlicher Schichten, Möricke, de Sinéty gesellten sich Gebhard zu; Tyler Smith und Williams, v. Kahlden und Wendeler nahmen einen stärkeren Gewebszerfall zur Zeit der Menstruation an. Andere Autoren, wie Westphalen, Mandl, Löhlein, Christ und van Meerdevorth nahmen eine Zwischenstellung zwischen diesen entgegengesetzten Ansichten ein. Über die Zwischenzeit zwischen zwei Menstruationen hatten nur sehr wenige Autoren gearbeitet. Unter ihnen sind die Publikationen von Leopold und Westphalen (Werth) besonders beachtenswert, da hier zum ersten Male von Veränderungen der bisher in ihrem anatomischen Verhalten als konstant nachgewiesenen Uterusschleimhaut gesprochen wurde. Jene Ansichten erhielten eine erhebliche Veränderung, die letztgenannten eine Ergänzung durch die 1908 erschienene Publikation von Hitschmann und Adler „Der Bau der Uterusschleimhaut des geschlechtsreifen Weibes mit besonderer Berücksichtigung der Menstruation". Hier wurden unter Berücksichtigung einer genauen Anamnese, die über die Menstruationsdaten aufgenommen wurde, typische zyklisch wiederkehrende Veränderungen im Endometrium corporis zum ersten Male eingehender nachgewiesen. Schon vorher hatte Theilhaber die Aufmerksamkeit auf die Variationen im Endometriumbau hingelenkt und einzelne

Autoren, insbesondere Hartje auf sägeförmige Drüsen vor der Menstruation aufmerksam gemacht. Diese Arbeit von Hitschmann und Adler hat die Forschung der Genitalphysiologie weitgehend umgestaltend beeinflußt. Es erschien in den Jahren bis 1912 eine große Zahl von Nachuntersuchungen, die im wesentlichen die Angaben von Hitschmann und Adler bestätigten, aber auch auf manche Abweichungen aufmerksam machten und an alten Anschauungen festhielten. Der Tenor der Hitschmann-Adlerschen Arbeiten ging im wesentlichen dahin, daß Bilder, die bisher für pathologisch und als Ursache für unregelmäßige Blutungen und Ausfluß angesehen waren, gar nichts Pathologisches bedeuteten, sondern den zyklischen Veränderungen des Endometriums zuzurechnen sind. Hier lag der Streitpunkt der meisten Arbeiten. Eine Entscheidung war durch ein einfaches Ja oder Nein unmöglich. Es fehlten noch mancherlei andere Kenntnisse, die erst die nächsten Jahre brachten. Es konnte nur durch eine lückenlose Bearbeitung eines größeren Klinikmaterials, die sich nicht mit etwa 100 Fällen begnügte, sondern ihre Erfahrung an mehreren 1000 Fällen sammelte, die Bedeutung der zyklischen Veränderungen erkannt und insbesondere ihre Abgrenzung gegen pathologische Bilder herausgearbeitet werden. Die Resultate einer solchen Arbeit, wie ich persönlich sie unternommen habe, sind in vielen Einzelarbeiten niedergelegt. Es gelang dadurch, die zyklischen Veränderungen genauer zu erkennen, wichtige Einzelheiten in der Erkenntnis zu fördern, besonders durch Spezialuntersuchungen das Verhalten der Uterusschleimhaut zur Zeit der Menstruation zu studieren, weiterhin aber auch die Bilder funktionell hyperplastischer Prozesse und daneben die der Einwirkung entzündlicher Noxen, die echte Endometritis kennen zu lernen. Jetzt erst war die Unterlage gegeben, um die Entdeckung Hitschmanns und Adlers gebührend zu würdigen. Die folgenden Jahre bestätigten dann weiterhin die Forschungsergebnisse und heute gibt es kaum noch eine abweichende Meinung darüber, daß der Zyklus im Endometrium eine regelmäßige physiologische Erscheinung ist, die sich auch bei pathologischen Affektionen wie Myom, Karzinom, Ovarialtumoren, chronisch-entzündlichen Prozessen, Lageanomalien usw. ebenso feststellen läßt, wie unter normalen Verhältnissen (siehe auch Rob. Meyers zahlreiche Publikationen und Referatbemerkungen). Die Besonderheiten, die das Endometrium durch derartig verschiedene Krankheitsbilder im einzelnen erfährt, sollen in späteren Abschnitten noch eingehender besprochen werden. Hier soll nur das als Fazit herausgestellt werden, daß das Wesentliche des zyklischen Prozesses durch sie keine Alteration erfährt. Die weitgehenden Einwirkungen und Anregungen, die die Kenntnis des Zyklus auf das Verstehen genital-physiologischer Vorgänge überhaupt gibt, wird in vielen verschiedenen Abschnitten dieses Artikels dargestellt werden müssen. Vorerst soll die Anatomie der zyklischen Veränderungen im Endometrium corporis hier ihre Besprechung finden.

Die zu beschreibenden zyklischen Veränderungen spielen sich im Endometrium corporis uteri ab, und zwar dergestalt, daß alle Partien auf der ganzen Korpusfläche gleichmäßig die jeweilige Veränderung zeigen. Es muß, um diesen Satz völlig verstehen zu können, dabei betont werden, daß die tief gelegenen, sog. Basalisanteile der Schleimhaut, den Zyklus nicht mitmachen, die Angabe der gleichmäßigen Beteiligung bezieht sich auf die Trägerin der zyklischen Veränderungen, auf die Funktionsschicht (siehe später). Sollten wirklich in besonderen Fällen einzelne Stellen im Cavum corporis Abweichungen von dem allgemeinen Bau des betreffenden Endometriums zeigen, so liegt ganz gewiß eine lokale

Gewebsstörung vor, die im einzelnen eruiert werden muß. Das Cavum corporis wird gerechnet bis zu dem Beginn des röhrenförmigen Kanals und betrifft die gesamte dreieckige Höhle des Uterus. Auch in den Tubenecken geht das Endometrium bis an den röhrenförmigen Kanal heran. Der obere Zentimeter des röhrenförmigen Gebärmutterhalses trägt ja auch die Charaktere des Korpusendometriums, jedoch in etwas unvollkommener Weise. Das Verhalten dieses als Isthmus bezeichneten Teiles soll später im Anschluß an das Corpus uteri besprochen werden.

Die Beschreibung der zyklischen Veränderungen kann nun zwei Wege wählen, entweder hält sie sich an zeitlich eng begrenzte Abschnitte und beschreibt fortlaufend die zu erkennenden Zyklusveränderungen oder es wird jeder Einzelbestandteil des Endometriumgewebes allein und in Beziehung zum Ganzen besprochen. Ich möchte die letztere Art wählen und zunächst mehr allgemeine Gesichtspunkte, dann aber das zyklische Verhalten der Einzelformationen beschreiben, dagegen die Phasenabschnitte und die für sie charakteristischen Anzeichen am Schluß in einem Schema bringen.

Der allgemeine Bau des Endometriums ist schon beim kindlichen Uterus näher beschrieben worden. Wir wissen, daß das Endometrium aus tubulären Drüsen, die sich von der Oberfläche aus senkrecht oder schräg in die Tiefe senken, gebildet wird und daß diese Drüsen in einem Stroma liegen, das aus zwei Netzen besteht, einem zellulären, dessen sternförmige Zellen durch ihre Ausläufer miteinander in Verbindung stehen und ein maschenwerkartiges Geflecht bilden, und einem interzellulären Netz von mehr oder weniger zahlreichen zarten Fibrillen in Gestalt eines Faserfilzes. Das Verhalten der Gefäße ist derart, daß an der unscharfen Endo- und Myometriumgrenze die Arterienäste, die sich schon einmal gabelartig im äußeren und mittleren Drittel geteilt hatten, zum zweiten Male radiär aufspalten und jetzt senkrecht als zarte Gefäße in die Schleimhaut hineinziehen. Die Venen sammeln sich ebenso wie die zartwandigen Lymphgefäße in dichten oberflächlichen Netzen und laufen mit den Arterien an die Muskelschleimhautgrenze, wo sie sich in Sammelgefäßen vereinigen; weiter ziehen sie durch die Muskulatur zunächst bis zur Grenze des inneren und mittleren Drittels und von da aus erneut in das äußere Drittel, um sich dann in die großen Plexus hinein zu ergießen. Nerven sind in der Uterusschleimhaut bisher nicht nachweisbar gewesen, auch Mabuchis neue Arbeit über den Gegenstand hat im Endometrium keine Nerven darzustellen vermögen. Nur in der Basalis hat man sie in der Nähe der Gefäße nachweisen können. Auch unsererseits sind mit den neuesten Methoden der Nervenfärbung ausgeführte Bemühungen um den Nachweis von Schleimhautnerven ergebnislos verlaufen, während Testpräparate gute Färbung zeigten (Bohnen). Es würde diesem besonderen Verhalten des Endometriums, das in Rücksicht auf seinen zyklischen raschen Wechsel sehr wohl verständlich ist, eine sehr erhebliche allgemeine Bedeutung zukommen, da daraus der Nachweis erbracht werden kann, daß auch ohne unmittelbare Nerveneinwirkung weitgehende Zellumwandlungen auf hormonalem Wege möglich sind. Es sind deshalb weitere Bemühungen um die Nerven der Uterusschleimhaut während des Ablaufes des Zyklus von allergrößter allgemeiner Bedeutung.

Die zyklischen Veränderungen des Endometriums bestehen in den wesentlichsten Punkten darin, daß die oberflächliche Partie einer niedrigen, ruhenden Schleimhaut eine sehr erhebliche Auflockerung und ein starkes Dickenwachstum erfährt, daß in dieser, durch Proliferation eines Teiles des Endometriums entstandenen neuen Schicht Sekretionsvorgänge auftreten und daß auch das Bindegewebe sich an dieser Polster- oder Nestbildung beteiligt. Diese neugebildete und besonders umgewandelte Schicht ist die Einnistungsstätte eines neuen Embryo. Sie nimmt ihn auf und bildet an den von der Implantationsstelle nicht eingenommenen Partien die in der Schwangerschaft so benannte Endometriumsumformung der Dezidua. Kommt ein Embryo nicht zur Ausbildung, findet also keine Implantation, auch nicht außerhalb des Uterus statt, so tritt eine Sequestration und völlige Desquamation der besonders gebildeten Schleimhautschicht ein. Der Rest des Endometriums epithelialisiert sich wieder und beginnt die Bildung der neuen Schicht in gleicher Weise. Es ist gesagt worden, daß nur ein Teil des vorhandenen Endometriums sich an der Bildung der neuen Schicht beteiligt, daß also nur diesem Teil die Zyklusveränderungen zufallen, während der tiefer gelegene Abschnitt im wesentlichen keine Veränderungen erfährt. Es geht daraus die Notwendigkeit hervor diese beiden Schichten besonders zu benennen, die tiefer gelegene wird die Basalisschicht, die den Zyklus bildende die Funktions- oder Nidationsschicht genannt. Beide müssen für sich besprochen werden.

a) Die Basalisschicht.

Beim kindlichen und senilen Uterus hebt sich eine Basalisschicht von einer anderen nicht deutlich ab, eine Schichtung kommt erst durch die zyklischen Veränderungen zustande. Die Basalisschicht entspricht der tieferen Hälfte des ruhenden Endometriums, sie liegt der Muskulatur unmittelbar an. Ihr allgemeiner Charakter besteht darin, daß sie sich gegenüber der oberen Schicht durch größere Dichte auszeichnet. Spindelige Kerne in spindeligen Zellen liegen dicht gedrängt nebeneinander und bilden zusammen mit reichlich Gitterfasern die Bindegewebsmassen. In ihnen liegen Gruppen von kleinen arteriellen Gefäßen, deren Wandung durch eine Muskularis und Elastika gut gekennzeichnet ist. In diesem dichten Stroma liegen enge Drüsen, deren Epithelien mittelhoch-zylindrisch sind und regelmäßig und pallisadenartig nebeneinander stehen. Das Protoplasma dieser Zellen ist fein granuliert; besondere Substanzen wie Fett oder Glykogen oder muzikarminfärbbare Stoffe (Eiweiß) lassen sich nicht nachweisen. Die Drüsen sind meistens eng, jedoch unregelmäßig, können vereinzelt Verzweigungen zeigen; ihre Lage zur Oberfläche ist sehr unregelmäßig, meistens irgendwie schräg. Die Zahl der in der Basalis vorhandenen Drüsenschläuche entspricht der Zahl der Drüsen des jeweiligen Falles überhaupt, und zwar kommen auf den Millimeter eines Schnittpräparates etwa zwei bis höchstens drei Drüsenschläuche. Die Drüsenschläuche sind in der Basalis meist eng. Besonderheiten am Ende der Drüsenschläuche sind nicht zu konstatieren. Die Grenze der Basalis gegen die Muskulatur ist unregelmäßig; ein scharfer Abschluß in einer Linie ist kaum jemals festzustellen, sondern immer findet man Endometriumsdrüsen in oberflächlichen Maschen und Lücken der Muskulatur. Diese Unregelmäßigkeit ist im allgemeinen durchaus nur gering. Tieferes Eindringen von Endometriumsbestandteilen in die Muskulatur stellt etwas Besonderes dar. Die Ätiologie dieser als Adenomyosis im Sinne Frankls oder vielfach auch als Adenomyometritis (Rob. Meyer) bekannten Prozesse ist noch nicht endgültig klar; chronisch entzündliche Prozesse, postpartale Störungen, aktiv hyperplastische Vorgänge stehen zur Diskussion. Hier muß nur betont werden, daß ein Zusammenhang dieser Bildungen mit dem Zyklus nicht besteht und daß deshalb auf diese Adenomyosis resp. Adenomyometritis in der weiteren Darstellung keine besondere Rücksicht genommen werden braucht.

Sehr wichtig ist die Frage der Dicke der Basalis. Sie ist deswegen, weil die Abgrenzung gegen die Funktionalis besonders in den späteren Zyklusstadien unscharf ist, nicht leicht zu beantworten. Sie wechselt auch von Fall zu Fall erheblich. Als Durchschnitt kann man

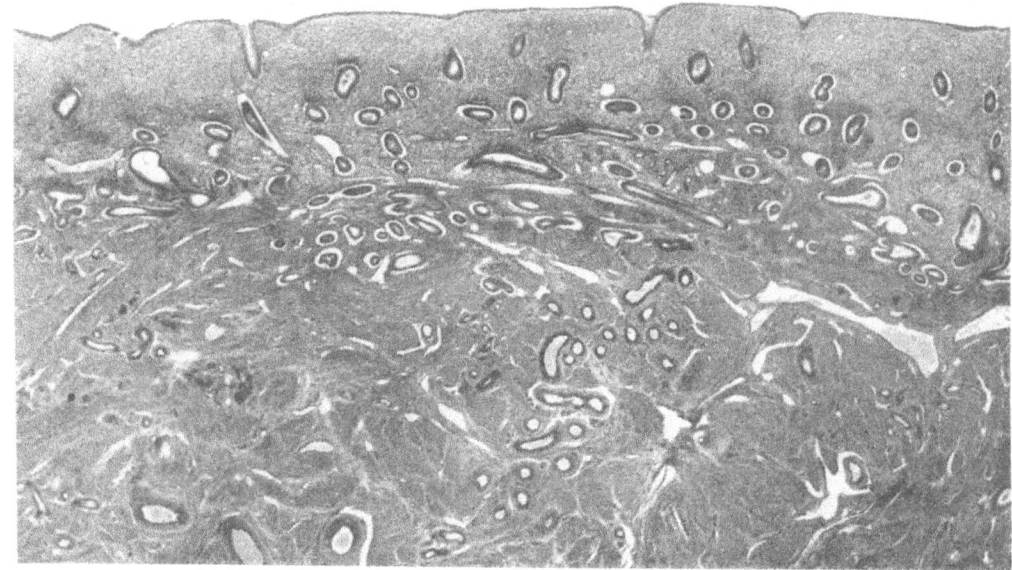

Abb. 53. 6. Tag[1].

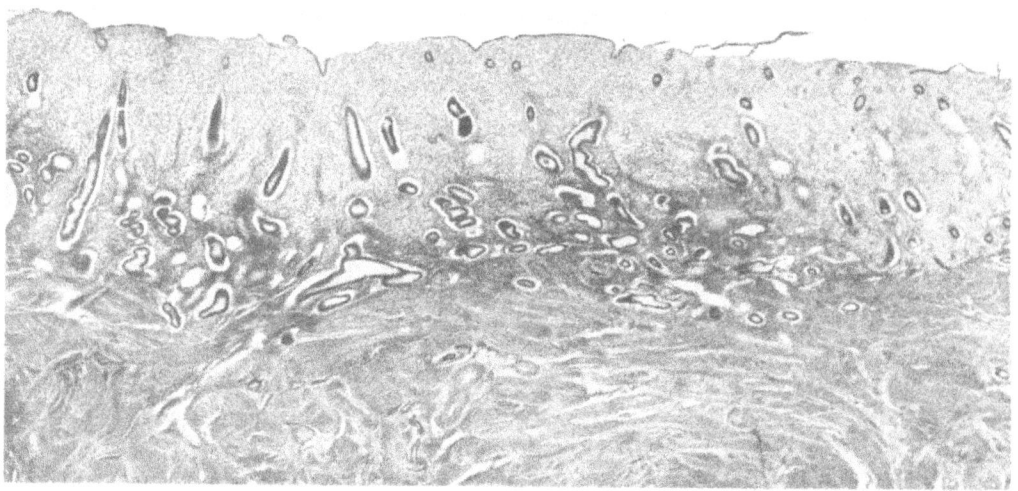

Abb. 54. 7. Tag.

etwa $1/2$ mm annehmen, aber es kann sein, daß um die Zeit der höchsten Funktion der funktionellen Schicht die Basalis stark verdrängt wird und dann nicht immer leicht als solche zu erkennen ist. Am besten hilft unter anderen später zu nennenden Kriterien hierin die Beachtung der Drüsenepithelien, die eben, wie gesagt, den oben beschriebenen

---

[1] Die Endometriums-Übersichtsbilder sind sämtlich bei gleicher Fixation, Färbung und Vergrößerung gewonnen; sie entstammen sämtlich Patienten mit vierwöchentlichem regelmäßigem Zyklus und Affektionen, die keine Beeinflussung des Zyklusablaufes geben.

Charakter ziemlich gleichmäßig beibehalten. Das Stroma der Basalis ist ebenfalls durch seine Dichtigkeit und den spindelzelligen Charakter zur Unterscheidung durchaus brauchbar. Die Weite der Drüsen jedoch kann dadurch, daß Inhalt aus den höher gelegenen Teilen der Drüsen in die tieferen hineingedrängt wird, größer und dem der Funktionsschicht ähnlich werden.

Außer dieser Einengung und Verdünnung aber der Basalis kann man auch auffällig dicke und massige Basalisschichten bis zu 1,2 und 1,5 mm Dicke beobachten. Hier ist der oben angegebene Charakter der Basalis im ganzen sehr deutlich, besonders fällt die

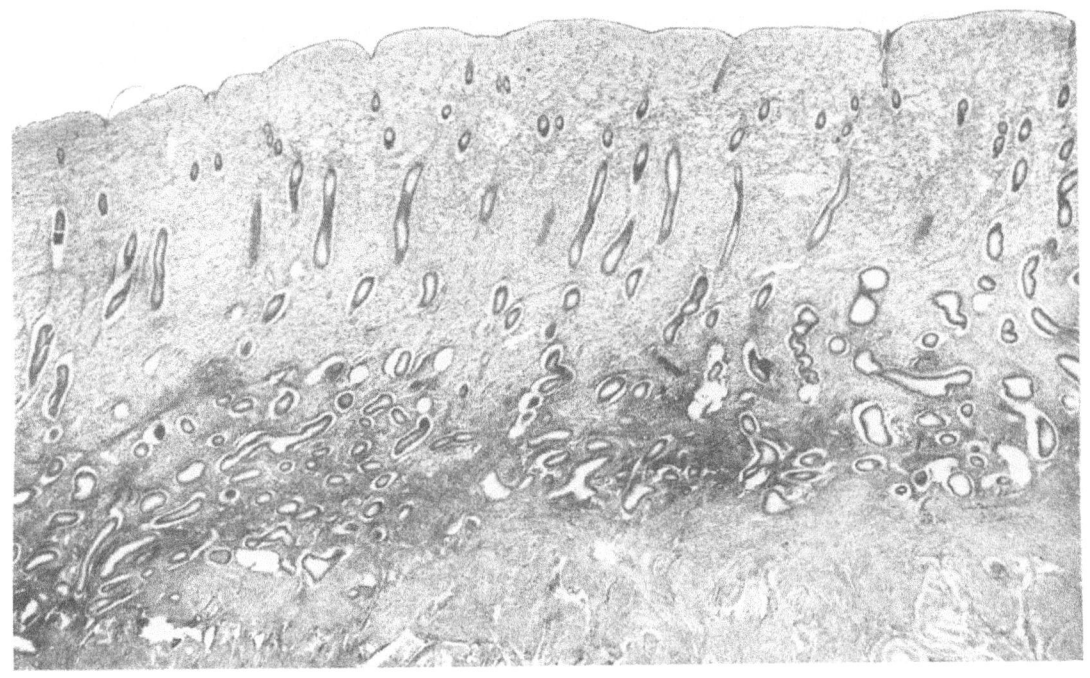

Abb. 55. 9. Tag.

Unregelmäßigkeit der Drüsenform hier auf. Eine gute Hilfe, um die Basalis gegen die Funktionalis zu trennen ist außer dem Drüsenepithelcharakter noch die Beachtung 1. der oben auch schon beschriebenen Gefäßteilungsstellen in Gestalt eng beieinander liegender Durchschnitte kleiner Arterien (Bohnen) und 2. das sichere Vorhandensein von dichten Fibrillen oder Gitterfasern. Sekiba, Wermbter und Bohnen haben auf das Verhalten der Gitterfasern, Bohnen auf die Gefäßstümpfe besonders aufmerksam gemacht. Hinsichtlich der so abgegrenzten dicken Basalisschleimhäute muß Rob. Meyers Ansicht erwähnt werden, daß es sich hierbei um das Resultat häufig wiederholter Regenerationsbestrebungen, wie sie im Zyklus ja regelmäßig vorkommen, handeln könnte, da er die dicken Basalisfälle hauptsächlich bei älteren Frauen gesehen hat. Ich kann ihm auf Grund meines daraufhin durchgesehenen großen Materials nicht voll beipflichten, da auch vielfach bei jüngeren Frauen eine dicke Basalis und bei älteren Frauen eine sehr dünne Basalis vorkommt. Weiteres darüber s. 2. Teil, III.

Diese Basalis ist, wie wir sehen werden, der Gewebsabschnitt, aus dem sich die Funktionsschicht immer wieder von neuem ersetzt. Sie ist daher tatsächlich der Ausgangspunkt stärkster Neubildungsprozesse, die ein Gewebe betreffen, das auf Anreize durch ein Hormon ganz besonders empfindlich anspricht.

b) Die Funktionalis oder die Nidationsschicht.

Bei jugendlichen vor der Pubertät befindlichen Uteri, bei solchen in der ersten Zeit der Menopause und bei bestimmten Fällen von Amenorrhöe findet man keine deutliche Schicht, die man als Funktionalis oder Nidationsschicht bezeichnen könnte. Man kann nur eine obere Lage erkennen, in denen das Stroma etwas lockerer ist als in den tieferen

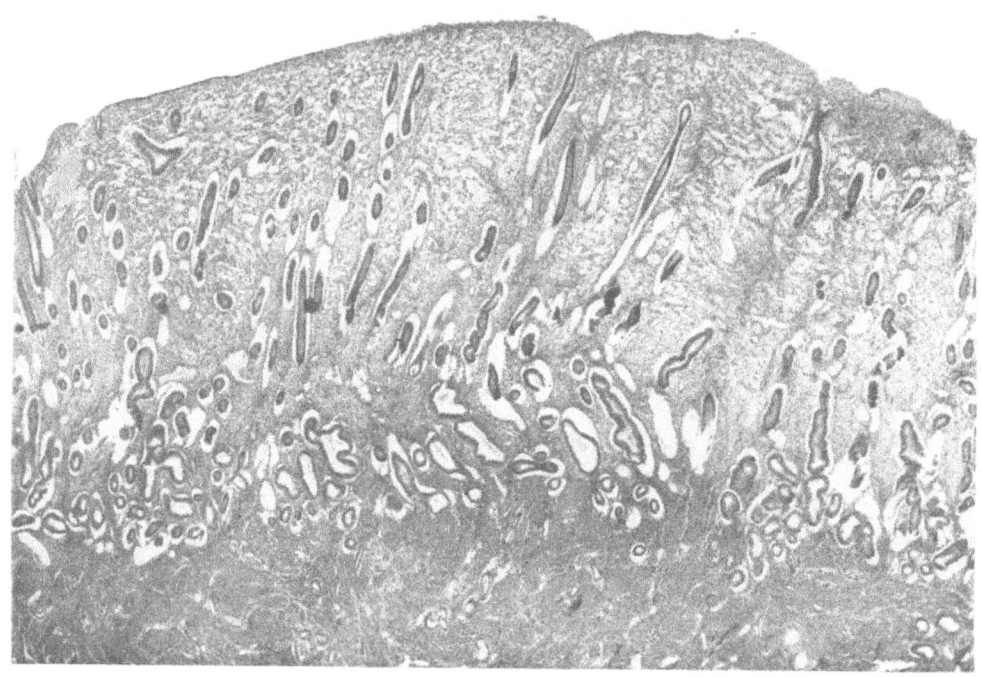

Abb. 56. 11. Tag.

Partien und eine gewisse Gleichförmigkeit zeigt, in denen die Drüsen eng sind und gestreckt verlaufen und die Epithelien keine wesentlichen Funktionszeichen erkennen lassen. Diese ganze obere Partie trägt die Zeichen der Ruhe an sich. Die Dicke dieser Schicht ist etwa 0,1—0,5 mm. Eine genaue Abgrenzung gegen die tieferen und dichteren Partien ist im Einzelfall schwer. Diese Partie des Endometriums ist es, die der Träger der zyklischen Veränderungen ist, deren Hauptcharakteristika oben schon genannt sind.

Auffällig ist zunächst ein erhebliches Dickenwachstum. Ich habe vor 10 Jahren einmal an einer größeren Anzahl von Uterusschnitten bei anamnestisch regelmäßig zyklischen Fällen Messungen der funktionellen Schicht vorgenommen und gefunden, daß sie am 5. und 6. Tag (stets nach Regelbeginn gerechnet) etwa 0,5—0,9 mm mißt. Das Stroma wird dann auffällig lockerer und es findet eine Streckung und Zunahme der Dicke statt. Für den 8. Tag wurde damals 2,5 mm, für den 10. Tag 3,5 mm angegeben. Das Durchschnittsmaß vom 10. Tag bis etwa zum 20. Tag lautete 2,5—2,9 mm, während bis zum 26. Tag dann eine weitere Durchschnittsteigerung auf 3,5 und 3,7 mm erreicht wurde. Diese Maße kann ich an einem wesentlich größeren Material immer wieder bestätigen.

Es muß aber hinzugefügt werden und damit das damals schon Gesagte eine besondere Unterstreichung erfahren, daß die Dicke des Endometriums Schwankungen unterworfen ist. Es kann sehr wohl sein, daß die Hochschichtung nur gering bleibt z. B. dann, wenn das Endometrium über ein Myom ausgespannt ist. Diese Schwankungen betreffen teils das Endometrium insgesamt, oft aber sind sie lokal begrenzte Abweichungen. Man kann also nicht allein an den oben genannten Zahlen als klar gegebenen Maßen festhalten, sondern es gehört der gesamte Charakter der Funktionalis, wie er weiterhin zu beschreiben ist, für die Diagnosestellung dazu. Ebenso wie es niedrig bleibende Schleimhäute gibt, gibt

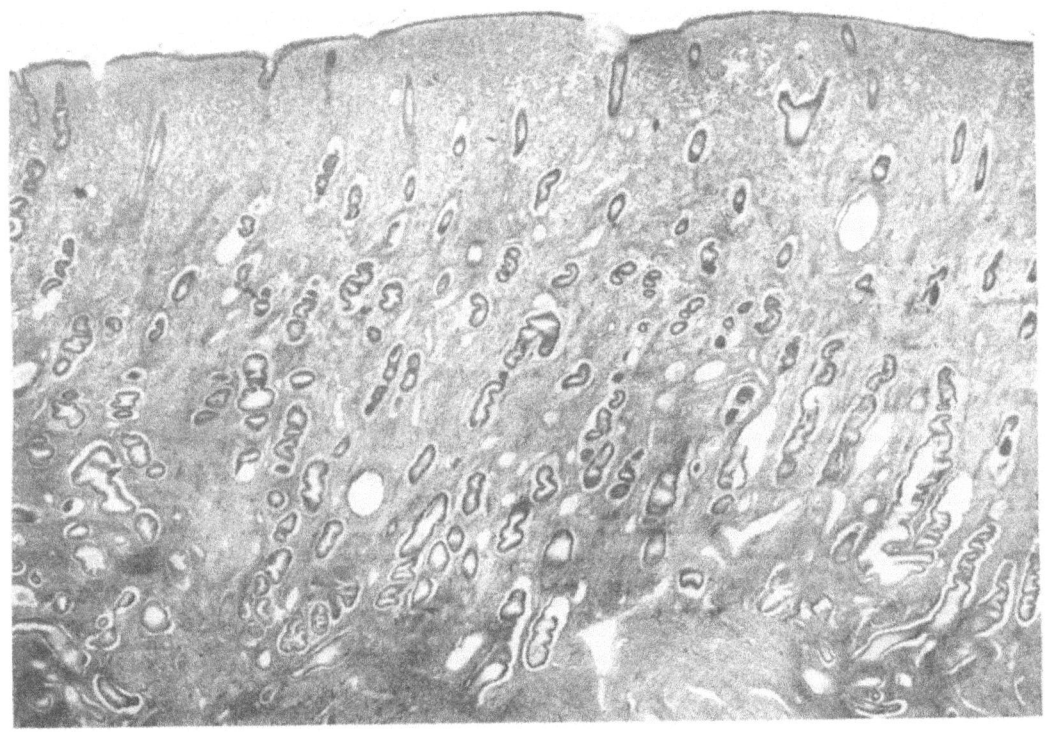

Abb. 57. 13. Tag.

es auch abnorm stark proliferierte, ja es gibt solche, wo an einzelnen Stellen scheinbare Wucherungen auftreten, die makroskopisch den Eindruck des Hochpathologischen machen, weil die Oberfläche des Endometriums zottig, pilzartig gewuchert, gequollen, stellenweise durchsichtig aussieht; wenn man genauer dann das mikroskopische Bild betrachtet, erkennt man nichts weiter als eine überall gleichmäßig gebaute, einem bestimmten Funktionszustand entsprechende, sehr lockere, stark flüssigkeitsreiche Funktionsschicht. Es sind das offenbar besondere Hypertrophien, die bei besonders guter Anspruchsfähigkeit des Basalisgewebes entstehen und vielleicht nur Eigentümlichkeiten des gerade ablaufenden Zyklus sind, vielleicht aber auch häufiger sich wiederholen (siehe 2. Teil, III. Abschnitt). Also nicht die Höhe und Dicke und die Masse der Schleimhaut bedingen das Pathologische, sondern der in ihrem Bau ausgesprochene Funktionscharakter ist von Bedeutung. Die so besprochenen Ausnahmen lassen aber trotzdem nicht daran zweifeln, daß um die Zeit des 5. und 6. Tages des 28 tägigen Zyklus (immer vom Beginn der Blutung ab gerechnet) die Funktionsschicht niedrig ist und gerade eben beginnt und dann nun eine mehr oder weniger starke Aufschichtung erfährt, die rasch eine gewisse Höhe erreicht und sich dann nur noch langsam steigert. Die Phase des Zyklus, die durch die Proliferation der Schicht im wesentlichen charakterisiert ist, wird als die **Proliferationsphase** bezeichnet. Entstehen in diesem neuproliferierten Gebilde dann Zeichen der Funktion, d. h. der Zellsekretion, tritt der Name der **Sekretionsphase** ein.

Über das **makroskopische Verhalten der Funktions- oder Nidationsschicht** in den ersten Tagen des Zyklus, d. h. zu Beginn der Blutung ist zu sagen, daß das Cavum uteri mit wenig geronnenem, meist flüssigem Blut sowie mit kleinen Gewebstrümmern erfüllt ist und das Endometrium selbst wie eine fetzige Wundfläche aussieht, auf der zunächst noch einige Reste stehen, die dann aber sehr niedrig ist und im mikroskopischen Bild von einer Funktionalis nichts mehr erkennen läßt. Die Bilder der Schleimhaut um die Menstruationszeit herum müssen weiter unten ganz besonders beschrieben werden. Außerhalb der Regelblutung ist die Schleimhaut blaßgelblich-grau, mit dem Fortschreiten des Zyklus zunehmend weich, zunächst glatt, dann oft etwas gefeldert, gebuckelt; sie legt sich wie ein weiches Polster in alle Ecken und Unregelmäßigkeiten, so daß zweifellos nur ein feiner kapillärer Spalt besteht. Selten findet man eine braune oder rötliche Farbe, selten knollige und

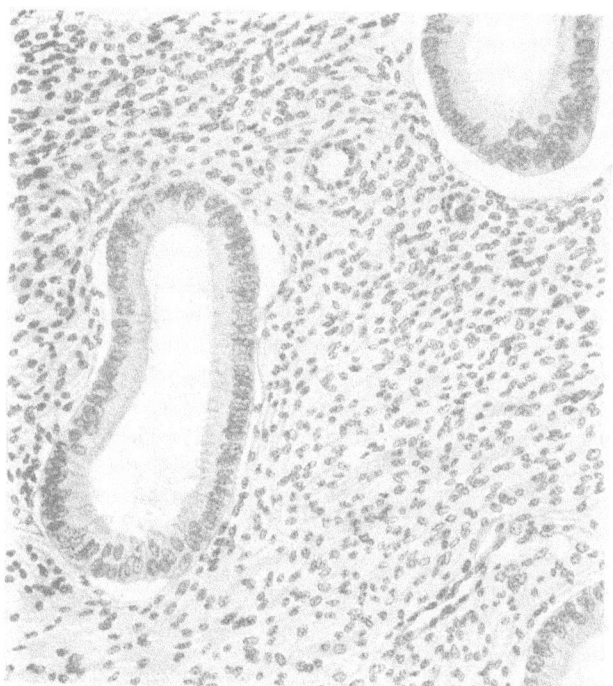

Abb. 58. Epithelien der Korpusdrüsen in der Funktionalis im Beginn der Proliferation (etwa 7. Tag).

blasige Vorwölbungen. Eine Flüssigkeit oder etwas Schleim findet sich nicht im Cavum corporis uteri, es besteht nur eine einfache, die Oberfläche blank machende Feuchtigkeit.

Die **Drüsenzahl** der Funktionalis entspricht der Zahl der in der Basalis vorhandenen Drüsen. Es kommen demnach auf 1 mm des Schnittpräparates 2—3 Drüsendurchschnitte. Aber auch in der Zahl der Drüsen gibt es individuelle Schwankungen. Es gibt drüsenreiche und drüsenarme Schleimhäute. Die drüsenreichen können den Eindruck einer pathologischen Wucherung machen. Zur Entscheidung darüber ist es wiederum notwendig, den gesamten Charakter der Schleimhaut zu betrachten und den Funktionszustand zu diagnostizieren.

Die **Drüsenform** macht im Laufe des Zyklus im allgemeinen typische Wandlungen durch. Der Charakter der Endometriumsdrüsen ist der tubuläre. Verzweigungen finden höchstens in der Basalis, nicht aber in der Funktionalis statt. Treten Herde im Endometrium auf, in denen verzweigte Drüsen sich finden und auch die Zahl der Drüsenschläuche

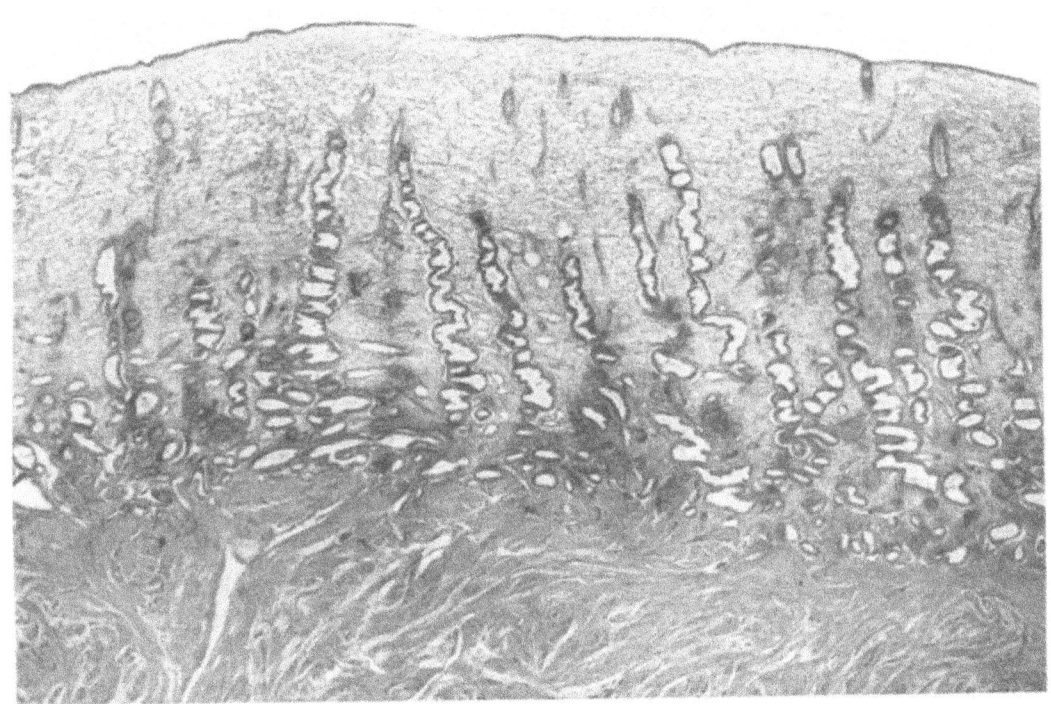

Abb. 59. 16. Tag, eben beginnende Sekretion.

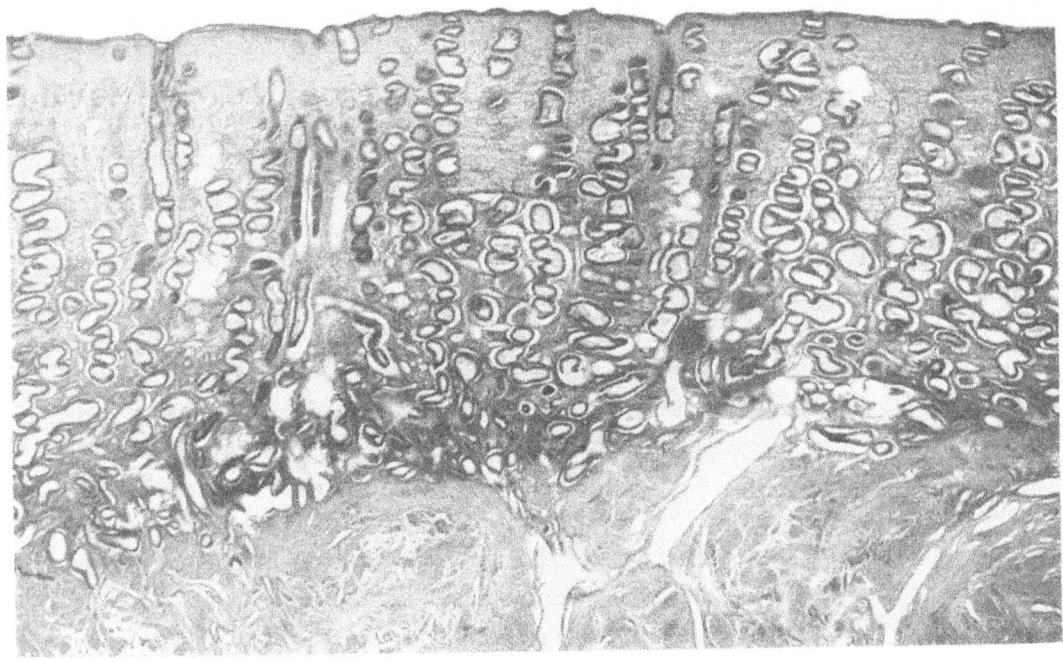

Abb. 60. 18. Tag.

zunimmt, meistens auch das Stroma dichter wird, so hat man es hier zweifellos mit einer adenomatösen Wucherung zu tun, die den Grundstock zu einem späteren Polypen zu bilden geeignet ist (siehe unter Polyp). In der Zeit vom 5.—10. Tag herrscht die enge, gestreckte Drüse vor. Das Lumen ist oft leer, manchmal enthält es etwas Detritus, aber irgendwie besondere Zeichen finden sich nicht. Vom 10.—14. Tag ist die Drüse zunehmend geschlängelt. Das Lumen bleibt vorerst noch eng. Etwas bröckeliger Inhalt ist hier und da zu finden. Vom 15.—20. Tag nimmt die Schlängelung gewöhnlich zu, so daß korkzieherartige Drüsen entstehen, das Lumen erweitert sich. Als Inhalt treten jetzt blasige, schaumartige Strukturen neben amorphen Bildern auf. Der Inhalt, der bisher keine Färbung annahm, färbt sich jetzt mit Muzikarmin, es tritt auch Glykogen in feinsten Kügelchen und einige Fetttröpfchen auf. Vom 20.—28. Tag wird die Drüsenwand dann häufig noch mehr oder weniger stark in Falten gelegt, der Inhalt der schon beschriebenen Art nimmt zu; es entsteht dadurch das Bild der sägeförmigen Drüse.

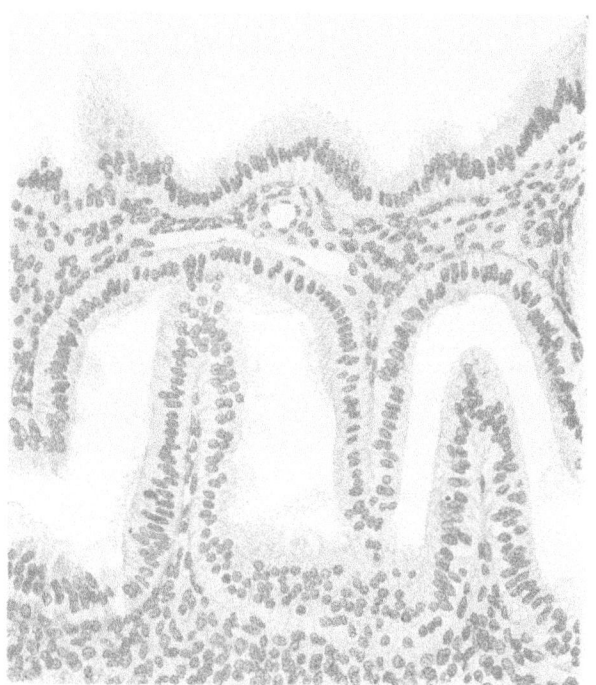

Abb. 61. Epithelien der Korpusdrüsen in der Funktionalis. Sekretionsphase 18. Tag.

Diese so geschilderten Veränderungen der Drüsenform haben im allgemeinen etwas Typisches und werden auch sehr häufig so durchlaufen. Die Form der Drüse ist aber zweifellos von verschiedenen Faktoren abhängig. Einerseits von der Vermehrung der Drüsenzellen, dann von deren Vergrößerung durch ihre Funktion, schließlich auch von der Menge des gebildeten Inhalts. Anderseits aber wirkt auf die Drüsenform maßgebend die Dehnbarkeit und Nachgiebigkeit des umgebenden Stromas ein, so daß es verständlich wird, daß Abweichungen von der genannten Regel leicht eintreten können. Die Schlängelung kann abnorm stark werden, wenn eine starke Vermehrungstendenz unter den Drüsenschlauchzellen besteht, das Wachstum des Bindegewebes jedoch nicht voll Schritt hält. In gleicher Weise kann das schon frühzeitige Auftreten von Sägeformen und die besondere Betonung der Sägeform bedingt sein. Anderseits führt eine geringere Proliferationstendenz von Drüsenepithelien zu einer geschlängelten Drüse und das Stroma ist nachgiebig genug, um die Schlängelung bis zum Ende des Zyklus bestehen zu lassen. Es gibt auch Deziduaschleimhäute, in denen die Drüsen lediglich geschlängelt statt sägeförmig sind. Da nun die genannten Einzelfaktoren lokale Verschiedenheiten aufweisen können, insbesondere die Nachgiebigkeit des Stromas nicht überall im Endometrium gleich zu sein braucht, so ist es verständlich, daß auch an mehreren Stellen ein und derselben Schleimhaut einige Unterschiede in der Drüsenform zustande kommen, ohne daß dadurch auf eine verschiedene Phase im Zyklus geschlossen werden dürfte. Im allgemeinen jedoch ist diese Ungleichheit der Drüsenform in ein und demselben Falle nur wenig ausgesprochen, vielmehr meist eine gute Übereinstimmung zu sehen. Als Besonderheiten, aber nicht als pathologische Bilder sind zystische Erweiterungen einzelner Drüsenschläuche zu nennen. Sie sind durch irgendeine lokal bedingte Einengung der oberen Drüsenabschnitte zustande gekommen und bedeuten dann, wenn sonst ein gleichmäßiger Funktionszustand einer Zyklusphase erkennbar ist, nichts Regelwidriges.

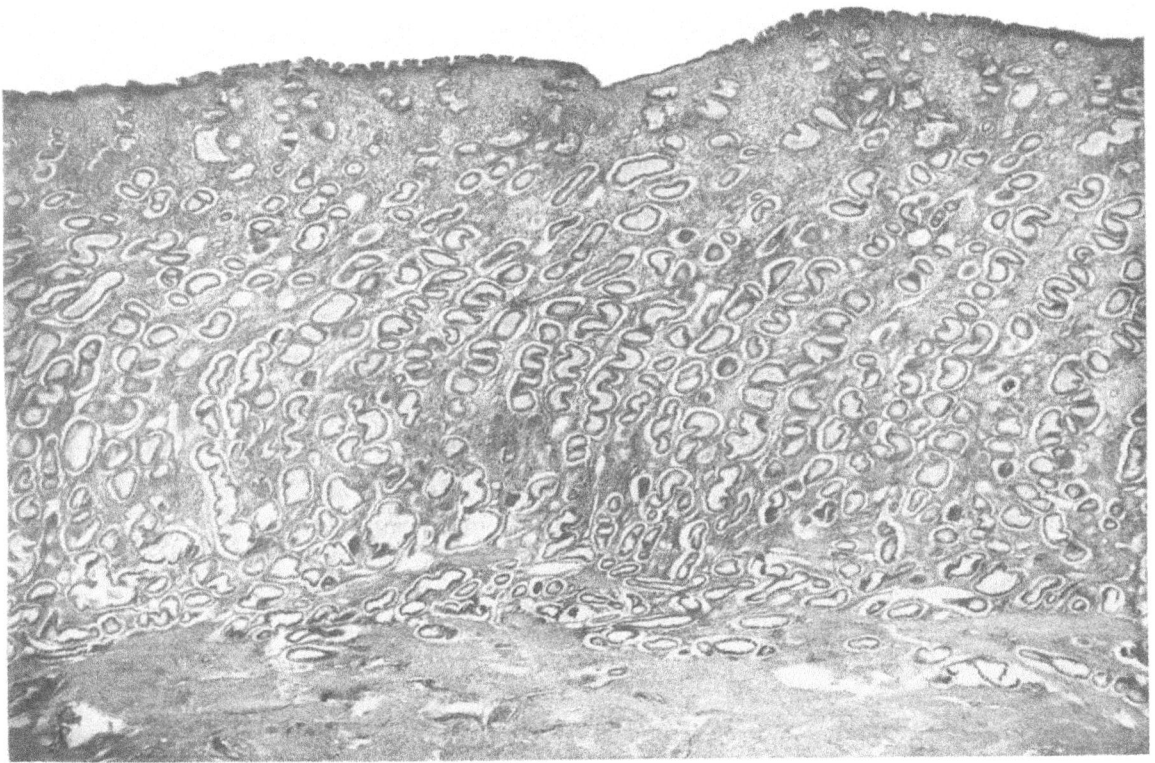

Abb. 62. 19. Tag.

Das Oberflächenepithel der Schleimhaut ist im allgemeinen glatt, stets einreihig. Die Flächen zwischen den Drüsenmündungen sind häufig ein wenig gewölbt, manchmal aber ausgesprochen gezackt und unregelmäßig, als Ausnahme polypös und fungös. Am Übergang zur Oberfläche hin zeigen die Drüsenschläuche besonders am Ende des Zyklus eine deutliche Einengung und dann nach oben hin eine trichterartige Erweiterung.

Die bedeutendste Rolle unter den Bestandteilen des funktionellen Endometriums spielen die Drüsenepithelien selbst. Ihr Funktionszustand gibt häufig in Zweifelsfällen, wo das Schleimhautbild eingereiht werden soll, den Ausschlag. In der Proliferationsphase ist die Epithelzelle zylindrisch, die Zellen stehen gut nebeneinander, die Höhe der Zellen nimmt mit Fortschreiten des Zyklus von etwa 6—8—10 μ auf 16 und 20 μ zu. Die Zellen sind auf einer als Membrana propria bezeichneten, durch Verdichtung von zarten Bindegewebsfibrillen entstandenen Haut aufgereiht. Der Kern liegt in der unteren Hälfte. Er ist deutlich differenziert und füllt die untere Hälfte der Zellen gut aus. Das Protoplasma der Zellen ist einfach gekörnt, irgendwelche besonderen Strukturen lassen sich noch nicht nachweisen, auch ist der Zellsaum nach dem Lumen zu ziemlich gerade. Die

Zellen werden, wie gesagt, größer und höher, der Leib heller, sind aber zunächst noch ohne besondere Struktur. Es treten aber vom 6. Tag ab Kernteilungsfiguren auf, die sich in der Zeit des 10. und 12. Tages an Zahl so steigern, daß man fast in jedem Drüsenschlauch ein oder mehrere Zellteilungsstadien finden kann. Diese Mitosen liegen in dem lumenwärts gelegenen Teil der Zellen und heben sich schon bei relativ schwachen Vergrößerungen durch ihre besondere Lage ab. Sie sind ein Zeichen für die starke Proliferationstendenz und das dabei eingehaltene Tempo. Mit dem 14. oder 15. Tag des Zyklus nimmt ihre Zahl erheblich ab und sie verschwinden in kurzer Zeit vollständig aus den Bildern. Von der Mitte des Zyklus ab aber beginnen nun Zeichen der Sekretion sich in den Zellen zu zeigen. Es entstehen Verschiebungen des Kerns nach der Mitte oder nach dem Lumen hin. Hinter dem Kern treten gut abgegrenzte helle Bezirke auf. In ihnen läßt sich Glykogen in feinsten kleinen Stäubchen nachweisen; vorläufig jedoch in sehr geringer Menge. Die Konturen der Zellen wölben sich nach dem Lumen hin etwas blasig vor. Die schaumigen Inhaltsstrukturen nehmen Muzikarminfarbstoff an. Auch Schollen von mehr homogenem oder auch fädigem Charakter erweisen sich als muzikarminpositiv. In den Drüsenzellen findet sich, wie Aschheim und auch Froboese, Terruhn nachwiesen, eine fein verteilte Fettinfiltration. Diese Prozesse nehmen nun mit dem 18. und 20. Tag erheblich zu. Jetzt können außer dem Nachweis von Glykogen und Fett (Driessen, Wegelin, Rob. Meyer, Aschheim, Froboese, Terruhn, Beljajeva, Saito, Szüle) auch muzikarminpositive Schaumstrukturen an der Lumengrenze der Zellen (Verfasser und Terruhn u. a.) festgestellt werden. In $1/4$ oder $1/3$ aller Fälle ist die Aufhellung der Zellen nicht so deutlich; das Zellprotoplasma bleibt mehr granuliert und dunkler. Dafür aber tritt eine Abbröckelung und muzikarminpositive Verfärbung des Zellsaumes ein und schreitet allmählich nach der Tiefe der Zellen hin fort. Die Form der Zellen kann jetzt in der Sekretionsphase, besonders in den letzten Zyklustagen, dadurch verändert werden, daß sie auf den Falten der sägeförmigen Drüsen fächerartig nebeneinander stehen und wie Büschel in das Lumen hineinragen, wobei dann die Sekretionsbilder der Zellen unverkennbar sind. Der Höhepunkt dieser Epithelsekretion ist etwa am 27. Tag erreicht und nimmt nach der Dezidua hin dann weiter zu. Bei Abschluß des Zyklus aber durch eine menstruelle Blutung hört am letzten Tag des Zyklus die Färbbarkeit und die Sekretion der Zellen auf. Die Zellen stoßen sich meistens ins Lumen ab und erfahren eine stärkere Ansammlung von Fett, ohne daß allerdings daraus der Schluß auf eine Zelldegeneration zu machen wäre, da auch in der Dezidua die Drüsenepithelien Fett in guter Menge enthalten.

Wenn nun auch in den Drüsenepithelformen Schwankungen in der Größe und der Höhe der Zellen und der durch das gegenseitige mechanische Verhältnis gegebenen Formen der Zellen festzustellen sind, so ist doch stets der Charakter der einfachen Epithelzellen, der proliferierenden Epithelzellen mit den Mitosen und den sezernierenden Zellen deutlich.

In früherer Zeit ist über die Flimmerung der Epithelzellen viel gesagt worden. Liedig stellt 1893 die Autoren, die den Flimmerschlag nach aufwärts, d. h. tubenwärts, und den Flimmerschlag nach abwärts betonen, zusammen. Höhne und gleichzeitig mit ihm Mandl haben dann den diskontinuierlichen, herdförmigen und insulären Flimmerschlag nachgewiesen. In der Sekretionsphase nehmen nach Mandl entsprechend dem Auftreten der sezernierenden Zellen die flimmernden Zellen erheblich an Zahl ab, während in der Proliferationsphase die Zahl der flimmernden Zellen groß ist. Über die Bedeutung dieser Flimmer-

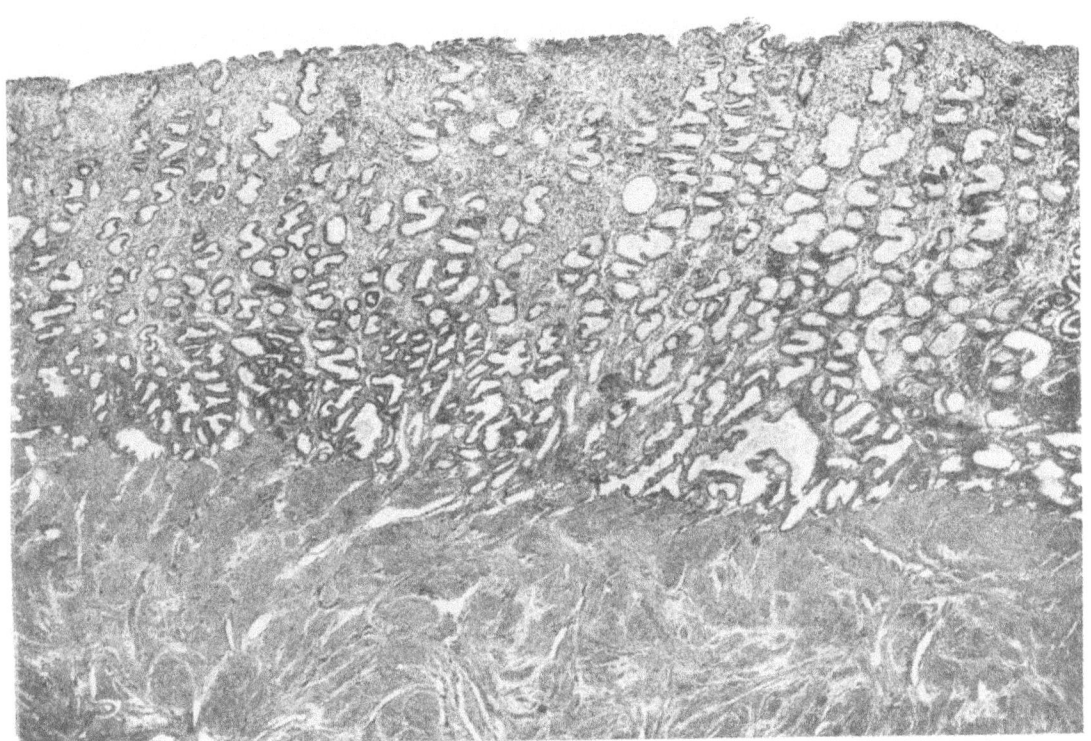

Abb. 63. 23. Tag.

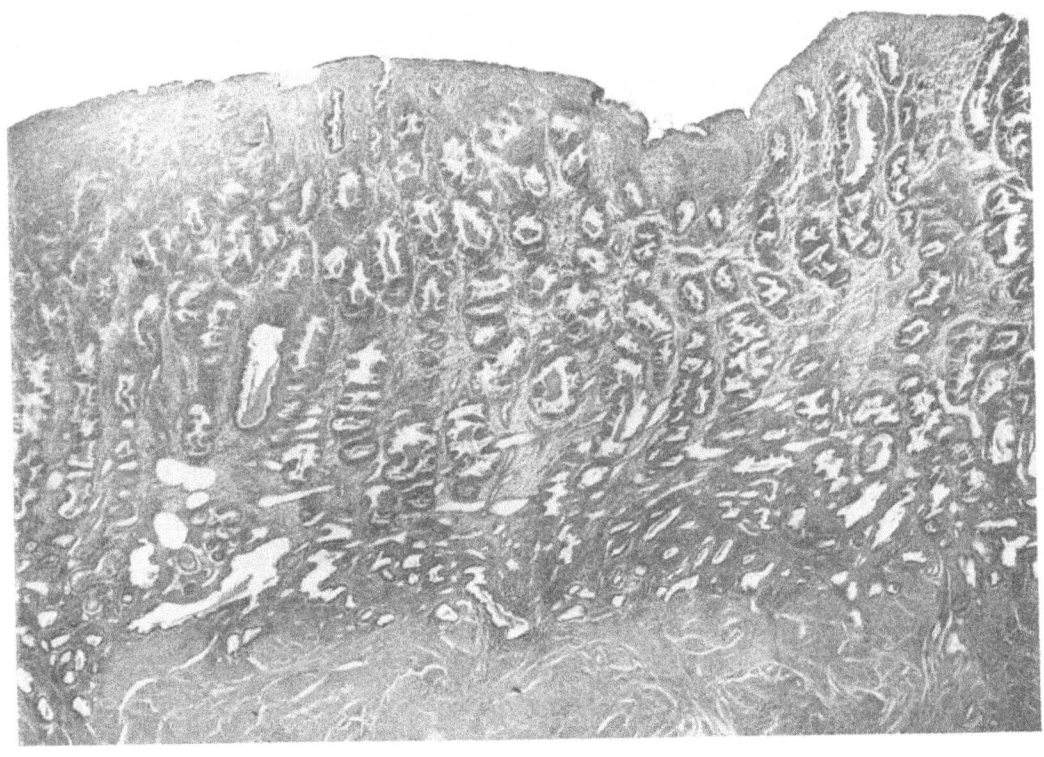

Abb. 64. 25. Tag.

zellen besteht noch keine Klarheit. Ob sie für den Eitransport große Bedeutung haben, ist außerordentlich fraglich; wahrscheinlich sind sie für die Funktion der Zellen als Nährstoffbildner im Sinne einer Verteilung und Vermischung von einer gewissen Bedeutung.

Das Verhalten des Interstitiums in der neu sich bildenden Funktionalis ist zwar nicht so auffällig und eindeutig wie das des Epithelapparates, trotzdem aber läßt sich auch hier ein durchaus typisches Verhalten mit wichtigen Einzelheiten feststellen. Bevor wir die typischen Veränderungen kennen lernen, muß festgestellt werden, daß, wie schon früher beim kindlichen Uterus erwähnt, das Interstitium aus einem zelligen Netz, dessen Einzelzellen sich mit ihren Ausläufern gegenseitig berühren und ein weit verzweigtes Maschennetz zeigen, und außerdem aus einem dazwischen liegenden fibrillären Fasergewirr, einem Gitterfaserwerk besteht, das mehr oder weniger dicht liegt. Um den Nachweis dieser beiden Netzarten haben sich Hörmann, Clark, Björkenheim, Ten Berge, Wermbter, Sekiba und ich selber bemüht. Beide Netze haben charakteristische Zeichen für die Einzelphase des Zyklus. Im Beginn der Proliferation, wo die Funktionalis noch als dünne, kaum erkennbare Haut der Basalis ohne deutliche Grenze aufliegt und sie nach oben hin abschließt, ist das Interstitium dieser oberflächlich gelegenen Schicht spindelzellig eng und zarte Gitterfasern liegen zwischen den Spindelzellen in deutlichem Zusammenhang der stark fibrillären Basalis. In den ersten Tagen der Proliferation, entsprechend dem 7. bis 9. Tag des Zyklus, lockert sich das zelluläre Netz erheblich auf; es entstehen Bilder sternförmiger Zellen, die durch lange Ausläufer weite Maschen miteinander bilden. In diesen Maschen findet sich sehr häufig eine durch die Fixationsmethode geronnene Flüssigkeit. Die Zahl der Gitterfasern ist gering. Hauptsächlich um die Drüsen herum häufen sich die Fibrillen zu einer zarten Membran und auch um die Gefäße ist ein fibrillärer Mantel deutlich erkennbar. In den Räumen jedoch zwischen Gefäßen und Drüsen sind Gitterfasern zunächst nur spärlich, ebenso auch ist das oberflächlich gelegene Bindegewebsgebiet nur spärlich mit Fäserchen versehen. Um die Zeit des 12.—14. Tages ist eine wesentliche Vermehrung aufgetreten. Überall sieht man jetzt ein zartes, aber reicheres Gitterwerk von feinsten Fibrillen. Die Verdichtungszonen um Drüsen und Gefäße treten noch stärker hervor. In den späteren Tagen des Zyklus ist eine Zunahme des Gitterfaserwerkes nicht mehr feststellbar. Es scheint vielmehr, als ob wieder eine Lockerung einträte. Diese ist aber höchst wahrscheinlich durch ein Verdrängtwerden bedingt. Diese Verdrängung der Gitter-

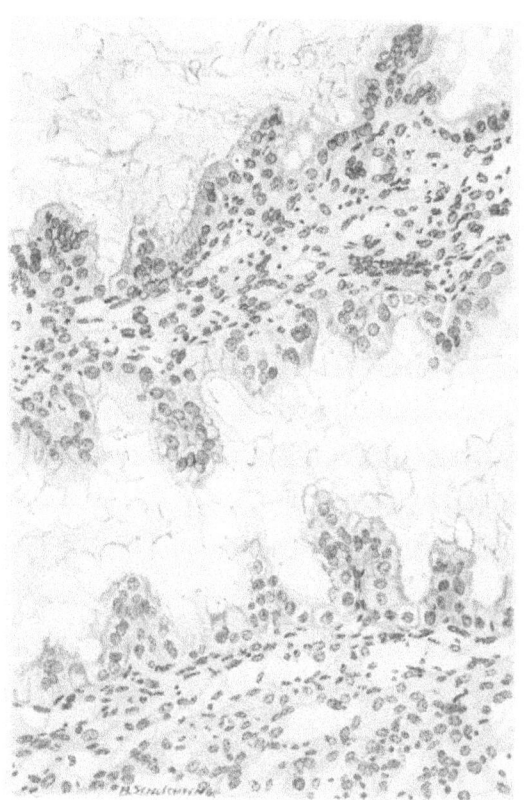

Abb. 65. Sezernierende Epithelien.

fasern ist dadurch möglich, daß das zelluläre Maschennetz durch Zunahme der Zellleiber und durch Vermehrung der Einzelzellen dichter aneinander rückt. Insbesondere findet eine Zellvergrößerung in den oberflächlichen Partien, etwa dem oberen Drittel, der Funktionalis statt. In zweiter Linie ist die Zellvergrößerung der Bindegewebszellen auch um die Gefäße herum deutlich. In der letzten Woche des Zyklus können aber so lokalisierte Zellvergrößerungen bis zur kugeligen Zelle führen; es liegen dann große Lager von kugeligen Zellen in der oberflächlichen Partie und als Zellmantel um die Gefäße herum, während

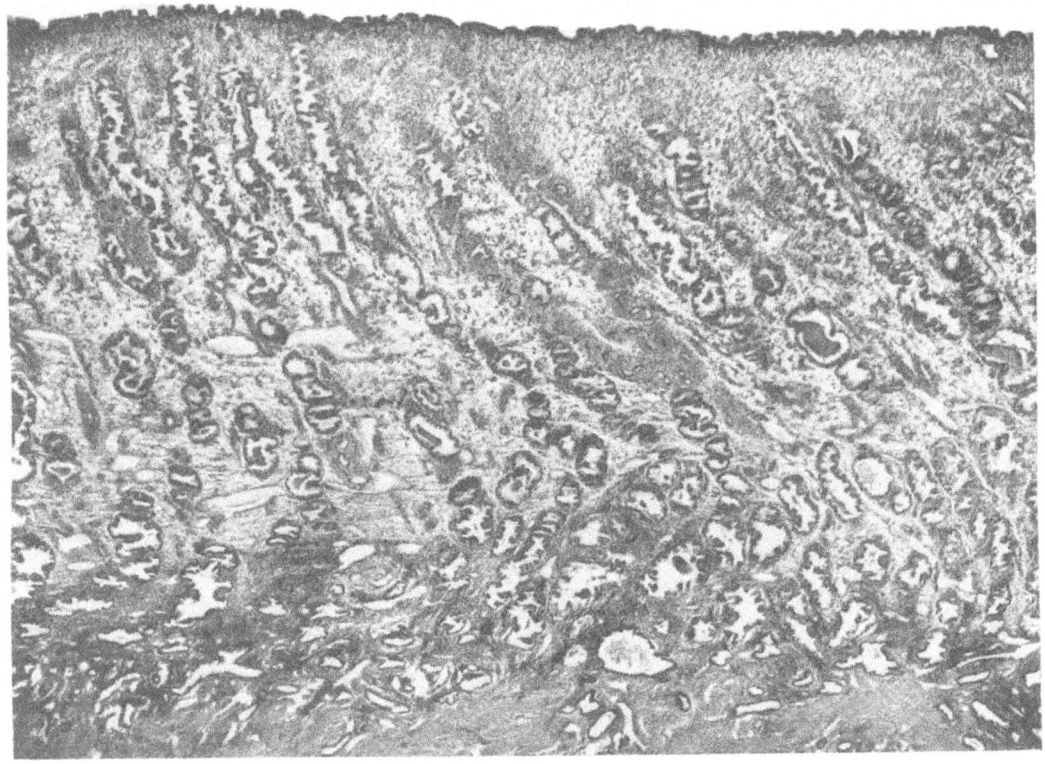

Abb. 66. 27. Tag.

in der tieferen Schicht bis an die Basalis heran eine viel lockerere Lage des Bindegewebes und ein zartes Maschenwerk immer noch deutlich ist. Durch diese Zellvergrößerung des Stromas gewinnen diese Zellen den Übergang zur Deziduazelle. Mit der Bielschowskyfärbung sieht man sehr hübsch, wie jede fast kugelige Stromazelle von einer zarten fibrillären Faserung je einzeln umgeben ist. Es tritt durch diese Anordnung und die Engmaschigkeit der oberen Bindegewebslage eine Ähnlichkeit mit der späteren Dezidua zutage, ja es handelt sich demnach um ein unmittelbares Vorstadium zur Dezidua. Die Scheidung in Kompakta, Spongiosa und Basalis ist auch ohne Schwangerschaft gar nicht selten gut ausgesprochen und deutlich. Jedoch muß betont werden, daß nicht immer und in allen Fällen die Stromazellen Deziduazellenähnlichkeit gewinnen, sondern es gibt gar manche Schleimhäute, in denen, meist gleichzeitig mit nur geschlängelten Drüsen, auch ein zwar sehr lockeres, aber nicht so engmaschiges und großleibiges Stroma hervortritt. Wie überall lassen sich auch hier die individuellen Variationen feststellen.

In dem Stroma sieht man nun deutlich in gewöhnlichen Abständen von $1^1/_2$—2 mm feine Gefäße mit mehrfachen Durchschnitten fast senkrecht, aber auch geschlängelt zur Oberfläche hinziehen. Diese Gefäße entspringen aus Gruppen von kräftigeren Arterien in der Basalis. Die Funktionalisgefäße sind durchaus zartwandig: eine deutliche Endothelhaut, darauf folgend eine nur sehr zarte und schmale Muskularis mit etwas Elastika und die bindegewebige Adventitia, die schon eben genannte fibrilläre Scheide. Die Muskulariszellen legen sich deutlich zwiebelschalenartig umeinander. Alle übrigen Gefäße sind sehr zartwandig, meistens nur aus einem einfachen Endothel bestehend mit einer zarten Bindegewebshaut. Nerven sind, wie gesagt, in der Funktionalis bisher nicht nachgewiesen.

Es erübrigt sich noch, über den Gehalt des Interstitiums an freien Zellen etwas zu sagen. Es ist zweifellos, daß bei einer großen Anzahl von Fällen sog. Rundzellen = Lymphozyten einzeln und in geringen kleinen Anhäufungen in allen Teilen des Endometriums zu finden sind. Auch vereinzelt einmal eine Plasmazelle wie auch Mastzellen sind in geringer Zahl durchaus nicht als regelwidrig anzusehen. In der Basalis liegen vereinzelt Rundzellenknötchen; ein deutliches Keimzellenzentrum ist manchmal in ihnen nachzuweisen. Mönch hat diese kleinen Rundzellenherde in der Basalis als normale Bestandteile der Schleimhaut angesehen. Ich glaube auch, daß sie wohl keine große pathologische Wertigkeit haben, immerhin ist eine Zunahme von derartigen herdweisen Ansammlungen, insbesondere ihre Kombination mit größeren Mengen Plasmazellen, das Auftreten von perivaskulären oder periglandulären Ansammlungen von Rundzellen und Plasmazellen sicher im Sinne chronisch exsudativer Prozesse aufzufassen (siehe Teil II, III. Abschnitt). Über das Vorkommen von größeren Mengen Leukozyten siehe Endometrium während der Menstruation.

Außer den genannten Zellen lassen sich in den Maschen des Stromas nur körnig gerinnbare Massen in geringerer und stärkerer Ansammlung finden, besonders die obere Hälfte kann sehr reichlich die Ansammlung solcher eiweißreichen Flüssigkeit erkennen lassen. In einer kleinen Anzahl von Fällen sieht man in oberflächlichen Maschen des Stromas auch Blutkörperchen, die aneinandergepreßt und wie ausgelaugt teilweise auch in bräunlich homogener Umgebung liegen. Pigment läßt sich an diesen Stellen so gut wie niemals nachweisen. Es scheinen mir hier flächenhafte Blutkörperchenaustritte schon vor einiger Zeit entstanden zu sein, die schon in Auslaugung begriffen sind. Über frische Blutungen siehe später.

Das Endometrium um die Zeit der menstruellen Blutung.

Die Ansichten der Autoren aus der älteren Zeit sind schon weiter oben angeführt. Es erübrigt sich, hier zu sagen, daß auch Hitschmann und Adler eine unklare Meinung über die Vorgänge bei der Menstruation aussprachen. Erst durch die Bearbeitung eines wesentlich größeren Materials unter Berücksichtigung der gesamten Zyklusvorgänge gelang es mir, die Desquamation und Sequestration der Funktionalis nachzuweisen und so darzustellen, wie sie heute allgemein anerkannt ist. Meyer-Ruegg hat später in einer sehr ähnlichen Darstellung, allerdings unter besonderer Betonung einer stärkeren Blutanschoppung, aber im Prinzip das gleiche nachgewiesen. Lahm will mehrere Phasen des Vorgangs unterscheiden: die Drosselung der Arterien mit folgender Venenerweiterung, die Exsudation von Leukozyten und den Zerfall der Schleimhaut. Rob. Meyer hat nach

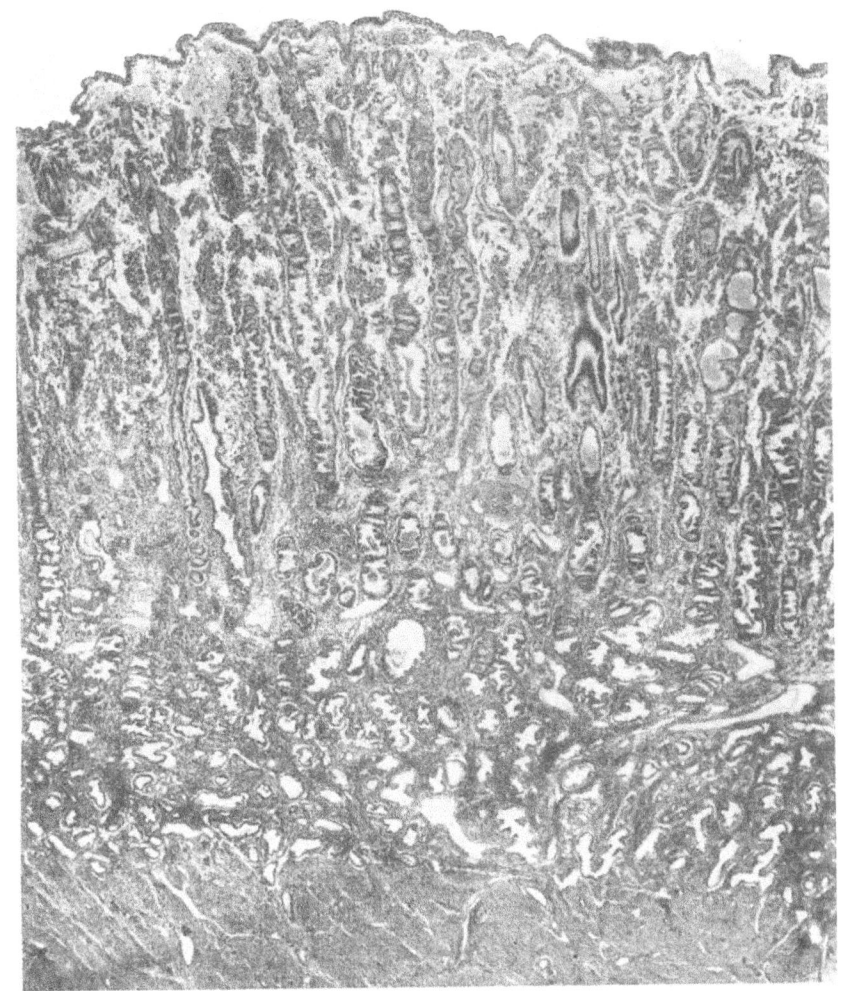

Abb. 67. 28. Tag, Status intra desquamationem.

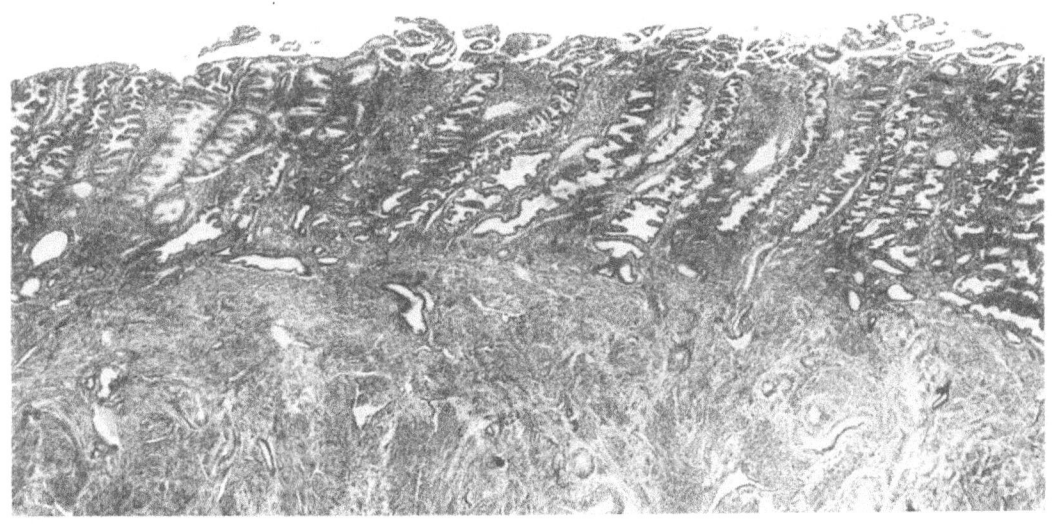

Abb. 68. 1. Tag. Status post. desquamationem.

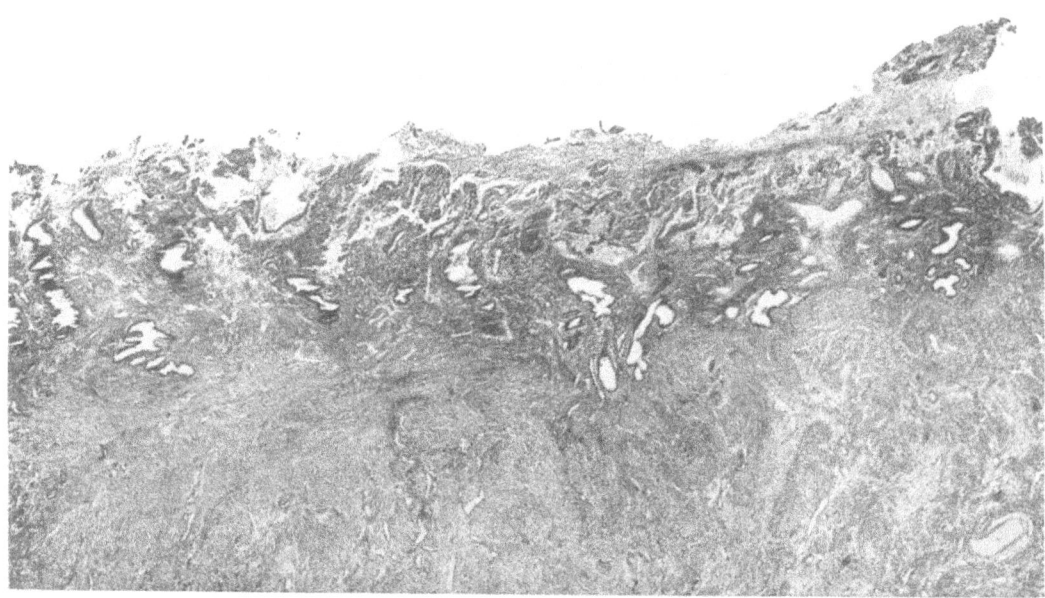

Abb. 69. 2. Tag.

ursprünglicher Ablehnung sich später von der weitgehenden Desquamation überzeugt. Im Prinzip ist auch die aus dem pathologischen Institut Freiburg stammende Arbeit von Sekiba in voller Übereinstimmung; nur über die Ausdehnung der Sequestration macht er etwas abweichende Angaben. Bohnen hat neuerdings noch einmal das gesamte mir zur Verfügung stehende Material daraufhin untersucht und zu Sekibas geringen Abweichungen Stellung genommen. Nach gründlicher Durcharbeitung des gesamten Gebietes läßt sich heute das Verhalten der Schleimhaut folgendermaßen darstellen:

Wir gehen aus von dem Bilde einer voll sezernierenden deziduaähnlichen Schleimhaut, die wir als prägravide Phase oder Prädezidua bezeichnen konnten. Das Bild stellt sich so dar, daß mindestens $^4/_5$ des gesamten Schleimhautbildes von der Funktionalis eingenommen werden; meistens sieht man eine deutliche Scheidung in Kompakta (das

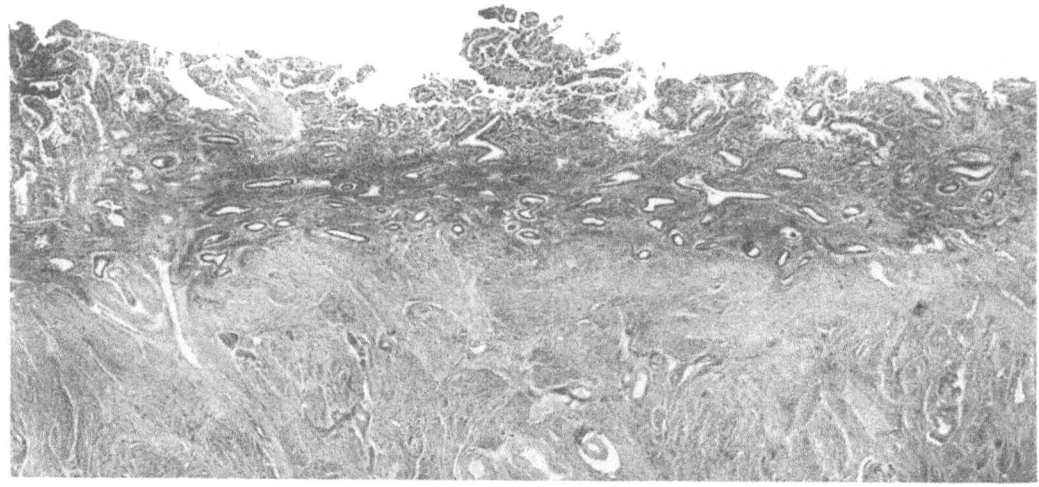

Abb. 70. 3. Tag.

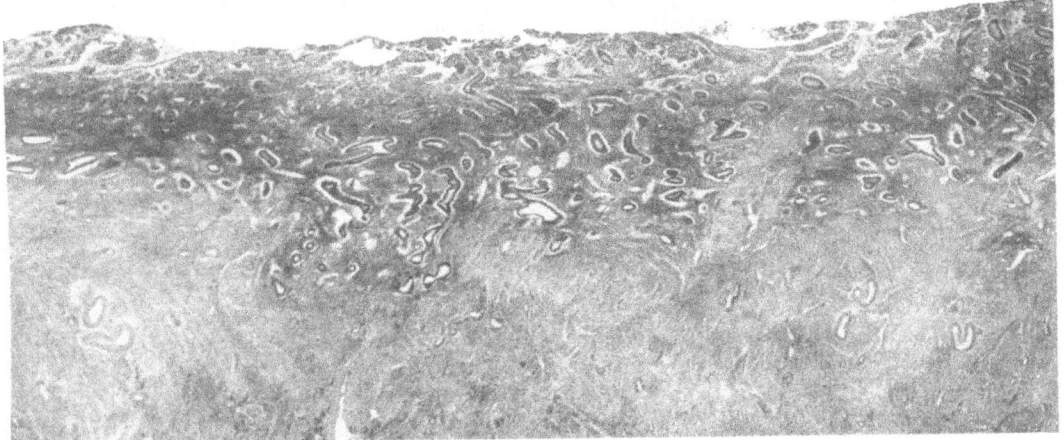

Abb. 71. 4. Tag.

obere Drittel der Funktionalis), in der die Drüsenschläuche eng und trichterförmig zur Oberfläche mündend sich zeigen und das Stroma großzelligen Charakter trägt, und die Spongiosa (die übrigen $^2/_3$ der Funktionalis) in der die Drüsen sägeförmig oder auch nur geschlängelt, mit Sekret gefüllt, einander näher gerückt sind und sehr zartes Stroma mit den Gefäßen zwischen sich führen. Die Basalis ist niedrig und zeigt den früher beschriebenen Charakter. Ist das dazugehörige Ei befruchtet, bildet sich ein Embryo, so geht dieses Bild jetzt in das der Dezidua über. Ist das Ei nicht befruchtet und muß es zugrunde gehen, so tritt die Sequestration der Funktionalis ein. Der Beginn dieser Sequestration scheint darin zu bestehen, daß die Schleimhaut zunächst um die Gefäße, dann aber auch diffus mit Leukozyten überschwemmt wird. Die Sekretion der Drüsenepithelien läßt deutlich nach. Die Gefäße sind häufig strotzend gefüllt. Allmählich, d. h. innerhalb weniger Stunden findet dann eine innere Auflösung der Schicht statt, die teils mit einer Blutung und stärkeren Infarzierung des Gewebes mit Blut, teils aber auch nur durch eine Lockerung der Zellverbände charakterisiert ist. In den Drüsenepithelien, besonders der Spongiosa treten Chromatolyse und Kernzerfallsfiguren auf. Die Zellen werden einzeln in das Lumen der Drüsen abgestoßen. Der Zerfall der Funktionsschicht macht rasche Fortschritte; be-

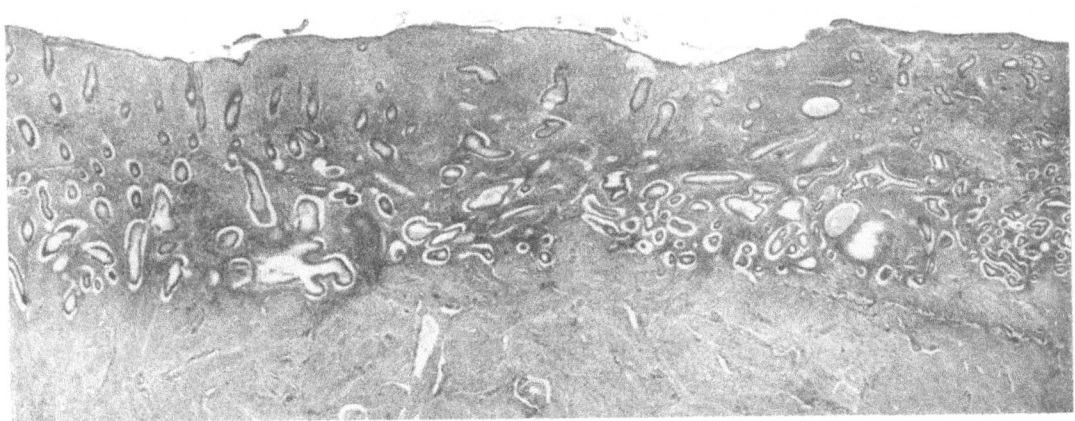

Abb. 72. 5. Tag.

sonders dann, wenn die Gewebsblutungen nicht stark sind, findet eine völlige Zerreißung und innere Auflösung der Schleimhaut statt und es bleiben nur kleine Trümmerreste übrig. Treten aber stärkere interstitielle Blutungen ein, so kann die Funktionalis sich noch längere Zeit, mehrere Stunden, halten und wird dann in blutdurchtränkten Fetzen abgelöst. Nur ausnahmsweise findet eine membranöse Ablösung der Funktionalis von der Unterlage statt. Die Trennung geschieht dann stets im Bereich der Funktionalis. Die Zellen dieser in Desquamation befindlichen Schicht büßen rasch an Färbbarkeit ein. Größere Partien sind auch in den Maschen überall von Leukozyten und roten Blutkörperchen durchtränkt.

Schon am zweiten Tag besteht eine völlige Wundfläche mit fetzigen blutigen Auflagerungen. Das mikroskopische Bild zeigt jetzt, daß noch die Hälfte der Spongiosa, d. h. also etwa $1/3$ der Funktionalis, der Basalis anhaftet. Die Oberfläche ist natürlich wund und unregelmäßig zerklüftet, zerrissen. Aber auch die durch ihre Drüsenformen als Funktionalis noch erkennbare Restschicht trägt alle Zeichen des Unterganges; auch in ihr hat die Färbbarkeit der Epithelien Einbuße erlitten. Überall sind reichlich pyknotische Figuren als Zeichen für den Kernzerfall zu finden. Auch hier überall noch reichliche Durchsetzung mit Leukozyten und Lockerung der Bindegewebsmaschen. Schon wenige Stunden später sieht man dann auch die Funktionalisreste mehr und mehr verschwinden, es bleiben zunächst immer noch einige Fetzen zurück und auch die wieder sind in lebhaftem Abbau. Schließlich bleibt nur die Basalis zurück. Ihre Oberfläche ist stark gelockert, die Drüsen der Basalis reichen mit ihren abgerissenen Stümpfen ans Kavum heran. Zwischen den gelockerten, aber spindeligen Stromazellen findet man Leukozyten und einige Rundzellen. Aber schon schieben sich am dritten Tage über die nackte Wundfläche endothelartige Zellen von den Drüsenresten herüber. Zu Verlust gehende Partien des Stromas werden noch abgehoben und bald ist die Wundfläche durch überall erfolgende Vereinigung der aus allen Drüsenstümpfen hervorwachsenden flachen Epithelien wieder bedeckt. Das Endometrium hat jetzt lediglich die Dicke der Basalis, höchstens die oberflächlichste Lage des Stromas und die eben wieder frisch gebildete Oberfläche können als Regenerat der abgestoßenen Funktionalis angesehen werden. Aus dieser jetzt wieder formierten und verheilten Schleimhaut beginnt der neue Zyklus aufzuwachsen, so wie er soeben beschrieben wurde. Da es sich hier lediglich um die anatomische Darstellung handelt, so kann von der Besprechung weiterer Fragen zunächst abgesehen werden. Später wird öfter auf diese Vorgänge zurückgegriffen werden müssen.

Zusammenfassende Übersicht über die zyklischen Veränderungen des Endometrium corporis uteri.

Proliferationsanfang (etwa 5.—7. Tag): Niedrige, aber deutliche Funktionsschicht, sekretionslose Epithelien in geraden Schläuchen, wenig Mitosen, etwas dichtes Stroma mit spindeligen Zellen.

Proliferationsmitte (etwa 7.—10. Tag): Deutliche Hochschichtung der Funktionsschicht, starke Streckung der Drüsen, viel Mitosen, lockeres Stroma, häufig sternförmige Zellen, sekretionslose Epithelien.

Proliferationsende (etwa 10.—14. Tag): Hohe Funktionsschicht, Schlängelung der Drüsen, viel Mitosen aber in Abnahme, lockeres Stroma, sekretionslose Epithelien.

Sekretion, erster Beginn (etwa 14.—16. Tag): Ähnlich wie Proliferationsende, nur allmählich Zunahme der Schlängelung, rasches Verschwinden der Mitosen, deutliche Aufhellungen in den Epithelien hinter dem Kern, spärlich Glykogen.

Sekretionsanfang (etwa 16.—21. Tag): Starke Drüsenschlängelung, keine Mitosen, reichlich Aufhellungen hinter und vor und neben dem teils mittel-, teils lumenständigen Kern, keulenförmiges Vorquellen der Epithelien ins Lumen, weitere Auflockerung des Stromas, insbesondere Größenzunahme seines zellulären Netzes.

Sekretionsmitte (etwa 21.—25. Tag): Starke Drüsenschlängelung, häufig Fältelung, dadurch Sägeform, volle Sekretion von muzikarminpositiver Substanz, Glykogen und Fettablagerung. Quellung der Stromazellen besonders um die Arterien und unter der Oberfläche. Keine Mitosen.

Sekretionsende (etwa 25.—28. Tag): Starke Schlängelung und Sägeform der Drüsen (letztere nicht immer nötig), vollste Sekretion. Deutliche deziduale Stromazellbilder um die Gefäße und unter der Oberfläche (Kompaktabildung); ab und zu Kernzerfallsfiguren in der „Spongiosa"; beginnende Leukozytose.

Desquamation (etwa 28., 1., 2. Tag): Zerfall der Funktionsschicht der Schleimhaut Zelle für Zelle, Desquamation der einzelnen Epithelien in die Drüsenschläuche, Stromablutungen und Zerreißungen, Thrombose, autolytischer Zerfall, starke Leukozytose, viel Pyknose.

Regeneration (etwa 3. und 4. Tag): Nur die Basalis erhalten, häufig nackt, aber deutliches Bestreben der Wundheilung durch Epithelialisierung von den Drüsenresten aus; einzelne Reste der Sekretionsschleimhaut, hier viel Kern- und Zellzerfall.

Bemerkungen zur Beurteilung von Schleimhäuten, die durch Abrasio mucosae gewonnen sind.

Die Beurteilung des Endometriums ist relativ leicht, wenn man über Schnitte verfügt, die aus dem Uterus entnommen sind, also aus exstirpiertem Material. Die Topographie der Drüsen, der Basalis und der Funktionalis ist völlig erhalten. Diese große Erleichterung fällt völlig weg, wenn es sich darum handelt, Material zu beurteilen, das mit der Recamierschen Kürette nach der später zu beschreibenden Technik durch Auskratzen gewonnen wurde. Es kann ja nicht anders sein, als daß die Kürette in die Schleimhaut hineinhackt und diese stückweise abreißt. Die Ausdehnung der abradierten Fläche insgesamt entspricht, natürlich bei guter Technik, ungefähr dem Korpusinnern, aber die einzelnen abradierten Stücke sind jeweils außerordentlich verschieden. Bald liegt die Trennungsfläche innerhalb der Funktionalis, bald tiefer in der Basalis, ja es kommen auch Muskelstücke mit zutage. Die Beurteilung des kürettierten Materials muß auf diese Dinge selbstverständlich Rücksicht nehmen und es kommt darauf an, aus den einzelnen Schleimhautbröckeln möglichst das in vivo vorhanden gewesene topographische Bild zu rekonstruieren. Wenn man größere Lamellenstücke gewonnen hat, so kann man sie nach der Fixation noch einmal senkrecht zur Oberfläche mit scharfen Messern beschneiden oder mehrfach durchtrennen und diese Stücke dann auf die Kante stellen, so daß man einen Querschnitt durch die Wand bekommt. Kleine Bröckel jedoch lassen sich nicht besonders lagern, sondern ihre Lagerung ist dem Zufall überlassen. Die Aufgabe der Beurteilung von kürettiertem Material hat in allererster Linie und weit überwiegend diagnostische Zwecke zu erfüllen. Die Frage nach einem eventuellen Abortus, einem Polypen, einem Karzinom soll geklärt werden, aber auch an den normalen Schleimhäuten können und sollen den Kliniker interessierende Zustandsbilder abgelesen werden. Man stellt eben daraus die Diagnose, daß ein Zyklus in Ablauf begriffen ist, welche Phase er erreicht hat und welche Besonderheiten sich an der Schleimhaut zur Erklärung eventuell anamnestischer Unregelmäßigkeiten feststellen lassen. Auch die Abgrenzung gegen glandulär-hyperplastische Schleimhäute, wie sie später besprochen werden, ist wichtig. Die erste Frage hat deshalb zu lauten:

Läßt sich aus dem kürettierten Material eine bestimmte Zyklusphase erkennen? Um dieses beurteilen zu können muß man entsprechend der Anatomie an den vollständigen Uterusschnitten die Basalis und Funktionalis durch ihre oben beschriebenen Charaktere voneinander unterscheiden. Für die Zyklusdiagnose ist lediglich die Funktionalis zu gebrauchen. Zu Hilfe kommt für die Stellung einer derartigen Zyklusdiagnose die Tatsache, daß die Zyklusveränderungen gleichmäßig über die gesamte Schleimhaut hin stattfinden. Die Dicke der Schicht, die Stromabeschaffenheit, die Drüsenformen, vor allem aber der Epithelzustand sind wichtige, notwendigerweise festzustellende Einzelheiten. Die zweite Frage lautet dann: Läßt sich in dem als zyklisch regelrecht erkannten Endometrium noch eine Besonderheit erkennen? Es könnte sich um eine reichliche Exsudation von Rundzellen und Plasmazellen handeln, deren Ursprung erkannt werden müßte. Oder ein toter Abortrest könnte irgendwo noch lokalisiert sein, während die Nachbarschaft schon den neuen Zyklus wieder durchmacht. Alle diese Einzelheiten und ihre Morphologie sind in den betreffenden Kapiteln nachzusehen. Die Diagnose der glandulären Hyperplasie aus kürettiertem Material möge an der Stelle ihrer Beschreibung eingesehen werden.

Als Besonderheiten, die nur bei abradierten Schleimhäuten festzustellen sind, müssen genannt werden:

1. Das Auftreten frischer Blutungen im Stroma. Daß es sich tatsächlich hierbei um Kunstprodukte der Abrasio handelt, ist daraus zu ersehen, daß Blutergüsse größerer oder kleinerer Art in Uterus-Endometriumschnitten nur selten zu finden und dann auch meist auf eine Quetschungsverletzung durch die Uterusfaßzange zurückzuführen sind. Es muß betont werden, daß aus derartig interstitiellen Blutungen bei abradiertem Material keinesfalls etwa eine unregelmäßige Blutung ex utero erklärt werden kann, wenn nicht ganz besondere Hinweise auf ihre Entstehung intra vitam hindeuten, z. B. Blutungen bei lokalen Zirkulationsstörungen oder hämorrhagischer Diathese.

2. Eigenartige und merkwürdige Drüsenformen, die nur durch Ineinandergeschacheltsein, durch Einstülpung eines Drüsenschlauches möglich sind. Es liegen dann in einem erweiterten Lumen zwei Ringe Drüsenepithel, die unter sich durch zartes Stroma verbunden sind. Diese Invaginationsbilder kommen niemals in Uterusschnitten vor, wenn nicht am Schnittrand. Sie sind zweifellos auf eine stärkere Schrumpfung der Drüsen und damit erfolgende Einstülpung in das starre Stroma entstanden. Es wäre völlig verkehrt, in diesen Bildern Wucherungsprozesse zu sehen, sondern es handelt sich hierbei lediglich um Kunstprodukte.

3. An schlecht konservierten Abrasionen (entweder zu spät in Fixationsflüssigkeit eingelegt oder unzweckmäßig fixiert) findet man Desquamationen von Epithel ins Lumen.

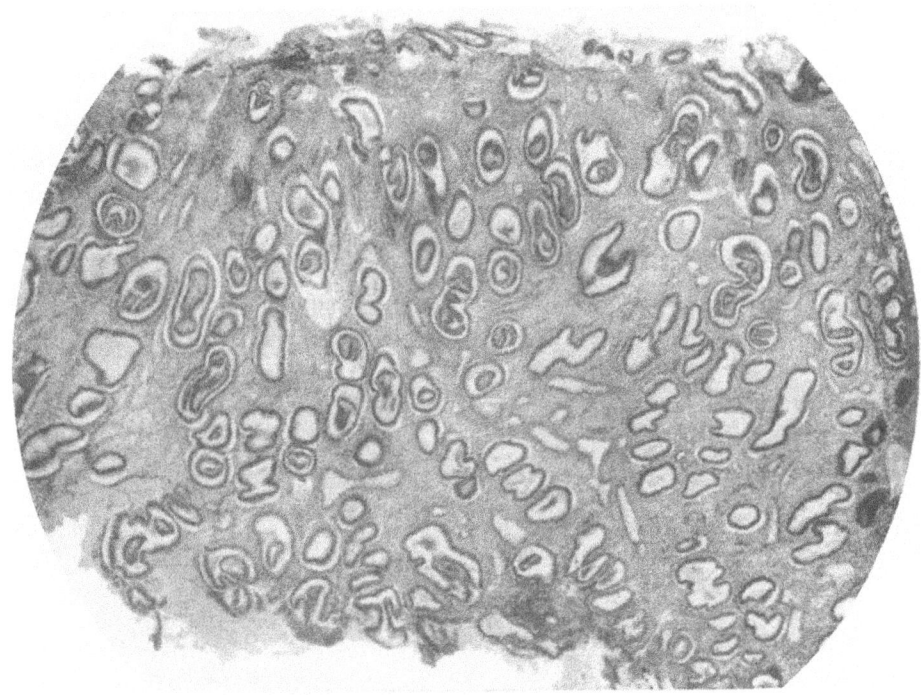

Abb. 73. Invaginationen = Kunstprodukte.

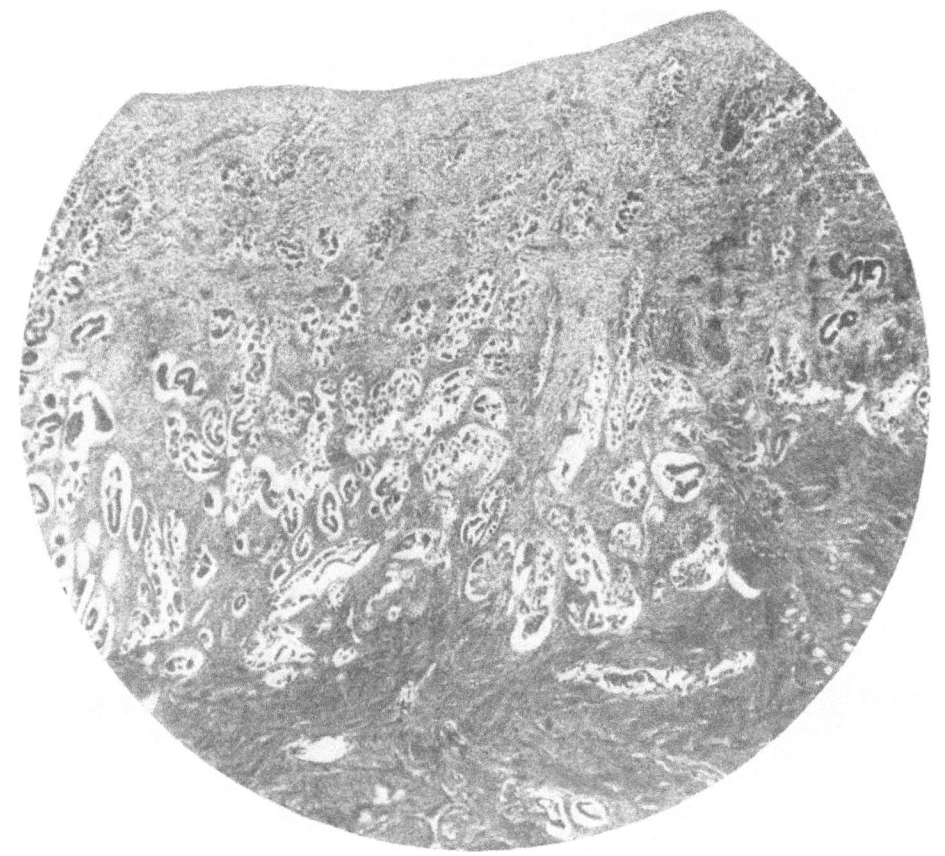

Abb. 74. Endometrium mit kadaveröser Veränderung (24 Stunden ohne Fixation gelegen).

Auch färbt sich das Epithel nicht mehr so deutlich, sie sind auch den Muzikarminfärbungen nur schlecht zugängig.

Schließlich muß noch kurz erwähnt werden, daß man durch Kürettage gewonnene Schleimhaut am besten sofort in 90%igen Alkohol hineintut, schon nach wenigen Stunden in absoluten, nach einer weiteren Stunde in Paraffin und dann am Morgen gewonnenes Material schon abends in 10 μ dicke Schnitte zerlegen kann. Als zweckmäßigste Färbung hat sich uns die Anwendung von Hämalaun als Kernfärbung und Muzikarmin zur Feststellung eines Sekretionsproduktes erwiesen. Ebensogut könnte man auch die Bestsche Glykogenfärbung machen. Fettfärbungen sind gewöhnlich umständlicher. Als zweite Färbung zur Feststellung entzündlicher Exsudatzellen verwenden wir meistens die Unna-

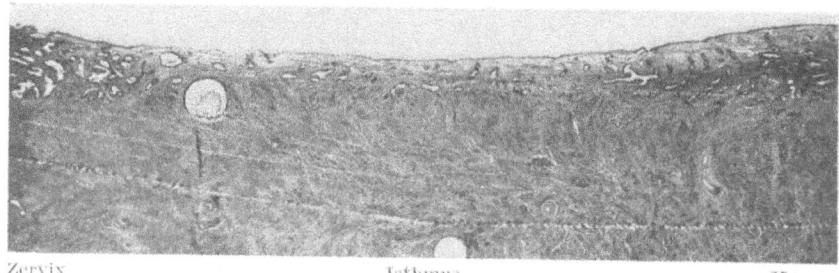

Abb. 75. Isthmus uteri. (Nach Schröder, Lehrbuch.)

Pappenheimsche Plasmazellenfärbung. Diese beiden Färbungen reichen für alle praktischen und auch viele wissenschaftlichen Bedürfnisse aus. Die sonst gebräuchlichen Färbungen Hämatoxylin-Eosin und van Gieson sind für die Bearbeitung von Abrasionsmaterial deshalb nicht zweckmäßig, weil sie das Bedeutsame und das, worauf es ankommt, nicht genügend zur Darstellung bringen.

3. Die Beteiligung des Isthmus uteri am Zyklus.

Der Begriff des Isthmus uteri ist hauptsächlich durch die Arbeiten von Aschoff, Pankow, Büttner, Hegar genauer herausgearbeitet worden. Es handelt sich bei ihnen um den obersten Zentimeter des röhrenförmigen Uteruskanals. Dieser Teil trägt Korpusepithel, hat aber eine niedrige magere Schleimhaut, deren Drüsen im Gegensatz zu denen des Korpusendometriums von außen unten nach innen oben, also korpuswärts, gerichtet sind, während die Verlaufsrichtung im Korpus zervixwärts geht. Es scheint an makroskopischen Präparaten auch sehr häufig einwandfrei nachweisbar, daß der röhrenförmige Kanal hier noch eine besonders starke Verengerung zeigt. Das Stroma dieses Isthmusendometriums ist ähnlich dem des Korpusendometriums, jedoch relativ engmaschig. Die Epithelien gleichen denen des Korpusendometriums vollkommen und unterscheiden sich besonders bei vorgenommener Muzikarminfärbung völlig von dem Zervixepithel. Worin besteht nun die Anteilnahme dieses Uterusabschnittes am Zyklus? Es handelt sich, wie ich schon in früheren Arbeiten erwähnte und wie auch von Nürnberger bestätigt wird, um eine durchaus beschränkte, aber völlig eindeutige Teilnahme. Der wesentliche Unterschied des Isthmuszyklus gegen den Korpuszyklus besteht darin, daß eine wirkliche Funktionalis nicht gebildet wird, sondern es bleibt nur eine niedrige Schleimhaut bestehen.

Das kommt am deutlichsten zutage, wenn man einen Uterus in der letzten Woche vor der zu erwartenden Regel vorsichtig mit dem scharfen Messer durch den Sektionsschnitt eröffnet. Man sieht dann, wie das dicke, wulstige Korpusendometrium dort, wo der Dreieckabschnitt in den röhrenförmigen Abschnitt übergeht, förmlich überhängt und rasch und schnell abfällt. Eine Stufe ist gewöhnlich deutlich festzustellen. Das mit dem Korpuszyklus gleichlaufende ist in der Epithelveränderung, die durchaus dem Sekretionscharakter

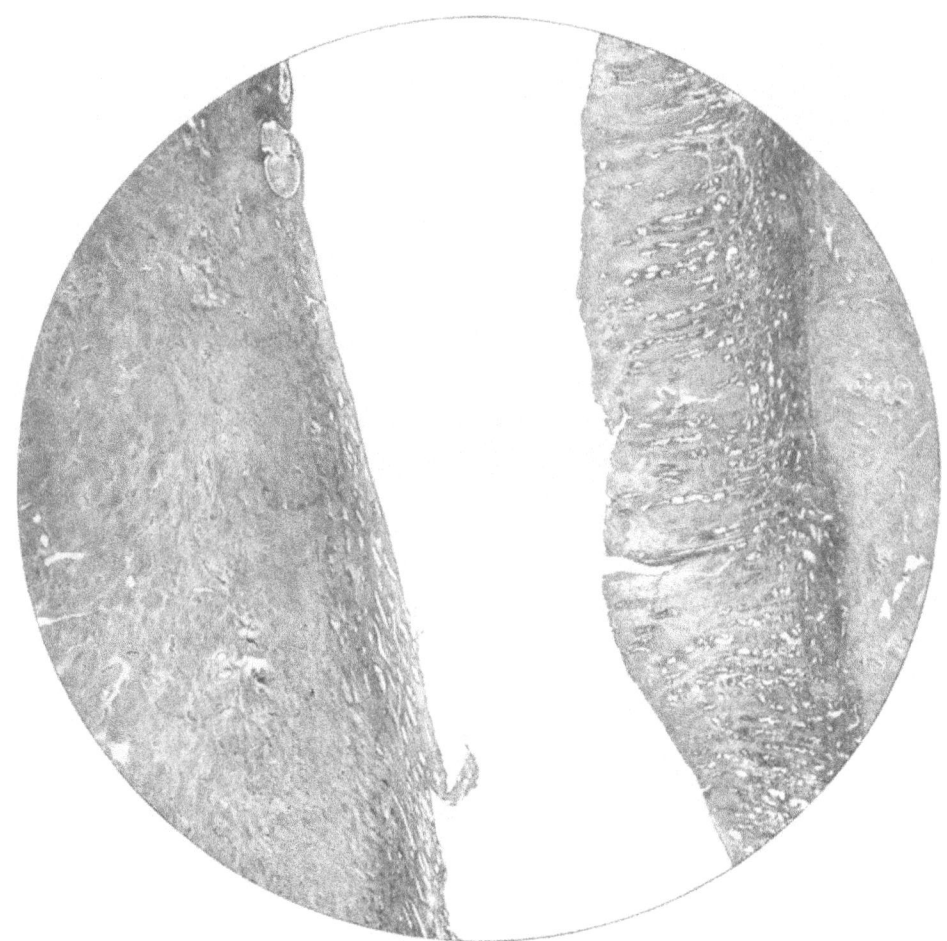

Abb. 76. Links Isthmus mit angedeuteter Funktion, rechts die zugehörige Korpusschleimhaut.

entspricht, deutlich, und auch die Form der nur kurzen Drüsen kann eine deutliche Schlängelung, ja sogar eine Sägeform zeigen. Auch das Stroma kann sich durchaus auflockern und in seinen Zellen vergrößern. Selbst eine Desquamation des Oberflächenepithels findet statt und die Wundfläche des Korpusendometriums reicht damit bis an die Grenze des Zervixepithels. Die Epithelialisierung nach der Abstoßung geht in gleicher Weise vor sich wie im Korpus. Zusammenfassend läßt sich demnach sagen, daß eine rudimentäre prägravide Reaktion und damit eine nur mangelhafte Empfangsbereitschaft für das Ei (Nürnberger) im Bereich des Isthmus auftritt, also eine tatsächliche Beteiligung am Zyklus stattfindet. Sehr deutlich wird diese Beteiligung dann, wenn man die ersten Schwangerschaftsstadien untersucht. Man sieht dann eine eindeutige Reaktion im Sinne der Korpusdezidua, wie letzthin noch Hans Schmid betonte, indem er das schon frühzeitige Einbezogenwerden des Isthmus uteri in den als Brutraum dienenden Korpusabschnitt nachwies.

4. Die Teilnahme der Tube an dem Zykluswechsel.

In den früheren Auflagen des Handbuches und auch in dem Artikel von Wendeler über die Physiologie des Eileiters in Martins Sammelwerk über die Krankheiten des Eileiters, wird über die Arbeiten referiert, die darin gipfeln, zu entscheiden, ob in der Tube während der Regel, ähnlich wie im Uterus, eine Blutung auftritt. Man hatte mehrfach insbesondere bei Tubenbauchdeckenfisteln Blut zur Zeit der Menstruation aus der Tube herauskommen sehen und immer wieder hat man gemeint, daß darin der Beweis für das tatsächliche Vorkommen einer sog. Tubenmenstruation läge. Nun ist ja wohl schon nach der bisherigen Darstellung klar, daß es sich keinesfalls darum handeln kann, ob zur Zeit der Menstruation ein Blutaustritt aus der Tubenschleimhaut stattfindet, sondern es muß zweifellos, um die Beteiligung der Tube am Zyklus zu bestimmen, die Fragestellung ganz anders lauten. Ebenso wie während des 28tägigen Zyklus sowohl im Ovarium wie im Corpus uteri typische zyklische Wandlungen der Schleimhaut vor sich gehen, so ist auch hier die Frage nach derartig zyklischen Gewebsveränderungen zu stellen; und wie sich die Menstruation auch im Korpusendometrium nicht nur durch subepitheliale Blutungen und mehr oder weniger starken Blutaustritt charakterisiert, sondern durch einen höchst komplizierten Sequestrationsprozeß einer während des Zyklus gebildeten spezifischen Schleimhaut, so kann auch in der Tube nicht die Frage nach einer subepithelialen Blutung lauten. Es ist vielmehr, da offenbar eine spezifische Schleimhautneubildung in der Tube nicht stattfindet, auch nicht mit einer Sequestration und dadurch bedingten Blutung zu rechnen. Alle Arbeiten, die also lediglich den Blutaustritt zur Zeit der Regel behaupten oder bestreiten, sind in diesem Sinne nicht zu verwenden. Es besteht kein Zweifel, daß Blutaustritte gelegentlich während der Regel aus krankhaft veränderter Tube stattfinden; diese Blutungen aber sind auf die abnorme Durchlässigkeit und Blutungsbereitschaft der Kapillaren um die Zeit der Menstruation zurückzuführen, wie sie sich ja auch in den sekundären Blutungen in ein Corpus luteum hinein vorfinden (Endothelsymptom) (siehe II. Teil, 4. Abschnitt, Abnorme zyklische Organblutungen).

Die Frage nach den zyklischen Veränderungen der Tubenschleimhaut ist erst verhältnismäßig spät aufgetreten. Taddei unterscheidet ein prämenstruelles Stadium, ein regeneratives Stadium und Ruhestadium. Wesentliche Veränderungen außer geringen ödematösen Schwellungen und dadurch bedingten Auflockerungen findet er nicht. Jägeroos wendet den Epithelverhältnissen seine Aufmerksamkeit zu und findet einige Veränderungen. Vorher aber schon waren gute Studien von Voinot über flimmernde und nicht flimmernde Zellen gemacht worden. Schaffer hat sich dann der verschiedenen Verteilung zwischen den flimmernden und flimmerlosen Zellen eingehend gewidmet. Tröscher untersucht 70 Tuben und findet, daß in der Woche vor der Menstruation die flimmerlosen Zellen an Zahl zunehmen, während in der Zeit nach der Menstruation wieder die flimmernden die Überhand gewinnen. Eingehende Untersuchungen hat auch Moreaux an der Tube des Kaninchens angestellt. Er findet sogar einen muzinähnlichen Stoff, der aus der Zelle entleert wird. Snyder verfolgt am Eileiter des Schweins die in dreiwöchentlichem Zyklus periodisch auftretenden Veränderungen unter genauer Berücksichtigung des zugehörigen Corpus luteum und des Endometriums. Er findet, daß zur Zeit, wo sich der gelbe Körper entwickelt, das Tubenepithel die größte Höhe hat und die wimperlosen Zellen die größte Oberfläche. Zu der Zeit, wo das Corpus luteum in vollster Blüte steht, ist das Epithel am niedrigsten, es streckt protoplasmaartige Fortsätze in das Lumen aus. Mit der Rückbildung des gelben Körpers findet ein Wachstum der Epithelien und eine Abflachung ihrer Pseudopodien statt. Einen Wechsel in dem Anteil bewimperter und unbewimperter Zellen hat er nicht nachweisen können. Beim Menschen hat er die Befunde, wie er sie am Schwein erhoben, bestätigen können. Die genannten Veränderungen betreffen die flimmerlosen Zellen, dazwischen sind die zyklisch nicht wechselnden Flimmerzellen. Ein Abwurf der Flimmern findet nicht statt. Nachweisbare Sekretionsprodukte fehlen. Weder Glykogen noch Schleim noch Fett läßt sich in irgendwie faßbarer Menge in den Epithelien feststellen. Auch irgendwie deutliche Ansammlungen im Lumen der Tube sind nicht nachzuweisen.

Aus den mitgeteilten Tatsachen geht hervor, daß wohl eine zweifellose, wenn auch schwer nachweisbare Beteiligung der Tube am Zyklus besteht. Bilder des Substanzverlustes und der Substanzabstoßung findet man um die Zeit der Sekretionsphase des Endometriums, zur Zeit der Proliferationsphase ersetzen sich die Tubenepithelien. Aber es ist besonders hervorzuheben, daß der Nachweis nur unter Berücksichtigung der Ovarial- oder Endometriumsveränderungen und nur unter Heranziehen subtilster Methoden und Beobachtungen möglich ist und voraussichtlich auch nur in dieser Richtung noch vervollständigt werden kann. Zur Zeit der Menstruation sind größere Veränderungen an der Tube nicht erkennbar.

IV. Zur Phylogenese des Genitalzyklus.

Es ist von vornherein klar, daß ein so komplizierter Prozeß, wie ihn der mensuelle Genitalzyklus darstellt, nicht plötzlich in der Tierreihe erscheint, sondern daß dem eine weitgehende Entwicklungsvorbereitung zugrunde liegt. Den Spuren dieser Entwicklung nachzuforschen, ist zweifellos nicht nur interessant, sondern gibt auch bessere Einblicke in die ursächlichen Zusammenhänge und die Bedeutung der einzelnen Formationen. Da diese Fragestellungen durchaus neuartig sind, ist es natürlich, daß man nur verstreute Angaben in der Literatur findet und daß man sie sich aus einzelnen Brocken zusammensuchen muß. Es soll aber hier der Anfang damit gemacht werden, damit dann weitere Forschungen schon einen Untergrund finden. Zwei Mitarbeiter haben mir freundlichst geholfen, die sehr verstreute Literatur zusammen zu bekommen und auch durch selbst gesammeltes Material zu ergänzen. Bei der Kompliziertheit der Materie war eine Arbeitsteilung notwendig, und zwar absorbierten die Säugetiere eine volle Arbeitskraft für sich. Herr Dr. Bremicker, der in einer Preisarbeit die vergleichende Biologie der Scheide bearbeitet hat und so schon grundlegende Vorstudien gemacht hatte, hat die Ausarbeitung dieses Abschnittes durchgeführt. Die anderen Klassen der Wirbeltiere außer den Säugetieren boten erheblich schwierigere Verhältnisse, insofern als kaum Ansätze zu vergleichenden Studien vorhanden waren. Erst in neuerer Zeit durch Bühler, Stieve, Hett, Harms u. a. sind die Vorgänge der Eireifung und der Eiausstoßung im Zusammenhang mit dem weiteren Schicksal der Eihülle genauer studiert. Diesen Teil der Wirbeltiere, also von den

Fischen bis zu den Vögeln, hat der Assistenzarzt der Klinik, Herr Dr. Bohnen zu bearbeiten übernommen. Er wird die Resultate des genauen Literaturstudiums sowohl wie auch die Befunde an seinem eigenen, besonders gesammelten Material in einer selbständigen Arbeit publizieren; hier soll nur eine kurze Übersicht über die heute möglichen Feststellungen gegeben werden.

Die Fragen, die überhaupt hier auftauchen, sind folgende: 1. Art und Tempo der Eireifung, 2. Art und Schicksal der Eihülle im Eierstock, 3. Art und Verhalten des Genitalausführungsschlauches, 4. Zeitliche und ursächliche Beziehungen zwischen dem Funktionszustand des Eierstockes und denen des Genitalausführungsschlauches.

A. Die Genitalfunktion bei Fischen, Amphibien, Reptilien und Vögeln.
Bearbeitet von Dr. Paul Bohnen, Kiel.

Ein jeder weiß, daß bei den eierlegenden Tieren außerordentlich verschiedenartige Verhältnisse hinsichtlich der Eireifung und der Dauer des Ablegens bestehen. Manche Tiere haben ein dauerndes Reifen und Ablegen während der geschlechtsreifen Zeit, andere Arten halten sich an bestimmte Jahreszeiten. Bei ihnen kommt die Laichzeit ein oder mehrere Male in bestimmten Zeiten des Jahres. Die Zeiten sind zum Teil bekannt, viele in den Jagd- und Fischkalendern nachzulesen, da sie vielfach für menschliche Erwerbszweige von großer Bedeutung geworden sind. Es besteht häufig jedoch eine große Abhängigkeit von äußeren Faktoren. Unter ihnen spielt die Eignung des Milieus und die Nahrung eine große Rolle. Die Zahl der Eier unterliegt ja ebenfalls ungeheuren Variationen. Besonders bei niederen Tieren, wie Fischen und Amphibien, die starke Verluste während der Brutpflege erleiden, ist die Zahl der Eier eine außerordentlich große. Bei den Reptilien werden dann die Eier an Zahl geringer, an Masse größer. Man wird einen bestimmten Rhythmus in der Eireifung nicht verlangen, sondern feststellen müssen, daß der Rhythmus der Eireifung den Lebensbedingungen der Tierart angepaßt ist. Aber je höher die Tierart fortschreitet, um so dringender ergibt sich offenbar das Bedürfnis, dem Keim besonders angepaßte Ernährungsmöglichkeiten zu schaffen, da seine Organisation zunehmend komplizierter wird, als daß er selber schon frühzeitig Nahrung in der Außenwelt findet. Bei den Fischen ist eine Schutz- und Nahrungshülle für die Eier nur wenig ausgebildet, bei den Amphibien finden wir die charakteristische Gallerthülle, die Schutz und vielleicht auch Nahrung zugleich für die Eier bedeutet. Wir finden aber auch schon die Eier selbst größer und mit Nahrung belastet und dieses Prinzip der Mitgabe einer „Wegzehrung" in Form des Nahrungsdotters wird bei den Reptilien und Vögeln zu höchster Vollendung ausgebildet. Die Gallerthülle der Amphibien wird im Geschlechtsschlauch hergestellt, der Nahrungsdotter des Eies wird dem Ei schon im Eierstock mitgegeben. Betrachten wir uns die Organe näher, die den Nahrungsdotter erzeugen und die Gallert- resp. Eiweißhülle, auch die Schalen der Eier absondern, so finden wir darin die Vorläufer für Funktionsqualitäten heraus, die später in ähnlicher Weise auch in der Brutpflege der Säugetiere und des Menschen ihre Wirksamkeit ausüben und darin ihre Bedeutung haben.

Aus der Entwicklungsgeschichte des Eierstocks interessiert uns an dieser Stelle nur, daß in früher Embryonalzeit die Anhäufung von Zellen, die als Genitalzellen angesprochen werden, stets im Bereich des Zöloms eintritt. Entweder kann man bei niederen Tieren schon die Genitalzellen vom befruchteten Ei aus verfolgen und eine Wanderung dieser primären Genitalzellen zum Zölom hin feststellen, oder es gelingt lediglich an Ort und Stelle des Leibeshöhlenepithels eine Differenzierung von Zellen nachzuweisen, aus denen später der Eierstock wird (sekundäre Genitalzellen). Es findet an dieser Stelle der Leibeshöhle eine leistenförmige Verdickung und eine Vorwölbung des Peritoneums statt, die als Genitalfalte bezeichnet wird. Eine sichere Entscheidung, an welcher Stelle die Grenze zwischen den mesodermalen Zölomepithelien und den totipotenten Genitalzellen liegt, ist oft nur schwer zu geben. Die Genitalzellen zeichnen sich später durch ihre Größe und den differenzierten Kern aus. Um sie sammelt sich eine Gruppe von kleineren Zellen, die als Follikelepithelien anzusprechen sind. Es ist wahrscheinlich, aber noch nicht für alle Tierarten bewiesen, daß Follikelepithelzellen und Genitalzellen aus dem selben Zellmaterial stammen. Dieses Genitalzellenlager wird durch Einwachsen von Bindegewebe in Felder eingeteilt und zeigt in Gestalt der Primordialfollikel eine gute Ordnung. Die Ausreifung der Genitalzellen zu wirklichen Eizellen ist bei den einzelnen Tieren zeitlich außerordentlich verschieden. Auch die Form des Eierstocks ist je nach der Ausdehnung des Bindegewebes und der Zahl der Eizellen wie auch der Tierart sehr different. Es finden sich alle Übergänge von stark vorspringenden Eisträngen und wirklichen Eierstöcken bis zu einem geschlossenen glatten Organ. Nur beim Amphioxus sieht man eine segmental angeordnete paarige Geschlechtsdrüse, deren mittlere Segmente jedoch am schnellsten ausreifen. Bei allen späteren Tierklassen werden die Geschlechtsdrüsen als paarige Organe ausgebildet. Die Ausreifung ist verschieden. Vielfach sind die Eierstöcke ungleich groß (Selachier und Vögel). Bei den Schlangen liegen die Eierstöcke verschieden hoch, bei den meisten Vögeln verkümmert der rechte Eierstock und Ausführungsschlauch; nur der linke wird voll ausentwickelt.

In Verfolg obiger Fragestellungen interessiert uns am meisten zunächst, welche Formation für die Dotterproduktion in Betracht kommt. Dazu läßt sich folgendes sagen:

Die unmittelbare Umgebung des Eies ist gewöhnlich eine gleichartige. Über der Dotterhaut und der Zona radiata liegt, soweit wie diese ausgebildet ist, meist eine einreihige Follikelepithelschicht, die die Bildung des Dotters bewirkt und häufig durch lange, feine, weitverzweigte Fortsätze innig mit diesen verbunden bleibt. Hier und da sind mehrreihige Follikelepithelschichten beobachtet (bei Amphibien von Hett, bei Tauben von Krause). Häufig findet sich darüber eine sich scharf absetzende Membrana propria, deren Vorhandensein aber nicht in allen Tierklassen nachgewiesen ist; gefunden wurde sie häufig bei Fischen, Reptilien, Vögeln. Nach außen folgt die bindegewebige Thekahülle meist in zwei Schichten, Theca interna und Theca externa, je nach Reichtum des Bindegewebes. Bei den Vögeln und Reptilien treten bei starker Dehnung der Wandung durch die reichliche Dotterbildung elastische Fasern in der Theka auf. Die Vorstülpung des reifen Eies erfolgt mehr oder weniger nach außen zur Peritonealhöhle oder nach innen zum inneren Lymphraum hin, wobei der Eierstock teils ein vollkommen traubiges oder ein glattwandiges, geschlossenes Aussehen bekommt. Die Außenfläche des Eierstockes ist von einer Tunica ovarii superficialis bedeckt. Reichliche, mehr oder weniger zusammenhängende Lymph- und Bluträume durchziehen das Ovarium. Bei dem Sprung des Follikels wird die Membrana ovarii superficialis zerrissen, wobei Blutungen nicht beobachtet werden.

Die zurückgebliebenen Eihüllen schnurren über das hinausgedrängte Ei in mehr oder weniger kurzer Zeit zurück. Für die Auspressung der Eier werden die häufig in den Trabekeln und im Ovarialstroma gefundenen glatten Muskelfasern verantwortlich gemacht, die bei den Tieren mit Ablaichung großer Eimengen wahrscheinlich auf einmal von einem übergeordneten Nervenzentrum in Aktion gesetzt werden, so daß eine gleichzeitige Ablaichung erfolgt.

In der weiteren Rückentwicklung der zurückgebliebenen Follikelepithelhülle finden sich einige kleine Unterschiede. Bei den niedrigen Vertebratenformen tritt eine rasche Degeneration der Follikelepithelien ein und es findet durch Retraktion ein Ausgleich des Hohlraumes statt, so daß dem Bindegewebe, in dem denn auch meist keine proliferativen Vorgänge gefunden wurden, keine Zeit gelassen wird, organisierende Leistungen in bezug auf das Follikelepithel und den Ausgleich der Höhle zu vollbringen. Die Rißstelle wird langsam geschlossen. Der Zelldetritus des Follikelepithels wird in der Hauptsache vom Gefäßbindegewebe der Theka und dessen Wanderzellen aufgenommen, wobei häufig dann in der Theca interna die Entstehung von Pigmentzellen, den Fettzellen ähnlich, beobachtet wurden (Hett, Stieve). Bei den Amphibien bleibt neben dem Follikelepithel, das anscheinend noch eine kurze Zeit hindurch sezerniert, auch die Zona radiata und Dotterhaut zurück, die jedoch früher, als die Degeneration der Follikelepithelien einsetzt, zerfällt. Diese Degenerationserscheinungen verlaufen so schnell, daß es nicht mehr zu einer organisierenden Vaskularisation zwischen Follikelepithel und Bindegewebe kommt. Anders ist es bei den Reptilien und Vögeln, den ersten Tiergruppen der Amnioten, bei denen zuerst proliferative Erscheinungen auftreten, so daß hier zuerst in der Entwicklungsreihe ein Vorläufer der Granulosadrüse, wenn auch noch sehr im Beginn zu erkennen ist, indem Bindegewebe die noch nicht abgebauten, jedoch auch nicht hypertrophierenden Follikelepithelien durchwuchert. Die weiteren Degenerationen der Gewebsbestandteile machen dann aber rasche Fortschritte. Am längsten hält sich oft die Membrana propria, die färberisch recht lange nachweisbar bleibt. Auch die Theca interna verschwindet bald in ihrer besonderen Strukturierung, so daß in allen Vertebratenklassen unterhalb der Säuger ein fast narbenloses Aufgehen der Follikelhöhle und ihrer Bestandteile in das Stroma des Ovariums festgestellt wird. Es sei ausdrücklich noch einmal vermerkt, daß proliferative Erscheinungen an den Follikelepithelien unterhalb der Säuger nach dem Follikelsprung noch nicht festgestellt wurden. Die Mehrreihigkeit der Follikelepithelien in diesem Stadium beruht lediglich auf der Zusammenziehung der Hülle, der Ablösung der Epithelien durch Verkleinerung des Ansiedlungsplatzes. Die überflüssigen Follikelepithelien liegen dann meistens im Zentrum der Höhle frei und degenerieren, Wanderzellen dringen in die Höhle ein und beladen sich mit Resten der Follikelepithelien. Sowohl in dem Bindegewebe der Theka, vor allem auffällig in dem der Theca interna, wie in dem Gefäßstroma wurden Abbauprodukte gefunden.

Neben den Vorgängen an den Hüllen der vom Ei verlassenen Follikel sind von besonderem Interesse die Degenerationserscheinungen an den nicht zur Ausstoßung gekommenen Eiern, die sog. Follikelatresie. Es scheint bei allen Tierklassen der Vertebratenreihe Follikelatresie in jedem Stadium der Reifung beobachtet zu sein und geradezu zum physiologischen Bestande eines Ovariums zu gehören. Es scheinen alle Eier, die zu einem bestimmten Laichungstermin ihren Reifepunkt noch nicht erreicht haben, zu atresieren. Die morphologischen Vorgänge der Follikelatresie sind bei diesen Vertebraten nicht sehr verschieden von den Vorgängen, die wir bei der Rückbildung der verlassenen Eihülle gesehen haben und nur kleine Differenzen ermöglichen überhaupt in späteren Stadien die Unterscheidung. Das Dottermaterial wird durch einwandernde Follikelzellen, Wanderzellen, anscheinend auch Leukozyten abgebaut und abtransportiert und man findet die Reste des Materials sowohl in den Follikelepithelien, wie in der Theka, wie in den Gefäßlumina reichlich vorhanden. Erst nach Abtransport und Abbau des gesamten Eidottermaterials, dem eine Degeneration des eigentlichen Eikerns vorausgegangen ist, degenerieren auch die Follikelepithelien und werden unter den allgemein bekannten Zeichen der Degeneration, Vakuolisierung und Fettinfiltration geringer Art abgebaut. Das Bindegewebe folgt nach Verschwinden der Follikelepithelien sehr rasch nach; da, wo sich eine Membrana propria gefunden hat, wird diese nicht besonders tingiert, sondern sie geht meist ohne auffällige Erscheinungen im färberischen Verhalten zugrunde. Der Endzustand ist ein restloses Aufgehen in das Stroma des Ovariums.

Als Analoga zu den späteren Funktionsgängen im Ovarium erkennen wir das Ei und als Hilfsorgan die einfach differenzierte Follikelepithelhülle, außerdem die Bindegewebshülle des Eierstocksstromas, die durch das Gefäßnetz die Nahrungsstoffe für das Ei aus dem Körper des Tieres heranschafft. Nach der Reifung des Eies geht das Hilfsgewebe rasch zugrunde. Es sind ja reichlich Eizellen während der Geschlechtszeit vorhanden, die durch ihre große Masse selbständig für die Vorbereitung weiterer Eifürsorge sorgen können. Es fehlt den niederen Tieren außerhalb der Säugetierreihe der zellreiche Follikel mit dem Liquor folliculi und dem Cumulus oophorus, es fehlt ihnen auch die Granulosadrüse, die sich ja aus einem solchen großen Follikel entwickelt. Zeitliche Zusammenhänge der Eiablage und die große Zahl der Eizellen machen eine weitere Fürsorge außer der, die sie selber veranlassen können, unnötig.

Die eiableitenden Wege schließen sich eng an die Bedürfnisse der Brutpflege an. Verlangt die Differenzierung der Eizellen die Mitgabe einer Schutzhülle gegen die Unbilden des Außenmilieus und außer dem Eidotter noch eines weiteren Nahrungsmittels in Form der „Wegzehrung" (Eier der Reptilien und Vögel), so differenzieren sich die eiableitenden Wege dazu, diesen Schutz und Nahrungsstoff abzusondern. Es sind also auch hier Vorläufer für diejenigen Vorgänge, die wir bei den Säugetieren später in vollendeter Form antreffen, zu finden: Indienststellung des Genitalschlauches für die besonderen Bedürfnisse der Brutpflege. Auch die Zyklusvorgänge beim Menschen erfüllen in letzter Linie nichts anderes. Ihre besonders komplizierte Struktur hängt mit den besonders hohen Anforderungen der Brutpflege zusammen. Der Rhythmus der Indienststellung des Genitalableitungsschlauches ist der Zeit der Eireifung angepaßt. Da rhythmische Schwankungen nur in groben Zügen vorhanden sind und die Laich- oder Legeperiode sich geschlossen aus der Ruheperiode hervorhebt, so ist auch der genitale Ausführungsschlauch an diese Funktionsdauer gebunden und in seinen Funktionsleistungen während dieser Zeit ziemlich konstant.

Über die Morphologie der eiableitenden Wege ist in bezug auf Ruhe und Funktion leider nur wenig bekannt. Das, was über Ursprung, Bau und Funktion dieser Wege feststeht, mag hier in kurzen Zügen dargestellt werden. Einzelheiten sollen in der ausführlichen Arbeit von Bohnen beschrieben werden.

Bei den Tieren unterhalb der Vertebraten werden die Eier in den Leibeshöhlenraum entleert und von da aus durch Segmentalgänge direkt nach außen transportiert. Auch noch beim Amphioxus werden nach Einreißen der trennenden Zwischenwände die Eier in den Peribranchialraum entleert, der seinerseits durch die Vorstülpung der Gonadensäckchen beiderseits so eingeengt ist, daß in der Mitte nur eine Rinne für den Abtransport der Eier zu den Pori abdominales freibleibt. Die Entleerung der Eier in die Bauchhöhle erfolgt ebenso bei den Zyklostomen (Myxinoiden und Petromyzonten) und Lämargiden, die zu den sonst höher differenzierten Selachiern gehören. Die Leibeshöhle zeigt bei diesen

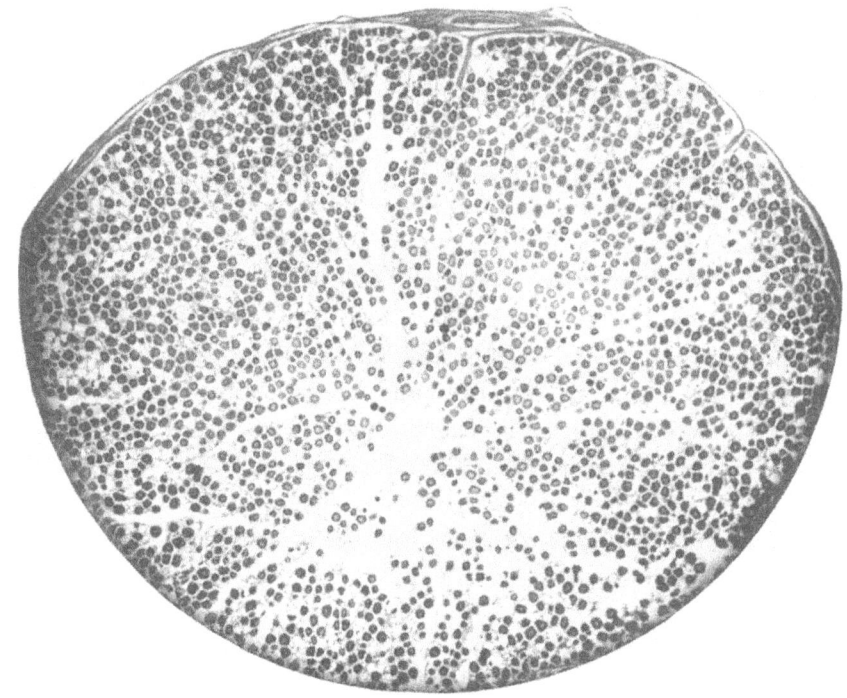

Abb. 77. Ovarium vom Dorsch.

Formen häufig spitz auslaufende Aussackungen, die zu den Pori abdominales, deren Genese noch nicht ganz geklärt ist, in Beziehung treten. Häufig werden flimmernde Abschnitte zwischen Ovarium und den Ausführungsöffnungen nachgewiesen. Bei den Teleostiern kommen die verschiedensten Formbildungen der Eileiter vor. Der kraniale Abschnitt des Eierstocks, das eigentliche Ovarium, behält die Form der Genitalfalte, am kaudalen Teil tritt eine in der hinteren Bauchwand entstehende strangartige Zelleinwucherung auf, die später kanalisiert wird. Je nach Länge des Ovariums wird der untere ableitende Teil kürzer oder länger ausgestaltet. Die Endabschnitte vereinigen sich vor den Pori abdominales, so daß es zu einem einheitlichen Ausführungsgang kommt. Der hintere Abschnitt des Eileiters tritt mit dem kranialen Teil in Konnex und bildet so ein geschlossenes Ganzes. Der kraniale Abschnitt kann auf die verschiedenste Art und Weise entstehen, je nach der Formenbildung des Ovariums. Einmal bleibt das Ovarium nach Felix und Bühler in der alten indifferenten Form der Geschlechtsdrüse als einfache Leiste bestehen. Bei anderen Fischen findet sich eine laterale Fältelung des Eierstocks, d. h. an der Stelle, wo die Eier zur Reife gelangen; das Ovarium zeigt dann auf dem Querschnitt zahlreiche lateral geordnete Blätter. Bildet das Ovarium nur eine Einfurchung, deren Ränder sich am freien Rande treffen und verwachsen, so bildet sich ein „entovarieller" Eileiter, dessen Innenbekleidung das Keimepithel bildet, das hier häufig mehrschichtig wird und Zylinderzellen mit Flimmerhaaren zeigen kann. Es kann ferner das bandförmige Ovarium sich lateralwärts an das Peritoneum der Bauchwand anlegen, hier verwachsen und so einen „parovariellen" Eileiter ausbilden. Die Innenauskleidung der Eileiter besteht meist aus Zylinderepithel, offenbar Abkömmlingen des Peritonealepithels. Hier und da werden nun noch durch Auswachsen des kaudalen Abschnittes aus der Leibeshöhle heraus Legeröhren gebildet, die zur Brunstzeit erst auftreten. Der bekannteste Vertreter dieser Art ist der Bitterling (Rhodeus amarus), dessen kranialer Eileiterabschnitt parovarial entwickelt ist. Die äußere Öffnung der Eileiter entsteht häufig erst mit der ersten Ablaichung.

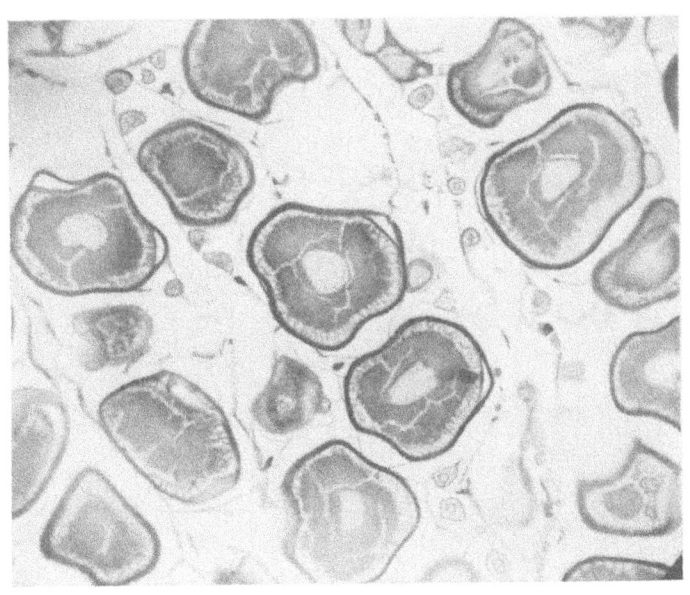

Abb. 78. Ovarium vom Dorsch, starke Vergrößerung.

Die weiteren Gruppen der Vertebraten zeigen nun die Entstehung der ableitenden Wege selbständig im Zusammenhang mit der Entwicklung des Nierensystems (Müllersche und Wolffsche Gänge). Wenn wir die verschiedene Ausbildung beim weiblichen und männlichen Geschlecht hier nicht berücksichtigen, so gehören hierhin vom weiblichen Geschlecht die Ganoiden, Dipnoer, Amphibien, Selachier und die Amnioten. Die beiden ersten sind in ihrer Entwicklung noch sehr wenig bekannt, es handelt sich da um Übergangsformen zwischen verschiedenen Tiergruppen. Nach Felix und Bühler ist folgendes für diese Tierklassen über die Entstehung der Eileiter zu sagen: Die Autoren fassen die Eileiter der Selachier als Bildung auf, die durch Abspaltung des ursprünglichen Gonodukts = primärer Harnleiter entsteht. Bei den Ganoiden ist er aus einem Nierenrandkanal entstanden (?). Amphibien bilden die Eileiter ebenfalls aus einem Nierenrandkanal, dessen Lage und Zusammensetzung nicht sicher zu bestimmen ist. Die Eileiter scheinen in Verbindung mit einem lateralen Nierenrandkanal zu stehen. Solche Angaben können aber nur als Deutungsversuche zu werten sein. Die genaue Entwicklung der einzelnen Abschnitte des Müllerschen Ganges kann mangels sicherer Kenntnisse nicht berücksichtigt werden, für die niederen Vertebraten ist die Deutung nicht einheitlich. Einige Besonderheiten bei Selachiern und Vögeln (Rückbildung des einen Ganges) sind früher schon erwähnt. Die Differenzierung der Eileiter in einen Tubo-Utero-Vaginalgang ist beim Menschen am weitesten fortgeschritten und am besten bekannt. Bei den niederen Formen der Vertebraten finden sich ebenfalls weitgehende

Differenzierungen, je nach der Funktion des Eileiters, jedoch in starken Variationen. Eine Analogisierung bestimmter Abschnitte der Schläuche miteinander ist wahrscheinlich nicht möglich. Die jeweiligen Brutbedürfnisse sind zu verschieden.

Bei den Selachiern findet sich in dem eiableitenden Abschnitt eine Eischalendrüse (Nidamentaldrüse), die die hindurchgehenden Eier mit einer Hornschale umkleidet. Bei den viviparen Formen erleidet diese Drüse eine Rückbildung, sie ist da nur andeutungsweise vorhanden; dafür ist dann der uterine Abschnitt sowohl hinsichtlich seiner Muskulatur wie auch seiner Schleimhaut besonders entwickelt. Die Schleimhaut zeigt reichliche,

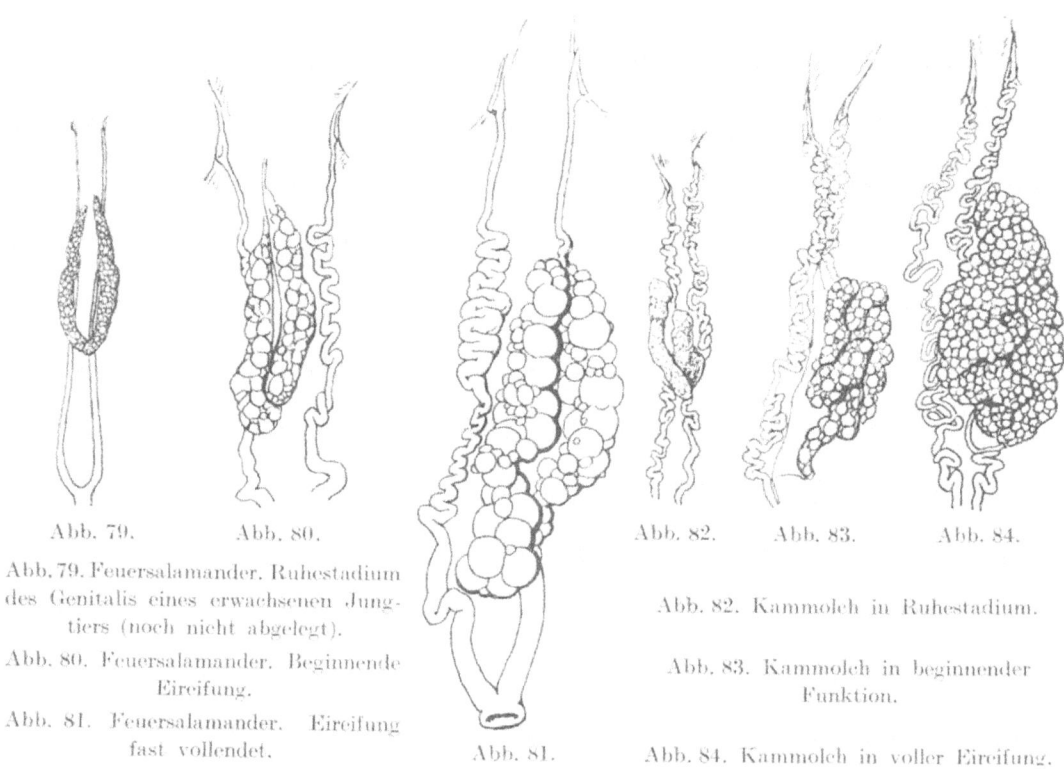

Abb. 79. Feuersalamander. Ruhestadium des Genitalis eines erwachsenen Jungtiers (noch nicht abgelegt).
Abb. 80. Feuersalamander. Beginnende Eireifung.
Abb. 81. Feuersalamander. Eireifung fast vollendet.
Abb. 82. Kammolch in Ruhestadium.
Abb. 83. Kammolch in beginnender Funktion.
Abb. 84. Kammolch in voller Eireifung.

gefäßführende Falten, die mit der Dotterhaut innige Verklebungen eingehen und anscheinend durch Diffusion von Nährstoffen zur Reifung der Frucht beitragen. Eine Identifizierung dieser innerhalb des Eischlauches erfolgten Entwicklung dotterreicher Eier mit der intrauterinen Brutpflege der Säugetiere ist wegen der zweifellos starken Verschiedenheit nicht möglich, insofern als stärkere gewebliche Beziehungen zwischen Ei und Mutter nicht bestehen, sondern der Ausführungsschlauch nur eine günstige Entwicklungsstätte bietet.

Von den Amphibien aufwärts unterscheiden wir durchschnittlich folgende Abschnitte: ein Ostium abdominale mit mehr oder weniger großen Trichtern, in dessen Umgebung das Peritonealepithel häufig mit Flimmerzellen umkleidet ist; nach einem kurzen engeren, retroperitoneal gelegenen Abschnitt folgt der Teil, dem bei diesen Formen die Aufgabe obliegt, das Ei mit Ernährungs- und Schutzhüllen zu umkleiden. Dieser Teil ist mit einer verschieden langen Mesosalpinx ausgestattet. Die auffallendsten Veränderungen im Laufe der Eireifung zeigen sich an diesem Drüsenabschnitt. In der Ruhe und vor allen Dingen

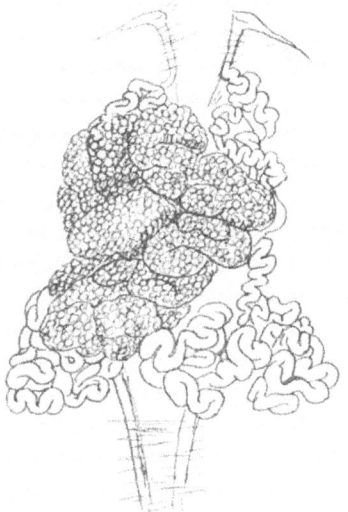
Abb. 85. Brauner Landfrosch mit beginnender Genitalfunktion.

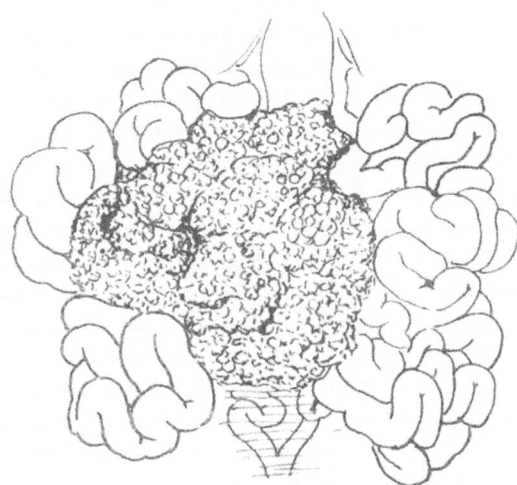
Abb. 86. Brauner Landfrosch in voller Funktion des Genitale.

bei Jungtieren ist es ein fast gerade gestreckter Abschnitt mit eben angedeuteten Windungen. Zur Zeit der Eireifung und Ablaichung werden diese Windungen zu ganz außerordentlichen Formationen ausgebildet. Die Drüsen zeigen eine ganz enorme Sekretions-

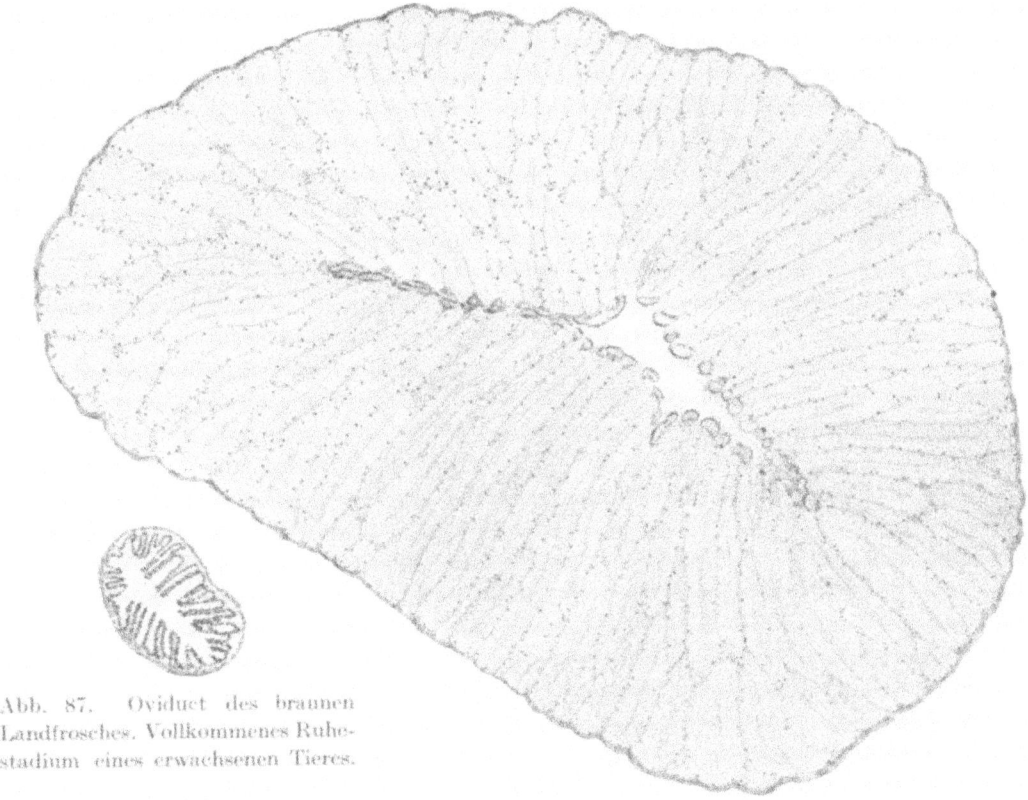

Abb. 87. Oviduct des braunen Landfrosches. Vollkommenes Ruhestadium eines erwachsenen Tieres.

Abb. 88. Eileiter vom braunen Landfrosch. Funktionsstadium vor der Ablaichung.

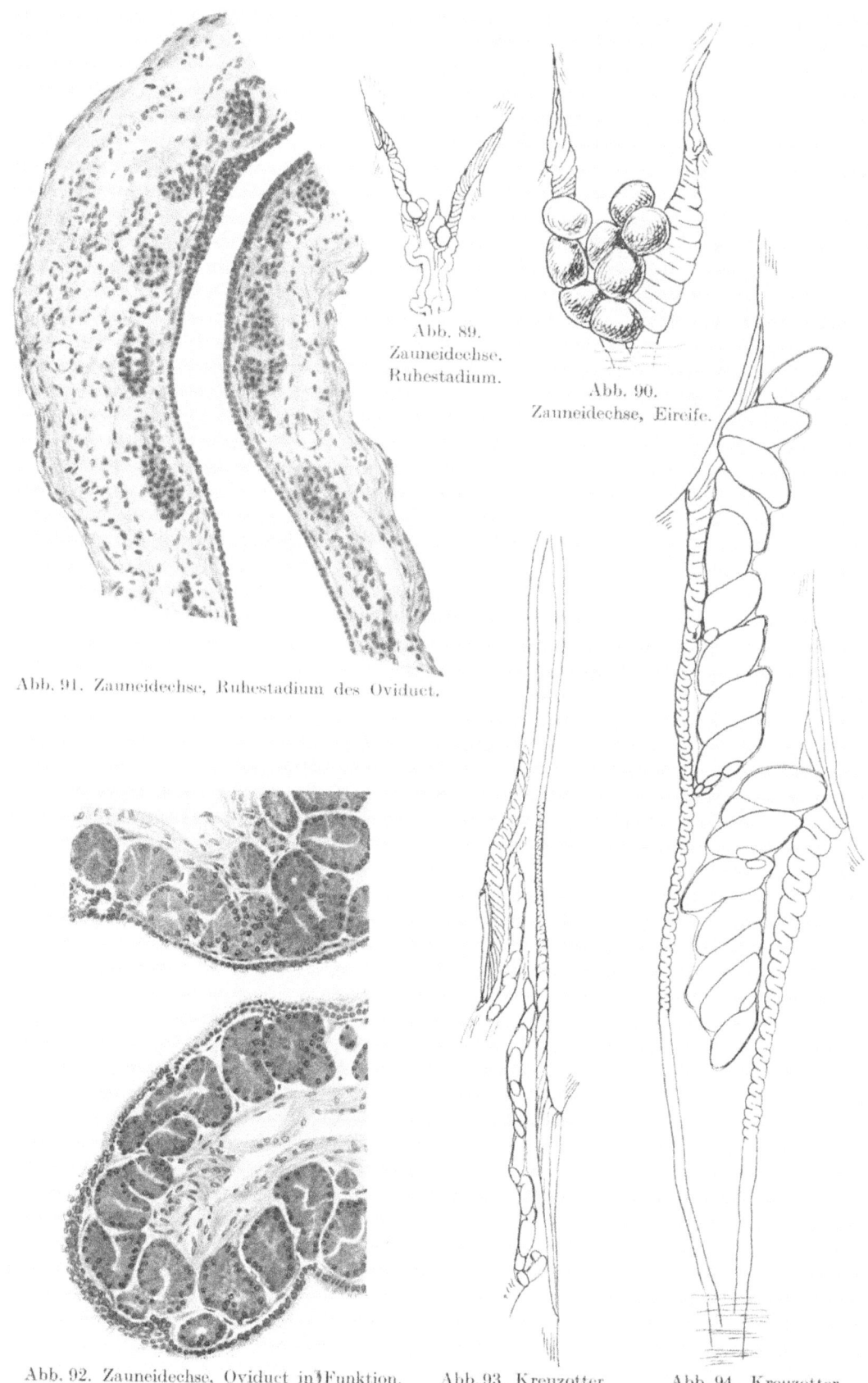

Abb. 89. Zauneidechse. Ruhestadium.

Abb. 90. Zauneidechse, Eireife.

Abb. 91. Zauneidechse, Ruhestadium des Oviduct.

Abb. 92. Zauneidechse, Oviduct in Funktion.

Abb. 93. Kreuzotter im Ruhestadium.

Abb. 94. Kreuzotter kurz vor Follikelsprung.

tätigkeit, um die zahlreichen Eier, wie bei den Fröschen, mit einer Gelatineschicht zu umgeben, oder die einzelnen großen dotterreichen Eier mit einer außerordentlich großen Eiweißhülle zu umschichten (Vögel). Der unterste Abschnitt, der nach einem kurzen, etwas engeren Übergangsabschnitt folgt, zeigt vor allem bei den lebendgebärenden Formen eine kräftige Muskulatur, dagegen weniger Drüsen, so daß man bei den Amphibien nach Dicke und Ausbildung des unteren Abschnittes, der von den Zoologen als Uterus bezeichnet wird, auf die Art der Ablaichung ovipar oder vivipar schließen kann (Stieve).

Bei den Vögeln wird in diesem Abschnitt die Kalkschale, deren Substanz von tubulösen Drüsen gebildet wird, um das eigentliche Ei mit der großen Eiweißschicht gelegt; bei den letzteren bestehen Untersuchungen über die Veränderungen

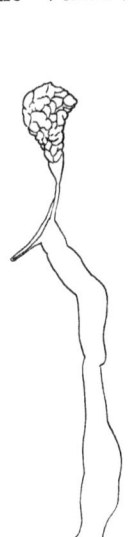
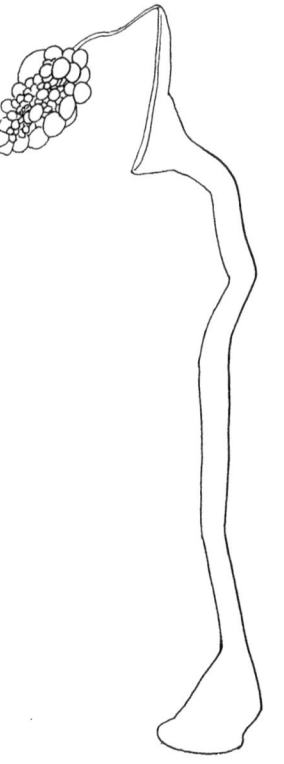
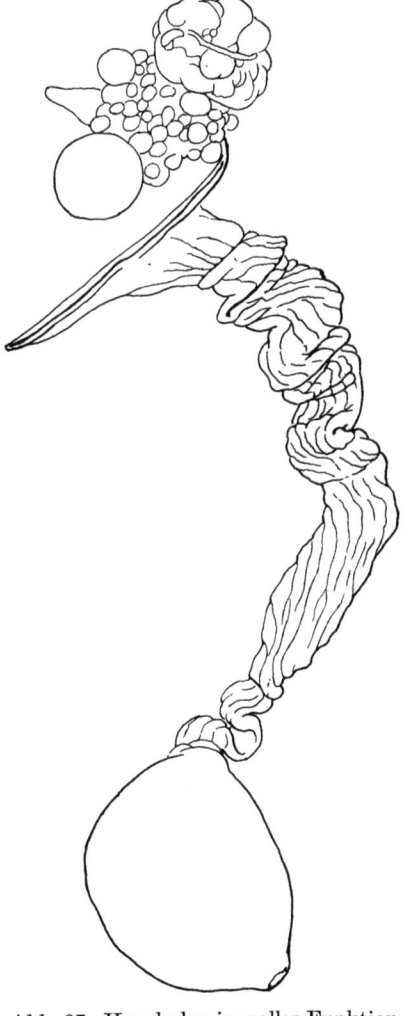

Abb. 95. Haushuhn, Jungtier vor der Eireifung.

Abb. 96. Haushuhn, Beginn der Follikelprüfung.

Abb. 97. Haushuhn in voller Funktion, ein reifes Ei im Uterus.

des morphologischen Bildes zu den verschiedensten Jahreszeiten (Giersberg). Bei den meisten Formen aber stehen genauere Untersuchungen noch aus. Der allgemeine Aufbau im eileitenden Abschnitt ist überall meist gleichartig. Die Innenauskleidung bildet vielfach ein Flimmerepithel, in den sezernierenden Abschnitten wird die Wandung von tiefen und zahlreichen Eiweißdrüsen durchsetzt, darüber folgt dann eine Ring- und Längsmuskulatur, die je nach Funktion verschieden stark entwickelt ist. Die Trennung der verschiedenen Abschnitte, wie sie beim Menschen z. B. nach dem Ansatz der Ligamenta rotunda möglich ist, läßt sich wie gesagt bei niederen Vertebraten in gleicher Form nicht durchführen. Vor der Einmündung in die Kloake findet sich caudal vom Uterus häufig eine Einschnürung, ein Isthmus, der vielfach als Vagina bezeichnet wird.

Von den Nebenorganen sei nur das bei einigen Kröten nachgewiesene Biddersche Organ erwähnt, offenbar ein rudimentäres Ovarium (Progonaler Abschnitt), das gleichlaufend mit den Eireifungsvorgängen zyklische Wandlungen durchmacht, die in der letzten Zeit eine umfangreichere Bearbeitung erfahren haben (Harms und Höpke).

Entsprechend der ganz andersartigen Fürsorge für die Brut finden wir die Aufgabe des Geschlechtsausführungsschlauches, abgesehen von der Bereitstellung muskulöser

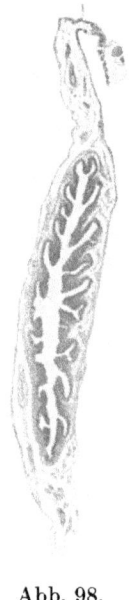

Abb. 98.

Abb. 98. Haushuhn, Eiweißteil bei beginnender Eireife (schwache Vergrößerung).

Abb. 99. Haushuhn, Eiweißteil bei beginnender Eireife (starke Vergrößerung). S. Abb. 98.

Abb. 100. Eiweißteil des Oviductes bei Haushuhn. Übersicht, schwachvergrößert.

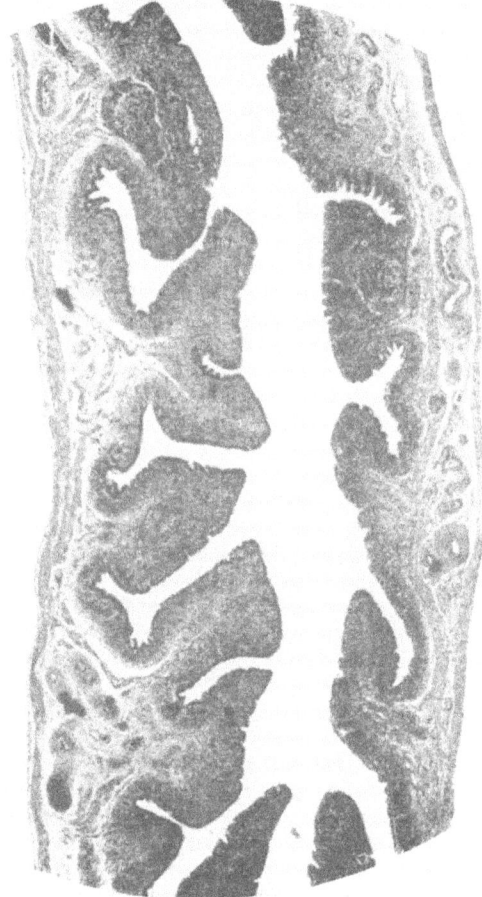

Abb. 99.

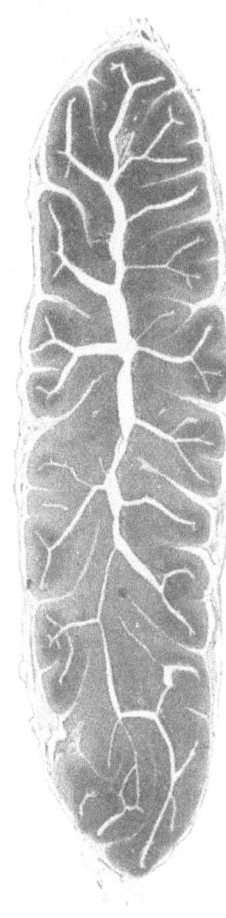

Abb. 100.

Kräfte, die das größer und größer werdende Ei zu befördern vermögen, umgewandelt zu bedeutenden drüsigen Schläuchen, die Nahrung und Schutzsubstanz für das Ei bilden und sie ihm mit auf den Weg geben. Diese Art der Brutpflege findet demnach ihren Ausdruck und ihr Ende in der Mitgabe wichtiger Substanzen an den Embryo selbst. Sie überläßt aber immer noch das Ei trotz des mitgegebenen Schutzes und der Nahrung im unentwickelten Zustand der Außenwelt. Das höhere Prinzip der Eientwicklung im Mutterkörper macht Absonderung und Mitgabe von Schutz und Nährsubstanzen überflüssig und unnötig, das Ei verliert seine Masse, bleibt fast nur auf seinem Bildungsdotter beschränkt, gewinnt aber in der Entwicklung die Fähigkeiten, Zellen zu bilden, die es befähigen, sich in der Mutter selber die Nahrung zu beschaffen, die durch besondere Umwandlung des Genitalschlauches ebenfalls wieder durch Drüsentätigkeit zur Verfügung gestellt wird. Erst bei den komplizierteren Formen genügt die Drüsentätigkeit bestimmter Genitalschlauchabschnitte nicht mehr; der Embryo frißt mit seinen besonders gebildeten Organen von der Substanz der Mutter, die große Polsterbildungen im Genitalschlauch extra dafür erzeugt; schließlich versteht der Embryo vermöge der tryptischen Kraft seiner Eihülle sogar den Kreislauf der Mutter zu sprengen und sich einen Raum zu schaffen, in dem

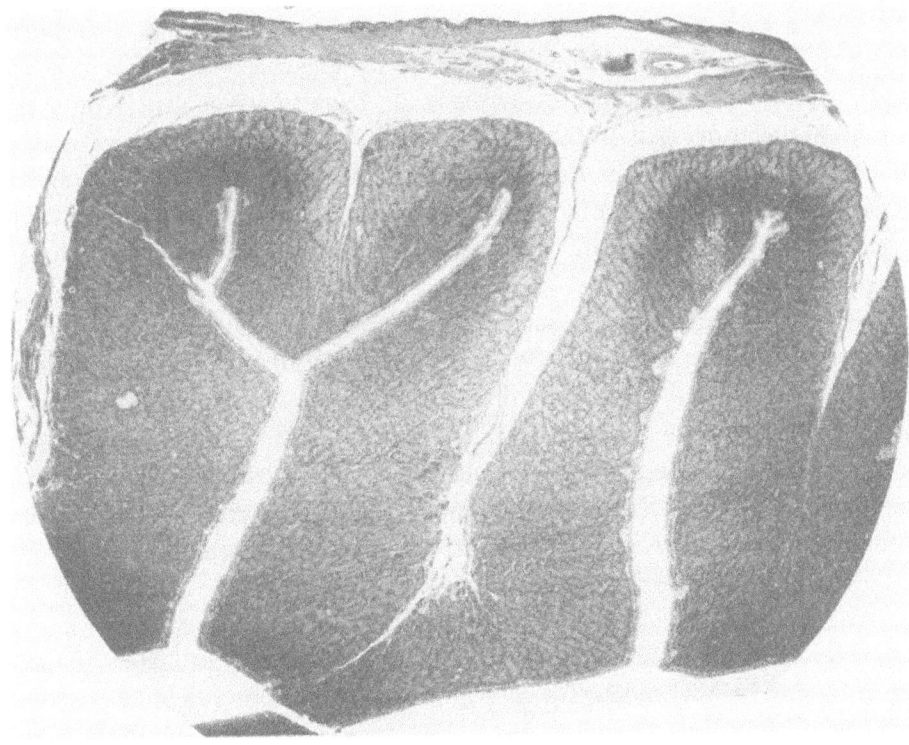

Abb. 101. Eiweißteil des Oviductes beim Haushuhn, volle Funktion (starke Vergrößerung).

mütterliches Blut kreist, aus dem der Embryo sich Stoffe herauszusaugen lernt. Wie diese Fortentwicklung im einzelnen vor sich geht, soll die Darstellung der Genitalphylogenese in der Säugetierreihe zeigen.

B. Der Genitalzyklus bei Säugetieren.

Kurze Übersicht über die vergleichende Anatomie und Physiologie des Genitales.
Im wesentlichen bearbeitet von Dr. Werner Bremicker.

Die Fortpflanzungsvorgänge und die mit ihnen in Zusammenhang stehenden Lebensäußerungen der einzelnen Arten und Familien sind bei den Säugetieren vielfach komplizierter und eigenartiger als bei den niederen Tieren. Zeitpunkt, Dauer und Folge der Geschlechtsperioden der Tiere wechseln in mannigfacher Art. Es sind schon sehr viele Ansätze dazu da, um ein Verständnis für viele Besonderheiten zu gewinnen. Dazu hat auch die anatomische Durchforschung der Genitalorgane einzelner Säugetierfamilien besonders unter Berücksichtigung physiologischer Äußerungen ein gutes Teil beigetragen.

Es besteht zwischen den wildlebenden Tieren und denen, die mehr oder weniger stark unter den Einfluß der Kultur geraten, ein erheblicher Unterschied. Die Konstanz der Lebensbedingungen, die durch die Kultur für die in ihren Kreis gezogenen Tiere geschaffen ist, bewirkt, daß die Genitalfunktion sich auf das ganze Jahr hin erstreckt, während andererseits bei den wildlebenden Tieren Vegetation, Jahreszeit und Umweltbedingungen mit ihrem erheblichen Wechsel einen starken hemmenden Einfluß auf die Fortpflanzungstätigkeit haben. Neben diesen wesentlichsten Einflüssen der Umwelt bestehen aber bei einzelnen Tieren auch noch Besonderheiten, deren Grund bisher unersichtlich bleibt. Auch durch sie wird noch mehr Komplikation in das allgemeine Bild hineingetragen. So findet z. B. nach Courrier bei der Fledermaus die Begattung vor dem Winter statt; das Sperma ruht während der kalten Jahreszeit im Uterus des Weibchens, wird dort offenbar von den Uterindrüsen ernährt und vereinigt sich erst im nächsten Frühjahr mit den aus dem Eierstock frei gewordenen Eiern. Beim Rehwild scheint ein Entwicklungsstillstand der jungen Frucht typisch zu sein, wodurch die Tragezeit des Rehwildes erheblich verlängert wird.

Es sollen Einzelheiten nicht näher dargestellt werden, sondern zunächst nur wesentliche Unterschiede Betonung finden. Weiter unten sollen dann die Daten über einzelne Tierfamilien der Säugetiere mitgeteilt werden, um so evtl. Grundlagen zu haben, wissenschaftliche Studien an diesen oder jenen Tieren ausführen zu können, wie sich das z. B. bei den Nagern schon heute als außerordentlich aussichtsreich ermöglichen läßt.

Unter einbrünstigen Tieren versteht man solche, die während einer Fortpflanzungsperiode nur einmal brünstig werden, auch dann, wenn bei dem einen Mal keine Befruchtung und im Gefolge keine Gravidität zustande kommt. Diesem gegenüber stehen die vielbrünstigen, die bei ausbleibender Trächtigkeit mehrmals brünstig werden können; zu ihnen gehören auch die schon oben als gesondert stehend angeführten Haustiere, die mit einigen anderen wildlebenden Tieren periodische Brunst in regelmäßigen Abständen bekommen, falls keine Unterbrechung dieser Vorgänge durch die Gravidität eintritt, die sofort den Begattungstrieb bei den Tieren zum Erlöschen bringt. Das Tierweibchen läßt überhaupt nur während der Brunst das Männchen zum „Sprung" zu. Außerhalb dieser Zeit verhält es sich durchaus ablehnend; es „beißt ab". Wie für einige Tiere (Hirsch und das Männchen der Wildkatze [Marshall]) schon lange bekannt, so nimmt Wiesner auch für das Männchen der meisten wildlebenden Tiere eine zeitliche Beschränkung der Geschlechtsfunktion an, ja er spricht direkt von einer Periodizität der männlichen Sexualfunktion. Er weist jedoch darauf hin, daß zwischen dieser periodischen Äußerung des Geschlechtstriebes beim Männchen und der beim Weibchen ein grundlegender Unterschied bestände. Er legt ausdrücklich Wert darauf, daß die regelmäßig wiederkehrenden Genitalzustände beim Weibchen mit dem alten Terminus „Zyklus" zu bezeichnen sind. Er will in diesen Begriff des Zyklus einen viel weiteren genital-physiologischen und auch -anatomischen Komplex gefaßt wissen als den einer bloßen Periodizität, wie sie beim Männchen einiger Tierarten vorliegt. Auf diese Fragen soll an anderer Stelle noch näher eingegangen werden.

Im folgenden seien die Zahl und die Dauer der „sexual seasons" für eine Reihe von Säugetieren kurz zusammengestellt. Soweit bekannt, soll auch bei mehr- und vielbrünstigen Tieren die Frequenz und der Ablauf der innerhalb einer „season" auftretenden Brunstäußerungen berücksichtigt werden.

Marsupialier: Dasyurus viverrinus (Hill und O'Donoghue) besitzt nur eine Fortpflanzungszeit, die sich von Ende des Monats Mai bis zur Hälfte des Augusts erstreckt. Nur innerhalb dieses Zeitraumes findet die Kopulation statt. Selbst bei ausbleibender Trächtigkeit kommt keine erneute Brunst und keine Wiederholung des Koitus in der ein Vierteljahr umfassenden „Sexual season" zustande. Wir haben also hier den reinen Typus eines einbrünstigen Tieres vor uns, ebenso bei Trichosurus (Kusu), Phascolarctus (Beutelbär), Phascolomys (Wombat) (Semon). Das Opossum (Hartmann) bringt gewöhnlich zweimal Junge zur Welt. Im Gegensatz zu Selenka, der nur eine einzige Brunst für das Jahr angibt, hat Hartmann erwiesen, daß sich die Brunst beim Opossum in regelmäßigen Abständen von 28 Tagen während der Monate von Januar bis Oktober einschließlich wiederholt, so daß nur in den beiden letzten Jahresmonaten geschlechtliche Ruhe herrscht.

Ungulaten: Marshall hat in seinem Werk (Physiology of Reproduction) eine ausgezeichnete Bearbeitung der Huftierklasse wie auch der übrigen Säugetiere gegeben. Bei den Schafarten zeigt sich nach seinen Studien noch sehr deutlich der Einfluß der Domestikation auf den Brunstzyklus. Während wilde Schafe eine Fortpflanzungsperiode mit nur einer Brunst im Frühjahr haben, gehen die in Herden gehaltenen Schafe zur Vielbrünstigkeit über, wie Marshall an den Merinoschafen Australiens beobachtet hat. Nach Zietschmann liegen zwischen zwei aufeinanderfolgenden Brunstäußerungen beim Hausschaf durchschnittlich 21 Tage (Ellenberger, Marshall); die einzelne Brunst erstreckt sich auf 2—3 Tage.

Als Zeichen der Brunst ist zunächst eine Veränderung bei den Tieren in dem Sinne zu beobachten, daß sie unruhiger und lebhafter sind, gleichzeitig weniger fressen. Bei der Annäherung des Widders verstärken sich diese Merkmale. Die Vulva ist während dieser Tage stark geschwollen und von reichlich ausfließendem Schleim bedeckt.

Beim Rinde ist die Brunstfolge sehr genau bestimmt. Sie nimmt ihren Anfang bereits vor Vollendung des ersten Lebensjahres. Der Zeitraum zwischen zwei Brunstterminen beträgt im Durchschnitt 21 Tage (Flemming, Ellenberger-Williams, Kupfer, Zietschmann). Die weiblichen Tiere geben auf der Weide die Brünstigkeit dadurch zu erkennen, daß sie wild umherlaufen und mit dem Vorderkörper sich auf das Hinterteil eines anderen Rindes erheben, was allgemein als „Reiten" oder „Ochsen" bezeichnet wird. Aus der geschwollenen Vulva entleeren sich große Mengen von Schleim und zuweilen sogar etwas Blut. Meist tritt nach dem Kalben bald eine neue Brunst auf. Nach Heape soll das Verhalten der wilden Rinderarten sich völlig mit dem des Hausrindes decken, jedoch steht seiner Ansicht, die für den Hirsch und verwandte Formen eine ebenfalls dreiwöchentliche regelmäßige Brunstfolge annimmt, diejenige von Zietschmann gegenüber, der Hirsch, Elch und Renntier zu den einbrünstigen Vertretern zählt.

Das Schwein ist im wilden Zustande einbrünstig (Marshall); bei Domestikation ist es jedoch zu einem reinen, vielbrünstigen Typus geworden. Die geschlechtliche Reife, d. h. der Beginn der regelmäßigen Folge von Brunstzeiten fällt mit dem Ende des 4. Lebensmonates zusammen. Weder die Geschlechtsorgane noch der äußere Körperbau haben zu diesem Zeitpunkte ausgewachsene Dimensionen erreicht. Das zeitliche Intervall zwischen zwei Brunstäußerungen beträgt drei Wochen (Struve, Corner). Bei der Schilderung der Hitzeerscheinungen folge ich Corner. Wenn bei Abwesenheit des Ebers keine Gelegenheit zum Paarungsakt gegeben ist, findet man, daß das betreffende Tier dicht hinter dem anderen herläuft und dessen Genitalien beschnüffelt. Oft ahmt es den Geschlechtsakt nach, indem es auf dem anderen „reitet". Dabei ist beobachtet worden, daß es bei diesem Akt vorzieht, der passive Teil zu sein anstelle des aktiven. In großen Herden sammeln sich die brünstigen Tiere in kleinen Gruppen und halten sich abseits von den übrigen weiblichen Schweinen. Nach drei Tagen klingen allmählich diese Erscheinungen ab, um sexueller Ruhe Platz zu machen.

Auf der Höhe der Brunst ist die Vulva stark geschwollen und gerötet. Zuweilen besteht ein spärlicher seröser oder schleimiger vaginaler Fluß; gelegentlich ist dieser Ausfluß von Blut durchsetzt. Dieses entstammt nicht, wie genaue anatomische Untersuchungen ergeben haben, aus den inneren Teilen des Genitalschlauches, sondern von der Vulva, wahrscheinlich durch Trauma verursacht. Die Brunstfolge läuft das ganze Jahr hindurch, falls keine Unterbrechung durch die Gravidität eintritt, die ihrerseits eine Spanne von 16—17 Wochen umfaßt. 4—9 Tage nach dem Wurf wird das Tier gewöhnlich wieder „hitzig" (Struve).

Beim Pferd liegen die Brunstverhältnisse noch nicht genau fest. Marshall vermutet ein Intervall von ungefähr 3 Wochen, Flemming von 2—4 Wochen. Nach der Gravidität, welche 11 Monate dauert, tritt sehr bald, etwa 11 Tage nach dem „Fohlen", wieder eine neue sexuelle Aktivität auf. Die Vulva ist dabei geschwollen, oft ist blutiger Ausfluß vorhanden. Die Labien schließen und öffnen sich rhythmisch, welcher Vorgang den treffenden Namen „Blitzen" trägt. Die Stute ist sehr unruhig, galoppiert auf der Stelle, Erscheinungen, die jedem Pferdebesitzer zur Genüge bekannt sind. Kommt bei der ersten Brunst, nachdem die Stute gefohlt hat, keine Befruchtung zustande, so wird sie von vielen Pferdezüchtern nach weiteren 11 Tagen noch einmal vorgeführt, weil zu diesem Zeitpunkt erneut die Möglichkeit einer Begattung bestehen soll.

Nager: Über die Klasse der Nager sind insoweit sehr exakte Studien gemacht, als sie zu den vielbenutzten Laboratoriumstieren gehören (Maus, Ratte, Meerschwein, Kaninchen). Die systematischen Untersuchungen reichen schon in die letzten Jahrzehnte des vorigen Jahrhunderts zurück und hatten zum Ziel, genaue Unterlagen für embryologische Forschungen zu liefern. Während die Befunde der älteren Autoren (Bischoff, Lataste, Morau, Retterer, Königstein, Sobotta, Heape usw.) noch sehr unsicher sind, was teilweise darin begründet liegt, daß sie sich auf ein zu geringes Material stützten, sind in neuester Zeit an einer großen Zahl von Versuchstieren, vor allem durch amerikanische Autoren exakte Ergebnisse erzielt worden. Sie geben für die wichtigsten sog. kleinen Laboratoriumstiere einen festen Schlüssel über die Brunstverhältnisse in die Hand.

Maus und Ratte zeigen eine weitgehende Übereinstimmung in der zeitlichen Folge der Brunst. Sie wiederholt sich in dem kurzen Zwischenraum von durchschnittlich 5 Tagen (Allen, Long-Evans). Bei den Angaben der älteren Autoren (für Maus: Lataste 10 oder 20 Tage, Morau 10 Tage, Sobotta 21 Tage, Heape 10 Tage, Königstein 14 Tage) fällt auf, daß die Zeitspanne zwischen zwei aufeinanderfolgenden Hitzeperioden meist ein Vielfaches der von den amerikanischen Autoren in letzter Zeit ermittelten darstellt. Daß das häufigere Auftreten der Brunst nicht schon früher beobachtet wurde, liegt daran, daß die Erscheinungen nach außen hin sehr gering sind und außerdem nur sehr kurze Zeit (einige Stunden) dauern. Absolut sicher ist die Brünstigkeit nur zu erkennen in der

Duldung des Koitus. Nichtsdestoweniger sind für den aufmerksamen Beobachter deutliche Hitzezeichen an den Tieren zu bemerken. Die Lippen der Genitalien sind geschwollen; die Schleimhaut der Vagina ist trocken und mit einer verhornten Schicht bedeckt. Die sich zersetzenden Hornmassen geben wahrscheinlich den für uns unangenehmen Geruch ab, der vielleicht zur Anlockung des Männchens dient. Selten versucht die Ratte z. B., zum Unterschied von anderen Säugetieren, auf anderen zu reiten. Wenn eine „hitzige" Maus oder Ratte mit einem Männchen zusammengebracht wird, so verhält sie sich sehr unruhig, die Bewegungen sind sehr schnell, oft leicht hüpfend. Bei Annäherung eines Männchens liegt das Weibchen still am Boden; der Rücken wird durchgebogen und der Schwanz nach oben gehoben. Der Begattungsakt erfolgt mit erstaunlicher Geschwindigkeit, wird oft in kurzem Zeitabstand öfters wiederholt, bis nach erfolgter Belegung das Weibchen eine weitere Kopulation nicht mehr duldet. Bei Ausbleiben einer Schwangerschaft läuft die Brunstfolge das ganze Jahr hindurch.

Beim Meerschwein sind die äußeren Vorgänge ähnlich. Es gehört wie Ratte und Maus zum vielbrünstigen Typus. Die Ruhezeit zwischen zwei Hitzeperioden erstreckt sich nach Loeb-Hesselberg, ferner nach Stockard-Papanicolaou auf 16 Tage. Die älteren Autoren stimmen mit Ausnahmen von Bischoff (38—44 Tage) mehr oder weniger mit dieser Angabe überein (Hensen 18 Tage, Retterer 15—20 Tage, Lataste 10 bis 20 Tage).

Das Kaninchen kann während des ganzen Jahres trächtig werden. Der Kopulationstermin fällt nach Tsu-Zong-Yung von vier zu vier Wochen (Bischoff 38—44 Tage, Hensen 35—37, Retterer 15—30, Lataste, Regaud-Dubreuil 30 Tage). Die Erscheinungen der Brunstzeit sind nicht sehr stark ausgesprochen.

Karnivoren: Unter den Karnivoren ist nur ein Vertreter, der Hund, genau durchuntersucht; die Angaben von Keller sind dafür von besonderer Bedeutung. Keller war einer der ersten, der exakte genital-physiologische Untersuchungen mit anatomischen Studien verband. Die Hündin wird nach ihm im Jahr zweimal brünstig oder „läufig", und zwar im Februar-März und August-September. „Die Brunst erstreckt sich auf einen Zeitraum von 9—14 Tagen und läßt unschwer zwei Phasen erkennen. Die erste derselben charakterisiert sich durch einen blutigen Ausfluß aus den angeschwollenen äußeren Genitalien, welcher in der 2. Phase eine schleimige Beschaffenheit annimmt. . . . . „Es interessiert die vielfach von Züchtern ausgesprochene Behauptung, daß die Hündin am besten am 9. Tage nach Eintritt der ersten Brunsterscheinungen zu befruchten sei, wie es ja überhaupt eigentümlich ist, daß die Hündin in der Regel das männliche Tier erst gegen das Ende der Brunst zuläßt . . . . .".

Marshall und Jolly (1905 und 1910) geben für die Katze einen 14tägigen Brunstrhythmus an. Nach Heape hat die Hauskatze 2—4 Brunstzeiten im Jahr. Die Löwin soll nach den erstgenannten Autoren sogar alle 3 Wochen brünstig werden. Diese Verhältnisse bedürfen noch eingehender Prüfung.

Die Primaten haben wegen der engen Beziehungen zum Menschen ein besonderes Interesse beansprucht, so daß darüber mehrere Arbeiten vorliegen, deren ältere jedoch wenig Verwertbares für die Erkennung der Brunstverhältnisse liefern, wie die von Heape (Semnopithecus entellus 1894; Macacus rhesus 1897; van Herwerden Pithecus irus 1906). Nach Corner (1921) ist es noch nicht völlig entschieden, ob die Affen (in seinem

Falle Macacus) das ganze Jahr hindurch oder nur zu gewissen Zeiten fortpflanzungsfähig sind. Es fehlt bei Macacus das Auftreten von Hitzeerscheinungen; Hamilton (1914) ist auf Grund seiner Beobachtungen zu der Auffassung gelangt, daß die „sexuelle Aktivität" nicht auf besondere Perioden beschränkt ist, so daß kein Analogon zu der Brunst der übrigen Säugetiere bei den Affen vorhanden ist. Die Äußerungen des Geschlechtstriebes erstrecken sich wahrscheinlich über längere Zeitabschnitte, so daß eine Begattung jederzeit stattfinden kann. Eine Periodizität der Sexualfunktion gibt sich bei Macacus durch ein ganz anders zu bewertendes Zeichen zu erkennen, das mit der Brunst keine andere Ähnlichkeit und Beziehung hat, als das der Periodizität, nämlich durch den regelmäßigen Blutfluß: die Menstruation. Corner hat während einer längeren Beobachtungszeit an einer Reihe von Tieren einen mittleren Zeitabstand zwischen zwei aufeinanderfolgenden Blutungen von 27 Tagen festgestellt. Der menstruelle Fluß hat eine mittlere Dauer von 4—6 Tagen. Die Tiere zeigen während dieser Zeit nichts von einem gesteigerten Geschlechtstrieb. An sekundären Veränderungen ist kurze Zeit vor und oft längere Zeit nach der Menstruation eine Schwellung und Rötung der das äußere Genitale umgebenden Haut zu bemerken.

Aus den besprochenen, aus den wichtigsten Säugetierfamilien gewählten Beispielen ergibt sich die markante Tatsache der Periodizität der Genitalfunktion im Tierreich. Die Kulminationspunkte der Sexualkurve sind gegeben durch die Hitze- oder Brunstzeichen, an denen bei den meisten Tieren (Primaten ausgenommen) die Sexualfunktion äußerlich erkannt, beurteilt und gemessen wird. Nur zur Zeit dieser geschlechtlichen Funktionshöhe lassen die weiblichen Tiere die Begattung zu. Bei den Primaten, also auch beim Menschen, gibt sich die Periodizität durch das ganz anders zu wertende Zeichen der Menstruation zu erkennen; eine zeitliche Begrenzung des Geschlechtstriebes verwischt sich, eine Kopulation ist jederzeit möglich.

1. Anatomischer Teil.

Die Verschiedenheit der Intensität und zeitlichen Folge der physiologischen Äußerungen der Geschlechtsfunktionen hat der gleichartigen Beurteilung und Auffassung in den Anfangsstadien solcher Arbeiten große Schwierigkeiten bereitet, wie sich aus den vielfach betretenen Irrwegen der Forschung ergeben hat; ich erwähne hier nur die Vermengung von Brunst und Menstruation. Die Festlegung eines zeitlichen Ausgangspunktes für die komplizierten Vorgänge des Zyklus machte große Schwierigkeiten, die sich dem Leser der älteren Literatur besonders aufdrängen. Auch für den an das genitalphysiologische Gebiet sich eng anschließenden Bereich der Embryologie war die Markierung gewisser zeitlicher Punkte von großer Tragweite. Für die Durchführung einer umfassenden zeitlichen Erforschung der sexuellen Vorgänge war die Entdeckung von grundlegender Wichtigkeit, daß anatomische, am Genitale ablaufende Veränderungen synchron neben den äußeren Zeichen hergehen. Wie später noch gezeigt werden wird, ist das mit vielem Fleiß gesammelte anatomische Material mehr und mehr die Grundlage für die systematische Vergleichung der Physiologie des Genitales in den einzelnen Tierklassen geworden.

Die Bedeutung der anatomischen Ergebnisse erhellt schon daraus, daß für die zeitliche Einordnung der gefundenen Einzelheiten eine zeitliche Untereinteilung des Komplexes der Brunst mit einer exakten Terminologie notwendig wurde. Heape war derjenige, der eine solche zuerst einführte. Vor der eigentlichen Brunst, dem Oestrum, liegt eine anatomisch sicher faßbare Vorbereitungszeit, das Prooestrum. Das Stadium der Abnahme der Hitzeerscheinungen mit allmählicher Rückkehr zur Ruhe trägt den Namen Metoestrum; die kürzere oder längere Pause zwischen je zweien einer regelmäßigen Folge von Brunstäußerungen wird Dioestrum genannt. In Übereinstimmung mit Wiesner (1925) möchte ich empfehlen, den Terminus „Zyklus" für den Gesamtkomplex der Vorgänge anzuwenden, die mit einer Brunstzeit verknüpft sind, während für die regelmäßige Aufeinanderfolge der Brunstzeiten der Ausdruck „Rhythmus" gewählt wird.

a) Kurze Bemerkungen über die makroskopische Anatomie der Geschlechtsorgane vom vergleichenden Standpunkt aus.

Der Genitalapparat besteht einerseits aus den Eierstöcken, welche der Produktion der weiblichen Geschlechtszellen in der Hauptsache dienen und andererseits aus dem Genitalschlauch. Dieser hat in seinen verschiedenen Abschnitten ganz verschiedenartige Aufgaben zu erfüllen. Er besteht durchgehend aus einer die Lichtung auskleidenden Schleimhaut und einer Muskelschicht. Der Aufbau und die Dickenmasse dieser Schichten sind je nach ihrer Aufgabe entsprechend entwickelt. Der proximale Abschnitt hat die Funktion, die aus der Keimdrüse freiwerdenden Eier aufzunehmen und in den nächsttiefer gelegenen zu befördern. Er trägt daher seinen Namen „Eileiter" mit vollem Recht. Die Lichtung ist ziemlich eng, die Muskelschicht verhältnismäßig kräftig gebaut. Der zweite weiter distal gelegene Teil hat als Brutraum für die Embryonen zu dienen, muß daher in seiner Schleimhaut einen guten Nährboden für die Früchte abgeben können, in seiner Gesamtwand den sich vermehrenden Raumansprüchen der Embryonen durch Dehnbarkeit resp. Möglichkeit eines Längenwachstums sich anpassen können. Zudem kommt ihm, nachdem er seiner Bedeutung als Fruchthalter (Gebärmutter, Uterus) genügt hat, die Aufgabe zu, die Föten durch den unteren Teil des Geschlechtsschlauches, die Scheide, auszutreiben. Das wird ihm ermöglicht durch die Ausbildung einer starken Muskulatur. Die fortschreitende Ausbildung des Geschlechtsausführungsschlauches z. B. gegenüber dem bei Vögel, Reptilien usw. geht aus einem Vergleich der Angaben leicht hervor.

Die Scheide dient vorwiegend dem Begattungsgeschäft. Als röhrenförmiges Gebilde vermag sie das „Glied" des Männchens aufzunehmen und das ejakulierte Sperma aufzubewahren. Sie stellt die Verbindung des oberen Genitalschlauches mit der Außenwelt durch den Sinus uro-genitalis dar. Als Eintrittspforte des Genitales muß sie daher gleichzeitig den Schutz des oberen Genitales gegen von außen eindringende Schädlichkeiten übernehmen. Der Genitalschlauch wird bei den Säugetieren sowohl ontogenetisch als auch phylogenetisch als doppelseitiger sog. Müllerscher Gang angelegt. Die proximalen Teile bleiben bei allen Säugetieren getrennt erhalten als Eileiter, die distalen erleiden eine bei den verschiedenen Tierklassen mehr oder weniger ausgebildete Verschmelzung.

Bei den Primaten ist dieser Vorgang am weitesten durchgeführt, indem der Uterus eine einheitliche Höhle besitzt und seine Entstehung aus zwei Röhren nur noch an der Divergenz des spaltförmigen Lumens nach proximal hin zu erkennen ist. Das Uteruslumen ist im unteren Teil röhrenförmig. Dieser untere Abschnitt des Uterus ist deutlich gegen die Scheide abgesetzt.

Bei den Karnivoren und Ungulaten ist die Lumenvereinigung im Gebärmutterabschnitt nur partiell erfolgt, so daß man eine Pars divisa, die sog. Uterushörner, einer Pars indivisa (Zervix) gegenüberstellen kann. Durch außerordentliche Länge sind z. B. die Uterushörner des Schweines ausgezeichnet, die eine Länge bis zu 72 cm (Corner) erreichen können. Die Pars indivisa ist in einzelnen Fällen scharf gegen die Scheide abgesetzt, wie z. B. beim Rinde und Pferde, bei denen eine Portio vaginalis uteri deutlich ausgebildet ist. Das Scheidegewölbe ist ventral höher als dorsal.

Beim Schaf und Schwein geht die Scheide kontinuierlich in den unteren Teil des Uterus über; bei ersterem deutlicher als bei letzterem ist der Beginn des Uterus lediglich durch das Auftreten zahnartig ineinandergreifender sog. Schlußkissen gekennzeichnet.

Bei den Nagern (Kaninchen, Ratte, Maus) ist die Trennung in zwei Schläuche im Gebärmutterabschnitt noch völlig erhalten, so daß das Bild eines Uterus duplex vorliegt. Die Lumina sind in ganzer Ausdehnung der beiden Uteri röhrenförmig; der untere in die Scheide ragende Teil ist lediglich durch größere Wandstärke charakterisiert.

Die Marsupialier geben ihre Stellung am Anfang der Säugereihe dadurch zu erkennen, daß sogar im oberen Teil der Scheide eine Vereinigung nicht zustande gekommen ist. Es sind z. B. bei Opossum (Hartmann) zwei sog. laterale Vaginalkanäle vorhanden, die je ein Os uteri umgreifen. Sie gehen von dem blindsackähnlichen Ende des unpaaren Scheidenteiles aus und sind nach Hartmann unbedingt zur Scheide und nicht zum Uterus zu rechnen.

Der unterste Abschnitt, der Sinus urogenitalis, der, wie der Name sagt, gemeinsamer Ausführungsgang für Harn- und Genitalorgane darstellt, ist bei den meisten Tierklassen als relativ langes Rohr ausgebildet. Lediglich bei den Primaten ist auch in dieser Hinsicht eine Vereinfachung erfolgt, als dieser Teil nicht mehr röhrenförmig, sondern auf eine flache Mulde, das Vestibulum reduziert ist.

Die Phylogenie kann also auch im Hinblick auf die Genitalausbildung ein im allgemeinen getreues Abbild der ontogenetischen Entwicklung abgeben. Der Grad der Verschmelzung der Müllerschen Gänge kann als Maßstab für die phylogenetische Einreihung eines Säugergenitales benutzt werden. Die Differenzierung des Genitalschlauches hält Schritt mit der phylogenetischen Rangstufe der betreffenden Säugerklasse. Diese Beobachtung kann zur Erklärung später noch zu erwähnender Eigentümlichkeiten herangezogen werden.

b) Die feineren anatomischen Veränderungen am Säugetiergenitale während des Zyklus.

Allgemeiner Überblick.

1. Das Ovarium. Das Ovarium ist bei den Säugetieren fast durchgehend nicht mehr stockartig oder einer Traube gleich wie bei den Vögeln, Reptilien usw., sondern mehr in einem zusammenhängenden länglichen Körper zusammengefaßt, in dessen Substanz die Eier und deren Produkte liegen. Nur bei Bildung der funktionellen Stadien erheben sich die Eibildungen über die Oberfläche hinaus. Gegenüber den eierlegenden Tieren ist der sehr erhebliche Rückgang der Eigröße auffällig, ebenso die Ausbildung des Follikels und das Auftreten einer drüsigen Bildung, die aus der leeren Follikelhöhle hervorgeht. Die Follikelzellen nehmen an Zahl bei den Säugetieren erheblich zu und bilden ein

dickes Lager um die wachsende Eizelle herum. Fast immer tritt eine mehr oder weniger reichliche Flüssigkeitsbildung an der Stelle ein, wo die Follikelzelle nach der einen Richtung hin, gewöhnlich nach der Oberfläche des Ovariums, sich reichlicher als an den anderen Stellen entwickelt hat. Das Ei liegt je nach der Ausbildung des Liquors exzentrisch in dem als Follikel imponierenden Epithelkomplex und gar nicht selten in einem hügelartig in das Lumen hinein vordringenden Teil.

Nach dem Follikelsprung gehen die Follikelepithelien nicht sofort zugrunde, sondern die kapillarenreiche Stromaschicht der Theca interna schickt Gefäßsprossen und Fibrillen durch die gelockerten Granulosazellen hindurch; es kommt durch Umspinnung der sich noch vergrößernden Granulosazellen zu einer echten innersekretorischen Drüse, die jedoch nur einen vorübergehenden Bestand hat und in absehbarer Zeit wieder degeneriert. Es ist einwandfrei, z. B. von Sobotta und auch durch die neueren Autoren für Maus, Ratte, Kaninchen, Meerschweinchen, Beuteltiere erwiesen, daß die großen Zellen des sog. Corpus luteum, besser der Follikel- oder Granulosadrüse, aus dem Follikelepithel durch Größenzunahme entstehen.

In dem vorhergehenden Abschnitt haben wir den liquorfreien Follikel und das Fehlen des Corpus luteum als charakteristisch für die höchstentwickelten Nichtsäugetiere beschrieben. Bei den Marsupialiern ist durch die schönen Untersuchungen O'Donoghues und Sandes nachgewiesen worden, daß schon ein granulosareicher liquorhaltiger Follikel und nach dem Platzen desselben eine aus der Granulosahülle entstehende Granulosadrüse vorhanden war, die alle Zeichen auch der später immer wieder festzustellenden Granulosadrüse sowohl im Aufbau wie in Rückbildung zeigt. Den Übergang zwischen diesen beiden voneinander verschiedenen Entwicklungsstufen kennen wir zunächst nicht. Über die Monotremen besteht nur eine Angabe von Fränkel und Cohn, daß sie einen rudimentären oder gar keinen gelben Körper aufweisen. O'Donoghue bezeichnet das aber als nicht zutreffend und weist ein Corpus luteum für Platypus nach. Diese Lücke muß zweifellos noch ausgefüllt werden. Vielleicht liegt der Übergang bei fossilen Tieren.

2. Die Tuben. Beim Herannahen der Zeit des Follikelsprunges treten an den Tuben Veränderungen in dem Sinne auf, daß eine Vermehrung der Durchblutung und serösen Durchtränkung des Gewebes einsetzt, so daß das Organ schon allein durch diesen Vorgang vergrößert und verdickt wird. Gleichzeitig macht sich ein Höhenwachstum der Schleimhaut mit Verstärkung der Sekretion bemerkbar. Die Muskulatur macht während des Zyklus eine zyklische Veränderung ihres Funktionszustandes im Sinne einer Variation des Kontraktionsablaufes (Caldani, Corner) durch. Seckinger berichtet über spontane Zusammenziehungen der Muskulatur der Tuben des Schweines in bestimmten Phasen des Zyklus.

3. Der Uterus. Die Säugetiere gehören mit nur ganz verschwindenden Ausnahmen (Echidna) zur Klasse der Plazentalier. Die jungen Früchte verbringen den ersten Abschnitt ihres Lebens im Brutraum des mütterlichen Organismus, den sie in mehr oder weniger ausgereiftem Zustande verlassen. Vielfach erreichen sie einen derartigen Ausbildungsgrad während ihres intrauterinen Lebens, daß sie sich außerhalb des mütterlichen Organismus schnell nach dem Wurf frei bewegen können. Andere bedürfen noch längerer fürsorglicher Pflege in Nestern oder in eigens dazu am mütterlichen Körper geschaffenen Pflegestätten (Beuteltiere). Der Stoffaustausch zwischen mütterlichem und fötalem Kreislauf

erfolgt durch den Mutterkuchen, der in innigem Kontakt mit der Gebärmutterwand steht und, wie Grosser nachwies, eine mit zunehmender Tierdifferenzierung auch immer komplizierter werdende Struktur zeigt. Grosser unterscheidet, je nachdem sich das choriale Epithel des Föten verschieden weit in die Schleimhaut einfrißt, resp. sich nur anlegt, 1. die epitheliochoriale Plazentation: Oberfläche des Chorions legt sich lediglich an die Oberfläche der Uterusschleimhaut an, ohne daß Epithel zerstört wird. 2. Syndesmochoriale Plazentation: Die Chorionzotten fressen sich in die oberflächliche Lage des Bindegewebes hinein. 3. Endotheliochoriale Plazentation: Die Chorionzotten fressen sich bis an das Endothel der Blut- und Lymphgefäße heran, ohne sie zu eröffnen. 4. Die hämochoriale Plazentation: Die Chorionzotten fressen auch die Blutgefäße an und bilden einen intervillösen Raum (Primaten). Zum Verständnis des Baues der Uterusschleimhaut und ihres zyklischen Wechsels sind diese Plazentationsstadien durchaus wichtig. Die Schleimhaut der Gebärmutter übernimmt die Funktion, den Boden zu liefern, in dem sich die Plazenta eingräbt. Sie befindet sich für gewöhnlich in einem Zustand geringer Entwicklung, um zu den Zeiten der Brunst, in der die Möglichkeit der Befruchtung und des Beginnes der Schwangerschaft sehr groß ist, sich durch einen durchgreifenden Umwandlungsprozeß auf eine gegebenenfalls eintretende Schwangerschaft vorzubereiten. Lediglich als Vorbereitung für das aufzunehmende Ei sind die genannten Veränderungen an der Schleimhaut des Uterus aufzufassen.

Die Uterusschleimhaut besteht bei den Säugetieren wie auch beim Menschen aus einem Bindegewebsstroma, das je nach der Zyklusphase eine schwankende Dichte aufweist. Die Oberflächenbekleidung wird geliefert durch ein kubisches oder zylindrisches Epithel, das in einigen Fällen mit Zilienbesatz versehen ist. Von der Oberfläche senken sich Krypten und echte Drüsenschläuche in die Tiefe. Diese Drüsen sind es, die durch starke Proliferation in der Brunstphase zum großen Teil für die Dickenzunahme der Schleimhaut verantwortlich zu machen sind. Kommt eine Befruchtung nicht zustande und stirbt infolge davon das befruchtungsbereite Ei ab, so verfallen alle diese getroffenen Vorbereitungen der Rückbildung, die bei einzelnen Spezies langsam und stetig, bei anderen dagegen stürmisch verläuft.

4. Die Scheide. Die an der Scheidenwand ablaufenden Veränderungen können selbstverständlich nicht als direkte Schwangerschaftsvorbereitungen angesehen werden. Es handelt sich vielmehr dabei z. T. um Prozesse, die man als mit den in dem höher gelegenen Abschnitt sich vollziehenden Vorgängen sympathisierend ansehen kann. Eine Stütze für diese Auffassung läßt sich aus der Entwicklung von Scheide und Uterus aus demselben Mutterboden ableiten. Bei einigen Vertretern handelt es sich jedoch bei den zyklischen Veränderungen an der Scheidenwand um direkte Vorbereitungen für den zeitlich begrenzten Akt der Begattung. Wie die späteren Ausführungen ergeben werden, dienen sie teils dem Schutze des Scheidenrohres gegen Verletzungen bei der Kopulation, teils einem höchst merkwürdigen und sehr sinnreichen Mechanismus, nämlich der Fixation des Spermas in der Scheide des Weibchens.

Diese im Überblick gegebenen Daten über die anatomischen Veränderungen im Genitale zeigen an, daß hier faßbare morphologische Unterlagen für die physiologischen Vorgänge während des Zyklus tatsächlich vorhanden sind. Es gilt im folgenden, diese bei den verschiedenen Tierklassen näher zu verfolgen und sie in Beziehung zu den zeitlichen Verhältnissen des Zyklus, zur Vorbrunst, Brunsthöhepunkt und Nachbrunst, zu setzen. Die Forschung ist natürlich noch weit davon entfernt, alle Säugetiere in dieser Hinsicht exakt durchstudiert zu haben, da sich diesem Zweig der vergleichenden Anatomie große Schwierigkeiten entgegenstellen in der Materialbeschaffung und außerdem in dem Umstand, daß eine mühevolle Beobachtung oft notwendig ist, um die Zyklusphase bei einem Tier zeitlich genau festzulegen. Ohne eine solche sind anatomische Untersuchungen wertlos, da sie eine Fülle von anatomischen Bildern ergeben, ohne daß es möglich ist, diese zu einem „Zeitbild" zusammenzusetzen, welches dann den „Vorgang" des zyklischen Geschehens darstellt.

2. Spezielle Verhältnisse.

a) Marsupialier — Beuteltiere.

Bei Dasyurus viverrinus (Hill-O'Donoghue) haben wir den reinen Typus eines einbrünstigen Tieres vor uns, da in der von Ende Mai bis Mitte August währenden Fortpflanzungszeit nur einmal eine Brunst und eine Kopulation statthat.

Während des Prooestrums (Anfang Juni, 4—5 Tage Dauer) vergrößern sich im Ovarium langsam die Follikel, um schließlich oberflächliche Prominenzen am Eierstock zu bilden. Die Zahl der gleichzeitig reifenden Follikel ist eine beträchtliche (28—30—35).

Der Uterus vergrößert sich merklich, die Durchblutung nimmt stark zu, wie man aus der dunklen Rotfärbung des Organs ersehen kann. Die im Ruhestadium nur kurzen Drüsen beginnen Mitosen aufzuweisen. Sie rollen sich im basalen Teil leicht auf und lassen kleine aber deutliche Lumina erkennen. Das Oberflächenepithel geht aus der kubischen in die zylindrische Form über; die Kerne strecken sich und erscheinen dicht zusammengedrängt, sodaß der Eindruck einer Vielschichtigkeit entsteht.

Oestrum (1—2 Tage). Lediglich in diesem Stadium ist die Kopulation möglich. Im Ovarium geht das Wachstum der Follikel weiter, die sich jetzt bläschenförmig über die Oberfläche vorwölben. Ein Platzen findet nur in den seltensten Fällen bereits in diesem Stadium statt. An der Uterusschleimhaut setzen sich die im Prooestrum begonnenen Veränderungen fort. Die die Drüsen auskleidenden Zellen werden wie die des Oberflächenepithels hochzylindrisch und weisen Zilienbesatz auf. Das Stroma beginnt sich ebenfalls zu differenzieren, indem es oberflächlich dicht bleibt, dagegen sich in der Tiefe netzartig auflockert. Es ist überall mit Leukozyten durchsetzt, die besonders dicht unter dem Epithel gelagert sind.

Im Postoestrum findet keine sofortige Rückkehr zum anatomischen Bild des Ruhestadiums statt, vielmehr bleibt die Entwicklung des Ovariums und der Schleimhaut auf derselben Höhe. Im Ovarium vergrößern sich die Follikel weiter. Der Polkörper der Reifungsteilung wird abgestoßen und die II. Richtungsspindel gebildet. Der Follikelsprung erfolgt erst 5—7 Tage nach der Kopulation, also zeitlich deutlich getrennt von der Brunstphase. Die Befruchtung findet in dem oberen Teil der Tube statt, wo auch der Polkörper der II. Reifungsteilung ausgestoßen wird. Das Corpus luteum ist schnell (innerhalb von 3 Tagen nach der Ovulation) entwickelt. Auch bei Nichteintritt einer Gravidität erhält es sich einige Wochen und unterscheidet sich als Corpus luteum ovulationis nicht von einem echten Schwangerschaftsgelbkörper.

Ebenso kehrt bei verfehlter Befruchtung die Schleimhaut des Uterus nicht sofort zum Ruhestadium zurück, sondern entwickelt sich sogar eine Zeitlang weiter, ähnlich wie bei Eintritt einer Schwangerschaft, weshalb man diese Phase auch als „Pseudogravidität" bezeichnet. Die Schleimhaut verdickt sich fernerhin, die Blutgefäße vergrößern sich und entsenden ein dichtes Kapillarnetz dicht unter das Oberflächenepithel. Die Drüsen hypertrophieren weiter, ihre Zellen werden hochzylindrisch und beginnen zu sezernieren. Die gerollten Schläuche liegen in der Tiefe sehr dicht und haben nur wenig Bindegewebe zwischen sich gelagert. Die nach diesen Proliferationsvorgängen einsetzende regressive Phase ist gekennzeichnet durch partielle Degeneration und Desquamation des Oberflächen- und Drüsenepithels. Dieser Vorgang erfolgt nicht stürmisch unter Abstoßung der deckenden Epithelschicht als Ganzes, sondern durch allmählichen Verlust von degenerierten, vakuolisierten Epithelien, die dann sofort durch neue, niedrige Epithelzellen ersetzt werden. Vielleicht wird bei diesem langsamen Abbau doch die oberflächliche Kapillarschicht arrodiert, so daß es zu geringen Blutaustritten ins Uteruslumen kommt. Die Verbindung zwischen Föt und Mutter ist noch außerordentlich locker, ein eigentliches dickes Chorium wird nicht gebildet, die Jungen werden aber unreif geboren (s. u.).

In der Regenerationsphase nimmt der Ersatz des degenerierten zylindrischen durch neues kubisches Epithel seinen Fortgang; das Bindegewebe verliert seinen ödematösen Charakter und wird wieder kompakt. Die Blutversorgung verringert sich entsprechend der Abnahme der Schleimhautdicke. Die Pseudogravidität umfaßt eine ungefähre Zeitdauer von zwei Wochen.

Daran schließt sich das Metoestrum mit allmählichem Übergang zum Stadium völliger Ruhe, dem Anoestrum an.

Bei echter Gravidität sind die Veränderungen am Ovar und Uterus nicht bedeutsam tiefgreifender als bei Scheinschwangerschaft, zumal die Tragzeit bei Dasyurus viverrinus nicht mehr als 14 Tage beträgt. Den bei der Geburt wenig entwickelten Jungen ist ein Brutraum in der Beuteltasche geboten, die am hinteren Bauchteil sich befindet. In sie hinein münden die Ausführungsgänge von Milch-, außerdem von Schweiß- und Talgdrüsen. Beim Herannahen der Brunst vergrößert sich diese Tasche, das Innere wird feucht. In der Phase der Pseudogravidität erreicht die Milchdrüse einen Umfang, der dem einer vollsezernierenden Mamma kurz nach dem Wurf oft entspricht. Im Prooestrum schwellen die Lippen der Kloakenöffnung beträchtlich an. Über feinere Vorgänge an der Wand der Vagina berichten Hill-O'Donoghue nichts.

Daher seien als Ergänzung zu dem Kapitel der zyklischen anatomischen Umwandlungen am Genitale der Marsupialier die Ergebnisse der von Hartmann am Opossum gemachten Studien herangezogen, die sich besonders intensiv mit den Vorgängen in der Vagina beschäftigen. Besondere Beachtung verdienen dabei die „lateralen Vaginalkanäle", die, wie schon oben erwähnt, von dem Blindsack des unteren unpaaren Teiles der Vagina aus bogenförmig zu je einem Muttermund verlaufen. Beim Austreiben der Früchte folgen diese nicht vom Muttermund aus den gewundenen seitlichen Vaginalkanälen, sondern durchbrechen in gerader Richtung das bindegewebige Septum, welches den Muttermund von dem Blindsack der unpaaren Vagina trennt.

Das Opossum stellt einen vielbrünstigen Typus dar, indem die Brunst mit Ausnahme der Monate November und Dezember sich während des gesamten übrigen Jahres regelmäßig im Abstande von 28 Tagen wiederholt. Da die Gravidität nur 13 Tage dauert (Hartmann), vermag sie die Regelmäßigkeit der Brunstfolge, den Rhythmus, nicht zu stören, wenn man eine brunsthindernde Laktation durch Wegnahme der Jungen nicht zuläßt. Im Prooestrum beginnen die Lateralkanäle durch Vermehrung der Vaskularisation stark zu schwellen. Das Lumen enthält zähe Flüssigkeit, die Wand der Vagina weist im Stadium der Ruhe einen Epithelbelag von etwa 5—6 Schichten auf, deren tiefstgelegene aus niedrigzylindrischen Zellen bestehen, die sich nach der Oberfläche zu abflachen. Im Prooestrum wächst nun die Zahl der Epithellagen auf 12—15 an, die sich in eine basalgelegene aus zylindrischen Zellen bestehende, in eine mittlere polygonalzellige und oberflächliche flachzellige Schicht differenzieren. Alle Zellen sind auf der Höhe dieses Stadiums noch kernhaltig, keine Anzeichen für beginnende Verhornung sichtbar; diese treten erst ganz gegen Ende auf. Leukozyten sind nicht im Epithel vorhanden. Die durch Abschilferung frei ins Lumen gelangenden oberflächlichen Zellen bestimmen das Ausstrichbild des Vaginalinhaltes, welches zu dieser Zeit lediglich große flache kernhaltige Zellen aufweist. Im Oestrum setzt eine rapide Verhornung der oberflächlichen Schicht ein, deren kernlose Zellen erst einzeln, dann in Massen ins Lumen abgestoßen werden. Im Ausstrich finden sich also zur Zeit der Brunst nur kernlose verhornte Zellen („pure culture of cornified cells"), welches Zeichen als sicherer Anhaltspunkt für die Brünstigkeit eines Weibchens zu verwenden ist und bereits verwandt wird. Im Gegensatz zu Dasyurus viverrinus fällt beim Opossum die Ovulation in das Stadium der Brunst hinein. Im Metoestrum geht die Desquamation weiter, Leukozyten infiltrieren das Epithel und mischen sich dem Vaginalinhalt bei, so daß als Charakteristikum für dieses Stadium sich im Ausstrich viele verhornte Zellen mit Leukozyten befinden. Dann tauchen allmählich wieder kernhaltige Zellen auf, während die Hornzellen im Ausstrich zurücktreten. Im Ruhestadium beherrschen Leukozyten das Bild fast völlig.

Zusammenfassung.

Zusammenfassend läßt sich über die Zyklusverhältnisse der Marsupialier, die an zwei Vertretern (Dasyurus viverrinus, Opossum) dargestellt sind, sagen:

1. Das Stadium des Oestrums ist zeitlich scharf begrenzt, anatomisch in der Vagina faßbar an der Verhornung des gewucherten Epithels, welches abschilfert und in großen Massen als verhornte Zellen im Vaginalinhalt auftritt. An der Uterusschleimhaut ist das Oestrum charakterisiert durch einen gewissen Grad von Proliferation des Oberflächen- und Drüsenepithels, sowie des Stromas und der Blutgefäße.

2. Die Ovulation findet im Oestrum oder kurze Zeit nach diesem Stadium statt.

3. Auch bei verfehlter Befruchtung tritt keine stürmische Rückkehr zum Ruhestadium, sondern zum Teil eine Weiterdifferenzierung der Schleimhaut entsprechend einer Gravidität ein, daher die Bezeichnung dieser Zyklusphase als „Pseudogravidität" (Dasyurus viverrinus-Hill-Donoghue).

4. Das Corpus luteum der „Pseudogravidität" (Corpus luteum spurium) entspricht in seiner Ausbildung einem echten Graviditätsgelbkörper, weil die Dauer einer echten Gravidität der einer Pseudogravidität entspricht.

b) Ungulaten — Huftiere.

Exakte und ausgedehnte Studien dieser unter den Haustieren stark vertretenen Klasse liegen nur vor über das Schwein und das Rind, während über Schaf, Ziege, Pferd die Kenntnisse nicht weit über die grob-sexualphysiologischen Beobachtungen hinausreichen.

Schwein.

Das Schwein ist von Bouin und Ancel, Marshall, Struve, Amsbaugh und vor allem Corner bearbeitet worden. Wie schon oben mitgeteilt, besitzt das Schwein einen regelmäßigen Brunstrhythmus, in dessen Verlauf jeder Zyklus einen Zeitraum von etwa 21 Tagen im Mittel umfaßt.

Zyklische Veränderungen am Ovarium:

Während des Intervalles findet sich an jedem gesunden Ovarium ein gewisser Vorrat an kleinen Follikeln, welche einen mittleren Durchmesser von 5 mm aufweisen. Größere Follikel, die im Intervall am Ovarium vorgefunden werden, sind meist atretisch. 2—3 Tage vor Einsetzen der Brunst macht sich bei den zur Reifung bereiten Follikeln ein schnelles Wachstum bemerkbar, so daß der Durchmesser sich rasch auf 10 mm vergrößert. Histologisch sind in solchen Follikeln die Zeichen der Eireife festzustellen: Die Zellen des Cumulus ophorus lockern sich in ihrem Zusammenhang, so daß das Ei mit seiner Corona radiata schließlich frei in der Follikelflüssigkeit schwimmt. An der Eizelle wird die erste Richtungsspindel formiert und bald darauf der erste Polkörper ausgestoßen. An der Follikelwand ist zu beobachten, daß die Zellen der Theca interna an Volumen zunehmen und sich gegen die Follikelzellen vorschieben.

Im Augenblick der Ovulation ist der I. Polkörper abgestoßen, die II. Richtungsspindel in Entwicklung begriffen; die Vollendung des II. Polkörpers ist an den Eintritt der Befruchtung gebunden. Die Ruptur aller reifen Follikel findet innerhalb eines kurzen Zeitraumes statt (Corner). Küpfer nimmt dagegen an, daß eine erhebliche Zeitspanne gebraucht würde, damit bei sämtlichen Follikeln der Sprung erfolgte.

Corner und Amsbaugh verlegen die Ovulation auf den ersten oder zweiten Tag der Brunst. Zu einem ähnlichen Termin gelangt auch Lewis, welcher fand, daß der Follikelsprung meist 30—48 Stunden, also $1^{1}/_{2}$—2 Tage nach Beginn des Oestrums erfolgte.

Nach der Ovulation hat der kollabierte Follikel einen Durchmesser von noch etwa 4—6 mm. Die Membrana granulosa ist zunächst noch völlig intakt. Die Granulosazellen nehmen an Volumen zu, ohne Mitosen zu zeigen. Allmählich belädt sich das Protoplasma mit Lipoidgranula. Währenddessen wachsen von der Theca interna Blutkapillaren in Form eines zierlichen stark verzweigten Netzwerkes gegen die Follikelhöhle vor. Die ebenfalls lipoidhaltigen Zellen der Theca interna vermehren sich durch mitotische Teilungen und lagern sich zwischen die Granulosazellen.

Die zeitliche Einfügung der Vorgänge in den Zyklus ist folgende: Der Follikel springt etwa am 2. Tage nach Beginn der Brunst. Am 4. Tage beginnt der Prozeß des Einwachsens von Blutgefäßen und Thekazellen in die Follikelhöhle, welcher am 6.—7. Tage beendet ist, so daß von diesem Tage an die Granulosadrüse solide und völlig differenziert ist.

In der nächsten Zeit nimmt das Volumen der Granulosadrüsen derartig zu, daß sie sich fast mit ihrer gesamten Oberfläche über das Niveau des Ovariums erheben. Bei der meist vorhandenen großen Anzahl von Corpora lutea tritt die eigentliche Eierstocksubstanz völlig zurück.

In mikroskopischen Schnitten von vollentwickelten Granulosadrüsen beherrschen die Granulosazellen das Bild. Sie sind mit kleinen Lipoidtropfen beladen. Die Thekazellen liegen an der Peripherie in Haufen, lagern sich in Form kleiner Stränge den bindegewebigen Septen an und sind sogar spärlich verstreut zwischen den Granulosazellen, von denen sie durch intensive Protoplasmafärbung zu unterscheiden sind. Das bindegewebige Gerüst ist sehr zart; Fibroblasten nur in geringer Menge vorhanden, so daß vielfach die Endothelien der Kapillaren das Stützwerk allein bilden.

Während zwei Wochen hält sich das Corpus luteum auf der erreichten Höhe der Entwicklung und bis dahin ist es an den Granulosadrüsen nicht erkennbar, ob sie zum Weiterbestehen (Gravidität) oder zur Degeneration bestimmt sind. — Bei Ausbleiben einer Befruchtung setzt am 14.—15. Tage nach Beginn der Brunst die Rückbildung ein. Innerhalb von 2—3 Tagen geht es bis auf fast die Hälfte seines vorherigen Volumens zurück, es wird derb und weißlich. Zunächst gehen die Granulosazellen durch vakuoläre Degeneration zugrunde; an ihrer Stelle findet man Hohlräume, die zum Teil mit Zelltrümmern ausgefüllt sind. Der Abtransport der zelligen Überreste wird durch in großen Mengen im Gewebe auftretende Leukozyten und mononukleäre Zellen übernommen. Die Kapillaren kollabieren; ihre Endothelien gehen vielleicht in Bindegewebszellen über. Die Thekazellen erhalten sich noch einige Zeit; sie treten nach Verschwinden der Granulosazellen besonders deutlich hervor.

Zur Zeit der nächsten Ovulation ist die Granulosadrüse etwa auf die Hälfte der maximalen Größe, bei der übernächsten auf einen winzigen Körper reduziert (Corner, Küpfer). Eine deutliche Gelbfärbung der Drüse, die ihr aus der Beobachtung bei so vielen anderen Tieren den Namen „Gelbkörper" eingetragen hat, ist beim Schwein nicht vorhanden.

Tube: Die Wanderung der freien Eier durch die etwa 20 mm lange Tube erfordert beim Schwein eine Zeit von etwa 3 Tagen (Assheton, Corner). Nachdem in der Tube bei der Befruchtung der II. Polkörper ausgestoßen worden ist, beginnt bereits die Blastomerenbildung, welche bei Erreichung des uterinen Tubenendes bis zum Vierer-Stadium gediehen ist. Unbefruchtete Eier degenerieren, nachdem sie in die Uterushöhle gelangt sind. Die Schleimhaut der Tube nimmt starken Anteil an den zyklischen Umwandlungen.

Im Intervall ist das Tubenepithel flach, eher kubisch als zylindrisch mit deutlichem Zilienbesatz (Spack, Snyder). Im Prooestrum setzt eine stärkere (intravaskuläre) Durchblutung der Tunica propria ein und die Höhe des Epithels nimmt zu. Im Protoplasma der zylindrisch gewordenen Epithelzellen sammeln sich Sekretmassen an. Zur Zeit der Brunst befindet sich das infolge Abstoßung der Zilien wimperlose Epithel in voller Sekretion, so daß eine muzinähnliche Substanz in großen Tropfen ins Lumen abgegeben wird. Die Vaskularisation erreicht ihren höchsten Grad, so daß der Eileiter vergrößert erscheint (Spack). Im Metoestrum lassen Sekretion und Hyperämie stark nach und das Epithel regeneriert allmählich seine Zilien. Eine große Anzahl von Zellen werden aus dem Verbande ins Lumen abgestoßen und degenerieren. Snyder und Courrier fanden für die von Spack angegebene Sekretionsphase keinen Anhaltspunkt.

Uterus: Die Schleimhaut ist bedeckt von einem sicher einschichtigen Epithel, welches auf einem bindegewebigen Stroma ruht. Von der Oberfläche aus senken sich

Drüsenschläuche in die Tiefe hinein, wo sie sich verzweigen und leicht schlängeln. Zilien sind nur an den Drüsenepithelien, nicht an den Oberflächendeckzellen zu finden. Im Stroma verstreut liegen einige Leukozyten und Plasmazellen.

Im Intervall (10 Tage vor Beginn einer neuen Brunst) ist das Epithel niedrig zylindrisch oder sogar kubisch. Das Stroma ist dicht und schwach durchblutet. Schließlich lagert sich das niedrige kubische Epithel unregelmäßig, so daß der Eindruck einer Mehrschichtigkeit vorgetäuscht werden kann, wenn man nur die Lage der Kerne berücksichtigt.

Beim Herannahen der nächsten Brunst (Prooestrum) setzen im Oberflächenepithel allmählich Mitosen ein. Unter dem Epithel sammeln sich große Mengen neutrophiler Leukozyten an, die teilweise das Epithel durchwandern und ins freie Lumen gelangen. Das Stroma beginnt sich aufzulockern. Im Oestrum werden die Mitosen zahlreicher, ein Zeichen für starke Proliferation des Epithels. Eigentümlicherweise sind hier und da während dieser Zeit vakuolär-degenerierende Zellen zu beobachten, deren Zahl allerdings sehr gering ist. Das Oberflächenepithel erreicht eine bedeutsame Höhe (25—30 μ) und täuscht leicht eine Vielschichtigkeit vor, weil die Zellen sich sehr stark zusammendrängen und daher unregelmäßig lagern. Auch die oberflächlichen Teile der Drüsen beteiligen sich an der Proliferation und weisen Mitosen auf, die in den tiefen Abschnitten fehlen. Das Stroma erreicht den höchsten Grad ödematöser Durchtränkung, so daß die zelligen Elemente weit auseinanderrücken. Neutrophile Leukozyten sind sehr häufig, besonders im subepithelialen Teil des Stromas.

Nach der Ovulation (im Metoestrum) nehmen die Zellen des Epithels an Größe und auch an Zahl weiter zu. Sie strecken sich sehr in die Länge und besitzen im Verhältnis zur Größe des Kernes reichlich Protoplasma. Die Kerne sind gleichmäßig zentral gelegen, so daß das Bild eines schönen einreihigen Zylinderepithels entsteht. Es wächst zu einer Höhe von etwa 40 μ heran. Die von den freien Enden gebildete Oberfläche ist nicht glatt, sondern leicht gewellt, wodurch das samtartige Aussehen der Schleimhaut zustande kommt.

Auch die tiefen Teile der Drüsen nehmen jetzt an den proliferativen Vorgängen in gewissem Sinne teil. Diese sind jedoch weder während des Oestrums noch während des Metoestrums so stark, daß eine Verlängerung oder vermehrte Schlängelung der Drüsen zustande kommt. Es handelt sich an den Drüsen lediglich um eine Vermehrung des Protoplasmas und damit um eine vielleicht gesteigerte Sekretionstätigkeit. Die neutrophilen Leukozyten nehmen in demselben Grade allmählich ab wie Eosinophile sich in vermehrtem Maße im Stroma bemerkbar machen. Etwa 10 Tage nach der Brunst beginnt das Ödem im Stroma zurückzugehen; das Bindegewebe verdichtet sich, die Blutgefäße kollabieren.

Der Rückbildungsprozeß vollzieht sich in gleicher Weise weiter, je mehr sich die Zyklusphase von der Brunst entfernt. Das Epithel nimmt an Höhe ab, wird niedrig zylindrisch bis kubisch, das Stroma wird kompakt und es ergibt sich das schon dargestellte Bild der Intervallschleimhaut.

Gravidität: Tritt eine Befruchtung und Entwicklung des Eies ein, so verhält sich die Schleimhaut des trächtigen Uterus bis zum 15. Tage entsprechend der des nichtträchtigen Uterus. Während jedoch entsprechend einem Brunstzyklus von diesem Termine ab wieder die prooestralen Mitosen einsetzen, fehlen diese bei der Gravidität völlig. Das zunächst noch niedriger werdende Epithel beginnt erst langsam höher und schließlich zylindrisch zu werden. In diesem Zustand hält es sich während der gesamten Gestationsperiode.

Vagina: Über zyklische Umwandlungen der Vaginalschleimhaut wird von den Autoren, die sich mit der Genitalphysiologie und Anatomie des Schweines beschäftigt haben, nichts berichtet.

Zusammenfassung der Genitalphysiologie beim Schwein.

1. Der Brunstzyklus umfaßt im Mittel 21 Tage.

2. Die Hitzeperiode umfaßt etwa 2 Tage.

3. Ovarium: Prooestrum: Heranwachsen der zur Reifung bestimmten Follikel auf das Doppelte ihrer Größe (von 5 mm auf 10 mm). Anzeichen für beginnende Eireifung (I. Richtungsspindel) vorhanden. Oestrum: Bildung des I. Polkörpers und der 2. Richtungsspindel. Zellen der Theca interna wachsen gegen die Granulosazellen vor. Follikelsprung am Ende des Oestrums. Metoestrum: Granulosadrüse am 6.—7. Tage organisiert. Vom 10.—14. Tag Höhepunkt der Entwicklung. Dann Rückbildung.

4. Tube: Schleimhaut. Intervall: Epithel kubisch, bewimpert. Prooestrum: Epithel zylindrisch mit Sekretmassen angefüllt. Hyperämie des Stromas. Oestrum: Das wimperlose Epithel in voller Sekretionstätigkeit, höchster Grad der Hyperämie. Metoestrum: Epithel nimmt an Höhe ab, Neubildung der ausgestoßenen Zellen.

5. Uterus: Schleimhaut. Intervall: Niedriges kubisches Epithel mit ausgefranster Oberfläche. Stroma dicht. Durchblutung gering, Kerne unregelmäßig gelagert. Prooestrum: Mitosen, neutrophile Leukozytenansammlungen unter dem Epithel. Oestrum: Mitosen, Kerne des Epithels unregelmäßig gelagert, so daß Vielschichtigkeit vorgetäuscht wird. Stroma hyperämisch und ödematös. Starke Leukozytenansammlungen. Metoestrum: Epithel wird hochzylindrisch mit Zeichen aktiver Sekretionstätigkeit sowohl an der Oberfläche als auch in den Drüsen. Auftreten von eosinophilen Leukozyten im Stroma.

6. Gestation: Das kubische Epithel des Intervalles wird allmählich zylindrisch, an der Oberfläche stark ausgefranst.

7. Vagina: Beobachtungen fehlen.

8. Nach der Brunst und Ovulation erfährt die proliferierte Uterusschleimhaut nicht eine sofortige Rückbildung, sondern hält sich noch eine Zeitlang auf einer gewissen Höhe im Sinne einer Pseudogravidität.

Schaf.

Die grundlegenden Untersuchungen verdanken wir Marshall, dessen Ergebnisse noch heute maßgebend sind. Wie schon oben angedeutet, ist der Brunstrhythmus, sowie die Dauer des einzelnen Zyklus je nach der Rasse sehr verschieden (Wildschaf — einbrünstig; schottisches, schwarzköpfiges Schaf — mehrbrünstig bis vielbrünstig, je nach der Örtlichkeit; Merinoschaf — rein vielbrünstig). Nach Zietschmann erstreckt sich der Einzelzyklus auf 21 Tage im Mittel, die Trächtigkeit nach Marshall auf 21—22 Wochen.

Die Brunst dauert 2—3 Tage und ist außer durch das Auftreten des Paarungstriebes durch Schwellung der Vulva und schleimigen Ausfluß aus der Scheide gekennzeichnet.

Ovarium: Beim Herannahen der Brunst beginnen die zur Reifung bestimmten Follikel zu wachsen, erreichen im Hitzestadium ihre volle Größe und platzen spontan gegen Ende der Brunst (Marshall). Am Corpus luteum des Schafes hat Marshall schon frühzeitig die epitheliale Genese der Hauptbestandteile des Gelbkörpers, der Luteinzellen, dargetan. Er leitet sie als sicher von den Zellen der Membrana granulosa ab, eine Auffassung, die heute allgemeine Anerkennung gefunden hat. Das einwachsende Bindegewebe stammt aus der Theca interna und externa. 16 Stunden nach Entwicklungsbeginn sind im Stroma Leukozyten sehr häufig, die jedoch später verschwinden.

Uterus: Im Intervall ist die Schleimhaut von mittlerer Dicke und Turgeszenz, mit reichlichen karunkelartigen Bildungen versehen. Diese sind schon bei brünstig gewesenen Tieren durch ein Pigment dunkelbraun bis schwarz gefärbt.

Während der Wachstumsphase vermehren sich die Zellen des Stromas. Die Blutgefäße erweitern sich und sind prall mit Blutelementen gefüllt. Hand in Hand damit geht eine starke ödematöse Durchtränkung des Gewebes. Durch die Gesamtheit dieser Prozesse nimmt die Schleimhaut an Dicke zu. Das Epithel ist an dieser Proliferation nicht beteiligt. In der darauffolgenden Destruktionsphase bersten an vielen Stellen die Blutgefäße, vor allem in den subepithelialen Partien des Stromas. Die austretenden Blutzellen verstreuen sich im Gewebe, um nur in geringen Mengen ins Uteruskavum zu gelangen, da das Epithel nur wenig von dem Destruktionsprozeß in Mitleidenschaft gezogen wird.

Die danach einsetzende Regeneration beschränkt sich auf den Ersatz der wenigen abgeschilferten Epithelzellen. Die Hyperämie und das Ödem verschwinden; das Hämoglobin des extravasierten Blutes wird als Pigment abgelagert, wodurch die Karunkeln die oben erwähnte dunkle Verfärbung erlangen.

Über die zeitlichen Beziehungen der uterinen zu den ovariellen Vorgängen macht Marshall nur unzureichende Andeutungen. Über Scheidenveränderungen während des Brunstzyklus ist für das Schaf nichts bekannt.

Rind.

Das Rind stellt als ein in seinem Genitalleben schon lange unter den konstanten Bedingungen der Domestikation lebendes Tier den Prototypus eines vielbrünstigen Tieres dar mit regelmäßigem Brunstrhythmus.

Die Dauer des einzelnen Zyklus beträgt im Mittel 21 Tage (Flemming, Williams, Marshall, Küpfer, Zietschmann).

Ovarium: Hier folge ich in der Darstellung der zyklischen Veränderungen der ausgezeichneten Monographie von Küpfer. Zu Beginn der Brunstphase wachsen ein, oft auch mehrere Follikel heran und erreichen schließlich vor dem Sprung die ungefähre Größe einer Haselnuß. Als voll funktionstüchtige Follikel sind sie gegenüber zystisch entarteten durch das Vorhandensein einer feinen Kapillarzeichnung auf der Oberfläche zu erkennen. Die Rißstelle nach der Ovulation erscheint etwa stecknadelgroß mit geröteter Umgebung. Nach 2—3 Tagen macht sich schon makroskopisch die Ausbildung der Granulosadrüse bemerkbar. Die Wand des ehemaligen Follikels ist verdickt und das ganze Gebilde wölbt sich mit einem leuchtendroten Pfropf über die Oberfläche des Ovariums vor. Am 4.—5. Tage ist die Höhle völlig ausgefüllt. Nach 9 Tagen ist die Granulosadrüse auf der Höhe ihrer Entwicklung und verdrängt die übrige Eierstockssubstanz. Die Rotfärbung des vorgewölbten Pfropfes beginnt einer Gelbfärbung Platz zu machen. Mit der nun einsetzenden Rückbildung nimmt die Stärke des gelben Farbtones stetig zu. Das Lutein gleicht in seiner chemischen Struktur völlig dem Karotin der gelben Rüben. Escher hat exakte Forschungen darüber angestellt und kommt zu dem Ergebnis, daß das Karotin ein Kohlenwasserstoff aus der Terpengruppe ist und den Harzstoffen zuzurechnen ist.

Vor Beginn einer neuen Brunst ist die Granulosadrüse haselnußgroß und tiefgelb gefärbt. Nach Ablauf eines weiteren Brunstzyklus ist sie auf einen kleinen, wenige Millimeter im Durchmesser fassenden roten Körper (Corpus rubrum) geschrumpft.

Uterus: Mit Rücksicht auf die eingehende Schilderung beim Schwein seien die ähnlich verlaufenden Umwandlungen der Uterusschleimhaut beim Rind nur kurz dargestellt.

Im Prooestrum (3—4 Tage vor Einsetzen der Brunst) machen sich die ersten Anzeichen der Proliferation an der vorher ruhenden Schleimhaut bemerkbar. Das Oberflächenepithel wird hoch und weist Zeichen aktiver Sekretion auf. In den Drüsen zeigt sich eine lebhaft einsetzende Hyperplasie. Das Stroma lockert sich langsam unter dem Einfluß einer intra- und extravasalen Flüssigkeitszunahme auf. Am 1. und 2. Tag des Oestrums ist die Sekretionstätigkeit des Oberflächen- und des Drüsenepithels schon auf voller Höhe. Die Drüsenschläuche erscheinen stark geschlängelt. Dieser Prozeß hält bis zum 12. Tag unter dauernder langsamer Zunahme der Intensität an. Von diesem Termin ab macht sich die Regression bemerkbar. Die Sekretion des Epithels sowohl der Oberfläche als auch der Drüsen hört auf; damit geht auch die Form allmählich von der zylindrischen zur kubischen zurück. Die Drüsen fallen vom Grunde aus zusammen und werden schließlich korkzieherförmig. Am 18.—19. Tag ist nur noch ein platter Oberflächenbelag vorhanden, das Stroma dicht und gefäßarm, die Drüsen klein, die Schleimhaut ist zum Intervallstadium zurückgekehrt.

Zusammenfassung: Das Rind zeigt weitgehende Analogie mit dem Schwein in Bezug auf die Regelmäßigkeit des Brunstrhythmus, die Dauer des einzelnen Zyklus (21 Tage) und die Vorgänge an Ovarium und Uterus. Die Uterusschleimhaut bleibt nach der Brunst ebenfalls noch eine Zeitlang auf der Höhe ihrer Entwicklung im Sinne einer Pseudogravidität. Als unterschiedlich sind anzuführen:

1. Die Gelbfärbung der Granulosadrüse des Rindes im Rückbildungsstadium, auf der Einlagerung von Lutein (Karotin) beruhend, welcher Vorgang beim Schwein fehlt.

2. Beim Rind erreichen die Drüsen der Uterusschleimhaut während und nach der Brunst einen derartigen Grad der Hyperplasie, daß sie korkzieherartig gewunden erscheinen. Beim Schwein geht der entsprechende Prozeß nur bis zu einer Steigerung der Sekretionstätigkeit der Epithelien, ohne daß eine Aufrollung der blinden Enden der Drüsenschläuche zustande kommt.

Beiden gemeinsam ist die Tatsache, daß zyklische Veränderungen am Scheidenepithel nicht bekannt sind.

c) Karnivoren — Fleischfresser.

Unter dieser Tierklasse ist der Hund in seinem genito-physiologischen und -anatomischen Verhalten genau untersucht worden, und zwar von namhaften Autoren wie Keller, Marshall und Jolly, in jüngster Zeit Gerlinger.

Die Hündin weist zwei langdauernde, je etwa $1/2$ Jahr ausharrende Zyklen auf. Die Höhepunkte (Brünstigkeit) fallen auf die Monate März und September. Die Brunst dauert 9—14 Tage (Keller), sie zerfällt in eine erste durch blutigen Ausfluß aus der Scheide gekennzeichnete Phase und eine zweite Phase, in welcher der Ausfluß eine schleimige Beschaffenheit annimmt. Die Kopulation wird gewöhnlich erst während der 2. Phase geduldet. Während der übrigen Zeit des ½jährlichen Zyklus scheint das Tier äußerlich sexuell völlig in Ruhe. Die Untersuchung des Genitales hat jedoch Ergebnisse zutage gefördert, welche auf kontinuierliche Umwandlungen der Genitalschleimhaut während des Zeitraumes eines halben Jahres hinweisen, weshalb trotz des monatelangen Fehlens äußerer Zeichen sexueller Tätigkeit ein regelrechter halbjährlicher Zyklus angenommen wird.

Ovarium: Im Intervall, das, wie noch gezeigt werden wird, nicht als ein Stadium völliger Ruhe, sondern lediglich der geringstgradigen Umwandlungen zu bezeichnen ist, sind die Follikel klein, ebenso die nur noch erbsengroßen Corpora lutea der letzten Ovulation. Beim Herannahen der Brunst beginnt das Wachstum der zur Reifung bestimmten Follikel. Es setzt sich bis etwa 8—9 Tage nach Ansetzen des blutigen Brunstflusses fort, zu welcher Zeit die Follikel ihre maximale Größe erreicht haben und platzen. Die Begattung findet meist zu demselben Termin statt und hat dabei nach Ansicht vieler Züchter die größte Aussicht auf Befruchtung (Keller). Die Hülle des geplatzten Follikels wandelt sich in typischer Weise zur Granulosadrüse um, welche im Stadium voller Funktion auf dem Durchschnitt bläulichrot gefärbt ist. Bei der Rückbildung nimmt sie allmählich rote bis schließlich intensiv gelbe Farbtöne an und ist bei Einsetzen des nächsten Zyklus zu einem kleinen Körper zusammengeschrumpft.

Uterus: Die Schleimhaut ist nach dem Lumen zu von einem einfachen Zylinderepithel bedeckt. Die einzelnen Epithelzellen sind hoch und schmal. Nur zu gewissen Zeiten trägt dieses Epithel Wimpern (Ellenberger), jedoch haben weder Keller noch Beiling mit Sicherheit je Wimpern nachweisen können. Das Stroma läßt sich nach seiner Struktur in 3 Schichten differenzieren: eine subepitheliale zellreiche, eine mittlere von retikulärem und eine tiefe von faserigem Bindegewebe. Die Drüsen sind in zwei Formen vorhanden, den langen schlauchförmigen Uterusdrüsen sowie den Krypten, welche kurze epitheliale säckchenartige Einstülpungen ins Stroma darstellen. Die eigentlichen Uterindrüsen bilden lange Röhren, welche von wechselnd hohen Zellen gebildet werden. Die Kerne dieser Zellen sind groß, oval oder rundlich. Eine Basalmembran fehlt; dagegen sind die Drüsen von einem zarten, gefäßreichen Netzwerk des Propriagewebes umgeben.

Intervall-Ruhestadium: Es beginnt etwa 15 Wochen nach der letzten Brunst und reicht bis zum Einsetzen des nächsten Prooestrums. Die Bezeichnung „Ruhestadium" für die Uterusphase ist wie bei allen anderen Tieren nur in dem Sinne zu fassen, daß die Umwandlungen auf ein Minimum beschränkt sind. Völligen morphologischen Stillstand gibt es eben am Genitale mit seiner hohen Aktivität nicht.

Der Uterus ist zu dieser Zeit schlaff und weich. Die Serosa ist fein längsgefältet, ebenso wie die Schleimhaut in eng aneinanderliegende Falten gelegt ist. Das Lumen stellt einen engen Spalt dar. Das Oberflächenepithel ist kubisch, an einzelnen Stellen sogar fast platt. Die etwas unregelmäßig geformten Kerne sind sowohl längs- als auch quer gestellt. In den Krypten und Drüsen ist das Epithel gleichartig, wenn auch vielleicht etwas höher mit chromatinreicherem Kern. Die Anordnung der drüsigen Elemente ist so regelmäßig, daß man von einer regelrechten Kryptenzone sprechen kann. Zwischen den kurzen Krypten verlaufen die langen Uterindrüsen in die Tiefe. Sie sind gestreckt oder doch nur ganz leicht geschlängelt, besonders in den Endteilen. Das Lumen ist eng, der Querschnitt der Drüsenschläuche gering. — Das Stroma ist dicht und erscheint deshalb sehr kernreich. Die Dichtigkeit des Stromas ist am ausgesprochensten in dem subepithelialen

Gebiete. Die Kerne sind schmal, spindelförmig bis breitelliptisch und von großer Färbekraft. Leukozyten sind spärlich im Gewebe verstreut.

Im Prooestrum (1. Phase der Brunst 6—7 Tage, Keller), setzen bereits proliferative Umwandlungen an der Uterusschleimhaut ein. Am Ovarium finden sich zu dieser Zeit große intakte Follikel. Makroskopisch ist der Uterus durch eine starke Blutfülle ausgezeichnet, so daß er von weicher Konsistenz ist. Der Lumenquerschnitt bietet eine Kreuz- oder H-Form dar. Die Schleimhaut ist mit blutig-schleimigem Sekret bedeckt. Das Oberflächenepithel wird von zylindrischen Zellen gebildet, welche dicht zusammengedrängt stehen, aber sehr regelmäßig gebaut sind. Die Kerne sind in schönen Reihen angeordnet. Das Epithel erreicht etwa die doppelte Höhe wie im Intervall. Die Krypten haben an Zahl außerordentlich zugenommen und sind in der oberflächlichen Schleimhautschicht sehr dicht gelagert. Das die Krypten auskleidende Epithel ist ebenfalls zylindrisch, geht aber in der Tiefe der Schläuche in seiner Höhe weit über die des Oberflächenepithels hinaus. Die Uterindrüsen verlaufen in ihrem oberflächlichen Teil gestreckt zwischen den Krypten hindurch, knäueln sich in der Tiefe jedoch stark auf, so daß eine scharf differenzierte Drüsenschicht in der Tiefe zustande kommt. Die Zellen sind hoch und weisen häufige Mitosen auf. Die Kerne sind von geringerer Tinktionsfähigkeit als die des Oberflächenepithels. Hier und da finden sich schlanke Zellen mit stäbchenförmigem Kern, welche den Namen „Stiftchenzellen" tragen und deren Form nach Bonnet durch hohen Seitendruck zustande kommt. Im Lumen der Drüsen findet sich in dieser Phase keinerlei Sekret. Das Stroma zeigt beginnende Auflockerung; die oben beschriebene Differenzierung in 3 Schichten (1. subepitheliale zellreiche, 2. retikuläre Schicht und 3. tiefe, faserige Schicht) ist aufgehoben, so daß es gleichmäßig dicht erscheint. Leukozyten sind in nicht allzu großer Menge in die Maschen eingelagert. Das Kapillarnetz ist besonders weitgehend in der Kryptenschicht entwickelt und strotzend mit Blut gefüllt. Auf größere Strecken hin ist die Kryptenzone von kleinen Hämatomen durchsetzt, aus welchen sich Blut dem Inhalt des Uterus beimischt.

Im Oestrum (8—10 Tage, Marshall-Jolly) (2. Phase der Brunst 6—7 Tage, Keller) ist die tiefrote Farbe der Uterusschleimhaut, wie sie im Prooestrum vorhanden war, bereits abgeblaßt, das Sekret im Lumen ist schleimig und nur noch schwach blutig verfärbt. Zu dieser Zeit findet man am Ovarium meist schon die Follikel geplatzt. Der eingeleitete Vorgang der Proliferation ist fortgeschritten. Die Höhe des Oberflächen-, Krypten- und Drüsenepithels hat weiter zugenommen. Überall sind Mitosen zu beobachten. Die Kryptenschicht ist sehr dicht; nicht nur die tiefen Teile der langen Uterindrüsen erscheinen geknäuelt, auch die oberflächlichen Anteile beginnen sich leicht zu schlängeln. Im Lumen sammeln sich geringe Mengen von Sekret an. Die Stromaauflockerung nimmt ihren Fortgang besonders in der subepithelialen Schicht. Dagegen hat die Kapillarfüllung bereits stark abgenommen; es sind im Stroma keinerlei Blutungen, höchstens noch deren Überbleibsel in Form von Pigment zu erkennen.

In der Schilderung der Vorgänge der Proliferation während des Prooestrums (Periode des Wachstums und der Turgeszenz — Keller, Period of growth and congestion — Marshall und Jolly) stimmen die Autoren überein. In einem Punkte unterscheiden sie sich jedoch prinzipiell in der Darstellung der Vorgänge. Marshall und Jolly lassen zufolge ihrer ersten Arbeit (1906) auf das Proliferationsstadium ein Stadium der Destruktion folgen, welches durch Epithelabschilferung und oberflächlichen Stromaverlust sowie starke Blutaustritte ins Uteruslumen gekennzeichnet ist. Nach der Regeneration sei die Schleimhaut von einem einschichtigen flachen Epithel bedeckt. Dagegen geht nach Keller und in Übereinstimmung mit ihm in neuester Zeit nach Gerlinger die während des Oestrums proliferierte Schleimhaut im Metoestrum eine weitere Entwicklung im Sinne einer Pseudogravidität ein. In ihrer späteren Veröffentlichung (1917) stimmen Marshall und Halnan mit Keller und Gerlinger darin überein, daß die Schleimhaut des Uterus nach der Brunst sich noch lange Zeit auf der erreichten Höhe hält und entsprechend dem graviden Zustand weiter verändert.

Keller gibt dem Metoestrum die Bezeichnung „Stadium der Drüsenhyperplasie" und charakterisiert damit das Wesen der nun sich vollziehenden Veränderungen. Die Dauer dieses Stadiums wird von Keller und mit ihm in Übereinstimmung von Marshall und Halnan auf 30 Tage angesetzt. Die Schleimhaut ist saftig und samtartig. Das oberflächliche sowie das Epithel der Krypten und der äußeren Anteile der Drüsen besteht aus hohen Zellen mit großen ovalen Kernen, die sich infolge ihres lockeren Chromatinnetzes nur schwach färben. Die tieferen Teile der Drüsen verlaufen in Spiralen, teilen sich mehrfach auf, knäueln sich stark und bilden die tiefe hyperplastische Drüsenschicht, die nur von einem äußerst spärlichen Bindegewebsgerüst zusammengehalten wird. Die Zellen der Drüsen sind ebenfalls sehr hoch und besitzen gut färbbare Kerne. Hier und da sind in den tiefen Drüsenteilen Mitosen zu beobachten. Im Lumen ist spärliches feinkörniges Sekret vorhanden. Das Stroma ist zu dieser Zeit noch stark aufgelockert; die Blutgefäße zeigen mäßige Füllung. Leukozyten sind in mittlerer Menge im Gewebe verteilt. Schon in diesem Stadium höchster Proliferation finden spärliche Zellabstoßungen statt. Andererseits werden einzelne Zellen schmal und lang und als die schon erwähnten „Stiftzellen" durch den Seitendruck der proliferierenden Nachbarzellen aus dem Epithelverband herausgepreßt. Diese als Beginn der Regression zu deutenden Vorgänge treten hinter der Proliferation völlig in den Hintergrund. Die Reste der Brunstblutung verschwinden gänzlich in diesem Stadium, so daß keine pigmentbeladenen Zellen mehr nachweisbar sind. Nach Vergleichsuntersuchungen stimmt die Schleimhaut bei nichteingetretener Befruchtung im Metoestrum mit der Graviditätsschleimhaut überein (Keller, Marshall und Halnan).

Nach dem Metoestrum setzt an der hochdifferenzierten Schleimhaut die Rückbildung ein, welche sich sowohl auf die epithelialen als auch die bindegewebigen Elemente bezieht. Das Epithel der Oberfläche sowie der Mündungen von Krypten und Drüsen beginnt deutlich erkennbare morphologische Veränderungen einzugehen. Das Protoplasma bekommt eine wabige Struktur, die auf Einlagerung von Fettkörnchen beruht. Die Kerne werden zu bizarren Formen zusammengepreßt. Die Höhe der die Krypten und äußeren Drüsenteile auskleidenden Epithelien nimmt stark (auf etwa die Hälfte) ab, der dem Drüsenlumen zugewandte Teil des Protoplasmas bröckelt ab, so daß die Kerne nur von unregelmäßigen Protoplasmasäumen bedeckt sind. Im Lumen finden sich die abgestoßenen Teile in Form eines klumpigen Sekretes. Keller faßt diesen Zerstörungsprozeß auf als eine Folge maximaler Sekretionstätigkeit, wobei es zur Einschmelzung eines Teiles des Zelleibes kommt.

Die langen Drüsenschläuche werden in der Tiefe dünner, während das Lumen infolge der Schrumpfung der Zellen etwas größer wird. Die Schläuche laufen zwar noch etwas geschlängelt, aber von Knäuelbildung kann keine Rede mehr sein. Der Rückbildungsprozeß vollzieht sich in den tiefen Drüsenteilen langsam und in Ruhe, so daß keine stürmische Degeneration und Abstoßung von Leibessubstanz wie in den Krypten und oberflächlichen Drüsenanteilen zustande kommt.

Das Stroma verliert seine retikuläre Struktur und wird allmählich faserig. Das Ödem und die Quellung der zelligen Elemente gehen zurück, was sich außer an der Abnahme der Maschenweite auch an der stärkeren Färbbarkeit der Kerne zeigt.

Die Verdichtung des Stromas sowie vor allem die Reduktion der tiefen Drüsenmasse sind für das Zusammensinken der Schleimhaut verantwortlich zu machen. Etwa 12 bis 15 Wochen nach der Brunst sind die regressiven Vorgänge so weit vorgeschritten, daß das Ruhestadium wieder erreicht ist, welches oben dargestellt worden ist. Das Fett ist aus dem Oberflächenepithel geschwunden, welches kubisch bis fast platt geworden ist. Das Epithel in den Drüsen ist etwas höher und hat chromatinreichere Kerne. Die Schläuche verlaufen gerade, ohne sich irgendwie zu knäueln. Das Stroma zeigt Dreischichtung.

Zusammenfassung.

1. Die Hündin hat zwei je 5 Monate umfassende Fortpflanzungsperioden im Jahr, deren Höhepunkt (Brünstigkeit) in den März bzw. September fällt.

2. Die Zeit mit markanten äußeren Brunstzeichen umfaßt etwa 2 Wochen. Die erste Phase (Prooestrum) ist durch blutigen Ausfluß aus der Vulva charakterisiert, die zweite (Oestrum) durch schleimige Sekretion aus dem Genitale.

3. Am Ovarium laufen zyklische Prozesse ab. Im Prooestrum reifen die Follikel heran; der Sprung (Ovulation) findet erst am Ende des Oestrums statt.

4. Die Kopulation wird meist erst am Ende des Oestrums geduldet.

5. Uterusschleimhaut:

a) Intervall: Schleimhaut blaß und dünn. Oberflächenepithel kubisch bis platt. Drüsen- und Kryptenepithel ebenfalls niedrig, Drüsen verlaufen gestreckt in die Tiefe, keine Knäuelbildung. Stroma dreischichtig.

b) Prooestrum (6—7 Tage, Keller): Schleimhaut turgescent und hyperämisch. Epithelien hoch, Drüsenschläuche beginnen sich in der Tiefe aufzuknäueln. Stroma aufgelockert, Kapillaren stark mit Blut gefüllt, Hämatome unter dem Epithel.

c) Oestrum (6—7 Tage, Keller, 8—10 Tage, Marshall und Jolly): Proliferation nimmt ihren Fortgang. Knäuelung und Schlängelung der Drüsen nimmt zu. Ausbildung einer tiefen Drüsenschicht. Hyperämie hat abgenommen, von Blutungen nur noch Reste (Pigment) zu erkennen.

d) Metoestrum (30 Tage): Drüsenhyperplasie in voller Ausbildung; tiefe Drüsenschicht sehr hoch. Der histologische Aufbau der Schleimhaut stimmt mit dem der graviden überein (Pseudogravidität).

e) Rückbildung: Verfettung des Oberflächenepithels, Destruktion des Epithels der Krypten und oberflächlichen Anteile der Drüsen. Schrumpfung der tiefen Drüsenschläuche (Atrophie; keine Destruktion der Zellen). Drüsenknäuelschicht nicht mehr vorhanden, Stroma verdichtet sich.

6. Veränderungen an der Vagina sind nicht sicher beobachtet. Retterer gibt an: Zur Brunstzeit Verhornung des proliferierten Epithels, kurz vor dem Ende der Gravidität schleimige Umwandlung des Epithels.

d) Rodentaten — Nager.

Von dieser Klasse sind diejenigen Vertreter genau studiert, die als Laboratoriumstiere gut erreichbar sind und in ihrem geschlechtlichen Gebaren deshalb leichter zu beobachten sind. Sie bilden diskoidale Plazenten und eine Dezidua; die Verbindung zwischen Föt und Mutter ist sehr innig. Es gehören zu den exakt durchuntersuchten Tieren die Maus (Allen), die Ratte (Long-Evans), das Meerschweinchen (Stockard-Papanicolaou) und als letztes das Kaninchen (Tsu-Zong-Yung). Sie sind alle durch eine relativ kurze Dauer des Zyklus ausgezeichnet, wie schon oben angegeben ist (Maus und Ratte etwa 5 Tage, Meerschweinchen 15—16 Tage, Kaninchen 28 Tage). Da Maus und Ratte große Übereinstimmungen in den physiologischen und anatomischen Verhältnissen zeigen, so folge ich in der Schilderung des Zyklus dieser beiden Tiere den von Long-Evans für die Ratte exakt durchgeführten Untersuchungsergebnissen.

Ratte und Maus.

Die Bestimmung der Zyklusdauer auf ein Mittel 5 Tage erfolgte durch die beiden Autoren in der Weise, daß die Brünstigkeit durch Duldung des Koitus von seiten des Weibchens zeitlich festgesetzt wurde.

Das Prooestrum (oder Stadium I nach Long-Evans) umfaßt eine mittlere Dauer von 12 Stunden, das Oestrum (II) 9—12 Stunden; das Metoestrum (III und IV) 25 Stunden. Unter normalen Verhältnissen tritt bei der Ratte danach sofort die Rückkehr zum Ruhestadium ein, dem Dioestrum, welches eine Zeitspanne von etwa 48 Stunden ausmacht. Auf Grund des Vergleiches der anatomischen Befunde mit den physiologisch festgelegten Zyklusdaten ist man jetzt nach Long-Evans in umgekehrter Weise imstande, durch anatomische Untersuchungen die physiologische Zyklusphase einwandfrei zu bestimmen. Diese Methode gewährt eine große Erleichterung für experimentelle Arbeiten, die zum Ziel haben, den Einfluß von Organstoffen und Milieuveränderungen auf den Zyklusablauf zu studieren.

Vorgänge am Ovarium. Bei der Kürze der Zeitabstände, in denen bei der Ratte die Generationen von Follikeln aufeinanderfolgen, und bei dem relativ langen Bestehen der Gelbkörper ist eine Analyse der Vorgänge am Ovarium der Ratte mit großen Schwierigkeiten verbunden. Die Ovulation erfolgt in den letzten Stunden des Stadiums III (Beginn des Metoestrums); denn am Ende dieser Zyklusphase sind stets freie Eier in der Tube und anderseits frische Gelbkörper am Eierstock zu finden. Im Dioestrum sind die Follikel klein. Beim Herannahen des nächsten Oestrums (I und Anfang II) beginnen einige Follikel merklich gegenüber den übrigen zu wachsen und über die Oberfläche sich vorzuwölben. auf. Während des II. Stadiums machen sich die dem Platzen des Follikels vorausgehenden Veränderungen bemerkbar, indem die Theca interna mit ihren Kapillaren sich an einzelnen Stellen gegen die Membrana propria der Granulosa sprossenartig vorschiebt, so daß die letztere eingekerbt erscheint. In diesem Stadium erreicht der Follikel einen Durchmesser von 0,8 mm. In den äußeren Granulosazellen treten kleine Lipoidablagerungen auf.

Von der Eizelle wird der erste Polkörper abgestoßen und die zweite Richtungsspindel gebildet. Diesen Zustand höchster Reife erreichen die Follikel etwa 18—24 Stunden nach dem Beginn des äußerlich erkennbaren II. Stadiums, also im III. Stadium. Zu dieser Zeit erfolgt die Ovulation. Nach dem Platzen des Follikels schließt sich die Rißstelle sehr schnell. Zunächst ist noch eine Höhle innerhalb der Membrana granulosa vorhanden. Dann wächst die Theca interna mit den Kapillaren gegen diese Höhle vor und bildet den zentralen Bindegewebskern, der den zum Teil in Stränge aufgeteilten Granulosazellen als Gerüst dient. Schließlich erreicht ein voll entwickelter Gelbkörper einen Durchmesser von 1,2 mm. Eine Abnahme der Größe ist erst nach Ablauf von 3 weiteren Zyklen zu verzeichnen, so daß also Gelbkörper von 3 aufeinanderfolgenden Generationen in ihrer Größe nicht zu unterscheiden sind. Da auf Grund von Beobachtungen bei anderen Tieren allgemein angenommen wird, daß ein voll funktionierendes Corpus luteum einen neuen Zyklus verhindert, so muß auch für den Rattengelbkörper die Frage gestellt werden, ob er vor Beginn des neuen Zyklus wenigstens funktionell seine Bedeutung verliert. Long-Evans glauben eine anatomische Unterlage für die Abnahme der Funktion des Corpus luteum in dem Grade des Auftretens von Lipoiden in den Granulosa- und Thekazellen gefunden zu haben.

In sehr jungen Gelbkörpern enthalten die äußeren Lagen der Granulosazellen nur ganz geringe Mengen von Lipoidgranula. Nach weiteren 6—10 Stunden sind die Granula schon grobkörniger geworden. Zur Zeit des Beginnes des nächsten Zyklus sind diese Lipoidablagerungen sichtlich massiger geworden. Man kann diese Vermehrung des Lipoids in den Granulosazellen als einen Ausdruck der Verminderung ihrer Funktion auffassen, zumal dieser Vorgang während des nächsten Zyklus noch ausgesprochener wird.

Nachdem zu Beginn der 3. Zyklusgeneration die Verfettung in den Zellen der zur 1. Generation gehörigen Gelbkörper ihren Höhepunkt erreicht hat, nimmt auch die äußerlich sichtbare Rückbildung ihren Anfang. Im mikroskopischen Bilde sieht man Makrophagen in großen Mengen im degenerierenden Gelbkörper auftreten und die Zerstörung und den Abtransport der Trümmer der Granulosazellen übernehmen.

Die Gravidität inhibiert während ihrer Dauer (20—21 Tage) die Reifung neuer Follikel. Das Corpus luteum graviditatis unterscheidet sich vom Corpus luteum ovulationis nur durch seine etwas größeren Dimensionen (2 mm). Es bleibt lange funktionsfähig; denn erst am 14. Tage der Gestation entspricht der Lipoidgehalt dem eines jungen Ovulationsgelbkörpers, erst nach dem Wurfe tritt eine stärkere lipoide Degeneration ein. Die weitere Rückbildung vollzieht sich sehr langsam, so daß der Schwangerschaftsgelbkörper 50 Tage nach dem Wurfe noch $1/4$ seiner maximalen Größe hat.

Eileiter: Am Ovidukt finden Veränderungen statt, die ihn zu seiner Funktion, die freigewordenen Eier dem Uterus zuzuleiten, besonders befähigen. Er stellt ein enges Rohr dar, dessen Schleimhaut mit Flimmerepithel bedeckt ist. Die Mukosa ist in 8—10 Falten gelegt, die auf dem Durchschnitt kammartig gegen das Lumen vorspringen, die Falten sind nach dem Fimbrienende hin frei beweglich. Während die Falten vor der Ovulation eng aneinanderliegen, sind sie etwa 12 Stunden nach der Ovulation durch eine Flüssigkeit weit auseinandergedrängt, um den freien Eiern die Durchwanderung zu ermöglichen.

Uterus: Im Ruhestadium ist der Uterus dünn; das Lumen erreicht selten einen größeren Durchmesser als 2,5 mm. Die Schleimhaut ist von einem einfachen Zylinderepithel gesäumt, welches nach dem Lumen zu mit einer zarten Kutikula versehen ist. Im Prooestrum (I. Stadium) tritt eine starke Erweiterung der Gefäße auf, im Lumen des Uterus sammelt sich eine große Menge klarer Flüssigkeit an, so daß es einen Durchmesser bis zu 5 mm erreicht. Durch den gesteigerten Innendruck wird das zylindrische Epithel zu einem kubischen zusammengepreßt. Vielleicht dient diese pralle Anfüllung des Uterus mit Flüssigkeit dazu, den Spermatozoen einen freien Weg nach dem Eileiter hin zu machen. Im Anfang des Oestrum (Stadium II) ist die Hyperämie am ausgesprochensten. Ebenso erreicht die Ausdehnung des Uteruslumens mit Flüssigkeit in diesem Stadium, in dem sich auch die äußeren Brunstzeichen bemerkbar machen, ihren höchsten Grad. Gegen Ende dieses Stadiums nimmt der Flüssigkeitsgehalt im Lumen stark ab, so daß die entlasteten Epithelien aus der kubischen wieder in die zylindrische Form übergehen können. Zu Beginn des Metoestrums (III) tritt eine vakuoläre Degeneration des Epithels hervor, gleichzeitig dringen die im Stroma reichlich auftretenden Leukozyten durch das Epithel ins freie Uteruslumen hinein. Die Degeneration des Epithels geht im Uterus jedoch nie so stürmisch vonstatten, daß eine Entblößung des Stromas möglich wäre. Die Degeneration erreicht späterhin noch höhere Grade, ebenso die Durchsetzung des Stromas mit Leukozyten. Gleichzeitig setzt auch schon die Regeneration ein, so daß im Intervall bereits wieder ein zusammenhängendes zylindrisches Epithel vorhanden ist.

Vagina: Makroskopisch fallen zwei deutlich unterscheidbare, an bestimmte Zyklusphasen gebundene Zustände an der Wand der Scheide auf: Der feuchte-rötliche im Intervall und der trockene-weiße während der Brunst. Der Vaginalinhalt ist entsprechend diesen Stadien einerseits schleimig, andererseits trocken-käsig. Die an der Vaginalwand sich vollziehenden zelligen Veränderungen sind besonders intensiv. Da die für diese Umwandlungen verantwortlichen Epithelzellen ins Lumen abgeschilfert werden, so gibt der Inhalt ein getreues Abbild der Wandveränderungen. Weil die Analyse des Inhalts der oben erwähnten vier Stadieneinteilung als Grundlage gedient hat, so seien zuerst die Stadienbilder des Ausstriches angegeben.

Im Intervall läßt der Ausstrich im mikroskopischen Bilde eine mittlere Menge von Leukozyten erkennen, die mit einigen unregelmäßigen Epithelien zwischen Schleimfäden verstreut liegen. Im Prooestrum (I), das sich makroskopisch durch Schwellung der die Vaginalöffnung umgebenden Falten und durch ein weißlich-trockenes Aussehen der Schleimhaut zu erkennen gibt, ist das Ausstrichbild sehr regelmäßig und einheitlich. Die Leukozyten sind völlig verschwunden und kleine, runde, kernhaltige Epithelien nehmen das Bild ein. Während dieses I. Stadiums läßt das Weibchen gewöhnlich noch nicht die Begattung zu. Im Oestrum (II) geht die Schwellung der Vaginallippen weiter. An Stelle der völlig verschwundenen kernhaltigen Zellen sind jetzt lediglich große, dünne, transparente, kernlose verhornte Epithelien im Ausstrich sichtbar. Das Auftreten dieser Hornzellen ist gleichbedeutend mit dem Einsetzen der Brunst. Die Hornzellen erhalten sich bis in den Beginn des Metoestrums hinein, d. h. in das Stadium III, wo sie in solchen Mengen auftreten, daß sie eine käsige Masse im Scheidenlumen bilden. Die Begattung wird während III nicht mehr geduldet. Im IV. oder im Endstadium des Metoestrums beginnen sich neben den an Zahl abnehmenden verhornten Zellen auch Leukozyten zu zeigen. Nach dem Dioestrum zu verschwinden die Hornzellen völlig, um durch kernhaltige kleine Epithelien ersetzt zu werden.

Um ein Bild über die Herkunft der verschiedenen Zelltypen zu geben, seien die an der Vaginalwand ablaufenden zyklischen Veränderungen im folgenden geschildert:

Im Dioestrum ist die Scheidenwand dünn, das Epithel besteht aus nur 5—7 Zellschichten, die oberflächlichen Zellen werden langsam ins Lumen abgestoßen. Die zu dieser Zeit in dem Stroma und im Epithel eingelagerten Leukozyten mischen sich nach Durchwanderung der Epithelschicht dem Scheideninhalt bei. Gegen Ende des Dioestrums hin treten zahlreiche Mitosen auf, so daß die Epitheldecke eine Schichtdicke von 8—9 Zellagen bekommt, deren oberflächlich gelegene aufquellen, ohne ihren Kern zu verlieren. Diese für das Prooestrum typischen kernhaltigen Epithelien werden bald darauf abgeschilfert, um den für das Herannahen der Brunst charakteristischen Zellinhalt der Vagina zu bilden. Unter dieser oberen Lage beginnen die Epithelzellen sich stark abzuflachen und ein stark azidophiles Stratum corneum zu bilden. Man hat es daher im vorliegenden Falle mit einem histologisch sehr interessanten Bilde zu tun, daß nämlich eine Hornschicht sich entwickelt unter einer Lage wohlerhaltener Zellen. Diese letzteren werden im Prooestrum abgestoßen und lassen zu Beginn des Oestrums das Stratum corneum frei, dessen Zellen erst spärlich, dann später im Metoestrum in Massen sich abschilfern. Durch diesen starken Abbau wird die Höhe des Epithels stark reduziert. Im darauffolgenden Stadium dringen Leukozyten aus dem Stroma in und durch das Epithel. Nach diesem starken Reduktionsprozeß bleibt das Epithel auf gleichbleibender Höhe dadurch, daß Abschilferung und Wachstum sich die Wage halten. Die Begattung findet in den letzten Stunden des Oestrums statt, also zu einer Zeit, wo die Scheide von der rauhen oberflächlich liegenden Hornschicht umkleidet ist. Dieses Moment hat für das Zustandekommen des oben angedeuteten eigentümlichen Begattungsmechanismus besondere Bedeutung. Das Sperma des Männchens ist in einer Flüssigkeit suspendiert, die aus der Samenblase stammt (Walker, Camus und Gley) und viel (27%) Fibrinogen enthält (Landwehr). Durch ein aus der Prostata stammendes Ferment (Vesikulase [Camus und Gley]) wird eine Koagulation der das Sperma enthaltenden Flüssigkeit ausgelöst, so daß die Samenflüssigkeit bald nach der Kopulation in der weiblichen Scheide erstarrt und einen sog. „Begattungspfropf" bildet (Leuckart 1847, Bischoff 1852, Heron-Royer 1881, Lataste 1883, Königstein 1907). Dieser Pfropf verklebt mit seiner äußeren Schicht fest mit dem Stratum corneum der Vagina und kann nur durch die Abschilferung der Hornlamellen gelöst werden. Die Lösung und Ausstoßung des Pfropfes erfolgt etwa 10—12 Stunden nach der Kopulation. Da die Kopulation einige Stunden, die Ovulation gewöhnlich 18—30 Stunden nach dem Zeitpunkte des Erscheinens von Hornzellen im Lumen erfolgt, so liegt ein Zeitraum zwischen diesen beiden Vorgängen, der die Länge eines Tages erreichen kann. Durch die zeitlichen Variationen der Einfügung dieser beiden Termine in den Zyklus findet der verschiedene Entwicklungsgrad von Embryonen bei gleichem Kopulationstermin seine Erklärung.

Schwangerschaft: Die mittlere Dauer beträgt 21—22 Tage. Alle äußeren (Fehlen der Brunst) und inneren Zeichen an der Genitalschleimhaut weisen auf ein Sistieren der zyklischen Vorgänge hin:

Vagina: Im Ausstrich finden sich dauernd die für eine Genitalruhe sprechenden spärlichen kernhaltigen Epithelien mit Leukozyten, nie auf Brunst hinweisende verhornte Zellen. In Wandschnitten zeigt sich nie ein Stratum corneum; das Epithel entspricht dem während des Dioestrums, nur daß sich in den letzten Tagen der Trächtigkeit in den oberflächlichen zylindrisch geformten Zellen eine charakteristische Vakuolisation bemerkbar macht. Im Uterus wandelt sich die Schleimhaut an den Insertionsstellen des Eies in eine stark wuchernde Dezidua um, dadurch, daß das Stroma sich weiter vermehrt, stark vaskularisiert wird und in Deziduazellen sich umwandelt. Am Ovarium bilden sich Corpora lutea graviditatis, die sich nur durch ihre Größe (1,5—2 mm) von den Ovulationsgelbkörpern (0,8—1 mm) unterscheiden.

Die Bildung einer Dezidua kann auch ohne Eintritt einer echten Schwangerschaft auf folgende Weise erreicht werden: Bei Ratten, deren Genitale durch sterilen Koitus (vasektomierte Männchen) in einen gewissen Reizzustand versetzt worden ist, läßt sich durch mechanische Stimulation der Uterusschleimhaut (Einlegen von seidenen Fäden) ein Zustand erzielen, der dem einer echten Gravidität völlig gleichartig ist (Pseudogravidität). Zur Ermöglichung des Uterusexperimentes gehört die Reizung der Vagina durch den Vaginalpropf, der sich auch bei sterilem Koitus bildet; ohne dieses Stimulans ist die Uterusschleimhaut nicht fähig zur Entwicklung der die Implantation vorbereitenden Dezidua. In diesem Zustande der Pseudogravidität wird der nächste Brunstzyklus hinausgeschoben und es zeigen sämtliche Abschnitte, (Ovarium—Corpus luteum, Uterus-Dezidua; Vagina — kubische und zylindrische Epithelien mit Vakuolisation) des Genitalorgans an, daß Genitalruhe herrscht und die Wiederkehr des Zyklus auf sich warten läßt, im Mittel etwa acht Tage über den Termin des normalen Eintritts der nächsten Brunst hinaus.

Im Gegensatz zu Dasyurus viverrinus ist also ein Übergang der Brunstveränderungen in solche der Pseudo-Gravidität beim Rattenweibchen nur unter ganz besonderen Bedingungen vorhanden, nämlich dann, wenn ein Koitus stattgefunden hat. Sonst finden bei der Ratte während des Zyklus lediglich solche vorbereitenden Umwandlungen statt, die mit der Begattung und Befruchtung zusammenhängen, aber keine Implantation ermöglichen (vergl. auch Wiesner).

Zusammenfassung.

1. Der Zyklus umfaßt bei der Ratte 4—$4^1/_2$—5 Tage (Prooestrum 12 Stunden, Oestrum 9—12 Stunden, Metoestrum 25 Stunden, Dioestrum 48 Stunden).

2. Am Ovarium finden sich neben Gelbkörpern früherer Generationen im Prooestrum langsam wachsende Follikel, im Oestrum stärker gewachsene Follikel; 18—30 Stunden nach Beginn der Brunst, also gegen Ende des Metoestrums, sprungreife Follikel; im letzten Teil des Metoestrums und im Beginn des Dioestrums wandelt sich die Granulosahülle des Follikels zum Gelbkörper um.

3. An der Uterusschleimhaut vollzieht sich während des Prooestrums eine Hyperämisierung des Stromas, sowie Auffüllung des Uteruslumens mit Flüssigkeit. Nachdem zu Ende des Oestrums diese Flüssigkeit im Lumen verschwindet und das Epithel wieder kubisch wird, setzt im Metoestrum eine vakuoläre Degeneration der Epithelbedeckung sowie eine leukozytäre Infiltration des Stromas ein. Dann kommt das Wechselspiel zwischen Degeneration und Regeneration im Dioestrum allmählich zur Ruhe.

4. a) Im Vaginalinhalt: Prooestrum I: Wenig Leukozyten, kernhaltige Epithelien. Oestrum II: Nur kernlose verhornte Zellen, keine Leukozyten, Brunstzeichen. Metoestrum III: Nur massenhaft kernlose Hornzellen. IV: Hornzellen mit Leukozyten.

b) an der Vaginalwand: Prooestrum: 8—12 Zellagen, wenig Mitosen, obere Zellage aufgequollen, darunter eine Schicht abgeflachter Zellen. Oestrum: Die Schicht flacher

Zellen, die inzwischen verhornt ist, reicht an die Oberfläche. Abschilferung. Metoestrum III: Hornschicht stark reduziert. Metoestrum IV: Hornschicht verschwunden. Leukozyteninfiltration, Mitosen. Dioestrum: 4—7 Zellagen, keine Verhornung, spärliche Leukozyten.

5. Die Kopulation findet am Ende des Oestrums statt. Sie geht einher mit der Bildung eines die Spermatozoen enthaltenden Pfropfes, der fest mit der Wand verklebt und die Scheide verschließt.

6. Die Gravidität dauert 21 Tage. Deziduale Umwandlung der Uterusschleimhaut. Das übrige Genitale in Ruhe, keine brünstigen Umwandlungen.

7. „Pseudogravidität" möglich nach mechanischer Reizung der Uterusschleimhaut bei gleichzeitig erfolgtem sterilen Koitus. Dauer 13 Tage.

Es ist also bei der Ratte und Maus kein kontinuierlicher Übergang der brünstigen Umwandlungen in solche der Scheinschwangerschaft vorhanden wie bei Marsupialiern (Dasyurus viverrinus), bei Ungulaten (Schwein, Rind), Karnivoren (Hund).

Meerschwein.

Das Meerschwein ist in seinen genital-physiologischen und anatomischen Verhältnissen von Stockard-Papanicolaou und anderen (Lams, Loeb und Hesselberg, Raymond, Selle) untersucht worden. Wie schon angegeben, gehört das Meerschwein zu dem echten vielbrünstigen Typus mit regelmäßigem Brunstrhythmus. Die Dauer eines Zyklus beträgt 15—17 Tage; davon nimmt die Brunstzeit selbst nur einen Raum von rund 24 Stunden ein.

Während des Dioestrums (14—16 Tage) ist das Meerschweinweibchen, abgesehen vom Fehlen des Paarungstriebes, durch eine anatomische Besonderheit des äußeren Genitales außerstande, eine Begattung zu dulden. Es ist nämlich das Orificium vaginae durch eine Membran verschlossen, die sich bis kurz vor Beginn einer neuen Brunst, oft bis in deren Anfangsstadium hinein erhält. Sie ist rein epithelialer Struktur und stellt eine Platte aus geschichtetem Plattenepithel dar. Sie bildet sich in der Weise, daß die Epidermis der Vaginallippen zu zarten Leisten sich erhebt und aufeinander zu wächst, so daß schließlich ein echter Verschluß zustande kommt, der zuweilen so lange besteht, daß die Schlußmembran durch den im Anfangsteil des Hitzestadiums reichlich erzeugten Scheideninhalt vorgewölbt wird. Diese Eigentümlichkeit des Meerschweins ist außer bei der Ratte (Long-Evans) bei keinem anderen Säuger festgestellt worden. Es darf hier keine Verwechslung stattfinden mit der bei vielen Säugetieren durch Sekrete bedingten Verklebung der Vaginalöffnung. Keller gibt zwar an, daß bei den meisten Tieren im Intervall Vulva und Vagina so straff zusammengelegt seien, daß eine Begattung nicht möglich sei, aber von echter Membranbildung ist bei ihm keine Rede. — Während der Gravidität ist das Scheidenrohr des Meerschweinchens ebenfalls verschlossen bis kurz vor dem Wurf. Die Öffnung sowohl bei Eintritt einer neuen Brunst als auch vor dem Wurfe erfolgt in der Weise, daß in der stark gespannten mittleren Partie sich ein Einriß bildet, der nach der Peripherie zu fortschreitet. Nach der Kopulation bzw. dem Wurf schließt sich das Orificium vaginae schnell wieder. Im Dioestrum ist das Sekret der Vagina spärlich und von schleimiger Konsistenz. Diese Form des Vaginalinhaltes bleibt beibehalten bis zum Ende des Prooestrums (6—8 Stunden Dauer); zu Beginn des Oestrums (4—6 Stunden) wird die Konsistenz käsig-schleimig und im Metoestrum (12 Stunden) rein käsig. Gegen Ende des Metoestrums wandelt es sich in eine dünne Flüssigkeit um, der zuweilen etwas Blut beigemischt ist.

Anatomische Veränderungen am Ovarium während des Zyklus: Im Dioestrum finden sich am Eierstock ruhende Primärfollikel und alte Corpora lutea, die aus den vorhergehenden Follikelgenerationen hervorgegangen sind. Beim Herannahen des Prooestrums beginnen die Follikel zu wachsen und erreichen zu Ende des I. Stadiums schon fast ihre maximale Größe. Der Eikern ist zu dieser Zeit (Stadium I) noch völlig in Ruhe; die Theca interna zeigt starke Kongestion, die bis zum Stadium III (1. Hälfte des Metoestrums) fortschreitet. Im letzten Teil dieses III. Stadiums erfolgt der Follikelsprung, die Ovulation, nachdem kurz vorher sich der I. Polkörper abgestoßen hat. Beim Meerschwein erleiden viele Follikel das Schicksal der Atresie, welche oft noch eintritt, wenn der betreffende Follikel schon die I. Richtungsspindel gebildet hat. Der Vorgang der Atresie wird eingeleitet durch Pyknose des Eikernes und Degeneration der Follikelzellen, worauf Bindegewebe von der Peripherie einwächst. — Schon einige Stunden (4—6) nach erfolgtem Follikelsprung beginnt die Umformung der Follikelhülle in die Granulosadrüse. Das stark gefäßhaltige Bindegewebe der Theca interna dringt gegen die hypertrophische Schicht der Follikelzellen vor, um den zentralen bindegewebigen Kern der Drüsen zu bilden. Bereits $4^{1}/_{2}$ Tage nach der Brunst hat das Corpus luteum ovulationis seine volle Größe erreicht. Die Rückbildung vollzieht sich langsam, so daß 2—3 Gelbkörpergenerationen von gleichen Dimensionen nebeneinander laufen.

Uterus: Im Dioestrum ist die Uterusschleimhaut dünn, besteht aus einem dichten Stroma, welches mit einem bewimperten kubischen Epithel gesäumt ist. Die Gefäße sind eng, Leukozyten nur spärlich im Stroma. Sowohl das Oberflächen- als auch das Drüsenepithel erscheinen gesund und lebensfähig und weisen hier und da Mitosen auf. Im Prooestrum (I) wird das Epithel hochzylindrisch und stark mit Schleim ausgefüllt. Die Kerne werden zusammengepreßt und übereinandergeschoben, so daß leicht der Eindruck einer Vielschichtigkeit entsteht (pseudostratified). Das Stroma wird hyperämisch und von ausgewanderten Leukozyten durchsetzt, die sich vor allem unter dem Epithel ansammeln.

Im Oestrum (II) nehmen diese Vorgänge ihren Fortgang, so daß die Leukozytenansammlungen unter dem Epithel regelrechte Haufen bilden. Das Stroma ist aufgelockert und die Kapillaren maximal erweitert. Zu dieser Zeit findet die Kopulation statt.

Zu Beginn des Metoestrums (III. Stadium) nimmt dieser im II. Stadium eingeleitete Prozeß noch an Intensität zu, um erst während IV der Regression Platz zu machen.

IV. Eingeleitet wird die Rückbildung dadurch, daß Leukozyten ins Epithel hineindringen und durch dieses hindurch sogar ins Lumen der Drüsen oder ins freie Lumen gelangen. Unter der fermentativen Einwirkung der Leukozyten wird das Epithel zerstört, nachdem sich vorher in ihm eine großblasige Vakuolisation bemerkbar gemacht hat. Die oberflächlich gelegenen Kapillaren zerreißen, so daß kleine subepitheliale Hämatome entstehen.

Die Reparation geht von dem Hals derjenigen Drüsen aus, die von dem Zerstörungsprozeß verschont geblieben sind. In den Drüsen erreicht die Epitheldegeneration überhaupt bei weitem nicht den Grad, wie beim Oberflächenepithel, da sich die Durchwanderung der Leukozyten ohne nennenswerte Schädigung des Epithels vollzieht. Das von dem Hals der Drüsen sich neubildende Epithel, welches flächenhaft sich nach allen Seiten hin vorschiebt, scheint in den mikroskopischen Bildern oft in förmliche Konkurrenz mit dem alten, stehen gebliebenen zu treten, indem es das letztere direkt abhebt. Im großen ganzen halten sich die degenerativen und proliferativen Vorgänge stets die Wage, so daß in keinem Stadium der Uterus an seiner Innenfläche völlig von Epithel entblößt wird. 6—10 Stunden nach Ablauf des Metoestrums ist die Epithelbedeckung wieder völlig hergestellt, das Stroma ist gefäßarm und dicht geworden mit nur geringer leukozytärer Infiltration, ein Zustand, der sich das Dioestrum hindurch hält.

Wie schon oben kurz mitgeteilt, nimmt die Vagina an den zyklischen morphologischen Umwandlungen regen Anteil, wie sich schon aus der Verschiedenheit der makroskopischen Beschaffenheit von Inhalt und Wand ergibt. Das schleimige Sekret, welches im Prooestrum die Vaginalwand bedeckt, ergibt im Ausstrich folgendes Bild: Leukozyten fehlen völlig, dafür beherrschen platte, kernhaltige Epithelien ohne Granula und Vakuolen das Bild. Der Zellkern erscheint bereits pyknotisch, das retikulär strukturierte Protoplasma hat geringe Affinität zu Plasmafarbstoffen (erscheint bei Hämatoxylin Eosin-Färbung grau). Im Oestrum (II) treten nach Stockard-Papanicolaou vorübergehend einige kernlose verhornte Zellen auf. Nach Long-Evans stellen sie jedoch sowohl im Hinblick auf die Zeitdauer als auch auf die Mengenverhältnisse ihres Auftretens ein wohlcharakterisiertes II. Stadium dar, welches mit Sicherheit die Annäherung der Hitze und der Begattungsbereitschaft anzeigt. Durch Beimischung von Schleim aus dem Uterus tritt die käsige Konsistenz des Vaginalinhaltes in diesem Stadium noch nicht hervor. Im Metoestrum (III.) wird das Sekret rein käsig und massig. Im Ausstrich findet man, daß es lediglich aus kernhaltigen, nicht verhornten Epithelzellen besteht, deren Zellstruktur gut erhalten ist und deren Protoplasma gute Farbreaktionen gibt. Im zweiten Teil des Metoestrums (IV) tritt eine Verflüssigung des Sekretes ein. Die im Anfang im Ausstrichbild noch reichlich vorhandenen kernhaltigen einzeln gelagerten Epithelien nehmen an Zahl ab, während gleichzeitig Leukozyten sich bemerkbar machen. Diese lösen durch fermentative Tätigkeit die Epithelien auf, in die sie sogar teilweise eindringen. Auf diese Art kommt eine Verflüssigung der käsigen Epithelmassen zustande. Schließlich machen sich sogar rote Blutkörperchen im Inhalt bemerkbar (Stockard-Papanicolaou), welche Tatsache jedoch von Raymond-Selle bestritten wird, der im übrigen übereinstimmende Resultate hatte. Im Dioestrum (14 Tage) beherrschen in der ersten Woche die Leukozyten fast ausschließlich das Ausstrichbild, in der zweiten Woche treten sie zurück gegenüber kernhaltigen, unregelmäßigen Epithelzellen, verschwinden jedoch erst völlig mit Beginn des nächsten Prooestrums.

Die Zelltypen im Vaginalinhalt sind Abbilder der an der Wand sich vollziehenden Vorgänge, die denen im Uterus synchron verlaufen. Im Prooestrum beginnt eine starke Proliferation des Epithels, die Elemente werden höher und zahlreicher und zeigen nach der Oberfläche zu leichte Abplattung. Gleichzeitig nimmt auch die Abschilferung der oberflächlichen kernhaltigen Zellen ihren Anfang. Stockard und Papanicolaou leiten die im II. Stadium angeblich flüchtig auftretenden verhornten kernlosen Zellen von dem vulvanahen Teil der Vagina ab, da sie an der Wand des oberen Scheidenteils keine Verhornung im Epithel beobachtet haben. Demgegenüber ist das histologisch interessante

Bild einer kernlosen Hornschicht unter einer oberflächlichen kernhaltigen von Long Evans deutlich beschrieben worden. Diese Hornschicht gelangt im Oestrum an die Oberfläche und liefert die typischen kernlosen „Hitzezellen" des Ausstriches. Im III. Stadium beginnt eine massige Abschilferung, wodurch die infolge der Proliferation inzwischen auf 12—15 Zellagen angewachsene Epithelschicht auf wenige Lagen reduziert wird. Gleichzeitig wandern Leukozyten zwischen und in die verbliebenen Epithelzellen. Die Leukozyteninfiltration verstärkt sich während des IV. Stadiums. Das Stroma zeigt starke Erweiterung und Füllung der Kapillaren mit kleinen Hämorrhagien unter dem Epithel, aus denen sich die Erythrozyten schließlich dem Inhalt beimischen. Im Dioestrum geht die Desquamation langsam weiter, wird jedoch durch dauernde Regeneration kompensiert, so daß stets einige Epithellagen erhalten bleiben. Leukozyten durchsetzen das Stroma und das niedrige Epithel und mischen sich als charakteristische Bestandteile des Dioestrum dem Inhalt bei.

Beim Vergleich der Vorgänge an der Scheidenwand der Ratte und des Meerschweins ergibt sich eine fast völlige Übereinstimmung: Proliferation im Prooestrum, Verhornung im Oestrum (Kopulation), starke Abschilferung mit beginnender Regeneration im Metoestrum. Als unterschiedlich ist lediglich anzuführen die Tatsache, daß die im III. Stadium im Inhalt auftretenden Zellen beim Meerschwein völlig ihre Struktur erhalten haben, während sie bei der Ratte verhornt sind. Diese Differenz beruht wahrscheinlich auf dem Umstand, daß beim Meerschwein der Abschilferungsprozeß im III. Stadium derartig schnell und intensiv verläuft, daß eine vorhergehende Verhornung nicht mehr stattfinden kann.

Zusammenfassung.

1. Das Meerschwein weist unter konstanten Lebensbedingungen einen regelmäßigen Sexualrhythmus auf. Die Dauer eines Zyklus beträgt im Mittel 16—17 Tage.

2. In der brunstfreien Zeit ist das Orificium vaginae durch eine Epithelmembran verschlossen.

3. Die Kopulation wird nur während eines kurzen Zeitabschnittes (einige Stunden) im II. Stadium (Oestrum) geduldet.

4. Am Ovarium laufen zyklische Vorgänge ab in der Weise, daß in der Zeit vom Prooestrum bis zum Ende des III. Stadiums (Anfang des Metoestrums) die Follikel wachsen und bis zur Bildung der II. Richtungsspindel reifen; dann erfolgt der Follikelsprung mit Ausstoßung des Eies. $4^{1}/_{2}$ Tage nach der Ovulation hat die Granulosadrüse ihre volle Größe erreicht, auf der sie sich während der 2—3 folgenden Generationen von Gelbkörpern hält.

5. Parallele Vorgänge am Uterus: Im Prooestrum wird das Epithel hochzylindrisch. Stroma aufgelockert und hyperämisch; Leukozytenansammlungen unter dem Epithel Oestrum (II) und Anfang des Metoestrum (III). Dieser Proliferationsprozeß nimmt seinen Fortgang; Stroma ödematös, Kapillaren maximal erweitert, Leukozyten durchsetzen das Stroma in dichten Haufen, besonders massig unter dem Oberflächenepithel. 2. Hälfte des Metoestrums (Stadium IV): Beginn der regressiven Vorgänge, das vakuolisierte Epithel wird abgestoßen. Stroma liegt frei. Regeneration vom Hals der intakt gebliebenen Drüsen aus. Das Stroma wird kompakt, Kapillaren eng, Leukozyten verschwinden bis auf wenige. 6—10 Stunden nach Ablauf des Metoestrums ist die Uterusschleimhaut wieder hergestellt.

6. Parallele Vorgänge in der Vagina:

a) Inhalt: Im Prooestrum I: schleimig, Ausstrich: platte, kernhaltige Epithelien, keine Leukozyten. Im Oestrum II: käsig, schleimig, Ausstrich: kernlose, verhornte Epithelien, keine Leukozyten (Brunstzeichen). Metoestrum III: käsig, Ausstrich: kernhaltig, nicht verhornte Epithelien, keine Leukozyten. IV: flüssig, Ausstrich: kernhaltige Epithelien und Leukozyten. Dioestrum: serös, Ausstrich: einige kernhaltige Epithelien und Leukozyten.

b) Wand: Prooestrum: Proliferation des Epithels mit Bildung einer wohl charakterisierten Schicht abgeplatteter Zellen unter einer normalen oberflächlichen Zellage, welche langsam abschilfert. Oestrum II: Proliferation geht weiter, Schichtdicke 12—15 Zellen, die inzwischen verhornte Schicht platter Zellen liegt oberflächlich. Metoestrum III: Hornschicht abgestoßen. Starke Reduktion des Epithels bis auf wenige Schichten. IV: Leukozyten dringen aus dem hyperämischen Stroma ins Epithel ein und mischen sich dem Vaginalinhalt bei. Kleine Hämorrhagien aus den prall gefüllten oberflächlichen Kapillaren. Dioestrum: Einige Zellschichten, langsame Abschilferung wird durch Regeneration kompensiert. Leukozyten spärlich.

7. Die Ovulation findet am Ende des Stadiums III statt. Sie stellt gleichzeitig den Beginn der regressiven Veränderungen an der Uterusschleimhaut dar. Es fehlt also die spontane Weiterentwicklung der Schleimhaut bis zur Höhe des pseudograviden Zustandes. An der Wand der Vagina setzt die Regression bereits nach der zu Ende des Stadiums II statthabenden Kopulation ein. Aus diesem zeitlichen Zusammenhang wird ersichtlich, daß die Proliferation des Scheidenwandepithels den Zweck hat, einen mechanischen Schutz beim Koitus zu bilden. Die zur Zeit der Kopulation durch Verhornung rauhe Oberfläche dient zur Anheftung des Begattungspfropfes, der auch beim Meerschwein in charakteristischer Weise auftritt.

Kaninchen.

Da beim Kaninchen (Tsu-Zong-Yung) trotz seiner Zugehörigkeit zu den Nagern die Vorgänge an der Vagina, wenn auch im Prinzip übereinstimmend, so doch in Einzelheiten abweichend von denen bei Maus, Ratte und Meerschwein verlaufen, so seien die zyklischen Veränderungen an der Scheidenwand hier kurz dargestellt. Es besteht Analogie mit den früher beschriebenen Nagern darin, daß zur Zeit der Brunst das Scheidenepithel am höchsten ist, nämlich aus mehreren Schichten mittelgroßer polyedrischer Zellen besteht. Im Dioestrum ist die Scheide von einer Schicht großer Schleimzellen ausgekleidet, unter der sich eine Reihe kleiner Zellen findet. Im Prooestrum beginnen diese kleinen Zellen sowohl an Zahl als auch an Größe zuzunehmen, um im Oestrum nach Abstoßung der großen Zylinderepithelien das aus mehreren Lagen bestehende polyedrische Brunstepithel zu bilden. Nach der Brunst tritt eine Reduktion der Epitheldicke ein; die Oberfläche wird zunächst durch sich herausdifferenzierende hohe Flimmerzellen gebildet, die im weiteren Verlauf des Dioestrums durch die oben erwähnten verschleimten zylindrischen Zellen ersetzt werden. — Eine Verhornung ist nicht beobachtet worden, weder durch Tsu-Zong-Yung noch durch frühere Autoren (Königstein). Letzterer weist besonders darauf hin, daß beim Kaninchen der sinnreiche Begattungsmechanismus mittels eines Vaginalpropfes nicht vorhanden sei. Durch diese Tatsache findet der Umstand seine Erklärung, daß beim Kaninchen trotz seiner engen Verwandtschaft zu den übrigen Nagern der Verhornungsprozeß nicht auftritt, der nach allgemeiner Auffassung (Lataste, Stockard-Papanicolaou, Long-Evans) eine Vorbedingung ist für das Zustandekommen einer festen Anheftung des Pfropfes an die Vaginalwand.

Die Uterusschleimhaut hält sich nach Hammond stets auf einer gewissen Höhe unabhängig von der Phase des Brunstzyklus; so läßt sich z. B. keine spezielle Proliferation vor der Ovulation beobachten. Erst nach erfolgtem (sterilen) Koitus geht die Entwicklung der Schleimhaut weiter im Sinne einer Pseudogravidität (Wiesner). Der scheinbare Ruhezustand mit einer dauernden mittleren Höhe der Schleimhaut ist nach dem letzten Autor als eine protrahierte Brunstphase aufzufassen.

Ovarium: Die Ovulation kommt nur nach erfolgtem Koitus zustande; bleibt die Begattung aus, so werden die Follikel hämorrhagisch, ohne zu platzen. Sie werden dann von einwucherndem Bindegewebe ausgefüllt und auf diese Weise in atretische Follikel umgewandelt. Die Follikel erlangen ihre Sprungreife am Ende des Oestrums, zu welcher Zeit die Scheide von mehreren Lagen polyedrischer Zellen ausgekleidet ist. Die Ausbildung des Corpus luteums vollzieht sich im Metoestrum, in dem die epitheliale Wandauskleidung der Scheide aus zylindrischen Flimmer- bzw. Schleimzellen besteht.

Zusammenfassung.

1. Am Ovarium sprungreife Follikel zu Ende des Oestrums. Ovulation nicht spontan kommt nur durch Koitus ausgelöst zustande; nach Ovulation im Metoestrum bereits junge Gelbkörper.

2. Uterusschleimhaut befindet sich dauernd auf einer gewissen Höhe der Entwicklung (protrahierte oestrale Phase). Nach erfolgtem Koitus Weiterentwicklung im Sinne einer Pseudogravidität.

3. Zyklische Veränderungen laufen an der Vaginalwand ab. Dioestrum: Zylindrische Schleimzellen oberflächlich, darunter eine Lage kleiner runder Zellen. Prooestrum: Proliferation der tiefen Zellschicht. Oestrum: Oberflächliche Schleimzellen abgestoßen, mehrschichtiges polyedrisches Epithel liegt frei; keine Verhornung. Metoestrum: Ausbildung einer neuen oberflächlichen Zylinderschicht.

4. Vaginalpfropf beim Kaninchen nicht ausgebildet.

Frettchen.

Über die zyklischen Verhältnisse beim gemeinen Frettchen berichtet Marshall. Er rechnet das Frettchen, dessen Fortpflanzungszeit Ende März bis Anfang April beginnt, zu dem einbrünstigen Typus. Er gibt eine eingehende Beschreibung über die Veränderungen an der Uterusschleimhaut.

Während der geschlechtlichen Ruhe ist das Oberflächen- sowie das Epithel der zahlreichen kleinen Drüsen kubisch. Im Stroma, welches eine dichte Struktur aufweist, sind die Blutgefäße eng und klein.

Im Prooestrum beginnt die Proliferation. Im Epithel machen sich Mitosen bemerkbar. Das Stroma wird locker, die Blutgefäße scheinen nicht nur an Größe und Weite, sondern auch an Zahl zugenommen zu haben. Sie sind prall vollgestopft mit roten Blutkörperchen, die hier und da schon die Tendenz haben, ins Gewebe zu gelangen.

Mit den Zeichen der äußeren Brunst machen sich die regressiven Veränderungen bereits in voller Stärke bemerkbar. Das Oberflächen- und Drüsenepithel degeneriert, die subepitheliale Stromaschicht wird mit abgestoßen. In der Tiefe des Stromas zerreißen die Gefäßwände, so daß rote und weiße Blutkörperchen ins Gewebe und durch die epithelentblößten Stellen ins Lumen gelangen. Im Metoestrum setzt die Regeneration ein. Die Epithelbedeckung wird sowohl von stehengebliebenen Inseln des Oberflächenepithels als auch vom Grund der Drüsen neugebildet. Die roten und weißen Blutzellen verschwinden, die Gefäßwände stellen sich wieder her. Die Gesamtstruktur des Stromas nimmt wieder ihre ursprüngliche Dichte an. — Die Ovulation fällt wahrscheinlich zeitlich mit der Brunst und damit der Kopulation zusammen.

e) Primaten — Affen.

An der Erforschung der Verhältnisse bei den Affen, die infolge ihrer Stellung am Ende der Säugerreihe und ihrer Beziehungen zum Menschen besonderes Interesse von jeher beansprucht haben, sind namhafte Forscher beteiligt, unter denen vor allem zu nennen sind Heape, van Herwerden, Hamilton und Corner.

Wie schon oben dargestellt, gibt sich die Genitalfunktion durch ein völlig anders zu bewertendes Zeichen nach außen hin zu erkennen als bei den bisher betrachteten Tieren, bei denen die Brunst das Hauptmerkmal der Sexualfunktion darstellt. Bei den Primaten fehlt dieser Höhepunkt psychosexueller Aktivität. Sie haben keine auf bestimmte Zeiten festgelegte Vermehrung des Paarungstriebes, vielmehr sind sie mehr oder weniger jederzeit paarungsfähig. Heape gibt zwar eine Begrenzung der Fortpflanzungsfähigkeit für die Affen an, indem er die Wurfzeit auf den März legt, was bei einer Gestationsdauer von 7 Monaten (Heape) bedeuten würde, daß die Konzeption gewöhnlich im August erfolge. Demgegenüber steht die Ansicht von Corner auf Grund von eingeholten Informationen (Zool. Gärten) und von Hamilton, fußend auf eigenen Beobachtungen, welche beide annehmen, daß keine spezielle Sexualperiode bei den Primaten besteht, sondern daß sie jederzeit zur Paarung bereit sind.

Die Regelmäßigkeit der Genitalfunktion ist nach außen hin erkennbar durch den Blutfluß, die Menstruation, ein Vorgang, welcher früher mit der Brunst vermengt wurde, der aber auf Grund der neueren Forschungen ganz anders in den Zyklus hineingelagert ist als die Brunst, welche mit der Ovulation zeitlich eng verknüpft ist.

Die Zyklusdauer beträgt auf Grund des zeitlichen Abstandes zweier Menstruationen etwa 4 Wochen (Heape ein Monat, Corner nach eingeholten Informationen von Zool. Gärten 4 Wochen, nach eigenen Beobachtungen an Macacus 23—31, im Mittel 27 Tage.)

Veränderungen am Ovarium. In jedem Ovarium findet sich eine Anzahl ruhender Follikel. Diese enthalten je eine Eizelle, welche in einen Cumulus oophorus eingebettet ist. Die Zellen der Theca interna sind spindelförmig (Corner). Der Autor hat keinen reifen Follikel bei seinen Untersuchungen beobachtet, doch nimmt er an, daß sich die Reifungsvorgänge in ähnlicher Weise vollziehen wie bei den übrigen Tieren; daß in einem vor dem Sprunge stehenden Follikel die Eizelle den I. Polkörper abgestoßen und die II. Richtungsspindel bereits gebildet hat. Corner fand einen frisch gesprungenen Follikel am 12. Tage vor Beginn einer neuen Menstruation und setzt damit die Ovulation und den Beginn der Entwicklung des Corpus luteum auf diesen Termin an. In Übereinstimmung damit fand er junge Corpora lutea nur in der 2. Hälfte der intermenstruellen Periode. Beim jungen Corpus luteum ist die Wand der Membrana granulosa mäßig gefaltet. Im Lumen ist ein

Blutkoagulum vorhanden, welches keine Andeutung einer beginnenden Vaskularisation zeigt. 3—4 Tage nach dem Follikelsprung ist die Granulosadrüse bereits organisiert. Die Schicht der Granulosazellen ist von Gefäßen durchwachsen, jedoch fehlt noch ein bindegewebiger Kern, der die Höhle ausfüllt. Am 5. Tage hat die Drüse eine derartige Größe erreicht, daß sie sich wie ein Pfropf über die Oberfläche des Ovariums erhebt.

Über den Beginn der Rückbildung des Corpus luteums sagt Corner aus, daß er mit Wahrscheinlichkeit auf ungefähr den 9. Tag nach der folgenden Menstruation anzusetzen sei. Der Prozeß der Rückbildung bis zum völligen Verschwinden braucht eine Zeitspanne von 3—4 Zyklen.

Eiwanderung: Bei einem Makaken, welcher 14 Tage nach der letzten Menstruation getötet wurde und bei welchem schätzungsweise die Ovulation zwei Tage vorher stattgefunden hatte, gelang es Corner ein freies Ei in der Tube nach zuweisen. Es ist noch mit Zellen des Cumulus oophorus und der Corona radiata umgeben Es enthält die II. Richtungsspindel und hat den I. Polkörper bereits ausgestoßen.

Bei einem Individuum, welches 17 Tage nach der letzten Menstruation getötet wurde, fand Corner ein bereits in Degeneration befindliches Ei im Uteruslumen. Follikelzellen sind nicht mehr als Hülle dieses Eies zu sehen. Die Zelle besteht aus einer feinkörnigen Masse, umgeben von der Zona pellucida. Vom Kern sind nur noch Trümmer vorhanden.

Uterus: Die Schleimhaut ist nach van Herwerden zur Zeit des Vorhandenseins von frischen Gelbkörpern (also in der zweiten Hälfte des Menstruationszyklus) hoch und weitgehend differenziert; während sie zur übrigen Zeit (also in der I. Hälfte) niedrig und einfach gebaut ist. Um den 10.—15. Tag nach der letzten Menstruation hat die Schleimhaut nach Heape und Corner eine mittlere Höhe. Sie bezeichnen dieses Stadium als Ruhe bzw. Intervall. Das Oberflächenepithel ist niedrig mit regelmäßig angeordneten Kernen. Die Drüsen verlaufen gerade und unverzweigt in die Tiefe und sind spärlich an Zahl. Nach Heape ist das Stroma in den oberen Partien stark aufgelockert. Im Anschluß daran beginnt die „Wachstumsphase" (am 18.—20. Tag). Die Schleimhaut nimmt an Dicke und Turgeszenz zu. Das Oberflächenepithel wird hochzylindrisch von etwa der doppelten Höhe wie im Intervall. Die länglichen Kerne liegen verschieden hoch, so daß der Eindruck einer Vielschichtigkeit vorgetäuscht wird. Die dem Lumen zugewandte Fläche erscheint ausgefranst. Die Drüsenschläuche verlaufen bereits geschlängelt und sind im Lumen erweitert. In der Tiefe hat sich eine regelrechte hyperplastische Drüsenschicht gebildet (Corner). Nach Heape wächst das Stroma durch amitotische Teilung der Kerne; die Gefäße füllen sich stark und lassen Leukozyten in vermehrter Menge ins Gewebe austreten.

Der Prozeß nimmt mit weiterer Annäherung der nächsten Menstruation noch an Intensität zu, sowohl was das Epithel- und Drüsenwachstum, als auch die Stromavermehrung und Hyperämie anbetrifft. Mit der Menstruation beginnt der brüske Abbau und die Zerstörung der Schleimhaut. Das Epithel der Oberfläche sowie die oberen Teile der Drüsen werden abgeschilfert. Die oberflächlichen Teile des Stromas werden nekrotisch und abgestoßen. Die Gefäße zerreißen, so daß überall Hämatome entstehen, die sich ihren Weg ins freie Lumen bahnen. Das Endometrium wird soweit zerstört, daß nur die tiefen Teile der Drüsenschläuche erhalten bleiben. Von diesen geht dann auch die Regeneration des Epithels aus.

Vagina: Corner dehnte seine Untersuchungen auch auf die Analysierung des Scheideninhaltes aus, angeregt durch die schon erwähnten Veröffentlichungen von Stockard-Papanicolaou, Long-Evans, Allen, Hartmann. Er stellte die Mengenverhältnisse der Epithelien und Leukozyten in den verschiedenen Stadien zwischen zwei Menstruationen fest. Wenn auch die Befunde auf Grund einfacher gefärbter Scheidenabstrichbilder gewonnen sind und nach dem Autor selber die Verhältnisse nur annähernd darstellen, so müssen sie doch wohl beachtet werden. Sie weisen nämlich auf zyklische Änderungen der morphologischen Bestandteile des Vaginalinhaltes hin.

Bei noch nicht sexuell aktiven Tieren fanden sich im Abstrich aus der Vagina wenig Epithelzellen und verhältnismäßig viel Leukozyten. Die Epithelzellen bestanden aus zwei Typen: die einen waren tief färbbar in ihrem Protoplasma und wiesen einen wohlerhaltenen Kern auf, während andere Anzeichen von Pyknose zeigten.

Bei reifen Tieren waren die Epithelien degeneriert, hatten ihre Färbbarkeit und zum großen Teil ihren Kern verloren. Auf Grund von Kurven, welche die Mengenverhältnisse von Epithelien und Leukozyten während des Menstruationszyklus darstellen, gelangte Corner zu folgenden Ergebnissen:

Während der ersten Hälfte des Intermenstruums fand Corner relativ wenig Epithelien und viel Leukozyten. Um die Mitte der intermenstruellen Periode konnte der Autor ein plötzliches Absinken der Leukozytenmenge beobachten, oft sogar ein völliges Verschwinden aus dem Abstrichbild. In der folgenden Zeit waren die Leukozyten entweder gar nicht oder nur spärlich vorhanden, während die Epithelien zahlenmäßig hervortraten, was er auf vermehrte Abschilferung des Wandepithels zurückführt. Die Abnahme bzw. das völlige Verschwinden der Leukozyten im Vaginalinhalt und der Beginn intensiver Epithelabschilferung sind bei den Nagern Zeichen für das Nahen der Brunst und Ovulation. Da bei den Affen die Ovulation etwa in die Mitte zwischen zwei Menstruationen fällt, ist im morphologischen Bilde des Vaginalinhaltes eine gewisse Analogie mit den Verhältnissen bei den Nagern festzustellen. Mit Beginn der Menstruation tauchen neben Erythrozyten auch massenhaft Leukozyten wieder im Vaginalinhalt auf. Fetzen von abgestoßenem Endometriumgewebe, wie es Heape angibt, konnte Corner nicht im Vaginalinhalt beobachten.

Makroskopisch ist der Vaginalinhalt von einem Aussehen und einer Konsistenz, die seinen Bestandteilen entsprechen. Im Postmenstruum ist er spärlich und dünnflüssig, im Prämenstruum infolge seines reichlichen Epithelgehaltes käsig und dick.

Zusammenfassung.

1. Die Affen weisen einen regelmäßigen Sexualrhythmus auf, der sich nach außen hin durch den Blutfluß (Menstruation) zu erkennen gibt. Der Menstruationszyklus umfaßt im Mittel 27 Tage.

2. Zeitlich begrenzte Hitzeerscheinungen (Brunst) sind nicht ausgeprägt; Begattung kann in jeder Phase des Zyklus stattfinden.

3. Am Ovarium laufen zyklische Veränderungen ab, ruhende Follikel reifen, platzen und bilden dann die Granulosadrüse. Die Ovulation vollzieht sich 14—15 Tage nach der letzten und 12—13 Tage vor Beginn der nächsten Menstruation.

4. Corner fand ein freies reifes Ei 13 Tage vor Beginn der nächsten Menstruation

in der Tube, ein in Degeneration befindliches im Uteruslumen 7 Tage vor Beginn der nächsten Menstruation.

5. Uterus: Es laufen zyklische Veränderungen am Endometrium ab. Intervall: (7.—17. Tag des Menstruationszyklus). Schleimhaut mittelhoch. Oberflächenepithel niedrig, Drüsen gestreckt. Prämenstruum: (18.—27. Tag). Schleimhaut nimmt an Höhe zu. Oberflächenepithel zylindrisch; Drüsen geschlängelt, tiefe hyperplastische Drüsenschicht. Hyperämie des Stromas. Menstruation: 1.—4. Tag. Abstoßung des Oberflächenepithels und der oberen Drüsenteile sowie der oberflächlichen Stromaschicht. Hämatome. Postmenstruum: (4.—7. Tag) Regeneration des Epithels von den Drüsen aus. Stroma dicht. Drüsen kurz und gerade.

6. Vagina: 4.—15. Tag. Inhalt schleimig und spärlich. Ausstrich: Wenige Epithelien und viel Leukozyten. 15.—27. Tag: Inhalt: käsig, weißlich. Ausstrich: Keine oder nur wenig Leukozyten und relativ reichlich Epithelien.

Überblick.

Aus der Darstellung der physiologischen und anatomischen Genitalverhältnisse bei den bisher exakt untersuchten Tieren ergibt sich, daß eine Periodizität der Genitalfunktion besteht.

Bei einer Reihe von Tieren zeigt sich, daß das Hervortreten der Sexualfunktion besonders regelmäßig ist und sich in mehr oder weniger langen gleichen Zeitabständen wiederholt. Diese regelmäßige Aufeinanderfolge wird am besten in dem Terminus „Rhythmus" wiedergegeben (Wiesner).

Der Höhepunkt der Genitalfunktion wird durch die Brunst dargestellt, eine Zeitspanne höchster Manifestation des Sexualinstinktes, des Paarungstriebes, verbunden mit Steigerung des gesamten somatischen Geschehens im Tierkörper. Die Brunstzeit ist gleichzeitig die einzige Phase, in der das Weibchen die Begattung duldet (Marsupialier, Rodentaten, Ungulaten, Karnivoren). Zu jeder anderen Zeit wehrt das Weibchen den Bock ab. Bei den Primaten ist diese scharfe zeitliche Umgrenzung des Paarungstriebes verloren gegangen. Sie sind jederzeit zur Kopulation bereit.

Am Genitale laufen synchron mit den äußerlich sichtbaren Manifestationen der Sexualtätigkeit anatomische Veränderungen ab, die einen Kreisprozeß darstellen, da sie nach einer gewissen Zeit stets zum Ausgangsstadium zurückkehren. Solch ein morphologisches, in sich geschlossenes Geschehen wird mit dem Terminus „Zyklus" bezeichnet. Ein Zyklus umfaßt sämtliche Vorgänge, die sich beim Ablauf der verschiedenen morphologischen Phasen bis zur Erreichung der Ausgangsphase abspielen. Bisher wurden die Phasen nach psychosexuellen Merkmalen, in deren Mittelpunkt ja die Brunst steht, festgelegt. Man unterscheidet bei dieser Einteilung Prooestrum, Oestrum, Metoestrum und Dioestrum — Intervall. Diese Art der Einteilung macht insofern einer vergleichenden Betrachtungsweise Schwierigkeiten, als 1. die Brunst nicht bei allen Tieren vorhanden ist (Primaten) und 2. oft nicht genügend zeitlich markiert ist (Hund), um eine exakte Phasenbestimmung durchzuführen. Deshalb ist es für Vergleichsbetrachtungen besser, die Phasen nach morphologischen Gesichtspunkten festzulegen: 1. Proliferation, 2. Destruktion, 3. Regeneration (Wiesner). Alle diese Vorgänge gruppieren sich um den im Mittelpunkt stehenden Prozeß des Follikelsprunges, der Ovulation.

Es muß daher das Bestreben sein, diesen sozusagen primären Vorgang bei allen Tieren herauszuheben, als den Kernpunkt des zyklischen Geschehens und die sekundären morphologischen Schleimhautveränderungen dazu in exakte zeitliche Beziehungen zu setzen. Es ist versucht worden, dies vor allem durchzuführen, gleichzeitig aber auch eine Brücke zu der auf äußeren Merkmalen beruhenden Einteilung (Prooestrum, Oestrum, Metoestrum, Kopulation) herzustellen.

Dabei stellt sich heraus, daß die morphologischen Stadien (Proliferation, Destruktion, Regeneration) mit den zeitlichen Phasen (Prooestrum, Oestrum, Metoestrum) sich weitgehend decken. Es bestehen aber kleine gegenseitige Verschiebungen (z. B. Opossum: Destruktion des Vaginalepithels reicht bis ins Metoestrum; Dasyurus viverrinus: Endometrium noch im Metoestrum auf voller Höhe ohne Anzeichen einer stattgehabten Destruktion, ebenso beim Hund, wo das Endometrium im Metoestrum kontinuierlich in den pseudograviden Zustand übergeht).

Bei einigen Tieren (besonders den Rodentaten) sind die Vorgänge der Proliferation, Destruktion und Regeneration zeitlich eng zusammengedrängt (auf eine kurze Zeit vor, während und nach der Brunst). Bei der Ratte und Maus läuft dieser Gesamtkomplex in etwa zwei Tagen, beim Meerschwein sogar innerhalb von 24 Stunden ab. Bei diesen sog. kleinen Nagern ist der Brunstrhythmus teilweise sehr schnell (Ratte, Maus 4—5 Tage). Die Vorbereitungen der Schleimhaut sind lediglich für die Erleichterung der Begattung und Befruchtung da, wie sich an den überaus intensiven Scheidenwandveränderungen zeigt, gegenüber denen die des Endometriums zurücktreten. Die Vorbereitungen für die Gravidität (Eieinnistung) sind relativ gering, obwohl das Nagerei in innige Beziehung zur Uterusschleimhaut tritt. Bei Eintritt der Gravidität und auch durch besondere Reizmittel wird der schnelle Ablauf des Zyklus der Rodentaten durch Verhinderung der Destruktion verzögert (steriler Koitus, mechanische Reizung der Zervix). Mit Hilfe dieser Maßnahmen läßt sich die Schleimhaut auf der Höhe ihrer während des Proliferationsstadiums erreichten Entwicklung im Sinne einer Pseudogravidität halten.

Der spontane Zyklus bei den Nagern ist also ein Brunstzyklus, ein Zyklus mit einschließender Pseudogravidität ist nur durch besondere Reizungsmaßnahmen zu erreichen.

Bei den übrigen Tieren (Marsupialier, Ungulaten, Karnivoren) geht die Weiterentwicklung der Schleimhaut im Sinne einer Pseudogravidität spontan vor sich. Beim Hunde tritt dies ganz besonders hervor. Nach dem Oestrum kommt es zur Ausbildung des Stadiums der Drüsenhyperplasie (Analogon zur Sekretionsphase des Menschen) und damit zur höchsten Differenzierung der Schleimhaut. Besondere Umwandlungen der Scheide zur Erleichterung der Begattung und der Befruchtung sind bei diesen Tieren nicht beobachtet worden. Dafür treten die Nidationsvorbereitungen sehr in den Vordergrund. Der Zyklus bei diesen Tieren ist daher weiterfassend, da er Brunst und Graviditätsvorbereitungen in sich einschließt.

Der Zyklus der Primaten ist nach den äußeren Manifestationen ein Menstruationszyklus im Gegensatz zu den übrigen Klassen. Führt man jedoch die morphologische Betrachtungsweise auch bei ihnen durch, so handelt es sich im Einklang mit den Marsupialiern, Ungulaten, Karnivoren um einen Zyklus mit in der ersten Hälfte erfolgender Proliferation, welche in der zweiten Hälfte den höchsten Grad des pseudograviden Zustandes (Sekretionsphase) erreicht. Die Rückbildung der pseudograviden Schleimhaut erfolgt jedoch nicht allmählich, wie bei Hund, Rind und Schwein, sondern schlagartig mit brüsker Zerstörung. Die Plötzlichkeit des Abbaues ruft das Phänomen der menstruellen Blutung hervor.

Die Kopulation erfolgt teilweise zu einer Zeit, wo die Proliferation schon den Höhepunkt erreicht bzw. überschritten hat und die Destruktion (z. B. in der Vagina) bereits eingesetzt hat (Maus, Ratte, Meerschwein). Die übrigen Tiere kopulieren zu einer Zeit, wo die proliferativen Prozesse einen gewissen Grad erreicht haben, aber nachher sich im Sinne der Pseudogravidität noch fortsetzen (Hund, Rind, Schwein).

Die Ovulation folgt gewöhnlich in kurzer Zeit der Kopulation (Maus, Ratte, Meerschwein, Hund). Sie geschieht als Ausdruck vollendeter Eireife und in diesem Sinne als steuernder Vorgang der gesamten Genitalvorgänge spontan (Ausnahme Kaninchen).

V. Zeitliche und ursächliche Zusammenhänge im Ablauf des Zyklus.

1. Die Koppelung der Zyklen.

Fast durch neun Jahrzehnte nach der Entdeckung des Eies durch Carl Ernst v. Baer wurde die Auffassung vertreten, daß zwischen der Eilösung aus dem Eierstock und dem Eintreten der Menstruation enge zeitliche Beziehungen beständen in dem Sinne, daß um die Zeit der Menstruation das Ei frei würde. Es ging lange Zeit der Streit darum, ob das Ei der zuletzt dagewesenen Menstruation befruchtet würde oder erst das der nächstfolgenden, aber nicht mehr eintretenden. Bischoff sagt 1853, daß bei jedem Weib und bei jeder Menstruation ein Follikel reift, anschwillt, in der Regel platzt, ein Ei austritt und sich ein gelber Körper bildet. Dieser Satz sei in England, Frankreich, Amerika, Deutschland und Italien so oft belegt, daß er nicht neu erörtert zu werden braucht. Er findet auch gute Übereinstimmung mit den Erfahrungen bei den Säugetieren, indem er Menstruation und Brunst gleichsetzt. Pflüger definiert die Menstruation als eine Funktionsäußerung des Uterus, der das befruchtete Ei in sich tragen soll. Die Ernährung sei umso vollständiger, je inniger Föt und Mutter miteinander vereinigt sind. Pflüger baut sich dann die in der Einleitung schon ausgeführte Theorie zusammen, in der er meint, daß durch das Wachstum der Follikel Nervenreize sich summieren, die zu einer zunehmenden Hyperämie führen. Über den zeitlichen Zusammenhang von Ovulation und Menstruation ist in den vergangenen Jahrzehnten sehr viel geschrieben worden. Steinhaus hat die vielen Arbeiten gut zusammengefaßt dargestellt; heute gehört das meiste der Geschichte an und bedarf keiner erneuten Erwähnung. Nur eine Arbeit soll besonders hervorgehoben werden, da sie einige Zeit richtunggebend war und die Überleitung zur neuen Auffassung darstellt. Es handelt sich um Leopolds kritische Untersuchungen, in denen er vor allem genaue Vergleichsuntersuchungen zwischen dem Ovar und zwischen dem Uterus fordert, und sie zu den jeweils bekannten Menstruationsdaten in Beziehung bringt. Er studiert die Ovarien der ihm zur Verfügung stehenden Fälle und findet nun in der

1. Woche: Einen gut erhaltenen Blutkern, rote Rinde,
2. Woche: Verschwinden der bisher gut erhaltenen roten Blutkörperchen; gelbe schwachwellige Rinde von 1—2 mm Breite, Luteinzellen.
3. Woche: Warzige Fortsätze der Rinde, starkwellige Schicht, Blutkern wird kleiner. Organisation.
4. Woche: Ersatz des Blutkernes durch Luteinzellen und dieser durch junges Bindegewebe.

Im Verfolg seiner Untersuchungen kommt er zu der Feststellung, daß ein festes zeitliches Verhältnis zwischen der Ovulation und Menstruation nicht besteht; er findet zwar, daß in vielen Fällen Ovulation und Menstruation zeitlich zusammenfallen, aber er muß zu der Hypothese atypischer Corpora lutea greifen, weil er manche Fälle nicht unterbringen kann. L. Fränkel hat das Verdienst, in dem zweiten Teil seines sog. „Corpus luteum-Gesetzes" ausgesprochen zu haben, daß die Ovulation vor die Menstruation fällt. Er stellt durch die Auswertung seiner Operationsbefunde fest, daß frische Corpora lutea am 13. bis 27. Tag nach der Menstruation gefunden werden konnten und schließt daraus, daß durchschnittlich etwa 19 Tage nach Beginn der Menstruation ein Follikel platzt und etwa 8 Tage später das Corpus luteum auf der Höhe seiner Entwicklung ist. Seine Behauptung gipfelt deshalb darin, daß das Corpus luteum eine Drüse mit innerer Sekretion ist, die diejenigen Veränderungen bewirkt, die dem Ei die Ansiedlung im Fruchthalter ermöglichen. Er hat auch 1911 43 Fälle publiziert, aus denen er wieder das Mittel des 18. und 19. Tages errechnet (siehe später). Es konnte aber diese ganze Frage des zeitlichen Zusammenhanges zwischen Ovulation und Menstruation nicht einfach durch anamnestische Daten allein unter Bezugsetzung derselben auf ovarielle oder uterine Vorgänge gelöst werden, sondern es mußten weiterhin die Ergebnisse der damaligen Jahre mit herangezogen werden, die einerseits den uterinen Zyklus und anderseits den ovariellen Zyklus herausarbeiteten. Es mußten also alle die Tatsachen, wie sie im anatomischen Teil oben dargestellt sind, bekannt sein, um einen neuen Weg für diese Feststellung zu finden. Fragt man danach, in welcher Weise die beiden oben beschriebenen Zyklen im Ovar und im Uterus zeitlich miteinander Beziehung haben, so muß man auf Grund von Vergleichsuntersuchungen sagen, daß völlig feste Beziehungen bestehen, und zwar so, daß man aus der Kenntnis des einen Zyklus den anatomischen Bau des anderen voraussagen kann. Diese Vergleichsuntersuchungen wurden zuerst publiziert von R. Meyer und Carl Ruge II. Gleichzeitig und unabhängig von diesen beiden Autoren habe ich selber die gleiche Methode angewandt und 100 Fälle gesammelt (diese Arbeit war fertig, als die Meyer-Rugesche Arbeit erschien), in denen bei regelmäßig vierwöchentlichem Zyklus die Untersuchung der Ovarien und der Uterusschleimhaut gleichzeitig möglich war. Die Ergebnisse dieser Arbeiten haben sich nun stets wieder bestätigt (E. Novak, Whitehouse, Shaw, Frank, Ancel und Bouin, Bertolini und viele andere). Nur eine Gruppe in Frankreich, vor allem Schickelé, dann Henry, Trifaud u. a. nimmt ein häufiges zeitliches Nebeneinander der Phasen, aber keine ursächliche Abhängigkeit an und findet Ausnahmen (siehe unten). Es kann heute folgendes grundlegendes Schema aufgestellt werden:

1. Die Proliferationsphase des Endometriums entwickelt sich nur, wenn gleichzeitig im Ovar ein reifender Follikel vorhanden ist. Die Umkehrung des Satzes, daß bei vorhandenem reifen Follikel stets eine Proliferationsphase des Endometriums im Sinne des Zyklus gefunden werden müsse, kann durch Schädigungen des Endometriums z. B. durch eine aszendierende Entzündung gestört werden, stimmt aber unter gewöhnlichen Umständen ebenfalls.

2. Eine Sekretionsphase ist bisher stets nur dann nachgewiesen worden, wenn gleichzeitig ein Corpus luteum besteht; ja es geht die Übereinstimmung so weit, daß das in Bildung begriffene Corpus luteum stets nur mit den Zeichen

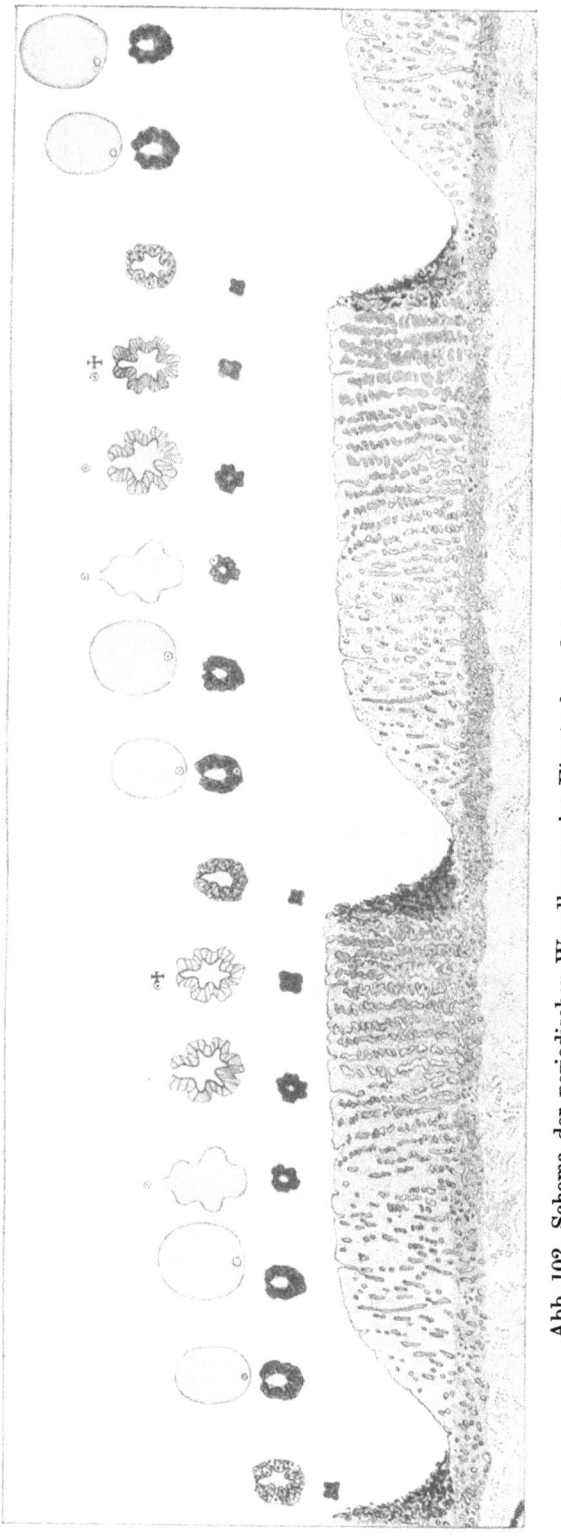

Abb. 102. Schema der periodischen Wandlungen im Eierstock und in der Gebärmutterschleimhaut (Eibett).

einer beginnenden Sekretionsphase zusammentrifft und daß, je weiter die Entwicklung des Corpus luteum vor sich geht, auch das Sekretionsstadium an Ausbildung zunimmt. Auch hier gilt die Umkehrung des Satzes, daß bei vorhandenem Corpus luteum stets eine Sekretionsphase zu finden sein muß, nicht absolut, da auch hier sekundäre Schäden des Endometriums stören können. Jedoch in der größten Mehrzahl aller Fälle ist er ebenfalls richtig.

3. Zur Zeit der Desquamation und Sequestration der Uterusmukosa zeigt das Corpus luteum eine starke Zunahme der färberisch nachweisbaren Lipoide, zunächst der Neutralfette, später der Seifen und die Rückbildung macht von jetzt ab rasche Fortschritte. Man muß den Satz aufstellen, daß eine vermeintliche Menstruationsblutung ohne Corpus luteum in beginnender Rückbildung und ohne sequestrierende Schleimhaut keine Menstruationsblutung ist, sondern eine irgendwie andere Deutung erfahren muß.

4. Nach erfolgter Epithelialisierung und beginnender Neuproliferation findet sich dann wieder der neue reifende Follikel, während das Corpus luteum weiterer Rückbildung anheim fällt.

Von diesen Sätzen gibt es keinerlei Ausnahmen. Ein Fall, in dem eine Sekretionsphase im Sinne einer prägraviden Schwellung deutlich ist, ohne daß gleichzeitig ein Corpus luteum nachzuweisen wäre, muß erst noch gefunden werden. Alle die vielen Fälle, die immer wieder publiziert werden, früher mehr als jetzt, daß Menstruation ohne Ovulation vorkommt, beruhen auf ungenauer Fragestellung oder ungenügender Untersuchung. Es kann nur so die Fragestellung lauten, ob ein uteriner Zyklus ohne den ovariellen Zyklus möglich ist und diese Frage muß verneint werden. Wohl aber ist, wie in obigen Sätzen gesagt, die Möglichkeit gegeben, daß ein ovarieller Zyklus besteht, ein uteriner sich aber gleichzeitig nicht nachweisen läßt, entweder weil das Endometrium zerstört, durch Verwachsungen ersetzt, durch Druck atrophisch oder durch Entzündung geschädigt ist. Es können nicht alle Fälle aufgerollt werden, die eine Menstruation ohne Ovulation beweisen wollen. Reischel hat vor kurzem in einer Übersichtsarbeit alle Fälle zusammengestellt. Auch Rob. Meyer hat vor kurzem erneut Stellung genommen, hat

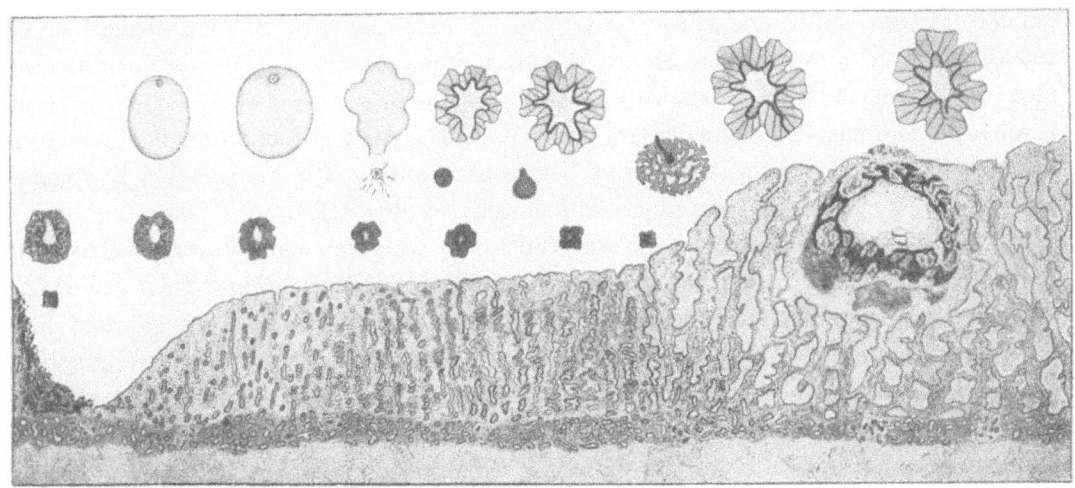

Abb. 103. Schema der eigentlichen Bedeutung der periodischen Prozesse, d. h. Übergang in Schwangerschaft (die Eistadien nach v. Möllendorff-Kiel).

insbesondere Schickelés Arbeiten, meiner Ansicht nach mit vollem Recht, dahin charakterisiert, daß seine Untersuchungen und Schlußfolgerungen nach jeder Richtung hin der brauchbaren verläßlichen Unterlage sowohl was Sicherheit der Anamnese, wie auch der Materialdeutung anbetrifft, entbehren. Es muß im einzelnen Fall stets, wie betont, bewiesen werden, daß eine als Menstruation angesprochene Blutung auch wirklich eine Menstruation ist. Erst wenn von sachverständiger Seite der Nachweis geführt wird — sagt Rob. Meyer —, daß eine Uterusschleimhaut ohne Corpus luteum in Funktion geraten kann, d. h. ein Nidationsbett zu bilden vermag, ist von einem vollgültigen Zyklus und als Abschluß desselben von einer Menstruation ohne Corpus luteum zu sprechen. In manchen Arbeiten sind zweifellos auch solche Fälle als Menstruation angesprochen worden, in denen es sich um Blutungen bei glandulär hyperplastischer Schleimhaut auf Grund abnormer Follikelwirkung gehandelt hat (siehe später). Die Arbeit Corners an Affen wird schon von Rob. Meyer einer Kritik unterzogen, auch in ihr ist keinesfalls der Beweis erbracht, daß ein uteriner Zyklus ohne Ovarialzyklus möglich ist. Außer an Affen sind Untersuchungen an Tieren aber nur unter bestimmten Kautelen heranzuziehen. Es muß mit aller Bestimmtheit noch einmal ausgesprochen werden, daß die Brunst der Tiere der Ovulation des Menschen und nicht der Menstruation entspricht. Eine Menstruation in dem Sinne, wie sie beim Menschen notwendigerweise aufgefaßt werden muß mit den beschriebenen anatomischen Substraten im Ovar und dem Uterus, insbesondere mit der die Blutungen bedingenden Desquamation der Mukosa findet sich nur bei Affen und Menschen, d. h. bei den Tieren, bei denen eine innigere Plazentation, eine, wie Grosser sagt, hämochoriale Plazentation stattfindet und der Fötus sich einen intervillösen Raum durch tiefe Implantation schafft. Bei den übrigen Tieren verläuft die Granulosadrüsendegeneration und das Abschwellen der Schleimhaut ohne klinisches Zeichen, sie ist also für den klinischen Beobachter nicht feststellbar (vgl. IV. Abschnitt, Abt. B).

Unter den Fällen, die eine Menstruation ohne Ovulation beweisen wollen, sind eine Reihe von solchen Fällen, in denen angeblich die Ovarien totalexstirpiert waren; meistens handelt es sich dabei um schwer entzündliche Erkrankungen mit massenhaften Verwachsungen. In diesen Fällen ist der Beweis für das Zurückbleiben von Ovarialgewebe nicht zu liefern und nur die exakteste Sektionsmethode könnte Zweifel beheben; es gibt ja auch einige wenige Fälle von drittem Ovar (Mönch). Aber es muß unter allen Umständen auch hier der vorausgegangene Zyklus im Uterus nachweisbar sein, wenn anders die Diagnose auf eine Menstruationsblutung überhaupt gestellt werden soll.

Schließlich werden auch Fälle angeführt, wo während der Schwangerschaft Menstruationen auftreten. Pock hat solche menstruellen Blutungen während der Schwangerschaft zusammengestellt und neuerdings hat auch Wintz sich mit der gleichen Frage befaßt. Definieren wir jedoch die Menstruation in dem bisher immer wieder angegebenen Sinne, daß nach vorausgegangenem Ovarial- und Uterinzyklus eine Sequestration bei ausgebildeter Schleimhaut und eine Rückbildung des Corpus luteum eingetreten ist, so muß unbedingt festgestellt werden, daß eine Menstruation während der Schwangerschaft nicht eintreten kann, da die Uterusschleimhaut ja von einem in Entwicklung und Wachstum begriffenen Ei völlig okkupiert ist. Es stimmen auch alle Arbeiten dahin überein, daß in der Schwangerschaft die Follikel nur bis zu einer gewissen Größe, etwa 4—5 mm Durchmesser, wachsen, dann aber der Atresie verfallen. Ein jüngeres Corpus luteum als aus den sich entwickelnden Föten angehörigen hat bisher nicht sicher nachgewiesen werden können; auch Wintz' Fälle sind nicht überzeugend. Noch weniger brauchbar sind die Fälle der Superfötatio, da durch Anastomosen im Plazentarkreislauf von Zwillingen Verschiebungen in der Ernährung der Zwillinge eintreten können, die zu erheblich ungleicher Größe Anlaß geben. In einigen Arbeiten hat man zwei Corpora lutea in den Ovarien bei nur einer Frucht gefunden und gemeint, das zweite Corpus luteum sei durch eine spätere, während der Schwangerschaft eingetretene Ovulation entstanden. Die Annahme liegt jedoch sehr viel näher, daß zwei Eier bei der gleichen Ovulation zur Verfügung standen und nur eins befruchtet ist, die beiden Corpora lutea sich aber weiter entwickelt haben, da sie beide unter dem Stimulus des fötalen Gewebes standen. Histologische Altersunterschiede können in späteren Stadien des Corpus luteum durchaus schwer zu erbringen sein. Bisher sind sie nicht gefunden. So kommen wir also zu der Wiederholung des Satzes, **daß ein uteriner Zyklus, also die Eibettbildung, ohne ovariellen Zyklus nicht möglich ist. Die Menstruation ist lediglich der vorzeitige Abschluß dieses auf die Schwangerschaft gerichteten zyklischen Vorganges; sie kann also ebenfalls ohne Ovarium nicht eintreten.**

2. Der Ovulationstermin.

Es fragt sich nun weiterhin, welche näheren zeitlichen Beziehungen zwischen der Ovulation und zwischen der Menstruation, also dem Höhepunkt und dem frühzeitigen Abschluß des Zyklus bestehen. Diese Frage ist lediglich dadurch zu lösen, daß wir die Frage nach dem Ovulationstermin stellen. Es könnte erst scheinen, als ob die Festlegung eines bestimmten Ovulationstermines nur für die Schwangerschaftsberechnung und für die Frage der Schwangerschaftsdauer von Bedeutung wäre. Jedoch geht aus kurzen Überlegungen hervor, daß auch für die Auffassung des Zyklus die Kenntnis des Ovulationstermines von großer Bedeutung ist, insbesondere macht sich die Notwendigkeit dieser Erkenntnis hinsichtlich der Auswirkung der physiologischen Tatsachen für die klinischen Bedürfnisse geltend. Da die Ovulation, d. h. die Follikelberstung das reife Ei freigibt und nun die besonderen Vorbereitungen für eine evtl. eintretende Schwangerschaft einsetzen, so ergibt sich sofort die Frage: Bestehen bestimmte eng umgrenzte zeitliche Termine für die Phasen der Eireifung bis zur vollendeten Reife und für die Zeit der spezifischen Ausgestaltung der für die Eieinnistung besonders geeignet gewordenen Schleimhautschicht des Fruchthalters? Wir haben schon oben betont, daß die Proliferationsphase im Endometrium zeitlich gleichläuft mit dem Reifen eines oder mehrerer Follikel, die Sekretionszeichen aber je nach ihrer Stärke auf eine sich entwickelnde oder reife Granulosadrüse hindeuten. Es fragt sich also, ist die Zeit der Reifung des Follikels, die gleichbedeutend mit der Proliferationsphase des Endometriums ist und ebenso die Zeit der sich bildenden und reifen Granulosadrüse, die gleichläuft mit der Sekretionsphase, zeitlich fest begrenzt, kann also auf einen bestimmten zeitlichen Ablauf mit einiger Sicherheit gerechnet werden oder sind viele Unsicherheiten und Zufälligkeiten dadurch gegeben, daß die beiden Phasen in ihrem zeitlichen Ablauf unkontrollierbar erscheinen. Das letzte müßte der Fall sein, wenn der Ovulationstermin = die zeitliche Grenze zwischen der Periode des reifen Follikels und der Granulosadrüsenbildung erheblichen Schwankungen unterworfen wäre. Der weiter oben schon angeführte Fall Stieves, der eine offenbar reife Eizelle in einem ungeplatzten, trotzdem in Luteinisation übergegangenen Follikel beschreibt, beweist, was auch R. Meyer schon ausgesprochen, daß der Follikelsprung selbst nicht das eigentlich Wichtige ist, sondern die Erreichung der vollendeten Eireife. Mir scheint diese Feststellung jedoch nur theoretische Bedeutung zu haben in dem Sinne, daß ganz ausnahmsweise einmal eine reife Eizelle in einem Follikel, dessen Wand luteinisiert wird, verhalten werden kann; als die natürliche Norm muß man zweifellos die Freigabe der reifen Eizelle ansehen. Ob noch sekundär ein solch verhaltenes Reifei im luteinisierten Follikel freigegeben werden kann, will mir sehr fraglich erscheinen. Bedenkt man, daß das Tempo des Zyklus auch das Tempo der klinischen Begleiterscheinungen bedeutet und unter ihnen für das Tempo verantwortlich ist, in dem die Zeichen des Abbruchs des Zyklus, in erster Linie die menstruelle Blutung, eintreten, so ist tatsächlich für klinische Bedürfnisse die Festlegung des Ovulationstermins = d. h. des Zeitpunktes der fertigen Eireife von besonderer Bedeutung. Welche Methoden stehen zur Verfügung, um über ihn ein Urteil zu bekommen?

a) Methoden seiner Bestimmung.

1. Die Methode der intraoperativen Inspektion. Insbesondere L. Fränkel und sein späterer Mitarbeiter Tschirdewahn haben festgestellt, in welchen Fällen eine

hochrote, leicht verletzliche Granulosadrüse (Corpus luteum) auf der Oberfläche des Ovariums gefunden wurde. Sie sahen es zwischen dem 10. und 24. Tag, im Mittel um den 18.—19. Tag. Tschirdewahn sah in 80 Fällen frische Corpora lutea am 11.—21. Tag. Die Methodik fällt und steht damit, ob man aus dem makroskopischen Verhalten der Granulosadrüse eine Altersbestimmung ablesen kann. Dazu ist zu sagen, daß allerdings mit seltenen Ausnahmen nur frische Granulosadrüsen ein derartiges Verhalten zeigen, da sie sehr bald durch die Heilungsvorgänge an der Follikelsprungstelle in das Innere des Ovariums einbezogen werden, daß aber, wie zahlreiche Vergleichsuntersuchungen zwischen der makroskopischen Oberflächensichtbarkeit und dem mikroskopischen Bau des Corpus luteum erwiesen, eine genaue Altersbestimmung nicht möglich ist. Es läßt sich also durch Fränkels Methode nachweisen, daß eine frische Granulosadrüse am häufigsten am 18.—19. Tag zu finden ist.

Die frische Granulosadrüse entspricht aber nicht ohne weiteres dem Ovulationstermin; dieser muß zweifellos etwas vorher liegen, da die fertig formierte Drüse einige wenige Tage zu ihrer Entwicklung braucht (siehe anatomische Beschreibung). Unbestreitbar muß den Fränkelschen Untersuchungen der Ruhm zuerteilt werden, daß sie zum erstenmal eine Bresche in die damals herrschende Anschauung der Gleichzeitigkeit von Ovulation und Menstruation geschlagen haben.

2. Der Termin des sog. Mittelschmerzes liegt in der Hauptsache um den 15. und 16. Tag. Tschirdewahn stellt die Daten des Mittelschmerzes der von ihm beobachteten Fälle zusammen und findet

1 Fall am 14. Tag	2 Fälle am 17. Tag
7 Fälle am 15. Tag	2 Fälle am 18. Tag
7 Fälle am 16. Tag	1 Fall am 22. Tag

Das klinische Bild dieses sog. Mittelschmerzes, das sich in einer gewissen nervösen Reizbarkeit, Abgeschlagenheit, auch Schlaflosigkeit, Drängen im Unterleib, Deutlicherwerden von etwas Fluor und Eintreten leichter Blutungen in besonders hervorstehenden Fällen äußert, habe ich selbst in Gemeinschaft mit Walter an 20 Fällen mit regelmäßig vierwöchentlichem Menstruationszyklus mit folgenden Daten gefunden:

13 mal genau am 14. Tag	1 mal genau am 14.—15. Tag
1 mal am 11. Tag	1 mal am 16. Tag
2 mal am 12. Tag	1 mal am 15.—17. Tag
1 mal am 15.—17. Tag	

Bemerkenswerterweise fand sich in zwölf dieser Fälle ein Zervixkatarrh mit Erosion. In fünf von diesen Fällen wurde durch die Abrasio mucosae während der Symptome die Schleimhaut entfernt und in ihr die ersten Zeichen des Sekretionsbeginns und das Ende der Proliferationsphase festgestellt. Nach den früheren Ausführungen muß daraus der Schluß gezogen werden, daß diese Beschwerden um die Zeit der Ovulation fallen und wahrscheinlich auch durch sie bedingt werden. Ähnliches haben auch van den Velden und Theilhaber neben anderen Autoren (Stratz, Novak) ausgesprochen (s. auch 2. Teil, Abschnitt IV).

3. Es lag nahe, aus den Übereinstimmungen zwischen dem ovariellen und uterinen Zyklus und dadurch, daß man diese Feststellungen in Beziehung zu dem durch die Anamnese zu erhebenden Menstruationstermin brachte, den

Ovulationstermin zu eruieren. Rob. Meyer hat mit Ruge II zusammen zuerst solche Untersuchungen publiziert und festgestellt, daß der Ovulationstermin, d. h. also der Beginn der Granulosadrüsenbildung stark schwankt und zwar vom 8.—20. Tag. Ich selber habe dann gleichzeitig mit Rob. Meyer ebenfalls exakte Vergleichsuntersuchungen zwischen dem ovariellen und dem uterinen Zyklus angestellt und dabei feststellen können, daß bei regelmäßigem Zyklus in der größten Mehrzahl der Fälle die Grenze zwischen der Proliferations- und der Sekretionsphase, oder was gleichbedeutend ist, zwischen dem reifen Follikel und der frisch proliferierenden Granulosadrüse um den 14.—16. Tag liegt. Die scheinbare Verschiedenheit zwischen Meyer und Ruge einerseits und meinen Ergebnissen ist jedoch lediglich darin gegeben, daß Meyer und Ruge die Grenzwerte ihrer Ovulationstermine angaben und auch anamnestisch unregelmäßiges Material verwendeten, während ich den größten Wert auf die Regelmäßigkeit des Zyklus legte und diejenige Zeit bestimmte, in der die größte Mehrzahl aller regelmäßigen Fälle den Zeitpunkt der vollendeten Eireifung, unter normalen Bedingungen also den Ovulationstermin zeigt. Ich habe dann später noch auf ähnlichem Wege an wesentlich größerem Material das gleiche Ergebnis gehabt.

Es ist schon die Tatsache mehrfach festgestellt, daß die verschiedenen Zyklusstadien ihre ganz bestimmten klaren Charakteristika haben, wie sie oben im anatomischen Teil auch tabellarisch festgelegt sind und daß insbesondere der Phasenabschnitt der vollendeten Proliferation stets noch einen reifen, wenn auch fast sprungbereiten Follikel im Ovar finden läßt, daß aber die ersten Zeichen der Sekretion nur auftreten, wenn eine frischproliferierende Granulosadrüse vorhanden ist, die Ovulation also unmittelbar oder kurze Zeit voraufging. Es konnte aus diesem zeitlich unbedingten Zusammenhalten das uterine Zyklusbild einen sicheren Rückschluß auf das Verhalten des Ovariums zulassen, insbesondere konnte die Feststellung der ersten deutlichen Sekretionszeichen in einer proliferierenden Schleimhaut, wie sie ja in Einzelheiten oben beschrieben ist, den Ovulationstermin erweisen. Man brauchte jedoch hierzu notwendigerweise anamnestische Daten und es mußte bei deren Erhebung die größte Sorgfalt beobachtet werden. Der Fehler, der durch Irrtum der anamnestischen Daten stets möglich ist, konnte aber nur durch eine große Anzahl von Fällen wieder ausgeglichen werden. Mir stand nun in meinem früheren Wirkungskreis in der Univ.-Frauenklinik Rostock (Direktor: Geh. Sarwey) entsprechend der dort herrschenden Indikationsstellung ein sehr großes Abrasionsmaterial zur Verfügung, auch von Fällen, die einen völlig regelmäßig vierwöchentlichen Zyklus aufwiesen. Ich habe im Laufe von vielen Jahren 898 Fälle mit genauen Daten sammeln können und die dazu gehörige Schleimhaut exakt bestimmt. Das Resultat ist in folgende Tabelle eingetragen (siehe S. 150); vergleiche auch die in Zentralbl. f. Gynäkol. 1918 publizierte gleichartige Tabelle über 500 Fälle.

Man sieht daraus, daß bei einer genügend großen Zahl von Untersuchungen die Fälle, die einerseits die vollendete Proliferation (Proliferationsende) und anderseits die beginnenden und deutlichen Sekretionszeichen (Sekretionsanfang) (siehe frühere Übersicht der anatomischen Zyklusphasencharakteristika) zeigen, sich um den 14.—16. Tag besonders stark gruppieren. Es kommen jedoch nach beiden Richtungen deutliche Streuungen vor, deren Erklärung teils in der doch immer wieder vorhandenen Möglichkeit des Irrtums in den anamnestischen Angaben, teils aber auch in zweifellos möglichen

Tage	1	2	3	4	5	6	7	8	9	10	11	12	13	14	15	16	17	18	19	20	21	22	23	24	25	26	27	28
Proliferationsanfang	1	1	2	5	8	11	17	6	5	7	6	5	5	3	2	2	2		2	1	1	2		3		1		2
Proliferationsmitte			1	3	8	10	13	29	30	38	24	8	5	5	5	1	2		1	1		2	1	2				2
Proliferationsende					2	1	1	2	1	9	12	25	19	22	11	16	6	10	1	4	4	3	3	3		2	2	
Sekretionsanfang								2		5	4	3	5	11	23	9	29	15	26	29	13	6	6	5	2	5	4	7
Sekretionsmitte										1	1		1	3	4	4	6	4	5	15	18	17	23	14	9	4	3	8
Sekretionsende																2		1	2	2	3	4	8	19	7	2	12	
Desquamation	2	3	1		3	3	1			1	1	1				1			1		1			1	2		1	4
Regeneration				3	1	1	2		1					1														1
	3	4	4	14	22	24	33	39	39	61	47	41	36	44	45	33	47	29	36	53	38	34	37	36	32	19	12	36

898 regelmäßige 4 wöchentliche menstruelle Fälle.

Abweichungen, wie sie durch die verschiedensten Einwirkungen z. B. auch der Untersuchung, der Narkose usw. möglich sind, liegt. Hofstätter hat neuerdings verschiedene Ursachen für die Zyklusverschiebung zusammengestellt. Genaue Ausführungen darüber werden im pathologischen Teil, der die Gründe für zeitliche Zyklusverschiebungen zu behandeln hat, gemacht. In den Fällen jedoch, wo neben dem Endometrium auch das zugehörige Ovar untersucht werden konnte, fand man stets die zugehörige ovarielle Zyklusphase, also bei den beginnenden Sekretionsschleimhäuten die frisch proliferierende Granulosadrüse. Der Rückschluß nun, der aus diesen Untersuchungen zu machen ist, ist der, daß in der größten Mehrzahl aller Fälle, also in der Norm, der Übergang des reifen Follikels in die frische Granulosadrüse bei regelmäßig vierwöchentlichem Zyklus um den 14.—16. Tag anzusetzen ist, daß aber ausnahmsweise auch zu jeder anderen Zeit durch Verschiebung der Eireife im Sinne einer Verzögerung oder Beschleunigung die Ovulation möglich ist. Es muß aber unbedingt betont werden, daß die abweichenden Fälle Ausnahmen sind und daß sich gleichzeitig mit der Verschiebung der Ovulation dann auch bei nicht eintretender Befruchtung die Menstruation verschieben würde im Sinne einer Verfrühung oder Verspätung, wie wir es bei genauen, kalendermäßig durchgeführten Aufzeichnungen gar nicht allzu selten beobachten können. Dieser Termin des 14.—16. Tages stimmt nun mit den Angaben von Fränkel durchaus überein; denn sein für den 18. bis 19. Tag in schon deutlicher und guter Formation befundenes Corpus luteum braucht zu seiner Entwicklung, wie im anatomischen Teil gezeigt ist, etwa 3 Tage.

In Übereinstimmung mit den bisher angegebenen Methoden und Resultaten findet Reusch bei absichtlich auf die Zeit vom 14.—16. Tage nach Regelbeginn bei regelmäßig vierwöchentlichem Zyklus angesetzten Operationen stets frisch geplatzte Follikel. Driessen stellt fest, daß die Glykogenbildung als Zeichen der Sekretionsphase mit dem 14. Tag beginnt. Ancel und Bouin setzen auf Grund der Forschungen von Villemin, die in ähnlicher Weise wie Fränkels Feststellungen, vielfach noch mit ergänzender mikroskopischer Kontrolle ausgeführt sind, den Ovulationstag ebenfalls auf den 14.—15. Tag fest. Auch viele neuere Autoren, z. B. Gatenby, Whitehouse und viele deutsche Autoren nehmen ohne speziell darauf gerichtete Untersuchungen den gleichen Termin an.

4. Eine andere Methode war die, daß durch Röntgenstrahlen die Kastrationsdosis verabfolgt wurde. Es konnte festgestellt werden, daß dann, wenn die Bestrahlung in die erste Hälfte des vierwöchentlichen Zyklus fiel, die Menstruation sofort ausblieb, wenn

die kastrierende Dosis jedoch in der zweiten Hälfte appliziert wurde, die Menstruation ein oder zweimal noch eintrat (Seitz und Wintz).

Die Erklärung wird von Seitz und Wintz und einigen Nachuntersuchern dahin gegeben, daß in der ersten Hälfte der Follikel, der sehr strahlenempfindlich ist, in der zweiten Hälfte jedoch die strahlenunempfindliche Granulosadrüse getroffen wurde. Nachuntersuchungen, wie sie z. B. Wachsner aus L. Fränkels Klinik in Breslau publiziert hat, lassen eine absolute Regelmäßigkeit nicht erkennen.

5. Wenn es nach bisherigen Feststellungen als sehr wahrscheinlich, ja wohl als bewiesen gelten kann, daß unter gewöhnlichen Umständen, d. h. in einer so überwiegenden Mehrzahl der Fälle, daß man von einer Norm sprechen kann, der Follikelsprung resp. die vollendete Eireife bei vierwöchentlichem Zyklus in die Mitte zwischen zwei Regelblutungen fällt, so ergeben sich sogleich eine Reihe weiterer Fragen, die unmittelbar mit dem Freiwerden eines Reifeies in Verbindung stehen. Läßt sich das Schicksal dieses freien Reifeies verfolgen, nämlich: Wann tritt die Befruchtung ein? Was wird aus dem unbefruchteten Ei?

Die erste Frage nach der Konzeption läßt die Unterfrage zu: Wann ist der günstigste Zeitpunkt zur Kohabitation?

Die Erfahrung aus dem Tierreich ergibt, daß das weibliche Tier die Begattung nur zur Brunstzeit zuläßt; man hat irrtümlicherweise den Schluß darausgezogen, daß die Ovulation von der Kohabitation veranlaßt wird. Wahrscheinlich ist das eine Verwechslung von Ursache und Wirkung; denn, wie aus dem vergleichend-anatomischen Teil hervorgeht, tritt auch ohne Kohabitation zur Brunstzeit ein reifes Ei aus. Die Brunstzeit ist die günstige und dann durch klinische Zeichen am weiblichen Tier unter gewöhnlichen Umständen auch möglichst veranlaßte und ausgenützte Kohabitations- und Konzeptionszeit. Lediglich Affen und Menschen zeigen Kohabitation ohne zeitliche Beschränkung. Jedoch gibt es auch unter den Säugetieren Besonderheiten; so sah z. B. Courrier für die Fledermäuse die Besamung im Herbst und fand, daß die Spermatozoen im Uterus Ernährungsmöglichkeiten vorfinden, die bis zum Frühjahr ein Überleben der Spermatozoen erwirken und dann erst die Befruchtung ermöglichen. Wenn aber die Kohabitation bei Affen und Menschen im Sinne einer besonderen Fortentwicklung der Fortpflanzungsgelegenheit zu jeder Zeit, also an allen Zyklustagen möglich ist, wann tritt dann die Imprägnation des Eies ein? Bestehen bestimmte Beziehungen zwischen günstigen Tagen für eine konzipierende Kohabitation und dem Ovulationstermin? Mit anderen Worten: Besteht ein Konzeptionsoptimum in dem Sinne, daß der Tag angegeben werden kann, an dem am häufigsten eine Kohabitation zur Befruchtung führt. Schon früher ist die Meinung bekannt und verbreitet gewesen und wird auch in alten Schriften vertreten, daß die Zeit nach der Regel für den Eintritt der Befruchtung am günstigsten ist. Es sind dann eine Reihe von Arbeiten, in denen man den Kohabitationstermin eng umgrenzen konnte, herausgekommen und insbesondere während der Kriegszeit haben Siegel, Jäger, Pryll und Nürnberger größeres Material an Urlaubern zusammengetragen, indem sie diejenigen Fälle sammelten, in denen nachweislich der Mann nur für eine sehr kurze Zeit zu Hause war und eine Konzeption eintrat. Jäger konnte an 110 Fällen seines gut ausgesuchten Materials die günstigste Zeit für den 5.—7. Tag und einen Neuanstieg am 13.—16. Tag feststellen. Pryll stellt 700 Fälle aus der Literatur zusammen, in denen einwandfreie

Angaben über die Menstruation und die Konzeption, sowie auch über den späteren Partus bekannt sind. Er findet den höchsten Anstieg am 8. Tag. Vom 5.—18. Tag bleibt die Kurve jedoch auf einer mittleren Höhe und fällt dann rasch ab. Leider ist das Material von Pryll deshalb nicht gut brauchbar, weil er offenbar nicht einwandfrei vierwöchentliche Zyklusfälle (bis zum 41. Tag) gewählt hat; in dieser Beziehung ist das, was Siegel publizierte, besser. Er findet an 220 Fällen mit 28 tägigem regelmäßigen Menstruationszyklus eine ungefähr gleich hohe Kurve vom 6.—13. Tage. Ruge nimmt später die Fälle von Siegel, Pryll, Nürnberger und Jäger zusammen und findet, daß vom

```
 1.— 9. Tag 217 Fälle, d. h. pro Tag 24,1,
10.—14.  „  132   „    „  „  „   „  26,4,
15.—22.  „  129   „    „  „  „   „  16,1,
23.—28.  „   43   „    „  „  „   „   7,2
```

zusammen kommen. Er rechnet aus, daß bei gleichen Bedingungen die 521 Fälle 18,6 Schwangerschaften pro Tag voraussetzen lassen müßten. Auf diese Mittelzahl bezogen ergeben sich die obenstehenden Werte als Tagesmittel. Fügen wir noch die Zahlen Nürnbergers aus 215 Fälle hinzu, so findet man bei 41,3% aller Fälle die befruchtende Konzeption im Postmenstruum, bei 49,3% im Intervall und bei 9,3% im Prämenstruum.

Es läßt sich aber nicht leugnen, daß diese so gewonnenen Zahlen immerhin ungenügend sind. Das wahre Konzeptionsoptimum ist erst zu erfassen, wenn man auch die nichtbefruchtenden Kohabitationen mit heranzieht und etwa 1000 oder mehrere 1000 Fälle hätte, wo für jeden Tag des Zyklus eine möglichst gleiche Zahl von Konzeptionsmöglichkeiten gegeben ist und dann die tatsächliche Anzahl der entstandenen Schwangerschaften festgestellt wird. Es ist klar, daß eine derartige Forderung kaum erfüllbar ist und so müssen wir uns mit dem begnügen, was wir durch die dankenswerten Bemühungen mit den Kriegsurlaubern herausbekommen haben. Daraus ergibt sich die günstigste Konzeptionsgelegenheit in der zweiten Zykluswoche.

6. Als zweite Unterfrage könnte man aufstellen: Gelingt es, bei den bekannten jungen Embryonen ihren Konzeptionstermin durch Feststellung ihres Alters und Vergleichung desselben mit Menstruations- und Konzeptionsdaten zu eruieren? Grosser und auch Triepel, wie letzthin Volkmann, haben sich außerordentlich um diese Frage bemüht. Grosser findet im ganzen 17 Fälle aus den sorgsam durchuntersuchten bekannten Frühembryofällen heraus und auch von diesen ist nur die Hälfte brauchbar, indem sie sich in eine Alterstabelle einreihen lassen. Er kann folgende Tabelle aufstellen: Der Konzeptionstermin fällt nach Beginn der letzten Regel

```
am  2. Tag 1 mal        am 17. Tag 1 mal
 „  3.  „  1  „          „ 18.  „  1  „
 „  4.  „  1  „          „ 19.  „  1  „
 „  6.  „  1  „          „ 20.  „  3  „
 „ 12.  „  2  „          „ 22.  „  1  „
 „ 13.  „  2  „          „ 23.  „  2  „
 „ 15.  „  1  „          „ 24.  „  1  „
 „ 16.  „  2  „
```

Es läßt sich jedoch nicht leugnen, wie das auch Rob. Meyer in einer neuen Arbeit hervorhebt, daß hier eine Rechnung mit vielen Unbekannten vorliegt, so die Schnelligkeit des Embryowachstums, die genaue Altersbestimmung, die Zuverlässigkeit oder Unzuverlässigkeit der Menstruationsdaten und die kleine Zahl der benutzbaren Fälle. Das spricht sich auch darin aus, daß andere Autoren, wie z. B. Triepel feststellt, daß im Mittel die Differenz zwischen dem wahren Embryonalalter und dem Menstrualalter zwei Wochen beträgt. Zangemeister rechnet aus, daß, wenn man den Imprägnationstermin, also den Anfang der Schwangerschaft in Beziehung zum Beginn der letzten Menstruation bringt, sich als Resultat ergibt, daß die Eibefruchtung meist um den 16.—24. Tag erfolgt, das Maximum auf den 16. Tag, der Durchschnitt 15,4 Tage nach der letzten Menstruation fällt. Volkmann berechnet an 18 gesammelten Embryonen im Alter von 22—60 Tagen durch Vergleich mit den bisher bekannten einen Imprägnationstermin, vom 4.—25. Tag vom Beginn der Menstruation ab berechnet; fast in der Hälfte der Fälle fällt die Imprägnation in das Postmenstruum vor der Intervallmitte.

Vielleicht kommen wir durch eine größere Anzahl von Fällen später einmal ebenso zu einem Imprägnationsoptimum wie vorher von einem Konzeptionsoptimum gesprochen wurde. Vorerst ist das leider unmöglich. Trotzdem ergibt sich aus der Erfahrung, z. B. auch aus den oben angegebenen Konzeptionstagen, daß Kohabitationen zu allen Zeiten des Zyklus befruchtend wirken können. Wie ist hier ein Verständnis zu gewinnen? Es bestehen nur zwei Möglichkeiten:

b) Wechselnder oder festliegender Ovulationstermin.

a) Die Ovulation ist zu jeder Zeit des Zyklus möglich und ist im wesentlichen abhängig von den hyperämisierenden und nervösen Einflüssen der Kohabitation. Grosser und wenige andere nehmen diesen Standpunkt ein, müssen aber erklären, daß viele Fälle auch die Spontanovulation haben, deren Termin, wie oben angegeben, der Mitte entspricht. Mir scheint der Gedanke nicht zu Ende gedacht; denn es ist ganz unersichtlich, wie bei Frauen mit regelmäßiger Kohabitationsgelegenheit spontane und artifizielle Konzeptionen zueinander stehen sollen.

β) Der Ovulationstermin liegt für gewöhnlich fest. Es gibt zweifellos, wie oben schon ausgeführt, eine Reihe von Möglichkeiten, wo einmal eine Beschleunigung oder Verspätung auftritt und späterhin werden wir noch häufig genug derartige Abweichungen feststellen können. Abgesehen aber von diesen Fällen soll angenommen werden, daß der Ovulationstermin in der Norm spontan erfolgt und um die Mitte des Zyklus fixiert ist. Dann bleibt zum Verständnis nichts übrig, als die Annahme zu machen, daß entweder die Spermatozoen auf das Ei oder umgekehrt das Ei auf die Spermatozoen wartet. Es ergibt sich also die Frage nach der Lebensdauer und dem Schicksal der in den Geschlechtsschlauch hinein entleerten männlichen oder weiblichen Geschlechtsprodukte.

3. Das Verhalten der Spermatozoen, das Schicksal des Eies, Imprägnationstermin.

Über das Verhalten der Spermatozoen im weiblichen Genitale ist im ganzen nur wenig bekannt. Die Untersuchungen von Höhne und Behne über die Lebensdauer homologer und heterologer Spermatozoen im weiblichen Genitalapparat und in der Bauchhöhle sagen im wesentlichen etwas über das Verhalten der Spermatozoen in der Bauchhöhle aus. Dort sterben sie nach kurzer Zeit ab und werden phagozytiert. Bei Mäusen meint Sobotta beobachtet zu haben, daß sie bald wieder verschwinden und schnell zugrunde gehen. An Fledermäusen ist nach Courrier, van Beneden und Kohlbrügge bekannt, daß Spermatozoen bis zu einem halben Jahr im Uterus bleiben und dort ernährt werden. Bei Bienen sollen sie sich 1—2 Jahre halten, bei Hühnern oder überhaupt Vögeln monatelang. Bei Menschen liegen Angaben von Nürnberger und Fränkel sowie auch von Guggenberger vor. Nürnberger fand durch Ausschwemmen von exstirpierten Tuben bei genau kontrollierbarem letzten Kohabitationstermin lebende Spermatozoen noch am 13., ein anderes Mal am 14.—15. Tage nach dem letzten Geschlechtsverkehr in der histologisch normalen Tube. L. Fränkel findet in 5% der in recht großer Zahl von ihm untersuchten Fälle lebende Spermatozoen in den Tuben Operierter. Guggenberger findet in keimfreien Medien außerhalb des Körpers Spermatozoen bis zu 14 Tagen am Leben. Nürnberger gibt aus derartigen Untersuchungen 8 Tage Lebensdauer für die Spermatozoen an. Die Annahme über das rasche Zugrundegehen der Spermatozoen ist also durch eine Reihe anderer Erfahrungen widerlegt und es scheint der Annahme, daß die Spermatozoen mehrere Tage warten können, tatsächlich nichts im Wege zu stehen. Über die Zeit, die der Wanderungsprozeß der Spermatozoen aus dem Ejakulat bis in die Ampulle der Tube braucht, ist nichts Genaues bekannt. Ebensowenig weiß man irgendetwas über die Rolle, die Tube und Uterus für die Ernährung der wandernden Spermatozoen spielen. Die Zeitspanne, die sich aus dem oben genannten Konzeptionsoptimum und den als feststehend angenommenen Ovulationstermin ergibt, kann sehr wohl zur Schaffung besonders günstiger Imprägnationsbedingungen nötig sein; vorerst können wir nur die beiden gut fundierten Tatsachen konstatieren.

Die zweite Frage in diesem Zusammenhang lautet nach dem Schicksal des Eies. Die erste wesentliche und immer wieder angeführte Beobachtung stammt von Hyrtl. Sie ist bei Bischoff 1853 genauer publiziert. Er schreibt:

17jähriges Mädchen starb an Peritonitis und Lungeninfarkt. Am 8. Oktober eine Blutung, die als Regel angesehen wird. Am 13. Oktober Obduktion. Im Uterus dickflüssiges Blut, Schleimhaut aufgelockert, einem halbgeronnenen plastischen Exsudat ähnlich. Schleimhaut der Tuben suffundiert, aufgelockert, mit Schleim reichlich bedeckt. Beide Eierstöcke ziemlich groß, an dem linken zeigte sich ein geborstener Follikel wie eine große Haselnuß mit halbgeronnenem Blute erfüllt und lappigen, nach einwärts gezogenen Rändern der Öffnung.

Hyrtl untersucht die Genitalien mikroskopisch. Er fand in demjenigen Teil, der durch die Substanz des Uterus geht, das ihm sehr wohl und genau bekannte Eichen mit allen seinen charakteristischen Eigenschaften wohl schon etwas matt und trübe, aber doch vollkommen bestimmt erkennbar. Hyrtl glaubt auch das Keimbläschen erkannt zu haben, das bezweifelt Bischoff. Hyrtl ließ es zeichnen.

Aus diesen Beschreibungen geht wohl ohne weiteres hervor, daß erstens der Fall unbrauchbar ist wegen der schweren Infektion, daß keinerlei Sicherheit bestand, in der Blutung am 8. Oktober eine sichere Regel vor sich zu haben, ja daß die Wahrscheinlichkeit sogar sehr gering ist, weil im Eierstock ein haselnußgroßer, frisch geborstener Follikel gefunden wird und weiterhin, daß in der Zeit vom 11.—13. Oktober auch eine nicht desquamierende Schleimhaut starke Zerfallsveränderungen durchmacht. Neuerdings sind dann von Gaßmann zwei Beobachtungen publiziert, wo an Schnittserien im isthmischen bzw. ampullären Teil rundliche Gebilde von etwa $1/10$ mm gefunden wurden, die als unbefruchtete, in Degeneration befindliche Eier angesprochen werden. Bei Tieren wurden von Sobotta bei der Maus am 4. Tag, von Long und Evans am 3. Tag, von Corner beim Schwein am 7. und 8. Tag nach der Ovulation Eier gesehen. Die Anatomen nehmen durchgehend an, daß das Ei sehr bald nach der Ovulation seine Richtungskörperchen abstößt und dann rasch zugrunde geht. Aber auch hier muß betont werden, daß wirklich exakte Unterlagen dafür völlig fehlen. Beachtenswert ist in diesem Zusammenhang, daß Novak und Eisinger im periovariellen Raum bei Ratten merkwürdige Zellballen feststellen konnten, die für parthenogenetisch geteilte Eier angesprochen werden. Über den Mechanismus der Eiaufnahme hat Sobotta eingehende Untersuchungen angestellt. Er fand insbesondere bei den kleinen Nagetieren, daß nicht der Flimmerapparat, sondern im wesentlichen die Peristaltik der Tubenmuskulatur für den Eitransport wesentlich ist, Angaben, die durch die neueste Untersuchungen über die Tubenmuskulatur und ihre Bewegung ergänzt und vertieft werden (v. Mikulicz, Kok, Novak und Eisinger, Westmann, Dyroff).

Sobottas Angabe nach dauert bei den untersuchten Säugetieren die Dauer des Aufenthaltes der Eier im Eileiter etwa 3 Tage. Da aber nun Maus und Ratte besonders kurzfristige Zyklen haben, wie im vergleichenden anatomischen Teil angegeben wird, so läßt sich daraus noch nichts Wesentliches ablesen. Auch Untersuchungen, wie Hartmann sie am Opossumei unter gleichzeitiger Einführung von Askariseiern vorgenommen hat, können wegen der abnormen Verhältnisse, die sie schaffen, keine Klarheit bringen. Es ist absolut nicht zu leugnen, daß wir über die Frage, die das unbefruchtete reife Ei und sein Schicksal anbetreffen, tatsächlich nichts wissen (siehe auch R. Meyer). Gehen wir aber von der Tatsache aus, daß ja auch bei den bisher untersuchten Tieren, wie oben im vergleichenden anatomischen Teil dargestellt, einwandfreie Genitalzyklen ohne Befruchtung vorkommen, also nach der Ovulation ein Corpus luteum sich entwickelt und bis zu einer bestimmten Zeit in Blüte bleibt, dann der Degeneration verfällt, so muß es möglich sein, durch allerdings mühsame, besonders darauf gerichtete mikroskopische Serienschnittuntersuchungen auch das unbefruchtete Ei im Geschlechtskanal der Tiere zu finden und zu der zugehörigen Granulosadrüse in zeitlicher Beziehung zu setzen. Es ist also nicht ganz aussichtslos, daß man noch über das Schicksal des unbefruchteten Eies in absehbarer Zeit einmal etwas weiteres wissen wird.

Ziehen wir nun den Schluß, der sich auf Grund der zuverlässigen Kenntnisse unter gleichzeitiger Besprechung aber der ganzen Materie ergibt, so müssen wir sagen, daß vorerst alles für einen im allgemeinen festliegenden spontanen Ovulationstermin, und zwar in der Mitte des Zyklus spricht. Diese Kenntnis ist soweit gesichert, daß wir auch klinisch davon Gebrauch machen können.

4. Ursächliche Beziehungen im einzelnen.
a) Bedeutung des Follikels.

Die zeitliche Gebundenheit der Zyklen untereinander, ja die Tatsache, daß ein uteriner Zyklus ohne gleichzeitigen und gleichlaufenden ovariellen Zyklus nicht möglich ist, bringt uns in der Frage der Ursache soweit, zu sagen, daß die Follikelreifung und die Granulosadrüse die übergeordneten Faktoren sind und das Endometrium offenbar ihren Befehlen gehorcht. Es ist damit eigentlich die Frage nach der Ursache des Zyklus soweit gelöst, als wir es heute mit Sicherheit vermögen. Es fragt sich aber, ob wirklich die komplizierten Bildungen eines reifenden Follikels und der in Blüte befindlichen Granulosadrüse den eigentlichen Ursprung der Funktion, die wirklich treibende Kraft geben. Es hat keinen

Widerspruch gefunden, daß der Satz aufgestellt wurde: Ursache der Follikelreifung ist das stets nachzuweisende reifende Ei; denn schließlich liegt ja auch der innere Sinn der Follikelreifung überhaupt in der Bereitstellung eines befruchtungsfähigen Eies. Da diesem Satz nicht widersprochen ist und wohl kaum widersprochen werden kann, so ist auch der zweite richtig, daß der das reifende Ei beherbergende reifende Follikel die Proliferation einer funktionellen Endometriumsschicht neben den anderen später noch zu besprechenden Wirkungen bedingt.

b) Bedeutung der Granulosadrüse.

Für die zweite Hälfte des Zyklus läßt sich die Herrschaft der Granulosadrüse als Tatsache begründen aus den oben dargestellten engen zeitlichen Beziehungen zwischen dem Bau der Granulosadrüse und dem Bau der Sekretionsphase im Uterus. Man hat nicht verstehen können, daß unmittelbar nach dem Platzen des reifen Follikels und der jetzt erst in Gang kommenden Proliferation der Granulosaschicht, die später zur Granulosaluteinschicht wird, eine hormonale Einwirkung auf die Uterusschleimhaut möglich sein sollte. Bedenkt man aber, daß diese Zellen ja keine Unterbrechung ihres Wachsens erfahren, ja daß sie der Granulosaschicht eines saftigen reifen Follikels angehören, so läßt sich die Tatsache ohne weiteres verstehen, vor allem da die immer wieder neu zu machenden gleichsinnigen Beobachtungen die Feststellung einfach diktieren. Das Blütestadium der Granulosadrüse geht in langsamem Fortschreiten seiner inneren Organisation völlig parallel mit einem ebenfalls langsamen Zunehmen der Drüsensekretion und einer Umwandlung zu einem unmittelbar prägraviden Stadium. Es ist ganz zweifellos und kann nicht bestritten werden, daß der Übergang in die Schwangerschaftsveränderungen absolut fließend ist. Wäre das zugehörige, eben freigewordene Ei befruchtet, so geht diese gleiche Granulosadrüse in ihrem Blütestadium weiter und verfällt erst später, in geringem Ausmaß schon vom 2. Schwangerschaftsmonat, in stärkerem Grade vom 5.—6. Schwangerschaftsmonat der Rückbildung (zuletzt K. M. Walthard). Ist das Ei nicht befruchtet, so tritt die Rückbildung bei normalem vierwöchentlichen Zyklus ziemlich schlagartig, zum mindesten auf ganz wenige Tage begrenzt am 27. und 28. Tag des Zyklus ein, die sich vor allem in einer starken Überschwemmung von Neutralfetten in den Granulosazellen zeigt. Es fragt sich nun: Hat diese Drüse, die aus den Granulosaluteinzellen durch einfache Hypertrophie des Zellkörpers unter gleichzeitiger feinster Organisation und Vaskularisation sich gebildet hat, plötzlich ein völlig selbständiges Leben bekommen? Welches sind die morphologischen Zeichen, die uns auf die Selbständigkeit dieses Lebens hindeuten? Weshalb bleiben die Granulosaluteinzellen in blühender Funktion bis zu einem bestimmten Zeitpunkt, um dann der raschen Rückbildung zu verfallen? Weshalb wird unter der Wirkung dieser Granulosadrüse die Schleimhaut des Fruchthalters in Richtung der Schwangerschaft vorbereitet? Doch zweifellos nur deshalb, weil eine reife Eizelle solange bereit ist, das vorbereitete Nest zu beziehen. Ebenso wie die reifende Eizelle den proliferierenden Follikel und die proliferierende Uterusschleimhaut veranlaßt, ebenso bewirkt auch die reife befruchtungsbereite Eizelle die volle Funktion der Granulosadrüse und die volle Ausbildung des Nidationsbettes. Erst mit dem Zugrundegehen der unbefruchtet gebliebenen Eizelle tritt die Rückbildung des Corpus luteum ein, ebenso wie die Sequestration der hochwertig umgebildeten Schleimhautschicht.

Es gibt eine Reihe von Autoren und unter ihnen vor allem, wie oben gesagt, die Anatomen, die die Auffassung vertreten, daß die Eizelle nach der Ovulation innerhalb weniger Stunden zugrunde geht. Aber noch niemals ist mit Sicherheit eine menschliche unbefruchtete Eizelle festgestellt. Niemand kann sagen, wann und wie rasch die Richtungskörperchenteilung vor sich geht (siehe Stieves referierter Fall). Niemand weiß, welche Rolle die Tube bei der Ernährung des Eies spielt. Daß die Tube tatsächlich ein Ei ernähren kann, das zeigen die Leistungen der Tube bei den eierlegenden Tieren, wo eine große Ration Nährstoff mit auf die Welt gegeben wird. Es bleibt den genannten Autoren eine große Gruppe von Rätseln zu lösen, die ohne die Annahme von der dominierenden Stellung des Eies meines Erachtens unlösbar sind. Wenn aber das Ei tatsächlich dominiert, welche Rolle hat dann die Granulosadrüse überhaupt? Werfen wir einen Blick auf die Phylogenese der Granulosadrüse, so sehen wir, daß eine solche Granulosadrüse sich erst bei den Tieren findet, die lebendige Junge zur Welt bringen und die eine innigere Beziehung des Keimlings mit der Mutter zeigen, insonderheit bei den Plazentaliern. Die früheren Anschauungen, die in den ersten Auflagen des Handbuches vertreten sind, als ob diese hochspezifische Formation eine Narbenauskleidung des Follikeldefektes besorge, oder die Blutversorgung des Eierstocks in Gestalt eines Reservoirs reguliert, in welches hauptsächlich in der beginnenden Gravidität die stärkere Blutzufuhr des Eierstocks abgeleitet wird, so daß auf diese Art in der Follikelreifung ein zeitweiser Stillstand eintritt, sind heute, wie jeder zugeben wird, völlig überholt, obgleich vereinzelt in der Literatur noch sehr merkwürdige Anschauungen meist auf Grund der Untersuchung eines oder weniger Fälle und vor allem völlig ungenügender Literaturkenntnis vertreten werden. Es ist interessant, zu sehen, welch eine Blütenlese von Meinungen ungenügend vorgebildete „Forscher" an kleinem Material zustande bringen und in der Literatur niederlegen; Clotilde Mulon hat 1917 einmal 26 Meinungen über die Corpus luteum-Funktion zusammengestellt; danach finden folgende Sätze Verteidiger und Verbreitung:

1. Das Corpus luteum bedingt die Pubertätsveränderungen; 2. es bedingt die Brunst; 3. es hindert die sexuelle Erregung; 4. es bedingt die Ovulation; 5. es verhindert die Ovulation zwischen zwei Menstruationen resp. Brunstperioden; 6. es beschleunigt sie im Gegenteil; 7. es macht die Menstruation während der Schwangerschaft aufhören; 8. es stillt die durch den Follikelsprung bedingte Blutung; 9. es regelt die Ernährung des Uterus und verhindert ihn, in den infantilen Zustand zurückzufallen; 10. es ruft die Menstruation hervor; 11. es läßt die Menstruation zu bestimmtem Zeitpunkt durch Gerinnung des Blutes aufhören; 12. es ist unentbehrlich für die Einidation; 13. es ist verantwortlich für Extrauteringravidität; 14. es ist verantwortlich für Fehlbildungen durch Blasenmole und Uterus- und Ovarialtumoren; 15. es ist verantwortlich für Schwangerschaftstoxikosen, besonders Eklampsie; 16. es macht Mammawachstum; 17. es macht Milchbildung; 18. es reguliert die arterielle Spannung im Sinne der Entspannung; 19. es reguliert die Nebennierenfunktion; 20. es regt an und unterdrückt andere innere Drüsen; 21. es spielt eine Rolle beim Fettansatz in der Menopause; 22. es vermehrt oder vermindert die Urinproduktion und den Stoffwechsel; 23. es veranlaßt Kalziumabbau und Osteomalazie; 24. es ist verantwortlich für die Chlorose; 25. es fabriziert ein antikonzeptionelles Serum; 26. es spielt eine antitoxische Rolle.

Man sieht, daß mancherlei richtige Ansätze in diesen Meinungen erkennbar sind; bei vielen ist die Fragestellung falsch, bei anderen ist der Gedanke nicht zu Ende gedacht. Möge diese Aufzählung verhüten, neue unfertige Meinungen hinzuzufügen. Wir wollen versuchen, den Boden der beweisbaren und reproduzierbaren Tatsachen weiter kennen zu lernen und auszubauen und stoßen dabei zunächst auf L. Fränkels Experimente, die zweifellos eine gewisse klassische Berühmtheit erlangt haben und verdienen. Durch eine große Untersuchungsreihe und durch die früher schon erwähnten Beobachtungen am Menschen formuliert L. Fränkel den Satz, daß der gelbe Körper dem Uterus in zyklischer Weise einen Ernährungsimpuls zuführt und die Schleimhaut für die Aufnahme eines befruchteten Eies vorbereitet. Im Falle einer Befruchtung ist der gelbe Körper in erhöhtem Maße für die notwendige Ernährung des Uterus verantwortlich, um das Ei einzubetten und zu entwickeln. Kommt keine Befruchtung zustande, so führt die Hyperämie zur Menstruation und der gelbe Körper bildet sich zurück. Darin ist ja im wesentlichen die Quintessenz auch unserer heutigen Anschauung gegeben. Sie ist durch die verschiedensten Untersuchungsreihen von mancherlei Seiten hin bestätigt und vertieft. Neben den vielen anatomischen und vergleichend anatomischen Feststellungen sind auch die sehr schönen Untersuchungen Leo Löbs zu nennen. Sie konnten feststellen, daß in ähnlicher Weise wie das Ei es bewirkt, auch irgendein fester Fremdkörper im Uterus des Kaninchens eine Wucherung der Schleimhaut hervorruft, die derjenigen ähnlich ist, wie sie sich um das Ei im Bereich der mütterlichen Schleimhaut bildet. Er spricht hier von einer mütterlichen Plazenta. Es ließ sich jedoch zeigen, daß derartige Bildungen nur dann eintreten, wenn gleichzeitig ein Corpus luteum im Ovarium vorhanden ist, und zwar gleichgültig, ob das Corpus luteum an normaler Stelle oder durch Implantation künstlich von dem Reaktionsterrain entfernt war. Er schließt daraus, daß das Corpus luteum für die prädezidualen Wucherungen im Uterus von großer Wichtigkeit ist. Diese Ansicht von der Wirksamkeit des Corpus luteum hat in dem Sinne eine gewisse Einschränkung oder vielleicht besser nur eine schärfere Formulierung erfahren müssen, als der gelbe Körper nicht völlig selbständig, sondern in Abhängigkeit vom reifen Ei seine Funktion leistet. Die Wichtigkeit des gelben Körpers bleibt trotzdem unangetastet; denn nach allen Erfahrungen scheint seine Anwesenheit für die notwendige Vorbereitung der Schleimhaut zur Schwangerschaft unerläßlich zu sein. Das zeigen die Experimente der Corpus luteum-Exstirpation, in denen sehr bald die menstruelle Blutung eintritt. Halban und Köhler, Pychlau, Whitehouse und eine Reihe von anderen Autoren haben in besonderen Publikationen auf das Eintreten dieser verfrühten Menstruation nach Corpus luteum-Exstirpation aufmerksam gemacht. Experimentell wurde diese Tatsache schon 1908 und 1911 in schönen exakten Untersuchungen an Meerschweinchen von Leo Löb festgestellt, worauf später noch einmal zurückzukommen sein wird. Ein jeder Operateur kann, wenn er nur auf den Zustand des Ovars Acht gibt und ein frisches Corpus luteum mitentfernt, am zurückbleibenden Uterus in vielen Fällen eine menstruelle Blutung bald nach der Operation eintreten sehen. Die Granulosadrüse scheint deshalb im Zyklus notwendig zu sein, weil die anzuregenden Vorbereitungen durch das winzige Ei allein nicht erregt werden können. Das Ei braucht eine leistungsfähige Hilfe. Ebenso wie das reifende Ei auch nicht allein für die Proliferation der Uterusschleimhaut sorgen konnte, sondern dazu die Mitwirkung seiner Follikelepithelien in der Membrana granulosa seiner Eiblase benutzt, ebenso reagiert auch die Granulosaluteinzelle in offenbar größter Empfindlichkeit auf Stoffe, die von der Eizelle ausgehen und ihr Leben anzeigen. Es handelt sich also um eine Verstärkerdrüse. Ich habe das 1918 als eine Relaiswirkung bezeichnet und glaube damit das Wesentliche der Granulosadrüsenwirkung bezeichnet zu haben. Es ist ein unbedingtes logisches Postulat, daß von der Tubenschleimhaut oder auch dem Peritoneum die geringen Stoffe der Eizelle aufgenommen und dem hochempfindlichen Granulosagewebe zugeführt werden. Erst wenn diese anreizenden Stoffe nicht mehr eintreffen oder gar vielleicht Zerfallsstoffe des absterbenden und toten Eies die Granulosadrüse treffen, erst dann tritt die Rückbildung der Granulosadrüse ein. Es handelt sich hier zweifellos um den Typus eines echt hormonalen Vorganges. Später in der Schwangerschaft geht die Granulosadrüse erst dann in Rückbildung, wenn das fötale Gewebe genügend Einbettung gefunden hat und kräftig genug ist, selbst für sich zu sorgen. Die Rückbildung tritt nur sehr langsam in der Schwangerschaft ein und zieht sich auch über längere Zeit hin. Die Granulosadrüse ist also ein Organ lediglich des geschlechtsreifen Ovariums mit der Wirkung, im wesentlichen für die Vorbereitung der Eieinnistung und deren vollkommene Ausführung verantwortlich zu sein. Mit dieser Wirkung ist außer den unmittelbaren Prozessen, die wir hier in erster Linie am eigentlichen Fruchthalter kennen gelernt haben, auch noch eine mannigfache Gruppe von anderen Wirkungen verbunden, die sich in allen Organsystemen des Körpers zeigen. Diese Einzelwirkungen nun, die dem ovariellen Zyklus, in letzter Linie also dem reifenden und reifen Ei, direkt jedoch dem der reifenden Granulosamembran und der vollendeten Granulosadrüse zugeschrieben werden müssen, werden im folgenden Kapitel im Sinne der Einwirkungen des Zyklus auf den übrigen Körper und deren klinische Zeichen besprochen. Einige französische Autoren (Dalché, Carlini) haben große Analogien zwischen Anaphylaxie und Menstruation sehen wollen; nach unseren Ausführungen scheint mir irgendein zwingender Grund zu einer noch besonderen Hypothese nicht vorzuliegen. Ob eine Überempfindlichkeit des Körpers auf das beim Eitod freiwerdende Eiweiß besteht, ist kaum zu eruieren; die menstruellen Vorgänge aber sind komplizierter, als daß sie als Überempfindlichkeitsreaktion restlos erklärt werden können.

Man fragt nun unwillkürlich weiter, **welche Stoffe es denn sind, die vom Keimplasma und seinen Organen abgesondert werden und die geschilderte bemerkenswerte Wirkung haben.** Diese Frage hat ja nicht nur rein wissenschaftliches Interesse, sondern auch insofern eine eminent praktische Bedeutung, als die Kenntnis dieser Stoffe die Grundlage für die Substitutionstherapie insuffizienter Keimdrüsen geben muß; bei der Therapie der ovariellen Funktionsstörungen kommen wir später auf diese Stoffe zurück. Hier soll nur das Besprechung finden, was uns eine wissenschaftliche Orientierung über die eventuell wirksamen Stoffe zu geben vermag. Die Erfolge der Transplantation von Ovarien ließen die Hoffnung entstehen, daß es gelingen würde, den Stoff, der im Ovarium gebildet wird, irgendwie zu erfassen. Man hat durch Extraktion mit Wasser, Glyzerin, Alkohol und anderen Stoffen versucht, die wirksame Substanz zu erhalten. Die Präparate wurden sofort in die Therapie gegeben, wo man irgendwelche, meist sehr differente Symptome, die man auf Störungen des Ovariums zurückführte, damit behandelte. Es soll hier von diesen Stoffen nicht weiter die Rede sein, da weder sie noch die getrockneten Drüsen uns irgendwelche Auskunft über die hier gestellte Frage zu geben vermögen. Eine größere Bedeutung erlangten Schickelés Untersuchungen. Er stellte Glyzerinextrakte und Preßsäfte aus dem Ovarium her und erzielte ebenso wie später eine Reihe von anderen Autoren (z. B. Aschner) mit diesen Extrakten resp. Preßsäften eine Blutdrucksenkung, Blutgerinnungsverzögerung, Gefäßerweiterung und starke Hyperämie. Nach der damaligen Anschauung über den Menstruationsprozeß gemäß der Pflügerschen Auffassung mußte man in diesen Wirkungen den spezifischen Ovarialstoff erkennen; denn die Blutanschoppung war ja das Besondere, das auf Grund der Anschauungen Geforderte. Spätere Untersuchungen zeigten dann aber (Popielski, Altzinger), daß hier keinesfalls spezifische

Ovarialwirkungen vorlagen, sondern wahrscheinlich Histaminstoffe zur Wirkung kamen, die aus jedem Organ zu gewinnen sind. Es kam ja auch gar nicht, wie die neueren Untersuchungen dann lehrten, allein auf die Hyperämie an, sondern darauf, daß der Genitalschlauch in bestimmter Weise zum Wachstum und zur Muskeltätigkeit stimuliert und insbesondere zur Nestbildung für das zu erwartende Ei vorbereitet würde. Seitz, Wintz und Fingerhut brachten eine scheinbar bessere Differenzierung in die Materie hinein. Sie konnten aus dem frischen Corpus luteum einen wasserlöslichen Stoff, Lipamin oder Agomensin genannt, herstellen, mit dem es ihnen gelingen sollte, das funktionslose Genitale so anzuregen, daß die Menstruation auftreten könne. Sie stellten noch einen zweiten öllöslichen Stoff her (Luteolipoid), der starke Blutungen zum Aufhören bringen sollte. Die therapeutische Durchprüfung an Material, das nach ätiologischen Gesichtspunkten ausgesucht war, ließ diese vermeintlichen Wirkungen nicht erkennen. Abderhalden versuchte die optimale Wirkung der Hormone dadurch hervorzubringen, daß er im Drüsenausgangsmaterial durch fermentative Verdauung das Eiweiß abbaute. Seine sog. Optone haben therapeutisch viel Anwendung gefunden, jedoch ohne daß man wissenschaftlich irgendeinen Schluß ziehen könnte.

Es fehlte für die wissenschaftliche Erfassung des wirksamen Stoffes vor allem das Testobjekt, an dem man prüfen konnte. Differenziert man die Frage nach den in den letzten Jahren gewonnenen Kenntnissen, so ergeben sich zweifellos zweierlei Wirkungen. Die eine derselben betrifft die Anregung des Uterus und der anderen Genitalschlauchteile zum erhöhten Wachstum bis zu der Höhe, daß der Genitalschlauch für die Fortpflanzung vorbereitet ist; dieses Wachstumsstimulans muß dauernd wirken, da uns die Kenntnis pathologischer Bilder zeigt, daß ein Ausfall an dieser Wirkung Schrumpfungszustände im Genitale zur Folge hat. Auf der Basis der vollendeten Stimuluswirkung müßte dann ein zweiter Stoff angreifen, der vom reifenden Follikel und der wachsenden und reifen Granulosadrüse abgesondert würde und die Vorgänge im Uterus, die wir als die Nidationsbettbildung kennen gelernt haben, anregt. Es ist auch tatsächlich gelungen, für diese beiden Wirkungsarten Testobjekte zu erhalten. Für die Wachstumswirkung zeigt sich als besonders geeignet das virginelle weibliche Kaninchen von 500—800 g Gewicht; für das Studium des zyklusanregenden Hormons ist von amerikanischer Seite (Allen und Doisy) die Feststellung der Brunstvorgänge, wie sie in typischer Weise in der Scheide der Nagetiere vor sich geht, eingeführt worden. Über beide Wirkungsgebiete soll getrennt berichtet werden. Ich ziehe dafür den besonders sachverständigen zusammenfassenden Bericht meines Oberarztes, Herrn Priv.-Doz. Dr. Heyn, mit heran, der selbst an diesen Forschungen seit mehreren Jahren aktiv beteiligt ist.

c) Das Ovarialhormon, seine verschiedenartige Darstellung.

1. Die vegetative Funktion des Ovariums im Sinne des Wachstumsanreizes. Benutzt man als Test das 500—800 g schwere virginelle weibliche Kaninchen, so kann man feststellen, daß selbst große Dosen der im Handel befindlichen Extrakte des Corpus luteum oder der ganzen Eierstocksdrüse keinerlei wachstumsanregende Wirkungen hat. Ich selber habe mit Görbig zusammen alle vorhandenen Stoffe durchgeprüft und niemals ein Wachstum gesehen, auch nicht vom Agomensin. Erst als man das Ovarium nach Art der Lipoidextraktion behandelte, wurden Erfolge erzielt. Diese Arbeiten knüpfen sich

an die Namen Iscovesco, Fellner, S. Fränkel, E. Herrmann, Schröder und Görbig, Fränkel und Fonda, Faust, R. Frank, Hartmann, Heyn.

Der Gang der Herstellung derartiger Lipoidextrakte aus dem Ovarium ist bei allen Autoren im Prinzip derselbe. Das Verdienst, als erster das Wachstum des Kaninchenuterus als Test für das Ovarialhormon angegeben und benutzt zu haben, gebührt Iscovesco, der 1908 diese Methode angab. Er extrahierte aus dem getrockneten Ovarium mit Azeton, Äther und Chloroform; die Cholesterine wurden abgespalten und der Extrakt in verschiedene Fraktionen zerlegt, von denen die letzte die wirksame Komponente enthielt, die bei einer Gesamtmenge von 0,54 g bei Kaninchen von etwa 2000 g eine Vergrößerung des Uterus um das Zwei- bis Dreifache gegenüber dem gleichalten Kontrolltier ergab. Bei jungen Tieren sah Iscovesco keine Wirkung. Die späteren Autoren sahen aber, daß das Ergebnis weit besser war, wenn jüngere Kaninchen benutzt wurden. Am besten eignen sich Kaninchen von etwa 500—800 g, bei denen die Größenzunahme des Uterus das 10—20—30 fache gegenüber dem Kontrolltier innerhalb von zwei Wochen ergeben kann. Fellner extrahierte mit Alkohol und Petroläther; die Extrakte wurden eingedampft, in absolutem Alkohol und Äther aufgenommen und nach neuerlichem Eindampfen in Kochsalz aufgeschwemmt. Seine Extrakte aus nicht Corpus luteum-haltigen Ovarien nichtträchtiger Tiere waren wirkungslos. Außer der Vergrößerung des Uterus waren die Mamillen kaum gewachsen, auch keine nennenswerte Vermehrung der Brustdrüsenazini eingetreten. Außer Nekrosen an der Injektionsstelle traten meist schwere Nephritiden bei den Tieren auf. Fellner extrahierte später ohne Angabe des Verfahrens drei Körper mit verschiedener Mischung: 1. einen wasserlöslichen, dieser hebt die Adrenalinglykosurie auf; 2. einen wasserunlöslichen = Feminin, der als Wuchsstoff angesprochen wurde; 3. Menstruin, hyperämisierend. Eine sehr schöne, systematisch fortschreitende Arbeit stammt von E. Herrmann; er extrahiert mit Äther, fällt die Phosphatide durch Azeton; durch Einengen und Kühlen scheiden sich reichlich Cholesterinkristalle ab. Die Mutterlauge wird in Alkohol aufgenommen und wieder gekühlt, Abscheiden der Cholesterinester; Einengen, und dazu Methylalkohol, bei Abkühlung scheidet sich Neutralfett ab. Die Mutterlauge wird mit kaltem 95% Alkohol aufgenommen, gekühlt, von ausgefallenem Cholesterin und Cholesterinestern befreit und in absolutem Vakuum destilliert, wobei sich drei Fraktionen gewinnen lassen:

    1. 177° unwirksam,
    2. 193° (0,06 mm Hg) enthält das wirksame Prinzip,
    3. 230° unwirksam.

Die wirksame Substanz ist ein gelbliches Öl, das durch Kühlung fest wird, gibt Cholesterinreaktion, bräunt sich an der Luft durch O_2-Aufnahme und besteht aus C, H und O. C = etwa 81%, H = 11,4%.

Dieser Körper ist ein Cholesterinderivat, in Alkohol, Äther, Azeton und Benzol löslich, in Wasser unlöslich.

Den Gesamtextrakt vertrugen die Tiere schlecht, die reine Substanz ohne Reaktion; (3—4 Injektionen reiner Substanz à 0,1—0,25 g). Außer an Vagina und Uterus zeigte sich der Einfluß auf die Ovarien (große Reihe reifender Follikel) und Brustdrüsen — in 10 Tagen. Schröder und Görbig konnten Herrmanns Angaben in fast allen Teilen bestätigen.

Einen sicheren Einfluß auf die Ovarien haben sie nicht gesehen. Wohl aber sahen sie, wie auch Herrmann, eine erstaunlich rasche und starke Wirkung auf den Genitalschlauch, Tube, Uterus und Scheide; es handelte sich nicht nur um Hyperämie, sondern ein sehr erhebliches Wachstum der Muskelwand und der Schleimhaut; aus den puerilen Genitalschläuchen wurde durch die Injektion in 10 Tagen ein geschlechtsreifer Schlauch gemacht. Die Substanz war nur bei subkutanen Injektionen wirksam, bei Applikation per os konnte auch bei mehrfacher Dosis eine Wirkung nicht erzielt werden. S. Fränkel und Fonda haben dann noch einmal die Gewinnung der reinen Substanz aus Ovarium und Plazenta versucht, ungefähr in gleicher Weise wie Herrmann und beschreiben die Substanz als einen leichtgelben harzigen Körper; Siedepunkt 194° bei 0,064 mm Hg, unlöslich in Wasser, löslich in allen organischen Lösungsmitteln. Als Bruttoformel geben sie an $C_{32}H_{52}O_2$. Die beiden Sauerstoffatome gehören zwei Gruppierungen an, einer Hydroxylgruppe und einer Karboxylgruppe. Die Substanz zeigt Cholesterinreaktion und nimmt vier Atome Brom an.

Faust allerdings glaubt, daß auch diese Autoren die reine Substanz kaum in Händen gehabt haben. Er reinigte den Extrakt aus 50 kg Plazentarpulver nach Herrmann und Fränkels Angaben vor und konnte durch mehrmaliges Ausfrieren in Azetonlösung bei —80° die alle vorhergehenden Reinigungsprozeduren standhaltenden unwirksamen Ballaststoffe entfernen. Die letzten Reste von Cholesterin wurden mit Digitonin gefällt, worauf der verbleibende Rest unter Erhaltung der Wirksamkeit keine Cholesterinreaktion mehr zeigte (Essigsäureanhydrit und Schwefelsäure ergab olivbraune Färbung, keine kirschrotesmaragdgrüne). Faust erhielt im Hochvakuum ein bei 180° siedendes hellgelbes Öl von stark ungesättigtem Charakter, von dem 4—10 mg bei jungen Kaninchen Vergrößerungen des Uterus bis auf das 40fache, wie sie oben als Resultat der Untersuchungen von Herrmann, Schröder und Görbig und beschrieben wurden, im Verlauf von 14 Tagen ergaben. Die Ovarien zeigten keine Veränderung, dagegen wuchsen die Brustwarzen und auch die äußeren Genitalien stark. Bei Verabreichung per os bedurfte es des Vielfachen der nach subkutaner Injektion wirksamen Dosis, um eine Wirkung zu erreichen. Auch nach intravenöser Injektion war die Wirkung stets geringer als bei subkutaner; Krämpfe, wie Fellner sie hierbei beschreibt, wurden nie beobachtet, Faust glaubt an eine Verwandtschaft des Hormon mit den Saponinen resp. Sapotoxinen.

Die letzte Arbeit in dieser Richtung ist erst Ende 1926 erschienen. In ihr hat Max Hartmann aus Basel (wie Faust) die Reindarstellung durch Unterkühlung bis auf —70° und dann durch Destillation in Hochvakuum versucht. Als durchschnittliche Zusammensetzung fand er einen C-Gehalt von 71,86—73,42%, von H von 10,12—10,80%. Das Destillationsprodukt (leicht flüssiges Öl, Siedepunkt 185°) konnte er verseifen und erhielt eine ganze Reihe von Fettsäuren, die zum größten Teil aus den ungesättigten Fettsäuren der Gruppe C 18 bestanden. Die abgespalteten Fettsäuren waren unwirksam. Die Verseifung erfolgte unter Luftabschluß, der wirksame Körper war ein helles, gelbes Öl (C = 81,65—82%, H = 11,11—11,75%), das bei 145° im Hochvakuum siedet. Es hat kein so großes Molekül und soll den Fettsäuren nahestehen. Englische Forscher (Dickens und Dodds) haben den Stoff nicht so rein dargestellt (25 mg = 1 Ratteneinheit).

Diesen Stoff, der wie die Darstellung ergibt, zweifellos sehr bedeutende Wachstumswirkungen hat, kann man sowohl aus dem gesamten Ovarium wie auch dem Corpus luteum und auch aus der Plazenta extrahieren. Es mag auf den ersten Augenblick eigenartig erscheinen, daß Plazenta und Corpus luteum gleich wirksame Stoffe enthalten. Bedenkt man aber, daß die Plazenta Zellmaterial enthält, das den jüngsten Entwicklungsstadien des Eies entstammt und die Follikelepithelien ebenfalls Eiabkömmlinge sind, anderseits daß Plazenta und Föt lediglich vikariierend für das Corpus luteum im Stimulus für die Genitalwege eintreten, dann sieht man, daß keine so große Fremdheit zwischen den beiden Organen besteht. Aus anderen Organen des Körpers hat man derartige Stoffe nicht extrahieren können. Ich habe mich mit Görbig zusammen bemüht, aus den verschiedensten Organen auf gleiche Weise den Stoff zu gewinnen. Es ist uns lediglich gelungen, auch aus der Leber einige Male einen Wachstumsstoff herzustellen. Später wiederholte Nachprüfungen unter Mithilfe von Dr. Wenchi Chin haben aus der Leber diesen Stoff nicht mehr extrahieren lassen. Wie B. Zondek und Robinson nachweisen, kann man auch mit Serum, Aolaninjektionen usw. eine gewisse Vergrößerung des Kaninchenuterus erzielen. Hierbei handelt es sich aber um unspezifische, sehr geringe Wachstumssteigerungen, die gegenüber den oben beschriebenen spezifischen Wachstumssteigerungen überhaupt nicht in Frage kommen. Fellner will mit Lipoidextrakten aus Hoden, Hühnereiern und Fischrogen ähnliche Wachstumseinwirkungen auf den Uterus erzielt haben. Heyn hat mit Hodenextrakt nur eine sehr geringe Wirkung, die als unspezifisch angesprochen wurde, erreicht. Frank konnte durch Verabreichung von Lipoidextrakten des Follikels, des Corpus luteum und der Plazenta bei mehreren Tierarten gute Wirkungen erzielen. Es zeigte sich aber, daß für die Übertragung der beim Tier wirksamen Dosen auf die menschliche Frau pro Tag der Extrakt aus 2 kg Ovarium erforderlich war.

2. Für das Studium der Hormone, die die Nidationsbettbildung, also den uterinen Zyklus oder auf das Tier übertragen den Brunstzyklus herbeiführen, wurde, wie oben gesagt, zuerst von amerikanischen Autoren Allen und Doisy der Brunstzyklus, wie die Nagerscheide ihn darstellt, verwendet. Wie in dem vergleichend anatomischen Teil berichtet ist, haben Stockard und Papanicolaou 1920 beim Meerschweinchen, Long-Evans bei der Ratte und Allen 1922 bei der Maus die zyklischen Veränderungen am Ovarium, Uterus und Scheide eingehend studiert, nachdem schon 1893 Lataste und 1907 Königstein Ähnliches berichteten.

In Deutschland haben zuerst Zondek und Aschheim, in Frankreich Courrier, in Holland Laqueur und seine Mitarbeiter und in Dorpat Loewe diese benutzt. Und heute wird die Methode von allen angewandt, die sich mit diesen Fragen beschäftigen, und zwar am meisten die weiße Maus, die einen 4—8tägigen Brunstzyklus hat. Die amerikanischen Autoren unterscheiden den Diöstrus = Ruhestadium, den Proöstrus = Proliferationsphase, den Östrus = Brunst und den Metöstrus = Abbauphase.

Eine kurze Übersicht über die Scheidenveränderungen soll hier noch einmal kurz im Schema folgen; das übrige sei im vergleichend anatomischen Teil nachgesehen. Der Sekretabstrich aus der Scheide der Nager orientiert in eindeutiger Weise über das jeweilige Zyklusstadium.

1. Diöstrus: Scheide, basales Zylinderepithel und 1—2 Reihen muzikarminpositives Schleimhautepithel, Leukozyten.
Sekret wenig Epithelien, zahlreiche Leukozyten, Schleim.
2. Proöstrus: Scheide: auf dem Basalepithel 8—10 Reihen polygonaler Zellen, zu oberst muzikarminpositive Schleimzellen.
Sekret kernhaltige Epithelien.

3. Östrus: Scheide 8—10 Reihen geschichtetes Plattenepithel, die obersten Reihen kernlose, verhornte Zellen.
Sekret verhornte Zellen ohne Kern = Schollen.
4. Metöstrus: Scheide 4—5 Lagen Epithel von Leukozyten durchsetzt.
Sekret massenhaft Leukozyten, einige Epithelien.

Die kastrierte Maus zeigt in der Scheide eine basale Zellschicht und eine Schicht schleimhaltiger Zylinderzellen, das Sekret zeigt Epithelien, Schleimfäden und mehr oder weniger Leukozyten und Epithelien, Schollen nur vereinzelt. Man kann also durch das alleinige Vorhandensein von verhornten Schollen (ohne Kerne) die Brunst der Tiere nachweisen und hat in der Erzeugung des Schollenstadiums den Beweis der Stimulation des Genitales, wie sie zur Zeit der Ovulation (Brunst) beobachtet wird und offenbar nötig ist.

Bei operativ kastrierten Mäusen kann man nun durch Implantation hormonhaltigen Gewebes z. B. Ovar, Plazenta oder durch Injektion hormonhaltiger Extrakte die Brunst auslösen, d. h. durch einen Scheidenabstrich das „Schollenstadium" erkennen.

Diejenige Menge Hormon, die gerade ausreicht, bei der Maus die Brunst zu erzeugen, wird Mäuseeinheit (M.E.) genannt. Die mit diesem neuen Objekt gewonnenen Resultate beginnen sich zur Zeit zu überstürzen. Die Zeitschriften bringen in jedem Monat neue Ergebnisse. Eine kurze Übersicht soll den Standpunkt für Ende 1926 darstellen.

Über den Begriff der Mäuseeinheit besteht zur Zeit noch keine volle Übereinstimmung. Laqueur sieht einen Versuch als positiv bereits an, wenn im Scheidensekret etwa gleichviel kernlose wie kernhaltige Epithelien vorkommen, da er das reine Schollenstadium als einen Abbauvorgang ansieht. Demgegenüber sahen Heyn und Zondek, daß man durch fortgesetzte Hormongaben das Schollenstadium beliebig lange erhalten kann, wodurch die obige Auffassung widerlegt ist. Das Geltenlassen von 50% Epithelien im Sekretausstrich gestattet subjektiver Beurteilung einen erheblichen Spielraum. Noch bedenklicher ist die Auffassung von Loewe (Dorpat), der wohl einen Gehalt an 90% Schollen im Abstrich als M.E. ansieht, aber bei geringeren Hormonmengen z. B. einen Gehalt von $40—50\%$ Schollen im Sekret dementsprechend als $1/2$ M.E. anspricht. Das ist wissenschaftlich wohl kaum haltbar; es bedürfen seine Ergebnisse deshalb noch einer exakten Nachprüfung.

Die ersten genauen Aufschlüsse über den Hormongehalt der verschiedenen Bestandteile des Ovarium haben uns mit diesem Mäusetestobjekt die Implantationsversuche von Zondek und Aschheim erbracht, nachdem Allen und Doisy das Vorhandensein eines Brunsthormons in der Follikelflüssigkeit nachgewiesen hatten. Das Gewebe wird den kastrierten Mäusen in den Oberschenkel implantiert, es soll nicht einheilen, sondern resorbiert werden und so seine Wirkung ausüben. Die Ergebnisse dieser Implantationsversuche ergaben kurz folgendes:

Primordialfollikel enthalten kein Hormon, während die Implantation sprungreifer Follikel die Brunst stets auslöste. Auch der Follikelsaft sprungreifer Follikel erweist sich als wirksam (3—5 M.E. beim Menschen). Eine besonders gute Wirkung wurde mit dem Corpus luteum kurz vor der Menstruation erzielt, während bereits das Corpus luteum menstruationis schon ungleich in seiner Wirkung ist. Nach Ablauf der Regel findet sich im Corpus luteum überhaupt kein Hormon mehr. Sehr wirksam ist das Corpus luteum der Gravidität. Aus diesen Ergebnissen haben Zondek und Aschheim den folgerichtigen Schluß gezogen, daß die Lipoide selbst nicht das wirksame Prinzip darstellen können, weil das Corpus luteum post menstruationem viel Lipoide enthält und trotzdem unwirksam ist.

Diese Erkenntnis führte dann Zondek dazu, die wasserlösliche Darstellung des Ovarialhormons zu versuchen, was ihm und anderen, so auch Heyn sicher gelungen ist. Auch mit diesen wässerigen Extrakten konnte Zondek das Hormon im Follikelapparat, in den Granulosazellen des Corpus luteum und auch in der Theca interna nachweisen. Er glaubt, daß es dieses Hormon ist, das den Aufbau der Uterusschleimhaut bewirkt. Dieses Hormon läßt sich auch in der Schwangerschaft, und zwar sowohl im Corpus luteum, wie auch im atresierenden Follikel, wie auch in der Plazenta nachweisen.

Die Angaben über den Mengengehalt bei der reifen Plazenta schwanken von 300 M.E. (Loewe und Voß) bis 600—2000 M.E. (Allen und Doisy). Während der gleichen Zeit nimmt der Hormongehalt der Ovarien infolge des Nichtreifens neuer Follikel und Rückbildung des Corpus luteum graviditatis von etwa 250 M.E. bis auf 10 M.E. ab (Allen und Doisy). Es liegt auf der Hand, daß eine derartige Hormonmenge in der Plazenta für das Wachstum des schwangeren Uterus, die Ausbildung der Brustdrüsen usw. von besonderer Bedeutung sein muß, und zwar scheint das Plazentarhormon direkt auf den Uterus überzugehen (Plazentarbrei in einem Horn des Meerschweinchenuterus erzeugt in 7 Tagen deutliches Wachstum) (Loewe und Voß). Auch im Blute Schwangerer hat Fels im Gegensatz zu Loewe einen höheren Hormongehalt nachgewiesen als bei Nichtschwangeren. Bei der geschlechtsreifen Frau findet sich im Blut das Hormon in wachsender Menge bis zu 30 M.E. in 1 Liter (Extraktion durch Alkohol und Äther) (Loewe). Bei den daraufhin untersuchten Tierarten sind die Werte verschieden, Amerikaner fanden bei Kaninchen in 50 ccm Blut = 1 M.E., bei der Kuh in 80—200 ccm Blut = 1 M.E. Männliches Blut enthält das Hormon nicht. Im Urin fand Loewe etwa 1 M.E. im Liter zur Zeit des Follikelsprungs, während zu den übrigen Zeiten der Urin fast kein Hormon enthielt. Frank und Goldberger haben eine Lipoidextraktionsmethode ausgearbeitet (45 ccm Blut werden mit Alkoholäther extrahiert, getrocknet, mit 2 ccm Aqua dest. aufgenommen und in 3 Portionen einer Maus injiziert) und den Hormongehalt in Abständen von 5—7 Tagen durch 2 Monate hindurch untersucht; sie finden vom 10.—15. Tag ab steiles Ansteigen des Hormongehaltes mit Gipfel am 1. Tag der Menses, dann steiler Abfall. Im Menstrualblut findet man 3—6fache Hormonkonzentration gegenüber dem Venenblut. (R. Frank u. Goldberger, Journ. of the Americ. medic. assoc. 1926. Vol. 86 u. 87.) Wenn man bedenkt, daß um die Zeit des Follikelsprungs einige M.E. mit der Follikelflüssigkeit resorbiert werden, muß man daran denken, daß diese Einheiten zum Teil im Urin ausgeschieden werden. Die Beobachtung, daß bei Injektionen von wasserlöslichem Hormon die Wirkung anscheinend etwas geringer, jedenfalls flüchtiger ist, als bei der Injektion von Lipoidextrakten, die langsamer resorbiert werden, beruht wahrscheinlich auch auf der leichteren Ausscheidbarkeit wasserlöslicher Hormone durch den Urin.

In der Frage des Pubertätsbeginns und über die Beziehungen der Ovarien zu den anderen Drüsen mit innerer Sekretion haben uns die Untersuchungen bereits wertvolle Aufschlüsse erbracht. Zunächst zeigten Frank, Kingbry und Gustavson, daß nach Injektion des weiblichen Sexualhormons bei infantilen Ratten in 3—5 Tagen die Eröffnung des Scheidenkanals und Zeichen des Östrus auftreten, ohne daß die Ovulation zunächst einsetzt. Nach weiteren 5—7 Tagen kann dieser Pubertas praecox das Auftreten von spontanen regelmäßigen Östruserscheinungen mit Eireifung und Ovulation folgen. Diese Tatsache soll beweisen, daß die Pubertät von der genügenden Bildung des Sexualhormons abhängt und nicht an das Aufhören der Wirkung der Thymusdrüse gebunden ist. Zu ähnlichen Ergebnissen kommt Frank, der bei Kaninchen, bei denen Thyreoidea, Nebennieren, Pankreas oder Ovarien, oder verschiedene Kombinationen dieser innersekretorischen Drüsen entfernt waren, nach Injektion von Ovarialhormon prompt den Brunstzyklus auftreten sah. Sicher die interessantesten Resultate hat B. Zondek erzielt, der bei infantilen Mäusen durch Implantation des Hypophysenvorderlappens die Geschlechtsreife der Mäuse mit Ovulation und Brunstzyklus regelmäßig erzielt hat, während sämtliche übrigen Drüsen wirkungslos waren (siehe Becks Publikation über den Hypophysenvorderlappen). Bei kastrierten Mäusen ist der Hypophysenvorderlappen völlig wirkungslos.

Wie oben gesagt, ist versucht, die Gewinnung des Hormons in wasserlöslicher Form zu erzielen. Dieses ist Zondek und Brahn gelungen und trotz aller Skepsis von vielen Seiten muß heute die Wasserlöslichkeit des Hormons offenbar anerkannt werden. Schon amerikanische Autoren (Doisy, Ralls, Allen und Johnston) haben gezeigt, daß das Hormon die Behandlung mit Säure und Alkali verträgt. Nach manchen Versuchen geben Zondek und Brahn neuerdings folgendes Verfahren an: Das Ausgangsmaterial wird mit 95% Alkohol versetzt und mehrere Tage im Brutschrank stehen gelassen. Das alkalische Filtrat wird mit Alkali verseift, der Alkohol abdestilliert und die Seife in Wasser aufgenommen, nach Ätherzusatz geschüttelt und der Äther abdestilliert, wobei ein weißliches Pulver übrig bleibt. Behandlung mit Alkohol, dünner Säure, Filtrieren, Neutralisieren. Schließlich erhält man eine wasserklare Lösung, die das Hormon fast quantitativ enthält (Follikulin). Laqueur geht noch einfacher vor, indem er durch ein „Wasserverfahren" zugleich extrahiert und enteiweißt, die genaue Methode ist noch nicht mitgeteilt (Menformon). Der Aschengehalt beträgt bei dem Follikulin 0,5 mg pro M.E., beim Menformon noch etwas weniger. Die Präparate sind frei von Eiweiß, biogenen Aminen, Cholesterin, Purinderivaten, sie sind dialysabel und im Menschen- und Tierversuch werden Injektionen reaktionslos vertragen, sobald es sich um wirklich reine Präparate handelt. Das Hormon ist außerordentlich thermostabil. Laqueur glaubt aber auch jetzt noch nicht, das Hormon ganz rein hergestellt zu haben; das Menformon übt keine Wirkung auf Blutdruck und Atmung aus; ob die wässerige Extraktion aus dem Ausgangsmaterial direkt möglich ist, wird stark bestritten.

Die letzten Untersuchungen Ende 1926 von Zondek mit dem wasserlöslichen Extrakt und anderseits Untersuchungen von Heyn mit dem Lipoid und dem wasserlöslichen Extrakt haben gezeigt, daß beide Extrakte sowohl als Wachstumsstimulans wie auch als Brunsthormon wirken. Es kann sehr wohl sein, daß vom Ovarium nur ein einziger Stoff als Wachstumsstimulans und als Anreger der spezifischen Nidationsbettbildung wirkt. Es würde sich dann hauptsächlich um Fragen nach der Dauer und Intensität dieser Wirkung handeln und es würden keine qualitativen, sondern quantitative Schwankungen der Hormonproduktion den Zyklus hervorbringen. Das scheinbar Spezifische, wie es in der Proliferationsphase und der Sekretionsphase zu bestehen scheint, würde unter diesem Gesichtspunkt als fortgeschrittene, hochwertige Gewebsleistung am Erfolgsorgan angesehen werden müssen. Restlos sind jedoch die Fragen noch nicht geklärt. Auf welche

Weise z. B. die pathologische Proliferation der Uterusschleimhaut, wie sie bei dem persistenten reifenden Follikel unter den ovariellen Störungen später beschrieben wird, zustande kommt, ist bisher unklar. Wir wissen auch über die chemische Konstitution des Stoffes nicht viel. Von einer Strukturformel und von einer Synthese können wir leider noch nicht sprechen.

In jüngster Zeit sind nun auch andersartige, unspezifische, brunsterzeugende Stoffe am Testobjekt der Mäusescheide festgestellt, so von Dohrn und Faure aus pflanzlichen Ausgangsstoffen. Loewe sah die gleiche Wirkung mit Extrakten aus den Fruchtknoten der Nuphar luteum (Teichrose) (10 M.E. in 1 kg feuchter Substanz) und der Weidenkätzchen (200 M.E. in 1 kg frischer Blütensubstanz). Es würde diese Feststellung in Analogie mit den insulinähnlich wirkenden Stoffen aus Pflanzen zu stellen sein und die seit Jahrhunderten gebräuchlichen Aphrodisiaka, Eier, Kaviar, evtl. Spargel und Sellerie würden vielleicht einmal auf diese Weise ihre wissenschaftliche Begründung erfahren.

Die Frage der Granulosadrüsenfunktion im Rahmen des Zyklus ist aber mit der Feststellung der bisherigen Wirkung, d. h. der Anregung der prägraviden Phase und der darin gegebenen Bereitstellung eines Nidationsbettes noch nicht erschöpft. Es läßt sich nämlich feststellen, daß in der zweiten Hälfte des Zyklus im Ovar gleichzeitig mit dem Corpus luteum große reifende Follikel nie oder höchst selten gefunden werden, sondern daß diese erst in der ersten Hälfte des nächsten Zyklus erscheinen und auch während der Schwangerschaft, wie schon oben gesagt, fehlen. Es kann und muß daraus auf eine gewisse Behinderung, eine Hemmung der Follikelreifung durch die reife Granulosadrüse geschlossen werden. Experimentell hat zunächst Loeb diese Frage angegriffen und beim Meerschweinchen eine verfrühte Ovulation nach Exstirpation von Corpora lutea gefunden. Klinisch ist das verfrühte Eintreten der Menstruation nach der operativen Entfernung der reifen Granulosadrüse als eine gewöhnliche Beobachtung schon oben genannt. Der nächste Zyklus setzt dann unmittelbar nach dieser verfrühten Menstruation ein und kann seinen völlig normalen Weg gehen, so daß die nächste Menstruation vier Wochen später kommt. Wie Sippel in einer kleinen Arbeit betonte und auch sonst mehrfach festgestellt werden kann, treten gelegentlich verfrühte Menstruationen auch nach anderen Operationen ein. Immerhin scheint aber eine kausale Beziehung in der angegebenen Richtung nach der Häufigkeit des Ereignisses wahrscheinlich. Die Zweckmäßigkeit einer derartigen Hemmung des Reifens neuer Eier, solange das vorhergehende noch am Leben ist und evtl. befruchtet werden kann, leuchtet ohne weiteres ein. Ein reifes Ei duldet offenbar keine anderen reifenden neben sich; es sei denn, daß es mit ihm gleich alt ist, wie die Beobachtung von zwei gleichalten Corpora lutea nebeneinander beweist. Diese hemmende Wirkung der reifen Granulosadrüse auf die Reifung weiterer Eier trägt zweifellos zu der Periodizität und dem festen zeitlichen Gefolge des Zyklus sehr viel bei.

In der Literatur liest man häufiger Sätze wie „das Corpus luteum hemmt die Menstruation" oder „das Corpus luteum beschleunigt und begünstigt das Eintreten der Menstruation". Derartige Sätze spielen gerade in der Therapie abnormer Blutungen eine unverdiente Rolle. Wer den Gedankengängen der bisherigen Auseinandersetzungen gefolgt ist, wird ohne weiteres die einer derartigen Ausdrucksweise zugrunde liegende falsche Fragestellung erkennen. Die Granulosadrüse, das Corpus luteum, bewirkt die Vorbereitung für eine Schwangerschaft. Tritt diese nicht ein, weil das zugehörige Ei unbefruchtet zugrunde geht, dann setzt die Menstruationsblutung zum Zeichen des Fehlschlagens der Vorbereitung ein. Das Corpus luteum hemmt nicht die Menstruation, sondern solange das Ei am Leben ist, unterhält es die prägravide Schwellung. Es hemmt ein weiteres Follikelwachstum. Derartige Sätze sollten möglichst bald aus den Arbeiten verschwinden. Auf die Besonderheit einer übermäßig langen Lebensdauer der Granulosadrüse, wie es das sog. Corpus luteum persistens darstellt, soll später bei den Regelwidrigkeiten des Ovariums eingegangen werden.

Die Ursachenbetrachtung im zyklischen Geschehen wäre unvollständig, wenn nicht auch der Menstruation selbst noch einige Aufmerksamkeit zugewendet würde. Wir haben gesehen, daß entgegen früherer Anschauung nur dann von einer Menstruation gesprochen werden kann, wenn die Granulosadrüse in beginnender Rückbildung und eine vorher prägravid gewesene Schleimhaut in Sequestration sich befindet. Die klinischen Folgezeichen bei der durch die Sequestration entstandenen Wundfläche sind Blutungen aus den zerrissenen Gefäßen. Es ist wie bei einem Abortus oder einem Partus, nur in stark verkleinertem Maßstabe. Wir haben uns die Frage vorzulegen, wie diese Sequestration zustande kommt. Sind besondere Stoffe nötig, um eine derartig komplizierte Abbauerscheinung gleichmäßig in einer etwa $1/2$ cm dicken Haut herbeizuführen oder sind es rein passive Folgen des Ausbleibens stimulierender und hyperämisierender Substanzen. Dalché und Carlini nehmen eine anaphylaktische Wirkung gegenüber dem zerfallenden Eieiweiß an (siehe oben). Die nähere Analyse des Sequestrationsvorganges zeigt, daß in einem frühen Stadium des beginnenden Abbaues die Färbbarkeit der Epithelien verloren geht und daß Leukozyten in größerer und zunehmender Menge angelockt werden. Die Gefäße sind häufig thrombosiert, häufig aber auch zerrissen und das Gewebe durch Ödem gesprengt. Man könnte denken, in Analogie der Annahme von Ricker und Dahlmann, daß Zirkulationsstörungen, durch die Vasokonstriktoren und -dilatatoren übertragen, hier eine sehr wesentliche Rolle spielten. Gefäßverengernde Stoffe sind von Labhardt und Hüssy nachgewiesen worden, aber man hat bisher noch keine Nerven in der Uterusschleimhaut festzustellen vermocht. Es ist sehr wohl möglich, daß die spezifisch umgewandelten, in starker Sekretion befindlichen Epithelien beim Ausbleiben des Stimulus von der Granulosadrüse her erhebliche Stoffwechselstörungen erleiden, die dann die Katastrophe herbeiführen. Vorerst ist die unmittelbar auslösende Ursache der Desquamation und der Zerstörung nicht festzustellen. Wir wissen aber durch Untersuchung von Frankl, Aschner und Halban, daß die prägravide Uterusschleimhaut in hohem Maße über tryptisches Ferment verfügt und es ist gut verständlich, daß, sobald erst die Zerstörungsprozesse eingeleitet sind, das Ferment aus den zerfallenen Zellen frei wird und nun seine Wirkung tut. Diese bezieht sich einerseits auf die starke Unterstützung des Gewebszerfalls, so daß tatsächlich innerhalb 20—30 Stunden die funktionelle Mukosa weitgehend zerstört ist, woran neben dem tryptischen Ferment ja auch die Leukozyten einen guten Anteil haben. Eine weitere, offenbare Nebenwirkung ist dann auch die, daß das Fibrinferment des aus den zerrissenen Gefäßen austretenden Blutes zerstört und unwirksam gemacht wird, so daß das Menstrualblut nicht gerinnen kann. Die Säuberung der Wundfläche gibt ja dann vorläufig keine wesentlichen Rätsel mehr auf. Sie ist nach allgemeinen pathologischen Gesichtspunkten durchaus verständlich, ebenso die Epithelialisierung. Wahrscheinlich handelt es sich bei den letztgenannten Prozessen lediglich um eine rein lokale Gewebsleistung, wie sie überall im Körper unter der entsprechenden Voraussetzung auftritt.

Wir glauben in vorstehenden Besprechungen die Ursachenfrage so weit geklärt zu haben, daß wir mit R. Meyer, E. Novak u. a. sagen können, die haupttreibende Kraft und das durchaus Primäre ist das reifende Ei, das reife und das sterbende Ei resp. das befruchtete und dann sich entwickelnde Ei. Es fragt sich aber, ob diese Stellung eine völlig überragende ist und ob nicht vielmehr im Körper eine große Menge von Faktoren eine Wirksamkeit auf das Leben und Sterben des Eies haben. Im klinischen Teil wird später vielfach auf derartige Einwirkungen hingewiesen werden müssen und es ist zweifellos nachzuweisen, daß nur in einem gesunden Körper auch ein gesundes leistungsfähiges Ei heranreift. Man hat nun gemeint, daß primär auch schon dem Ei gewisse übergeordnete Faktoren gegenüber bestehen. So haben z. B. Hofbauer und neuerdings Zondek sich bemüht, den Nachweis einer dominierenden Hypophyse zu liefern, jedoch ohne unmittelbar überzeugenden Erfolg. Es bestehen sicherlich sehr enge Wechselwirkungen zwischen den Funktionen des Körpers und den Funktionen des Eizellapparates, so daß es sehr schwer ist, Primäres und Sekundäres auseinander zu halten. Es müssen eben eine Summe von günstigen Bedingungen, zu denen gewiß auch eine gute Hypophysenwirkung auf Wachstum und Entwicklung gehört, zusammenkommen, um den Eireifungsprozeß regelmäßig ablaufen zu lassen. Unter den Faktoren, die die Ovarialfunktion mit beeinflussen, mag erwähnt werden, daß offenbar das Vorhandensein des Uterus von großer Bedeutung für das regelrechte Funktionieren im Eierstock ist. Wie teils durch anatomische, teils aber auch durch klinische Untersuchungen z. B. von Mandl und Bürger, Pankow, Lindig, Alice Maxwell, de Meuron erwiesen wurde, erlischt die Funktion der Ovarien in nicht allzu langer Zeit nach der Uterusexstirpation und das Ovarium verfällt schon vorher einer gewissen Degeneration in dem Sinne, daß meistens die Eier der Follikel nicht reifen, sondern einer vorherigen Follikelatresie verfallen. Nur ausnahmsweise kommt es zum Zeichen der Follikelreife und zur Granulosadrüsenbildung (siehe später). Über weitere Abhängigkeit von anderen Prozessen und Organen wird später eingehend gesprochen werden müssen.

5. Die Periodizität des Zyklus.

Schließlich bleibt noch übrig, auf die besondere Periodizität des Zyklus hinzuweisen. Im klinischen Teil wird auseinandergesetzt, daß $^4/_5$ aller Frauen eine im allgemeinen vierwöchentlich wiederkehrende Menstruation haben, der Rest zum Teil dreiwöchentliche Periode, aber auch unregelmäßige Wiederkehr zeigt. Man hat nun dieser scheinbar periodischen Funktion seine Aufmerksamkeit zugewendet, insbesondere hat die Entdeckung von Arrhenius, daß die Luftelektrizität und andere elektrische Erscheinungen in der Atmosphäre eine ausgesprochene Periodizität von 27,32 Tagen und eine zweite von 25,929 Tagen besitzt, eine Reihe von Theorien entstehen lassen. Schatz hat mit Hilfe von Blutdruckmessungen Wellenbewegungen in der Schwangerschaft und Periodizität der Schwangerschaftswehen zu erfassen versucht. Fließ und auch Swoboda haben ein 23tägiges und 28tägiges Periodenintervall herausgerechnet. Die Berechnungen gehen jedoch vielfach sehr willkürlich zu. Schäffer hat in der zweiten Auflage dieses Handbuches diese Berechnungen als Zahlenkunststücke bezeichnet. Noch weiter geht Riebold, der nicht Monats-, sondern Wochenperioden berechnet und fünf Wochenperioden von 6,48, 6,83, 7,0, 7,28 und 7,75 Tagen unterscheidet. Er glaubt mit Hilfe dieser Wochenperioden ebenfalls wieder durch eine Reihe von willkürlichen Annahmen die Abhängigkeit von den genannten kosmischen Perioden bewiesen zu haben. Da nun aber 'die Menstruation sich keineswegs als eine selbständige Funktion erweist, sondern da Anfang und Ende des Zyklus von der Eizelle diktiert wird, so verschiebt sich heute die Frage dahin, wie groß die Lebensdauer des reifenden und reifen Eies ist. Ob auch diese den kosmischen Perioden untersteht, erscheint zum mindesten sehr fraglich. Mystiker könnten sich ja auch einmal hiermit beschäftigen. Uns bleibt hier lediglich die Annahme übrig, daß die Lebenszeit einer Zelle individuell und vielfach aus phylogenetischen Ursachen heraus begrenzt und bestimmt ist. Sie ist abhängig von diesen ihr immanenten Faktoren, anderseits aber auch von den Einwirkungen der sie umgebenden somatischen Umwelt.

VI. Die klinischen Zeichen |und Begleiterscheinungen des mensuellen Zyklus; die Diätetik während des Zyklus.

Schon bevor etwas über den genitalen Zyklus so, wie wir ihn heute übersehen und in dem bisher Vorgetragenen kennen gelernt haben, bekannt war, sprachen schon eine Reihe von Autoren wie Jacoby, Goodman, von Ott und Schichareff von einer Wellentheorie betreffend die körperlichen Funktionen der Frau. Es wurde damit gemeint, daß eine Reihe von Funktionen des Körpers, wie die Wärmeproduktion, der Blutdruck und die Harnstoffausscheidung, die Muskelkraft, die Lungenkapazität und manche andere Funktionen einen deutlichen Wechsel in der Stärke ihrer Reaktionsfähigkeit zeigten, und daß sich in diesen Funktionsschwankungen ein Wellenberg im Prämenstruum und unter der Menstruation ein rascher Abfall bis zum Minimum nachweisen ließ. Es haben nun diese Untersuchungen später eine mehrfache Nachprüfung erfahren, jedoch meistens in dem Sinne, daß die Funktionsverhältnisse nur in der Menstruation, bestenfalls im Prämenstruum und vergleichsweise zu irgendeiner Zeit außerhalb der Regel geprüft wurden. Nur relativ wenige Untersuchungen erstrecken sich über den ganzen Zyklus, eine kaum nennenswerte Zahl über mehrere Zyklen. Stellen wir uns auf den Standpunkt, wie ihn der anatomische und auch der die zeitlichen und ursächlichen Zusammenhänge diskutierende Abschnitt vermittelt hat, d. h. sehen wir das zyklische Geschehen in dem Sinne einer Schwangerschaftsvorbereitung mit der Bereitschaftsstellung zur Befruchtung an, so ist es plausibel, daß nicht nur im Genitalorgan, sondern auch darüber hinaus in den verschiedensten Organsystemen des Körpers Funktionsänderungen vor sich gehen, die denen ähnlich sind, wie sie im vergrößerten Maßstab während der Schwangerschaft durch die Umstellung auf die ganz besonders hochwertige Fortpflanzungsfunktion des Körpers zustande kommen. Und wenn diese Anschauung richtig ist, dann ist es auch verständlich, daß diese Vorgänge bis in die Zeit vor dem Abbruch des Zyklus, wie ihn die Menstruation darstellt, zunehmen, aber anderseits zur Zeit des Niederbruchs des Zyklus auch wieder eine ziemlich plötzliche Umstellung der gesteigerten oder geänderten Funktion auf ein gewöhnliches oder herabgesetztes Mittelmaß eintritt. Es ist verständlich, daß es sich bei bestimmten Organsystemen um ein Plus und Minus handelt, daß aber in den vermittelnden Geweben oder Funktionen verschiedenartige Schwankungen eintreten können. Die Darstellung in diesem Kapitel dreht sich um diejenigen Vorgänge an Ovarium und Uteruskörper, wie sie im anatomischen Teil als zeitlich zusammenstimmend dargestellt sind, als Mittelpunkt, mit der Maßgabe, daß höchst plausibler Weise die Eizellen den eigentlichen Anstoß zu der ganzen Funktion geben. Unsere Fragen lauten jetzt:

a) **Welche klinischen Erscheinungen begleiten diesen ovario-uterinen Zyklus am Genitale?**

b) **Wie reagieren die Organe und Organsysteme des übrigen Körpers auf diese der Fortpflanzung dienende Funktion in ihrem Anstieg und ihrer Katastrophe?**

Wir haben also die genitalen Zeichen und die klinischen Begleiterscheinungen des Zyklus zu studieren.

A. Die klinischen Zykluszeichen, die vom Genitale ausgehen.

Das völlig im Vordergrund des Interesses stehende unmittelbare Zeichen des Genitalzyklus ist ja der periodische Blutausfluß. Unter besonderen Verhältnissen können auch die anderen Phasen des Zyklus klinische Zeichen verursachen, so insonderheit die Ovulationszeit, von der schon oben an anderer Stelle gesprochen wurde, die aber hier noch einmal zu erwähnen ist. In den späteren Kapiteln werden wir auch genitale Zeichen z. B. im Prämenstruum und im Postmenstruum feststellen können. Unter gewöhnlichen normalen Umständen heben sich aber andere Perioden als gerade eben die Blutungszeit durch genitale Zeichen nicht ab.

1. Die Ovulations- oder Brunstzeit.

Bei vielen oder fast allen Säugetieren ist ein Blutungszeichen entsprechend der eigentlichen Menstruation nicht deutlich. Dafür tritt aber anderseits die Zeit der Ovulation durch die Brunsterscheinungen stark hervor. Diese Brunsterscheinungen haben sich beim menschlichen Weibe völlig verwischt, offenbar durch den Einfluß der Kultur und anderseits unter der offenbaren Tatsache, daß nicht nur zur Zeit der Ovulation eine Konzeption möglich ist, sondern Kohabitationen zu jeder Zeit des Zyklus fruchtbringend sein können (siehe die Kapitel über die Phylogenese und die zeitlichen Zusammenhänge des Zyklus). Man findet gelegentlich Bemerkungen, daß Äquivalente der Brunst im Sinne einer größeren Geneigtheit zur Kohabitation hauptsächlich im Postmenstruum auftreten, aber andere geben dasselbe für das Prämenstruum an. Irgendwelche verläßlichen Feststellungen fehlen über diese ja zweifellos sehr delikate Frage und sind wohl auch kaum in verläßlicher Weise zu finden. Wohl aber lassen sich in einer Gruppe von Fällen, die nur klein ist, um die Zeit der Ovulation klinische Zeichen feststellen, die darin bestehen, daß mehrere Stunden bis selbst 2—3 Tage hindurch ein ziehender Schmerz im Unterleib auftritt, der sehr häufig nichts weiter ist als ein einfacher Druck. Auffällig ist eine gewisse nervöse Gereiztheit, leichtes Übelsein, sogar etwas Brechneigung, leichte Appetitbeeinträchtigung, auch Störungen des Schlafes. In anderen Fällen kann ein hellschleimiger Ausfluß für wenige Tage hinzukommen, der sogar recht stark werden kann. Selten, aber auch in durchaus beachtenswerter Zahl von Fällen kommt ein geringer Blutaustritt aus der Scheide zustande, der nur wenige Stunden, manchmal

2—3 Tage dauert. Wie schon im vorhergehenden Teil beim Ovulationstermin näher ausgeführt ist, fällt dieser kleine Symptomenkomplex im wesentlichen um den 14. Tag; er läßt sich auch, wie früher erwähnt, durch zu dieser Zeit ausgeführte Schleimhautuntersuchungen als dem Ende der Proliferation und den allerersten Beginn der Sekretionsphase angehörig erkennen. Wegen dieser zeitlichen Lokalisation spricht man auch vom „Mittelschmerz". Schon die vorhergehende Auflage des Handbuches referiert über diesen „Mittelschmerz", allerdings unter „Dysmenorrhöe" und weiß für die Erklärung keinen rechten Standpunkt zu finden. Inzwischen haben sich außer den früheren Autoren Theilhaber, Tschirdewahn, Stratz, Novak, Walther, Dalché und Dastres und einige andere mit dieser Frage meist in dem Sinne eines Zusammenhanges mit der Ovulation beschäftigt, jedoch betonen alle, daß diese Erscheinung im wesentlichen an krankhaft veränderten Organen sich einstellt, die auf die wahrscheinlich den Vorgängen zugrunde liegende erhöhte Hyperämie zur Ovulationszeit, also der Brunstzeit der Tiere, verstärkt reagieren. Es ist ja auch bekannt, daß bei manchen Tieren um die Brunstzeit etwas blutiger Schleim in völlig analoger Weise sich zeigt. Der Ausfluß entstammt zweifellos einer erhöhten Absonderung des Zervikalkanals; im Corpus uteri finden sich zu dieser Zeit noch keine Sekretionszeichen. Die Blutung wird durch eine Erosion erheblich begünstigt, nicht als Rhexis-, sondern als Diapedesisblutung.

2. Die Menstruationszeit.

Wesentlich komplizierter sind die klinischen Zeichen zur Zeit der Menstruation. Es steht die Blutung selbst im Vordergrund des Interesses und wir haben uns zunächst über die Dauer, über die Stärke und über das Tempo der Wiederkehr dieser Blutung zu unterrichten.

Die Menstruationsblutung. Aus dem anatomischen Teil ist der Ursprung der Blutung ohne weiteres ersichtlich. Es läßt sich durch exakte anatomische Feststellungen unter Berücksichtigung des Eintrittes der Blutung konstatieren, daß die Blutung dann kommt, wenn die Funktionalisschicht des Endometrium corporis schon stark in Sequestration begriffen und stellenweise auch zu Verlust gegangen ist. Es läßt sich feststellen, daß die Dauer der Blutung im allgemeinen mit dem Bestehen der Wundfläche im Endometrium zeitlich zusammenfällt. In den Fällen, wo die Blutung länger als 3—4 Tage dauert, ist wohl ein mehrfacher Grund für die Entstehung der über die Wundflächenzeit hinausdauernden Blutung anzugeben. Einerseits wird in der Uterushöhle in diesen Fällen noch etwas von dem ausgetretenen Blut zurückgeblieben sein und erst allmählich ausgestoßen; dasselbe kann auch für die Scheide gelten und weiterhin ist es durchaus möglich, daß die Regeneration der Uterusschleimhaut nicht überall völlig gleichzeitig auftritt, sondern daß hier und da kleine Inseln von Defekten für kurze Zeit übrig bleiben. Jedoch dauert diese lokale Heilungsverzögerung sicher nur kurze Zeit und vom 5., mindestens dem 6. Tag an kann man auch in den länger dauernden Blutungsfällen die Schleimhautschicht überall nicht nur überhäutet, sondern schon in neuer Proliferation befindlich erkennen. Fälle, in denen nun die Blutung am 8. Tage noch stark ist, sind zweifellos pathologisch und es ist bei den zyklischen Anomalien die mannigfache Ursache derartiger Verlängerungen einzusehen. Wir haben uns hier im physiologischen Teil lediglich mit der gewöhnlichen, nicht krankhaften Erscheinungsweise der zyklisch eintretenden Blutung zu beschäftigen und die Typen kennen zu lernen, die sich im Rahmen des Normalen erkennen lassen.

Man sollte erwarten, daß über eine so alltägliche Frage, wie die Menstruationsblutung, in ihren Einzelheiten ein gutes wissenschaftliches Material vorliegt. Man sucht aber in der Literatur vergebens danach. Der Grund dafür liegt darin, daß den subjektiven Angaben der Patienten ein sehr großer Spielraum zuzubilligen ist und daß man normale Fälle nicht leicht in genügend großer Zahl zur Feststellung derartiger Tatsachen zur Verfügung hat. Fest umrissene Angaben lassen sich deshalb auch heute nicht machen, sondern man kann nur die Summe der Eindrücke wiedergeben, die die einzelnen Frauen in ihrem Erleben haben. Frühere Untersucher, insbesondere Brierre de Boismont, Krieger, Mayer, Engelmann (Boston) und einige andere haben ein jeweils großes Material an Beobachtungen gesammelt. Schäffer hat in der zweiten Auflage dieses Handbuches eine Tabelle über diese Angaben zusammengestellt, die auch heute noch das Beste darüber bekannt gibt.

a) Die Dauer der Periodenblutung beträgt am häufigsten 3—4 Tage. Wie sich im übrigen die einzelnen Tage verteilen, geht aus der durch Zusammenziehung von je 2 Tagen zuverlässiger gemachten Tabelle über die Zahl der einzelnen Autoren hervor (nach Schäffer).

Autor	Zahl der Fälle	Dauer der Menstruation			
		1 und 2 Tage	3 und 4 Tage	5 und 6 Tage	7 und 8 Tage
Brièrre de Boismont .	562	17,2%	34,9%	12,4%	32,7%
Tilt	?	7,0%	52,9%	11,7%	26,4%
Mayer	4542	6,0%	34,3%	25,7%	28,8%
Krieger	253	5,8%	37,6%	21,5%	31,2%
Ravn	?	17,2%	46,1%	19,0%	15,9%
Szukits	1013	15,9%	57,1%	11,3%	11,6%

Es ist dabei zu bemerken, daß bei der einzelnen Frau und bei den einzelnen Zyklen die Blutung nicht immer gleich lang und ebenso gleich stark ist.

b) Die Stärke des Blutverlustes ist noch stärkeren Schwankungen unterworfen; denn das, was die einzelnen Patienten über den Grad des Blutverlustes angeben, entbehrt der Vergleichsmöglichkeit und ist daher unkontrollierbar subjektiv eingestellt. Für klinische Zwecke ist es genügend, sich über die Zahl der verbrauchten Binden, die das Blut auffangen sollen, zu orientieren. Viele einfache Frauen tragen keinerlei Binde zur Zeit der Menstruation. Es ist kaum anzunehmen, daß bei diesen Frauen eine eigentlich starke Regel besteht, da ihnen sonst durch das Nichttragen der Binde mancherlei Unannehmlichkeiten erwachsen würden. Es ist weiterhin zu sagen, daß die Blutung nicht während der ganzen Dauer der Regel gleich stark ist, sondern die meisten Patienten geben an, daß sie am 1. Tag meistens schwächlich ist, um dann am 2. und 3. Tage gut zu fließen und am 4. Tage wieder abzuschwächen. Bei den länger dauernden Blutungen ist gewöhnlich nur die Zeit des Versiegens verlängert, während die eigentliche Blutung auch auf den 2.—3. oder 4. Tag beschränkt ist. Es dauert eben in manchen Fällen 7 oder 8 Tage, bis völlig jede Blutung verschwunden ist und bis dann die Patientin „baden und reine Wäsche anziehen kann".

Über die tatsächliche Größe des Blutverlustes ist nur durch kompliziertere Feststellungen ein Urteil zu gewinnen. Am besten haben Untersuchungen des Eisengehaltes, wie sie von Hoppe-Seyler durchgeführt sind, ein Urteil gegeben. Er fand in der Mehrzahl Blutverluste von 26—52 ccm und in Extremen von 3—152 ccm. Lahille hat ebenfalls mit dem gleichen Verfahren festgestellt, daß $1/3$ der von ihm untersuchten Fälle 20 g Blut, $1/3$ 50—55 g und ein weiteres Drittel über 60 g Blut verliert. Stärkeren Blutverlust bezeichnet er als regelwidrig. Es ist hierbei zu beachten, worauf auch die Autoren aufmerksam machen, daß der sog. Menstrualfluß nur zum Teil aus Blut besteht, sondern vielfach Beimengungen von Schleimhaut, von anderer Flüssigkeit, von Zervixschleim, die das Blut unübersehbar verdünnen, enthält. Den eigentlichen Blutgehalt schätzt Hoppe-Seyler nur auf 20—65% der gesamten auffangbaren Flüssigkeit. Es stimmt damit überein, daß Prussak bei 12 Fällen durch Wiegen der Binden 100—150 g Menstrualflüssigkeit, bei jugendlichen Patienten 50 g festgestellt hat. Über die rein elementar-analytische chemische Zusammensetzung, über die einige ältere Angaben vorliegen, ist nichts Wertvolles zu sagen. Es fehlen neuere Untersuchungen darüber. Die wichtigen Stoffe, die im Menstrualblut festzustellen sind, sollen später unter einer besonderen Rubrik noch notiert werden. Die Feststellung, wann eine Blutung als krankhaft stark oder schwach zu bezeichnen ist, kann, wie wir unter den Anomalien des uterinen Zyklus sehen werden, lediglich danach entschieden werden, ob der Typus, der sich bei der Patientin im allgemeinen für die Regelblutung vorfindet, eine auffällige Änderung erfahren hat.

c) **Die Wiederkehr der Blutung.** Das Gewöhnliche ist, daß das Tempo des Blutungseintrittes ein regelmäßiges ist, ja viele Frauen geben an, daß sie den Eintritt der Regel auf die Stunde genau am gleichen Tage erwarten; aber es läßt sich nicht leugnen, daß auch hier vielfach der Eindruck der Patienten mitspielt und daß erst regelmäßige Kalenderaufzeichnungen in Wahrheit häufig kleine Schwankungen von 1—3 Tagen (zu früh oder zu spät) ergeben. Wir besitzen lange nicht genügend Aufzeichnungen von kalendermäßig geführten Daten, wobei außerdem noch die Garantie der körperlichen Gesundheit erfüllt ist; denn bei den Feststellungen, wie sie aus der Literatur besonders älterer Autoren zu finden sind, ist wohl zweifellos mancher pathologische Fall mit untergelaufen. Das größte Material haben Krieger und Mayer zusammengetragen. L. Mayer bezieht seine Angaben auf 5176 Frauen. Einen konstanten Typus hatten 87,8%, einen wechselnden inkonstanten Typ 12,2%. Unter den 4981 Frauen mit gleichbleibendem konstanten Typ hatten 3969 (69,7%) eine regelmäßige vierwöchentlich wiederkehrende Periode und 1012 (20,3%) eine teils 15—21 Tage, teils 22—27 Tage, aber auch anders wiederkehrende Regelblutung. Stellt er alle vierwöchentlich menstruierten Fälle überhaupt zusammen, so findet er vom Gesamtmaterial im Durchschnitt 80%, nach seiner Feststellung bei den besser situierten Frauen einen noch höheren Prozentsatz, bei der ärmeren Bevölkerung um einige Zahlen weniger. Es ließen sich noch andere Zahlen anführen, wie gesagt aber sind derartige Angaben mit großer Vorsicht aufzunehmen, da die Genitalgesundheit der Fälle keinesfalls garantiert ist.

Als etwas unbefriedigendes Fazit dieses Abschnittes läßt sich also feststellen, daß etwa $4/5$ aller geschlechtsreifen Frauen eine in vierwöchentlichen Intervallen wiederkehrende 3—5 tägige Periode haben, in der sie etwa 100—120 g einer blutigen schleimigen Flüssigkeit mit etwa 50—80 g reinem Blut verlieren. Bei den übrigen Fällen kommt die Periode unregelmäßig, am häufigsten noch mit etwa dreiwöchentlicher Wiederkehr, aber auch ohne sicheres Maß. Der Blutverlust kann geringer und auch etwas stärker sein.

Die einzige Möglichkeit, über einen bestimmten Abschnitt genauere Angaben zu bekommen, besteht darin, daß in Schulen, Seminaren, großen Sportvereinen usw. von den zugehörigen Mädchen und Frauen je für sich persönlich kalendermäßige Aufzeichnungen über ihre Periode gemacht werden, und daß diese Aufzeichnungen, die ja die Namen nicht zu nennen brauchen, jährlich gesammelt und dann nach den Grundsätzen der Statistik und Variationsrechnung Bearbeitung finden. Fragen der Dauer und Wiederkehr würden auf diese Weise unter der Voraussetzung bestimmter zuverlässiger Organisation zu lösen sein, vielleicht auch die Frage der Stärke der Blutung. Anlaß dazu ist vor allem in der Feststellung gegeben, welchen Einfluß der Sport und die Leibesübungen auf den Ablauf der Menstruation haben und ob Verordnungen getroffen werden müssen, daß Turn- und Schwimmschülerinnen während der Blutungstage vom Unterricht fakultativ oder obligatorisch zu befreien sind. Durch ausgedehnte Schuluntersuchungen ist es meinem Assistenten Dr. Demme gelungen, ein recht gutes Material von Schülerinnen zu bekommen, über deren körperlichen Zustand eine Untersuchung genaue Auskunft gab; da es sich hier aber um Mädchen in der Entwicklungszeit handelt, so können auch diese Feststellungen keine allgemeine Gültigkeit beanspruchen. Sie sollen deshalb hier nicht im einzelnen notiert, sondern mögen in der Spezialarbeit eingesehen werden.

Die Menstruationsflüssigkeit. Die Menstruation wird fast allgemein als ein Reinigungsprozeß, den der Körper zu seiner Gesundheit nötig hat, angesehen. Sitten und Gebräuche der Völker haben sich sehr vielfach des Prozesses angenommen, worüber in dem Buch von Ploß-Bartels „Das Weib in der Natur- und Völkerkunde" eine große Summe interessanter Angaben zu finden ist. Auch in der Medizin hat vielfach früher der Reinigungsprozeß der Menstruation im Vordergrund gestanden. Noch neuerdings sagt B. Aschner, daß Autointoxikationen durch Zurückbleiben der menstruellen Sekrete im Körper auftreten, und daß die menstruelle Blutausscheidung für die Gesundheit der Frau ebenso wichtig ist wie etwa die Perspiratio insensibilis der Haut. In Rücksicht auf das einleitenderweise Gesagte über die Einstellung des Körpers auf die Schwangerschaftsvorbereitung läßt es sich ja sehr wohl denken, daß Stoffe, die bei dem Zusammenbruch dieser Vorbereitungsprozesse, besonders soweit sie eventuell spezifischen Charakter tragen, wie z. B. die funktionelle Schicht des Endometrium corporis frei werden oder entstehen, zweckmäßigerweise aus dem Körper ausgeschaltet werden müssen, wenn nicht irgendwelche Störungen zustande kommen sollen. Es ist durch das Studium der Art der eintretenden Funktionswandlungen in den verschiedensten Organen und anderseits durch die Untersuchung der Menstrualflüssigkeit und anderer Sekrete des Körpers zur Zeit der Menstruation zu prüfen, ob sich irgendwelche, eventuell als toxisch anzusprechende Stoffe nachweisen lassen, oder eventuell nur ihre Wirkungen zu erkennen sind. Von der Art der Organprozesse wird im zweiten Teil dieses Abschnittes die Rede sein; hier sollen die Menstrualflüssigkeit und andeutungsweise auch andere Ausscheidungsprozesse besprochen werden.

Es ergibt sich die Frage, ob der Menstrualflüssigkeit bestimmte Eigenschaften anhaften, die auf eine derartige Annahme hindeuten. Über die Wirkung des Ausbleibens einer Menstruation wird in dem Kapitel über die Amenorrhöe und die Klimax Weiteres und Genaueres gesagt werden müssen.

Es ist schon oben mitgeteilt worden, daß im Menstrualblut etwa $1/2$–$2/3$ Teile wirkliches Blut sind, daß der übrige Teil aus Serum, Zervixschleim, Vaginalinhalt und einigen

Gewebsfetzen besteht. Die Beimengung des Vaginalinhaltes zur Menstrualflüssigkeit hat den gerichtlichen Medizinern durch das Vorhandensein des Glykogens in den vaginalen Epithelien eine recht wichtige Handhabe zur Diagnose gegeben. Merkel hat vor kurzem hierüber Genaueres zusammengestellt, auch früher schon haben Wiegmann und Dyrenfurth darüber sich geäußert. Die Beimengung von Schleimhautstücken zum Menstrualfluß wurde von einer Reihe von Autoren untersucht. In neuerer Zeit haben sich unter anderen Käthe Lindner und Sekiba damit befaßt, die Menstrualabgänge näher zu prüfen. Eine gute Übersicht über die ältere Literatur ist in der 1907 erschienenen Arbeit von Else von der Leyen gegeben. Alle Arbeiten gipfeln in der Feststellung, daß meistens sichere Schleimhautabgänge in Form von wenigen Millimetern bis zu wenigen Zentimetern messenden Gewebsfetzen oder membranösen Lamellen in den Binden zu finden sind. Die Abgänge zeigen zwar durch Auslaugung schlechte Kernfärbung, aber durchaus einen Charakter, der sich an den der Uterusschleimhaut in den letzten Tagen des Zyklus anlehnt. Abgang größerer Membranen ist als pathologisch anzusehen, wenn auch immerhin manchesmal derartige Abgänge symptomlos erfolgen.

Rosemann und Braun haben fibrinlösendes Ferment im Menstrualblut nachweisen können. Sie haben damit die oft diskutierte Frage der Ungerinnbarkeit des Menstrualblutes angeschnitten. Die Autoren haben, um die Ungerinnbarkeit des Blutes zu erklären, weitgehende Untersuchungen über das Verhalten des Körperblutes angestellt, deren Resultate noch später genannt werden sollen. Andere Autoren, wie Blair-Bell, Dienst, Riddle Goffe, Mac Ilroy suchten die Ursache für das Nichtgerinnen in Stoffen, die das Endometrium teils allein, teils unter Wirkung des Corpus luteum liefere. Durch diese Stoffe sollte das Fibrinferment unwirksam gemacht werden, da wohl Fibrinogen vorhanden war, das Fibrinferment sich aber in viel zu geringer Menge fand (Dienst). Whitehouse hat gemeint, daß die Uterindrüsen ein fibrinolytisches Ferment absondern; Dienst nahm ein Antithrombin an, Schickelé meint, daß das Thrombin dauernd vom Ovarium sezerniert wird, aber im prädisponierten Uterus eine Aufspeicherung erfährt. Auch Benthien läßt das Ovar Hormone entsenden, die neben der Vorbereitung der Mukosa zur Eieinbettung auch die Ungerinnbarkeit des Blutes verursachen sollen. Stickel und Zondeck stellten noch genauere Untersuchungen an und fanden die morphologischen Bestandteile im Menstrualfluß gegenüber dem Körperblut verringert, etwa 3 Millionen rote und 3160 weiße Blutkörperchen, das spezifische Gewicht, die Trockensubstanz, die molekulare Konzentration und ebenso den osmotischen Druck herabgesetzt. Sie stellen fest, daß die Hämolyse des Menstrualblutes nicht durch eine Veränderung der Salzkonzentration, sondern durch einen Faktor der Uterusschleimhaut wahrscheinlich fermentativer Art zustande kommt. Im Uterusmuskel und in der Portiosubstanz gerinnt das Blut noch normal. Es ließ sich auch nachweisen, daß die Gerinnungsunfähigkeit schon im Kavum des Uteruskörpers auftritt und nicht erst, wie man früher annahm, durch die Säure der Scheide bedingt wird. Durch die Feststellung der Desquamation und den völligen Zellzerfall des funktionellen Endometriumgewebes ist die Erklärung für die Gerinnungsunfähigkeit heute nicht mehr schwer. Wie schon früher angeführt, finden sich in der Uterusschleimhaut nach Untersuchungen von Frankl, Aschner und Halban reichlich proteolytische Fermente. Solche Stoffe werden durch den Gewebszerfall zweifellos in noch erhöhter Menge frei. Es bereitet demnach keine Schwierigkeiten anzunehmen, daß das

Fibrinferment durch das Zellferment der Uterusschleimhaut zerstört wird, und daß deshalb die Gerinnung nicht eintreten kann. In diesen durch die Desquamation und Sequestration einer hochwertigen Schleimhaut freiwerdenden Fermenten, wie sie ja auch bei jeder Gewebsautolyse auftreten, finden wir die von den verschiedenen Autoren angenommenen fibrinlösenden Stoffe. Für den Ausstoßungsmechanismus ist der Verlust der Gerinnungsfähigkeit zweifellos von erheblicher Bedeutung, da das Volumen der zu befördernden Masse und die Konsistenz dadurch erheblich verändert wird. Die Frage der Hämophilie, ihr Vorkommen bei Frauen überhaupt und ihre Bedeutung für die Menstruation soll später bei den abnormen Blutungen auseinandergesetzt werden. Hier mag nur soviel gesagt werden, daß sie für den normalen Menstruationsprozeß keine Rolle spielt, da ja, wie eben gezeigt, die Gerinnungsunfähigkeit erst nach dem Austritt des Blutes aus dem Uterusmuskel erworben wird und nicht schon vorher im Blute konstitutionell besteht.

Als besonderer Stoff ist im Menstrualblut eine relativ große Menge von Arsen nachgewiesen worden. Nach Gaudier, Bertrand, Hertoghe, Segale, Ichmanitzky-Ries, J. Ries und Frommer wurde die Menge des Arsens auf 0,28 mg pro kg Menstrualblut angegeben, während sonst die Arsenmenge im Kilogramm Blut 0,05 mg beträgt. Es ist das ein interessanter Nebenbefund; es ist aber nicht möglich, der immerhin geringen Arsenmenge eine besondere Bedeutung etwa für die Nekrose der Uterusschleimhaut zuschreiben zu wollen; denn auch die mehrfache Arsenmenge vermag beim geschlechtsreifen Kaninchengenitale keinesfalls eine nekrotische Wirkung hervorzubringen.

Außer dem Arsen sind faßbare und isolierte Giftstoffe in dem Menstrualblut nicht bekannt geworden, wohl aber hat Schick verschiedene Personen feststellen können, die offenbar während der Menstruationszeit eine ausgesprochene Giftwirkung ausüben und im wesentlichen mit dem Schweiß, aber auch mit dem Menstrualblut einen thermostabilen, angeblich sehr giftigen chemischen Körper ausscheiden, der veranlaßt, daß Rosen in der Hand Menstruierender am 1.—3. Tag verdorren, während in der Zwischenzeit keine Störung in diesem Sinne erfolgt. Der Weinstock soll zugrunde gehen, Obstbäume sollen verdorren, Früchte sollen geschädigt werden, wenn menstruierende Frauen mit ihnen in Berührung kommen; Hefeteig soll nicht aufgehen, eingemachte Früchte verschimmeln. Es wird erzählt, daß Konservenfabriken und Blumenhandlungen Menstruationstabellen führen, damit Schädlichkeiten dieser Art ausgeschaltet werden können. Eine Reihe von Untersuchern haben sich nun mit dieser ja zweifellos aufsehenerregenden Feststellung, die z. T. im Volke verbreitete Meinungen nur referiert, beschäftigt. M. Franck fand, daß Blumen in der Milch menstruierender Ammen schneller als in der Kontrollmilch verwelkten. Sänger konnte gleiche Beobachtungen wie Schick nicht in eindeutiger Weise machen. Er sah zwar auch Blumen im Menstrualblut verwelken, aber das Blut von Kontrollpersonen hatte die gleiche Wirkung. Injektionen von menschlichem Menstrualblut bei weißen Mäusen haben eine Schädigung der Tiere nicht hervorgebracht. Interessant sind Feststellungen von Macht und Lubin, die feststellen konnten, daß Lupinenwurzeln durch normales Blut um 25%, durch Menstrualblut aber um 50% in ihrem Wachstum verhindert wurden. Polano und Dietl haben eingehend und unter guten Sicherheitskautelen die Einwirkung des Hautsekretes auf die Hefegärung untersucht und festgestellt, daß in allen Fällen eine Beeinflussung der Hefegärung einträte, jedoch das gleiche auch außerhalb der Menstruation gefunden, ebenso bei Männern. Sieburg und Patzschke untersuchten den Schweiß während und außerhalb der Menstruationszeit und fanden durch exakte pharmakologische Untersuchungen, daß in den letzten Tagen vor und in den ersten Tagen während der Menstruation etwa 80—100mal mehr Cholin mit dem Schweiß ausgeschieden wurde als im Intervall. Klaus fand Ähnliches. Labhardt und Gengenbach, Schubert und Steuding haben sich dann auch eingehend mit der Frage des sog. Menotoxins beschäftigt; erstere haben die Sieburgschen Befunde bestätigen können, jedoch keinesfalls irgendwie eine Übereinstimmung gefunden, sondern starke individuelle Schwankungen konstatiert. Die absoluten Werte sind sehr unterschiedlich und konnten z. B. bei Männern die gleiche sehr hohe Grenzkonzentration erreichen wie der Schweiß dreier menstruierender Frauen. Die genannten Autoren und noch andere haben, wie die Diskussion in der Breslauer gynäkologischen Gesellschaft ergab, trotz großer Bemühungen in mannigfacher Richtung und gleicher Fragestellung wie Schick niemals eine „giftige" Frau finden können und haben durch Anfragen bei einer großen Konservenfabrik auch festgestellt, daß keinerlei sichere Angaben über derartige Giftwirkungen gemacht werden können. Auch die Führung eines Menstruationskalenders hat sich mit einiger Zuverlässigkeit nicht nachweisen lassen (Auskunft eines erfahrenen Branchefachmannes).

Es läßt sich heute also noch nicht sagen, ob die Meinungen des Volkes über die Giftigkeit des Menstrualblutes durch tatsächliche Feststellungen zu stützen sind. Die bisherigen Kenntnisse geben gewisse Fingerzeige, aber es muß die große Summe der Fehlerquellen exakt ausgeschlossen werden, um isolierte Giftwirkungen feststellen zu können. Es scheint sich zweifellos nur um Ausnahmefälle zu handeln, in denen nach dem Niederbruch der Schwangerschaftsvorbereitungsfunktion Stoffwechselprodukte Giftwirkungen bedingen können.

Der Ausstoßungsmechanismus des Menstrualblutes.

Über die Art, wie das Menstrualblut das Cavum uteri verläßt, ist nur sehr wenig bekannt, wie überhaupt über die Muskelphysiologie des Uterus im nichtschwangeren Zustande sehr wenig Feststellungen bestehen. Hinselmann hat sich wohl als erster mit dem Ausstoßungsmechanismus beschäftigt und gezeigt, daß das Blut in Schüben ausgestoßen wird. Es erfolgt zweifellos die Ausstoßung durch eine Muskelkraft. Er hat dann eine Registrierung dieser Blutstöße vorgenommen und festgestellt, daß an den verschiedenen Tagen und zu verschiedenen Zeiten die Zahl und die Größe der Blutausstoßung verschieden ist. Es ist zweifellos, daß derartige Feststellungen insbesondere für abnorme Menstruationsblutungen von großer Bedeutung sein können und mancherlei Klarheit auch über deren Ätiologie zu bringen vermögen. Bei Tieren, insbesondere beim Schwein sind Peristaltikbewegungen an Uterus und Tube festgestellt in dem Sinne, daß die peristaltische Bewegung zur Zeit des Follikelsprunges und den folgenden Tagen stark, in der Zwischenzeit schwach war (Wislocki und Guttmacher, Keye, v. Mikulicz, Kok, Dyroff). Kontraktionen am nichtschwangeren menschlichen Uterus hat Rücker mittels Metreurynterballon bei einem Druck von 140 mm Hg in Form von Wehen von 2 Minuten Dauer und Wehenpausen von 4 Minuten in längerer Folge hintereinander erzeugen können. Diese Muskelkontraktionen werden ja häufig von der Frau als ziehende drängende und drückende Schmerzen im Unterleib mehr dumpfer als deutlicher Art angegeben. Im verstärkten und krankhaften Maße finden sie sich bei einem Teil der Dysmenorrhöefälle (siehe später). Sehr interessanterweise hat Stieve durch Messungen der Muskelzellen des Myometriums feststellen können, daß diese während und nach der Blutung kleiner werden und an Maße verlieren wie in der Geburt und im Wochenbett und daß sie im Verlauf des Zyklus dann wieder eine Massenzunahme bis zum Beginn der nächsten Regel durchmachen. Auch das Bindegewebe begünstigt diese Vorgänge durch Auflockerung und Wiederfesterwerden.

Die klinischen Zykluszeichen an Tube und Scheide.

An den nicht unmittelbar am Zyklus beteiligten Genitalabschnitten wie Tube und Scheide lassen sich subjektiv fühlbar werdende Einflüsse des Zyklus nicht feststellen. Über die mikroskopischen Vorgänge an Tube und Scheide ist im anatomischen Teil gesprochen. Die Tube bedarf keinerlei weiterer Besprechung hier, wohl aber muß der Einfluß des Zyklus auf die Scheide noch etwas näher verfolgt werden. Solche, morphologisch deutlich werdenden Zyklen, wie sie die Nager zeigen (siehe oben), finden sich bei den Primaten nicht. Wohl aber lehren die Studien der Scheidenbiologie, daß sich ein biologischer Mechanismus in der Scheide der Primaten herausgebildet hat, der in einer Symbiose des Scheidenrohres mit bestimmten Mikroorganismen besteht und eine Schutzwehr für das Eindringen mannigfaltiger Keime, besonders für die oberen Genitalorgane bildet. Normalerweise wird von der Scheidenwand genügend Glykogen gebildet, Fermente, die in den desquamierenden Epithelien frei werden, bauen das Glykogen zu Zucker ab. Bakterien der Gruppe des Bacillus acidophilus vermögen aus diesem Zucker eine Milchsäure

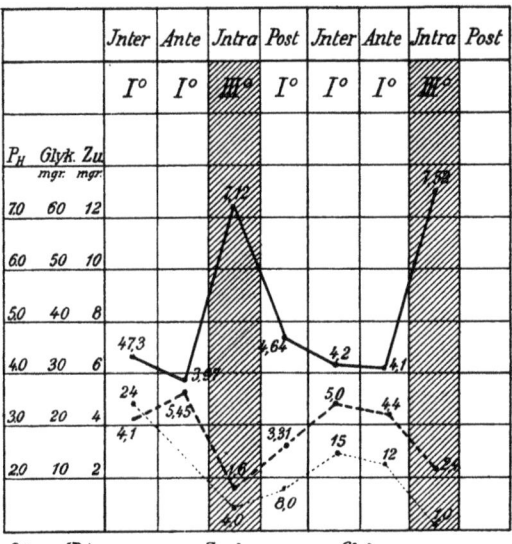

Abb. 104. Verhalten der Zucker- und Säurewerte in der Scheide in bezug auf den Zyklusablauf bei Bazillenflora (I). (Nach Demme und Baltzer.)

mit einer Konzentration von etwa $5^0/_{00}$ zu bilden. Wird nun dieser normale Mikrobismus zyklisch beeinflußt? Gräfenberg glaubte Schwankungen im Säurespiegel der Scheide feststellen zu können. Der tiefste Stand sollte um die Zeit des Follikelsprunges, der höchste Stand vor und nach der Menstruation abzulesen sein. Eine Reihe von Untersuchern haben sich bemüht, diese biologisch interessante und wichtige Frage ebenfalls zu finden; es ist nicht gelungen, eine derartige Schwankung zu konstatieren. An der Kieler Klinik haben wir uns durch sehr exakte Methoden mit der gleichen Frage beschäftigt, indem wir sowohl die Titrationssäure wie auch die aktive Wasserstoffionenkonzentration durch die Gaskette fortlaufend bestimmten. Irgendein nennenswerter Zyklus im Sinne gleichsinniger Schwankungen hat sich nicht feststellen lassen. Die nachweisbaren Schwankungen waren vielmehr unregelmäßig; der Höhepunkt lag bald nach, bald vor der Menstruation und auch viele Werte schwankten in ihrer zeitlichen Lage stark.

Es ergibt sich als weitere Frage die, welchen Einfluß der Menstrualfluß selbst auf die Scheidenmikrobiologie hat. Wir haben feststellen können, daß eine normale Scheidenbazillenflora durch die Menstruation für wenige Tage in eine bunte Mischflora umschlägt, daß zu dieser Zeit die Säurewerte sehr gering sind, daß aber schon bald nach der Menstruation die alten Säurewerte wieder hergestellt werden und die normale Bazillenflora wieder auftritt. Das angefügte Diagramm aus der Arbeit von Demme und Baltzer geben eine klare Übersicht über das Verhalten der chemischen und bakteriologischen Werte.

B. Die klinischen Begleiterscheinungen des Zyklus im übrigen Körper.

Allgemeines über die Beschwerden und deren Vorkommen.

Bevor wir Einzelheiten dieser komplizierten Materie besprechen, ist es nötig, sich zunächst eine Vorstellung darüber zu verschaffen, welche rein subjektiven Beschwerden von den Patienten zur Zeit der Regel angegeben werden. Die lokal im Genitale entstehenden Schmerzen wie Druck im Unterleib, Völlegefühl, Spannungsbeschwerden, wehenartige Empfindungen sind schon im vorhergehenden Teil besprochen. Unter den allgemeinen Beschwerden wäre zu registrieren eine allgemeine Müdigkeit, Abgeschlagenheit, Schwere in den Gliedern, Übelkeit, nervöse Reizbarkeit, leichte Depression, Gefühl von Angst, Wechsel der Stimmungen, unruhiges Schlafen, viele Träume, Schwere in den Beinen. Es ist klar, daß diese und andere ungezählten verschiedenartigen Angaben nicht bei allen gleichzeitig oder überhaupt gemeinsam vorkommen, sondern jeweils nur das eine oder das andere oder auch in Kombination zu kleineren Gruppen. Maria Tobler hat in einer sehr hübschen und kritisch durchgeführten Arbeit von 1020 Frauen die Menstruationsbeschwerden aufgezeichnet und gleichzeitig den lokalen Genitalbefund dabei erhoben. Es ist interessant, in einer kurzen Übersicht sich ihre Resultate vor Augen zu führen. Von den 1020 Frauen waren

1. Frei von lokalen und allgemeinen Beschwerden **15,8%**. Unter ihnen hatten **58%** einen normalen Genitalbefund, **29%** zeigten Uterus- und Adnexerkrankungen.

2. Nur lokale Beschwerden hatten **4,4%**; darunter **65%** mit normalem Genitalbefund.

3. Störungen des Allgemeinbefindens
   a) ohne lokale Beschwerden hatten **6,9%**, darunter **52%** mit normalem Befund;
   b) mit lokalen Beschwerden hatten **14%**, darunter **37%** mit normalem Befund, **38%** Uterin- und Adnexleiden, **25%** Lageanomalien.

4. Lediglich psychische Störungen hatten **7,8%** (**59%** normaler Genitalbefund), psychische Störungen mit nur lokalen Beschwerden ohne sonstige Allgemeinbeschwerden **5,6%**.

5. Allgemeine körperliche und psychische Beschwerden ohne lokale Störungen **11,5%**, mit lokalen Beschwerden **26,5%**.

Häufig setzen die Beschwerden prämenstruell 3, 4, auch 5 Tage vor der Regel ein, steigern sich bis zur Regel und brechen dann plötzlich ab. In anderen fast gleich häufigen Fällen treten sie erst unmittelbar mit der Regel ein und bleiben während der Regel bestehen. Die prämenstruellen Beschwerden haben nach M. Tobler mehr psychischen Charakter, die intramenstruellen mehr lokalen. In einer gar nicht geringen Zahl **6,9%** fand Maria Tobler auch eine Steigerung des subjektiven Wohlbefindens und der Leistungsfähigkeit vor und während der Regelblutung. Seit dieser guten Arbeit Maria Toblers, die uns einen recht instruktiven Überblick gewährt, sind wertvolle Angaben von Schäffer über 220 Fällen virgineller Personen gemacht. Seine Statistik lehrt, daß bei virginellen Personen in etwa $1/4$ der Fälle die Periode ohne jeweilige Störung verläuft, daß lokale Beschwerden in etwa 60% auftreten und daß in 14% der genannten Fälle die Beschwerden einen pathologischen Grad erreichen. Wertvolle Ergänzungen sind von Sandersen an 1200 Mädchen im Alter von 9—21 Jahren gegeben. Es hatten:

	eine regelmäßige Periode	645 Pat.,
	eine unregelmäßige Periode und Amenorrhöe	555 ,,
Es waren:	völlig frei von Beschwerden	876 ,,
	leichte Beschwerden	288 ,,
	starke Schmerzen	29 ,,
	unfähig, ihre Arbeit zu leisten	64 ,,

An 308 Schülerinnen im Alter von 13—16 Jahren fand Demme (Kiel) folgende Angaben: Einen regelmäßig wiederkehrenden Zyklus hatten 48%, unregelmäßigen Zyklusrhythmus 52%:

	Bei regelmäßiger Menstruation	Bei unregelmäßiger Menstruation
Ohne Lokal- und Allgemeinbeschwerden	$52{,}0\%$	$42{,}0\%$
Nur Allgemeinbeschwerden	$16{,}5\%$	$13{,}0\%$
Nur Lokalbeschwerden	$15{,}0\%$	$20{,}0\%$
Lokal- und Allgemeinbeschwerden	$16{,}5\%$	$25{,}0\%$

Wollen wir näher den Ursachen dieser verschiedenen Beschwerden nachgehen, so bleibt nichts übrig, als eine genaue Betrachtung der Beeinflussung der einzelnen Organe und Organsysteme durch den Schwangerschaftsvorbereitungsvorgang des Zyklus anzustellen. Wie schon einleitenderweise gesagt, handelt es sich ja darum, herauszuarbeiten, ob die Schwangerschaftsvorbereitung, wie sie nach der Ovulation im Genitale als so in die Augen fallend beschrieben wurde, auch den Gesamtkörper mit in ihren Dienst zieht, ob sich also ähnliche Veränderungen feststellen lassen, wie sie im Beginn der tatsächlichen Schwangerschaft bekannt und z. T. durchgearbeitet sind. Es wäre ja sehr wohl zu denken, daß die Vorbereitungsprozesse zur Schwangerschaft, wie sie im Zyklus sich darstellen, noch zu gering sind, um den ganzen Körper mit einzubeziehen oder, daß gerade durch die häufige Folge dieser Vorbereitungsvorgänge wohl ein gewisser mittlerer Funktionszustand des Körpers und im Gegensatz zu den Frauen, die den Zyklus nicht zeigen, ein erhöhter Zustand unterhalten wird, aber typische Schwankungen durch Gewöhnung allmählich ausgeglichen sind. Weiter wäre es möglich, daß der Niederbruch der Schwangerschaftsvorbereitung, wie der Regeleintritt ihn anzeigt, bestimmte und besondere Einwirkungen im übrigen Körper erregt, die nicht nur in einem Minus gegenüber dem vorherigen Plus bestehen.

Das Verhalten des Körpers während des Zyklus.

Es muß von vornherein hier gesagt werden, daß die objektiven Feststellungen derartiger Einwirkungen auf den Körper und seine Teile nur äußerst schwer mit Sicherheit zu erfassen sind, da die Wirkungen, die studiert werden können, wie z. B. der Gang der

Körpertemperatur, der Blutdruck, die Pulsfrequenz, die Stoffwechselgrößen usw. außerordentlich komplexe Funktionen sind, die oft schon außerordentlich leicht auf die verschiedensten Einwirkungen, die der Körper erfährt, ansprechen; außer dieser so leichten Ansprechbarkeit unspezifischer Funktionen ist zu berücksichtigen, daß die vom reifenden und reifen Ei mit seinen Hilfsdrüsen ausgehenden Wirkungen nur geringfügig und auch kurzfristig sind. Es ist von vornherein daraus ersichtlich, daß sehr leicht widersprechende Resultate von den einzelnen Untersuchern gezeigt werden können, wenn die enormen Fehlerquellen dieser Feststellungen nicht durch eine höchst exakte Auswahl der Fälle und durch eine recht große Zahl von Untersuchungen, sowie exakteste Methodik und schärfste Fragestellung ausgeschaltet werden. Unter diesen Vorbehalten soll im folgenden das Resultat der bisherigen Feststellungen berichtet werden unter ausdrücklichem Hinweis auf die Arbeiten von Maria Tobler, Labhardt und Hüssy, Schickelé, Viville, Schmotkin und die vorhergehende Auflage dieses Handbuches, wo meistens sehr gute Zusammenstellungen der vorhergehenden Literatur zu finden sind.

1. Körpertemperatur. Schon die ersten Untersucher fanden ein leichtes Ansteigen der mittleren Körpertemperatur bis zur Menstruation hin und dann ein Abfallen. Viele dieser Temperaturuntersuchungen sind an tuberkulösen Frauen gemacht worden. Der gegen toxische Stoffe empfindlichere Körper der Lungentuberkulösen reagiert offenbar leichter, wie von Hansen und Wiese, von Laux, Lenhartz, Hoffmann (bei Nierentuberkulosen), Glutschinsky und Greck, Geza Gali festgestellt wurde. Nicht alle konnten gleichsinnige Beobachtungen machen, so fand der letztgenannte Autor unter 573 tuberkulösen Sanatoriumsfrauen nur 16% prämenstruelle Temperatursteigerungen. Hansen stellte fest, daß die Linie der niedrigen Morgentemperaturen einen größeren Wellenberg macht als die der höheren Abendtemperaturen. Andere Arbeiten ergaben kein einheitliches Resultat, so die unter Leitung von Schickelé durch Schmotkin und Viville angestellten Prüfungen. Cullis und Oppenheimer haben an 16 gesunden Medizinstudentinnen die Mund- oder Rektumtemperatur vor dem Aufstehen und kurz vor dem Insbettgehen während 3—11 Monate genau beobachtet. Sie haben zyklische Temperaturschwankungen mit einem Maximum im Prämenstruum und einem Minimum während der Menstruation festgestellt. Nach diesem raschen Abfall trat ein langsamer Anstieg im Prämenstruum auf. L. Zuntz sah bei Gelegenheit von Stoffwechseluntersuchungen (siehe später) einen deutlichen Anstieg vor und typischen Temperaturabfall während der Menstruation. Etwas Einheitliches läßt sich heute nach allem noch nicht über den Gang der Körpertemperatur feststellen. Es scheint, als ob Steigerungen um einige zehntel Grad tatsächlich prämenstruell häufig auftreten.

2. Zirkulationssystem. Es würde natürlich von großem Interesse sein, über Änderungen in der Größe und in dem Tempo des Blutumlaufes Feststellungen zu machen. Solange aber exakte Feststellungen über das vom Herzen geförderte Schlagvolumen nicht möglich ist, können wir uns mit nur wenig einheitlichen Angaben begnügen, die sich im wesentlichen auf Blutdruck und Pulsfrequenz und -qualität beziehen. Über die Pulsqualität ist in früheren Arbeiten, die schon in den vorhergehenden Auflagen referiert wurden, manches enthalten. Sie meinen, daß eine prämenstruelle Zunahme der Pulsfrequenz mit Abfall um die Menstruationszeit nachzuweisen ist. Balard und Sidaine sagen, der Puls sei in den letzten Tagen vor der Regel und am ersten Tage derselben im allgemeinen stark beschleunigt, um dann meist plötzlich, oft auch lytisch zu einer unter der Norm liegenden Frequenz abzusinken. Die oben genannten englischen Autoren fanden an ihren 16 Medizinstudentinnen rhythmische Variationen der Pulsfrequenz, indem diese im Inter- und im Prämenstruum hoch und in der Menstruation und im Postmenstruum niedrig war. Auch hier gibt es Arbeiten, die den Einfluß verneinen, insbesondere die von Viville und Schmotkin. Der Blutdruck wurde von Guttmann und Mary Jacoby prämenstruell erhöht gefunden, ebenso von Ott und Schichareff. Schatz hat an Blutdruckmessungen während der Schwangerschaft Zykluskurven herauszufinden geglaubt. Gilles und Merletti sahen einen Blutdruckanstieg etwa 6—8 Tage vor der Regel. Amos fand bei 12 Patienten mit gleicher Kost und gleicher Arbeit einen Anstieg des systolischen Blutdruckes um 10—15 mm Hg RR bis zum Ende der Menstruation und dann einen raschen Abfall. In anderen Fällen kommt der Abfall schon am ersten Tage der Menstruation (Cordier). Bei den oben genannten 16 Medizinstudentinnen können im Blutdruck keine sicheren Schwankungen festgestellt werden, ebenso nicht durch Schickelé und seine Schüler. Lawaese-Delhaye konnten nur eine sehr große Verschiedenheit während der einzelnen Menstruationen bei der gleichen Frau und auch unter verschiedenen Frauen konstatieren; etwas Sicheres ergab sich nicht, da die Reizbarkeit des vasomotorischen Nervensystemes eine offenbar zu verschiedenartige war. Lillian Moore und Catharine Cooper prüften den systolischen und diastolischen Blutdruck, den Puls und die Respirationsgröße während 2 bis 7 Monate hindurch und fanden typische Schwankungen mit einer niedrigen menstruellen und einer hohen intermenstruellen Periode. Die schon oben genannten Autoren Bailard und Sidaine finden parallel zum Puls am Blutdruck zu Anfang der Menstruation eine wirkliche Hypertension, d. h. eine parallele Erhöhung des systolischen und diastolischen Druckes und in den letzten Tagen der Blutung einen Abfall des systolischen und Erhaltenbleiben des diastolischen, in der prämenstruellen Zeit eine Erniedrigung des diastolischen Druckes.

Man sieht, eine ausreichende Klärung der Verhältnisse, um über eine erhöhte Zirkulationsgeschwindigkeit Auskunft zu bekommen, liegt nicht vor. Man kann nur aus der wahrscheinlichen Steigerung des Blutdruckes und der Pulsfrequenz auch die Wahrscheinlichkeit eines erhöhten Umlaufes ablesen.

3. Einige Autoren haben sich mit der **Muskelkraft** beschäftigt und festgestellt, daß eine prämenstruelle Erhöhung eintritt. Auch dem ist widersprochen worden. Neuerdings haben Lillian Moore und Barker an 30 Frauen täglich Beobachtungen während 2—12 Monaten angestellt. Sie stellten fest, daß während der Periodenblutung eine leichte Abnahme der Leistungsfähigkeit sich einstellte und daß im Inter- und Prämenstruum ein deutlicher Anstieg lag. Der größte Teil der Zyklen war am 23. Tage von einer kurz dauernden scharfen Abnahme der Leistungsfähigkeit unterbrochen. Eine merkbar herabgesetzte Leistungsfähigkeit der Muskelkraft während der Periode war jedoch aus den gefundenen Zahlen nicht festzustellen.

4. Die große Zahl der klinischen Arbeiten über die Beschaffenheit des **Blutes** und seine Reaktionsfähigkeit auf die verschiedenartigsten Prozesse müssen es als wahrscheinlich erscheinen lassen, daß in dem hier in Rede stehenden zyklischen Prozeß ein Anlaß zu bestimmten Blutveränderungen gegeben ist. Neuere Autoren, Holler, Melicher und Reiter meinen, daß mit dem Arbeitsprodukt der spezifischen Zellfunktion zelluläre

Abnutzungsreststoffe entstehen, die zwar körpereigen, aber blutfremd sind und deshalb einen toxischen Reiz ausüben wie parenteral einverleibtes körperfremdes Eiweiß. Sie sehen hierin die ursächlichen Hauptfaktoren für die Blutveränderung. Dieser Ideengang ist ja durchaus plausibel besonders dann, wenn die Mehrbeanspruchung des Körpers durch die Schwangerschaftsvorbereitung mit in Rechnung gestellt werden kann. Es fragt sich nur, lassen sich tatsächlich bestimmte Blutveränderungen nachweisen. Es sollen die verschiedenen Einzelfragen der Reihe nach für sich besprochen werden.

a) Der Hämoglobingehalt hat im Zusammenhang mit der Zahl der roten Blutkörperchen eine nicht allzu eingehende Bearbeitung gefunden, so von Anna Pölzl, Hartinger, Grete Gumprich, Hajem, Reinl, Merletti, Sfameni, Poggi und Blumenthal, Hofstätter, Margret Tyler und Underhill. Es ist im allgemeinen festgestellt worden, daß der Hämoglobingehalt kurz vor der Regel und im Beginn der Blutung etwas steigt, dann einen geringen Abfall zeigt und schließlich bald zur Norm zurückkehrt. Die Schwankungen sind also nur gering. Es wird öfter betont, allerdings an einer sehr geringen Anzahl von Fällen, daß eine Regelmäßigkeit in den Befunden nicht vorhanden ist. Die Ausschläge sind auch nur gering und stellt man die relative Unsicherheit in der exakten Hämoglobinbestimmung mit in Rechnung, so scheint es fast, als ob die Schwankungen des Hämoglobingehaltes über die Fehlergrenzen nicht hinausgehen. Auch wirken die täglich nicht selten nachzuweisenden Schwankungen sehr störend für die Beurteilung der Resultate.

b) Die Erythrozyten. Die Zahl der Erythrozyten ist zwar von einer ebenso großen Zahl von Autoren wie das Hämoglobin untersucht worden, aber vielfach sind die verwendeten Fälle an Zahl zu gering, vielfach die Untersuchung nicht genügend lange ausgedehnt. Payer, Anna Pölzl, Piccione, Neßmelowa, Hofstätter, Carnot et Deflandre, Hartinger, Sahler, Holler, Melicher und Reiter fanden mit einiger Sicherheit ein Ansteigen der roten Blutkörperchen im Prämenstruum, einen raschen Abfall während der Blutung und einen Anstieg in den nächsten Tagen, der teilweise etwas über einen Mittelwert hinausgeht. Die Werte, um die es sich bei der Steigerung handelt, werden mit einigen 100 000, von anderen mit einer halben und einer ganzen Million pro Kubikmillimeter angegeben. Es sind diese Zahlen noch mit am besten begründet. Immerhin läßt sich eine Regelmäßigkeit auch hier nicht feststellen. Von dem Blutverlust unter der Menstruation hängen die Werte kaum ab, da ja, wie früher ausgeführt, der eigentliche Verlust an Blut sich nur in geringen Grenzen hält.

c) Auch über das weiße Blutbild ist von einer Anzahl Autoren gearbeitet worden. So fanden Halla, Hajem, Moleschott, Reinl, Reinert und Birnbaum, Kjer Petersen eine Leukozytose in der Menstruation, Sfameni sah eine leichte Verminderung der gesamten Leukozytenzahl zur Zeit des Prämenstruums. Blumenthal fand die Leukozyten am Ende der Blutung vermindert, Dirks eine Verschiebung des weißen Blutbildes zugunsten der Lymphozyten und eine Zunahme der Eosinophilen. Grete Gumprich findet den höchsten Wert der Leukozyten am ersten Tage der Menstruation und dann einen steilen Abfall. Holler, Melicher und Reiter haben 7 Frauen über mehrere Zyklen hinaus genau untersucht und haben zur Zeit des Prämenstruums bis zum ersten Tag der Menstruation die Neutrophilen vermehrt gefunden, während sie im Postmenstruum an Zahl geringer waren. Ebenso kommt es zu einer prämenstruellen Monozytenvermehrung, gefolgt von einem menstruellen Abfall derselben. Die Lymphozyten finden nur eine relative Vermehrung intramenstruell zu der Zeit, wo die Neutrophilen vermindert sind. Absolute Erhöhungen der Leukozytenzahlen ließen sich nicht nachweisen. Neßmelowa fand die Zahl der Leukozyten ebenfalls im Prämenstruum gesteigert mit einem rapiden Abfall unter die Norm zur Menstruationszeit. Sie behauptet, daß auch ein absolutes Ansteigen der Lymphozyten prämenstruell und intramenstruell zustande kommt.

Eine besondere Bemerkung wäre noch, wegen der besonderen Beziehung zum vegetativen Nervensystem, über die Eosinophilen zu machen. Dirks fand bei $2/3$ der Frauen eine leichte Zunahme der Eosinophilen zur Zeit der Menstruation, bei $1/3$ eine stärkere Zunahme. Garling kann an 37 gesunden Frauen nur 15mal eine Zunahme der Eosinophilen zur Zeit der Menstruation nachweisen und auch hier nur 5mal über $1^0/_0$ hinaus. Die mehrfach genannten Wiener Autoren Holler, Melicher und Reiter geben an, daß intramenstruell ein gewisser Reizzustand der Eosinophilen bestände. Die Zahlen scheinen aber im wesentlichen innerhalb der Fehlergrenzen zu liegen.

d) Schließlich seien auch die Thrombozyten erwähnt. Nach Pfeiffer und Hoff stürzt die Zahl der Thrombozyten um $1/2$—$3/4$ ihrer ursprünglichen Zahl am ersten Tag der Menstruation ab, um dann bis zu ihrem Ende wieder anzusteigen. Auch Henning fand an elf fortlaufend untersuchten gesunden Frauen ein Senken der Thrombozytenzahl (etwa 300 000 auf 120 000 mit Beginn der Regel). Louros hält die Methodik für zu unsicher und die individuellen Schwankungen für zu groß, um derartige Feststellungen zu machen. Subjektive Täuschungen und Fehlerquellen sind vorhanden. Hirsch und Hartmann haben an 16 fortlaufend untersuchten Fällen, die klinisch gesund waren, den gegenteiligen Befund erhoben und während der Menstruation einen erheblichen Anstieg der Thrombozytenzahl festgestellt; in manchen Fällen waren die Schwankungen gering. Bei den engen Beziehungen, die zwischen der Thrombozytenzahl und der Blutungsbereitschaft, der hämorrhagischen Diathese im Körper bestand, interessiert in diesem Zusammenhang, auch über die Blutungsbereitschaft und deren Schwankungen etwas zu hören. Es handelt sich um das von Rumpel-Leede, R. Stephan, Frank u. a. untersuchte Endothelsymptom. Es besteht darin, daß beim Anlegen einer Stauungsbinde um den Oberarm feinste, kleine, flohstichartige Hämorrhagien unter der Haut entstehen, wenn die Durchlässigkeit der Kapillaren erhöht ist. Wie Schrader, Henning und H. Runge nachweisen konnten und wie es jederzeit zu reproduzieren ist, ist dieses Symptom im Prämenstruum häufig, wenn auch nicht absolut zuverlässig positiv, um dann im Laufe der Blutungszeit wieder negativ zu werden. Dieses Symptom hat deswegen eine so große Bedeutung, weil in nicht seltenen Fällen kapillare Blutaustritte zur Zeit der Menstruation und kurz vorher dadurch entstehen und als vikariierende oder komplementäre Menstruation angesprochen werden (siehe später). Als gewöhnliche Folge ist im anatomischen Teil schon das sekundär entstehende Corpus luteum haemorrhagicum erwähnt worden.

e) Über die Gerinnungsfähigkeit des Blutes und ihre Änderung im Zyklus sind manche Untersuchungen angestellt. Sie spielten in früherer Zeit deswegen eine Rolle, weil man durch sie die Ungerinnbarkeit des Menstrualblutes glaubte erklären zu können. Darüber ist früher schon gesprochen worden. Hier ist sie mehr deshalb von Interesse, um eine weitere Beeinflussung des Körpers durch die Schwangerschaftsvorbereitung erweisen zu können. Zahlreiche Untersuchungen, so von Birnbaum und Osten, Schittenhelm und Luther, Rosemann und Braun, Bode, Bell, Amersbach, Keller, Dyroff, Hosaka, Cristea und Denck, beschäftigen sich mit der Frage der Gerinnungsfähigkeit des Körperblutes und stellen fest, daß die Gerinnungszeit verlängert ist, in anderen Fällen aber nur innerhalb der normalen Zeitwerte schwankt. Die Werte sind ja nach der angewandten Methodik verschieden. Vielfach werden aber im Beginn der Menstruation Schwankungen von 40—50% gegenüber den Werten der Norm im Sinne einer Gerinnungsverzögerung angegeben. Dyroff stellt fest, daß in der zweiten Hälfte des Zyklus eine Verkürzung der Gerinnungszeit eintritt, mit Deutlichwerden der Regel eine Verlängerung und dann eine rasche Einstellung auf einen Durchschnittswert sich konstatieren läßt.

f) **Physikalisch-chemische Änderungen des Blutes.**

α) Das spezifische Gewicht des Blutes soll nach Sfameni im Prämenstruum eine leichte Verminderung zeigen. Untersuchungen über eventuelle Schwankungen im Gefrierpunkt des Serums fehlen.

β) Blutkörperchen-Senkungsgeschwindigkeit wird für das normale Frauenblut mit 5—6 Stunden nach der Methodik von Fahraeus und Linzenmeier angegeben, bei der Menstruierenden und kurz nach der Periode von Linzenmeier mit 3—5 Stunden. Würzburger, v. Molnar und Rumpf haben ebenfalls dem Verhalten dieser Reaktion während der Menstruation ihre Aufmerksamkeit geschenkt und nur eine geringe Beeinflussung von 10 Minuten bis zu allerhöchstens einer Stunde feststellen können. Es scheint, als ob die Werte im Intervall etwas verlangsamt und während der Menstruation etwas beschleunigt sind (siehe Eufingers Untersuchungen weiter unten).

γ) Die Resistenz der roten Blutkörperchen gegen hypertonische Kochsalzlösung soll nach Neßmelowa eine geringere Beständigkeit zeigen.

δ) Die Viskosität und der kolloidosmotische Druck des Serums (onkotischer Druck Schades) zeigen keine regelmäßig nachweisbaren zyklischen Schwankungen, wie exakt an meiner Klinik durchgeführte Untersuchungen von Wrede an zehn gesunden Patienten während eines ganzen Zyklus ergaben. Auch die Refraktometerwerte des Serums zeigen keine Schwankungen. Über die Eiweißverteilung im Serum hat Eufinger auf Grund der Gerloczyschen Stabilitätsreaktion wertvolle Resultate mitgeteilt: der Globulinspiegel des Blutes steigt während der Menstruation teilweise bis zur doppelten Höhe, um nach der Menstruation rasch wieder zur Norm zurückzukehren; der Albuminspiegel bewegt sich in umgekehrter Richtung.

5. Der Stoffwechsel und die chemischen Blutveränderungen. a) Finden tatsächlich Steigerungen der Lebensprozesse in der zweiten Hälfte des Genitalzyklus statt, so muß sich das in erster Linie in den Veränderungen des Stoffwechsels aussprechen. Es haben auch schon die ersten Forscher auf diesem Gebiete sich um solche Fragen bemüht. Rabuteau fand die Harnstoffausscheidung während der Menstruation um 20% vermindert. Ähnliches stellte auch Mary Jacoby fest. Jedoch ist die Untersuchung nicht einwandfrei, weil das Gleichgewicht im Körper vorher nicht hergestellt war. Ver Eecke fand, allerdings ebenfalls ohne Analyse der gegebenen Nahrung, jedoch bei gleichmäßiger Kost und Beschäftigung die Harnstoffausscheidung vor der Menstruation erhöht, in den letzten Tagen vorher einen langsamen Abfall bis zu den niedrigsten Werten in der intermenstruellen Zeit. Aus der Harnstoffausscheidung aber läßt sich nur sehr wenig ersehen, da komplizierte Bedingungen ihr zugrunde liegen. So ist es nötig, auch auf anderem Wege das Stoffwechselverhalten zu erforschen. Als einwandfrei unter diesen Versuchen werden die von Schrader angesehen, da seine Versuche an sechs Rekonvaleszenten ausgeführt wurden, die längere Zeit vor der Menstruation im Stickstoffgleichgewicht waren, dauernde Bettruhe hielten und völlig gleiche Kost bekamen. Schrader fand, daß während der ganzen Menstruation eine Stickstoffretention bestand; sowohl die Resorption der stickstoffhaltigen Substanzen war erhöht als auch die Stickstoffzersetzung herabgesetzt. Einwandfreie Resultate jedoch lassen sich nur dann gewinnen, wenn man unabhängig von den unkontrollierbaren Nahrungseinflüssen und vielen anderen Faktoren unkontrollierbarer Körperfunktion den sog. Grundumsatz des Körpers bestimmt, d. h. die Stoffwechselgröße zu erfassen sucht, die der Körper unbedingt nötig hat, um die lebenswichtigen Organe wie Herz, Leber, Niere, Gehirn, Muskulatur usw. zu erhalten und zu speisen. Es werden zu diesem Zweck die Patienten auf eine bestimmte Kost durch mehrtägige Behandlung eingestellt und nüchtern früh in völliger körperlicher und geistiger Ruhe untersucht, indem der Sauerstoffverbrauch oder die Kohlensäureausscheidung oder beides gleichzeitig bestimmt wird, wodurch eben über die Lebensvorgänge im Körper ein Überblick zu gewinnen ist. Zuntz arbeitete mit der Zuntz-Geppertschen Apparatur und fand, daß regelmäßige Schwankungen im Grundstoffwechsel nicht eintraten, während anderseits bei seinen zwei Versuchspersonen eine leichte positive Temperaturschwankung und auch eine Erhöhung der Atemvolumengröße sich deutlich feststellen ließ. Die Temperaturschwankung führt er darauf zurück, daß durch Gefäßinnervationsänderungen das Gebiet der Haut eine vermehrte Blutzufuhr erfährt und deshalb eine vermehrte Wärmeabgabe stattfindet. Neuere Untersuchungen nun mit anderer Apparatur ergaben Werte über den Grundstoffwechsel, die es doch wahrscheinlich erscheinen lassen, daß Erhöhungen desselben in der Zeit vor der Menstruation eintreten. Wakeham fand mit der Apparatur von Sanborn-Benedict, daß der Sauerstoffverbrauch nach Einstellung auf bestimmte Kost und in völliger Ruhe prämenstruell einen Anstieg, während der Menstruation und postmenstruell einen Abfall zeigt. Kraul und Halter fanden mit dem Kroghschen Respirationsapparat im Prämenstruum den Grundumsatz um 10% höher als im Postmenstruum. Auch Lanz fand mit dem gleichen Apparat eine ähnliche Schwankung. Jedoch sind diese Untersuchungen deshalb nicht so einwandfrei, weil sein Material ambulant untersucht wurde und nicht sicher gesund war, außerdem lediglich vor der Untersuchung eine halbe Stunde Ruhe hielt. Auch Hafspring und Collet fanden mit dem Haldaneschen Apparat niedrige Werte im Beginn der Menstruation und häufig eine prämenstruelle Erhöhung, dagegen ein intermenstruelles Minimum. Im Gegensatz zu diesen positiven Ergebnissen hat Wildscher keine Änderungen finden können.

Heyn hat an der Kieler Klinik zehn nachweislich gesunde Personen 3—6 Tage vor, während und etwa 8 Tage nach der Regel am Kroghschen Respirometer untersucht und keinen Einfluß des Regelzyklus auf den respiratorischen Gaswechsel festgestellt; die Werte stimmten bis auf $1-3\%$ genau mit den berechneten Idealwerten überein.

Auf dem Wege über die Bestimmung der alveolären Kohlensäurespannung fanden Hasselbach und Gammeltoft mit Regelmäßigkeit eine prämenstruelle Erniedrigung der Kohlensäure in der Atemluft und konnten dadurch auf eine vermehrte Säuerung des Blutes schließen, indem durch die erhöhte Blutsäuerung durch Vermittlung des Atemzentrums eine verstärkte Lungenventilation und damit eine Herabsetzung der Kohlensäurespannung an den Alveolen, eine stärkere Abgasung der Kohlensäure aus dem Blut herbeigeführt wird. Diese Studien führten nun direkt auch zu der Bestimmung des Säurebasengleichgewichts zur Zeit des Zyklus, wodurch anderseits wieder über die Stoffwechselprozesse ein Urteil abgegeben wird. Bockelmann und Rother, sowie auch Weißmann-Netter beschäftigten sich in mühsamen Untersuchungen mit der Bestimmung der alveolären Kohlensäurespannung in der Atemluft und der Kohlensäurebindung im Blut, sowie auch der Ammoniakzahl und der Wasserstoffionenwerte. Bond hatte schon festgestellt, daß die Ammoniakausscheidung prämenstruell anstieg. Die Resultate, die sie erhielten, zeigen deutliche periodische Schwankungen des Kohlensäurebindungsvermögens des Blutes und der alveolären Kohlensäurespannung, die in der prämenstruellen Phase die niedrigsten, im postmenstruellen Stadium und in der ersten Zeit des Intervalls die höchsten Werte erreichen. Man kann also von einer prämenstruellen relativen Azidose sprechen und daraus den Schluß ziehen, daß die intermediär gebildeten sauren Stoffwechselprodukte im Laufe der zweiten Hälfte des Zyklus zunehmen, daß das Säurebasengleichgewicht also tatsächlich eine kleine Verschiebung nach der sauren Seite hin erfährt.

b) Der Zuckerstoffwechsel. Aus der Erfahrung heraus, daß in der Schwangerschaft wohl ein normaler Blutzuckergehalt besteht, aber trotzdem die Niere für Zucker erheblich durchlässiger wird (Küstner, Novak, Guggisberg, Frank-Nottmann) ist die Frage berechtigt, ob auch schon im Prämenstruum oder um die Menstruation eine Schwankung im Zuckerstoffwechsel nachzuweisen ist. Küstner hat im Verfolg seiner Schwangerschaftsblut- und Harnzuckeruntersuchungen festgestellt, daß 2—7 Tage vor der Menstruation bei vollständig gesunden Patienten eine Erhöhung des Blutzuckergehaltes nicht nachweisbar ist, daß sich aber eine Glykosurie rein renaler Natur nachweisen läßt, wenn er früh nüchtern 0,5 mg Adrenalin injiziert und 10 g Traubenzucker per os verabfolgt. Damit übereinstimmend ist die Beobachtung von Rosenbloom, daß bei schon zuckerfrei gewordenen Diabetikerinnen zur Zeit der Regel wieder Glykosurie auftreten kann. Um die Zeit der Menstruation nun, vor allem aber am ersten und zweiten Tag konnte Heilig und Frey, auch Gisela Erythropel, Traugott und Kahler eine ziemlich plötzlich einsetzende Blutzuckererhöhung mit konsekutiver Glykosurie feststellen, wenn nüchtern 100 g Sacharose gegeben wurde. Während im Intervall der Blutzucker nach dieser Belastung im Laufe von einer Stunde um 30—40 mg % ansteigt und nach weiteren ein, mindestens zwei Stunden wieder abgefallen ist, erfolgt während der Menses ein Zuwachs um 100—150 mg % und ein langsamerer Abfall. Der Grund für dieses mit der Regel einsetzende Hochschwellen des Blutzuckers ist nach Traugott und Frey darauf zurückzuführen, daß infolge der Wehentätigkeit die Glykogenausschwemmung der Leber über das Ziel herausschießt und dadurch den Blutzucker erhöht. Auch außerhalb der Regel gelingt es durch Reizung des Uterus in Anlehnung an Versuche von Frey eine Steigerung des Blutzuckerwertes zu erreichen, wie Gisela Erythropel zusammen mit A. Heyn an der Kieler Klinik finden konnte. Die Untersuchung der Diastase im Serum ergab nach Ed. Herrmann und Kornfeld die niedrigsten Werte im Intervall und die höchsten im Post- und Prämenstruum. Zunächst können solche Resultate nur registriert werden, eine klare Einsicht in die Vorgänge besteht noch nicht.

c) Der Lipoidstoffwechsel. Wenn es richtig ist, was über die Bedeutung der Lipoide besonders für die Entgiftung des Körpers gegenüber intermediären Stoffwechselprodukten und Toxinen angenommen wird, dann ist auch mit einer Schwankung des Lipoidgehaltes im Blut während des Zyklus zu rechnen. Wichtig sind in Rücksicht auf die morphologischen Prozesse besonders im Uterus die wachstumssteigernden Fähigkeiten, die sich an der lipoidähnlichen Substanz, wie man sie aus Ovarium und Plazenta extrahieren kann, haben nachweisen lassen. Man könnte denken, daß sie, im Ovarium produziert, ins Blut käme und dort nachweisbar würde. Ovarialhormon hat sich, wie früher berichtet, in bestimmter Menge im Blute nachweisen lassen. Die Erhöhung des Cholesterins in der Schwangerschaft ist von Lindemann, Neumann und Hermann, Schlimpert, Minni Hüffmann nachgewiesen worden. An exakten Bestimmungen des Lipoids während des Zyklus liegen lediglich neuere Untersuchungen von Hermstein vor; er fand eine Erhöhung während der Menstruation. Minni Hüffmann meint, daß durch die Menstruation die Cholesterinkurve nicht verändert würde. Nach Vignes findet man während der ersten vier Tage der Menstruation im Blute eine dem Cholesterin ähnliche Substanz. Schlimpert findet die normalerweise in 1000 ccm Blut nachweisbare Menge von 1,5 g Cholesterin während der Menstruation vermindert. Genauere und exakte Untersuchungen während des gesamten Zyklus fehlen noch.

Ed. Herrmann und Kornfeld haben die höchsten Lipasewerte des Serums im Intervall, die niedrigsten im Post- und Prämenstruum nachweisen können.

d) **Der Wasser- und Salzhaushalt.** Bei der Wichtigkeit, die das Ionengleichgewicht im Körper hat, ist es von Interesse zu prüfen, ob irgendwelche Verschiebungen während des Zyklus vorkommen. Nachdem sich schon frühere Untersuchungen mit einer ähnlichen Frage beschäftigt hatten, jedoch wegen der Schwierigkeiten der Methodik zu vielen Fehlerquellen unterworfen waren, fanden Eisenhardt und Schäfer eine auffallende Hyperchlorämie in den zwei Tagen vor dem Eintritt und den ersten beiden Tagen während der Menstruation. Heilig untersuchte an dauernd temperaturfreien, auf Wasser und Kochsalz gleichmäßig eingestellten Patienten den Ausscheidungsmodus von morgens nüchtern gereichtem 1 Liter schwarzen Tees. Er fand zur Zeit der Menstruation eine starke Herabsetzung der Wasserausscheidung, am deutlichsten am 1.—3. Tag der Blutung. Auch die Konzentrationsfähigkeit zeigte eine Verminderung. Gab er diesen Patienten (12 Fälle) 15 g Kochsalz, so wurde von dieser Belastung in den ersten beiden Tagen der Menstruation bis zu 50% weniger ausgeschieden als im Intervall.

Ein großes Interesse nehmen die Studien über den Kalzium- und den Kaliumhaushalt ein, vor allem deshalb, weil diese Salze Beziehungen zum vegetativen Nervensystem haben; denn Kalziumionenanreicherung entspricht nach weitverbreiteter Auffassung einer Sympathikusreizung und Kaliumzunahme einer Vagusreizung. Die Nervenerregung soll an den Zellgrenzen durch Ionenverschiebung eintreten (H. Zondek). Es läßt sich nun zeigen, daß Veränderungen im Kalium- und im Kalziumgehalt des Blutes z. B. durch hyperthyreoide Wirkungen oder auch seitens der Hypophyse und des Ovariums eintreten können. Es ist also möglich, daß auch während des Zyklus derartige Verschiebungen nachweisbar sind. Die Untersuchungen hierüber sind außerordentlich subtil und es bedarf einer sehr zuverlässigen Methodik; als solche hat sich den neueren Untersuchern stets die Methode von de Waard und Kramer und Tisdall bewährt. Die Untersuchungen über die Beziehungen des Blutkalkspiegels zum Zyklus sind exakt zuerst von Rittmann untersucht worden. Er fand unter guter und peinlicher Berücksichtigung der Fehlerquellen bei

77 Fällen 13mal keine Änderung, 31mal eine Plus- und 33mal eine Minusschwankung. Ähnliche Werte wurden auch von G. K. F. Schultze und an meiner Klinik von Heyn und Käthchen Haase erhoben.

Über das Kalium und dessen Verschiebung liegt lediglich eine Untersuchung von G. K. F. Schultze vor. Er findet antemenstruelle Verschiebung des Kaliumspiegels gegenüber der Norm von 18—20 mg % im Sinne einer Verminderung innerhalb und über die Normalgrenzen hinaus. Eine relative Vermehrung des Kaliums wurde jedoch nicht gefunden.

6. Vegetatives Nervensystem. Bei den schon oben genannten engen Beziehungen des Kalzium- resp. Kaliumstoffwechsels zum vegetativen Nervensystem dürfte es ohne weiteres zweckmäßig erscheinen, daß hier gleich die Besprechung des Verhaltens von Vagus und Sympathikus angereiht wird. Die Arbeiten der Wiener Klinik unter v. Noorden, insbesondere von Eppinger und Heß, über die Reaktionsfähigkeit des im ganzen Körper ausgebreiteten Nervensystems des Sympathikus und seines Antagonisten, des Vagus, haben vielfach Klarheit in funktionelle Abweichungen und deren Symptome gebracht, die man früher unter den Begriff der Hysterie und Neurasthenie einreihte. Man hatte zunächst geglaubt, durch pharmako-dynamische Prüfungen sich über den Reaktionszustand dieser beiden Nervengebiete orientieren zu können und unterschied nach bestimmten Reaktionsqualitäten auf Atropin-, Adrenalin- und Pilokarpininjektion eine Sympathikotonie und eine Vagotonie. Es ist zweifellos, daß durch diese Untersuchungsmethode viele Symptomkomplexe an Klarheit gewonnen haben und auch in ihrer Zusammengehörigkeit erkannt sind. Es muß jedoch gesagt werden, daß nach den neueren Erfahrungen eingearbeiteter Untersucher die beiden Reaktionszustände sich in der ursprünglich angenommenen klaren Unterscheidbarkeit nicht aufrecht erhalten lassen. Es kann hier jedoch nicht das Nähere über das vegetative Nervensystem besprochen werden (siehe Spezialliteratur der internen Medizin), sondern es soll nur der Standpunkt geschaffen sein, um das Bekanntgewordene über die Beziehungen dieses Nervensystems zur Menstruation kurz darzustellen.

M. Franke (Lemberg) untersuchte bei einer Reihe von Patientinnen $^3/_4$ Stunde, nachdem morgens nüchtern ein Probefrühstück und gleichzeitig 0,01 g Pilokarpin intramuskulär gegeben war, den Mageninhalt auf Säure und nach weiteren $1^1/_4$ Stunden das Blut auf Eosinophilie oder er prüfte an anderen Patienten die Adrenalinglykosurie durch Blutzucker- und Urinzuckeruntersuchungen; in einer dritten Reihe schließlich prüfte er die Eosinophilie zwei Stunden nach einem einfachen Frühstück und Gabe von 0,001 g Atropinum sulfuricum. Er fand bei den meisten Patienten mit normalen Genitalien keine ausgesprochene Reaktion, solange sie sich außerhalb der Menstruation befanden. Zur Zeit der Menstruation aber sah er eine ausgesprochene Steigerung der vagotonischen Symptome und oft eine erhebliche Abschwächung des Sympathikotonus, nur vereinzelt ebenfalls eine Steigerung. Er charakterisiert deshalb die Menstruation selbst als eine vagotonische Reaktion und findet durch diese vagotonische Reaktion das klinische Bild der „reizbaren Schwäche" erklärt: Hautverfärbungen, leichtes Schwitzen, reichlicherer Speichelfluß, Herzklopfen, Unruhe, Druck- oder Schmerzgefühl in der Herzgegend, Blutwallungen, Schwindel- und Ohnmachtsanfälle. Objektiv stellt er Arhythmien besonders von respiratorischem Charakter fest, Sodbrennen, Völle und Druck im Magen, Magenschmerzen, unerklärliche Obstipationen oder Diarrhöen, verhaltene Sehnenreflexe, Zittern und Unruhe in den Extremitäten, Dermographismus. Andere Untersucher haben diese Häufigkeit vagotonischer Symptome für die Zeit der Menstruation nicht finden können. So meint Dahlmann z. B., daß wohl Franke im allgemeinen beigestimmt werden kann, jedoch keinesfalls eindeutige Resultate erzielt werden. Über Einzelheiten vagotonischer Symptome wird später bei Magen und Lungen noch kurz etwas gesagt werden müssen. Über die Adrenalinglykosurie und über die Eosinophilie ist schon weiter oben gesprochen worden. Nach Erfahrungen der Kieler Klinik, den Untersuchungen von Heyn, haben wir bei exakter Prüfung des vegetativen Nervensystems nach der Methode, wie sie von Platz in dem Buch von L. R. Müller „Die Lebensnerven" nach dem Vorgang von Csépai und Sanguinetti angegeben ist, feststellen können, daß sich typische Reaktionen zur Zeit der Menstruation oder während des Zyklus bei normalen Patienten nicht finden. Es ist jedoch wahrscheinlich, daß Patienten mit schon bestehender erhöhter Erregbarkeit zur Zeit der Menstruation noch eine Steigerung derselben erfahren, so daß sich unter den Patienten von Franke wahrscheinlich oder möglicherweise eine Reihe von vagotonischen Patienten befinden. Die Entscheidung der Frage scheitert aber heute noch daran, daß die Deutung der erhaltenen Resultate außerordentlich schwer ist und Ganter z. B. die Forderung aufstellt, daß ein durch den gleichen Nerven gehemmtes und ein anderes von ihm gefördertes Organ gleichzeitig geprüft werden müßten, um ein Urteil über seinen Erregbarkeitszustand zu gewinnen. Es hängt eben zu sehr an der Empfindlichkeit des Erfolgorganes, das nicht nur von Nerven, sondern auch von anderen Faktoren abhängig zu sein scheint.

7. Das Eingeweidesystem. An den Zähnen und an dem Zahnfleisch können nach Grüners Monographie durch die Menstruation Schwellungen herbeigeführt, Entzündungszustände begünstigt werden.

Schwellungen der Nasenschleimhaut zur Zeit der Menstruation sind häufiger berichtet worden, insbesondere auch von Fließ. Von anderen Autoren, insbesondere von Freund und Zacharias wird die Periodizität bestritten.

Am Larynx (Bottermund und Barth) sollen zur Zeit der Menstruation durch Hyperämie Schwellungen herbeigeführt werden, die eventuell Sängerinnen in ihrer Stimme beeinflussen.

Nach Hofbauers Untersuchungen tritt das Asthma bronchiale hauptsächlich zur Zeit der Menstruation auf. Nach Curschmann sind diese Zusammenhänge nicht einwandfrei deutlich. Seiner Meinung nach gibt es nur seltene Fälle von Asthma bronchiale, die eine regelmäßige menstruelle Wiederkehr der Anfälle zeigen. Offergeld berichtet von einem Asthmafall, dessen Anfälle mit Schwinden unregelmäßiger dysmenorrhoischer Blutungen aufhören; die Vagusempfindlichkeit spielt hier eine Rolle.

Auf die Speicheldrüsen macht Mohr aufmerksam und spricht von einer Parotisschwellung vor und während der Menses.

Eine wesentlich größere Untersuchungsreihe besteht über die Beteiligung des Magens an den menstruellen Vorgängen; insbesondere die Symptome der Übelkeit, des Magendruckes und selbst der Magenschmerzen während der Menstruation haben die Untersuchungen veranlaßt. Besonders auf dem Kongreß für innere Medizin im Jahre 1908 ist eingehend über diese Verhältnisse gesprochen und verhandelt worden. Jedoch hat sich eine Übereinstimmung nicht feststellen lassen. Die Arbeiten, die über den Zusammenhang zwischen

Magenaffektionen und Verlagerung des Uterus sowie Einrissen an der Zervix oder Erkrankungen des Endometriums handeln, haben im wesentlichen eine Erklärung darin gefunden, daß die Gastroptose und die Enteroptose das verbindende Glied ist. Diese Symptomenkombination ist also im wesentlichen durch die Zeichen der Asthenie zu einem gemeinsamen zusammengehörigen Krankheitsbild geworden. In diesen Zusammenhang hinein spielt wahrscheinlich auch das vegetative Nervensystem durch den Einfluß, den es auf die Saftsekretion des Magens und auf seine Motilität hat. In seinem Referat über die Menstruation und Magenfunktion auf dem Internistenkongreß 1908 stellte Pariser fest, daß keine festen Beziehungen zwischen Regel und Saftsekretion des Magens beständen, daß bald zu reichlich, bald zu wenig Säure produziert würde. Die Motilität des Magens wäre jedoch kurz vor und während der Menstruation etwas herabgesetzt. Elsner, Ziembicki und Wolpe fanden die Gesamtazidität und die Salzsäuresekretion des Magens zur Zeit der Menstruation gesteigert. Es fand sich auch eine erhöhte Saftsekretion; die motorische Tätigkeit der Magenwand fanden sie ebenfalls herabgesetzt. Lüdin sah am Röntgenschirm die Peristole des Magens zu Beginn der Periode mangelhaft, den Magen schlaff und atonisch. Auch die Peristaltik ist mangelhaft, so daß die Entleerungszeit beträchtlich gesteigert ist. Über das vielfach berichtete Magenbluten wird an anderer Stelle gesprochen werden müssen (s. 2. Teil, Abschnitt IV, abnorme Organblutungen).

Ludlum und McDonald fanden durch Kontrasteinläufe an gesunden Frauen vor dem Röntgenschirm, daß das Kolon zur Zeit vor der Regel eine stärkere und kräftigere Muskeltätigkeit als außer dieser Zeit hat. Die Autoren schließen auf eine Vagotonie und erhöhten Kalziumgehalt.

Über die Beziehungen der Leber zur Menstruation sind wenig zuverlässige Untersuchungen vorhanden. Frerichs schon, dann Chvostek fanden die Leber vor und während der Menstruation um 1—2 Querfingerbreiten vergrößert. Dibailoff konnte an 100 Frauen den gleichen perkutorischen Befund erheben. Die Fälle von rezidivierendem Icterus menstrualis halten nach Rißmanns Untersuchungen der Kritik nicht stand. Sie stammen aus der Zeit, bevor Leberleiden chirurgisch angegriffen wurden und sind meistens auf pathologische Zustände in den Gallenwegen zurückzuführen. Leonardi glaubt gefunden zu haben, daß die Leberfunktion vor der Periode eine Änderung erfährt. Er hat mehrere Frauen lange und genau untersucht und im Harn zur Zeit des Prämenstruums Indikan, Urobilin und eine geringere Menge von Harnstoff als normal, Glykose und Lävulose festgestellt. Über die Glykosurie und Hyperglykämie, sowie ihre wahrscheinliche Ursache wurde schon früher gesprochen.

Schärfer umrissene Beziehungen zur Niere und ihrer Funktion sind noch nicht bekannt. Mannaberg und Pribam sowie auch Klemperer sahen prämenstruelle Albuminurie, die auf eine Nierenerkrankung hinzudeuten schien, aber lediglich prämenstruell auftrat.

Sehr interessant sind Untersuchungen, wie sie von Heilig, dann Benda, Vogt und Hellmuth angestellt sind, die sich mit einer erhöhten Durchlässigkeit der Meningen zur Zeit der Menstruation beschäftigen. Heilig und Hoff fanden die Durchläsisgkeit der Meningen für Uranin um das Zehnfache gegenüber ihrem Verhalten im Intervall gesteigert. Auch die Durchlässigkeit für Zucker nahm nach Heilig-Hoff zu, während sie für Wasser und Kochsalz abnahm; Vogt und auch Hellmuth fanden, daß der Liquorzuckerspiegel in der ersten Hälfte des Zyklus eher etwas höher ist als in der zweiten. Wenn es richtig ist, daß nach v. Monakoff das Gehirn von einem aus Plexus chorioideus, Ventrikelependym und Gliaschirm bestehenden Apparat umgeben ist, der die in Blut und Lymphe zirkulierenden, das Gehirn eventuell schädigenden Substanzen fern zu halten vermag, so läßt sich durch die hier vorliegenden Untersuchungsergebnisse eine Schädigung dieser Schutzfunktion nachweisen und dadurch ein Verständnis gewinnen für später zu besprechende psychische Reaktionen.

8. Endokrine Drüsen. Die ausgesprochen endokrine Bedingtheit der zyklischen Vorgänge mit der treibenden Kraft im Ovarium, anderseits die enge Verknüpfung, der verschiedenen Hormonproduktionen im Körper lassen es möglich und wahrscheinlich erscheinen, daß auch an den endokrinen Drüsen sich menstruelle Veränderungen in der Funktion oder der Morphologie nachweisen lassen. Leider steht ja die positive Kenntnis, die wir über die endokrinen Drüsen überhaupt haben, in keinem nur irgendwie vernünftigen Verhältnis zu der Unzahl von Arbeiten und Behauptungen, die über ihre Wirksamkeit aufgestellt werden. Das liegt zum großen Teil an der ungeheuren Schwierigkeit der Arbeitsmethodik, der völlig unsicheren Symptomatologie, zum großen Teil aber auch an einer ungenügend exakten Fragestellung. Es kann hier nur das Wesentliche besprochen werden und in diesem Zusammenhang lediglich die Frage diskutiert werden, ob unter der Voraussetzung eines normal abgelaufenen Entwicklungszustandes und einer normalen, im ganzen harmonischen Körperfunktion sich an den auf diesen Normalzustand eingestellten endokrinen Drüsen zyklische Funktionsschwankungen, die synchron mit dem genitalen Zyklus laufen, nachweisen lassen. Die Feststellungen, die sich am endokrinen System bei Funktionsstörungen, insbesondere beim Ausfall oder bei Unterwertigkeit der Ovarialfunktion und anderseits am Ovarium nach Ausfall der einen oder mehrerer endokriner Drüsen nachweisen lassen, sollen späterhin an entsprechender Stelle berichtet werden und hier nur höchstens nebensächliche Erwähnung finden.

a) Die Schilddrüse. Bei der besonderen Struktur der Schilddrüse ist es von vornherein nicht sehr wahrscheinlich, daß man feinere Veränderungen in der Funktion auch durch morphologische Variationen erkennen könnte. Die einzelnen Drüsenschläuche sind höchstens in ihrer Dicke und ihrem Kolloidgehalt etwas verändert. Hier ist schon die Gesamtgröße der Schilddrüse brauchbar, um zyklische Schwankungen festzustellen. Tatsächlich hat man auch mit dem Meßband Änderungen des Halsumfanges konstatiert. Vergrößerungen der Thyreoidea während der Gravidität sind eine bekannte, schon von Goethe apostrophierte Erscheinung. Zur Zeit der Menstruation hat man ebenfalls Schilddrüsenvergrößerungen konstatiert. Die Literatur wird von Martina Weidemann gut zusammengestellt. Sie hat dann selber Messungen gemacht und hat festgestellt, daß bei der Menstruation eine Volumenschwankung um 1—2 cm eintritt, die am ersten Tag der Regel den Höhepunkt erreicht, kurz vorher beginnt und bald verschwindet. Die größten Schwankungen fand sie bei Frauen mit Kröpfen. Sie hat im ganzen 150 aus Patienten und weiblichem Pflegepersonal bestehende Fälle untersucht. Die gegenteiligen Angaben Engelhorns und Worontyschs glaubt sie damit widerlegen zu können. Außer dieser rein anatomischen Feststellung und der Berücksichtigung der Tatsache, daß zur Pubertätszeit, wie auch zur Klimaxzeit leichter als sonst Schilddrüsenstörungen auftreten, bleiben nur funktionelle Symptome übrig, um die Frage der Schilddrüsenbeteiligung am menstruellen Zyklus zu entscheiden. Unter den klinischen Leistungen, die der Schilddrüse zugeschrieben werden, steht nach Abschluß der Entwicklung und des Wachstums im Vordergrund des Interesses als die stärkste und bedeutsamste Funktion die Regulation des Gesamtstoffwechsels. Ja es scheint darüber Einstimmigkeit zu herrschen, wie auch aus dem Referat von Kowitz hervorgeht, daß man ohne Grundumsatzveränderung auf eine Änderung der Schilddrüsenfunktion nicht schließen kann, womit natürlich nicht gesagt sein soll, daß jede Stoffwechselstörung oder Herabsetzung direkt oder indirekt der Schilddrüse zur Last gelegt werden muß; denn auch durch Fieber, maligne Tumoren, Anämien und Leukämien, Herzzustände, wahrscheinlich auch durch ovarielle Funktionszustände sind Stoffwechseländerungen möglich. Jedoch nach Ausschluß und unter Berücksichtigung dieser Zustände ist mit großer Wahrscheinlichkeit der Grad der Schilddrüsenfunktion aus der Stoffwechselgröße abzulesen (Kowitz). Wenn die Angaben, die oben über die Erhöhung des Stoffwechsels um die Zeit vor der Regel gemacht wurden, weiterhin Bestätigung erfahren, so läßt sich daraus eine erhöhte Beteiligung der Schilddrüse mit Vorsicht schließen. In einem scheinbaren Gegensatz zu dieser positiven Beziehung zwischen Schilddrüse und Zyklus steht die oben erwähnte Untersuchung von Heilig, daß die Wasser- und Kochsalzausscheidung in den ersten Tagen der Menstruation stark herabgesetzt ist, während die Schilddrüsenfunktion bei positiver Konjunktur nach Eppinger u. a. die Wasser- und Kochsalzausscheidung beschleunigt. Jedoch könnte man denken, daß diese Förderung des Wasser- und Kochsalzstoffwechsels prämenstruell bei geeigneten Studien erkennbar wäre; Heilig fand die Hemmung nur während der Blutung. Die anderen Komponenten der Schilddrüsenfunktion sind noch nicht genügend unumstritten, um in einem so schwierigen Gebiet, wie wir es hier besprechen, schon mit berücksichtigt werden zu können. Vorerst läßt sich also sagen, daß die Schilddrüse sich möglicherweise durch eine leichte prämenstruelle Steigerung ihrer Funktion am Zyklus beteiligt.

b) Die Nebenniere. Noch schwieriger gestaltet sich die Frage der Funktionsbestimmung an der Nebenniere, da schon über ihre normale Funktion und Bedeutung für den Stoffwechsel, Gefäßsystem usw. sehr wenig Klarheit herrscht, außerdem die Nebenniere ja kein Einheitsorgan ist, sondern in Mark und Rinde offenbar funktionell verschiedenen Anteil besitzt. Die anatomischen Untersuchungen der Nebenniere, wie sie von Leupold und Landau, Sternberg, Berberich und Jaffé angestellt worden sind, scheinen zu ergeben, daß zur Zeit der Schwangerschaft, in geringem Maße aber auch schon im Menstruationszyklus eine Hyperplasie in Form echter Zellvermehrung in der Glomerulosa und eine Zellvergrößerung mit Zunahme der färberisch nachweisbaren Lipoide in der Faszikulata der Nebenrinde eintritt. Berberich und Jaffé bestreiten dieses Abhängigkeitsverhältnis, setzen dabei aber im wesentlichen die Lipoidanreicherung im Ovarium zur Zeit der Rückbildung eines Corpus luteum zu der Nebenniere in Beziehung, wodurch eine zeitliche Verschiebung zustande kommt. Wenn es sich als richtig erweist, daß der Cholesteringehalt des Blutes vor oder am Ende des Zyklus gegenüber der Norm um etwas erhöht ist, so könnte man eventuell daraus den angeblich vermehrten Lipoidgehalt der Nebenniere erklären. Wenn es anderseits richtig ist, was Landau meinte, daß die Nebenniere, d. h. Rinde und Mark gewissermaßen ein autonomes Zentralorgan für bestimmte Teile des sympathischen Nervensystems darstellt, so könnte man aus der

Tonusänderung des vegetativen Nervensystems, wie sie nach obiger Darstellung in manchen Fällen, wenn auch nicht immer nachweisbar ist, nach R. Stephan auch aus dem positiven Endothelsymptom erschlossen werden kann, auf eine zyklische Funktionsschwankung der Nebenniere rückschließen. Aber etwas direkt Faßbares läßt sich zur Zeit nicht sagen.

c) Die Hypophyse. Der Streit um die Hypophysenfunktion wogt auch heute noch stark hin und her. Während Bailey unter vorsichtiger Diskussion aller Einzeltatsachen zu dem Resultat kommt, daß einwandfreie Funktionszeichen bisher der Hypophyse allein nicht zugeschrieben werden können, die nicht gleichzeitig auch vom Boden des dritten Ventrikels, dem eigentlichen Stoffwechselzentrum, ausgehen, kommt Biedl auf der anderen Seite in seinem Kongreßreferat 1922 dazu, eine ganze Reihe von Einzelheiten zusammenzustellen, die die Funktion der Hypophyse direkt beweisen sollen. Die Einteilung der Hypophyse in die drei Abschnitte des Vorderlappens, Zwischenlappens und Hinterlappens ist wohl allgemein anerkannt. Über die epitheliale Natur des Vorderlappens kann auch kein Zweifel bestehen, betreffs des Zwischenlappens jedoch stehen sich die Meinungen diametral gegenüber, so daß er einerseits für degenerativ verändert und phylogenetisch im Rückgang, anderseits für funktionell besonders wichtig gehalten wird. Der Hinterlappen wird ebenfalls einheitlich als nicht drüsiger, unentwickelter Gehirnteil angesehen, über dessen Funktion noch keine einwandfreie Klarheit besteht. Es gelang, durch Extraktion aus dem Hinterlappen die Substanz, die die Uterusmuskulatur erregt, zu extrahieren, und zwar nach Trendelenburgs Feststellungen in um so größerem Maße, je frischer der Extrakt bereitet ist. Er konnte feststellen, daß 1 g feuchte Hinterlappensubstanz 170 mg Histamin enthält. Daß es sich hier nicht um einfache Gerinnungsgifte, sondern um einen wirksamen Hinterlappenkörper handelt, geht aus Trendelenburgs und auch Dixons Untersuchungen hervor, die feststellen konnten, daß der Liquor cerebri in nächster Nachbarschaft des Hypophysenstiels so wirkt, wie ein Auszug aus 1 mg ganz frischen Hinterlappenextraktes in Verdünnung mit 35 000 ccm Lösung. Dixon fand, daß 1 ccm Liquor nur 0,2—2 mg Hypophysenhinterlappen entspricht.

Die Meinungen über den Vorderlappen und seine drüsige Funktion sind noch außerordentlich geteilt. Während Biedl die Lipoidtröpfchen, die Granula, das Kolloid für Sekret ansieht, besteht nach Bailey auch die Möglichkeit, daß es sich dabei um Degenerationsprodukte handelt. Die granulafreien Zellen, die Hauptzellen, werden im wesentlichen nur für die Mutterzellen angesehen, aus denen dann eosinophil und basophil gekörnte Zellen hervorgehen. Welche Bedeutung jedoch einzeln diese Zellen haben, ist noch nicht sicher zu sagen. Wir wissen nur, daß z. B. in der Schwangerschaft die Zahl der Hauptzellen sehr erheblich zunimmt. Ähnliches wurde von Karlefors, Berblinger und Muth auch bei Karzinomen in über der Hälfte der Fälle auch bei Männern festgestellt. Wir wissen, daß die Eosinophilen bei der Akromegalie eine Vermehrung erfahren können, ebenso bei der Kastration, während nach Rasmussen die Basophilen beim Murmeltier während der Brunst kurz nach dem Erwachen im Frühling eine Zunahme erfahren. Es würde sich in Rücksicht auf die gemachten Bemerkungen im wesentlichen darum handeln, ob im Vorderlappen eine Verschiebung in der Beteiligungsquote der einzelnen Zellarten mit zyklischen Schwankungen vorkommt. Darüber besteht zunächst noch keinerlei Kenntnis. Unter den Funktionssymptomen, deren Natur hauptsächlich aus Exstirpationsexperimenten erschlossen wird, spielt neben der nach Hypophysenausfall eintretenden Adipositas in

Kombination mit genitaler Atrophie, neben der Polydipsie und der Polyurie auch eine erhöhte Zuckertoleranz nach Adrenalin eine Rolle. Wir haben nun früher gesehen, daß im Prämenstruum eine Glykosurie auftritt, aber rein renaler Natur ist, während die Blutzuckerkurve normale Werte zeigt, daß dann am ersten Tage der Menstruation eine Hyperglykämie eintritt, die wahrscheinlich auf Muskelkontraktionen zurückzuführen ist. Es geht also nicht an, die kleinen Schwankungen im Kohlehydratstoffwechsel weder nach Art noch nach Zeit auf eine etwaige Hyperfunktion der Hypophyse zurückzuführen. Hofbauers Anschauungen, als ob die Hypophyse für die zyklische Funktion eine noch größere Bedeutung als das Ovar hat, finden vorerst keine tragfähige Stütze. Vgl. Zondeks früher erwähnte Resultate.

d) Noch weniger wie über diese drei großen endokrinen Drüsen ist über die Zirbeldrüse und auch die Epithelkörperchen zu sagen. Irgendwelche zyklischen Schwankungen im Aufbau ihres epithelialen Anteils lassen sich bisher nicht nachweisen. Die Beziehungen der Zirbeldrüse zum Genitale sind im wesentlichen durch die genitale Frühreife, wie sie bisher lediglich an Knaben bei Zirbeldrüsentumoren festgestellt werden konnte, gegeben, für die Epithelkörperchen läßt sich nach Max Meyer ebenso wie eine Maternitätstetanie auch eine Menstruationstetanie erkennen. Ob die Epithelkörperchen irgendwelche Beziehungen zu den manchmal festzustellenden leichten Schwankungen im Kalkstoffwechsel haben, steht vollständig dahin.

An den Langhansschen Zellinseln im Pankreas glaubt Rebaudi nach Zerstörung des Corpus luteum eine erhöhte Tätigkeit konstatiert haben zu können. Weitere Untersuchungen fehlen.

Am Schluß der Besprechung dieses Abschnittes über die funktionellen Beziehungen der endokrinen Drüsen zum Zyklus möchte ich mit Zondek und Bernhardt den so vielfach betonten Auffassungen eines festen Antagonistensystems zwischen den endokrinen Drüsen die Auffassung entgegen setzen, daß der Annahme eines eigentlichen festumschriebenen Antagonismus unter den Hormonen nicht genügende Beweise zugrunde liegen, sondern daß es alles in allem Stoffwechsel-, Blutdruck- und Wachstumshormone gibt, die sich durch den Erfolg ihrer Wirkung gegenseitig beeinflussen können. Das Ovarium nimmt als Beherberger des gesamten germinativen Materials eine besondere Stellung ein; es regt wohl den geschlechtsspezifischen Ausbau des Körpers an, ist insofern ein Stimulans für die endokrinen Drüsen des somatischen Anteils. In seiner hochwertigen Fortpflanzungsaktion ist es jedoch dann von einem gut funktionierenden, in Stoffwechsel und Blutzirkulation einwandfrei geregelten „Soma" abhängig. Die somatischen endokrinen Drüsen harmonieren, ergänzen, vertreten einander; der generative Anteil der germinalen Drüse spricht gut, schlechter oder gar nicht an. Fällt auch die vegetative Funktion mehr oder weniger stark aus, dann treten die somatischen Endokrindrüsen ergänzend und ausgleichend für die lebenswichtigen Funktionen der Stoffwechselgröße und Blutzirkulation im somatischen Anteil des Körpers mit ein.

9. Die Mamma und die Achseldrüsen. Leichte Schwellungen der Mamma kommen prämenstruell gar nicht selten vor, ja es kann direkt zu einer geringen Absonderung von Kolostrum kommen, die im Postmenstruum nicht nachweisbar ist. Genauere Untersuchungen über das Verhalten der Mamma in zeitlicher Beziehung zum Zyklus sind im wesentlichen zuerst von Rosenburg angestellt worden. Er untersuchte Brustdrüsen von über 56 geschlechtsreifen, nicht graviden Frauen und Mädchen unter gleichzeitiger

Berücksichtigung des Uterus und der Ovarien und der anamnestischen Menstruationszyklusphase. Er findet, daß sich in der prämenstruellen Phase ein zellreiches Drüsenfeld scharf abhebt und gegen die Umgebung durch eine deutliche Membrana propria getrennt ist, in ihm beschreibt er solide Sprossen und feinkalibrige, einschichtige Drüsenschläuche, oder wenn die Spitze der Gebilde getroffen ist, maulbeerartige Epithelknäuel. In der menstruellen Phase schrumpfen die Drüsenfelder; ihre scharfe Abgrenzung gegen die bindegewebsreiche Umgebung und eine Membrana propria fehlt. Die Drüsenschläuche und die Knospen verschwinden, nur die Milchgänge bleiben übrig. Im Epithel findet sich starke Verfettung. In der postmenstruellen Phase werden nur mittlere und große Milchgänge, dagegen keine Drüsenfelder und keine Nester von kleinen Milchgängen gefunden. Das bleibt bis in die prämenstruelle Phase hinein so, wo das Spiel von neuem beginnt. Polano hat diese an sich ja sehr bestechenden Angaben an exzidierten Stücken von Lebenden nachuntersucht. Er konnte im allgemeinen Rosenburgs Angaben bestätigen, fand aber auch Ausnahmen davon. Auch Max Ernst konnte am Mannheimer Pathologischen Institut die gleichen Befunde wie Rosenburg erheben, wenn er auch die vollständige Rückbildung der Drüsenfelder nicht so regelmäßig gesehen haben will. Diekmann dagegen aus dem Kölner Institut fand die von Rosenburg beschriebenen sekretorischen Parenchymzeichen auch im Intervall und auch längere Zeit in der Amenorrhöe. Er fand die zyklischen Veränderungen lediglich in einem Wechsel der Quellung und Entquellung in der Basalmembran sowohl wie in den kollagenen Fasern. Tamagawa gibt im allgemeinen eine Bestätigung, indem er prämenstruelle Auflockerung und Milchgangerweiterung findet, die nach der Regel fehlen, aber Wucherungs- und Differenzierungsvorgänge, wie Rosenburg sie beschreibt, kann er nicht feststellen. Zur vollständigen Klärung dieser Verhältnisse bedarf es zweifellos noch einer weiteren Untersuchung an großem Material, wobei insbesondere die Frage der vorausgegangenen Laktation und auch das Alter der Patientin eine besondere Rolle spielt, um die vielen Fehlerquellen durch konstitutionelle und funktionelle Faktoren auf ein möglichst geringes Maß zu beschränken.

Sehr interessant sind die Feststellungen Löschkes an den Achseldrüsen. Er stellt fest, daß das Achselorgan (Schiefferdecker) eine massige Anhäufung von großen Schweißdrüsen bildet. An diesem Organ nun findet er eine erhebliche Dickenzunahme während des Prämenstruums, die kurz vor der Menstruation maximal bis zum Zehnfachen der Werte im Intermenstruum gesteigert ist. Mit der Menstruation setzt eine starke Sekretion und Rückbildung ein; die Drüsenzellen machen einen gleichen Wechsel in ihrer Größe von kleinen flachen über kubische Zellen zu hochzylindrischen mit basal stehendem Kern durch. In den Zellen treten stark lichtbrechende Tröpfchen auf, die Zelleiber stoßen sich während und kurz nach der Menstruation ganz oder bis auf den Kern ab. Löschke sieht in diesen Befunden eine starke Stütze der Schiefferdeckerschen Vorstellung, daß diese Drüsen die Erzeuger des Sexualduftes sind. Unter Berücksichtigung der zeitlichen Verhältnisse im Zyklus, besonders dessen, daß die Ovulation das Analogon der Brunst ist, weiter des Kohabitations- und Konzeptionsoptimums, daß also die eigentliche Attraktionsperiode in der ersten Hälfte des Zyklus und nicht kurz vor der Menstruation liegt, ist die Bedeutung der prämenstruellen Achselorganschwellung im Sinne einer erhöhten Sexualduftproduktion nicht ohne weiteres verständlich. In einer eingehenden Nachuntersuchung konnte Klaar (Wiener Hautklinik) diese Angaben nicht bestätigen; er findet weder in der

Größe noch im anatomischen Bau irgendwelche Zeichen, die für eine bestimmte Phase des Zyklus typisch sind.

10. Die Haut. Es ist eine bekannte Erfahrung der Dermatologen, daß die verschiedensten Hautaffektionen zur Zeit der Regel auftreten können, um mit ihr wieder zu verschwinden und neu zu erscheinen. Es ist in einer Arbeit von Opel (1908) über Menstrualexantheme eine sehr fleißige Zusammenstellung dieser verschiedenen Erfahrungen gemacht worden, die durch Kasuistik später gut ergänzt wurde. Einfache Hyperämien, Erytheme umschriebener und diffuser Art, scheinen durchaus nicht selten zu sein, werden aber im allgemeinen nicht besonders beachtet, da sie keine Beschwerden machen. Symmetrische exsudative Erytheme, auch papillöser Form, selbst solche mit Erysipelcharakter kommen gelegentlich vor. Weiterhin sind Pigmentationen an den Genitalien, flüchtig auftretende pigmentierte Ringe um die Augen beobachtet worden. Eine große Rolle spielen, wie auch aus der 1919 erschienenen Arbeit von Heinrich hervorgeht, Herpeseruptionen. Nach Levin sollen $^3/_4$ aller Herpeseruptionen an den verschiedensten Stellen des Körpers, insbesondere aber am Genitale und vor allem um den Mund herum, als Vorläufer selbst auch bei normaler Regel auftreten. Verschlimmerungen der Acne vulgaris, Auftreten oder Verschlimmerung von Furunkulose an den äußeren Genitalien, Auftreten ekzematöser Reizungen nur zur Zeit der Menstruation sind beschrieben und gar nicht allzu selten. Über die Urtikaria mit menstruellem Charakter finden sich öfter Publikationen und weiterhin ist zu bemerken, daß eine große Reihe von anderen Erkrankungen zyklische Verschlimmerungen erfahren können, die zeitliche Zusammenhänge mit der Menstruation erkennen lassen.

Ich habe absichtlich die verschiedenen abnormen Hautzustände, die beobachtet werden können und als menstruelle Dermatosen benannt werden, hier erwähnt, da es außerordentlich schwer ist, zu sagen, ob es sich stets um eigentlich krankhafte Zustände handelt. Es scheint wohl klar zu sein, daß eine gewisse konstitutionelle oder andersartige Disposition der befallenen Hautpartie bestehen muß; denn unter ganz normalen Bedingungen, d. h. in der größten Mehrzahl aller Fälle kommen eigentliche Hauterkrankungen nicht vor. Nicht erwähnt habe ich die größere Anzahl von Beobachtungen, in denen Blutaustritte mit im Spiel sind. Diese Petecchien und Ecchymosen finden später bei den krankhaften Begleiterscheinungen eine besondere Erwähnung.

Man hat Versuche gemacht, um das Entstehen dieser Hautaffektionen zu begreifen. So glaubten Patzschke und Sieburg in dem Befund des erhöhten Cholingehaltes (siehe oben) eine Brücke zum Verständnis zu finden. Geber injizierte das Blutserum urtikariakranker Frauen derselben Patientin 16 Tage später intravenös wieder ein und fand das gleiche Exanthem; das im Intervall entnommene Blut gab keine Reaktion, das kurz vor der Regel entnommene ebenfalls nicht; das Blut nichtexanthembehafteter Frauen gab bei den exanthemempfindlichen ebenfalls keine Reaktion. Das Exanthemblut anderen injiziert blieb auch ohne Wirkung. Es müssen also schon pathologische Stoffe im Blut der Urtikariapatientin krankheitserregend gewirkt haben, wobei auch eine besondere Reaktionsfähigkeit der Patientin bestanden haben muß. Heilig und Hoff machten intrakutane Injektionen vor und während der Menstruation; die Adrenalinquaddeln werden vom Intermenstruum ab gegen den Menstruationsbeginn hin immer kleiner, um kurz vor Beginn der Menstruation ganz zu verschwinden. Die Morphiumquaddel im Gegenteil hat in einer Steigerung vom Zeitpunkt der Ovulation ab mit dem Beginn der Menstruation ihr Maximum erreicht. Die Autoren führen das auf einen erhöhten Vagustonus zurück und konnten diese Ansicht auch noch dadurch stützen, daß der Leukozytensturz nach intrakutaner Injektion von 3 × 0,1 ccm Aolan während der Menstruation wesentlich stärker war als im Intermenstruum, während er bei Vaguslähmung ausblieb.

11. Das Auge. Über Beziehung zwischen Auge und Menstruation bestehen von Salo Cohn (1890) und Ernst Runge (1908) das vorhandene literarische Material erfassende Zusammenstellungen. Neuerdings hat auch Novak in dem Handbuch von Halban und Seitz wieder eine Zusammenfassung der bisher bekannten Beobachtungen gegeben. Der Gewebsturgor, die Durchblutung und Durchwässerung der Augenhöhle und ihrer Organe können positive und negative Schwankungen durch machen, indem sowohl ein leichter Exophthalmus auftreten kann, als auch insbesondere ein Einsinken der Augenlider mit den dunklen Ringen um die Augen herum entsteht. An den Augenlidern können ähnliche Erscheinungen auftreten, wie sie bei der Haut schon genannt wurden. Das Gerstenkorn kommt hier zu den Hautdrüsenentzündungen hinzu. Weiter ist berichtet worden von leichten Augenmuskelstörungen, insbesondere einer Insuffizienz der äußeren Augenmuskulatur. In Rücksicht auf das häufige Vorkommen der Herpeseruptionen auf der Haut ist auch das Auftreten von zeitlich mit der Menstruation in Beziehung stehenden Herpeseruption an der Konjunktiva und auch an der Kornea verständlich. Verschlimmerung bestehender Augenleiden, insbesondere der Iridozyklitis, sind nach sonstigen Erfahrungen ja nicht ungewöhnlich. Über die Blutungen in den Augapfel und die Konjunktiva, den Glaskörper oder die Retina soll später bei den krankhaften Störungen der Menstruation unter zyklischen Organblutungen gesprochen werden. In Rücksicht darauf, daß das zeitliche Zusammentreffen zwischen Augenerkrankung und Menstruation einen ja nicht ganz kleinen Wahrscheinlichkeitsfaktor für sich hat, ohne daß kausale Zusammenhänge bestehen, soll man sich hüten, zu frühzeitig einen Zusammenhang in dieser Richtung anzunehmen. Erst wenn ein häufiges zyklisches Auftreten und die zeitliche Gebundenheit an die menstruelle Periode sich einwandfrei nachweisen läßt, ist die Diagnose gegeben.

12. Die Psyche. Es bestehen mehrfache gute Untersuchungen von Psychiatern über das Verhalten des Seelenlebens zur Zeit der Menstruation. Von dem Verhalten des vegetativen Nervensystems und seinen Folgeerscheinungen ist schon früher die Rede gewesen; es muß darauf verwiesen werden. Wollenberg hat planmäßige Untersuchungen am weiblichen Personal der Tübinger Psychiatrischen Klinik angestellt. Er fand ante menses Störungen des Schlafes, eine Gereiztheit und Gedrücktheit der Stimmung; der jeweilige Affektzustand vermochte Trübungen in der Reproduktionsfähigkeit herbeizuführen. Die Zuverlässigkeit der Reproduktion brauchte jedoch nicht notwendig beeinträchtigt zu werden. Die seelische Erregbarkeit ist nach Marx um die Zeit des Unwohlseins etwas gesteigert, daher eine Zunahme der Impulsivität und die Entwicklung allerhand pathologischer Reaktionsweisen, wenn der entsprechende psychische Boden schon vorbereitet ist. v. Jaworsky findet zur Zeit der Menstruation bei gleichmäßig aufzeichnender Arbeit viel mehr irrtümliche Fehler vor als sonst. Er registriert auch Vergeßlichkeit, Unvermögen der Gedankenkonzentration, größere Empfindlichkeit, Reizbarkeit, geringere Widerstandsfähigkeit gegen innere und äußere Reize, leichte Ermüdbarkeit, Weinreiz, Zanksucht als prämenstruelle Empfindungsqualitäten. Hauptmann hat sich im wesentlichen durch Beobachtungen an Studentinnen mit der Frage der Einwirkung der Menstruation auf die Psyche in neuen Untersuchungen beschäftigt; er analysiert den psychischen Symptomenkomplex und wertet den körperlichen Vorgang nicht als biologischen Prozeß, sondern als Erlebnis für das Individuum. Er legt also den Hauptakzent für das Verständnis dieser Vorgänge nicht auf die Menstruation, sondern auf die psychische Veranlagung der Patientin. Er unterscheidet an seinem Material fünf verschiedene Gruppen, von denen eine infolge Steigerung der Sinnesempfindlichkeit ein gewisses Plus an psychischen Leistungen zeigt, eine zweite neben der gleichen Steigerung der Sinnesempfindlichkeit eine relative Insuffizienz des Willens erkennen läßt und eine dritte Gruppe psychische Phänomene, die durch körperliche Beschwerden herbeigeführt sind, aufweist. In Gruppe 4 und 5 werden besondere abnorme, psychische Qualitäten durch die Menstruation ausgelöst. Als psychische Phänomene, wie sie in Gruppe 3 durch körperliche Beschwerden bedingt werden, führt Hauptmann an: „Beeinträchtigung der Auffassungsfähigkeit, Einschränkung der Konzentrationsmöglichkeit, Lähmung der Denktätigkeit, Verminderung des Interesses, Bedürfnis sich abzuschließen, mißmutige Stimmung, Verlangsamung des psychischen Tempos, Bremsung des Antriebes." Die psychische Veranlagung ist das Wichtigste; deshalb ist es auch verständlich, daß bei Psychopathinnen psychogene Psychosen (Ewald) durch den Anlaß der prämenstruellen Funktionsänderungen im Körper ausgelöst werden. Schwere Depressionszustände mit abnormen Reaktionen können auf diesem Boden erwachsen (Verknüpfung mit Sexualerlebnissen und -erwartungen, getäuschte Hoffnungen usw.). Es ist auch durchaus verständlich, daß aus solchen Beobachtungen heraus selbst kriminelle Handlungen zur Zeit des menstruellen Termins eine andere Beleuchtung bekommen. Nach Marx sollen 99% der Warenhausdiebinnen ihren Diebstahl ante menses begehen. Kurt Singer gibt an, daß etwa 36% der weiblichen Selbstmörder sich in der Menstruation befinden. Heller fand unter 300 Frauen, die durch Suizid geendet hatten, 40% intra oder kurz ante menstruationem, Slavik unter 474 gleichen Obduktionen 30%. Es ist natürlich selbstverständlich, daß hier je nach der seelischen Konstitution außerordentliche Schwankungen vorkommen. Es muß aber festgestellt werden, daß einerseits das seelische Gleichgewicht sehr häufig leichte Schwankungen erfährt und daß anderseits auch bei entsprechender Disposition der Boden zu schweren psychischen Abweichungen gegeben ist, die als menstruelle Psychosen zusammengestellt werden.

Von den menstruellen Psychosen ist schon frühzeitig die Rede gewesen, ja man glaubte, daß $1/4$, andere, daß $1/6$ aller weiblichen Psychosen mit der Menstruation zusammenhängen. Krafft-Ebing widmet dieser Frage 1892 eine Monographie und unterscheidet zwischen primordialer Entwicklungspsychose, „Ovulationspsychose" und epochaler Menstruationspsychose; er betont die Bedeutung der Anlage zur Psychose. Die späteren Autoren Burger, Häffner, Jolly, Hauptmann, Ewald (siehe seine Monographie im Halban-Seitz Handbuch „Die Biologie und Pathologie des Weibes" Bd. 5), Hanse betonen mehr und mehr, daß wohl eine zeitliche Beziehung zum Prämenstruum besteht und hier auch wohl auslösende Faktoren wirksam sind, daß aber weitere ursächliche Beziehungen nicht bestehen. Die Art der Psychosen paßt in die Dementia praecox, zyklisches Irresein, Hysterie und Epilepsie. Es gibt also keine besonderen Psychosen menstruellen Charakters, sondern eine zyklisch-menstruelle Verlaufsart bekannter psychotischer Krankheitsbilder. Ewald berichtet, mit einer Mahnung zur Vorsicht in der Diagnose, von einem Fall typisch menstruell-periodisch auftretender Psychose, die trotz Röntgenkastration ihren Turnus beibehielt.

Unter den psychischen Erkrankungen spielt in dem hier gegebenen Zusammenhang die Epilepsie noch eine besondere Rolle; ein Zusammentreffen von Epilepsie und Menstruation ist häufig beobachtet z. B. Ausbruch der Epilepsie zur Menarchezeit und häufig um die Menstruation. Neuerdings haben Winter, Everke u. a. darüber mehr kasuistisch berichtet. Die Psychiater (Ewald, Hanse) warnen vor einseitiger ätiologischer Bewertung der ovariellen Vorgänge. Wolffenstein (Leipzig) schließt durch großes Material den Fehler der kleinen Zahl aus; er fand unter 73 epileptischen Frauen nur in 15% einen Zusammenhang zwischen erstem Krampf und erster Menstruation, nur in 8 Fällen waren die Anfälle zur Zeit der Regel besonders gehäuft und stark, in 16 Fällen waren die Anfälle dann sehr stark. Also auch hier ist die genitale Funktion auslösende Ursache. Zum Verständnis des Weges, auf dem die Wirkung eintreten könnte, soll nur noch einmal darauf aufmerksam gemacht werden, daß ja durch die oben berichteten Untersuchungen von Heilig und Benda über die erhöhte Durchlässigkeit der Meningen zur Zeit der Menstruation und durch das über den Liquorzucker Gesagte das Verständnis für derartige Störungen im Zentralnervensystem möglicherweise angebahnt ist.

Über die Diätetik in bezug auf den mensuellen Zyklus.

Am Schluß dieses physiologisch-klinischen Abschnittes ist es zweifellos von Wichtigkeit, auch zu der Diätetik der Menstruation Stellung zu nehmen und gleichsam die Nutzanwendung für das tägliche Verhalten aus der großen Anzahl der vorgetragenen Tatsachen zu ziehen. Wirklich exakte Erfahrungen über die Wirkung dieses oder jenes Verfahrens während der Menstruation bestehen nicht. Nur neuerdings sind von zwei englischen Ärztinnen, Mrs. Sanderson und Clow, Untersuchungen an Schulmädchen gemacht worden, die darin gipfeln, daß die bisher übliche Ruhe zur Zeit der Regel durchaus nicht so günstig wäre, wie man meint, sondern daß mancherlei Beschwerden durch die Fortsetzung der täglichen Bäder und der Leibesübungen auch während der Periode vermieden und gebessert werden könnten und daß Vermeidung von Bettruhe einen sehr günstigen Einfluß auf das Befinden zur Zeit der Regel hätte. In Deutschland sind, wie schon früher gesagt, noch keine einschlägigen Untersuchungen vorhanden und doch wäre es wichtig, gerade heute im Zeitalter der Bevorzugung des Sportes und der Leibesübungen die Beziehungen zwischen Sport und menstrueller Periode klarzustellen. Erst wenn wir, wie oben angeregt, exakte Notizen an einem großen gesunden Material haben, werden wir zu sicherer Stellungnahme kommen. Vorerst müssen wir die Kenntnisse, die wir in der normalen und pathologischen Physiologie des gesamten Körpers in Bezugsetzung zum Zyklus gewonnen haben, für unsere Stellungnahme zugrunde legen. Daraus lassen sich zweifellos zwei Sätze formulieren:

1. Die Frau trägt zur Zeit der Menstruation eine Wundfläche in sich. Die natürlichen Schutzbarrieren des inneren Genitales sind durch die leichte Öffnung des Zervikalkanals, die Fortschwemmung des Zervikalpfropfes, die Vertreibung der Vaginalflora durch die alkaleszierende Wirkung des abfließenden Regelblutes gestört. Es ist zweifellos, daß um diese Zeit eine Infektionsmöglichkeit gegeben ist, wenn krankmachende Keime in das

Genitale eindringen. Es sind auch tatsächlich, wie später bekannt zu geben sein wird, intramenstruelle aszendierende Peritoniiiden beobachtet. Aus dieser Tatsache ist abzulesen, daß Infektionsgelegenheiten zur Zeit der Regel möglichst vermieden werden müssen, daß im Gegenteil für eine Sauberhaltung der Umgebung der Vulva Sorge getragen werden muß. Das geschieht am besten durch völlige Vermeidung jeglicher intravaginaler Berührung (keine Kohabitationen, keine Spülung), und zweitens durch Tragen einer aufsaugefähigen Vorlage in Gestalt der vielfach im Handel befindlichen, meist recht zweckmäßigen Binde. Als wesentliches Prinzip hat die Sauberkeit und die Aufsaugefähigkeit dieser Binden zu dienen. Dahin gehört auch eine regelmäßige Sauberhaltung der äußeren Genitalorgane durch mehrfaches Waschen am Tage.

2. Aus den vielen klinischen Symptomen läßt sich, wenn sie alles in allem auch noch so unsicher begründet sind, doch eine deutliche Schwankung nach einem vorausgehenden positiven Anstieg im Sinne eines negativen Abfalls ablesen. Wir haben auch gesehen, daß nur ein verhältnismäßig kleiner Teil von Frauen völlig frei von irgendwelchen Beschwerden ist. Es handelt sich eben in den meisten Fällen um eine Zeit verminderten Wohlbefindens und etwas herabgesetzter Leistungsfähigkeit, größerer nervöser Empfindlichkeit und Reizbarkeit, Tatsachen, die nicht wegzuleugnen sind. Es ist nun zweifellos nicht nötig, daß daraus die Notwendigkeit einer Bettruhe, wenn auch nur in den ersten Tagen der Regelblutung, abgelesen wird, immerhin aber erscheint es in Rücksicht auf diese Symptome zweckmäßig, wenn am ersten und zweiten Tage der Menstruation von größeren Anstrengungen und Beanspruchungen der körperlichen und seelischen Leistungsfähigkeit abgesehen wird. Es lassen sich gewiß keine allgemeinen Regeln aufstellen, aber es scheint mir billig zu sein, daß ein Zwang zu körperlicher Übung, zu Sport, Turnen und Schwimmen auch zur Zeit der Regelblutung nicht bestehen sollte. Eine zwangsmäßige Befreiung dürfte jedoch auch nicht notwendig sein, wenn Turnen und Sport zu den täglichen Gewohnheiten gehören. Beim Schwimmen scheint mir das Moment der Abkühlung bei der Labilität der Hautdurchblutung und des vegetativen Nervensystems eine nicht zu unterschätzende Rolle zu spielen. Die Zukunft wird lehren, wieweit gerade das Schwimmen und das Baden während der Regelzeit ausgesetzt werden muß.

VII. Das Klimakterium. (Die natürliche Menopause.)

Die Zeit, in der das Weib geschlechtsfähig, d. h. geeignet zur Fortpflanzung der Rasse ist, beträgt unter normalen Verhältnissen, wie schon früher dargelegt, 30—31 Jahre. Aber ebenso wie das junge Mädchen nicht sofort nach der ersten Menstruation schon auf der vollen Höhe der Geschlechtsfähigkeit steht, sondern erst in einigen Jahren die volle Blüte erreicht, ebenso hält der Zustand der Vollentwicklung nicht bis zur letzten Regel an, sondern es kommen schon vorher Zeichen, die auf ein Erlöschen der Geschlechtsreife hindeuten. Diese Zeichen schließen auch nicht mit der letzten Regel ab, sondern sie dauern noch verschieden lange Zeit über sie hinaus, um dann allmählich zu verschwinden und dem Altersprozeß des Organismus Platz zu machen. In ähnlicher Weise, wie die Hinaufentwicklung zur vollen Geschlechtsreife als Pubertätszeit bezeichnet wird, wird auch das Herabgleiten zur Fortpflanzungsunfähigkeit mit einem besonderen Namen bezeichnet:

die Wechseljahre, die Klimax, das Klimakterium. Es handelt sich bei dieser Bezeichnung um die Zusammenfassung eines Symptomenkomplexes, der sich um das natürliche Ausklingen der geschlechtsreifen Zeit herumgruppiert. Von diesen Symptomen soll hier des näheren die Rede sein. Ihren Abschluß findet die Besprechung mit dem Eintritt des eigentlichen Greisenalters des Körpers. Die Zeit jenseits der letzten Nachwirkungen der Geschlechtsreife sind für das hier in Rede stehende Thema nur von geringer Bedeutung. Wohl würde man aus der exakten Symptomatologie des Greisenalters oder der geschlechtslosen Zeit mancherlei Urteilsstandpunkte gegenüber den Zeichen der Geschlechtsreife selber bekommen, wenn die Zeichen im einzelnen völlig rein und unbeeinflußt wären. Da ja aber zweifellos während des Alters Ermattungen und Nachlassen einzelner Organfunktionen unabhängig vom Stimulus der Fortpflanzungsdrüse eintreten, so wird durch diese Erscheinungen des Gewebsalterns die Symptomatologie stark beeinflußt und im Sinne der reinen Organfunktion völlig verwischt.

Über die zeitlichen Verhältnisse, insbesondere den Zeitpunkt, wann der objektiv einzig erfaßbare genauere Zeitpunkt der Klimax, das endgültige Erlöschen der zyklischen Funktion, die eigentliche Menopause, eintritt, wurde schon in einem früheren Abschnitt gesprochen. Es wurde festgestellt, daß der Durchschnitt das 47,26. Jahr beträgt. Es wurde jedoch die Aufmerksamkeit auf die große Streuungsbreite, die die einschlägigen Angaben haben, gelenkt. Hier soll angeführt werden, was darüber bekannt ist, wie lange die Zeit dauert, die oben als die „Wechseljahre" definiert wurde. Es existieren leider über diese Dinge nur sehr wenig zuverlässige Angaben. Aus neuerer Zeit sind überhaupt keine Statistiken zu haben. Es ist offenbar auch sehr schwer, eine genügend große Zahl von Frauen zwischen dem 40. und 60. Jahr auf diese Beschwerden hin zu befragen und zu untersuchen und gleichzeitig die Normalen und Pathologischen voneinander zu trennen. Es ist auch außerordentlich schwer, die Grenze zwischen Normalem und Pathologischem zu finden, aber eine großzügige Untersuchung über den Ausklang der Geschlechtsreife unter Berücksichtigung der modernen Forschungsergebnisse, insbesondere auch der Konstitutionsanschauungen, wäre von großem biologischen Wert. Die faßbaren Angaben stammen, wie schon Schäffer in der 2. Auflage dieses Handbuches angab, aus der Zeit vor 60 Jahren. In dem Buch von Krieger über die Menstruation finden wir die Angabe, daß Tilt unter 265 daraufhin untersuchten Fällen die Dauer der Übergangszeit fand:

6 Monate . . . . in 12,0%,
1 Jahr . . . . in 22,6%,
2 Jahre . . . . in 18,6%,
3 Jahre . . . . in 9,4%.

Bei der größeren Zahl der untersuchten Frauen hat also die Wechselzeit weniger als ein Jahr gedauert. Als Mittel gibt er an 1,11 Jahr. Aber die Zahlen sind unzuverlässig. In weniger häufigen Fällen kann die Dauer sich auf mehrere Jahre verlängern.

Es ist natürlich nötig, eine gewisse Systematik in die Symptomatologie hinein zu tragen; man teilt deshalb das Symptomenbild in solche Zeichen, die unmittelbar vom Genitale, und in solche, die vom übrigen Körper ausgehen. Bevor jedoch über die eigentlichen klinischen Zeichen gesprochen wird, ist es nötig, als Grundlage des Verständnisses die anatomischen Veränderungen kennen zu lernen, die das Genitale durchmacht, bis es in die volle Funktionsunfähigkeit des Alters übergeführt ist.

1. Die Anatomie der Genitalorgane während des Erlöschens der Funktion.

a) Die Ovarien. Ähnlich wie bei den Angaben über die Pubertät und die Entwicklung bis zur Geschlechtsreife hin sollen hier Gewichtsangaben über das nähere Verhalten der einzelnen Teile der Geschlechtsorgane Platz finden. Gute Angaben stammen auch wieder von Wehefritz aus dem Material des Jenenser Pathologischen Instituts (in der Hauptsache gesammelt von W. Müller).

Es betrug das Organgewicht der Ovarien im

    31.—40. Jahr (47 Fälle) durchschnittlich 9,30 g,
    41.—50. „ (68 „)   „   6,63 g,
    51.—60. „ (83 „)   „   4,96 g,
    61.—70. „ (82 „)   „   4,00 g.

Man sieht deutlich daraus, daß das Organgewicht der Ovarien, das seinen Höhepunkt unter normalen Verhältnissen mit 9—10 g findet, eine deutliche Abnahme erfährt. Das läßt sich schon makroskopisch einwandsfrei feststellen. Die endgültige senile Schrumpfung ist höchst deutlich zu erkennen; es fehlen die während der Geschlechtsreife stets vorhandenen Bläschen in verschiedener Größe, vor allem fehlen die kirsch- bis haselnußgroßen Follikel und die unregelmäßigen Vorwölbungen, wie sie das Corpus luteum in seinen verschiedenen Stadien zeigt. Man sieht lediglich eine flach und tiefer gefurchte Oberfläche. Findet sich in späteren Jahren noch eine helle Wasserblase, so handelt es sich, wie die histologische Untersuchung ergibt, um eine funktionslose alte Zystenbildung.

Histologisch findet man in den ausgesprochenen Fällen seniler Schrumpfung eine stark bindegewebsreiche Rindenzone, in ihr, meist aber mehr dem Hilus zu, einige alte Corpora albicantia, die einen stark sehnigen, weißlichen Glanz zeigen und im wesentlichen aus hyalinem Bindegewebe bestehen. Sie unterscheiden sich durch ihre Derbheit oft stark von dem ebenfalls derben, aber nicht so knorpelharten Bindegewebe und springen fast wie Fremdkörper heraus. Kalkeinlagerungen, alte Blutreste sind häufiger zu finden, auch zeigen sich nicht selten im zentralen Teil erweichte Partien, die vereinzelt einmal eine wirkliche Zystenbildung vortäuschen können (Corpus albicans-Zysten). Besonders stark heben sich die zentralen Partien des Hilus heraus. Sie bestehen fast ausschließlich aus starrwandigen, geschlängelten Gefäßen. Die Gefäße zeigen alle Zeichen der Ovulationssklerose, die dadurch, wie oben beschrieben, ihren Ausdruck findet, daß die Media Degenerationsprozesse erleidet, während die Intima wuchert und die durch den steten Wechsel in der Menge des zufließenden Blutes allmählich zu weit gewordenen Gefäße wieder verengt. Im Alter kommen dann die echten atheromatösen Prozesse hinzu, wie sie in einer Aufspaltung der Elastica interna und in Verfettungen der Intima und Media charakteristische Zeichen zeigen.

Der Übergang bis zu dieser vollständigen Schrumpfung des Ovariums ist nicht absolut schroff. Der sich vollendende Zyklus eines reifenden und reifen Eies ist natürlich einmal der letzte; einmal stellt sich ein Ei zuletzt zur Befruchtungsbereitschaft heraus. Damit enden dann diejenigen Prozesse, die den eigentlichen Zyklus im engeren Sinne bedingen. Die Geschlechtsreife ist tatsächlich beendet. Aber auch nach dieser Zeit sind im Ovar immer noch kleinere Follikel bis zu Pfefferkorngröße und auch noch ein wenig mehr zu finden. Untersucht man nun die Ovarien in den nächsten Monaten nach dem letzten Reifei, so findet man vorerst noch eine größere Anzahl von wachsenden Follikeln bis zur Größe eines Kirschkernes, selbst noch etwas darüber, aber keinerlei Stadien der Rückbildung eines Corpus luteum. Die letzte Granulosadrüse liegt schon längere Zeit zurück und ist schon völlig der Rückbildung verfallen. Es werden die Follikel nur selten größer als kirschkerngroß, sie gehen vor ihrer Reife zugrunde und verfallen damit der Atresie. Immer trifft man neben den granulosahaltigen Follikeln solche mit fehlender Granulosa und leicht hypertrophischer Theca interna. Die Zeit, in der man derartig wachsende Follikel in einem, zwei oder drei Exemplaren im Ovar nach dem letzten reifen Zyklus antrifft, kann sich bis zu 3 Jahren erstrecken. Darüber hinaus ist es mir nicht gelungen, noch wachsende Follikel zu sehen. Auch die zystische Follikelatresie verschwindet allmählich, weil offenbar die im Lumen enthaltene Flüssigkeit resorbiert, der Raum verkleinert und durch Narbengewebe ausgefüllt wird. Wie bei den klinischen Zeichen ausgeführt werden wird, ist die zeitliche Folge der Reifezyklen bis zum letzten Schluß nicht regelmäßig, sondern häufig um einige Monate unterbrochen. Es kann dann eine Zyklusfolge immer noch wieder einsetzen. Daraus geht hervor, daß, solange noch wachsende Follikel vorhanden sind, immer noch die Möglichkeit besteht, daß auch ein Ei noch einmal wieder reifen wird. Je längere Zeit aber seit dem zuletzt reif gewordenen vergeht, um so mehr hört auch das Wachstum von Follikeln auf; die noch vorhandenen vereinzelt sichtbaren Primordialfollikel verschwinden oder werden zu kleinen hyalinen Körnern, wie sie von Waldeyer als Abkömmlinge der Primordialfollikel beschrieben sind.

b) Die Tube. Die Tube wird in der Zeit nach der Geschlechtsreife mit den übrigen Teilen des Geschlechtsausführungsschlauches atrophisch. Die Saftigkeit des Gewebes hört auf, sie wird zu einem schwächlichen, wenig elastischen, schlaffen Muskelrohr, das sowohl an Länge wie an Dicke etwas einbüßt. Die Schrumpfung zeigt sich im histologischen Bild besonders deutlich. Das Bindegewebe sowohl wie die elastischen Fasern schwinden an Zahl und werden einzeln derber und fester. Besonders das Bindegewebe der Schleimhaut wird in seinen Fasern plump und dick. Die Muskulatur schrumpft und wird teilweise bindegewebig ersetzt. Der Faltenapparat der Tube wird reduziert, die Oberfläche des Epithels nimmt also erheblich ab. Zunächst verlieren sich die kleinen Seitenfalten, allmählich auch die etwas größeren. Die Faltenreste bekommen dadurch etwas Plumpes, Derbes. Die Zierlichkeit und die Verzweigtheit des Tubenfaltenbaumes in der Geschlechtsreife hat sich vollständig verloren. Auch das Faltenbindegewebe der Tubenfalten ist derb, fast hyalin, und es kann Schwierigkeiten machen, chronisch entzündete Tuben von senil geschrumpften Tuben zu unterscheiden. Lediglich die der Oberfläche folgende Schichtung des Faltenbindegewebes unterscheidet das normale Bindegewebe von dem unregelmäßig ziehenden, narbigen der ausgeheilten Salpingitis (Schridde). Das Lumen der Tube wird eng, ja es kann an einzelnen Stellen völlig verschwinden, so daß Atresien und Obliterationen die Folge sind. Die Epithelien werden kubisch und niedrig, sie verlieren ihre Flimmerung. Zeichen irgendeiner Zelltätigkeit sind nicht vorhanden.

c) Der Uterus. Nach dem Absterben des letzten reif gewordenen Eies wurde die für dieses Ei gebildete prägravide Schleimhaut abgestoßen, die übrig bleibende Basalis heilte wieder, der neue Stimulus für Bildung einer neuen Schicht blieb aus und ein zyklischer Wechsel wurde nicht mehr angeregt. Untersucht man die Endometrien unter Heranziehung der ovariellen Funktionsbilder, so finden wir, daß in den Fällen, wo noch wachsende Follikel im Ovar sind, das Endometrium Zeichen zeigt, die eine volleinsetzende Atrophie vorerst noch nicht erkennen lassen. Man findet in den Fällen, in denen die letzte Eireife erst kurze Zeit zurückliegt, eine lockere Schicht, die von der dichtzelligen Basalis gut abgehoben und bis zu doppelt so breit wie diese ist. Das Stroma dieser Schicht ist spindelig und relativ dicht gefügt, jedoch lockerer wie in den tieferen Basalisschichten. Durch die Bielschowskifärbung lassen sich Fibrillen in einer Zahl nachweisen, die größer ist, als wie man es sonst beim Zyklus gewohnt ist, die aber andrerseits den Reichtum der tieferen Schichten nicht ganz erreicht. Die Drüsen sind etwas unregelmäßig, aber keineswegs geschrumpft; sie verlaufen schräg, auch gerade, etwas geschlängelt, gelegentlich etwas erweitert; die Drüsenepithelien machen durchaus einen guten saftigen Eindruck, ihr Leib ist mittelhoch bis hochzylindrisch, ihr Protoplasma einfach gekörnt, azidophil, sie stehen eng und dicht aneinander, ja gar nicht selten etwas gedrängt, so daß sie nicht in einer Reihe nebeneinander, sondern fast zweireihig erscheinen. Sie tragen häufig Flimmerhärchen. Im Lumen dieser meist engen, selten etwas weiteren Drüsen findet sich eine etwas körnige, den Muzikarminfarbstoff ganz leicht annehmende Masse. Besondere Strukturen, die auf die Schleimnatur hindeuten, fehlen. Nur sieht man gelegentlich abgestoßene, Degenerationszeichen tragende Zelltrümmer. Ab und zu findet man auch einmal Kernteilungsfiguren im Drüsenepithel. Es besteht wohl kaum ein Zweifel darüber, daß der Stimulus zu dieser angedeuteten, aber unvollständigen Proliferationsschicht von dem im Ovar vorhandenen wachsenden, aber nicht ausreifenden Follikel ausgeht. Hören die Follikel zu wachsen auf, dann fehlt auch die eben beschriebene Art der Schleimhaut. Mir scheint es zweckmäßig, die eben geschilderten, von Günther Bauer 1920 in einer Dissertationsarbeit bei mir beschriebenen Schleimhautbilder als **Übergangsschleimhäute** (Abb. s. unter Amenorrhöe, 2. Teil) zu bezeichnen, womit gesagt sein soll, daß es sich um den Übergang der Geschlechtsreife in den atrophischen Zustand handelt.

Tritt die Atrophie ein, so wird zunächst die Funktionalis niedriger, die Schläuche der Drüsen enger. Die Epithelien sind kubisch. Einzelne Drüsen können zystische Erweiterungen zeigen. Auch Verwachsungen mit der gegenüberliegenden Drüsenwand treten ein. Es sammelt sich der krümelige Inhalt in den so entstehenden Zysten an; die Spindelzellen des Stromas legen sich enger aneinander, die Fibrillen werden dichter, auch zellreicher. Die oberen Partien sind von den tieferen jetzt nicht mehr zu unterscheiden, auch wird die Gesamtdicke der Schleimhaut geringer, schließlich verliert selbst die Basalis an Dicke. Ihr spindelzelliges Stroma atrophiert allmählich, die Drüsen werden kleiner und kleiner, weil ihre Epithelien schrumpfen, ausfallen, zugrunde gehen. Nur die Gefäßstümpfe an den Stellen, wo die Radiäräste zweiter Ordnung sich teilen, treten jetzt deutlicher hervor, da sie dem sklerotischen Prozeß, sowie auch der echten Atheromatose verfallen. Schließlich kann in senilen Uteri eine dünne Epithelschicht gerade eben noch die Muskellücken ausfüllen und überbrücken. Nur in den Buchten finden sich noch einige Drüsenschläuche, während sonst fast alles verschwunden ist. Es kann auch zu hochgradigen Obliterationen des Kavum an verschiedenen Stellen oder im ganzen kommen.

Die Zervixschleimhaut macht diesen hochgradigen Atrophieprozeß nicht mit. Aber allmählich werden auch ihre Drüsen geringer. Die schleimbildenden Epithelien hören auf zu sezernieren und es kann auch in der Zervix zu einem Verschluß des Lumens durch Verklebung der gegenüberliegenden Teile kommen. Am häufigsten tritt diese Obliteration im Gebiet des Isthmus uteri ein.

Der Uterusmuskel verliert deutlich an Größe. Das drückt sich besonders in seinem Gewichtsverlust aus. Die Angaben, die Wehefritz über die von ihm ausgeführten zahlreichen Wägungen macht, lauten folgendermaßen:

21.—30. Jahr (56 Fälle) durchschnittlich 46,43 g Uterusgewicht,
31.—40. „   (43 „)   „   50,70 g   „
41.—50. „   (49 „)   „   57,01 g   „
51.—60. „   (71 „)   „   49,18 g   „
61.—70. „   (66 „)   „   39,51 g   „

Die Dicke der Muskelwand nimmt zunächst etwas zu und verdünnt sich erst dann deutlich. Die Atrophie betrifft vor allem die Muskelzellen, das fibrilläre Bindegewebe tritt stärker hervor; schon makroskopisch heben sich die Gefäße des Uterus als starrwandig heraus. Neben dem Prozeß der Gravidität- und Menstruationssklerose tritt auch häufig noch die Alterssklerose hinzu. Die Elastika soll im Uterus während des Alters einen allmählichen Zerfall zu klumpigen Massen erfahren.

d) Die Scheide. Ebenso wie die übrigen Organe verfällt auch die Scheide der allmählichen Schrumpfung in allen ihren Teilen. Das Epithel wird im ganzen flacher. Die sonst so deutliche Schicht der abschilfernden Epithelien wird niedriger, die Papillen als der Ausdruck guter Regenerationsfähigkeit der Papillen werden niedriger, ja können verschwinden, das Bindegewebe wird derber und fester, die Elastika kann häufig verklumpen.

Auch das Beckenzellgewebe findet man in einem fortschreitenden Schrumpfungszustand. Die Beweglichkeit des Genitales, die Verschiebbarkeit gegen seine Nachbarschaft wird geringer und beschränkt.

2. Die klinischen Zeichen des Klimakteriums am Genitale.

Ist der letzte Zyklus durch die mensuelle Blutung abgeschlossen, so hört fernerhin jegliche Regelblutung auf. Aber während der Zeit vor Abschluß des letzten Zyklus ist schon eine gewisse Unregelmäßigkeit in der Regelfolge bemerkbar. Wir haben in dem Teil, der über die ursächlichen Zusammenhänge im Zyklus handelt, kennen gelernt, daß das Tempo der Wiederkehr einer mensuellen Blutung, also die Dauer des Zyklus abhängig ist von der Lebensfähigkeit und Kraft des Keimzellenparenchyms, insonderheit der reifen Eizelle. Sie wirkt durch die Vermittlung ihrer Granulosadrüse, dem Corpus luteum. Verkürzt sich der Zyklus, so ist es nur logisch, ein schwächeres Eizellenparenchym und eine schwächere Stimuluswirkung anzunehmen, die eine geringere Lebensdauer und eine geringere Funktionsdauer der Granulosadrüse bedingt. Es wird später bei den zyklischen Regelanomalien von diesen Dingen mehr die Rede sein. Hier mag nur konstatiert werden, daß als erstes Zeichen einer Schwächung bei sonst normalen Genital- und Körperverhältnissen die Regel häufiger, auch gar nicht selten stärker wird. Es können dann wieder Zeiten regelmäßig vierwöchentlicher Zyklusfolge kommen, späterhin die Pausen zwischen den Regeln größer werden, ja die Regel kann für 3—4 Monate und noch länger vollständig ausbleiben, so daß schon an die beginnende Klimax gemahnt wird, bis schließlich erneut die Blutung wieder kommt. Auch länger dauernde abnorme Blutungen kommen vor; deren Ätiologie jedoch soll hier des näheren nicht aufgerollt werden, sondern es soll auf den Abschnitt der ovariellen Zyklusstörungen verwiesen werden. Nur noch über die Stärke der Regelblutung mag Einiges gesagt werden. Sie ist, wie ebenfalls früher auseinandergesetzt, abhängig von der zum Genitale drängenden Blutmenge, vor allem aber von der Kraft der Muskelkontraktion des Uterus, die die aus den zerrissenen Gefäßen der abgestoßenen Schleimhaut austretende Blutmenge eindämmt und drosselt. Es wird nun beobachtet, daß in dem letzten Jahr der Geschlechtsreife die Blutung sowohl stärker wie auch schwächer werden kann. Zum Verständnis dessen sei darauf hingewiesen, daß insbesondere die starke Blutung durch eine Muskelschwäche des alternden Uterus ihre Erklärung finden kann, die schwache Blutung unter anderem auch dadurch verstanden werden kann, daß der die Hyperämie mit anregende Ovarialreiz schwächlich und gering ist. Die Einzelheiten müssen unter den ovariellen und uterinen Zyklusstörungen eingesehen werden.

Eine gute Zusammenstellung darüber, wie häufig die eine oder die andere Funktionsabweichung bei sonst normalen organgesunden Frauen, also rein physiologischerweise auftritt, besteht nicht. Die einzige Zusammenstellung dieser Art stammt von dem oben schon erwähnten Tilt, der an 637 Frauen die verschiedenen Modalitäten des Auftretens der klimakterischen Blutung verfolgte. Wie Krieger in seiner Monographie im Jahre 1869 berichtet, erfolgte nach Tilts Berichten die Beendigung der Menstrualfunktion in folgender Weise:

1. Durch eine allmähliche Verminderung des Menstrualflusses in 16,84%.
2. Durch plötzliches Abbrechen in 14,7%.
3. Durch unregelmäßige Wiederkehr der Menstrualblutungen in kürzeren Zwischenräumen als 21 Tage in 5,18%.
4. Durch unregelmäßige Wiederkehr in längeren Zwischenräumen als 21 Tage in 15,54%.
5. Abwechselnd zwischen 3. und 4. in 3,61%.
6. Durch wechselnd starke Menstrualblutungen bei offenbar regelmäßiger Folge in 5,65%.
7. Durch eine oder mehrere abnorm lange und starke Blutungen am Schluß (Metrorrhagien) in 28,4%.

Zu dieser Zusammenfassung ist zu sagen, daß eine Gewähr für die Genital- und Körpergesundheit wohl nicht besteht. Sie ist nur gebracht in Ermangelung einer besseren und zuverlässigeren Aufstellung lediglich zur Orientierung.

Außer den Unregelmäßigkeiten in der mensuellen Blutung ist noch über folgende weitere genitale Zeichen kurz zu berichten.

Es kommt häufiger und leichter ein Ausflußgefühl zustande wie bei jüngeren Frauen. Die Ursache dessen ist verschieden. Durch die später zu erwähnende vermehrte vasomotorische Erregbarkeit und erhöhte Reizbarkeit des vegetativen Nervensystems kommen sowohl an der Zervix wie auch an den Vulvadrüsen vorübergehende abnorme Sekretionen zustande. Eine weitere Rolle spielt anderseits ein im allgemeinen zunehmendes Versiegen der Drüsenabsonderung und damit verbunden ein stärkeres Trockenwerden der Haut; es kommen auch Schrumpfungsprozesse an der Vulva zur Beobachtung. Die Scheidenflora und der biologische Mechanismus in der Scheide, wie er in der Milchsäureproduktion aus dem Kohlehydratangebot der Scheide vor sich geht, ist in den ersten Jahren nach Aufhören eines regelmäßigen Zyklus nachweisbar nicht häufiger als sonst gestört. Im Laufe der 50er Jahre aber, sicherer schon vom 60. Jahre ab, ist die oben beschriebene Schrumpfung der Scheide deutlich auch im Scheidenwand- und -inhaltsstoffwechsel nachweisbar, indem die Glykogenproduktion der Scheidenwand abnimmt und mit ihr auch die Milchsäureproduktion zurückgeht. Die Folge ist, daß eine abnorme Flora häufiger als sonst in der Scheide aufgeht und sich hält und häufiger zu Störungen der Scheidenwand, zu einer Colpitis vetularum Anlaß gibt.

Durch die Schrumpfungen und Atrophie des Beckenbindegewebes, aber auch durch die senile Atrophie der Bauchwandmuskulatur und des Beckenbodens ist die Statik des Genitales etwas gestört und es kommt leichter das Gefühl der Sackung und eine Insuffizienz in der Tragfähigkeit des Beckenbodens zustande, ohne daß objektiv ein Deszensus oder Prolaps nachweisbar ist. Auf diese gar nicht seltenen Symptome hat Graff und auch J. Novak mit Recht die Aufmerksamkeit gelenkt. Damit hängt das Gefühl einer gewissen Blutfülle im Becken, Ziehen im Kreuz und in der Blase, mit den vasomotorischen Reizerscheinungen hängen Hitzegefühl, Kitzel und Brennen in der Vulva, Schwellungen und Völlegefühl in der Blase und im Mastdarm, überhaupt im ganzen Becken zusammen.

3. Das Verhalten des übrigen Körpers beim natürlichen Ausschalten der Genitalfunktion.

Durch alle Arbeiten, die versuchen, eine Symptomatologie des Klimakteriums zu geben, zieht sich die Feststellung hindurch, daß die Abgrenzung der Symptome gegen krankhafte Zustände außerordentlich schwer, ja vielfach unmöglich ist. Registriert man alle die Beschwerden, die in den Jahren, wo die Geschlechtsfunktion aufhört, beobachtet werden, so gibt das ganz zweifellos ein falsches Bild von der eigentlichen Wirkung, die die Ausschaltung der Genitalfunktion auf den Körper hat. Diese ganzen Erscheinungen fallen eben in die Zeit, in der Funktionsanomalien und auch sonstige krankhafte Störungen in den Einzelorganen und Organkomplexen nicht so selten sind. Es kommt hinzu, daß die Kenntnisse, die wir vom Klimakterium haben, im wesentlichen an solchen Patienten erhoben werden, die entweder irgendwie krank sind oder eine abnorm starke Beeinflussung des Körpers haben, während die im allgemeinen normalen und gesunden Patienten den Arzt nicht aufsuchen. Es existieren dementsprechend keine zuverlässigen Untersuchungsreihen an einer größeren Anzahl solcher Frauen, die an sich den Arzt nicht aufgesucht hätten, sondern nur zur Feststellung des biologischen Zustandes zur Untersuchung herangezogen wurden. Und doch vermag schließlich der Arzt, der ein großes Material sieht, sowohl in der internen wie auch in der gynäkologischen Sprechstunde, anderseits auch durch die alltägliche Beobachtung im gewöhnlichen Leben sich ein ungefähres Bild davon zu verschaffen, welche Symptome während des Klimakteriums im allgemeinen hervortreten und häufig wiederkehren und welche anderen Symptome mehr als gelegentliche Begleiterscheinungen, als Nebenerscheinungen zu registrieren sind. Wir sind aber noch weit davon entfernt, eine normale Physiologie des natürlichen Klimakteriums zu haben. Es muß aber versucht werden, das zusammen zu stellen, was objektiv bekannt ist an Änderungen in den Funktionen der Organe und Organkomplexe.

Es muß scharf hervorgehoben werden, daß die natürliche Klimax und die durch Operation und Röntgenkastration absichtlich herbeigeführte zwei offenbar in vielen Punkten wesentlich verschiedene Gebiete sind. Die künstliche Klimax soll hier zunächst nicht besprochen werden, sondern unter dem Kapitel Amenorrhöe eine besondere Berücksichtigung erfahren. Hier sollen im wesentlichen die kleinen Bausteine zusammengetragen werden, die ein in jeder Hinsicht noch völlig unvollständiges Mosaik von dem normalen Klimaxbild zu geben vermögen. Irgendwelche Zahlenwerte über größere Symptomenkomplexe oder einzelne Symptome hinsichtlich ihrer Häufigkeit sind vorläufig zu vermeiden, da das Material in keiner Weise ausreicht.

Aus der Physiologie des normalen mensuellen Zyklus haben wir ersehen können, daß die Funktionskonjunktur des gesamten geschlechtsreifen Körpers mit wahrscheinlichen Schwankungen, im ganzen jedoch auf einem gewissen Höhepunkt gehalten wird, um ihn offenbar dauernd für die höchste Plasmaleistung, eben die Fortpflanzung, geeignet zu machen. Dieser Stimulus fällt beim Aufhören der Reifefunktion in seinen höchsten Werten fort. Aber die einen gewissen mittleren Funktionszustand bedingenden Ovarialhormone, wie sie noch in den wachsenden Follikeln produziert werden, verschwinden erst allmählich, um nach spätestens 3 Jahren völlig zu fehlen. Es ist zu konstatieren, daß die Annahme des allmählichen Fortfalles eines Stimulus für die einzelne Körperfunktion durch die anatomischen Feststellungen am Genitale vollauf gestützt wird. Es wäre die Frage zu erörtern, ob sich auch in der Funktion der Einzelorgane und der Organkorrelationen Zeichen feststellen lassen, die auf ein anderes Funktionsniveau oder gar auf eine abweichende Funktion hindeuten. Wir werden bei der Besprechung der Einzelresultate hierauf zurückkommen. Bevor wir auf die Besprechung im einzelnen eingehen, muß vorerst versucht werden, die Beschwerden und die Umänderungen der ganzen Person kurz zu zeichnen.

Wiesel, der wohl die übersichtlichste und beste Darstellung der inneren Klinik des Klimakteriums gegeben hat, prägt den Satz, daß jede Frau diejenige Form des Klimakteriums erlebt, die ihrer Konstitution entspricht. Es wird der exakten späteren Forschung übrig bleiben, zahlenmäßig die Richtigkeit dieser Auffassung zu belegen. Es bedeutet aber eine fruchtbare Arbeitshypothese, wenn Wiesel in Anlehnung an Mathessche Konstitutionstypen feststellt, daß die intersexuelle Patientin entsprechend ihrer besonders komplizierten Natur stark unter endokrinen Störungen, Schmerzen im Verlauf von Gefäßen, vielerlei nervösen Symptomen, stärkeren Stimmungswechsel, Aufregungszuständen usw. leidet, dagegen weniger zum Fettansatz als zur Abmagerung neigt. Die zum Status asthenicus gehörigen Frauen zeigen die Minderwertigkeiten der asthenischen Organkonstitution zur Zeit der Klimax vermehrt, verstärkten Senkbauch, Fettanhäufungen, variköse Gefäßerweiterungen, Plattfüße, Nephroptosen, Insuffizienzen des Zirkulationsapparates usw., während die sexuell eindeutig differenzierte Pyknika wie auch sonst, so auch durch das Klimakterium ohne wesentliche Komplikationen hindurch kommt.

Wesentliche Veränderungen erleidet die äußere Erscheinung der Patientin dadurch, daß die Haut durch Schwund ihres Fettpolsters und Erschlaffung des Unterhautzellgewebes nicht mehr die elastische Spannung wie vorher hat. Es kommen dadurch Faltenbildungen, Furchen, Wulste im Gesicht und am übrigen Körper zustande, wodurch das Abblühen so deutlich wird. Auch die Statur des ganzen Körpers verändert sich merklich; das Matronenhafte tritt allmählich mehr hervor, was im wesentlichen dadurch herbeigeführt wird, daß um die Hüften, am Gesäß und am Unterbauch sich mehr Fett ansetzt. Mit Recht werden von Bauer, Graff u. a. verschiedene Typen des Fettansatzes unterschieden. Es ist auch zweifellos, daß das Auftreten und der Entwicklungsgrad des Fettes in der Klimax weitgehend von individuellen Schwankungen sowohl der Gesamtkonstitution wie der Fettaffinität der einzelnen Körperpartien abhängig ist. Bei Schilddrüseninsuffizienz z. B. ist neben anderen myxödematösen Zeichen der universelle Fettansatz bekannt. Bei hypophysären Insuffizienzen ist das Fett mehr am Rumpf unter Freibleiben der Extremitäten lokalisiert. Aber es gibt neben dem Fettansatz, über den beim Stoffwechsel später noch gesprochen werden soll, auch solche Patienten, bei denen Magerkeit und Fettschwund das Hervorstechen und stärkere Hervortreten des Skeletts und damit eckige und kantige Formen bedingen. Über Pigmentation, Störungen in der Behaarung des Körpers wird weiterhin noch des Näheren gesprochen werden. Auch die subjektiven Beschwerden sind bei der Besprechung über Organ- und Systemfunktionen des Näheren berücksichtigt.

Nach dieser mehr allgemeinen Übersicht mag nun im einzelnen auseinander gesetzt werden, was an faßbaren Wirkungen des natürlichen Aufhörens der Ovarialfunktion auf den Gesamtkörper nachweisbar ist.

a) Über das Blut und die blutbildenden Organe ist nur sehr wenig zu sagen. Exakte Untersuchungen an größerem Material fehlen. Savini und Garofeano haben an 15 Frauen, die die Menopause erreicht hatten, festgestellt, daß die Zahl der roten Blutkörperchen etwas erhöht ist, während die weißen keine Änderung erfahren. Die Lymphozyten gehen in der Zahl ein wenig herauf, die Eosinophilen steigen bei ihnen bis auf 9%. Auch der Hämoglobingehalt soll etwas erhöht sein, ebenso die Viskosität, die Dichte und die Gerinnbarkeit des Blutes. Bemerkt wird mehrfach in der Literatur, daß die Eosinophilen schwanken, teils etwas herab-, teils etwas heraufgesetzt sind und daß die Lymphozyten eine Erhöhung zeigen. Die Gerinnungszeit des Blutes ist nach Adler und Dyroff verlängert, Keller fand sie unverändert. Weitere Daten aus der physikalischen Chemie der Blutflüssigkeit sind nicht vorhanden.

b) Der Zirkulationsapparat. Im Mittelpunkt des Interesses stehen im wesentlichen zwei Fragen: 1. das Verhalten des Blutdruckes, 2. die Vasomotorentätigkeit. Bevor diese beiden Gebiete besprochen werden, muß aber in aller Schärfe darauf aufmerksam gemacht werden, daß zur Zeit des Klimakteriums vielfach Erkrankungen des Herzens und der Gefäße, auch der Nieren zuerst deutlich werden, aber in ihrem Charakter und ihrer Prognose erst viel später sich erfassen lassen. Es ist unmöglich, wie mehrfach mit Recht in der Literatur hervorgehoben wird, durch eine oder einige wenige klinische Untersuchungen sich ein Urteil über die in Rede stehenden Abweichungen zu verschaffen. Es ist unbedingt notwendig, die chronische Nephritis, die arteriosklerotische Schrumpfniere und die Arteriosklerose auszuschalten, was oft erst nach längerer Beobachtung möglich ist. Unter diesen Voraussetzungen sind die folgenden Feststellungen zu beurteilen.

Das Verhalten des Blutdruckes. Von einer Reihe von Autoren werden Blutdrucksteigerungen um die Zeit der Klimax als etwas nicht Ungewöhnliches angesehen. Schickelé meint, daß diejenigen Frauen, die „Ausfallserscheinungen" auch anderer Art haben, zu gut 80% Blutdruckerhöhungen bis 160 und 170 mm Hg nachweisen lassen, während er mit allen anderen Autoren 125—130 mm Hg für die Norm angibt (breite Armmanschette, Kontrolle an der Radialis); da nun nach seinen Beobachtungen Ausfallserscheinungen in etwas über der Hälfte der Fälle sich finden lassen, so würden also etwa 40% aller klimakterischen Frauen die genannte Blutdruckerhöhung zeigen. Nach Sehfeldt findet sich nur bei $1/4$ der Klimakterischen eine Blutdruckschwankung über 15 mm Hg. Kisch untersuchte 253 Frauen zwischen dem 42. und 52. Jahre und fand 138 mal die normale Zahl bis zu 140 mm Hg. In 54 Fällen fand er starke Schwankungen und in 61 Fällen fand er ihn dauernd über 140 mm Hg liegen. Von diesen letzteren aber waren viele krank und zwar an chronischer Nephritis, Nephrosklerose, Aortitis, Arteriosklerose und verschiedenen Herzaffektionen. Wollstein fand an der Goldscheiderschen Klinik in dem allerdings nur geringem Material von 31 Fällen keine Blutdrucksteigerung, die nicht auf andere Ursachen als lediglich die klimakterische zurückzuführen sei. Das Pelnařsche Material von 90 Fällen betrifft offenbar viele und in überwiegender Mehrzahl krankhafte Fälle; er fand die Prognose der klimakterischen Erscheinungen hinsichtlich der späteren Reparation relativ schlecht. Aus neuester Zeit stammt eine Arbeit von Erwin Straßmann; der bei Patienten mit natürlicher Klimax eine mindestens ein Jahr lang anhaltende Blutdruckerhöhung von 125 auf 145 mm Hg, in einzelnen Fällen bis auf 200 mm feststellt, ohne daß sich daraus eine Schrumpfniere oder Arteriosklerose entwickelt hätte. In 15—20% findet er einfach durch die Perkussion eine pathologische Herzvergrößerung infolge Blutdruckerhöhung und faßt sie als eine primäre Hypertrophie mit evtl. sekundärer Dilatation auf. Er meint von dem „klimakterischen Blutdruck" und einem „klimakterischen Herzen" als geschlossenen Bildern sprechen zu können. Andere wieder, z. B. Schlesinger, Wiesel und Zondeck stellen fest, daß vor allem die Schwankung des Blutdruckes das für die Klimax Charakteristische sei. Es handelt sich also bei den klimakterischen Hypertonien nicht so sehr um reine Hypertensionen, sondern um Heterotensionen, deren Höhe je nach Tageszeit, geistiger Arbeit usw. jeweils verschieden ist. Schickelé hat gemeint, diese Blutdrucksteigerung dadurch erklären zu können, daß die von ihm angenommenen vasodilatatorischen und blutdruckherabsetzenden Ovarialstoffe fortfallen und dadurch die Antagonisten, also die Vasokonstriktoren und blutdruckerhöhenden Nerven wirksam werden. Wie Wiesel schon bemerkte, ist damit schwer die Tatsache vereinbart, daß die Hypertensionen nur in etwa 40% der Fälle nach Schickelés eigenen Angaben vorkommen. Wie mehrfach in der Literatur angegeben wird, stimmen die Hypertensionserscheinungen und ihre Begleitsymptome überein mit den Erscheinungen, wie man sie nach Adrenalininjektionen bekommt. Es läßt sich jedoch eine Hyperadrenalinämie nicht feststellen.

Die Begleiterscheinungen der Hypertension, die häufig in Hitzegefühl im Kopf, im Bauch, auch in den Extremitäten, Schweißausbrüchen in Gesicht und auf der Kopfhaut, Schwindelanfällen, Ohnmachten, Oppressionsgefühlen vor der Brust, Ohrensausen, Flimmerskotomen, Taubsein in verschiedenen Gliedern und mehrfach anderen Beschwerden bestehen, deuten zusammen mit ihrem anfallsweisen Auftreten darauf hin, daß die Vasomotoren eine wesentliche Rolle bei ihrem Zustandekommen spielen. B. Zondeck hat in einer sehr hübschen Arbeit mit dem Armplethysmographen von Morro-Lehmann feststellen können, daß der als Wallung zusammengefaßte Symptomenkomplex durch einen vom Vasomotorenzentrum ausgehenden Impuls hervorgerufen wird. Das Vasomotorenzentrum befindet sich in einem abnormen Reizzustand, das nun in paroxysmaler Weise mit anfänglicher Störung der Atemrhythmik pathologische Blutverschiebungen im Körper dadurch zustande bringt, daß große Teile des Gefäßgebietes z. B. der Splanchnikus sich kontrahieren und auf diese Weise bedeutende Blutmengen rasch in die Peripherie verschieben. Die geschilderten subjektiven Beschwerden, der Schwindel, das Hitzegefühl, Ohnmachten, Herzklopfen, Schweißausbruch, Angstzustände sind begreifliche Folgen. Eine wesentliche Bedeutung scheint die psychische Arbeit auf derartige abnorme Reaktionen des Vasomotorenzentrums zu haben, weniger die aktive Körperbewegung oder deren Vorstellung. Zondeck stellte auch fest, daß diese abweichende Reaktion für die Wärmeregulation nicht günstig ist, da auf Abkühlung, wie der Versuch zeigte, nicht die normale Verkleinerung der Blutbahn, sondern eine pathologische Erweiterung derselben eintrat;

die Dauer dieser Anfälle ist im Höchstmaß 2—3 Minuten. Als besonders wichtige Teilerscheinung dieser Vasomotorenlabilität findet Wiesel Krampfzustände und damit verbundene, teils anfallsweise auftretende, teils dauernde Schmerzen in den größeren Gefäßen. Die exquisite Druckempfindlichkeit lehrt in wichtiger Differentialdiagnose gegen die Arteriosklerose, daß die Gefäßwände der Sitz der Schmerzen sind. Diese Schmerzen treten nach Wiesels Feststellungen im Bereich der Hals- und Schläfenarterien, auch der Aorta, am Bein und Fuß und an den großen Venenstämmen der unteren Extremität auf. Die peripher davon liegenden Gefäßgebiete sind in ihrer Zirkulation nicht wesentlich gestört. Die Aortaschmerzen können krampfartige Beschwerden in der Herzgegend machen, sind aber von der echten Angina pectoris durch das fehlende Vernichtungsgefühl und die fehlende Atmungsbehinderung unterschieden. Wahrscheinlich sind auch Parästhesien wie Kribbeln in der Haut, schmerzhaftes Jucken, Spannungsgefühl usw. auf Vasomotorenstörungen zurückzuführen.

Wie Munk auseinandersetzt, kann dieser klimakterische Symptomenkomplex im Vasomotorengebiet vorübergehend sein, aber auch das Anfangsstadium späterer schwererer Hypertonie bedeuten. Die Zellwand der kleinen Arterien wird bei längerer Dauer vasomotorischer Krisen mehr und mehr geschädigt und kann in hyaline Degeneration übergeführt und so direkter Anlaß zu dauernder Hypertonie werden. Je nach der Lokalisation der Gefäßdegenerationsprozesse können verschiedene Organsysteme betroffen sein und für das klinische Folgebild Charakter und Prognose geben; nicht immer braucht die Niere beteiligt zu sein.

Ottfried Müller untersuchte eine Reihe von Fällen mit Hypertension des Blutdruckes und fand kapillarmikroskopisch in Fällen ohne pathologischen Nierenbefund das von ihm beschriebene Bild der Vasoneurose (spastisch atonischer Symptomenkomplex). Es ist durchaus wahrscheinlich, daß die Blutdruckveränderungen, wie sie oben als für die Klimax charakteristisch beschrieben wurden, im gleichen Sinne aufzufassen sind. Es würde dadurch hingewiesen auf eine Dysfunktion im Spiel des vegetativen Nervensystems, wie sie durch die endokrinen Drüsen und das Kalium- und Kalziumverhältnis im Blut bedingt wird. Ebenfalls auf Störungen des vegetativen Nervensystems weisen spastische oder paralytische Erscheinungen im Bereich der glatten Muskulatur hin; Diarrhöen oder hartnäckige Obstipationen, Meteorismus, Zwerchfellhochstand, Tenesmen, Appetitlosigkeit, auch Störungen der Magensaftsekretion, Störungen der Harnentleerung, asthmatische Erscheinungen ohne das charakteristische Asthmasputum und manches andere gehören hierher. Es drängt also alles darauf hin, festzustellen, wie sich das vegetative Nervensystem während der Klimax verhält.

c) Das vegetative Nervensystem. Leider sind die Angaben und Prüfungen des vegetativen Nervensystems bei Frauen in der natürlichen Klimax nur sehr spärlich und unvollkommen. Christopholetti und auch Adler stellten bei Ovarialunterfunktion oder Ausfall derselben eine Erhöhung des Sympathikotonus fest. Sie haben im wesentlichen an Kastrierten ihre Untersuchungen angestellt. Mosbacher und Meyer fanden keine regelmäßige Adrenalinglykosurie, keine Kokainmydriasis, sondern häufig eher vagotonische Symptome. Aber auch sie arbeiten hauptsächlich an kastrierten Frauen, also solchen mit künstlicher Klimax. Genaue Untersuchungen unter Berücksichtigung des Zeitpunktes der Klimax und ihrer Dauer fehlten bisher. An 10 ausgesuchten Fällen gesunder normaler Klimakterischer (1—10 Jahre in der Menopause) fand Heyn (Kiel) mit der früher beschriebenen exakten pharmakologischen Prüfung eine normale Reaktion des vegetativen Nervensystems, vereinzelt für Vagotonie sprechende Kurven, in keinem Fall Sympathikotonie.

d) Mit dem vegetativen Nervensystem steht, wie wir schon oben auseinandergesetzt haben, der Kalzium- und Kaliumgehalt des Blutserums in einem engen Zusammenhang, indem feste Beziehungen zwischen der Erregbarkeit des Sympathikus und des Vagus einerseits und der Kalzium- resp. Kaliummenge anderseits besteht. Die Untersuchungen über den Kalkgehalt des Blutes sind, soweit sie sich auf die Klimax beziehen, häufig an Fällen mit künstlicher Klimax und seltener an solchen mit natürlicher Klimax gemacht worden, auch ist selten die Dauer der Klimax dabei berücksichtigt worden. Daher kommt es, daß die Werte ungleich sind. Adler hat eine Verminderung des Blutkalkes festgestellt. Rittmann findet ebenfalls eine Verminderung, Kylin und Silversvärd machten dieselbe Feststellung. Malamud und Mazzocco fanden, daß die natürliche Klimax den Kalkgehalt des Blutes vermindert, während die Klimax praecox ihn erhöht. Teils Verminderungen auf 8 und 7,5 mg %, oft aber auch Erhöhungen fand Schultze. Das Gleiche sah Heyn an meiner Klinik, berechnet aber den Mittelwert auf ein wenig niedriger als den Durchschnittswert bei sonst normalen geschlechtsreifen Fällen (11,19 mg % gegen 11,5 mg % Kalzium nach der Methode de Waard). Heyn hat durch seine Feststellungen möglicherweise den Schlüssel des Verständnisses gefunden, indem er feststellen konnte, daß die kastrierten Fälle innerhalb des ersten Jahres eine Herabsetzung, später aber ein Heraufgehen des Kalziumgehaltes zeigten. Es bedarf noch weiterer eingehender Untersuchungen an größerem Material und unter Berücksichtigung des Zeitpunktes des Klimakteriums, um diese Frage zu lösen. Das Kalium fand K. F. Schultze meistens bis auf 14 und 13 mg % erniedrigt. Später in der Menopause sind die Werte des Kalziums und Kaliums normal, aber an der unteren Grenze. Eine neueste Arbeit von Blanchetière fand in der Menopause eine absolute Vermehrung des Kalziums, eine Verminderung des Kaliums im Verhältnis zum Natrium und eine Verminderung der Alkalien im Verhältnis zum Erdalkali. Aber auch er untersucht zunächst nur 6 Fälle und unterscheidet nicht zwischen der natürlichen und der künstlichen Klimax.

e) Was den übrigen Stoffwechsel anbetrifft, so sind leider auch hier nur sehr wenig objektive Feststellungen zu geben. Für den Zuckerstoffwechsel hat Stolper eine Herabsetzung der Zuckertoleranz bei klimakterischen Frauen feststellen können, besonders wenn klimakterische Beschwerden bestanden. Eine exakte Unterscheidung zwischen Hyperglykämie und alimentärer Glykosurie ist bisher nur von Hoth (Kieler Dissertation 1927) gemacht. Hoth fand in 16 Fällen natürlicher Klimax die Blutzuckerwerte gering und mittelstark erniedrigt, bei Zuckerbelastung mit 20 g Traubenzucker stets eine verzögerte Rückkehr des Blutzuckerspiegels zur Norm. Der Blutzuckerausschlag (Gipfel stets nach 30 Minuten) war 3mal normal, 6mal deutlich höher und 7mal erheblich niedriger als normal. Es lassen sich aber nicht selten alimentäre Glykosurien in der Klimax feststellen, ja es kann auch eine Glykosurie für längere Zeit auftreten. Die Übergänge und Beziehungen zum Diabetes sind einer eingehenden Untersuchung bisher noch nicht unterzogen. Eine Entstehung des Diabetes im Klimakterium hält Wiesel für sehr selten; ein ursächlicher Zusammenhang wird auch von Naunyn abgelehnt.

Über den Fettstoffwechsel findet sich einzig die Bemerkung von Neumann und Hermann, daß in der postklimakterischen Pause eine Lipoidämie besteht. Daß jedoch eine Zunahme des Fettansatzes während der Klimax gar nicht selten ist, wurde schon bei der Schilderung der Veränderung im Habitus erwähnt. Eine einheitliche Beteiligung bestimmter Gewebe und Körperpartien am Fettansatz läßt sich nicht erkennen, sondern es ist wahrscheinlich, daß, je nachdem die verschiedenen endokrinen Drüsen eine wechselnd starke Funktionsänderung durchmachen, entweder ein mehr universeller Fettansatz oder eine bevorzugte Beteiligung des Rumpfes daran statthat. Seinen wesentlichen Grund hat neben der lokalen Gewebsdisposition zur Fettaufnahme (Bauer) dieser vermehrte Fettansatz wohl im Verhalten des Grundumsatzes im Rahmen des Gesamtstoffwechsels.

Die Stoffwechseluntersuchungen hinsichtlich des Grundumsatzes sind wieder hauptsächlich bei künstlicher Klimax gemacht worden. Wiesel führt Untersuchungen von Liebesny an 73 klimakterischen Frauen an, aus denen zu schließen ist, daß der Grundumsatz sowohl gesteigert wie auch erniedrigt sein kann. An der Kieler Klinik konnte Heyn an ausgesuchten normal Klimakterischen ebenfalls positive und negative Schwankungen feststellen, ohne zunächst die richtunggebenden Faktoren herausfinden zu können. Wiesel findet die gesteigerten Werte hauptsächlich bei denjenigen Frauen, die hyperthyreoide Zeichen, die niedrigen bei solchen mit hypothyreoidem Typ und meist gleichzeitig vorhandener Adipositas.

Die Untersuchungen über das Kohlensäurebindungsvermögen des Blutes, das während des mensuellen Zyklus Schwankungen durchmacht, ergeben in der Klimax keine Veränderung. Auch hier bedarf es noch weiterer Untersuchungen, da die Zahl der untersuchten Fälle bisher zu klein ist und die Fälle von Bockelmann und Rother ihre letzte Regel vor 8 resp. 7 Jahren gehabt haben.

Über den Eiweißstoffwechsel während des normalen Klimakteriums sind zuverlässige Untersuchungen nicht zu finden bis auf die neueste Angabe von Wintz, der angibt, daß der Eiweißstoffwechsel bei natürlicher Klimax meist vermindert, jedoch schwankend ist, je nachdem längere oder kürzere Zeit seit Klimaxbeginn verstrich.

f) Die endokrinen Drüsen spielen a priori betrachtet in der Klimax eine besondere Rolle, da ja die eine von ihnen, die so lange in ihrem Zusammenwirken ein Stimulans bedeutet hat, ihre Funktion einstellt. Es ergibt sich die Frage, wie sich die übrigbleibenden somatischen Endokrindrüsen funktionell verhalten. Leider sind Einzelheiten noch nicht mit der genügenden Sicherheit festzustellen; immerhin läßt sich doch Einiges diskutieren.

Die Schilddrüse. Es wird vielfach, insbesondere in der älteren Literatur erwähnt, daß zur Zeit der Klimax die Schilddrüse sich meßbar vergrößert. Zuverlässige Zahlen sind jedoch nicht vorhanden. Histologische Merkmale lassen sich an der Schilddrüse zur Zeit des Klimakteriums bisher nicht nennen, die systematischen Untersuchungen fehlen. Lediglich existieren Angaben von Wehefritz über das Verhalten des Schilddrüsengewichtes. Danach findet man das mittlere Gewicht der Schilddrüse im 4. Jahrzehnt (32 Fälle) mit 28,11 g, im 5. Jahrzehnt (42 Fälle) mit 22,06 g und im 6. Jahrzehnt (46 Fälle) mit 30,28 g, im 7. Jahrzehnt (32 Fälle) mit 31,64 g Durchschnittsgewicht. Es ist sehr wohl möglich, daß bei dem höheren Gewicht in der Klimax außer einer Sekretzunahme auch eine Zunahme des Bindegewebskörpers eine Rolle spielt. Es wird jedoch in der klinischen Medizin häufiger erwähnt, daß sich zur Zeit der Klimax eine schon in der Pubertät vorhandene Basedowstruma wieder von neuem entwickelt. In der gleichen Richtung liegt die Beobachtung, daß Störungen der Schilddrüsenfunktion sich um die Zeit der Klimax offenbar leichter ausbilden als sonst, wobei jedoch eine gewisse Prädisposition vorhanden sein muß. So hat z. B. Pineles Fälle von Basedow in der Klimax beschrieben. Auch Blamoutier, Maranon erwähnen ähnliche Fälle. Anderseits ist auch über das Auftreten von Myxödem zur Klimaxzeit sowohl unter natürlichen wie künstlichen Bedingungen berichtet worden (Curschmann, Deusch, Gluzinski); auch Veil spricht davon. Berücksichtigt man diejenigen Symptome, die auf eine Änderung der Schilddrüsenfunktion hindeuten, in erster Linie also den Grundstoffwechsel, so finden wir, wie wir oben gesehen haben, in manchen Fällen eine Erhöhung, in anderen Fällen auch eine Erniedrigung desselben. Über den Wasser- und Kochsalzstoffwechsel bestehen noch nicht genügend Erfahrungen. Als Zeichen einer erhöhten Schilddrüsentätigkeit haben wir wahrscheinlich auch die erhöhte Adrenalinempfindlichkeit (Mydriasis) zu deuten. Unter Berücksichtigung der klinischen Symptome, wie man sie bei der Klimax findet, kommt Wiesel dazu, eine hyperthyreotische und eine hypothyreotische Gruppe unter den Klimakterischen zu kennzeichnen, was ungefähr dasselbe bedeuten würde wie die Unterscheidung, die z. B. Curschmann u. a. geben, in die vasomotorische und sekretorische und anderseits hypothyreoide Form. Es besteht kein Zweifel darüber, daß gewiß bei manchen Fällen die eine oder die andere Form überwiegt, es ist aber auch anderseits wahrscheinlich, daß die Symptome der einen allmählich in die andere übergehen können, wofür die Erfahrungen bei der künstlichen Klimax (siehe später) sprechen würden. Berücksichtigt man, daß bei über der Hälfte der Frauen keine Beschwerden auftreten, so muß man für diese die Annahme machen, daß die langsame und allmähliche Ausschaltung der Ovarialfunktion bei der natürlichen Klimax, die sich wie oben angegeben bis auf 3 Jahre hinausziehen kann, der Schilddrüse genügend Gelegenheit gibt, den fehlenden Anreiz seitens der Ovarialtätigkeit durch Erhöhung der Eigenfunktion zu ersetzen. In den übrigen Fällen aber führt diese Funktionsschwankung durch den Fortfall des Anreizes nicht zu einem gleichmäßigen Ausgleich, sondern zu Schwankungen, die teils positiv, teils negativ sind und, wie durch erneute Untersuchungen zu erweisen wäre, vielfach eventuell eine gewisse regelmäßige Reihenfolge zeigen.

Die Hypophyse. Ebenso wie bei der Schilddrüse fehlen auch bei der menschlichen Hypophyse exakte Untersuchungen über das feinere Verhalten ihrer Struktur, wobei im wesentlichen der Vorderlappen in Betracht kommt. Rößle fand bei Kastrierten dann eine Zunahme der eosinophilen Zellen, wenn die Kastration bei jugendlichen Patienten gemacht wurde, dagegen nicht wenn sie zur Zeit der Klimax stattfand. Überhaupt konnten zur Zeit der Klimax wesentliche morphologische Veränderungen an der Hypophyse nicht festgestellt werden. Auch Berblinger betont, daß bei Natürlichklimakterischen eine auch nur einigermaßen deutliche Zunahme der Eosinophilen im Vorderlappen der Hypophyse wie sonst bei Kastrierten nicht nachzuweisen ist. Betrachtet man die klinischen Symptome, so könnte eine bestimmte Art des Fettansatzes, nämlich die am Rumpf unter Freilassen der Extremitäten für eine Änderung der Hypophysenfunktion verwertet werden. Vielleicht läßt sich auch das Verhalten des Zuckerstoffwechsels mit der Hypophysenfunktion in Verbindung bringen. Dietrich meint, in $1/5$ der Fälle mit ungenügender Eierstocksfunktion durch Erhöhung der Kohlehydrattoleranz und Fehlen der Adrenalinglykosurie auf eine primäre Unterfunktion der Prähypophyse schließen zu können. Nun ist für das Klimakterium das gerade Gegenteil, wie oben auseinandergesetzt, gefunden worden, so daß man eher auf eine Herabsetzung der Hypophysenfunktion in manchen Fällen der Klimax kommt. Aber auch hier klafft, wie man sieht, eine Lücke.

Die Hypertonie im Gefäßsystem, auch Störungen der Haut, Änderungen der Stimme, Bartentwicklung an Stellen, die nicht dem weiblichen Charakter entsprechen, sondern mehr virile Zeichen an sich tragen, könnten hinlenken auf eine vermehrte Funktion des Nebennierenmarks. Berblinger hat sich der Frage eingehender gewidmet und das Verhalten der Nebenniere bei Klimakterischen untersucht, besonders in Rücksicht auf die Bartbildung und abnorme Haarentwicklung. Er fand, daß die Zona fasciculata der Nebennierenrinde bei Natürlichklimakterischen gewöhnlich schmäler wird, die Retikularis bestehen bleibt. Setzt er das Gewicht des Ovariums zu den Nebennieren in Beziehung, so beträgt der Gewichtsindex Ovar zur Nebenniere bei Frauen im 7. Jahrzehnt 0,341, wobei Zahlen von Schiff und Wehefritz berücksichtigt wurden, während der gleiche Index bei barttragenden Frauen 0,233 war, woraus hervorgeht, daß das Nebennierengewicht also besonders groß sein müßte. Berblinger meint damit Olivets Hypothese, als ob die Bartbehaarung ein Hypophysenmerkmal sei, widerlegt zu haben.

Es ist auffällig, daß die Nebenniere im Alter keinesfalls abnimmt und somit das relative Übergewicht über die anderen Drüsen bekommt. Die Gewichtszahlen der Nebenniere an den Fällen von Wehefritz lauten:

für das 4. Jahrzehnt (46 Fälle) 12,51 g Durchschnittsgewicht,
„ „ 5. „ (64 „) 11,92 g „
„ „ 6. „ (72 „) 12,14 g „
„ „ 7. „ (78 „) 12,31 g „

Ob diese relativ großen Maße der Nebenniere im wesentlichen von beiden Teilen, Rinde und Mark, getragen werden oder ob die Rinde allmählich schrumpft und das Mark dann relativ überwiegt, ist noch nicht endgültig zu sagen.

Über die anderen Drüsen der inneren Sekretion läßt sich sagen, daß wesentliche Veränderungen, auch eine abnorme Größe der Drüsen weder an den Epithelkörperchen, noch an der Zirbeldrüse gefunden werden. Irgendwelche Zeichen, daß sie sich an dem Wechsel in der Funktion des Körpers während der Klimax beteiligen, sind bisher nicht vorhanden.

g) Schon bei der Besprechung der äußeren Erscheinung der klimakterischen Frau wurde auf Hautveränderungen hingewiesen, die in atrophischen Prozessen und Pigmentationen, sowie abnormen Behaarungen bestanden. Es soll hier weiterhin erwähnt werden, daß die Neigung zu Ekzem, Hyperhidrosis und Pruritis mit den verschiedenen Folgeerscheinungen bei klimakterischen Frauen häufiger als sonst beobachtet wird. Wiener sagt, daß rein klimakterische Fälle von Rosazea und auch Akne nicht selten sind. Es wird eine erhöhte Entzündungsbereitschaft der Haut im Klimakterium angenommen. Vielleicht kommt auch, wenn der Turgor der geschlechtsreifen Zeit fortfällt, eine geringere Widerstandskraft zur Geltung. Es wird berichtet, daß Ovoglandolinjektionen nach Erfolglosigkeit jeder anderen dermatologischen Therapie schwere Ekzeme beseitigt haben (Bauer). Das Jucken der Haut kann, wie auch Wiesel schreibt, unerträglich sein. Selbstverständlich kann das Klimakterium nur dann als begünstigender Faktor angesehen werden, wenn alle anderen sonst bekannten ätiologischen Momente fehlen.

h) Vielfach wird über **Störungen an den Gelenken** diskutiert, die mit der Klimaxzeit einen zeitlichen und vielleicht auch ursächlichen Zusammenhang haben. Pineles macht 1908 auf dem Internistenkongreß auf reißende und ziehende Schmerzen in Arm und Beinen, Rücken und Kreuz aufmerksam und spricht von einer „harnsauren Diathese" ohne Arthritis urica; er betont dabei, daß eine Änderung des Harnsäure- und Purinstoffwechsels nicht nachweisbar waren. Außerdem macht er auf die schon vorher bekannten Heberdenschen Knötchen aufmerksam, die als kleinhirsekorn- bis erbsengroße Knötchen an den Kleinfingergelenken in Form kleiner Osteophyten auftreten. Rosin beschreibt symmetrische Anschwellungen und Verdickungen zwischen erster und zweiter Phalanx des Fingergliedes, dabei Gefühlsherabsetzungen, Vertaubungen, trophische Störungen der Nägel. Gelenkdeformitäten hat er nicht gefunden. Neumann findet in seiner Publikation aus dem Jahre 1908, daß die Arthritis deformans bei Frauen sehr viel häufiger vorkommt. Die Heberdenschen Knötchen sah er nie vor der Klimax. Sie sind manchmal die einzige Erscheinung derselben. Weiterhin macht er darauf aufmerksam, daß chronische Gelenkentzündungen an Schulter, Knie und Fußgelenk mit schmerzhafter Fettentwicklung häufig um die Zeit der Klimax beginnen. Turan betont wie die bisherigen Autoren die Neigung der Klimakterischen zu arthritischen Prozessen. Menge lenkt 1924 erneut die Aufmerksamkeit auf Störungen im Knie, selten im Schultergelenk, zuweilen in den Fingern, selten im Drehgelenk der Halswirbelsäule. Man fühlt dabei Reiben und Knirschen, es besteht eine subjektive Steifigkeit und Gelenkschmerzen. Oft verschwinden diese Affektionen von selber, manchmal bleiben sie jahrelang bestehen. Heidenhayn beschreibt für alte Menschen etwas Ähnliches. Fliegel und Strauß bestätigen die Mengeschen Feststellungen. Sie meinen, daß die Affektion aus der Gruppe der Arthritis deformans nicht herausfällt. Die äußere Gelenkkontur und auch das Röntgenbild brauchen keine Veränderung zu zeigen, wenn Knochenwucherungen noch fehlen. Wiesel hat im Anschluß an Munks monographische Darstellung der Arthritis sich eingehend über die Gelenkveränderungen ausgesprochen. Novak bestätigt an der Hand der Literatur sowohl als auch an eigenen Fällen Menges Publikation. Amerikanische Autoren Cecil Russel und Archer berichten eingehend an der Hand eines großen Materials über wiederholte Beobachtungen typischer Menopausearthritis und besprechen die Differentialdiagnose gegen infektiöse deformierende und senile Arthritis: allmählicher Beginn mit Schmerzen und Steifheit in den Knien, oft auch in Händen und Füßen, Kombination mit Heberdenschen Knoten, Krepitationen bei Bewegung; im Röntgenbild proliferative Veränderung der Gelenke ohne entzündlichen Charakter und ohne periarthritische Veränderungen. His macht auf Charcots Tabelle aufmerksam, die eine auffällig starke Häufung chronischer Gelenkerkrankungen in der Klimaxzeit der Frauen auch unter Vergleich mit ähnlichen Affektionen bei Männern zeigt. His unterscheidet infektiöse und endokrine Formen, die zeitliche Begrenzung und der Stillstand trennt die klimakterischendokrine von der infektiösen Form; es gibt polyartikuläre, an den Fingern beginnende und auf das Knie beschränkte Fälle. Als Therapie empfiehlt His regelmäßige Massage und Bewegung der Muskeln, nicht der Gelenke, Heißluft und Diathermie. Das Klimakterium wird im wesentlichen für eine auslösende Ursache gehalten bei schon bestehender Disposition zu Gelenkerkrankungen. Inwieweit das oft höhere Körpergewicht der Klimakterischen im Sinne einer Belastungsschädigung mitwirkt, ist schwer zu erfassen.

j) **Erkrankungen des Auges**, die durch den Ausfall der Ovarialfunktion unmittelbar hervorgerufen werden, sind nicht bekannt. Indirekt können wohl die vasomotorische Überempfindlichkeit, die Schwankungen im vegetativen Nervensystem und nervöse und psychische Störungen, die das Klimakterium mit sich bringt, mancherlei funktionelle Augenleiden hervorbringen (Tränenträufeln, chronische Bindehautkatarrhe, Flimmerskotome usw.). Es dürfte sich jedoch empfehlen, dem Eierstocksausfall nur erst in letzter Linie ätiologische Bedeutung beizumessen.

k) **Für das Nervensystem und das Seelenleben der Frau** hat das Klimakterium zweifellos eine nicht geringe Bedeutung. Das Bewußtsein des in nahe Ferne gerückten Endes ihrer Blütezeit bedingen Umwälzungen in ihrem Seelenleben in verschiedenster Weise. Je nach ihrer Charakteranlage, den Erlebnissen ihrer bisherigen Jahre, den sexuellen Leistungen, vor allem aber der Fortpflanzungsleistung selber, je nach der Einspannung der Mutter in die Familie und dem Erwerb des täglichen Lebens oder dem mehr faulenzenden Dahinleben der nicht ganz ausgefüllten einsamen Frau oder des unverheirateten alternden Mädchens, je nach dieser so grundverschiedenen Einzeleinstellung wird das seelische Erlebnis der schwindenden Blütezeit verschieden bewertet und verarbeitet. Vielfach geht es ohne wesentlichen Eindruck vorüber und bedeutet nicht selten die endliche Erlösung von der ewigen Furcht vor neuer Schwangerschaft. In anderen Frauen erwacht das Gefühl des Nichtausgenütztseins, des verfehlten Lebens und führt zu Depressionen, in wieder anderen steigert sich das Sexualbedürfnis, wie wenn sie vor Toresschluß noch erhaschen wollten, was möglich ist. Nicht immer ist es der bisherige Geschlechtspartner, sondern häufig auch ein jüngerer, kräftigerer. So entsteht eine schwankende Seelenstimmung, die gar häufig zu Depressionen führt. Es ist auch verständlich, daß bei disponierten Frauen auf diesem Affektboden eine Psychose ausbrechen kann. Die Psychiater unterscheiden, wie Ewald neuerdings darstellt, die dem manisch-melancholischen Irresein zugehörende Psychoseform der Rückbildungsmelancholie und die von Kleist herausgearbeitete Involutionsparanoia (siehe psychiatrische Lehrbücher). R. Weiß unterscheidet zwei Formen der klimakterischen Neurose: 1. Langdauernde Verwirrungszustände: Depressive Verstimmung, große Reizbarkeit, Angst, Schlaflosigkeit, fehlender Appetit mit folgender Gewichtsabnahme und 2. melancholische Zustände mit innerer Unruhe und hoher Reizbarkeit. An rein nervösen Symptomen fällt häufig und fast regelmäßig eine ausgesprochene Labilität der Stimmung auf. Starke Reizbarkeit und Erregbarkeit bei geringen Anlässen können mit gedrückter und ängstlicher Verstimmung wechseln. Erst nach längerer Zeit können diese für die Umgebung oft sehr lästigen Symptome weichen.

4. Die Therapie der klimakterischen Beschwerden.

Wer den Auseinandersetzungen gefolgt ist, wird ersehen, daß wahrscheinlich über die Hälfte der Frauen ohne lästige Beschwerden durch die Wechseljahre hindurchkommen. Es geht aber aus der Schilderung hervor, daß zur Klimaxzeit ein ungemein buntes Symptomenbild auftreten kann, das im wesentlichen dadurch sein mannigfaches Charakterbild bekommt, daß die vasomotorischen Erscheinungen an so viel verschiedenen Organen auftreten und so mannigfache Sensationen hervorrufen können. Dazu kommt, daß entsprechend der seelischen Einstellung und der nervösen Labilität gar zu leicht eine Überwertung harmloser Symptome sich einstellt und dadurch nun die an sich geringfügigen

Zeichen für die Patientin höchst lästig und quälend werden. Einer jeglichen Therapie klimakterischer Beschwerden muß eine sehr exakte und genaue Untersuchung des gesamten Körpers vorausgehen. Es muß immer wieder darauf aufmerksam gemacht werden, daß zur Klimaxzeit gar manche chronische Erkrankungen an lebenswichtigen Organen (Herz, Gefäßen, Nieren, Zentralnervensystem) ihren ersten Anfang haben und unter dem Deckmantel klimakterischer Beschwerden verkannt werden können. Es kann auch, wie früher erwähnt, aus dem Befund des erhöhten Blutdruckes allein in einmaliger Untersuchung ein endgültiges Urteil nicht gefällt werden. Längere, selbst jahrelange Beobachtung führen oft erst zum Ziel, eine langsam fortschreitende Schrumpfniere, eine Arteriosklerose usw. zu erkennen. Anderseits ist es wichtig zu beachten, daß auch ohne ernstlichere Bedeutung rein funktionelle hohe Blutdrucke oft längere Zeit bestehen können, um später restlos zu verschwinden. Die Behandlung klimakterischer Beschwerden muß jeweils symptomatisch erfolgen, da ja eine eigentliche Ursache in der natürlichen Klimax nicht gefunden werden kann, sondern das an sich physiologische Ende des Eierstocksparenchyms gekommen ist, wohl aber bei der Umstellung auf die eigene Funktion mancherlei Organe konstitutionelle Schäden und erworbene Schwächen offenbar werden lassen können. In jedem Falle ist es zweckmäßig 1. alles Blutdruckerhöhende zu vermeiden und die Kost reizlos und für die Körperfunktion anspruchslos einzustellen, 2. für eine regelmäßige und gute Verdauungstätigkeit zu sorgen und im wesentlichen dazu salinische Abführmittel zu benutzen, jedoch nur in dem Sinne, um die regelmäßige Tätigkeit des Darmes herbeizuführen und allmählich spontan laufen zu lassen, 3. dem Körper durch genügende Bewegung im Sport oder irgendwie gearteter, nicht zu schwerer Arbeit, längeren Spaziergängen eine gute Blutverteilung und kräftigen Blutumlauf und Anregung zu erhöhter Organfunktion abzugewinnen. Soweit es sich lediglich um eine Mast- oder Ruhefettsucht handelt, wird unter diesen Maßnahmen der Fettansatz in Grenzen gehalten werden.

Die neurasthenischen Symptome und die seelische Einstellung der Patientin bedürfen des ruhigen aufklärenden Zuspruches darüber, daß ernstliche Organerkrankungen nicht bestehen und daß auch die Erscheinungen auf solche Erkrankungen vorerst nicht hindeuten. Eine Abwertung der überwerteten Krankheitsauffassung muß die wichtige Tendenz sein. Hydrotherapeutische Maßnahmen, insbesondere kalte Abreibungen, ein kühles Bad, dosierte körperliche Arbeit und geistige Ablenkung können die neurasthenischen Symptome überwinden helfen, zum mindesten in Grenzen halten. Ähnliches gilt auch insbesondere von den sexuellen libidinösen Empfindungen.

Man wird jedoch mit diesen relativ einfachen Maßnahmen in manchen Fällen nicht auskommen und wird kaum medikamentöse Präparate entbehren können. Als solche spielen die Valerianapräparate eine große Rolle. Tinctura Valerianae aetherea (dreimal täglich 25 Tropfen oder lediglich nach Bedarf) hilft vielen Patienten über quälende nervöse Zustände hinweg. Die vielen Patentpräparate haben häufig hier und da einmal etwas bessere Wirkung, im allgemeinen aber kann man sie entbehren. Bei schweren Fällen besonders mit Schlaflosigkeit, quälendem Hautjucken, Herzbeschwerden wird man ohne Brom in seinen verschiedenen Formen nicht auskommen können.

Zur Bekämpfung der Vasomotorenreaktion und der Überempfindlichkeit des vegetativen Nervensystems hat sich das Kalzium gut bewährt. Es existieren neuerdings verschiedene Kombinationspräparate, z. B. das Transannon (10% Kalzium, 1% Mg., 3% Ichthyolverbindungen und 2,5% pflanzliche Abführmittel), das Klimasan (Halban) zusammengesetzt aus Kalzium, Theobromin und Nitroglyzerin, oder das Klimakton (Knoll & Co.), bestehend aus 0,03 g reinster Eierstockssubstanz, 0,006 g reinster Schilddrüsensubstanz, 0,15 g Bromural und 0,15 g Kalzium-Diuretin. Bei einer Reihe von Autoren und auch in der eigenen Praxis haben sich die drei Präparate recht gut bewährt.

Für diejenigen Fälle, in denen die Ausfallserscheinungen myxödematöse Charakterzüge tragen, insbesondere starken Fettansatz zeigen, ist eine vorsichtige Therapie mit Schilddrüsenpräparaten angebracht. Über die Eierstockspräparate und ihre Wirksamkeit soll im Kapitel Amenorrhöe (siehe Störungen des ovariellen Zyklus) näher gesprochen werden. Bei natürlicher Klimax scheint mir ihre Anwendung meist nicht nötig zu sein. Es werden jedoch von den verschiedenen Präparaten Oophorin, Ovaraden, Luteintabletten, Ovoglandol, Luteoglandol usw. verschiedene gute Erfolge berichtet. Das oben genannte Kombinationspräparat des Klimakton wird von Heddaeus und Werner empfohlen und von mehreren Seiten werden gute Erfolge damit gemeldet. Für die Fälle hohen Blutdruckes ist der Aderlaß oft von sehr guter Wirkung (Engelhorn u. a.). Von einer kleinen Anzahl Autoren Groedel, Szenes und Borak werden zur Bekämpfung von Ausfallserscheinungen Hypophysenbestrahlungen gemacht, wie sie melden, mit gutem Resultat. Später wird über die Hypophysenbestrahlungen noch im anderen Zusammenhang gesprochen werden müssen und es soll deshalb darauf verwiesen werden.

Zweiter Teil.
Die Störungen des mensuellen Zyklus.
I. Der mensuelle Zyklus bei krankhaften Zuständen des Körpers.
Allgemeines, darunter auch Operationen.

Die im ersten Teil vermittelten eingehenden Kenntnisse über den normalen Ablauf des mensuellen Zyklus müssen und sollen die theoretische Grundlage bilden für das Verständnis und die ätiologische Erfassung der krankhaften Abweichungen im Ablauf des Zyklus. Es wird in späteren Kapiteln der Reihe nach jede Abweichungsart ihre besondere Besprechung finden. Zum Verständnis und, um die Übersicht über die einzelnen Gruppen der Menstruationsstörungen zu bekommen, erscheint es mir zweckmäßig, hier mehr allgemein zusammenfassend zunächst darzustellen, welchen Einfluß krankhafte Zustände des Körpers auf den Ablauf des Zyklus überhaupt haben. Es wird gewissermaßen die Darstellung hier umgekehrt und die krankhaften Äußerungen des Körpers gruppenweise besprochen und jeweils die bekannt gewordenen Einwirkungen auf den menschlichen Zyklus ohne Eingehen auf ätiologische Zusammenhänge registriert, während später die einzelnen Menstruationsstörungen jeweils für sich nach Ätiologie, Prognose und Therapie behandelt werden. Wenn auch einzelne Wiederholungen hierbei unvermeidlich sind, so scheint mir doch der Wert dieser Darstellungen darin zu liegen, daß die einzelnen Menstruationsstörungen und die einzelnen Krankheitszustände jeweils bessere ätiologische Beziehungen zueinander bekommen, indem eine weitere und bessere Übersicht gewonnen wird.

Macht man sich los von allen Vorurteilen und Voreingenommenheiten, so ist die Schwangerschaft der natürliche Endzweck des hier besprochenen Funktionsganges, der Abschluß mit dem Niederbruch ohne Fruchtobjekt, eben die menstruelle Blutung, die Ausnahme; tatsächlich findet man ja auch garnicht so abnorm selten Frauen, die eine Regelblutung nur als Ausnahme, als verfehlten Funktionsgang haben, weil der Prozeß jeweils seiner Bestimmung, der Fruchtreifung, zugeführt wurde. Die fehlende Befruchtungsgelegenheit, die absichtliche Befruchtungsverhütung und viele andere Ablenkungsmomente, wie sie die Domestikation und die Erfordernisse und Einwirkungen des kulturellen Lebens herbeiführen und verlangen, haben eine Umwertung in den Vorstellungen geschaffen, so daß wir heute den Fehlschlag eines Funktionsganges, die menstruelle Blutung, als das gewöhnliche, das normale — die Erfüllung dieser Funktion, die Schwangerschaft, jedoch als die Ausnahme ansehen. Nur die verschwenderische Fülle, in der die Natur Fortpflanzungsgelegenheit für die Art schafft und nach dem einen Fehlschlag ihrer Funktionsgänge unermüdlich neue Möglichkeiten durch neue Eireifung herbeiführt, reiht einen in sich abgeschlossenen Schwangerschaftsvorbereitungsprozeß an den anderen, erzeugt so den Eindruck besonderer zyklischer Prozesse, die in Wirklichkeit jeder für sich selbständig sind, ohne in der Reihenfolge unbedingt aneinander zu gehören. Erst wenn wir uns diesen Standpunkt genügend zu eigen gemacht haben, dann gewinnen wir den brauchbaren Abstand zur Beurteilung des Zyklus im ganzen und seiner Fehlschläge und seiner Abweichungen. Für die Darstellung müssen wir jedoch den Standpunkt, wie sich die Prozesse für den Kulturmenschen gestalten, einnehmen.

Die tägliche Erfahrung des Lebens lehrt, daß, abgesehen von den normalen Pausen des mensuellen Zyklus, wie z. B. während Schwangerschaft, Geburt und Wochenbett, wohl nur relativ selten während der gesamten geschlechtsreifen Zeit der Zyklus störungslos und normal abläuft. Jedermann weiß, daß gelegentliche zeitliche Verschiebungen nichts Ungewöhnliches sind. Auch die Erscheinungsweise der Blutung hinsichtlich Stärke und Dauer ist durchaus nicht an eine bestimmte Norm gebunden, sondern kann sehr wohl mittleren Schwankungen unterworfen sein. Besonders Änderungen der Lebensweise, Ergreifen oder Wechsel eines Berufes, Änderung des Aufenthaltsorts, des Klimas können stärkere Verschiebungen in der Erscheinungsweise des Zyklus bedingen. Es wird nicht selten beobachtet, daß in der Pension oder in einer Berufsschule, die mit Internat verbunden ist (Hebammenschülerinnen, Lehrschwestern usw.) beim Wechsel der Stellung einer Hausgehilfin oder eines Dienstmädchens der mensuelle Zyklus mehrere Male, ja oft während der ganzen Änderung, vollständig ausbleiben kann. In weniger häufigen Fällen datiert eine zeitliche Unregelmäßigkeit in der Wiederkehr des Zyklus, eine Verlangsamung oder Beschleunigung von eben demselben Zeitpunkt eines Wechsels. Seltener noch werden Verstärkungen der Einzelblutung beobachtet.

Es scheint sehr plausibel, daß die Konstitution von großem Einfluß auf den Ablauf des Zyklus ist. Es ist außerordentlich schwer, heute schon über die Wichtigkeit der Konstitution etwas Faßbares und immer wieder Reproduzierbares zu sagen, weil es uns zunächst noch an genügend guten Typen mangelt. Zum mindesten lassen sich keine Zahlen über die Beteiligung der verschiedenen Konstitutionstypen angeben. Es sind verschiedene Ansätze in der Literatur zu finden, die die Konstitutionsfrage bei der Beurteilung von Regelstörungen zugrunde legen. Auch die Kieler Klinik hat sich in Erkennung der großen Bedeutung der Frage bemüht, die Wirkung des Konstitutionsfaktors zu erforschen, aber selbst bei der Berücksichtigung guter Photographien jedes einzelnen Falles und der Aufnahme aller wichtigen und bedeutsamen Meßpunkte ist schließlich doch die Rubrizierung der Einzelfälle nach Konstitutionstypen außerordentlich schwer, da offenbar durch endokrine Faktoren und Schwangerschaft, Geburt und Wochenbett der ursprünglich typische Habitus verwischt und bis zur Unkenntlichkeit entstellt werden kann. Es bedarf offenbar der Erfahrung an vielen Hundert Fällen, bis es gelingt, Ordnung in die Fülle der Erscheinungen zu bringen. Dem Eindruck nach kann man jedoch sagen, daß der typisch weibliche Körper (die pralle Jugendform von Mathes) am seltensten Störungen im Ablauf des Zyklus erfährt. Am häufigsten dagegen trifft man bei Hypoplastischen und Infantilen

Abweichungen besonders im Tempo des Zyklus, aber auch in der Stärke, dazu meist in großer Häufigkeit sehr quälende Begleiterscheinungen. Es ist das ja auch wohl ohne weiteres verständlich, da das Hauptmanko der Infantilen offenbar im Keimplasma selbst gelegen ist. In ebenfalls nicht geringer Zahl trifft man bei dem sog. intersexuellen Typ leichte Genitalhypoplasien mit zeitlichen Störungen des Zyklus. Bei der Asthenika ist das Tempo des Zyklus häufig regelmäßig und erfährt nicht oft Störungen, wohl aber ist die Stärke der Regelblutung größer als in der Norm; auch leidet die Asthenika mehr an vasomotorischen Beschwerden.

Es ist natürlich selbstverständlich, daß die verschiedenen Schädlichkeiten oder die so mannigfachen krankhaften Zustände des Körpers je nach der konstitutionellen Disposition des Individuums verschieden angreifen und wirken. Joachimowitsch berichtet in einer kleinen Abhandlung darüber, daß sogar durch Luftdrucksenkungen Störungen der Regel sowohl im Tempo wie in der Stärke eintreten können, wenn eine gewisse „Wetterfühligkeit" (Hellpach), wie sie offenbar bei Vasomotorikern, Asthenischen und Hyperplastischen beobachtet wird, besteht. Es ließen sich noch eine große Reihe von Faktoren besonders auch solche aus dem Beschäftigungskreis der Frau, unter Berücksichtigung der einzelnen Arbeitsarten der Arbeiterinnen aufzählen und mancherlei interessante Beobachtungen anführen, deren Genese im einzelnen oft schwer zu erkennen ist, für deren Entstehen aber ein konstitutioneller Faktor zweifellos mitspielt. Ein Hinweis mag genügen. Es können Zyklustempostörungen, Änderungen in der Blutungsstärke oder auch unregelmäßige, meist schwache Zwischenblutungen zwischen zwei Menstruationsphasen auftreten. In dieser Hinsicht spielt das Alter und die Geschlechtsbeanspruchung der Frau zweifellos eine Rolle, indem bei Frauen, die dem Klimakterium nahe sind, häufiger Tempo- und Blutungsänderungen, auch Zwischenblutungen auftreten und auch die Frau, die schon ein- oder mehrfach entbunden hat, leichter unter besonderen Bedingungen zu abnormen Blutabsonderungen neigt, während die Nullipara, insbesondere die Virginelle, eher Tempostörungen bekommt. Der regelmäßige Geschlechtsverkehr hat häufig einen günstigen Einfluß auf bestehende Regelanomalien. Die normale Regel erfährt dadurch meist keine wesentliche Änderung. Bondi hat die Folge des Einflusses des Geschlechtsverkehrs auf den Eierstock auch experimentell an Kaninchen geprüft und fand, daß diejenigen Tiere, die zum Bocke zugelassen wurden, wesentlich besser entwickelte und besser durchblutete Genitalorgane hatten als die unter sonst gleichen Bedingungen lebenden, aber vom Bock getrennten; bei beiden Tiergruppen waren die Uterushörner zwecks Konzeptionsverhütung vor der Geschlechtsreife unterbunden. Einen bedeutenden Einfluß auf krankhafte Störungen der Regel hat ja nach aller Erfahrung die erste Schwangerschaft, Geburt und Wochenbett, indem vorherige Unregelmäßigkeiten regelmäßig, aber auch Regelmäßigkeiten unregelmäßig werden können, auch die Blutungsstärke eine Veränderung erfährt. In der überwiegenden Mehrzahl der Fälle ist jedoch eine wesentliche Änderung durch diese normalen Vorgänge nicht zu konstatieren.

Je stärker die äußere Einwirkung auf den Körper ist, um so bedeutsamer ist häufig auch die folgende Zyklusveränderung. So wird nach schweren Unfällen von Regelstörungen berichtet. Die umfangreichste und beste Publikation stammt hier von Beckey, der von 54 Mädchen und Frauen berichtet, die nach einem in einer Munitionsfabrik passierten Brandunglück in Behandlung kamen. Es handelte sich um Frauen zwischen dem 15. und 40. Jahr. Die allermeisten waren vorher normal menstruiert; es wurden für die folgenden 7 Monate eingehende Aufzeichnungen gemacht. Beckey konnte nun feststellen, daß nur 4 von den Frauen keinen Einfluß auf den Zyklus zeigten, d. h. daß in 93% der Fälle Störungen eintraten. 18mal kam die nächste Regel verfrüht, die späteren Zyklus folgten dann entweder zunächst regelmäßig, und 13mal kam es zu einer späteren Amenorrhoe, 3mal setzte eine eben begonnene Regel wieder aus, um später wieder einen normalen Typ zu bekommen, oder 32mal war die Folge ein sofortiges volles Ausbleiben der Regel oft über mehrere Monate, später folgte wieder ein regelmäßiger Zyklus, 6mal trat ein Tempowechsel des Zyklus für die Folgezeit ein, 16mal wurde die Blutung der folgenden Zyklen stärker und schmerzhaft usw. Eine größere Zahl solcher Beobachtungen, insbesondere ein Verfolgen über viele Monate hinaus durch gute Notizen auf einem Kalender, würde die Ätiologie mancher Regelanomalien um ein gutes Stück weiter bringen. Von schweren Eisenbahnkatastrophen, Massenunglücken, Belagerungen mit Granatbeschießungen wird Ähnliches berichtet (s. psychische Traumen).

Die tägliche Krankenhauserfahrung lehrt, daß auch durch Operationen der Zyklus sowohl im Tempo wie in der Stärke verändert werden kann. Über die Einwirkung der gynäkologischen Operationen existieren einige Arbeiten. So hat Eberle das Material der Kölner Klinik, besonders der Aborte, Kiesel aus der Marburger Klinik hinsichtlich des Auftretens und der Art der nachfolgenden Regel untersucht. Es würde zu weit führen, im einzelnen hier Zahlen aufzuführen; auch wird nicht immer genügend scharf getrennt zwischen solchen Affektionen, deren Behebung an sich den Zyklus ändert und solchen, die keinen unmittelbaren Einfluß haben. Weiterhin fehlt die klare Trennung zwischen dem Auftreten der ersten Regel nach einem Eingriff und der Änderung des Zykluscharakters überhaupt, also dem Charakter des Zyklus über viele Monate hinaus. Unter Berücksichtigung dieser Gesichtspunkte hat Clauberg an der Kieler Klinik das Verhalten des Zyklus nach solchen gynäkologischen Operationen, bei denen das im Zyklus wirksame Gewebe (Keimplasma und Endometrium) nicht beteiligt war, nachuntersucht und gefunden, daß unter 66 Fällen die erste Regel post operationem in etwa 40% zu rechter Zeit, in etwa 38% verfrüht und in etwa 22% verspätet auftrat; der Typ der Regel war in etwa 27% verändert. Der folgende Rhythmus des Zyklus war dann unter 80 Fällen in 75% der gleiche wie vor der Operation, in 25% teils verkürzt, teils verlängert; betr. Spezielleres siehe Arbeit von Clauberg. Kiesel sagt, daß von 228 Operationen aller Art 9mal die nächste Regel zur Zeit und in normaler Weise auftrat, 60mal verfrüht und 159mal verspätet kam. Bondi fand nach einfacher Abrasio mucosae in 63,6% der Fälle keine Beeinflussung des nächsten Zyklus; wenn jedoch noch andere Operationen daneben gemacht wurden, so blieb in 50% der Zyklus ungestört. Schaeffer meint, daß die Abrasio mucosae, die in den 12 Tagen nach Beginn der letzten Periode vorgenommen wurde, Unregelmäßigkeiten der Menstruationswelle herbeiführt, daß jedoch deren Beeinflussung bei Operationen vom 13.—19. Tag nur außerordentlich gering sei. Sehr wünschenswert wären, wie gesagt, in dieser Hinsicht Untersuchungen, die den Zyklus nach gynäkologischen und anderen Operationen über längere Zeit hinaus durch exakte Kalendernotizen verfolgten. Das Material ist aber naturgemäß schwer zu haben, da es der verständnisvollen Mitarbeit der Patienten bedarf. Auch bei nichtgynäkologischen Operationen fanden sich in über 80% der von Holland Cunz untersuchten 98 Marburger Fällen Änderungen der Blutungsdauer und -stärke, in 66% postoperative Verschiebungen, darunter 37 mal primäre Amenorrhöe und 29 mal Verfrühung der nächsten Blutung. Ostrčil fand nach 80 chirurgischen Operationen außerhalb des Bauches 65 mal regelmäßige, 4 mal verfrühte, 11 mal verspätete Regel; bei abdominellen, außergenitalen Operationen fand er 36% (meist Verspätung), bei abdominell-gynäkologischen Operationen 75% Störungen (ebenfalls meist Verspätung). Jede, auch die kleinste Operation kann eine Änderung des menstruellen Typs herbeiführen. Hofstätter hat vor kurzem in einer größeren Arbeit eine große Reihe von Faktoren aufgezählt, durch die Verschiebungen der Menstruationswelle zustande kommen können. Ein jeder, der viele gynäkologische Patienten sieht, wird selber eine Reihe von Einzelfällen anführen können, so daß es sich erübrigt, noch weiter zu berichten. Es sollen im folgenden jedoch die einzelnen Krankheitsgruppen je für sich in ihrer Einwirkung auf den Zyklus näher beleuchtet werden.

1. Die akuten Infektionskrankheiten. Es liegt in der Natur dieser besonderen Erkrankungen, daß der offenbar im Verhältnis zur Schwere des Krankheitsbildes so nebensächlichen Erscheinung, wie dem Auftreten der Menstruationsblutung, keine allzu große Aufmerksamkeit geschenkt wird, und daß auch in der Rekonvaleszenz die Menstruationsblutung nicht immer beachtet wird, da die Sorge um wichtigere Erscheinungen in der Erhaltung und Besserung des Körpers überwiegt. Es ist verständlich, daß deshalb nur wenig zusammenhängende Untersuchungen über das Verhalten des mensuellen Zyklus bei und nach Infektionskrankheiten bestehen. Die zusammenfassenden Arbeiten kommen zu der Feststellung, daß während des Verlaufs akuter Infektionskrankheiten eine erwartete Regel verfrüht eintritt, oft länger dauert als gewöhnlich, dann aber von einer mehrmonatlichen Pause bis zur vollen Erholung des Körpers gefolgt wird. Nach dieser Zeit kann es dann entweder wieder zu einem normalen Zyklus kommen oder eine Änderung im Tempo wie in der Stärke eintreten Die Verfrühung und manchmal eine gleichzeitige Verstärkung einer erwarteten, bisher regelmäßigen Menstruation wird z. B. bei den Masern, bei Scharlach, bei der Grippe, bei der Ruhr, beim Typhus, bei den verschiedenen Sepsisformen, bei der Pneumonie und auch beim Flecktyphus beobachtet. Über die letztgenannte Erkrankung ist von Weißenberg besonders berichtet worden. Auch Bartel hat schon vor vielen Jahren eine ähnliche Zusammenstellung gemacht. Das Ausbleiben der Regel scheint von der Schwere des eigentlichen Krankheitsbildes abhängig zu sein, insbesondere bei solchen Krankheiten einzutreten, die eine schwere Beeinträchtigung des allgemeinen Ernährungszustandes der Patientin herbeiführten. Zahlen über das Verhalten der einzelnen Regelanomalien während der Rekonvaleszenz nach schweren Infektionserkrankungen sind nur ganz vereinzelt zu geben. So berichtet Weißenberg, daß die Amenorrhöe nach der Genesung vom Fleckfieber 2—4, ja bis 9 und mehr Monate dauern kann, und daß die spätere Menstruation häufig verfrüht mit verkürztem Tempo, seltener mit verlängertem Tempo auftritt. Nicht so sehr die Schwere der Infektionskrankheit selbst, wohl aber die auftretenden Komplikationen und die allgemeine Erschöpfung des Organismus spielten für das weitere Verhalten des Zyklus eine Rolle. Schickelé berichtet unter einem Material von 73 Scharlachfällen über 52 Amenorrhöefälle, die 2—3 Monate dauerten. Es trat dann weiterhin wieder eine normale Regel ein. Die Cholera führt, wie frühere Autoren berichten, mit Einsetzen der Erkrankung zu einer verlängerten und verstärkten Blutung; in den Fällen der Rekonvaleszenz tritt die Amenorrhöe für

2—3 Monate und länger ein; später war das Tempo des wiedereintretenden Zyklus unregelmäßig. Genauere Untersuchungen hat Esch über den Einfluß der Influenza publiziert. Er fand je nach dem Zeitpunkt, in dem sich der Zyklus zur Zeit des Beginnes der Erkrankung befand, eine verschiedene Reaktion. In der ersten Hälfte des Zyklus kam es hauptsächlich zu einem verfrühten Eintreten, in anderen Fällen verzögerte sich die Regel um 2—3 Wochen. Die nächste Regel setzte dann 4 Wochen nach der verfrühten Regel ein. Auch von anderen ist über die Beobachtungen während der letzten Grippeepidemie in ähnlicher Weise wie auch schon über die Influenza in den 90er Jahren des letzten Jahrhunderts berichtet worden. Die Sepsis, unter ihnen auch der akute Gelenkrheumatismus, verhalten sich ähnlich. Ist der Beginn ein plötzlicher, so kann eine Regel verfrüht und verlangsamt eintreten, kommt die Infektion erst allmählich zu einer steigend schwereren Auswirkung, so bleibt die Regel aus; es folgt eine längere Amenorrhöe, und erst in der Rekonvaleszenz tritt der frühere oder ein zeitlich irgendwie veränderter Zyklus wieder zutage. Über die Pneumonie hat Marsch auf meine Veranlassung nach dem Material und den Beobachtungen der Medizinischen Klinik in Kiel feststellen können, daß im allgemeinen das Regelbild durch die akuten Affektionen der Lunge nicht gestört wird. In einer großen Anzahl der Fälle (im ganzen 64) fiel der Beginn der Erkrankung mit einer Blutung zusammen. Die nächste Blutung nach Beginn der Erkrankung trat oft etwas verspätet auf. Nur bei den komplizierten Fällen der Pneumonie kann es zu Verschiebungen im Tempo und vereinzelt zu einer Amenorrhöe kommen.

2. Unter den **chronischen Infektionskrankheiten** spielt die Tuberkulose, insonderheit der Lungen, eine besondere Rolle. Über die Syphilis und auch die Lepra ist wenig bekannt. Es scheint, als ob bei der Syphilis im allgemeinen eine Störung des mensuellen Zyklus nur dann zustande kommt, wenn schwere gummöse Erkrankungen den Körper im ganzen schwer schädigen. Es wird besonders von französischen Autoren mehrfach über Blutung nichtzyklischen Charakters bei Syphilis berichtet, jedoch fehlen eingehende Kenntnisse vollständig. Die Nichtbeeinflussung des mensuellen Zyklus scheint das durchaus Gewöhnliche zu sein. Über die Lepra hat Noel 1921 aus dem Kameruner Leprosorium berichtet. Er findet an 167 Frauen, deren Mehrzahl die Lepra anaesthetica hat, nur äußerst selten Genitalaffektionen. Die Menstruation zeigt keine Modifikation; Menarche und Menopause sind normal.

Die Beziehungen zwischen Tuberkulose und Menstruation sind vielfach bearbeitet worden. Über den Einfluß, den die Menstruation auf die tuberkulöse Lungenerkrankung hat, insbesondere über prämenstruelle Fiebersteigerungen, ist schon im ersten Teil bei der Symptomatologie der Menstruation berichtet worden. Daß zur Zeit der Menstruation leichter, aber überhaupt nur bei einzelnen Fällen, Lungenblutungen auftreten, wird später unter den abnormen klinischen Zeichen der Menstruation besprochen werden. Hier soll die Frage lediglich von dem Gesichtspunkte behandelt werden, wie die Lungentuberkulose auf den Ablauf der Menstruation einwirkt. Es existieren aus letzter Zeit zwei Arbeiten von Scherer und Waasbergen, in denen eine Beziehung zwischen dem Auftreten der ersten Regel und der Prognose des Lungenprozesses aufgestellt wird. Sie wollen aus ihren Untersuchungen schließen, daß der Lungenprozeß um so ernstlicher ist, je früher die Menarche eintrat. Andererseits wird mit Recht von Stuhl darauf hingewiesen, daß Fälle von Amenorrhöe besonders in der Pubertät sehr häufig auf latenter Tuberkulose der

Lungen beruhen. Scherer konnte das Menarchealter bei Tuberkulösen aus 10 216 Krankengeschichten auf 15,6 Jahre berechnen. Es müßte daraus geschlossen werden, daß eine wesentliche Verzögerung oder Verfrühung der Menarche bei den Tuberkulösen nicht eintritt. Jedoch würde man ein klares Urteil über diese Frage ja erst dann bekommen, wenn man nur diejenigen Fälle berücksichtigte, die schon vor der Pubertät die Tuberkulose haben. In diesen Fällen scheint mir tatsächlich ein Hinausgezögertwerden des Eintritts der Regel durchaus häufig zu sein in Übereinstimmung mit den von Stuhl angegebenen Feststellungen. In der späteren Zeit der Geschlechtsreife fand Guth in 69,9% sicher tuberkulöser Frauen eine verlängerte Dauer der Menstruation, in 16,9% eine normale Menstruationsblutung und in 13,2% verkürzte Regel. Über das Zyklustempo sagt Guth nichts aus. Dagegen berichten diejenigen, die monographisch die Lungentuberkulose auf breiter Basis bearbeiten, wie z. B. Cornet im Handbuch von Nothnagel, vor allem Turban in seinem Referat auf dem 25. Internistenkongreß in Wien, daß Beschleunigungen und Verzögerungen der Regelwiederkehr ebenso wie Vermehrung und Verminderung des Blutverlustes gar nicht selten zu beobachten wären.

Margarete Friedrich fand, wie später bei „Amenorrhöe" noch einmal zu berichten sein wird, bei insgesamt 200 Tuberkulösen des Wenzel-Haucke-Krankenhauses Breslau, bei denen Genitalerkrankungen nicht festzustellen waren, unter Zugrundelegung der Turban-Gerhardschen Einteilung bei Phthisen I. Grades in 45%, II. Grades in 64%, III. Grades in 85% der Fälle Amenorrhöe. Diese Zahlen können jedoch keinesfalls als typisch für die Erkrankung angesprochen werden, da sie durch andere Untersuchungen nicht bestätigt werden konnten. Haese hat auf meine Veranlassung diese Frage nochmals an 468 Fällen des Materials der Johanniter-Lungenheilstätte Sorge i/Harz geprüft und kommt zu folgendem Ergebnis:

Stadium	I	II	III
Zahl der Fälle	154	107	207
Amenorrhöe	5 = 3,2%	3 = 2,8%	23 = 11,1%
Zu seltene oder zu häufige Regel .	7 = 5,1%	14 = 13%	34 = 16,3%
Insgesamt Tempostörungen	12 = 8,3%	17 = 15,8%	57 = 27,4%

Amenorrhöe und Tempostörungen nehmen also mit der Schwere der Erkrankung an Häufigkeit zu, kommen aber bei weitem nicht an die Friedrichschen Zahlen heran.

Es wird später bei der Amenorrhöe aufgeführt werden müssen, daß die Amenorrhöe auch schon bei Initialtuberkulosen vorkommt, in späteren Stadien aber um so häufiger eintritt, je schwerer die Lungentuberkulose und der Allgemeinzustand des Körpers beeinträchtigt ist. Ja es ist direkt ein Zeichen der Besserung, wenn allmählich wieder normale Regeln eintreten. Als häufiges Begleitsymptom der Lungentuberkulose findet man auch die schmerzhafte Regel. Als Ursache dafür sind Hypoplasien des Genitales als Folge einer sekundären Ovarialbeeinflussung festzustellen. Es wäre sehr interessant, wenn noch weiter von den großen Lungensanatorien der Einfluß des Krankheitsstadiums der Lungen und des allgemeinen Körperzustandes bei Tuberkulösen (Gewichtskontrollen) auf den Ablauf der Regel bei einer großen Zahl der Fälle systematisch studiert würden.

3. Die **Zirkulationsorgane** und das **Gefäßsystem** zeigen mancherlei Einfluß auf den Ablauf des Zyklus. Da das Herz und die Gefäße in häufiger Abhängigkeit von endokrinen Faktoren stehen, so ist es schwierig, ätiologisch immer den wahren Grund für die Regelstörung zu erfassen. Es ist deshalb gut, um den Einfluß des Herzens und der Gefäßbahn allein können zu lernen, lediglich die reinen Herzfälle, also Klappenfehler und organische Herzmuskelerkrankungen heranzuziehen. Leider existieren auch hier ebenso wie in den verschiedenen anderen Kapiteln keine ausreichenden, genügend exakt durchgeführten Untersuchungen an einem einheitlich beobachteten, großen Material. Es läßt sich jedoch teils aus der Literatur (siehe die zusammenfassenden Arbeiten über die Beziehungen der weiblichen Geschlechtsorgane zu anderen Organen, so die von Eisenhardt, Müller, H. W. Freund, Jaschke, in der Monographie von Frankl-Hochwart, v. Noorden und Strümpell, von Jagič (Biologie und Pathologie des Weibes), außerdem Dalché, Guilmard, Monheim, Vallon, Diepgen und Schröder, E. Meyer u. a.), teils aber auch aus der eigenen klinischen Erfahrung mancherlei anführen. Alle Beobachter stimmen darin überein, daß bei kompensierten Herzfehlern der Ablauf des mensuellen Zyklus nicht wesentlich gestört ist. Ob aber nicht doch bei Fällen mit kompensiertem Herzfehler die Zahl der stark menstruierten Frauen größer ist als sonst, läßt sich mangels genügend genauer Untersuchungen bisher nicht sagen. Treten jedoch Kompensationsstörungen ein, so ist das Stärkerwerden der Regel bekannt und mehrfach beschrieben und läßt sich auch aus der Beobachtung erhärten (E. Meyer u. a.). Bei schwereren Dekompensationen treten auch Störungen in der Zeitfolge auf. In anderen Fällen kann es zu Dauerblutungen kommen. Wieder andere zeigen unregelmäßige Blutungen zwischen sonst deutlich erkennbaren Menstruationsterminen nur dann, wenn irgendeine körperliche Leistung, eine mechanische Belastung des Unterbauchs durch Tragen oder Heben oder Laufen oder sonst etwas sich vollzieht. Ausbleiben des Zyklus ist vor allem bei dekompensierten schweren Herzfehlern zu beobachten. Über schmerzhafte Regel, evtl. mit Verstärkung der Blutung, wird ebenfalls berichtet. Auf meine Veranlassung hat Marsch das Material der Medizinischen Klinik zugleich mit den schon oben besprochenen Lungenerkrankungen durchuntersucht. Er fand bei 32 leichten Fällen von Herzmuskel- oder Herzklappenerkrankung nur vereinzelt eine Abweichung von der Norm. Bei 53 mittelschweren Fällen zeigten die Mitralinsuffizienzen und -stenosen, sowie auch die Aorteninsuffizienz in über der Hälfte der Fälle Verstärkung der Regelblutung und Änderung des Tempos, 2 mal Amenorrhöe. Bei den schweren Fällen besonders der Mitralstenose und der Aorteninsuffizienz kam es in 60—70% zu Amenorrhöe und in einigen weiteren Fällen noch zu einer erheblichen Verlangsamung des Zyklustempos. Besserten sich die Fälle dann wieder, so trat eine zunächst verstärkte Regel auf und erst allmählich trat die normale Regel wieder zutage; in manchen Fällen war aber die Blutung auch schwach.

Unter den Gefäßstörungen spielt die Hypertonie und die Varixbildung eine besondere Rolle. Systematische Untersuchungen fehlen auch hier. Die klinische Beobachtung lehrt jedoch, daß bei hohem Blutdruck häufig eine starke, oft profuse Regelblutung beobachtet wird und daß zwischen den Regelblutungen häufig auch noch Extrablutungen bestehen, fast als ob ein Ventil zur Entlastung des Kreislaufes wirkt. Die in der eigenen Sprechstunde untersuchten Hypertonien zeigten in einem sehr hohen Prozentsatz die starke, oft verlängerte Blutung, und vielfach Zwischenblutungen. Beziehungen zwischen variköser Venenerweiterung im Becken und starken. zyklischen Uterusblutungen scheinen zu bestehen. Begünstigend für die starke Regelblutung wird außer der varikösen Blutfülle auch die oft vorhandene Uterus-Muskelschwäche als Folge der meist vorhandenen asthenischen Konstitution eine Rolle spielen.

Ziehen wir in dem Bereich der Mitteilungen über das Gefäßsystem auch das vegetative Nervensystem und seine Bedeutung für die Vasomotorenfunktion in Betracht, so müssen wir feststellen, daß bei Vasomotorikern häufiger Unregelmäßigkeiten bei der Regel vorkommen. Es spielen insbesondere die zu häufigen und zu starken Regeln hier eine Rolle. Die Zusammenhänge in dieser Beziehung sind jedoch nicht ohne weiteres klar. Es scheint vielmehr, als ob vasomotorische Reizerscheinungen im Sinne einer Erhöhung des Tonus im vegetativen Nervensystem Begleiterscheinungen einer schwächlichen oder ungenügenden Eierstocksfunktion sind, daß also in den vasomotorischen Reizerscheinungen einerseits und in unregelmäßigen Blutungen anderseits unabhängige Symptome nebeneinander bestehen, die vielleicht eine gemeinsame Ursache haben.

4. Aus der Gesamtheit der Erkrankungen der **Verdauungsorgane** heben sich Einzeltypen, die einen besonderen Einfluß auf den Ablauf des Zyklus haben, nicht heraus. Es läßt sich zusammenfassend sagen, daß durch die lokalen Erkrankungen der Zyklus niemals irgendeine Änderung erfährt, daß aber durch Abmagerung, Hungerzustände, toxische Produkte je nach der Art ihres Auftretens Störungen des Zyklus bedingt werden. Häufig ist, wie in schweren Fällen, das volle Ausbleiben des Zyklus, in leichteren Fällen eine zeitliche Verschiebung im Tempo; anderseits ist hier, wie auch in anderen Fällen, eher die Koordination als die Subordination von Erkrankungen des Magen-Darmkanals und der großen Verdauungsdrüsen in Betracht zu ziehen. Gastroptosen, Enteroptosen finden ihr Analogon in der Retroflexio uteri mobilis, im Descensus, in muskelschwacher Uterusmuskulatur, in Varizenbildungen und zeigen dadurch die Kombination mit verstärkten Regelblutungen. Chronische Magen-Darmkatarrhe mit zunehmender Abmagerung führen wie jede andere Kachexie zu Verzögerungen oder Ausbleiben des Zyklus, während die akut toxischen Störungen, wie schwere Gastroenteritiden, eher eine Verfrühung und Verlangsamung der zu erwartenden Regel herbeiführen können.

5. Ähnliche Gesichtpunkte gelten auch für die Beurteilung der **Lebererkrankungen.** Soweit sie lokale Erkrankungen sind und keinen Einfluß auf den Allgemeinzustand des Körpers haben, bleibt der Zyklus unbeeinflußt. Bei Erkrankungen, in deren Verlauf chronisch-toxische Wirkungen auf den Körper eintreten, sollen Ausbleiben der Regel oder zeitliche Verschiebungen beobachtet werden; kommen jedoch Blutstauungen im Pfortaderkreislauf, Aszitesbildungen zustande, wie z. B. bei der Leberzirrhose, so können verstärkte Regelblutungen das Bild ergänzen. Beziehungen zwischen den Gallensteinen und zwischen der Funktion der Geschlechtsorgane bestehen, wie Molnar vor kurzem publizierte, im wesentlichen darin, daß die Krankheit mit der Gravidität, mit der Menopause, der Kastration sowie der zu seltenen oder fehlenden Regel in enger Beziehung steht. Ob daraus anderseits zu schließen ist, daß die Ovarialunterfunktion und dementsprechend die zeitliche Verschiebung des Zyklus auch durch die Gallensteinkrankheit bedingt wird, ist nicht ohne weiteres zu sagen; es kann auch hier wieder ein gegenseitiges Abhängigkeitsverhältnis bestehen.

6. Folgen wir bei der Besprechung der **Nierenerkrankungen** der Unterscheidung

in Nephrosen als den mehr toxischen Störungen und der Nephritis als der chronisch-vaskulären Form und schließlich auch den Sklerosen als der von den Gefäßen ausgehenden schrumpfenden Erkrankungsform, so können wir zweierlei Einwirkungen auf den Zyklus unterscheiden. Wenn auch hier wie überall noch keine genügend eingehenden Publikationen vorhanden sind, so läßt sich dem Eindruck nach doch sagen, daß besonders bei den protrahiert verlaufenden Nephrosefällen eher ein Ausbleiben des Zyklus beobachtet wird. Wie weit hier die eigentliche Nephrose mit ihren Einwirkungen auf die verschiedenen Körperfunktionen oder die primäre Ursache der Nephrose eine direkte Rolle für das Zyklusverhalten spielt, läßt sich höchstens von Fall zu Fall entscheiden. Die Fälle der vaskulären Schrumpfniere kommen selten in dem geschlechtsreifen Alter der Frau zur Beobachtung. Bei der Form der chronisch vaskulären Nephritis wird im Dekompensationsstadium die Amenorrhöe beobachtet; für den Fall der noch genügenden Funktion wirkt der meist hohe Blutdruck in dem Sinne, daß die Regel verstärkt auftritt und oft mit regelrechter, aber auch mit längerer oder kürzerer Pause wiederkehrt; es besteht außerdem eine Neigung zu Zwischenblutungen, ähnlich wie wir sie schon bei der Hypertonie oben erwähnt haben.

Die Pyelitis oder Pyelonephritis wirkt je nach ihrem Beginn und ihrer Toxizität entweder in dem Sinne der akuten oder chronischen Infekte; bei protrahiertem Verlauf kann jede Einwirkung auf den Zyklus fehlen. Stets ist in diesen Fällen von Erkrankung der Harnwege in Betracht zu ziehen, ob nicht eine genitale Grunderkrankung die Harnwegeanomalie bedingt und vielleicht gleichzeitig die Schuld an der Regelstörung trägt. Bei Blasenscheiden- und Blasenzervixfistel ist ein relativ hoher Prozentsatz von Amenorrhöe beobachtet worden, besonders in den Fällen mit gestörtem Allgemeinbefinden.

7. Schon frühzeitig sind Beziehungen zwischen **Stoffwechselerkrankungen** und der Genitalfunktion bekannt gewesen. Unter dem Kapitel Amenorrhöe wird später berichtet werden, daß quantitativ ungenügende Ernährung in einem hohen Prozentsatz der Fälle schwere Regelstörungen, vor allem Amenorrhöe verursacht. Darüber hat Stieve auf Grund experimenteller Erfahrung berichtet. Es wird das Nähere in jenem Kapitel ausgeführt werden. Ob die Unterernährung allein eine Rolle spielt oder ob toxische Wirkungen dabei sind, ist nicht eindeutig. Merkwürdig ist, daß bei einem so ausgesprochenen Inanitionszustand wie dem Hungerödem z. B. von Knaack und Neumann ausdrücklich betont wird, daß Regelstörungen nicht beobachtet wurden.

Was nun die klassischen Stoffwechselstörungen anbetrifft, so sind für den Diabetes Fälle von Amenorrhöe bekannt (Hofmeier, Cohn, Nebel, Stroynowski, Thorn u. a.). Eine direkte Beziehung zwischen der Stärke der Zuckerausscheidung und der Regelanomalie konnte nicht festgestellt werden. Jedoch muß auch wohl die Frage so lauten, ob zwischen dem Blutzucker, dem Azeton und den entstehenden Säuren im Blut einerseits und dem Verhalten der Regel andrerseits Beziehungen feststellbar sind. Bei Besserung des Diabetes soll die Regel zunächst zögernd, dann aber wieder normal in Gang kommen. Eufinger fand bei einem Fall, der bisher zeitlich und der Menge nach normal menstruierte, plötzlich eine sehr starke Regelblutung zu regelrechter Zeit; ein rasch einsetzendes Coma diabeticum führte zum Tode. Die toxischen Stoffwechselprodukte bedeuten offenbar eine sehr erhebliche Schädigung des Genitales.

Für die Gicht bestehen keine direkten Beziehungen, wenn auch von früheren Autoren verstärkte und unregelmäßige Regelblutungen bei Gicht gemeldet werden.

Altbekannt sind die Beziehungen der **Fettsucht** zu Regelblutungen. Seit wir jedoch gelernt haben, daß außer der einfachen Mastfettsucht endokrine Faktoren der Schilddrüse, des Ovars und der Hypophyse, wahrscheinlich auch mehrerer endokriner Drüsen zugleich, ätiologisch wichtige Faktoren darstellen, so bedarf es für die weitere Analyse der Regelanomalien bei Fettsucht der eingehenden Berücksichtigung dieser Faktoren. Es scheint, als ob bei der einfachen Mastfettsucht keine Einwirkung auf den Zyklus stattfindet (s. jedoch Stieves Experimentalerfahrungen), daß dagegen bei ungenügender Schilddrüsenfunktion, herabgesetztem Grundstoffwechsel einerseits, bei der hypophysären Fettsucht anderseits Amenorrhöen, verzögerte und schwache Regelblutungen, seltener verstärkte und zu häufige Regelblutungen in einem hohen Prozentsatz der Fälle beobachtet werden.

Im Anschluß an die Stoffwechselerkrankungen seien auch die Intoxikationen mit Giften der verschiedensten Art genannt. Phosphor macht, wie in anderen Organen, so auch im Genitale Blutextravasate und deshalb Metrorrhagien. Chronischer Alkoholmißbrauch führt zusammen mit Schädigungen anderer parenchymatöser Organe auch eine Schädigung des Keimplasmas herbei. Über das Morphium wird mehrfach berichtet, daß Unregelmäßigkeiten der Regel, insbesondere längeres Ausbleiben des Zyklus und dauernde Amenorrhöe bis weit über die Entwöhnung hinaus bekannt sind (s. Eisenhardt, Olshausen). Außer diesen bekanntesten der Gifte spielen auch andere chronische Intoxikationen, z. B. Nikotin (Hofstätter) eine ovarialschädigende Rolle.

8. **Bluterkrankungen** und Menstruationsstörungen haben schon stets enge Beziehungen miteinander gehabt. Vielfach ist die genitale Blutung ein wichtiger ätiologischer Faktor für die sekundäre Anämie. Wie, umgekehrt, anderweitig bedingte starke Blutverluste auf den Regelzyklus wirken, ist nicht deutlich aus der Literatur zu ersehen. Der Gynäkologe hat kaum Gelegenheit dazu, derartiges zu beobachten. Leichtere Anämien chronischer Art, die nicht vom Genitale bedingt sind, zeigen gewöhnlich keine wesentliche Regelstörung. In schweren Fällen sind Ausbleiben der Regel und Tempostörungen des Zyklus zu beobachten. Organ- und Schleimhauthämorrhagien können naturgemäß auch das Endometrium und andere Teile der Genitalschleimhaut befallen. Außerzyklische Blutungen sind dann die Folge. Blutergüsse in das Ovar sind unter dem Kapitel der Ovarialhämatome einzusehen. Stärkere Zyklusstörungen außer einer etwas verfrühten Menstruation für den Fall, daß die Blutung das gerade in Funktion befindliche Corpus luteum befällt, werden in den leichteren Fällen nicht beobachtet. Schwerere Fälle mit Hämatozelenbildung und Bildung von Blutschwarten machen Störungen im Sinne der entzündlichen Adnex- und Peritonealerkrankung.

Die primäre perniziöse Anämie hat offenbar keine allzu bedeutsamen Beziehungen. Soweit Schleimhautblutungen in Frage kommen, gilt dasselbe wie das oben gesagte. Mit zunehmender Schwere der Fälle wird die Amenorrhöe das gewöhnliche.

Bei der Leukämie soll die Menstruation, wie Hirschfeld berichtet, abgeschwächt und unregelmäßig sein. Später kommt es zu völliger Amenorrhöe. Die Gewebsblutungen können ebenso, wie bisher erwähnt, auch die Schleimhaut betreffen und unregelmäßige Blutungen bedingen.

Dasselbe gilt für die hämorrhagischen Diathesen. Unter ihnen spielt die mit essentieller Thrombopenie eine besondere Rolle (Frank). Es sind mehrfach Fälle in letzter Zeit publiziert worden (Halban, Hermann, Morawitz, mehrere eigene Beobachtungen in der Medizinischen Klinik Kiel), in denen zu Beginn der erwarteten Regel oder auch ein wenig verfrüht eine schwere Thrombopenie mit diffusen Haut- und Schleimhautblutungen einsetzt und die Regel selber profus und stark ist. Welche kausalen Zusammenhänge hier bestehen, ob auf dem Boden einer chronischen Thrombopenie die am Ende der prägraviden Phase besonders starke Blutungsbereitschaft das Krankheitsbild akut zum Ausdruck gebracht hat, oder ob eine aus anderen Gründen abnorm starke Regelblutung den Anlaß zum Ausbruch gegeben hat, ist schwer zu sagen. Auch hier können schwere azyklische Blutungen zum Bilde des weiteren Verlaufes gehören (s. Abschnitt IV des 2. Teiles).

Die bedeutsamste Rolle unter den Blutkrankheiten mit Beziehung zur Menstruation hat von jeher die Chlorose gespielt, ja fast alle Autoren, die sich mit der Chlorose beschäftigen, betonen, daß die Genitalfunktion im Krankheitsbild der Chlorose eine ausschlaggebende Rolle spielt. Es bedarf hier nur des Hinweises auf viele Fälle, die landläufig zwar für Chlorose angesehen wurden, aber keine echte Chlorose darstellen, sondern Infantilismen, beginnende Tuberkulosen mit sekundärer Ovarialschädigung, unregelmäßiger, starker Regelblutung, allgemeiner Mattigkeit und Müdigkeit sind und lediglich sekundär anämische Zeichen tragen. Nicht immer braucht die echte Chlorose, deren Blutbild hauptsächlich durch den stark herabgesetzten Hämoglobingehalt und den unter 1 liegenden Färbeindex bei sonst im allgemeinen normalen morphologischen Blutbildverhältnissen liegt, mit Regelstörungen vergesellschaftet zu sein. Lenhartz führt sogar 700 Fälle von Chlorose auf, von denen 40% eine regelmäßige Regel hatten. v. Noorden und Jagić geben an 215 Patientinnen, die das Bild der Chlorose offenbar einwandfrei zeigten, die beste Übersicht über das Verhalten der Regel. Danach stellen sich folgende Zahlen heraus: Unter den 215 Fällen waren 30, d. h. $13,9\%$, noch nicht menstruiert, in weiteren $12,1\%$ kam die Chlorose kurz vor dem Eintritt der ersten Menstruation zum Ausbruch, in 60% der Fälle lag zwischen dem Beginn der Krankheit und zwischen der ersten Menstruation ein längerer Zeitraum. Die Menstruation war dauernd regelmäßig in $34,1\%$. Sie war vor und während der Chlorose unregelmäßig in $28,3\%$, überwiegend zu selten und in geringer Zahl zu häufig. Vorwiegend wurde die Stärke der Regelblutung als mittelstark angegeben. In $25,4\%$ trat eine volle Amenorrhöe ein. Es ist also durchaus deutlich, daß Zyklusstörungen nicht unbedingt zum Bilde der Chlorose gehören; die genitale Störung kann lediglich auch in einer Hypoplasie, einem Kleinbleiben des Uterus gegeben sein. In fast $1/3$ der Fälle soll eine Dysmenorrhöe bei Chlorose beobachtet werden (Diepgen und Schröder, Tobler, Jacoby und Williams u. a.). Unter der Berücksichtigung der Tatsache, daß die Chlorose ausschließlich bei Mädchen im Alter von 15—25 Jahren vorkommt, findet die Definition der Chlorose als eine Störung der blutbildenden Organe auf dem Boden einer uni- oder pluriglandulären endokrinen Störung am meisten Anklang, wobei insbesondere die Beziehungen, die zwischen dem Ovar und zwischen den blutbildenden Herden, insbesondere dem Knochenmark, angenommen werden (s. später Asher), im Vordergrund stehen. Sehr bemerkenswert ist die Tatsache, daß, wie vielfach von interner Seite berichtet wird, die Zahl der Chlorosen erheblich abnimmt, wahrscheinlich deshalb, weil die Diagnose schärfer herausgearbeitet wird. Denecke fand unter 12 000 Fällen des Jahres 1901 im St. Georg Krankenhaus in Hamburg 201 Chlorosefälle, unter 20 000 Aufnahmen im Jahre 1923 nur 3.

Über die Hämophilie braucht an dieser Stelle nichts gesagt zu werden, da es eine echte Hämophilie beim Weibe offenbar nicht gibt, worin alle Autoren der letzten Zeit übereinstimmen. Die Fälle, die als Hämophilie gedeutet wurden, haben fast stets eine andere Ursache der Blutung bei genauerer Prüfung des Falles erkennen lassen.

9. Die größte Literatur besteht vergleichsweise über das Verhalten des mensuellen Zyklus bei Störungen der **endokrinen Drüsen.** Vielfach sind allerdings nur geringe Zahlen von Beobachtungsfällen verwendet und daraus oft weitgehende und einseitige Schlüsse gezogen. Ein großer Wert ist diesen Arbeiten für die Beurteilung des Verhaltens des Zyklus bei endokrinen Störungen im allgemeinen kaum zuzusprechen. Die ätiologischen Ansichten, die insbesondere den Antagonismus zwischen verschiedenen Drüsen betonten und in den Vordergrund schoben, haben gar manche Beobachtung von vornherein schief beleuchtet, wie jede unter Vorurteil gegebene Darstellung. Betrachtet man die Tätigkeit der einzelnen endokrinen Drüsen für sich und ihre Bedeutung im Körper, wie sie die neueren physiologischen Arbeiten, z. B. über die Schilddrüse, in großen Zügen ermöglicht, so läßt sich der Gedanke des Antagonismus zum mindesten nicht in direkter Weise aufrecht erhalten. Es schält sich vielmehr die Vorstellung heraus, daß z. B. die Schilddrüse starken Einfluß auf den Stoffwechsel hat, daß ein Ausfall an Schilddrüsenwirkung Herabsetzung des Stoffwechsels bedingt und hierdurch indirekt Störungen der Ovarialfunktion sich einstellen, ohne daß darin eine spezielle Schilddrüsenausfallwirkung zu sehen ist, da auch durch andere Störungen des Stoffwechsels das gleiche erzielt werden kann. Jedoch kommt man mit ätiologischen Betrachtungen zunächst nicht weiter, bevor man nicht vorher auf Grund möglichst zahlreicher Fälle die Tatsachen, die sich an Funktionsstörungen der endokrinen Drüsen hinsichtlich des mensuellen Zyklus ergeben, registriert hat.

a) Die Schilddrüse. Von chirurgischer Seite wird über degenerative Veränderungen der Keimdrüsen mit nachfolgender Atrophie als Folge der Schilddrüsenexstirpation eindeutig berichtet. Bei jugendlichen Personen veranlaßt der Schilddrüsenausfall eine Hemmung der Genitalentwicklung und verspätete oder fehlende Geschlechtsreife.

Die Krankheitsbilder, die einer ungenügenden Schilddrüsenfunktion zur Last fallen, insbesondere bei Myxödem, werden hinsichtlich ihrer Wirkung auf den Zyklus verschieden beurteilt. So meint Kocher, daß abnorm starke Genitalblutungen im Sinne verstärkter Regelblutungen zum Bilde gehören, während andere das Eintreten der Amenorrhöe stärker betonen. Eine genaue Übersicht läßt sich mangels größerer Statistiken beim Myxödem noch nicht geben.

Bei der hyperthyreotischen Erkrankung, dem Morbus Basedow, liegen bessere Arbeiten vor. Eine größere Anzahl von Autoren fanden Menorrhagien, andere Amenorrhöe, wieder andere unregelmäßige Regeln und schließlich auch Dysmenorrhöen. Zwei wichtige, große Statistiken stammen zunächst von Seitz und von Kocher. Kocher teilt 73 Fälle mit. In 3 Fällen nur findet er normale, einmal eine zu starke Regel; in 7 Fällen waren die Angaben nicht eindeutig und in den verbleibenden 62 Fällen waren 51, die eine nur schwache, oder gar keine Regel hatten, die anderen waren unregelmäßig. Seitz findet unter 57 Frauen 10 mal die Regel sehr stark verzögert und auch gering an Menge, 34 mal ganz regelmäßig und 13 mal beträchtlich verstärkt. Dunn (München) teilt sein Material nach der Stärke der Basedow-Erkrankung ein und untersucht im ganzen 54 Fälle. Er findet unter 44 leichten Fällen 15 mal keine Störung, 12 mal eine vorübergehende Amenorrhöe, 4 mal eine zu seltene Regel, 13 mal eine unregelmäßige Regel mit starken Schmerzen. In 13 schweren Fällen hatten 7 keine Störung, 6 vorübergehende oder dauernde Amenorrhöe. Kundmüller (Erlangen) fand unter 42 Fällen 14 mit normaler, 11 mit verstärkter Regel und 17 mit Amenorrhöe. Meyerdierks stellt das Material der Medizinischen Klinik in Kiel zusammen und findet unter 98 Fällen 51 mal keine Regelstörung, 47 mal Unregelmäßigkeiten, darunter 9 mit einer zu häufigen und verstärkten Regel, 32 mit abgeschwächter, zu seltener Regel bis zur Amenorrhöe und 6 unregelmäßige Blutungen. Es ließ sich aus dem Material deutlich ersehen, daß bei leichten Fällen eine überraschend große Zahl ohne jede Regelstörung verläuft, während bei den schweren Basedowfällen die Amenorrhöe überwiegt. Es läßt sich auch feststellen, daß bei Besserung des Basedows nach der Amenorrhöe zunächst die unregelmäßigen, auch verstärkten Regeln auftreten und dann erst die regelmäßigen Zyklen folgen.

b) Die Hypophyse. Zwei Krankheitsbilder, die der Hypophyse zur Last gelegt werden, schälen sich heraus:

α) Die Dystrophia adiposo-genitalis, in deren Bild, wie schon im Namen gesagt ist, die zu schwache oder fehlende Regel mit gleichzeitiger Atrophie des Genitales enthalten ist. Zweifelhaft bleibt immer noch, ob die Hypophyse allein ätiologisch bedeutsam für dieses Krankheitsbild ist, oder ob eine Erkrankung am Boden des 3. Ventrikels etwas Ähnliches bedingen kann, wie neuere Untersuchungen mehr und mehr darzutun scheinen.

β) Die Akromegalie kann längere Zeit eine normale Genitalfunktion erhalten zeigen, in anderen Fällen kommt es zu einer Amenorrhöe. Die genetischen Gesichtspunkte sind hier nicht völlig klar.

γ) Die hypophysäre Kachexie geht, so weit es bisher bekannt ist, stets mit einer genitalen Atrophie einher, jedoch kann es schwer sein, sie von der pluriglandulären Insuffizienz, d. h. der Beteiligung mehrerer endokriner Drüsen, die ebenfalls die genitale Atrophie im Bilde hat, zu trennen (s. Helds Fall).

c) Die Nebennieren bieten in ihren Funktionsstörungen noch mancherlei bedeutende Unklarheiten. Nach Falta sind als Markausfallssymptome: Hypertonie, Adynamie, Hypoglykämie und Pigmentierungen anzusehen, als Rindenausfallssymptome: Intoxikationen im Magen-Darmkanal, Konvulsionen, Delirien und Koma. Bei Tumoren des Nebennierenmarks fand Falta vaskuläre Hypertonie und Hyperglykämie, bei Nebennierenrindenadenomen außer Hypertrichosis, vorzeitiger Bartentwicklung, tiefer Stimme, rauher Haut kleine Keimdrüsen, ja Amenorrhöe. Die Beziehungen zwischen den Nebennierentumoren und denen der scheinbaren frühzeitigen Geschlechtsentwicklung werden später näher erwähnt werden müssen.

d) Die übrigen endokrinen Drüsen spielen für die Genitalsphäre keine sehr große Rolle. Die genitale Frühreife bei Zirbeldrüsentumoren soll nach dem Urteil der darüber publizierenden Autoren bisher beim Mädchen nicht beobachtet worden sein (s. später).

10. Bei der Symptomatologie des mensuellen Zyklus ist auf die verschiedenen Erscheinungen an der **Haut** vor oder um die Regelzeit genaueres berichtet. Im allgemeinen scheint die Abhängigkeit die zu sein, daß die im Körper vor sich gehende Umstellung und Veränderung die Disposition zu der Hauterkrankung schafft. Ob auch Hauterkrankungen primär als Ursache für Menstruationsstörungen in Frage kommen, läßt sich wohl

nur für die Fälle als wahrscheinlich erweisen, bei denen schwere Allgemeinstörungen eintreten, z. B. Pyodermie, Furunkulose, schwere Ekzeme usw. Eine genauere Übersicht oder gar Zahlen lassen sich nicht bringen. Bei den Toxikodermien könnte es sehr wohl sein, daß auch koordinierte Erscheinungen an Haut und mensuellem Zyklus auftreten.

11. Viel ist über **psychische Einwirkungen** auf den Ablauf des Zyklus geschrieben worden. Immer wieder wird berichtet, daß Schreck, Angst, Freude, Aufregung vor bevorstehenden Ereignissen, öffentliches Auftreten usw. eine bevorstehende Regel verfrüht eintreten lassen können, eine in Gang befindliche Blutung häufig stören und zum Verschwinden bringen. Es erscheint zunächst fast mystisch, wie derartige Faktoren rein seelischer Art auch körperliche Wirkungen ausüben sollen. Seitdem sich jedoch hat erweisen lassen, daß seelische Vorgänge auf die Blutverteilung durch Vermittlung der Vasomotoren einen sehr bedeutenden Einfluß haben, ist das Verständnis für derartige Fälle angebahnt. Es muß aber betont werden, daß derartige Vorgänge nur ausnahmsweise und bei vasomotorenempfindlichen Menschen die bekannten Wirkungen haben, und daß die Bedeutung dieser Einwirkungen nicht übertrieben werden sollte. Von den eigentlich psychischen Erkrankungen werden vielfach Regelstörungen berichtet. Bei der Dementia praecox wurde in einem hohen Prozentsatz Amenorrhoe festgestellt. So fand L. Fraenkel unter 176 Kranken mit Dementia praecox 72% ausgesprochene Infantilismen am Genitale. Hanse fand unter 430 Fällen von Psychosen 45% Amenorrhöe, am häufigsten bei Paralyse und multipler Sklerose, bei Katatonie in 62%, bei Depressionszuständen in 60%. Auch Jolly betont die Amenorrhöe bei Paralyse und Taboparalyse, ebenso bei Amentia, in 50% der Fälle bei Katatonie und Hebephrenie, ebenso beim zyklischen Irresein, und zwar bei der melancholischen Phase in 50%, bei der manischen Phase in 30% der Fälle. Ohne wesentlichen Einfluß bleiben die Paranoia, die Imbezillität, die Epilepsie und die Hysterie. Hinsichtlich der multiplen Sklerose haben Joachimowitsch und Wilder in etwa 50% regelmäßige Regel, in der anderen Hälfte Hypoplasien und Regelstörungen festgestellt. Über die Bedeutung der Menstruation für das Ausbrechen psychischer Erkrankungen, über die Frage des menstruellen Irreseins ist schon oben bei der Symptomatologie der Menstruation Näheres berichtet.

Hinsichtlich der ätiologischen Zusammenhänge zwischen den psychischen Erkrankungen und den Menstruationsstörungen ist daran zu denken, daß nicht nur die Krankheit selber und die mit ihr unmittelbar zusammenhängenden körperlichen Faktoren, sondern auch die durch den Ausbruch und den Ablauf der Erkrankung völlig veränderte Lebensweise, Nahrungsaufnahme, oft schlechte Muskeltätigkeit usw. ebenso in Betracht kommen.

Übersieht man das gesamte bisher dargestellte Bild, das die Beziehungen zwischen Erkrankungen des Körpers und den Ablauf des mensuellen Zyklus aufdecken soll, so kann man, wenn auch das Bild an sich sehr bunt ist, gewisse Gesichtspunkte herausschälen.

1. **Rein lokale Erkrankungen machen, so lange sie lokal bleiben, keine Störungen des mensuellen Zyklus.**

2. **Alle akuten, schweren Schädigungen des Körpers, wie akute Infekte, schwere Vergiftungen, auch plötzlich eintretende Blutverteilung auf psychischer Basis, bedingen ein verfrühtes Einsetzen einer erwarteten Regel, gelegentlich auch das Ausbleiben derselben.** Die

eintretende Regel kann aber dann abnorm verlaufen. Der weitere Zyklus kann je nach der Art des Schadens wie bisher oder auch wesentlich verändert verlaufen.

3. Chronische Schäden des Körpers, wie chronische Infektionskrankheiten, chronische Eiterungen, chronische Vergiftungen, schwächende Zustände, aber auch Umstellung der Lebensweise können eine Änderung im Zyklustempo, erst in zweiter Linie in der Stärke der Blutung herbeiführen.

4. Alle Zustände, die eine Stauung der Blutzirkulation, besonders in der unteren Körperhälfte herbeiführen oder einen stark erhöhten Blutdruck bedingen, wie z. B. Herzerkrankungen mit Dekompensationen, schwere Klappenfehler, Hypertonien, chronische Nephritis und Nephrosklerosen, Leberzirrhosen, chronische Lungenindurationen führen meist zunächst eine Verstärkung der Regelblutung, oft auch Zwischenblutungen zwischen zwei Regeln herbei, in späteren Stadien der Intoxikation Amenorrhöe.

Einer Ergänzung bedarf nun diese Feststellung durch die Untersuchung, wie sich der mensuelle Zyklus bei **genitalen Erkrankungen** verhält. Es können hier jedoch nur diejenigen Erkrankungen eine Berücksichtigung finden, die keine unmittelbare Beeinträchtigung der am Zyklusablauf direkt beteiligten Gewebe, wie des Keimplasmaparenchyms und seiner Abkömmlinge, wie auch des Endometriums im Corpus uteri verursachen; denn die Störungen dieser am Zyklus beteiligten Gewebe haben naturgemäß wieder jeweils für sich besondere klinische Zeichen, die z. T. eben auch in Störungen des Zyklus selber bestehen. Diese Affektionen bedürfen also einer besonderen Bearbeitung in einem Kapitel für sich. Nun ist allerdings eine strenge Trennung zwischen solchen Erkrankungen, die die zyklusbeteiligten Gewebe frei lassen oder mitbefallen, nicht ohne weiteres durchführbar; immerhin können gruppenweise die gynäkologischen Erkrankungen nach dem Verhalten der Regel zusammengestellt werden.

a) Der Zyklus bei Hypoplasien und Infantilismen des Genitales, die anatomisch durch Kleinheit und Derbheit des Uterus, kurze Parametrien, flaches Scheidengewölbe, enge atrophische Scheide usw. ausgedrückt sind, ist von A. Mayer beschrieben; er hat aus 2300 Krankengeschichten 60 einschlägige Fälle gesammelt und nennt als Alter der ersten Regel im Durchschnitt das 21. Jahr gegenüber der Norm von $15^1/_2$ Jahren. Die regelmäßige Regel fand er in etwas über $1/_4$ der Fälle, unregelmäßige Regel in 37 Fällen von 60; unter diesen trat in über der Hälfte der Fälle noch sekundär eine Amenorrhöe ein. 19 Patienten zeigten eine starke Regelblutung, 18 eine mittelstarke und 14 eine schwache. Unter 53 Patienten war bei 37 Frauen die Regel stark schmerzhaft. Meine eigenen Beobachtungen stimmen mit diesen Angaben gut überein. Es ist fast typisch für Infantilismen, daß zeitliche Regelverschiebungen im Vordergrund stehen, außerdem Schmerzen und auch verhältnismäßig viele starke Blutungen die einzelne Regel charakterisieren. Die Literatur ergibt dasselbe Bild z. B. auch in der Publikation E. Novaks (Baltimore). Die spitzwinklige Anteflexion des Uterus kann man zu den leichten Hypoplasien rechnen. Waehneldt konnte an dem Rostocker Material 126 Fälle einer nicht komplizierten spitzwinkligen Anteflexio auf die Regel hin untersuchen. Er fand, daß in 75,4% die Blutung regelmäßig wiederkehrte, und daß 13,5% der beurteilten Fälle eine starke Regel hatten, während in dem letzten Viertel der Fälle die Regel zu häufig kam und stark war.

b) **Die Lageanomalien des Genitales.** Eine Zusammenstellung über das Verhalten der Regel gibt E. v. Teutem. Sie fand folgende Verteilung:

Es haben

	Von den Müttern	Von den Nulliparen
Profuse Menses	79,4%	69,2%
Dysmenorrhöe	36,8%	72,7%
Zu häufige Menses	50,0%	52,6%
Unregelmäßige Menses	56,0%	54,2%

Das eigene in Rostock bearbeitete und von V. Waehneldt ergänzte Material ergab an 503 unkomplizierten Retroversio-flexio-Fällen folgendes:

Normale Regel mit normaler Wiederkehr . . . . . in 58,8%
Zu starke regelmäßige Regel . . . . in 9,5%
Zu häufige und starke Regel . . . . in 12,1%.

Ähnlich ist auch das Material von Vogel. Er stellt folgendes zusammen:

	Normale Menses	Starke Regel	Zu häufige Regel
Bei Retroflexio uteri mob.	47,0%	27,8%	—
Bei gewöhnlicher Anteflexio uteri	45,2%	29,0%	—
Bei spitzwinkeliger Anteflexio uteri	26,7%	—	—
Bei Descensus ...., Retroflexio uteri mob.	50,0%	29,3%	4,4%

Die anatomische Untersuchung des Rostocker Materials hat ergeben, daß wesentliche Änderungen anatomischer Art im Zyklusablauf nicht nachweisbar sind. Das oben publizierte Material hat den zyklusgerechten Bau der Schleimhaut in jedem Fall gezeigt. Die entsprechend dem Prozentverhältnis fehlenden Fälle haben anatomisch faßbare Veränderungen wie echte Endometritis oder glanduläre Hyperplasie in später zu definierendem Sinne gezeigt und sind deshalb hier fortgelassen. Den Unterschied in den Zahlen zwischen E. v. Teutem und den von Vogel und mir angegebenen möchte ich teils als begründet durch das Herauslassen der anatomisch veränderten Fälle erklären, teils bleibt ja auch der subjektiven Beurteilung der Stärke einer Regel immer noch ein erheblicher Spielraum gegeben.

Schließlich folgen noch 275 Fälle von Descensus uteri et vagina. Bei diesen fand sich eine normale Regel in 64,4%, eine zu starke Regel in 11,6% und eine zu häufige Regel in 10,2%.

c) **Die entzündlichen Erkrankungen** machen im akuten Stadium unregelmäßige, außerzyklische Blutungen; sie kommen hier kaum in Betracht, weil sie anatomisch faßbare Veränderungen im Endometrium zeigen. Schon nach wenigen Wochen ist die

Abheilung der akuten Fälle so weit vorgeschritten, daß das chronische Stadium eintritt entweder im Sinne der chronischen Salpingitis mit Pelveoperitonitis oder als Adnextumoren. In diesen Stadien stellt sich der Zyklusablauf wieder her und es kommen dann bei wieder anatomisch intaktem Zyklusgewebe folgende Regelverhältnisse zur Beobachtung. In der Literatur sind darüber keine zusammenhängenden Darstellungen. Nur Vogel bringt in seiner schon angezogenen Arbeit über die entzündlichen chronischen Erkrankungen folgende Zahlen:

Bei entzündlichen Adnexerkrankungen kamen vor:

	Normale Regel	Starke Regel
Bei komplizierten Fällen	43,4 %	34,2 %
Bei unkomplizierten Fällen	46,2 %	26,9 %

Das eigene Material stellt sich nach H. Hartmanns Untersuchung folgendermaßen zusammen:

In den Jahren 1923 und 1925 wurden an der Kieler Klinik 444 Fälle entzündlicher Genese behandelt. Unter diesen Fällen waren 175 akute, in denen die erste Regel nach eingetretener Infektion 94mal unverändert in dem bisherigen Typ kam. In 28 Fällen bleibt zwar das Tempo des Regeleintritts unverändert, jedoch ist die erste post infectionem einsetzende Regel schmerzhaft und verstärkt. In 42 Fällen tritt die nächste Regel nach der Infektion verfrüht auf, zugleich verstärkt und in 9 Fällen erstreckt sich der Zwischenraum von der letzten normalen Menstruation vor der Infektion bis zur nächsten ersten Menstruation nach der Infektion auf 6—8 Wochen. Bei 112 chronischen Fällen war nur in $1/4$ derselben der Regelverlauf unverändert, in 45 Fällen trat die Regel schmerzhaft und verstärkt, aber regelmäßig auf, in 40 Fällen kam es gleichzeitig auch zu einer Verkürzung des Regeltempos. Die Rezidivfälle verhalten sich ähnlich wie die chronischen Fälle. Auch hier in einem hohen Prozentsatz verstärkte und unregelmäßige Regel. Die Fälle von isoliertem Pyovarium sind nur verhältnismäßig wenig beeinflußt (siehe später).

Die tuberkulöse Entzündung hat in mancher Hinsicht eine besondere Bearbeitung zu erfahren. Zusammenhängende Feststellungen über den Ablauf des Zyklus sind außer einer Arbeit von Depken und mir in der Literatur nicht bekannt. Wir konnten an 44 Fällen der Genitaltuberkulose, in denen die Tuben, Ovarien und Endometrien neben einander zwecks Untersuchung zur Verfügung standen, feststellen, daß in 27 Fällen unter den genannten 44 die Regel normal wiederkehrte und auch keine wesentliche Änderung der Blutung zeigte; 16mal bestand eine Amenorrhöe und einmal eine 3 Monate dauernde mittelstarke Menorrhagie. Vielfach wird erwähnt, daß bei der Genitaltuberkulose die Regel schwach oder auch verstärkt kommen und auch zeitliche Verschiebungen aufweisen soll. Greenberg gibt in einer klinischen Studie von 200 Fällen tuberkulöser Salpingitis an, daß 62 % der Fälle dysmenorrhoisch waren, 41 % Menorrhagien hatten und in 6,5 % Amenorrhöe bestand. Worauf die so wesentlichen Unterschiede in der Materialbeurteilung zurückzuführen sind, vermag ich nicht zu beurteilen (im übrigen s. später bei Störungen des Endometriums usw.).

d) Über die Mißbildungen des Genitales und ihre Einwirkungen auf den Ablauf des Regelzyklus läßt sich mangels größerer Untersuchungsreihen nichts Übersichtliches bringen. Bekannt ist jedoch, daß in den Fällen totaler oder partieller Gynatresien Amenorrhöen oder erhebliche Dysmenorrhöe beobachtet werden. Für den Fall, daß die Schleimhautwege frei münden, gewinnt man aus den eigenen und den einzelnen Literaturbeobachtungen den Eindruck, daß wesentliche Störungen des Zyklusablaufes durch die Mißbildungen, insbesondere die Doppelmißbildungen des Uterus nicht hervorgerufen werden.

e) Die **Ovarialtumoren** haben im allgemeinen keinen wesentlichen Einfluß auf den Ablauf des Zyklus. Die größte Zusammenstellung hat Wieber am Münchener Material gemacht (1910). Er findet die Regel

	Gutartige Ovarialtumoren	Dermoide und Teratome	Bösartige Tumoren
Unbeeinflußt	54	8	4
Schmerzhaft	22	3	2
Regelmäßig, sehr stark	15	3	6
Regelmäßig, sehr schwach	12	—	4
Unregelmäßig	44	1	3
Amenorrhöe	8	—	11
Außerzyklische Blutungen	5	1	3

Es ist nicht klar ersichtlich, ob die Zysten als nicht echte Tumoren unter den gutartigen Kystomen ausgewählt sind. An dem Rostocker Material fanden wir unter 43 Fällen, in denen echte autonome Ovarialtumoren nachweisbar waren, 33mal einen normalen Zyklus mit 4wöchentlicher Wiederkehr, in den 8 anderen Fällen komplizierten submuköse Myome oder Polypen das Bild, in 2 Fällen lag eine Amenorrhöe vor; es hatten Adenokarzinome beide Ovarien vollständig ersetzt (Diss. von Meyenn). Eine Arbeit von Piyade aus Basel findet ebenso wie wir im Rostocker Material keinen wesentlichen Einfluß der Kystadenome, Dermoidzysten und malignen Neubildung.

f) Die **Myome des Uterus** haben je nach ihrem Sitz verschiedene Wirkung auf die Zyklusschleimhaut. Jedermann weiß aus eigener Erfahrung, daß in einem sehr hohen Prozentsatz eine zyklische Blutung zum Bilde gehört. In $^1/_5$—$^1/_6$ der Fälle zeigt sich statt dessen eine mehr oder weniger starke Dauerblutung entweder ohne zyklischen Charakter oder so, daß eine Zyklusblutung durch Verstärkung der Dauerblutung herauserkannt werden kann. Wie eigene Untersuchungen [s. Dissertation (Rostock) von Aschern] ergeben haben, verteilen sich diese Dauerblutungen zum Teil auf submuköse Myome, zum Teil auf glandulär hyperplastische Schleimhäute, die unter „Metropathia haemorrhagica" später besonders besprochen werden sollen. Unter den zyklisch wiederkehrenden Regelblutungen war die Stärke und Dauer der Blutung je nach dem Sitz des oder der Myome verschieden. Die rein subserös sitzenden Myome hatten am wenigsten starke zyklische Blutungen zu verzeichnen. Unter 86 Fällen von interstitiellem Sitz des Myoms fand sich in der Hälfte aller Fälle eine starke 8—10tägige Regel, unter 40 submukösen Fällen war die zyklische Blutung in $^3/_4$ aller Fälle über 8—10 Tage hin stark. Diese Angaben entsprechen auch den Darstellungen, die die gleiche Frage in der Literatur erfährt. In späteren Kapiteln wird wieder auf diese Tatsache zurückgegriffen werden.

g) Von den **Karzinomen des Uterus** kommt für den Ablauf des Zyklus im wesentlichen das Kollum-Karzinom in Frage. Hinzurechnen kann man auch die Karzinome der Scheide und der Vulva. Die Zeit, in der Abel und Landau das Auftreten eines Sarkoms der Uterusschleimhaut gleichzeitig mit oder bedingt durch ein Kollum-Karzinom vertraten, ist vorüber. Die Materialien der späteren Zeit sind nur einmal in Rücksicht auf den Zyklusablauf bearbeitet und, zwar mit mir gemeinsam von Schornack an dem Material der Rostocker Klinik. Es liegt ja in der Art des Karzinoms, daß abnorme Blutungen das Regelbild verdecken. Trotzdem aber läßt sich nachweisen, daß in denjenigen Fällen, in denen eben das geschlechtsreife Alter noch nicht überschritten ist, sowohl der ovarielle wie auch der endometrane Zyklus normal abläuft. Als Besonderheit ist nur zu vermelden, daß das Endometrium corporis in ungefähr 50% der Fälle eine meist leichte Entzündung zeigt. Eine anatomisch sichtbare Beeinträchtigung der Zyklusbilder im Endometrium findet dadurch nicht statt.

II. Die Störungen im ovariellen Zyklus.

Nachdem im vorhergehenden Abschnitt eine Übersicht über die Einwirkungen krankhafter Vorgänge und Zustände im Körper auf den Ablauf des mensuellen Zyklus gegeben wurde, muß im folgenden das große Gebiet der Zyklusstörungen im einzelnen und jeweils für sich durchgesprochen werden. Halten wir uns an die alten Einteilungen, wie sie bisher in gynäkologischen Lehr- und Handbüchern üblich sind, so hätten wir jetzt, abgesehen von einigen Besonderheiten, der Reihe nach über die Amenorrhöe, über die Dysmenorrhöe und über die Meno- und Metrorrhagien zu sprechen. Es läßt sich zwar nicht leugnen, daß diese symptomatologische Einteilung in vieler Hinsicht bequem für die Praxis ist, vor allem deshalb, weil scheinbar einfache Fragestellungen gegeben sind und altgewohnte Bahnen nicht verlassen werden. Will man jedoch tiefer in die Ätiologie der Regelstörungen eindringen, so müssen wir die im normalen Teil vermittelten Kenntnisse auch der Besprechung der Abweichung zugrunde legen. Wir werden ebenso, wie wir dort die einzelnen Bestandteile in den physiologischen Vorgängen jeweils für sich besprachen, diese auch hier gesondert auf ihre Abweichungen untersuchen müssen. Der Erfolg wird sein, daß sich auch die Fragestellungen in der Anamnese vielfach etwas verschieben, und daß deshalb auch von den bisherigen Symptomen ein anderes Bild entsteht, das für sich wieder den Vorteil hat, der ätiologischen Klärung mehr zu dienen.

Dieses erste große Kapitel soll von den Störungen des ovariellen Zyklus handeln. Es wird zunächst Vorhandensein oder Ausfall des Zyklus im ganzen zur Sprache kommen, mit anderen Worten, es wird die Tatsache erörtert werden, unter welchen Umständen die Prozesse der Eireifung im ganzen gestört oder begünstigt werden. In zweiter Linie spielt dann nicht die Eireifung als Plasmaleistung eine Rolle, sondern das Leben und die Wirkungszeit des Einzeleies, also der Ablauf des Einzelzyklus steht im Vordergrund. In diesem Zusammenhang werden in der Hauptsache zeitliche Verschiebungen des einzelnen Zyklus, der verzögerte oder beschleunigte Zyklusablauf, mit anderen Worten zeitliche Anomalien eingehend besprochen und untersucht werden müssen. Weiterhin müssen dann die Folgeerscheinungen im Zyklusgeschehen, die durch anatomisch faßbare Veränderungen im Keimparenchym hervorgerufen sind, Differenzierung finden. Überblickt man das ganze hier zu besprechende Gebiet, so findet man, daß funktionelle wie auch morphologisch erfaßbare Störungen im Eiparenchym die Grundlage bilden, aber nicht des ganzen Keimplasmas in allen Ausbildungs- und Funktionsstadien, sondern nur der letzten, der reifenden und reifen Stadien. Es handelt sich im wesentlichen um Abschwächung der Funktion, um Funktionsinsuffizienzen, die man am besten unter dem zusammenfassenden Ausdruck „Ovarialinsuffizienz" weiterhin bezeichnet. Der Grund der Ovarialinsuffizienz kann ein durchaus verschiedener sein. Soweit es sich lediglich um zeitliche Zyklusanomalien handelt, liegt wohl nur ein leichterer Grad der Ovarialinsuffizienz vor. Sind jedoch mit ihm Störungen auch des übrigen Keimplasmas verbunden, so wirken sich die Folgen in dem Verhalten des Erfolgorgans, des Geschlechtsschlauches, der Gesamtheit von Tube, Uterus, Scheide und Beckenbindegewebe, aus. Es gehört keinesfalls zu dem Bereich des hier dargestellten Stoffes, eingehend über die sekundären Geschlechtscharaktere zu berichten. Sie müssen nur so weit herangezogen werden, als sie für den Ablauf des Zyklus und für bestimmte Störungen desselben Bedeutung bekommen. Und in diesem Zusammenhang ist es wichtig, darauf aufmerksam zu machen, daß die Geschlechtscharaktere, die den gesamten Körper der geschlechtsreifen Frau betreffen, durch Ausfall von Keimplasma oder durch volle Funktionseinstellung zwar keine wesentliche Beeinträchtigung erfahren, wie im Abschnitt über die Kastration näher angeführt wird, daß aber am Genitalschlauch eine verschieden hochgradige Schrumpfung je nach der Größe des ovariellen Ausfalls als Folgeerscheinung auftreten kann. Über diese Genitalhypoplasien oder Schrumpfungszustände wird verschiedentlich später gesprochen werden müssen. Hier sollen sie nur so weit angedeutet werden, als sie in vielen Fällen der Zyklusinsuffizienzen mit diesen kombiniert vorkommen und die höheren Grade der Ovarialinsuffizienz darstellen. Es ist gut, schon gleich hier auf diese Unterschiede im Begriff der Ovarialinsuffizienz aufmerksam zu machen und sie auch durch Beinamen zu charakterisieren. Es wird von generativer Ovarialinsuffizienz gesprochen werden, wenn nur die den Zyklus anregenden Funktionskomplexe ungenügend arbeiten und von vegetativer Ovarialinsuffizienz, wenn die sekundären Geschlechtscharaktere, vor allem der Genitalschlauch, als Folgen des Ovarialausfalls Veränderungen im Sinne der Schrumpfung erfahren.

Der Übersicht halber soll dann erwähnt werden, daß unter den morphologisch faßbaren Zyklusstörungen auch solche Anomalien Darstellung finden müssen, in deren Gefolge sich abnorme nichtzyklische Blutungen einstellen, daß aber insofern hier ein Übergang zum nächsten Abschnitt besteht als in der Folge dieser Affektion sich auch morphologisch faßbare Veränderungen am Endometrium erkennen lassen.

Ein weiterer Abschnitt wird die Pathologie des uterinen Zyklus darlegen, im Mittelpunkt der ganzen Betrachtungen die Abweichungen der einzelnen Menstruation. Hier hat im wesentlichen die Frage ihre Beantwortung zu bekommen, unter welchen Umständen Störungen der Menstruationsblutung zustande kommen sowohl ihrer Stärke wie auch ihren Begleiterscheinungen nach. Hier haben die früher unter Menorrhagien zusammengefaßten Bilder ihre Besprechung zu finden, die Einwirkung morphologisch faßbarer Abweichungen im Bau des Endometriums oder Myometriums muß eingehender erörtert werden; ein letzter Teil wird die abnormen Begleiterscheinungen durchsprechen, unter diesen besonders die Schmerzen bei der Regelblutung.

A. Das Auftreten des Zyklus in außerphysiologischen Zeiten.
1. Die „Menstruation" der Neugeborenen.

Am 2.—7. Tag kann man bei neugeborenen Mädchen eine leicht blutige Absonderung aus der Scheide beobachten, die sich durch blutige Flecke in der Windel kundgibt. Es handelt sich bei dieser Beobachtung um ein verschieden häufig angegebenes, ein bis zwei Tage dauerndes Phänomen, das später nicht wiederkehrt. Die Häufigkeit gibt Zacharias nach Beobachtung von 400 Fällen auf 2,5% an, ich fand unter 292 Mädchen 13 mit 3—5- tägigen Blutungen am 2. bis 4. Tag p.p. beginnend, Halban fand unter 21 sezierten Fällen 8 mal die Blutung. Ein jeder aufmerksame Beobachter Neugeborener wird selbst wissen, daß die Beobachtung dieser blutigen Flecke nichts allzu Seltenes ist. Die scheinbar großen Unterschiede in den statistischen Angaben, besonders zwischen Zacharias und Halban, sind im wesentlichen dadurch gegeben, daß in den meisten Fällen wahrscheinlich die blutige Absonderung in der Scheide verbleibt und allmählich zerfällt, ohne daß der Introitus vaginae erreicht wird. Es existieren histologische Untersuchungen über das Verhalten der Genitalorgane in solchen Fällen; auch mir selber stehen einige Beobachtungen zu Gebote. Es handelt sich hiernach um das typische Bild der fötalen Schleimhaut, wie es im anatomischen Teil oben beschrieben wurde, jedoch sind die Kapillaren und die Saftbahnen erweitert und gefüllt und es kommen auch kleine Hämorrhagien unter der Oberfläche des Epithels vor. Wie schon früher angegeben, ist der Uterus im ersten Monat, insbesondere aber der Uterus unmittelbar post partum, größer, dicker und schwerer wie in den späteren Monaten der Kinderzeit. Die Epithelien des Endometriums zeigen keinerlei Funktionszeichen. Die Bildung etwa einer besonderen Schicht im Sinne des oben beschriebenen Nidationsbettes fehlt völlig. Die Ovarien zeigen den früher beschriebenen Bau. Reifende Follikel und Corpus luteum-Stadien fehlen.

Es kann sich nach alledem nicht um eine echte Menstruation handeln, wenn wir die Menstruation so definieren, wie es früher geschehen, als den Abschluß eines auf die Schwangerschaft gerichteten Vorbereitungsprozesses. Es fehlen alle anatomischen Substrate, es fehlt auch die zyklische Wiederkehr der Blutung. Es hat hier der so oft schon verhängnisvolle Irrtum, daß jede Blutung aus dem Genitale eine Menstruation sei, zugrunde gelegen.

Eine in jeder Beziehung plausible Erklärung für diese Blutung besteht zur Zeit noch nicht. Die von Halban gegebene hat jedoch sehr große Wahrscheinlichkeit für sich. Er spricht die Erscheinungen für eine Schwangerschaftsreaktion an. Er meint, daß die im Blute der Mutter kreisenden „Schwangerschaftssubstanzen" auch auf den Fötübergehen und hier ähnliche, nur entsprechend geringere Erscheinungen wie bei der Mutter machen. In die gleiche Rubrik würde ja auch die leichte Schwellung der Neugeborenen-Mammae hineingehören. Zacharias glaubte an seinen Beobachtungen feststellen zu können, daß die 10 Kinder, die die deutliche Genitalblutung post partum erkennen ließen, ein Überdurchschnittsgewicht hatten und schließt daran die Möglichkeit an, daß weibliche Neugeborene mit großem Geburtsgewicht durch dieses mechanische Moment der Druckeinwirkung der Geburt zu Genitalblutungen disponiert seien. Das kann ich an meinen 13 Fällen nicht bestätigen, da Kinder mit verschiedenstem Gewicht, auch eine Frühgeburt von 2200 g dabei war und der Geburtsverlauf sowohl leicht wie schwer war.

Die „Menstruation" der Neugeborenen ist demnach keine echte Menstruation, sondern eine physiologische Schwangerschaftsreaktion.

2. Die Menstruatio praecox.

Im ersten Kapitel über die zeitlichen Verhältnisse des Genitalzyklus ist angegeben, daß R. Schaeffer unter 10 500 Fällen die Menarche in 5,75% in der Zeit vom 9. bis 12. Lebensjahre fand. Differenzieren wir diese Zahl genauer, so lauten diese Angaben, daß die Menarche eintrat

mit 9 Jahren in 0,06%,
„ 10 „ „ 0,19%,
„ 11 „ „ 0,86%,
„ 12 „ „ 4,65%.

Vor dem 9. Jahre sind die Fälle des periodischen Auftretens einer Regel nur sehr spärlich zu finden. Lenz stellte im Jahre 1913 130 namentlich aufgeführte Fälle aus der Gesamtliteratur zusammen, und zwar beginnend mit dem Jahre 1658. Mit Recht sammelte er nur die Fälle, die vor dem 8. Jahre menstruieren, da ihre Häufigkeit später, wie gesagt, größer wird. Bis zum Jahre 1918 sammelte Hörmann in einer sorgfältigen Dissertation 23 neue weibliche Fälle hinzu und stellt fest, daß diesen 153 frühreifen Mädchen 45 Fälle geschlechtlicher Frühreife bei Knaben gegenüber stehen. Nach dem Jahre 1918 finde ich in der Literatur noch folgende Fälle angegeben:

1. Volhard (Halle): 8jähriges Mädchen mit Menstruatio praecox. Es wird ein Teratom der Zirbeldrüse angenommen.
2. Krasemann: 7jähriges Mädchen, das seit dem 6. Monat menstruiert, körperliche Entwicklung wie bei einer 13jährigen. Sexualorgane und sekundäre Geschlechtscharaktere sind gut ausgebildet.
3. Klemperer: 11jähriges Mädchen mit Pubertas praecox (seit wann?) und schweren Menstrualblutungen.
4. Weil: 9jähriges Mädchen menstruiert mit $1^1/_2$ Jahren, entspricht in der Entwicklung einem 15jährigen Mädchen, abnorme Pigmentverteilung und abnorme Knochenbrüchigkeit.
5. Thoms und Hershman: Menstruationsbeginn 3 Jahre 11 Monate, unregelmäßig wiederkehrende Regel. mäßig gut entwickelte Geschlechtscharaktere.
6. Grillo: $8^1/_2$jähriges Mädchen, das alle 14 Tage 2—3tägige Blutungen aus den Genitalien hat. Gut entwickelter Uterus.
7. Labhardt: 11jähriges Mädchen, seit erstem Halbjahr anteponierend und sehr stark menstruiert, der Uterus wie bei einer 17jährigen. Es findet sich ein 6 Pfund schweres papilläres Adenokystom.
8. Wheelon: 1. Fall Menstruation seit 18. Lebensmonat bis zum 5. Jahre alle 90 Tage, bis zum 10. Jahre alle 60 Tage, von da ab monatlich. Gleichzeitig rapides Körperwachstum und Ausbilden der sekundären Geschlechtscharaktere. In diesem Falle fiel dem Autor die geringe Größe (1,46 m bei 14 Jahre 11 Monate Alter) und eine geistige Inferiorität gegenüber 75% der Altersgenossen auf.
9. Wheelon: 2. Fall. Seit dem 5. Jahre rapide Gewichtszunahme und Körperansatz, seit dem 9. Jahre sekundäre Geschlechtscharaktere und regelmäßige Menstruation mit starker Dysmenorrhöe.
10. Polano: $1^1/_2$jähriges Kind, Myxosarkom des rechten Eierstocks, zweimal zweitägige Regel, Entwicklung der Pubes, Uterusgröße beträgt 2 cm Korpus, 3 cm Zervix. Ein Corpus luteum wurde nicht nachgewiesen (etwa 8—9 Wochen nach letzter Regel).
11. Delfourd und Lucien: 8jähriges Mädchen, das seit 7 Jahren regelmäßige Menses hatte. Großer Tumor im Ovar, der einem Hypernephrom ähnlich ist.

Rechnen wir diese 11 Fälle zu den von Hörmann gemachten Angaben hinzu, so kommen wir auf die Gesamtzahl von 164 Fällen. Alle diese Fälle zeichnen sich dadurch aus, daß die sekundären Geschlechtscharaktere wie Rundung der Körperform durch lokalisierten Fettansatz, auffällige Länge der Kopfhaare, Entwicklung der Scham- und

Achselhaare und Entwicklung der Brüste und die oft regelmäßige, oft unregelmäßige Wiederkehr einer Genitalblutung zu beobachten war. In einzelnen Fällen, die zur Obduktion kamen, wurden Corpora lutea und Follikel im Ovar festgestellt und die Genitalien in guter Entwicklung gefunden. Überblickt man die Fälle von Hörmann und Lenz, so findet man die Menstruatio praecox in jedem Alter von unmittelbar nach der Geburt und weiterhin in jeder Woche oder jedem Monat die Möglichkeit der Menarche. In seltenen Fällen kann jene oben als Pseudomenstruation angesehene Menstruation der Neugeborenen auch wirklich schon die Menarche bedeuten und von regelmäßigen Zyklen gefolgt sein. Hörmann führt zum Beweis dessen, daß der Zyklus in dieser Zeit auch seine eigentliche Aufgabe schon erfüllen kann, 34 Fälle von Schwangerschaft auf, die im Lebensalter von 6—13 Jahren beobachtet wurden. Wehefritz berichtet von einer Schwangerschaft im 8. Monat bei einem Kinde von 11 Jahren und 2 Monaten, das seit dem 10. Jahre menstruierte, körperlich einer 18—20jährigen entsprach, psychisch auf der Stufe einer 11jährigen stand und im Wochenbett mit Puppen spielte. Bemerkenswert ist weiterhin, daß eine frühzeitige Epiphysenverknöcherung am Skelett und Becken und eine frühzeitige Dentition eintrat; die seelische und geistige Entwicklung jedoch entsprach nur in 10 Fällen der körperlichen Frühentwicklung; in den meisten Fällen blieb Gemüt und Verstand auf kindlicher Stufe stehen.

Fragt man nach der Ursache, so findet man in sehr vielen Fällen keine wesentliche Besonderheit an den einzelnen Organen; es scheint, als ob es sich im Wesentlichen um eine besonders starke Wachstumsenergie des Keimplasmas handelte. Es läge hier also eine Hyperfunktion des funktionell wichtigen Ovarialanteils vor, ohne daß eine unmittelbare Ursache auszumachen wäre. Über den Zustand der Ovarien hat man leider nur in wenigen Fällen Kunde. Lenz führt 8 Sektionsbefunde an und nennt Tuberkulose und Tumor der Nebennieren, 4mal Ovarialtumoren, zweimal Hydrozephalus und einmal Miliartuberkulose. Er gibt weiterhin an, daß in allen Fällen Eierstöcke und Gebärmutter den Dimensionen erwachsener Frauen entsprachen. Hörmann stellt 14 sezierte resp. operierte Fälle von Menstruatio praecox zusammen. Unter ihnen waren 12 Fälle mit Ovarialsarkom resp. -kystom, in 2 Fällen waren die Ovarien so groß wie die von Erwachsenen. Aus späterer Zeit kommt hinzu der Fall von Labhardt und Polano. In einer 1926 erschienenen Arbeit hat Termeer 26 Fälle von sexueller Frühreife bei gleichzeitiger Ovarialaffektion aufgeführt; auch hier sind meist bösartige Tumoren vertreten. Es ist wohl mit Sicherheit anzunehmen, daß zwischen den Ovarialtumoren und dem Auftreten der Menstruatio praecox ein ätiologischer Zusammenhang besteht vielleicht in dem Sinne, daß durch die Geschwulstbildung im Eierstock eine abnorme Blutfülle und damit ein günstiger Gewebsernährungszustand herbeigeführt wird, der seinerseits wieder die verfrühte Keimplasmafunktion bedingt; denn der Tumor selber kann wohl kaum einen direkt hormonalen Einfluß ausüben. Den gleichen Gedanken vertritt auch Termeer, wenn er das Ausschlaggebende nicht im Tumor selbst, sondern in dessen Lokalisation sieht und die eigentliche Ursache der Pubertas praecox als endokrin bedingt und nicht als onkogen anspricht. Nach der Exstirpation des Tumors sollen in den überlebenden Fällen die Zeichen der genitalen Frühreife sich wieder zurückgebildet haben.

Als weiteres ätiologisches Moment werden Tumoren der Zirbeldrüse, insbesondere Teratome, bei Fällen von Pubertas praecox beschrieben. Nach Böhm und Philipp sind

16 Fälle dieser Art von Pubertas praecox bekannt. Dazu kommt vielleicht ein neuer von Odermatt und ein Fall von Fein. Termeer sammelt in einer neuesten Arbeit im ganzen 30 Fälle. Es ist bemerkenswert, daß in allen diesen Fällen Knaben befallen sind, und daß bei Mädchen nicht ein einziger sicherer Fall von Zirbeldrüsenteratom mit Menstruatio praecox bekannt geworden ist; die von Termeer angeführten Fälle sind über das Alter der Menstratio praecox hinaus und deshalb ätiologisch nicht eindeutig.

Als dritte für die Menstruatio praecox wichtige endokrine Drüse wird die Nebenniere genannt. Neurath und Glynn haben im ganzen 17 Fälle, Termeer 26 Fälle von Hypernephrom und prämaturer Entwicklung zusammengestellt, in überwiegender Mehrzahl bei Mädchen (nach Termeer sicher bei 19 Fällen). Auch Falta hat zusammenfassend darüber berichtet). Von diesen Fällen haben nur zwei Fälle, die von Bulloch und Sequeira und von Thaler, die Menstruation schon im 9. bzw. 5. Jahre gehabt. Bei allen anderen Fällen hat es sich um starke Haarentwicklung, beschleunigte Entwicklung des ganzen Körpers, der Größe, der Ossifikation des Gebisses, auch der Klitoris, der Labien gehandelt; ; die generativen Anteile der Keimdrüse sind, wie Neurath betont, nicht vorzeitig entwickelt. Dazu paßt auch ein Fall von Schiff und ein Fall von Schneider (auch von Sachs publiziert); in diesen Fällen zeigte der anatomische Befund ein malignes Hypernephrom bei gleichzeitig vorhandener abnormer Entwicklung des äußeren Genitales, auch die Behaarung war abnorm stark, die Klitoris hypertrophiert, das Ovarium jedoch wesentlich zurückgeblieben, der Uterus war klein, eine Menstruation zeigte sich nicht. In vollkommener Übereinstimmung damit steht auch ein Fall von Herzog, der bei einem 3½jährigen Mädchen abnorme Haar- und Körperentwicklung feststellte, auch die geistige Entwicklung ging weit über das Alter des Kindes hinaus, während die Genitalorgane klein und dem Alter entsprechend waren. Die geschilderten Fälle entsprechen im wesentlichen dem von Apert beschriebenen Krankheitsbild des Hirsutismus, wobei eine Veränderung der Nebennierenrinde wesentlich ist, was in dem Fall von Herzog nicht nachweisbar war. Wie man aus der Schilderung der Symptome bei Nebennierentumor und der dahin gehörigen Fälle von Pubertas praecox ersehen kann, handelt es sich nicht eigentlich um eine funktionelle Überfunktion der Keimdrüse mit ihren Folgeerscheinungen, sondern es liegt wahrscheinlich hier ein Täuschungsbild vor, das insbesondere durch die Stärke des Körperwachstums, der Muskel- und Knochenentwicklung und insbesondere der Zunahme der Behaarung eine vorzeitige Geschlechtsentwicklung bei oberflächlicher Betrachtung annehmen läßt. Unter die Fälle der Menstruatio praecox sind diese Fälle nicht zu rechnen, da sie, abgesehen von den zwei erwähnten Fällen, im 5. und 9. Jahr, eine verfrühte Menstruation nicht haben, sondern die Ovarien dem Alter entsprechen.

Über den Verlauf dieses Bildes der Menstruatio praecox hat Lenz verdienstvolle Angaben gemacht. Soweit sie nicht den zuletzt geschilderten Tumoren zum Opfer fallen oder an einer interkurrenten Erkrankung zugrunde gehen, kann ihre weitere Entwicklung dann, wenn sie erst die normale Pubertätszeit erreicht haben, völlig normal weiterhin verlaufen. Über das spätere Schicksal existieren nur sehr wenig Angaben. Aus einer Angabe von Haller, zitiert bei Lenz, geht hervor, daß bei einer Frau die Menstruation vom 2.—52. Jahre dauerte und daß sie noch weiterhin bis zum 75. Jahre lebte. Der Fall von Lenz ist gut in die Pubertätszeit gekommen und gesund geblieben.

Therapeutisch ist nur wenig zu machen, da es uns zur Zeit daran mangelt, sicher dosierbare Mittel zur Einschränkung der Keimplasmafunktion zu haben. Epiglandolinjektionen sind unter anderer Indikation (Nymphomanie, starke Libido) versucht worden, kleine Adrenalingaben (etwa 0,7 mg pro dosis) kann man probieren. Die Röntgentherapie als das souveräne Mittel, die Eierstockfunktion einzuschränken oder zu zerstören, scheint mir für die Behandlung dieser Fälle noch nicht spruchreif, würde jedoch, wenn das Problem der temporären Kastration endgültig im günstigen Sinne und ohne spätere Folgeerscheinungen gelöst ist, durchaus das Mittel der Wahl sein. Im übrigen kann es sich bei der Seltenheit der Fälle nur um eine Einzelbehandlung handeln, die im wesentlichen darauf Rücksicht zu nehmen hat, daß diese Kinder durch ihr Äußeres bei ihren Altersgenossen Anstoß und Hänselei erregen und auch bei Erwachsenen eine meist unrichtige Begegnung erfahren. Es muß einer vernünftigen Erziehung und Fürsorge gelingen können, die Kinder über ihre durch ihr Aussehen und ihr körperliches Verhalten belastete Zeit hinweg zu bringen, für die Beseitigung eventuell vorhandener Tumoren zu sorgen und sie bis in die Entwicklungsjahre hinein vor unnötigen Belästigungen zu schützen. Die geistige Entwicklung hält ja das normale Tempo des Alters inne.

3. Die verspätete Menarche.

Ziehen wir wieder die Statistik heran, so finden wir bei Schaeffer eine Zusammenstellung über eine große Anzahl von Beobachtungen betr. die Menarche. Er findet die erste Menstruation jenseits des 19. Jahres an dem eigenen Material von 10 500 Fällen in 9,5% und berichtet aus der Literatur 13,7% (L. Mayer und E. Krieger), 12,8% (Schlichting) und 7,7% (Grusdeff). Sieht man die einzelnen Jahrgänge durch, so findet man, daß das 19. und das 20. Jahr noch relativ stark beteiligt sind, daß aber die weiteren Jahre dann nur vereinzelt noch in Frage kommen. Neuere eingehendere Statistiken fehlen darüber.

Ebenso wie in den Fällen der Menstruatio praecox meist auch eine starke Entwicklung der sekundären Geschlechtscharaktere verzeichnet wird, so kann man bei später Menarche sehr häufig infantilen Charakter am Körper der Patienten finden. In welchem Prozentsatz mit dem späten Eintritt der ersten Regel auch verzögerte Ausbildung der sekundären Geschlechtscharaktere zu verzeichnen ist, läßt sich mangels genügend einwandfreier Beobachtung nicht sagen. In einer Anzahl von Fällen kann man die Ausbildung sekundärer Geschlechtscharaktere zu einer wesentlich früheren Zeit beobachten als die erste Regel eintritt. Es liegen dann ähnliche Verhältnisse vor, wie sie später bei der Amenorrhöe leichteren Grades beschrieben werden. Als ätiologische Momente stehen konstitutionelle Schäden, chronische Ernährungsstörungen, folgenschwere Infektionskrankheiten im Vordergrund.

4. Die verfrühte Klimax.

Auch hier orientiert am besten wieder die Statistik. Es ist das Durchschnittsalter des Eintritts der Klimax früher auf 47,26 Jahre angegeben. In die Zeit vor dem 40. Jahre fallen nach Schaeffer 3,65%, nach Dietz 4,3% ihrer beobachteten Fälle. Die Zahlen vor dem 40. Jahre lauten bei Schaeffer so, daß die dauernde Menopause eintritt

im 28. Jahr in 1 Fall,
„ 30.—34. „ „ 4 Fällen,
„ 35. „ „ 2 „
„ 36. „ „ 3 „
„ 37. „ „ 2 „
„ 38. „ „ 7 „
„ 39. „ „ 14 „

von insgesamt 903 auf die Menopauseeintrittszeit beobachteten Fällen. Die Ursachen einer derartigen Verfrühung des Aufhörens der zyklischen Funktion liegen vielfach in den körperschädigenden Erkrankungen. Fiebag nennt in einer guten Dissertation aus Breslau als Ursache der Klimax praecox häufige stärkere Blutverluste und langes Wochenbettfieber, Entbindungen im vorgeschrittenen Alter, besonders bei großer Zahl der vorangegangenen Entbindungen, manuelle Plazentarlösung und Vaporisation. Die Ursachen fallen hier vielfach zusammen mit denen der Amenorrhöe und sind deshalb dort weiter zu verfolgen. Auch hier ist zu unterscheiden zwischen dem Erlöschen der Zyklusfunktion an sich und der Umgestaltung des Körpers im ganzen, wie es für das normale Klimakterium beschrieben ist.

5. Die späte Menopause.

Setze ich die oben angefangene Tabelle von Schaeffer über das 50. Jahr hinaus fort, so finde ich in seinen Angaben, daß noch etwa 30% aller beobachteten Fälle ihre letzte Regel zwischen dem 50. und 55. Jahr gehabt haben. Dasselbe findet auch Assmann, wenn er sagt, daß von 372 Fällen jenseits des 50. Jahres noch 103 Fälle die zyklische Blutung gehabt hätten. Er führt als Ursache aus seinem Material vor allem Myom, Karzinom und Lageanomalien auf. Jenseits des 55. Jahres gibt Schaeffer noch 1,64% menstruierender Frauen an. Als vereinzelte späte Schwangerschaften nennt Straßmann solche von Frauen über 60 Jahre. Aus der letzten Zeit ist lediglich ein Fall von Levy bekannt geworden, der 1913 über eine 78jährige Dame berichtet, die nach 15jähriger Menopause und 14 vorangegangenen Schwangerschaften 3 Jahre hindurch in 4wöchentlichen Intervallen 6 Tage lang geblutet hatte. Das Genitale soll von normaler Größe gewesen sein, ein Karzinom wurde nicht festgestellt. Bei diesen Beobachtungen handelt es sich zweifellos um Raritäten. Schaeffer erwähnt in der 2. Auflage des Handbuches noch einige wenige Fälle.

6. Zyklische Blutung während der Schwangerschaft.

Schatz hat wohl als erster schon frühzeitig über menstruelle und menstruationsähnliche Blutungen nach der Konzeption berichtet und glaubt, durch typische Schwankungen der Blutdruckkurve den menstruellen Charakter der Blutungen erweisen zu können. Pok berichtet über 6 Fälle von Schwangerschaftsblutungen und Spruck führt in einer Dissertation aus Marburg 1920 unter 8930 Fällen 17 sichere und 6 wahrscheinliche Beobachtungen von periodischer Blutung in der Schwangerschaft auf. Der Charakter dieser als zyklisch angegebenen Blutungen ist gewöhnlich ein wenig anders wie der des früheren Regeltypus der betreffenden Patientin. Meist sind die Blutungen kürzer und schwächer, auch wässeriger. Die Anzahl solcher zyklischen Blutungen in der Schwangerschaft kann zwei und drei betragen; in seltenen Fällen soll sie auch noch in späteren Monaten beobachtet werden. Über die Genese ist mehrfach gesprochen worden, jedoch stets nur in Andeutungen und ohne exakte Grundlage. Wir sind bisher in den meisten Fällen auf die Angaben der Patienten angewiesen und gewinnen daraus den Eindruck einer zyklischen Wiederkehr. Zur wissenschaftlichen Analyse würde man aber zweifellos exakte Notizen, aus denen das Intervall und die Dauer der Blutung hervorgeht, benötigen. Schon früher ist bei der Besprechung des Ovulationstermins berichtet worden, daß bisher Zeichen für eine Reifung neuer Eier während einer Schwangerschaft, also die Fortsetzung des ovariellen Zyklus während der Schwangerschaft fehlen, sondern alle Beobachter und Untersucher stimmen darin überein, daß die Follikel nur eine bestimmte Größe erreichen und dann der Atresie verfallen. Auf Grund dieser Ansicht und der Definition, daß wir nur die durch den Niederbruch eines vorhergegangenen Zyklus auftretende Blutung als Menstruation bezeichnen, muß das Auftreten echter Menstruation während einer Schwangerschaft als widersinnig und unbegründet abgelehnt werden. Die Schwangerschaft ist eben der eigentliche Sinn und Zweck des Zyklus. Während dieser Zweckerfüllung sind Niederbrüche neuer Versuche zum gleichen Zweck abwegig, wahrscheinlich nicht möglich, jedenfalls bisher unbewiesen. Die Erklärung für die wirklichen oder nur scheinbaren Blutungen muß anders formuliert werden, ohne zunächst eine sichere beweisbare Deutung zu finden. Anatomisch entstehen die Blutungen aus Erosionen, kleinen Zervixpolypen oder Ablösung der untersten Eihautpartie. Ob die Schwangerschaftsblutfülle des Genitales allein genügt oder ob hyperämisierende Anreize in zyklischer Folge vielleicht von anderen endokrinen Drüsen oder durch einen von manchen angenommenen Rhythmus der Körperfunktion überhaupt ausgeht, ist mangels genügender Grundlage vorerst nicht zu beweisen.

7. Laktation und Zyklus.

Während der Erfüllung des Planes der eigentlichen Zyklusfunktion, d. h. während der Schwangerschaft, ruhte, wie soeben wieder betont, das zyklische Reifen weiterer Eier. Daraus ergibt sich die berechtigte Frage, wann nach der Beendigung der Schwangerschaft neue Eier wieder anfangen zu reifen und als Zeichen des vorzeitigen Abschlusses eines derartigen Zyklus die Menstruation eintritt. In vielfacher Beziehung ist der Partus ein in seinem Ausmaß stark vergrößertes Analogon zur Menstruation. Theoretisch müßte also 4 Wochen später der Fehlschlag eines neuen Zyklus schon wieder deutlich werden, wenn ohne Pause ein neues Ei unmittelbar nach der Geburt zu reifen beginnt. Es ist bekannt, daß im Tierreich z. B. bei den Nagern das Weibchen unmittelbar nach dem Wurf den Bock annimmt und sofort wieder neu konzipieren kann. Es läßt sich tatsächlich nachweisen, daß in einer gar nicht geringen Anzahl der Fälle die erste Regel schon 6 Wochen post partum auftreten kann. So gibt Weinberg an, daß am Ende der 6. Woche 15—23% der Stillenden und 79% der Nichtstillenden ihre erste Regel wieder hatten. Glass fand unter 1200 laktierenden Frauen bei 421 die erste Regel schon 4—6 Wochen post partum; also auch nach 4 Wochen findet man in einer kleineren Zahl die Wiederkehr der ersten Regel. Das bedeutet, daß also unmittelbar post partum resp. 14 Tage nach Beendigung der Geburt die Eireifung wieder einsetzt und 4 Wochen später mit einer Blutung durch den Fehlschlag des Eitodes abschließt. Wie sich nun die übrigen $2/3$ der Fälle verhalten, kann nur durch statistisches Material erforscht werden. Glass bringt eine gute Zusammenstellung und findet, daß von 1200 Laktierenden die erste Regel hatten

421 Frauen 1— 1½ Monate post partum
110 „   2— 3   „   „   „
 45 „   4— 5   „   „   „
 75 „   6— 9   „   „   „
 20 „   10—15   „   „   „

Er stellt weiter die Dauer der Amenorrhöe post partum an seinem Material zusammen und findet eine Amenorrhöe von

3 Monaten in 97 Fällen   10 Monaten in 42 Fällen
4   „   „ 44   „   11   „   „ 18   „
5   „   „ 52   „   12   „   „ 44   „
6   „   „ 53   „   13—15 „   „ 84   „
7   „   „ 41   „   16—20 „   „ 41   „
8   „   „ 31   „   21—25 „   „ 8   „
9   „   „ 76   „

Geht schon aus diesen Zahlen hervor, daß die Eireifung auch während der Laktation wieder einsetzen kann, so läßt sich dasselbe auch aus einer Anzahl anderer Statistiken ablesen, die insgesamt feststellen, daß etwa 55—60% während der Laktation wieder menstruieren. Thorn fand den Eintritt der Regel nur in 31% und betont, daß die eintretende Menstruation nur in ⅛ der Fälle normal und regelmäßig verläuft, während sie meist unregelmäßig ist und zu lange dauert. Remfry (London) berichtet von 57% Amenorrhöe bei Stillenden und unter 43% der Menstruierten nur 20% regelmäßige Regel. Thorn bespricht besonders die Laktationsatrophie des Uterus während der Amenorrhöe der Stillenden und sagt, daß sie im Mittel während des vierten Monats ihren Höhepunkt erreicht hat, so daß die gesamte Uteruskavumlänge auf 4,5 cm geschrumpft ist. Trotzdem tritt mit wenigen Ausnahmen spätestens 6—8 Wochen nach Absetzen des Kindes die erste Regel wieder ein, der Beginn der Eireife also vier Wochen früher. Die Unterschiede, die in den oben genannten Zahlen über die Häufigkeit des Ausbleibens der Regel gegeben sind, sind wahrscheinlich durch die Verschiedenheit in der Art des Geburtsverlaufes, dem Ernährungszustand und der Reaktion des Körpers im Wochenbett und schließlich auch konstitutionellen Momenten zuzuschreiben. Darüber wird erst ein wesentlich größeres und besser differenziertes Material Auskunft geben können. Es ist häufig auch an eine hormonale Abhängigkeit des Genitalorgans von der Brustdrüse gedacht. Ähnlich wie Wachstum und Entwicklung der Brustdrüse von den Impulsen des Eierstocks, insbesondere des reifen und befruchteten Eies und des wachsenden Fötus abhängig ist, so sollte auch die funktionierende Milchdrüse eine Hemmung der Eierstocksfunktion und eine Verstärkung und Beschleunigung der Schrumpfungsvorgänge im Genitalschlauch begünstigen. In derselben Richtung glaubt man die Erfahrung mit Mammaextrakten, die zur Stillung abnormer Regelblutungen verwendet wurden, heranziehen zu können. Aber beide Schlüsse sind keinesfalls zwingend, da sie eine Abhängigkeit der Genitalorgane von der Brustdrüse keinesfalls erweisen. Es kann vielmehr so sein, daß durch die Laktation der gesamte Stoffwechsel des Körpers abgelenkt und in gewissem Sinne verändert wird und so weniger günstige Funktionsbedingungen des Körpers für das Neueintreten der Genitalfunktion, das Wiederaufleben der Reifungsprozesse im Keimplasma geschaffen werden. Die Laktationsamenorrhöe würde sich in dieser Auffassung mit der Amenorrhöe, wie sie später zu besprechen ist, berühren. Diese Auffassung stimmt auch mit der Beobachtung überein, daß bei gesunden und kräftigen Frauen während der Laktation die zyklische Funktion und damit als Fehlschlag derselben die Menstruation wieder auftritt. Es darf in diesem Zusammenhang auf den wichtigen weiteren Schluß aus dem vorhandenen Zahlenmaterial eingewiesen werden, daß die Laktation keinesfalls gegen Neukonzeption schützt, daß vielmehr schon im Frühwochenbett, insbesondere bei kräftigen und gesunden Frauen, eine Neukonzeption eintreten kann. Der von Krönig berichtete Fall einer Konzeption schon am 4. Tage post partum braucht in Rücksicht auf die Fälle, in denen 14 Tage post partum die erste Ovulation und 4 Wochen post partum die erste Menstruation eintreten kann, rein theoretisch als gar nicht so völlig ungewöhnlich angesehen werden, wenn nicht die Wundheilungsvorgänge in Uterus und Scheide und ihre Einwirkung auf die Lebensfähigkeit der Spermatozoen und die ungewöhnliche Vorstellung einer Kohabitation am 4. Tage post partum das Verständnis eines solchen Falles noch erheblich erschweren.

B. Das Ausbleiben des Zyklus in der geschlechtsreifen Zeit.

1. Die Pseudoamenorrhöe.

In diesem Kapitel sollen diejenigen Fälle ihre Besprechung finden, in denen unter normalen Verhältnissen eine regelmäßige Folge der zyklischen Funktionsvorgänge vorhanden sein müßte, in denen jedoch tatsächlich aus irgendwelchen Gründen der Regelwidrigkeit der Zyklus nicht eintritt. Das klinisch vorhandene, im Vordergrund stehende Symptom ist das der Amenorrhöe. Es ist zweifellos, daß Amenorrhöe und das Ausbleiben des mensuellen Zyklus sich keinesfalls in allen Fällen decken, es gibt vielmehr sichere Fälle, in denen der ovarielle Zyklus regelmäßig abläuft und trotzdem das Zeichen der Amenorrhöe besteht. Diese Fälle sind am besten als Pseudoamenorrhöe in der Besprechung vorweg zu nehmen, um damit das Gebiet der echten Amenorrhöe, das dann stets mit dem Ausbleiben der zyklischen Eierstocksfunktion identisch ist, um so deutlicher herauszuarbeiten. Vielleicht findet sich später eine andere Bezeichnung für diese beiden Rubriken, um dann nicht das jetzt eingebürgerte Wort der Amenorrhöe für verschiedene Prozesse verwenden zu müssen.

Die Pseudoamenorrhöe, d. h. diejenigen Fälle, in denen der ovarielle Zyklus regelmäßig abläuft, das Zeichen des Fehlschlages des Zyklus und des Niederbruchs der zwangsläufig umgewandelten Uterusschleimhaut, eben die Menstruationsblutung nach außen hin aber nicht eintritt.

a) **Die Gynatresien.** Es ist leicht verständlich, daß bei Verschluß des Geschlechtsschlauches durch lokale Atresie im Bereich des Collum uteri, der Scheide bis herab zum Hymen eine im Uterus durch Schleimhautzerfall und Blutaustritt sich sammelnde Flüssigkeit nicht heraus kann, allmählich an Maße wächst und je nach der Menge der einzelnen Periode die höher gelegenen Genitalabschnitte nach und nach stark dilatiert. Es liegt in der Natur der Sache, daß nur eine gewisse kleinere Anzahl von Menstruationsblutungen nacheinander stattgefunden haben kann, bis die Füllung des Genitalschlauches zu allmählich wachsenden Beschwerden führt und die Fehlbildung entdecken läßt. Zur Zeit der tatsächlich im Körper vor sich gehenden Menstruationsblutung, die nur nach außen hin nicht sichtbar wird, treten mehr oder weniger starke Schmerzen und Spannungsgefühle im Becken auf.

Betrifft die Fehlbildung auch die höher gelegenen Schleimhautabschnitte des Uterus, so ist es verständlich, daß trotz ablaufendem ovariellen Zyklus das Endometrium gar nicht oder nur höchst unvollkommen durch Bildung einer Funktionsschicht antworten kann. Es kommt deshalb auch nicht zur Ablösung dieser Schicht resp. nur zur Flüssigkeitsbildung in einem kleinen abgeschlossenen Raum. Im ersteren Fall können nur geringe ziehende Beschwerden, im zweiten Fall auch erheblich stärkere wehenartige Schmerzen periodisch sich einstellen.

Handelt es sich um eine Doppelbildung durch ungenügende Vereinigung und partielle Atresie nur des einen Horns, so tritt die Zyklusbildung wohl auf, löst jedoch durch die vergebliche Zusammenziehung des partiell atretischen Horns stärkere Schmerzen aus.

b) **Schwere Endometriumsschäden.** Der ovarielle Zyklus läuft regelmäßig ab. Im Endometrium kann eine Funktionsschicht nicht gebildet werden, weil schwere Schädigungen bestehen:

α) Durch Obliteration des Cavum uteri infolge schwer zerstörender Prozesse, z. B. nach Metritis dissecans puerperalis oder einer schweren verkäsenden und zerstörenden, jedoch durch Narbenvorgänge proliferierten, ausgeheilten Tuberkulose, nach tiefgreifenden, auch die Basalis zerstörenden, d. h. unrichtig ausgeführten Abrasionen der Mukosa, therapeutischen Verbrühungen und Verbrennungen des Uterusinnern, z. B. Atmokausis oder Verätzungen der Schleimhaut durch Chlorzink, Salpetersäure, Formalin usw.

β) Bei Übergreifen und Ausbreitung tuberkulösen Granulationsgewebes im Sinne der verkäsenden Endometritis. Nach eigenen Untersuchungen hat etwa $1/8$ der Fälle der Uterustuberkulose diese verkäsende Form (s. später unter Uterustuberkulose und Zyklus).

c) Nach **operativer Exstirpation des Uterus** und damit des endometranen Reaktionsterrains. Es ist noch eine offene Frage, inwieweit die Ovarien ohne Uterus ihre Zyklusfunktion beibehalten. Viele Autoren behaupten, daß das zurückgelassene Ovar atrophiert. Einige Autoren haben die Frage dadurch zu klären versucht, daß sie die sog. Ausfallserscheinungen beobachten; so konnte Pankow nach der bloßen Hysterektomie vasomotorische, trophische und psychische Ausfallserscheinungen feststellen, die aber nicht so stark waren, wie die nach der Exstirpation der Ovarien. Von großer Wichtigkeit für ein richtiges Urteil ist, daß man auch hier wie bei der Kastration die schon ante operationem angegebenen Beschwerden heranzieht. Nach Lindigs Feststellungen haben Frauen, die das Ovar nach Uterusexstirpation behalten, genau die gleichen Erscheinungen wie solche, bei denen auch die Ovarien exstirpiert werden. Transplantierte Ovarien sollen bei nicht mehr vorhandenem Uterus nicht anwachsen. Meuron stellt 36 Fälle Uterusexstirpationen ohne gleichzeitige Ovarialexstirpation und 36 Uterusexstirpationen mit Ovarialexstirpation gegenüber und findet den gleichen Prozentsatz von sog. Ausfallserscheinungen. Alice Maxwell stellt sehr exakt 500 Fälle von Uterusexstirpation mit und ohne gleichzeitige Kastration nach einer Beobachtungszeit bis zu 8 Jahren zusammen und gibt eine sehr übersichtliche Analyse. Hiernach ist die Häufigkeit vasomotorischer Symptome erhöht, wenn beide Ovarien entfernt sind, besonders die schweren vasomotorischen Symptome sind häufiger nach Kastration. Sie meint, daß das Auftreten bisher fehlender, jedoch zu den Ausfallszeichen gehörender Symptome anzeigen kann, daß die zurückgelassenen Ovarien atrophieren. Im gleichen Sinne sprechen sich auch Mandl und Bürger aus, indem sie das periodische Auftreten von Molimina menstrualia und den wellenartigen Verlauf von Puls, Temperatur und Muskelkraft, kurz das Vorhandensein einer Menstruationswelle in Abhängigkeit bringen von noch funktionierendem Ovarialgewebe und das Verschwinden derselben auf Atrophie der Ovarien beziehen. Nach ihren Beobachtungen sind zurückgelassene gesunde Ovarien der Degeneration nicht unterworfen. Es fehlen jedoch spätere histologische Untersuchungen. Das gleiche Bild widersprechender Resultate zeigen auch schon die früheren Arbeiten, unter denen hauptsächlich Werth, Mandl und Bürger, Grammatikati, Alterthum, Keitler, Holzbach genannt werden müssen. Die meisten dieser Autoren kommen zu ähnlichen Resultaten wie Alice Maxwell. L. Kraus schließt aus 252 Fällen, daß die operative Entfernung des Uterus unter Zurücklassung von Ovarialgewebe weder Ausfallserscheinungen noch Hypertonie verursacht; hingegen bewirkt die Entfernung beider Eierstöcke ebenso wie die Röntgenkastration ein Climacterium praecox, dessen Beschwerden erheblich größer sind als diejenigen der natürlichen Klimax.

Im Experiment fand Lindig bei Kaninchen eine kleinzystische Degeneration der Ovarien, aber keine Corpora lutea. Ähnliches sah Kroß an Ratten. Jacobsen fand dagegen an drei Hunden, an denen 3 Jahre zuvor der Uterus exstirpiert war, an den zurückgelassenen Eierstöcken wohl eine schmälere Rindenschicht, trotzdem aber Follikel aller Stadien, auch frische Corpora lutea. Ähnliches sah Grammatikati und Keitler an Kaninchen, Mandl und Bürger an Kaninchen und Affen. Gelegentlich von Relaparotomien findet man in seltenen Fällen einmal ein Corpus luteum (s. auch Krönig) zum Zeichen noch vorhandener Reifungsfunktion. Wie häufig das aber vorkommt, läßt sich mangels genügenden Materials von Relaparotomien nach Uterusexstirpation nicht sicher sagen. Holzbach hat nur 10 Fälle derart in der Literatur gefunden und fügt selbst noch 4 hinzu; in neuerer Zeit ist darüber Spezielles nicht mehr publiziert.

Anhangsweise soll in diesem Zusammenhang auch die Denkmöglichkeit erwähnt werden, daß es trotz Zyklusablaufes nicht zu einer Menstruationsblutung kommt, weil die Reaktion des Endometriums irgendwie gehemmt ist und keine Desquamation stattfindet. Bleibt aber die Desquamation der Schleimhaut trotz zyklischer Reaktion und damit der Eintritt einer Wundfläche mit zerrissenen Gefäßen aus, so kann eine Blutung nicht eintreten. Es ist dieses, wie im vergleichend anatomischen Teil dargestellt, der gewöhnliche Ablauf des Zyklus bei den anderen Säugetieren außer den Primaten. Es ist beim Menschen nicht bekannt, daß ohne Hemmungsbildung eine Art Rückschlag auf eine frühere phylogenetische Stufe vorkommt. Der Einbettungsvorgang im Sinne der Zerstörung der Blutgefäße und Bildung eines intervillösen Blutraumes ist offenbar prinzipiell wichtigstes Erbgut. Stellt sich diese Plazentation für den Menschen als absolut notwendig dar, so muß für sie auch stets eine hinfällige Funktionsschicht als Eibett bereit gestellt werden und wird diese bereit gestellt, so muß auch stets bei Nichtbefruchtung des Eies ein Niederbruch der speziellen Schicht und damit die menstruelle Blutung eintreten.

2. Die Kastration.

Schon seit längerer Zeit ist diese natürliche Art des Experiments, um über die Funktion der Eierstöcke Aufschluß zu bekommen, an Tieren ausgeführt worden. In der operativen Ära wurde die früher rein theoretische Frage zu einer hoch aktuellen, als es sich darum handelte, zunächst Kastrationen bei Myomen, später Radikaloperationen bei Myomen, Karzinomen, doppelseitigen Ovarialtumoren und entzündlichen Erkrankungen der Adnexe und des Beckenbauchfells durchzuführen. Es kann nicht die Aufgabe sein, das Gesamtgebiet der Kastration nach allen Richtungen hin hier aufzurollen, sondern unser Thema gibt eine natürliche Beschränkung auf die Symptomatologie (die Therapie s. Amenorrhöe); es muß außerdem auf die ähnlichen Gebiete des Klimakteriums und der im Anschluß hieran darzustellenden echten Amenorrhöe verwiesen werden. Es wird sich im Verfolg der einzelnen Zeichen mancherlei Unterschied zwischen der natürlichen und der künstlichen Klimax zeigen und es ist, um diesen feineren Unterschied in der pathologischen Physiologie herauszuarbeiten, auch die getrennte Besprechung durchgeführt. Die praktische Frage der Kastration, wie sie die operative Gynäkologie bei den verschiedenen Krankheitsbildern aufrollen muß, kann hier nur sehr nebenbei behandelt werden.

Es fragt sich zunächst, ob außer der operativen Entfernung noch andere Methoden bestehen, um die Eierstocksfunktion völlig auszuschalten. Schon bei der operativen Kastration ist es wichtig, daran zu denken, daß es seltene Fälle von drittem Ovar gibt. Liegner stellt im Jahre 1921 die bekannten Fälle zusammen; es handelt sich im ganzen um 7. Die Literatur ist bei Liegner und Mönch einzusehen. Zu unterscheiden ist zwischen drittem Ovar als einer nicht nur zweifachen, sondern dreifachen Anlage des Keimplasmas. Für diesen Fall muß auch eine dritte Urogenitalfalte, also eine dritte Tube, Wolffscher Gang, drittes Epoophoron verlangt werden. In der Mehrzahl der Fälle handelt es sich aber um abgeschnürtes, vom eigentlichen Ovar abseits liegendes Ovarialgewebe.

Das zweite souveräne Mittel zur Kastration geben das Röntgenbild und die Radiumstrahlen. Wie Reifferscheid, Seitz und Wintz, Krönig und Gauß u. a. zuerst feststellten, ist das Keimplasmagewebe besonders empfindlich und wird schon durch $1/3$ derjenigen Dosis dauernd zerstört, die die Haut ohne wesentliche Schädigung noch gerade vertragen kann. Es ist zweifellos, daß bei einer etwas geringeren Dosis eine auswählende Wirkung stattfinden kann, indem einzelne Teile des Keimplasmas empfindlicher sind als andere. Nach allen Beobachtungen scheint der reifende und auch der wachsende Follikel am leichtesten angreifbar zu sein, während die kleinen Follikel und das Corpus luteum länger standhalten, die Primordialfollikel dagegen am widerstandsfähigsten sind. Es wird kurz weiter unten noch von der Blutung unmittelbar nach der Kastration gesprochen werden müssen, darüber hinaus aber tritt in einer kleineren Anzahl der Fälle noch eine weitere Blutung in etwa $1/3$ aller Fälle und 2 weitere Blutungen, also im ganzen 3, nach der Bestrahlung noch in etwa 6—7 % aller Fälle auf, um dann endgültig in allen Fällen zu verschwinden. Das Verständnis für diese 2. und 3. Blutung post castrationem ist vorerst noch nicht möglich. Diese Tatsachen vertragen sich schwer mit einer unmittelbar zerstörenden Wirkung der Strahlen. Es findet offenbar ein allmählich fortschreitender Zerfall des strahlenempfindlichen Gewebes statt. Die weiteren Erörterungen dieser Tatsache gehören jedoch nicht in diesen Rahmen, sondern in das Röntgenkapitel.

Außer Operation und strahlenden Substanzen sind gelegentlich andere Mittel beschrieben, die geeignet sind, eine Dauerkastration herbeizuführen. So gelang es Stieve, durch stark veränderte Umweltbedingungen, z. B. Erhöhung der Außenwärme auf über 37° bei Mäusen alle Eierstockseier zu zerstören. Durch Gefangenhaltung und Wahl bestimmter Futterarten kann die Eiablagerung bei Vögeln völlig sistieren. Haberlandt konnte durch Transplantation von Ovarien trächtiger Weibchen die Eireifungsprozesse im Kaninchenovarium hemmen und Sterilität erzeugen. Durch parenterale Spermazufuhr konnte Dittler wohl Tiere gegen das gleiche Sperma unempfindlich und steril machen, die Ovarialfunktion aber nicht ändern. Ob hier spezifische Wirkungen vorliegen oder ob es sich um Eiweißzerfallswirkungen handelt, ist schwer zu sagen. Paula Sommer und Wintz können durch Cholin und Borcholin (Enzytol) beim Kaninchen Wirkungen erzeugen, die histologisch denen bei der Röntgenkastration ähnlich sind. Varaldo injizierte Kaninchen jeden zweiten Tag 1—3 ccm Adrenalin. Die nach verschiedener Zeit getöteten Tiere zeigten degenerative Veränderungen am Ei und Follikel, waren allerdings auch im ganzen kleiner als andere Tiere. Systematisch anwendbare und sicher wirkende Mittel gibt es nach allem dem außer der operativen Entfernung und der aktinotherapeutischen Wirkung zur Durchführung der Kastration noch nicht.

Zur näheren Umgrenzung des Themas soll von der Frühkastration als außerhalb unseres Themas liegend hier nicht gesprochen werden. Nur in sehr seltenen Fällen kommt der Operateur in die Lage, bei noch nicht in der Geschlechtsreife befindlichen Mädchen beide Ovarien entfernen zu müssen. Es liegt also Beobachtungsmaterial nur äußerst spärlich vor. Aus Tierexperimenten kann man schließen, daß die Ausbildung und Entwicklung der spezifischen Geschlechtscharaktere, insbesondere aber das Wachstum des Uterus, der Tube und der Scheide, wie wir das zur Zeit der Pubertät kennen gelernt haben, ausbleibt.

Wird zur Zeit schon bestehender Geschlechtsreife die Ovarialfunktion ausgeschaltet, so kommt es in gar nicht seltenen Fällen noch zum Eintritt einer Blutung, und zwar läßt sich nach verschiedenen Zusammenstellungen sagen, daß, wenn die Kastration in den ersten 14 Tagen post menses stattfindet, gewöhnlich keine Blutung mehr auftritt, daß dagegen bei Operationen oder Röntgenkastrationen in der zweiten Hälfte des Zyklus noch häufig eine Regel zu beobachten ist, nach Operationen einmal, nach Röntgenkastration, wie oben gesagt, zwei- und seltener dreimal (Pychlau, Vertés, Halban und Köhler, Barth, Reusch, Seitz und Wintz, Wachsner u. a.). Nach dieser kurz nach der Kastration folgenden Blutung hört der weitere Zyklus völlig auf. Im weiteren Verlauf treten dann Erscheinungen auf, die in bestimmten Gruppen zusammengefaßt werden, und zwar meist als vasomotorische, trophische und psychische. Diese Unterscheidung stammt im wesentlichen aus den Arbeiten von Glaevecke und Werth, die außer der Monographie von Hegar noch heute die klassischen Arbeiten über die Kastration und ihre Folgeerscheinungen darstellen. Das Auftreten von „vikariierender" Blutung, wie sie in der früheren Literatur häufig beschrieben ist, wird nur selten nach Kastration beobachtet. Über diese besondere Erscheinung wird später unter abnormen Organblutungen Abschnitt 4 eingehender berichtet. Die Summe der körperlichen Beschwerden nach der Kastration wird unter dem Namen der Ausfallserscheinungen zusammengefaßt, und zwar teilt Glaevecke dieselbe ein in Molimina menstrualia, d. h. solche, die zur

Zeit der nicht wiederkehrenden Menstruation auftreten und in Molimina climacterica, d. h. solche, die auch in der Zwischenzeit sich zeigen.

Über die Häufigkeit des Auftretens von Molimina menstrualia sind die Angaben recht verschieden. Glaevecke konnte nur in $1/8$ aller Fälle nach der Kastration Beschwerden auftreten sehen, die vorher noch nicht vorhanden waren, während in vielen Fällen vorher vorhandene in etwa gleicher Häufigkeit verschwanden oder bestehen blieben. Diese Molimina menstrualia werden im wesentlichen als Kreuzschmerzen, Leibschmerzen und etwas vermehrte Absonderung der Scheide angegeben. Meistens verschwinden die Beschwerden in einigen Monaten, selten erst in wenigen Jahren.

Unter den Molimina climacterica nach Kastration werden ähnlich wie beim normalen Klimakterium zunächst die vasomotorischen genannt; auch deren Häufigkeit wird verschieden angegeben. Aufsteigende Hitze, Schwindelgefühl, das Gefühl heißer und kalter Übergießungen, Schweißausbruch, Herzklopfen, Beklemmungsgefühl, Angstgefühl, Mattigkeit, Kopfschmerzen und Schlaflosigkeit sind die wesentlichen Äußerungen dieser vasomotorischen Krisen. Diese vasomotorischen Erscheinungen treten offenbar sehr verschieden häufig auf, fehlen allerdings nur in wenigen Fällen wirklich ganz. Es hängt jedoch offenbar von der Konstitution der Patienten ab, insbesondere von der Erregbarkeit des vasomotorischen Nervensystems, in welcher Stärke die Erscheinungen zutage treten. Es bedarf noch einer weiteren Differenzierung der Frage eben unter Berücksichtigung der Konstitution. Wirklich qualvolle Ausfallserscheinungen vasomotorischer Art kommen nur verhältnismäßig selten vor.

Für die Besprechung der weiteren Wirkung der Kastration auf den Körper sollen die wesentlichen Organsysteme für sich behandelt werden.

a) **Das Verhalten des Genitalschlauches nach Kastration.** In der neuen Literatur bestehen keine genauen Untersuchungen mehr über die Schrumpfungsvorgänge im Uterus nach Ausfall der Ovarialfunktion, wohl aber findet sich in der Arbeit von Glaevecke eine gute Tabelle über die Größe des zurückgebliebenen Uterus und seine Sondenlänge. Eine deutliche Schrumpfung des Uterus geht daraus hervor. Experimentelle Untersuchungen über die Kastrationsatrophie des Rattenuterus sind von Beuttner in der Zeitschrift für Geburtshilfe und Gynäkologie niedergelegt, aus denen die Schrumpfung des Uterus deutlich hervorgeht. Über das anatomische Verhalten des Uterus bei funktioneller Amenorrhöe verschiedenen Grades muß später gesprochen werden, das des Uterus im Klimakterium ist früher geschildert. Das Verhalten der Schleimhaut ist auch schon im klimakterischen Uterus eingehend berücksichtigt und bedarf hier keiner erneuten Darstellung.

Ein gleicher atrophierender Einfluß macht sich auch auf die Tube und die Scheide geltend; selbst das Parametrium erfährt eine Einschränkung seiner Nachgiebigkeit und Dehnbarkeit im Sinne der Parametritis atrophicans von W. A. Freund. Die Scheide ist am wenigsten an den Schrumpfungsvorgängen beteiligt. Allerdings gibt es Fälle, in denen eine Atrophie der Scheidenwand, eine Abflachung des Epithels und seiner Papillen, eine Verengerung des Lumens, lokale Gefäßdilatation, umschriebene Rötungen in der Schleimhaut unverkennbar sind. Leichtere Funktionsstörungen lassen sich im Chemismus der Scheide oft nachweisen, insofern als die Glykogen- und Zuckerproduktion der Scheidenwand Einschränkungen erfährt und dadurch die normale Symbiose mit den azidophilen

Bakterien (Döderleinsche Stäbchen) nach der ungünstigen Seite hin verschoben wird. Es kommt auf Grund dessen leichter zu Schäden der Scheidenwand und zur Bildung des vaginalen Fluors.

Die sekundären Geschlechtscharaktere erfahren nach ihrer fertigen Ausbildung bei der geschlechtsreifen Frau durch die doppelseitige Ovariotomie im allgemeinen keine nennenswerte Änderung. Es wird von allen Autoren immer wieder hervorgehoben, daß Veränderungen der Stimme, Schrumpfung oder Veränderung der Brüste, Haarausfall, Auftreten abnormer Behaarung, besonders des sog. Altweiberbartes, niemals oder ganz ausnahmsweise und dann nur in besonders gelagerten Fällen, evtl. aus anderer Ursache beobachtet werden. Wenige andere Mitteilungen sprechen von der Abnahme in der Fülle und Dichte des Kopfhaares, und davon daß die nachwachsenden Haare spärlicher und schlechter sind. Vereinzelt wird von abnormen Pigmentationen berichtet. Genauere und eingehendere Angaben fehlen darüber. Es läßt sich nicht leugnen, daß hinsichtlich der Molimina menstrualia sowohl wie auch des Ausfalls und der Veränderungen der Sexualcharaktere mancherlei Übertreibungen in der Literatur, besonders aber im Publikum vorherrschen. Gibt es doch sehr viele Frauen, nach einigen Autoren bis zu 60%, die auch nach der Kastration keine wesentlichen Ausfallserscheinungen zeigen.

b) Die Zirkulationsorgane. In dem Kapitel über das natürliche Klimakterium ist eingehend über das Verhalten des Herzens und des Gefäßsystems berichtet worden. Das Wesentliche ist dort einzusehen. Es fragt sich hier, wie häufig insbesondere eine Blutdrucksteigerung, die für die natürlich Klimakterischen mit etwa 40% der Fälle angegeben wurde, bei den in jugendlichem Alter kastrierten Patienten vorkommt. Zuverlässiges, kritisch verarbeitetes Zahlenmaterial fehlt darüber vollständig, wie überhaupt die meisten Arbeiten über Kastration sich im wesentlichen mit den Beschwerden der Patienten befassen, ohne die Symptomatologie auf eine exakte Basis zu stellen. Bemerkenswert ist aus jüngster Zeit eine Arbeit von E. Straßmann, die eine genügend klare Scheidung unter den Patienten vornimmt. Er findet an dem Material der Bumm schen Klinik nach der Kastration durch Operation oder Röntgenbestrahlung zunächst eine etwa 8 Tage dauernde Blutdrucksenkung. Die Dauerresultate sind in Hinsicht des Blutdrucks nach der Operation und der Bestrahlung dann jeweils verschieden. Bei den vorher menstruiert gewesenen Patienten sah E. Straßmann eine Blutdrucksteigerung, die für den systolischen Druck bis 32 mm, für den diastolischen 15 mm Hg R.R. betrug. Nach der Röntgenkastration wurde eine Hypertonie nicht beobachtet. Es wäre sehr wertvoll, wenn diese so offenbar exakten Angaben durch weitere Untersuchungen wie vor allem auch unter Berücksichtigung aller sonstigen Möglichkeiten von Blutdrucksteigerung ergänzt würden. Die einzige Angabe, die ich über die Häufigkeit einer Hypertension nach Kastration finden konnte, stammt von Paillard. Er schätzt die Zahl der einschlägigen Fälle auf mindestens 10%, was meines Erachtens wohl etwas zu gering angegeben sein wird. Sehr wahrscheinlich ist aber nach den Untersuchungen Zondeks u. a., daß die Blutdruckerhöhungen nichts Dauerndes darstellen, sondern mit einer gewissen vasomotorischen Erregbarkeit in Zusammenhang stehen und anfallsweise wechseln.

c) Über das Verhalten des Blutes nach Kastration ist abgesehen von den offenbar akuten Wirkungen der Röntgenkastration folgendes kurz zu berichten: Antonelli fand bei ovariektomierten gesunden Hündinnen eine leichte Herabsetzung der roten Blutkörperchenzahl und des Hämoglobins. Im Vordergrund steht jedoch die Zunahme der Lymphozyten, wie sie mehrfach betont wird und dadurch auch eine gewisse diagnostische Bedeutung hat. Heimann sowohl wie Izquierdo fanden die Lymphozytose um 28 bis 36%. Andere Autoren und auch eigene Untersuchungen bestätigen diese Angabe. Wichtig scheint mir die Feststellung Ashers zu sein, daß ein ovariumloses Kaninchen einen mittelgroßen Blutverlust langsamer regeneriert als ein normales; auch fehlt beim Ersatz die sonst festzustellende Erhöhung der polymorphkernigen Leukozyten. Die Versuche sind deshalb von Bedeutung, weil sie dafür sprechen, daß das Ovar und nach gleichzeitigen Feststellungen noch stärker die Schilddrüse einen Einfluß auf die im Blutgewebe sich abspielenden Wachstumsvorgänge haben.

d) Aus den Fragen der Blutchemie ist wesentlich bemerkenswert, daß, wie schon Adler feststellte, die Blutgerinnungszeit verzögert ist. Das gleiche hat auch neuerdings Dyroff bestätigt. Es ist möglich, daß diese Gerinnungsfähigkeit mit einem verringerten Kalziumgehalt des Blutes zusammenhängt und daß damit anderseits wieder auch die Reaktionsfähigkeit des vegetativen Nervensystems eine veränderte ist. Tatsächlich scheint aus der Literatur nach den Angaben von Biedl, Christopholetti und Adler eine Verringerung des Kalziumgehaltes im Blute hervorzugehen, während aus Untersuchungen von Malamud und Mazzocco eine Erhöhung nach der Kastration abzulesen ist. Auch Blanchetière fand nach der Ovariotomie eine absolute Vermehrung des Kalziums und eine Verminderung des Kaliums im Verhältnis zum Natrium. Es liegen Ungleichheiten hier vor, die auch dadurch, daß Schultze wie auch Heyn ein ungleiches Verhalten des Kalziums und Schultze auch des Kaliumspiegels angeben, zunächst nicht geklärt sind. Sehr bemerkenswert ist nun aber, daß Heyn bei 6 Fällen von geschlechtsreifen Frauen 10,89 mg% Kalzium fand, wenn die Kastration 2—8 Monate zurücklag, während 4 Fälle ebenfalls geschlechtsreifer Frauen 11,31 mg Kalzium ergaben, wenn die Kastration 1—3 Jahre zurück lag. Es findet also interessanterweise einen Wiederanstieg des Serumkalkes bis fast auf den Normalwert statt. Eine erniedrigende Wirkung des Ovarialausfalles auf den Kalkspiegel konnte schon 8—14 Tage nach der Operation beobachtet werden.

e) In ähnlicher Weise wie hier Schwankungen auftreten, läßt sich auch eine mehrfach behauptete regelmäßige Sympathikotonie des vegetativen Nervensystems nicht regelmäßig nachweisen. Die von Christopholetti angewendete Methodik der Adrenalinglykosurie ebenso wie die pharmakologischen Funktionsprüfungen des vegetativen Nervensystems durch subkutane Einspritzung von Pilokarpin und Atropin stehen der intravenösen Injektion mit Adrenalin und Atropin und der Kontrolle des Verhaltens des Blutdruckes und der Pulsfrequenz an Sicherheit nach. Bei Kastrationen findet man sowohl normale wie auch sympathikotone allein als auch sympathikotone und vagotone Reaktion.

f) Über die Stoffwechselvorgänge nach Kastration ist besonders in älteren Arbeiten mehr dem allgemeinen Eindruck und der Gewichtszunahme nach berichtet, während die genaueren Studien erst in letzter Zeit durchgeführt sind. Von Glaeveckes Fälle hatten über 40% nach der Kastration eine Gewichtszunahme bis zu 40 Pfund; in 35% traten nur geringere Gewichtszunahmen auf. Andere berichten über weniger ausgesprochene Zunahme des Körpergewichtes, das im wesentlichen auf Fettansatz zurückgeführt wird. So spricht Alterthum nur von etwa 30% sehr bedeutender Zunahme der Körperfülle. v. Korenschevsky unterscheidet auf Grund seines Materials fette und magere Kastraten. Die mageren Kastraten sind nach seiner Feststellung in ungefähr 40% der Fälle vertreten.

Wintz stellt folgende zwei Gruppen zusammen:

Bei 27 Fällen, die im Alter von 30—35 Jahren operativ kastriert wurden und unter ziemlich gleichen Lebensbedingungen lebten, zeigten 4 Frauen keinen nennenswerten Fettansatz, 7 eine gewisse Wohlbeleibtheit und 16 einen ausgesprochenen, evtl. sehr reichlichen Fettansatz.

Bei 38 Fällen, bei denen im Alter von 30—40 Jahren die Röntgenkastration durchgeführt war, waren 17 Frauen frei von Fettansatz, 8 zeigten ihn mäßig und 13 ausgesprochen bis reichlich.

Über die Ursache dieses Fettansatzes sind die Ansichten geteilt. Grafe stellt in seiner Monographie über die pathologische Physiologie des Gesamtstoff- und Kraftwechsels das Material gut zusammen. Loewy und Richter fanden mit der Zuntz-Gebhardtschen Methode eine deutliche Reduktion des respiratorischen Gaswechsels. Die neuere Methodik der mit dem Krogh- und Knippingschen Apparat durchgeführten Untersuchungen zeigt vielfach eine deutliche Herabsetzung um 10—15 ja bis 30% in bezug auf den Grundumsatz. Rahel Plaut und Timm machten die bemerkenswerte Feststellung, daß eine kurze Zeit nach der Kastration eintretende Herabsetzung des Grundumsatzes schon $1/2$ Jahr später wieder zur Norm zurückkehrt. Nach Wintz ist die Herabsetzung bei operierten Patienten größer als bei Röntgenkastrierten. Heyn hat in der Kieler Klinik an 32 Fällen von kastrierten Frauen Grundumsatzbestimmungen mit dem Kroghschen Apparat gemacht und keinesfalls eine regelmäßige Herabsetzung des Gesamtstoffwechsels nach Ausschaltung der Ovarialfunktion gefunden. Nur in etwa $1/4$ der Fälle war eine deutliche Herabsetzung des Grundumsatzes im ersten $1/2$—$3/4$ Jahr nach der Kastration festzustellen. Wichtig ist nun weiterhin für die Beurteilung solcher Fälle auch die Berücksichtigung des Verhaltens im Grundumsatz zur Zeit vor der Kastration; denn bei manchen Fällen, wie z. B. Myom, auch Karzinom und entzündlichen Erkrankungen kann der Grundumsatz durchaus erhöht sein und dadurch eine Herabsetzung durch den Vergleich mit der Normtabelle nicht erkannt werden. Zukünftige Gaswechseluntersuchungen haben insbesondere hierauf ein großes Gewicht zu legen. Ähnlich wie Heyn fanden auch Lüthje, Magnus-Levy und auch Zuntz den Gaswechsel nur selten oder gar nicht verändert und sie meinten, daß der etwa auftretende Fettansatz nach Kastration auf ein geringeres Maß körperlicher Arbeit bei erhöhter Zufuhr, nicht aber auf eine herabgesetzte Verbrennung zurückzuführen sei.

Über die einzelnen Arten des Stoffwechsels mag zunächst hinsichtlich des **Eiweißstoffwechsels** berichtet werden, daß einschlägige Untersuchungen mit genügender Exaktheit noch fehlen. Nach Wintz findet zunächst eine Stickstoffretention, später ein Ausgleich statt.

Der **Fettstoffwechsel** ist bei Kastrierten herabgesetzt. Neumann und Herrmann fanden das Blut Cholesterinreicher nach der Kastration als außerhalb der Zeit. Auch de Bella konnte durch Blutanalysen auf Cholesterin in 85% seiner Fälle eine Zunahme feststellen. Diese Cholesterinämie braucht keinerlei Zusammenhang mit der vermehrten Ablagerung des Fettes zu haben, sondern ist offenbar koordiniert mit der Fettablagerung auf eine geringere Oxydationskraft des Blutes zurückzuführen.

Die genauen Untersuchungen des Zuckerstoffwechsels haben nach Kastration eine auf Adrenalininjektion eintretende Erhöhung des Blutzuckers und eine folgende Glykosurie feststellen können. Nach Takakusu nimmt diese Adrenalinhyperglykämie nach Kastration allmählich wieder ab. Wie häufig diese Herabsetzung der Zuckertoleranz beobachtet wird, läßt sich mangels genügend großen Materials noch nicht sagen. Stolper sah sie unter 16 Kastrierten 13 mal. Untersuchungen über den Blutzuckerspiegel nach Zuckerbelastung durch Hoth (Kiel) ergaben im ganzen normale, jedoch etwas schwankende Nüchternwerte, in der ersten Zeit post castr. einen stärkeren Anstieg des Blutzuckerspiegels, später eine Abnahme derselben, also eine Bestätigung der vorstehenden Daten.

g) Über die endokrinen Drüsen ist dem im Kapitel Klimakterium Gesagten nur wenig hinzuzufügen.

Hinsichtlich der Schilddrüse gelten für die Kastration ähnliche Beobachtungen, wie für die Klimax in bezug auf klinisch deutlich werdende Schwankungen in der Funktion. Am stärksten sprechen die Schwankungen im Grundumsatz und insbesondere ihre Zunahme in späterer Zeit nach der Kastration für eine funktionelle Mehrbelastung der Schilddrüse nach Ausfall des Eierstocks. Es scheint als ob der Eierstock entweder selbst eine gewisse Stoffwechselanregung gegeben hat oder zum mindesten die Schilddrüse in einem mittleren Funktionszustand gehalten hatte und daß die Schilddrüse nach Ausfall dieser Wirkung die Tätigkeit zum großen Teil allein übernehmen muß.

Jedoch scheint auch die Hypophyse sich am Ausgleich zu beteiligen, jedenfalls sprechen die histologischen Bilder, die Rössle an 61 Hypophysen kastrierter Frauen feststellen konnte, für eine Funktionsänderung. Rössle fand nach der Kastration eine Vergrößerung der Drüse und davon unabhängig eine Veränderung der histologischen Zusammensetzung des Vorderlappens in dem Sinne der Zunahme der eosinophilen und Abnahme der basophilen Elemente.

Veränderungen der Nebenniere nach Kastration wurden von Schenk an 15 weiblichen Kaninchen festgestellt. Wenn die Bilder auch nicht ganz regelmäßig auftreten, so läßt sich doch häufig eine Hypertrophie der Zona reticulata und eine Vergrößerung der Zellen konstatieren. Die Zellen der mittleren Schicht waren besonders vergrößert. Decio hat auf gewichtsanalytischem Wege an kastrierten Tieren und 10 normalen Kontrolltieren den Cholesteringehalt untersucht und zwischen Kastrierten und Nichtkastrierten keinen deutlichen Unterschied gefunden; wohl aber konnte er eine erhebliche Verminderung des Adrenalingehaltes in der Drüse feststellen. Über eine vermehrte Menge des Adrenalins im Blute kastrierter Frauen ist bisher nichts publiziert.

Biach und Hulles geben an, daß sie die Zirbeldrüse nach der Kastration sowohl im ganzen wie auch in der einzelnen Zelle atrophiert finden.

h) Zu den wesentlichen Zeichen des Ausfalles der Ovarialfunktion gehören neben den vasomotorischen und trophischen die psychischen. Glaevecke hat zuerst genauere Angaben darüber gemacht. Er fand keine Änderung der Gemütsstimmung in 11 von 33 Fällen, Änderungen in 22 von 33 Fällen und nennt folgendes: Unter 22 Fällen 11 mal melancholische, gedrückte Stimmung, 7 mal heitere und frohe Stimmung, 2 mal Erregbarkeit und Gereiztheit und 2 mal bald gedrückte, bald heitere Stimmung. Auch wirkliche Psychosen will er beobachtet haben. Ähnliche Angaben macht Alterthum, nur sind seine Zahlen anders. Er fand unter 107 Fällen keine Veränderung der Gemütsstimmung in 47 Fällen, eine heitere und frohe Stimmung in 45, eine erregte und gereizte in 8 Fällen und eine gedrückte und traurige in 7 Fällen. Alterthum macht schon darauf aufmerksam, daß man nicht ohne weiteres diese Tatsache auf die Kastration zurückführen darf, sondern daß man, worauf dann spätere Autoren, insbesondere Walthard und Dubois hinweisen, die Gesamtkonstitution der Psyche der Patienten vor und nach der Kastration vergleichen muß. Es ist dann zweifellos festzustellen, daß vielfach Überwertungen, falsche Vorstellungen, Voreingenommenheit manches Symptom, das der Kastration zur Last gelegt wird, erklärt. Es bedarf moderner psychischer Untersuchungsmethoden, um über die Wirkung der Kastration auf die Psyche Genaueres und sicher Komplizierteres zu finden. Das gleiche gilt auch von den Feststellungen über Verlöschen und Herabminderung des Geschlechtstriebes und des Wollustgefühls. Aus der Literatur scheint eine Herabsetzung vielfach hervorzugehen, wenn auch darin keinesfalls alle Autoren übereinstimmen. Wie schon beim Klimakterium betont, kann die Kastration das Ausbrechen einer in der Anlage vorhandenen Psychose wohl zweifellos begünstigen, in anderen Fällen, wenn anders der Inhalt der Psychose sexuellen Charakter hat, evtl. auch bessern.

i) Über die anderen Organe ist ähnliches wie beim Kapitel Klimakterium zu sagen. Die Therapie der Ausfallserscheinungen siehe Kapitel „Klimakterium" und „echte Amenorrhöe".

3. Die echte Amenorrhöe.

Die Fälle der echten Amenorrhöe beziehen sich, nachdem jetzt die Pseudoamenorrhöe, bei denen der Eierstock funktioniert, aber die Erfolgserscheinungen nicht zutage treten können, und die Amenorrhöe, die nach der Entfernung des Eierstocks auftritt, vorweggenommen sind, auf die Fälle, bei denen das Eierstocksparenchym keine zyklische Reaktion zeigt. Zu diesen Fällen der echten funktionellen Amenorrhöe gehören auch diejenigen Fälle, wenn auch nicht ganz streng genommen, so doch dem Symptom nach, in denen außer den für die Zyklusfunktion verantwortlichen Teilen des Keimzellenparenchyms auch die anderen noch vorhandenen Keimplasmaanteile ihre Funktion einstellen und abschwächen und als Folge davon Störungen auftreten, wie sie mehr oder weniger bei der Kastration besprochen sind. Es muß schon hier betont werden und bei der Differenzierung des Verhaltens der Genitalorgane weiter ausgeführt werden, daß es alle möglichen Stärkegrade im funktionellen Verhalten des Keimzellenparenchyms gibt und infolgedessen auch alle Übergänge von den schwersten Ausfallserscheinungen bis zu dem fast symptomlosen Ausbleiben der Regel zu beobachten sind. Aus Zweckmäßigkeitsgründen unterscheidet man eine Amenorrhöe 1. und 2. Grades, wobei der erste Grad durch Ausfall lediglich des Zyklus charakterisiert ist, bei dem zweiten Grad auch die übrigen Ausfallserscheinungen zutage kommen (s. weiteres unter Symptomatologie). Auch unter den Fällen der echten Amenorrhöe müssen prinzipiell zwei Arten auseinander gehalten werden: diejenigen, bei denen das Eierstocksparenchym durch anatomisch erfaßbare Vorgänge vernichtet ist und solche, bei denen die Eierstöcke makroskopisch unverändert sind, nur die entsprechenden Funktionsstadien nicht zeigen.

a) **Zerstörungen des Keimplasmas.** In erster Linie kommen hier echte Neubildungen und schwerere entzündliche Einschmelzungsvorgänge in Betracht. Die aufmerksame anatomische Untersuchung derartiger Fälle zeigt, daß eine vollständige Zerstörung des Keimplasmaparenchyms nur selten vorkommt. Die kleinen Primordialfollikel sind sehr günstig eingebettet und auf die ganze Rinde verteilt. Jeder einzelne dieser Follikel kann sich durch Wachstum seiner Follikelzellen zu einem vollgültigen Follikel entwickeln und tut es zweifellos auch unter den sehr guten Ernährungsbedingungen, die durch die vorher erwähnten Affektionen im Eierstock herbeigeführt werden. Man sieht gar nicht selten, daß Eierstockszysten oder große Kystadenome das Eierstocksgewebe scheinbar völlig aufgebraucht und durch Druck zugrunde gerichtet haben. Und doch finden sich bei genauerer Kontrolle der Wand häufiger in der Gegend des Hilus, aber durchaus nicht selten auch in weiter abliegenden Partien, da, wo entsprechend den Druckverhältnissen des Tumors noch Inseln von Eierstocksgewebe übrig geblieben sind, Follikel in früheren und späteren Entwicklungsstadien und desgleichen Granulosadrüsen im reifen oder rückbildenden Stadium. Das gleiche gilt für große Pyovarien. Hier ist zwischen dem entzündlichen Granulationsgewebe an den Entzündungsherden oft noch reichlich follikelhaltiges Eierstocksgewebe zu sehen und es gelingt häufig bei genügend dünnen Scheibenschnitten, die verschiedenen Keimplasmafunktionsstadien aufzudecken. So kommt es, daß die Amenorrhöe bei den genannten Eierstocksaffektionen aus Gründen der Parenchymzerstörung nur selten vorkommt. In der Literatur werden 2—3% der Eierstockstumoren angegeben. Das scheint mir fast noch zu hoch zu sein. Nicht jeder Fall von Amenorrhöe bei derartigen schweren Prozessen wie zerstörenden Entzündungen und Tumoren ist durch die Zerstörung des Eierstocksgewebes amenorrhoisch, sondern fällt häufig der allgemeinen Beeinträchtigung des Körpers im Sinne einer Schädigung, einer Kachexie, zur Last, was insbesondere für bösartige Tumoren und unter den Entzündungen für die Tuberkulose in Frage kommt. Die Entscheidung zwischen diesen Arten der Amenorrhöe ist lediglich durch das exakte Nachsuchen nach Eierstocksfunktionsgewebe, also Follikel und Corpora lutea möglich.

Ein angeborener Keimdrüsenmangel ist bei mißgebildeten Früchten, aber auch ohne Mißbildungen in sehr seltenen Fällen einmal beobachtet worden, bei lebensfähigen Individuen aber noch nicht einwandfrei nachgewiesen. Die publizierten Fälle lassen viel eher an die Rückbildung einer ursprünglichen Anlage denken. Robert Meyer hat in einer kritischen Besprechung dieser Fälle festgestellt, daß unter den an sich schon wenig glaubhaften Fällen von Keimdrüsenmangel bei Erwachsenen keiner sei, der in seinen Folgen auf den übrigen Körperbau im Vergleich mit Frühkastraten die Annahme erlaubte, daß die Keimdrüsenrückbildung schon vor der Geschlechtsreife vollendet gewesen wäre.

b) **Amenorrhöe bei anatomisch intaktem Ovar = funktionelle Amenorrhöe** in engerem Sinne. Das anatomische Verhalten des Eizellenparenchyms läßt die oben genannten beiden Gruppen des 1. und 2. Grades der Amenorrhöe unterscheiden. Wenn in der Überschrift dieses Abschnittes von anatomisch intaktem Ovar gesprochen ist, so ist damit der makroskopische Eindruck des Ovars gemeint, nicht aber das Verhalten der Follikel und der Corpora lutea, denn diese müssen anatomisch auch das funktionelle Verhalten wiederspiegeln. Es sind darüber Untersuchungen von L. Fränkel, Köhler, Hoffmann, J. Novak und Graff, Nürnberger und einige eigene Beobachtungen niedergelegt. Danach muß man das anatomische Verhalten des Ovars entsprechend den beiden Gruppen folgendermaßen charakterisieren:

α) **Amenorrhöe 1. Grades = leichtere Form.** Die Ovarien sind ungefähr normal groß, sie enthalten deutlich eine verschiedene Zahl verschieden großer Follikel mit normaler Differenzierung. Nach Zerlegung des Ovars in etwa 2 mm dicke Gewebsscheiben erkennt man, daß die Follikel im allgemeinen 5 mm nicht übersteigen, seltener größer sind. Frische oder ältere Granulosadrüsenstadien fehlen, nur einzelne kleine gelbe Herdchen von Stecknadelkopfgröße und darüber lassen sich gelegentlich sehen. Die mikroskopische Untersuchung dieser Fälle ergibt, daß die größeren Follikel, insbesondere die über $1/2$ cm Durchmesser, die Granulosaschicht vermissen lassen und eine etwas stärker hervortretende Theca interna-Schicht zeigen, wobei die Grenzfasermembran verstärkt und verdickt ist.

In einigen Arbeiten, z. B. Ogorek und andern, wird darüber berichtet, daß die Ovulation trotz Amenorrhöe fortbestehe; sie schließen das aus dem Befund eines Corp.

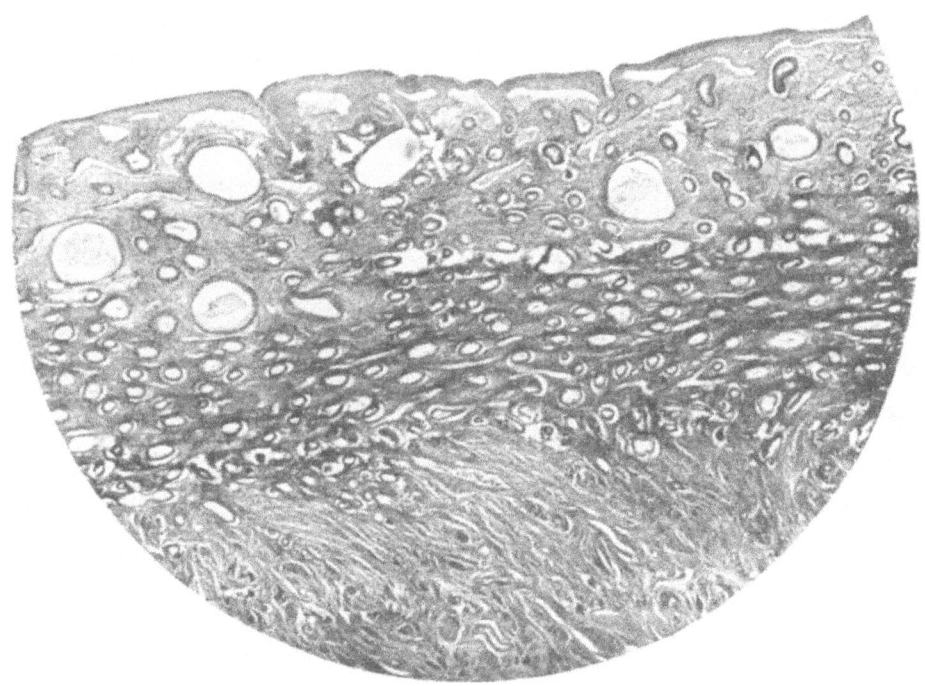

Abb. 104. Endometrium hei Amenorrhöe 1°. Funktionalis und Basalis fast gleich dick.

luteum bei Amenorrhöe und Eintritt der Schwangerschaft während der Amenorrhöe. Die Deutung kann jedoch nur die sein, daß ein Zyklus gerade eben zuerst wieder in Gang gekommen ist; wäre hier nicht die Operation oder die Schwangerschaft eingetreten, so hätte sich in entsprechend späteren Tagen eine Menstruation eingestellt. Den anderen Schluß könnte man nur ziehen, wenn mehrere Corpus luteum-Generationen nebeneinander gefunden würden.

Es ist zweckmäßig, schon hier gleich das Verhalten des Erfolgorgans des Ovars = Tube, Uterus und Scheide anzuschließen, um die Beschreibung der beiden Grade jeweils vollständig zu machen. Der Uterus unterscheidet sich von einem normalen in zyklischer Funktion stehenden Uterus in keiner Weise, was seine Größe und Turgeszenz anbetrifft. Das Endometrium ist glatt, niedrig; man kann im mikroskopischen Bilde deutlich eine basale und eine darüber liegende lockere wachstumsbereite Schicht unterscheiden. Sie verhalten sich im allgemeinen wie 1 zu 1. Die Basalisschicht verhält sich wie sonst, die funktionelle Schicht ist lockerer als die Basalis, aber doch deutlich fester gefügt als eine Funktionsschicht der Proliferationsphase im Beginn, womit sie im übrigen am meisten Ähnlichkeit hat. Mit Wermbter kann man nachweisen, daß der Fibrillengehalt reichlicher wie bei der Phasenschleimhaut ist. Die Drüsen sind meist ein wenig geschlängelt und sind aus relativ hohen regelmäßigen Epithelien gebildet, die in verhältnismäßig großer Zahl dicht gedrängt nebeneinander stehen, im allgemeinen die Einreihigkeit innehalten, aber durch das Gedrängtsein der Einzelzelle infolge Vor- und Zurückrücken eine Mehrschichtigkeit vortäuschen können. Funktionszeichen sieht man ebensowenig wie Mitosen. Die Scheide und Tube unterscheiden sich in keiner erkennbaren Weise von der Norm bei vorhandenem Zyklus.

β) **Amenorrhöe 2. Grades = schwerere Form.** Die Ovarien in diesen Fällen sind meistens klein, enthalten sehr wenig kleine oder gar keine Follikel, nur ab und zu eine follikelähnliche kleine oder größere Zyste. Die Oberfläche ist vielfach gefaltet und gleicht der der Ovarien in der späten Klimax und dem Senium. Die mikroskopische Untersuchung zeigt, daß nur Primordialfollikel vorhanden sind, dagegen solche mit einer Schichtung der Follikelepithelien nur in sehr geringer und spärlicher Zahl. Die Zysten sind ausnahmslos granulosafrei, die Theca meist in Atrophie. Daneben findet man abnorm große Ovarien, wie Bartel und Herrmann 1911 und in jüngster Zeit Herrmann allein beschrieben; sie sind durch größere Derbheit und auffällige Oberflächenglätte, vor allem aber durch erheblichen Parenchymmangel ausgezeichnet. Solche Ovarien kommen hauptsächlich bei jugendlichen Hypoplasien vor und deuten auf eine konstitutionelle Minderwertigkeit hin (s. später).

Entsprechend diesen fehlenden Funktionsstadien zeigt auch der Uterus in gehorsamer Abhängigkeit atrophisches Verhalten. Der Uterus ist meist kleiner als normal. Er liegt nicht mehr aktiv anteflektiert, sondern entweder in sich zusammengeschrumpft und spitzwinklig bei gleichzeitiger Retroposition der Zervix oder in passiv mobiler atrophischer Retroflexio, ähnlich wie in der Klimax und später. Für das Endometrium gilt hier die gleiche Beschreibung wie sie schon bei der späteren Klimax gegeben ist; auch hier die niedrige in sich atrophische Schleimhaut mit mehr und mehr verschwindendem Unterschied zwischen Basalis und Funktionalis, dem zunehmenden Fibrillenreichtum des Stromas, den unregelmäßigen oft geschrumpften, oft etwas dilatierten Drüsen mit den atrophisierenden Epithelien; auch hier Bilder des Verlustes der Zellstruktur, der Klumpung der Kerne, der Desquamation oder Zwiebelschalenlagerung der Drüsenepithelien, der Dickenzunahme und Hyalinisierung der Gefäßwände. Die schwereren Stadien sind sehr viel seltener als die leichteren mit nur geringer Schrumpfungstendenz.

Scheide und Tube zeigen ähnliche Atrophie sowohl in der Muskulatur als auch des Epithels. Am widerstandsfähigsten oder, anders ausgedrückt, am selbständigsten scheint die Scheide zu sein. Störungen im biologischen Symbioseprozeß mit den azidophilen Stäbchen, also Abänderungen des Scheiden-Mikrobismus durch Verringerung der Glykogenproduktion sind hier häufig beobachtet worden. Die Häufigkeit der leichteren Fälle, also Gruppe I, ist etwas größer als die der schweren, Gruppe II, und unter der Gruppe II kommen auch die schweren Stadien nur relativ selten zur Beobachtung.

Die Ursachen der Amenorrhöe.

Fragt man nach den Ursachen, die für die Funktionsstörungen des Keimplasmas verantwortlich gemacht werden können, so findet man eine wesentliche Antwort im I. Abschnitt des zweiten Teils, wo das Verhalten des mensuellen Zyklus bei körperlichen Erkrankungen besprochen worden ist. Aus der dort gegebenen Zusammenstellung wird es klar, daß akute und chronische Schäden des Körpers, die ihn im ganzen und in seinen Gesamtlebensbedingungen und Abwehrvorgängen beeinträchtigen, das Keimplasma hochgradig zu beeinflussen imstande sind. Es kann wohl keinem Zweifel unterliegen, daß diese Schäden die Eizelle selbst in ihren verschiedenen Stadien der Entwicklung je nach ihrer Empfindlichkeit verschieden treffen. Am empfindlichsten scheint die reifende und reife Eizelle gestört zu werden und dementsprechend der Reifungsprozeß, der unmittelbar zum Zyklusprozeß führt, auszubleiben. Schwerere Schäden erst treffen auch die wachsende Eizelle mit ihren verschieden weit entwickelten Follikelbildern. In sekundärer Abhängigkeit davon steht ja dann das Verhalten der Granulosa und die damit einsetzende Atresie des Follikels.

Es würde zu weit führen, wollte man alle Einzelheiten, die eine Amenorrhöe herbeiführen können, hier wieder in extenso beschreiben. Es wird deshalb im wesentlichen auf das im I. Abschnitt des zweiten Teils Gesagte verwiesen, wobei der Vorteil gleichzeitig gegeben ist, daß auch der Rahmen, innerhalb dessen die Amenorrhöe unter den anderen Funktionsstörungen auftritt, erkannt werden kann. Nur einige ätiologisch besonders wichtige Faktoren sollen hier herausgehoben werden.

a) Unbestritten ist, daß die Konstitution des Körpers für den Ausfall der Ovarialfunktion und dessen Prognose eine wichtige Bedeutung hat. Hofstätter findet unter seinem Material Hypoplasten, Ptotikerinnen und Intersexuelle vorwiegend beteiligt. Solange jedoch keine festeren Begriffe in diesen Fragen herrschen, sind Zahlenangaben unbrauchbar. Es unterliegt aber offenbar keinem Zweifel, daß für die Konstitution eines Körpers insbesondere das Verhalten seiner endokrinen Drüsen von allergrößter Wichtigkeit ist. Über Schilddrüse, Nebenniere und Hypophyse soll später noch etwas hinsichtlich ihrer Wichtigkeit für das Eintreten der Amenorrhöe gesagt werden. Im Vordergrund für die Frage der Amenorrhöe steht jedoch die konstitutionelle Funktionsfähigkeit des Eierstockes selber. Es erscheint plausibel, daß alle möglichen Grade der Funktionskraft des Keimplasmas und der Kraft des Sichdurchsetzens gegenüber den somatischen Anteilen des Körpers bestehen. Diesen konstitutionellen Komponenten in der Eierstocksfunktion, diesen verschiedensten Graden des Könnens, haben wir späterhin noch vielfach zu begegnen. Auch bei der Amenorrhöe spielt dieses eine prinzipiell wichtige Rolle in der Reaktion auf schädliche Einwirkungen wie auch in der primären Tendenz zur Bildung kräftiger, reifer, befruchtungsbereiter Eier und den dazu nötigen Vorstufen. In diesem Sinne muß unter den Ursachen der Amenorrhöe an nicht unwichtiger Stelle auch die primäre Insuffizienz der Keimplasmafunktion in ihren verschiedenen Graden, darunter auch die mit dem großen hypoplastischen Ovar, genannt werden. Die leichtere Ovarialinsuffizienz durch Ausfall nur der generativen, d. h. allein der Zyklusfunktion würde den leichten Grad der Amenorrhöe verursachen; die Kombination des Ausfalls der generativen Ovarialfunktion mit verschieden hochgradiger Insuffizienz auch der vegetativen Komponente würde die verschieden starke schwerere Amenorrhöe 2. Grades bedingen. Abgesehen von diesem konstitutionellen Faktor können schon verhältnismäßig geringfügige Ursachen, die offenbar aber doch eine Veränderung der Lebensverhältnisse und daher nicht genügend eingeschätzter Einwirkungen auf die allgemeinen Funktionsprozesse des Körpers haben, eine Amenorrhöe herbeiführen: Klimawechsel, Änderung der Stellung, der Beschäftigung, Wechsel des Dienstes, Leben in Internaten oder Pensionaten. Stieve hat experimentelle Erfahrungen hierzu beigebracht. Unfälle, schwere Verletzungen mit und ohne Blutverlust, Verbrennungen sind oben erwähnt und auch der Häufigkeit nach besprochen worden.

b) Akute Infektionskrankheiten bedingen häufig einen verfrühten Abschluß eines in Gang befindlichen Zyklus und eine Amenorrhöe von mehreren Monaten. Die langwierigeren und schweren Verlaufsarten zeigen diese Folgeerscheinungen häufiger als die leichteren.

Eine wichtige Stelle nimmt unter den fieberhaften Erkrankungen das Puerperalfieber ein. Nicht so sehr die lokalen Vorgänge selber, die evtl. zu Zerstörungen funktionswichtigen Parenchyms führen könnten, sondern die allgemeine Beeinträchtigung des Gesamtkörpers gibt den ätiologischen Hauptfaktor für das längere Ausbleiben der Regel. Verstärkend für die Verlängerung der puerperalen und postpuerperalen Amenorrhöe wirken außer den fieberhaften Prozessen noch evtl. schwere Blutverluste unter der Geburt oder kurz hinterher.

c) Unter den chronischen Infektionskrankheiten spielt die Tuberkulose, wie oben ausgeführt, eine sehr bedeutsame Rolle. Es ist bekannt, daß die Amenorrhöe schon frühzeitig auftreten kann, ja das Initialsymptom für die Patientin ist und so die beginnende Lungentuberkulose auf dem Umwege durch die Funktionsanomalie des Genitales erkannt wird. Es hängt ja mit dem zeitlichen Auftreten der Tuberkulose zusammen, daß diese Fälle der Amenorrhöe in der Hauptsache jugendliche Patienten betreffen und nicht selten in dem Sinne, daß die Regel nur einige Male dagewesen ist und dann für längere Zeit wieder ausbleibt. Solche Fälle können eine reine Funktionsstörung des Ovariums sein und brauchen keinen Zusammenhang mit der Lungentuberkulose zu haben. Es ist jedoch in jedem Fall wichtig, die gerade in diesem Lebensalter so häufige Lungentuberkulose in den Anfängen zu erkennen und deshalb darauf hinaus zu prüfen. Um einen Begriff von Häufigkeit von Amenorrhöe und Lungentuberkulose zu geben, sei auf die im Abschnitt I des zweiten Teiles gemachten Angaben verwiesen. Ergänzend seien Hofstätters Zahlen angeführt, der die Tuberkulose als Ursache der Amenorrhöe unter 830 genügend beobachtetem Material bei Frauen von 15—18 Jahren in 26%, 18—24 Jahren in 19%, 24—33 Jahren in 12%, 33—44 Jahren in 8% fand. Von anderen chronischen Infekten sei noch die Syphilis genannt, die als Amenorrhöeursache insbesondere durch ihre schweren Tertiärstadien gelegentlich beobachtet werden kann.

d) Nur schwere, dekompensierte Herzfehler machen zu einem hohen Prozentsatz Amenorrhöe; besonders bei Mitralstenose und Aorteninsuffizienz kann man in 60—70% Amenorrhöe beobachten.

e) Bluterkrankungen im weitesten Sinne, schwere Allgemeinschäden des Körpers und toxische Zustände, wie sie durch hochgradige sekundäre oder primäre Anämie und durch Leukämie zur Entwicklung kommen, haben Amenorrhöe im Gefolge. Eine wesentliche Rolle spielt seit jeher die Chlorose. Jagič und v. Noorden haben unter ihrem Material von 215 Fällen in 25,4% volle Amenorrhöe. Das zum Vergleich wichtige über die anderen Zyklusstörungen siehe in dem zum Vergleich mehrfach angezogenen Kapitel.

f) Für die Erkrankungen des Magen-Darmkanals, der Leber und der Niere läßt sich zusammenfassend sagen, daß eine schwere allgemeine Beeinträchtigung des Körpers durch die Erkrankung insbesondere Bildung von Giftprodukten, Störungen des allgemeinen Gewebsstoffwechsels, mit anderen Worten, ein schweres Krankheitsbild eine Amenorrhöe beider Grade hervorgerufen werden kann.

Von den echten Stoffwechselanomalien ist der Diabetes und auch die Fettsucht weiter oben näher besprochen, insbesondere bei letzterer ist die Art und Genese der Fettsucht von wesentlicher Bedeutung für das Verhalten des Zyklus. Die hypophysären und thyreogenen Formen haben vielleicht eine größere Bedeutung für die Amenorrhöe wie die Mastfettsucht. Stieve jedoch hat experimentell erweisen können, daß durch die Mastkost bei Gänsen die Eientwicklung stark und sogar irreparabel geschädigt wird. Für den Fall, daß eine ovariogene Fettsucht sich einwandfrei erweisen läßt, würden Fettsucht und Amenorrhöe nicht subordinierte, sondern koordinierte Faktoren sein.

Die keimplasmaschädigende Wirkung von chronischer Morphiumintoxikation, Mißbrauch von Blei, Quecksilberpräparaten, Alkohol, Kokain, Nikotin und vielen anderen Parenchymgiften führt zum Verständnis auch dieser Amenorrhöeursachen.

Einige der vielen Ursachen, die hier schon genannt sind, haben sich während der 2. Hälfte des Weltkrieges in Deutschland ganz besonders gehäuft und haben zu einem scheinbar besonderen Bilde der Amenorrhöe geführt, dem man den Namen der „Kriegsamenorrhöe" oder auch der alimentären Amenorrhöe beigelegt hat. Hierüber muß etwas ausführlicher gesprochen werden.

Im Anfang des Jahres 1917 bis 1918 hin erschienen eine größere Anzahl von Arbeiten, die darüber berichteten, daß im letzten Quartal des Jahres 1916 bis in die Mitte des Jahres 1917 hin die Zahl der Amenorrhöe sich stark häufte. Am besten geht die Zunahme der Amenorrhöe aus Zahlen hervor, die hier im Auszug vergleichsweise zusammengestellt werden sollen, und zwar, um möglichst differente Gebiete zu bekommen, aus Straßburg und aus Kiel. Alle anderen decken sich, was die Häufigkeit betrifft, ungefähr mit diesen Zahlen.

	Straßburg	Kiel
1914	0,50%	0,19%
1915	2,37%	0,31%
1916	2,00%	0,57%
1917	3,40%	1,29%

Von Königsberg wird gemeldet, daß 1912 die Zahl der Amenorrhöe 0,55% und 1917 14% betrug. In Leipzig 1910/11 0,7%, 1911/12 0,85% und 1916/17 4%.

Ausgenommen die Straßburger Statistik, die schon ihre Zunahme früher zeigt, betonen alle Autoren, daß der Beginn der Zunahme in den Herbst 1916 fällt, und daß der Höhepunkt in der ersten Hälfte 1917 zu verzeichnen ist. Die Dauer wurde auf 3—4 Monate angegeben, dann war eine Wiederkehr der Regel zu verzeichnen. In anderen Fällen bleibt die Regel noch länger aus, ja bis zu 8—12 Monaten und länger, um dann auch wiederzukehren. Von vielen Autoren wird berichtet, daß keinerlei Symptome außer der Amenorrhöe bei der Patientin zu verzeichnen waren. Bei anderen fanden sich Müdigkeit, Leistungsunfähigkeit, Herzklopfen, Kopfschmerzen, ziehende Rückenschmerzen, auch Übelkeit. Vielfach wird betont, daß die minderbemittelte Bevölkerung stärker befallen war als die Wohlhabenden. Über das Alter macht Schweitzer Angaben. Er fand im

18.—20. Jahr 11 Fälle
21.—25. ,,   21 ,,
26.—30. ,,   26 ,,
31.—35. ,,   16 ,,
36.—40. ,,   6 ,,

Die Verteilung auf Verheiratete und unverheiratete Frauen ist vielfach gleich; manche betonen, daß die Unverheirateten stärker befallen sind. Als Faktoren, die ätiologisch wichtig sind, werden vor allem 3 Gruppen angeführt. Im Vordergrund aller ätiologischen Erörterungen in den Publikationen steht die Ernährungsfrage. Daneben aber spielen auch die psychischen Faktoren eine Rolle. In dieser Beziehung sind die Publikationen von Hamm und Dolisi aus Straßburg von Wichtigkeit. Nach diesen Autoren war die Ernährung in Straßburg auch zur Zeit des vermehrten Auftretens der Amenorrhöe durchaus gut, wohl aber spielten die psychischen Faktoren in den Einwirkungen des Krieges 1915/16 schon eine erhebliche Rolle. Hamm meint, daß $^3/_4$ dieser Fälle auf Grund psychischer Alteration amenorrhoisch waren und etwa 13% durch ungewohnte Schwerarbeit beeinträchtigt wurden. Als dritter Faktor wird auch die ganze Einwirkung der Kriegsverhältnisse, die erhöhte Arbeit, der nicht selten vorgenommene Arbeitswechsel, das auf den Straßenstehen-müssen in Nässe und Kälte bei den berüchtigten Brot- und Butterpolonaisen, das erzwungene Zölibat und manches andere herausgehoben. Soviel jedenfalls läßt sich feststellen, daß offenbar besondere Faktoren ätiologisch nicht in Frage kommen. Es ließ sich vielmehr das gehäufte Auftreten der Amenorrhöe durchaus aus der Häufung solcher Faktoren durch die besonderen Verhältnisse des Krieges erklären, die auch sonst einzeln als Ursache der Amenorrhöe bekannt und anerkannt sind.

Aus der zeitlichen Übereinstimmung zwischen der Rationierung der Volksernährung und dem rapiden Anstieg der Amenorrhöezahl drängt sich die offenbar große Bedeutung, die der Ernährungsfaktor im Auftreten der Amenorrhöe spielte, direkt auf. Es ist sicher, daß das quantitativ Mangelhafte der Kost eine wichtige Rolle spielte. Das geht aus den Zahlen von Jaworsky klar hervor, der über 100 Fälle von Amenorrhöe aus dem ärmsten Proletariat Warschaus berichtet. Aber auch die andersartige Zusammensetzung der Kost, der Mangel an Fett und Eiweiß scheint im qualitativen Sinne Bedeutung zu haben. Zwei Arbeiten beleuchten das besonders stark.

Kurtz berichtet aus der Berliner Städtischen Anstalt für Epileptische über 142 Fälle, über die genaue Listen und Tabellen sowohl hinsichtlich ihres körperlichen Zustandes als auch ihrer Ernährung geführt wurden. Es waren meist epileptische Frauen im Alter von 16—44 Jahren. Kurtz berichtet über folgende Zahlen:

Im Jahre 1914 4. Quartal wurden 1,4% amenorrhoisch
        1915   ,,   11,3%   ,,
        1916   ,,   36,7%   ,,
        1917   ,,   32,4%   ,,
        1918   ,,   7,0%   ,,

Kurtz betont, daß bei über 90% der Frauen eine Amenorrhöe bestand, die am häufigsten im IV. Quartal 1916 und ersten Quartal 1917 auftrat. Das Körpergewicht sank durchschnittlich um $1/8$. Bis Ende März 1920 hatten etwa die Hälfte der Patienten ihre Regel wieder bekommen, seit Juni 1919 setzte die Regel in stärkerem Maße wieder ein und das Körpergewicht nahm allmählich zu. Die längste von ihm beobachtete Amenorrhöedauer betrug 47 Monate. Als Ursache konnte er keine psychischen Träumen, keine Mehrarbeit, keine Änderung des Sexuallebens anführen, wohl aber war es wichtig, daß die Vorschriften der Zwangswirtschaft ohne wesentliche Zukost durchgeführt wurden. So wirkte hier die Rationierung im Oktober 1916, der Kartoffelersatz durch die Kohlrübe, der Eiweißersatz und der Fettmangel ohne Verschleierung durch andere Faktoren. Kurtz berechnete, daß im August 1914 die Kost einen Brennwert von 3000 Kalorien pro Kopf und Tag hatte, während im Jahre 1916 nur 2000 Kalorien herauskamen. Die Zulage amerikanischen Specks im April 1919 hatte offenbar die Folge, daß im Juni 1919 in erhöhtem Maße die Reifeprozesse des Keimplasmas wieder hergestellt wurden.

Die zweite wichtige Arbeit stammt aus Schweden und betrifft die Stockholmer Verhältnisse. Hier war die Zunahme 1917, besonders aber im 2. und 3. Quartal 1918 zu bemerken, ein schnelles Abnehmen dann im 4. Quartal 1918. Adda Nilsson gibt folgende Zahlen der Amenorrhöe in Stockholm:

1912/1914	0,6—0,7%
1917	3,3% (1,8% Privatpraxis)
1918	8,0% (6,2% „)
1919	1,9%

Im 3. Quartal 1918 verzeichnet sie 11% Amenorrhöefälle. In Stockholm gab es keine psychischen Faktoren, keine Änderung des Sexuallebens, keinen Arbeitsmangel, auch keinen eigentlichen Ernährungsmangel. Es handelte sich meistens um unverheiratete, kinderlose, alleinstehende Frauen. Hier war es die veränderte Ernährung. Nach den Aufzeichnungen des sozialen Amtes wurde pro Kopf der Bevölkerung pro Woche berechnet an Fett

1917	288 g Butter und 156 g Schweineschmalz
1918	71 g „ „ 24 g „

Die Amenorrhöe begann schon vor der Fettknappheit. Dazu wurde die Kohlehydratzufuhr rationiert, so daß die kohlehydratreiche und vegetabilische Kost in mehr animalische und eiweißreiche umgewandelt wurde, die außer der ungünstigen Zusammensetzung Mangel auch an Salzgehalt zeigte.

Sehr interessant ist festzustellen, wie sich die Frequenz der funktionellen Amenorrhöe im poliklinischen Material in den Nachkriegsjahren gestaltet hat. Teebken hat unser Kieler Material bearbeitet und folgende Prozentzahlen gefunden, die sich auf eine jährliche Zahl von je 3500—4500 Fälle der Ambulanz beziehen:

1914	0,19%	1920	0,48%
1915	0,31%	1921	0,58%
1916	0,57%	1922	0,69%
1917		1923	0,71%
1. Hälfte	1,29%	1924	0,43%
2. Hälfte	3,82%	1925	0,29%
1918	2,58%	1926	0,26%
1919	1,18%		

Differenziert man die Fälle nach der Zeit des Beginnes der Amenorrhöe, so kommt noch deutlicher die Tatsache heraus, daß die erste Hälfte 1917 die höchste Frequenz von amenorrhoisch werdenden Fällen zeigt und daß auch im Jahre 1923 (Inflationszeit) ein weit kleinerer, aber doch deutlicher zweiter Gipfel zu erkennen ist.

In einer experimentellen Arbeit über die Folge unnatürlicher Lebensweise studiert Stieve die Wirkung von Giften, besonders Alkohol, ungeeigneter Ernährung, und zwar nicht nur zu geringer, sondern auch zu reichlicher Kost, des Milieus und psychischer Faktoren und fördert eindrucksvolle Resultate.

Aus anderen Ländern ist lediglich aus Finnland noch eine erhebliche Zunahme zur Zeit des roten Aufruhr bekannt. Über ein vermehrtes Amenorrhöeauftreten in Frankreich, England, Spanien, Italien, Amerika ist in der deutschen Literatur nichts bekannt geworden. Vielleicht spielen hier die damals besonders schlechten Verhältnisse im wissenschaftlichen Austauschverkehr eine Rolle, aber auch das sorgsame nachgeholte Studium aller bedeutsameren Fachzeitschriften des Auslandes aus den letzten 10 Jahren hat nichts derartiges feststellen lassen.

g) **Die endokrinen Drüsen** spielen in der Genese der Amenorrhöe eine nicht unwichtige Rolle. Wie sich die Amenorrhöe in die übrigen Zyklusstörungen einfügt, ist in früherer Zusammenstellung in Abteilung I des 2. Teiles zu finden. Kocher (Bern) fand unter 75 Basedowfällen eine große Anzahl (etwa 51) von Amenorrhöe, Dunn (München) unter 54 18mal, Kundmüller (Erlangen) unter 42 Basedowfällen 17mal Amenorrhöe, Meyerdierks (Kiel) unter 98 Basedowfällen 32 mit abgeschwächter, zu seltener Regel bis zur Amenorrhöe. Auch das Myxödem hat je nach der Stärke der Hypothyreose Amenorrhöe im Gefolge.

Unter den Erkrankungen der Hypophyse steht die Dystrophia adiposo-genitalis als wichtigste Form obenan. Es gehört direkt zum Bilde des Hypopituitarismus, daß eine Atrophie des Genitales und ein Ausfall des Zyklus, also eine Amenorrhöe 2. Grades besteht. Inwieweit das Zwischenhirn in der Ätiologie der Dystrophia adiposo-genitalis eine Rolle spielt, ist noch nicht genügend zu sagen. Der abnorme Fettansatz, die starke Erhöhung der Kohlehydrattoleranzgrenze im Gegensatz zur Herabsetzung der Zuckertoleranz bei Ovarialinsuffizienz (Dietrich), die Polydipsie und Polyurie sind weitere für die Diagnose wichtige Zeichen. Aber auch bei der Akromegalie, besonders aber bei der hypophysären Kachexie (Simmondssches Krankheitsbild) kommt Amenorrhöe vor.

Bei Morbus Addison fand Lewin unter 123 Fällen 11mal Amenorrhöe.

h) Die Zahlen der Amenorrhöe, wie sie bei **psychischen Erkrankungen** beobachtet werden, sind im 1. Kapitel einzusehen. Es wird immer wieder berichtet, daß durch starke Gemütsbewegung, insbesondere plötzlich einsetzende schwere psychische Insulte, Amenorrhöe vorübergehender Art herbeigeführt werden kann. Überblickt man das Ursachengebiet der Amenorrhöe, so erscheint es im Einzelfall zweifellos sehr schwer, die psychische Ätiologie einer Amenorrhöe zu beweisen. Andererseits wird vielfach betont, so neuerdings von Graves, daß durch den Ausfall der Eierstocksfunktion eine Verminderung weder der intellektuellen Energie und Produktivität noch der auf wohl ausbalanzierten physischen Reflexen beruhenden Geschicklichkeit eintritt, wovon Graves sich durch vertrauliche Beobachtungen an Schriftstellerinnen, Artistinnen, Sängerinnen, die ihre Ovarialfunktion verloren hatten, überzeugen konnte. Immerhin läßt sich nicht leugnen, daß bei vielen

Patienten, bei denen eine primäre oder sekundäre Eierstocksinsuffizienz mit Amenorrhöe und Ausfallserscheinungen auftritt, das Triebleben eine Veränderung erfährt. Der Ehrgeiz läßt vielfach merklich nach, auch Eigensinn, Verschlossenheit, eine gewisse Empfindlichkeit und Reizbarkeit können sich einstellen.

Die **Begleiterscheinungen der Amenorrhöe** sind zum Teil besprochen. Das Ausbleiben der Zyklusblutung ist für sich schon ein Symptom eines Funktionsausfalles im Keimplasma. Dieses Symptom kann in jeder Beziehung allein bleiben. Die Patienten können sich durchaus wohl fühlen, eine besondere primäre Erkrankung, die für die Amenorrhöe verantwortlich zu machen wäre, kommt hier nicht in Frage und auch von seiten des Genitales lassen sich selbst durch feine Palpationsmethoden und durch die Prüfung des Scheideninhaltes keine Abweichungen vom normalen Verhalten bei zyklusgesunden Patienten gleichen Alters nachweisen. Es handelt sich bei diesen Fällen um die Gruppe der oben als leicht bezeichneten Amenorrhöe. Zu dieser Gruppe gehören aber auch diejenigen Fälle, bei denen von seiten des Genitales keinerlei Störungen zu finden sind, die aber irgendeine primäre Erkrankung haben, über deren Charakter gerade eben ausgiebig gesprochen ist. Es gehört also zur Diagnose der Amenorrhöe nicht nur die einfache Genitaluntersuchung und Beurteilung, sondern als viel wesentlicherer Faktor das Beurteilen des Körperzustandes und seiner einzelnen Organe. Unter diesen ist die beginnende Lungenerkrankung wohl die praktisch bedeutsamste. Durch sie kann die Müdigkeit, Abgeschlagenheit, Arbeitsunlust, Kopfschmerzen, Abmagerung usw. herbeigeführt werden. Es ist besonders deshalb bei jedem Fall von Amenorrhöe ohne sonst erkennbare befriedigende Ursache neben allem anderen die Lunge exakt zu untersuchen. Die Zahl dieser leichteren Amenorrhöe (1. Grades) beträgt, wie schon früher erwähnt, etwa $1/2 - 2/3$ der gesamten Amenorrhöefälle.

Der kleinere Anteil der Amenorrhöefälle zeigt außer der Amenorrhöe auch typische „Ausfallserscheinungen". Über diese Ausfallserscheinungen ist bei der Kastration schon ausführlich gesprochen worden. Es bedarf hier im wesentlichen nur eines Hinweises auf das dort Gesagte. Alle die dort angegebenen Zeichen können auch bei der Amenorrhöe 2. Grades in allen verschiedenen Stärkegraden hervortreten. Das bezieht sich sowohl auf die Begleiterscheinungen am Genitale, wo, wie oben schon erwähnt, verschieden starke Schrumpfungserscheinungen auftreten, als auch auf die verschiedenartigen somatischen Zeichen. Dazu wäre folgendes kurz zu sagen:

Das allgemeine Äußere der Patienten kann leicht durch besonderen Fettansatz oder andersartige Verteilung auch nur geringfügigen Fettes etwas Alterndes bekommen. Die Frische und Jugendlichkeit der Züge kann verschwinden.

Der Blutdruck erfährt leicht eine kleine Erhöhung. Das Gefäßnervensystem ist zweifellos erheblich labiler und empfindlicher und leichter zu vasomotorischen Reaktionen geneigt als unter normalen Verhältnissen. Jedoch kann das vegetative Nervensystem auch völlig normale Werte aufweisen.

Von den Stoffwechselsymptomen ist ein vermehrter Fettansatz als durchaus möglich, aber nicht charakteristisch zu erwähnen. Über den Eiweißstoffwechsel ist bei Amenorrhöe besonderes nicht bekannt. Für den Zuckerstoffwechsel gilt vielfach die geringe Herabsetzung der Zuckertoleranzgrenze und leichteres Auftreten der alimentären Glykosurie. Die Cholesterine des Blutes sind leicht vermehrt. Über Kalium- und Kalziumgehalt bestehen noch etwas widersprechende Angaben, jedoch kann man feststellen, daß im allgemeinen bei der Amenorrhöe der Blutkalk erhöht ist. Heyn fand unter 10 Fällen den Mittelwert von 12,9 mg% gegenüber dem Durchschnitt von 11,5 mg% bei normalen. Das Kalium ist nach Schultze häufig bis auf 14 mg% herabgesetzt. Über das Verhalten des Grundumsatzes bei Amenorrhöe gehen die Ansichten noch auseinander; es ist zweifellos, daß ein gleichmäßiges Verhalten nicht besteht, sondern je nach der Ätiologie und der Schwere des Falles wechselt. Insbesondere spielt die Schilddrüse, daneben auch die Hypophysenfunktion in diesem Zusammenhang eine Rolle.

Zu dem über die psychischen Zeichen bei der Kastration Gesagten ist nichts Wesentliches hier hinzuzufügen. Auch das über die endokrinen Drüsen Mitgeteilte entspricht dem für die Amenorrhöe Gültigen. Nur ist möglicherweise der Grad des Funktionsersatzes durch diese Drüse ein verschieden starker und infolgedessen sind auch die morphologischen und funktionellen Ausgleichserscheinungen der endokrinen Drüsen wechselnd.

Die Beurteilung des Symptoms der Amenorrhöe im einzelnen Fall, mit anderen Worten die **Diagnose** des zur Amenorrhöe führenden Zustandes hat sich nach dem bisher Dargestellten nicht nur auf das Genitale zu beschränken, sondern unbedingt eine exakte Durchuntersuchung des gesamten Körpers zu erfordern; denn nur in einer kleinen Gruppe von Fällen gehört das Bild der Amenorrhöe vor das Forum des Nur-Gynäkologen, meistens verlangt es eben den universellen Arzt, der sich speziell mit der Gynäkologie beschäftigt. Wenn dieser Gesichtspunkt genügend betont wird, braucht über die Beurteilung des Amenorrhöesymptoms dem bisher Gesagten nichts weiter hinzugefügt zu werden.

Auch über die **Prognose** des die Amenorrhöe bedingenden Krankheitsbildes ist alles dem unter Ursache und Begleiterscheinungen des Symptomes zu entnehmen. Viele Fälle heilen in relativ kurzer Zeit aus und der Zyklus stellt sich spontan wieder her. In anderen Fällen dauert der Ausfall der Zyklusfunktion mehrere Monate, ja es ist oben berichtet worden, daß Kurtz als Maximum eine 47 monatliche Dauer einer Amenorrhöe ohne wesentliche Schäden für das weitere funktionelle Verhalten des Genitales beobachtet hat. Wichtig ist für die Prognosestellung jedoch die Differenzierung der Fälle in leichte und schwere, in solche ohne und auch mit ovariellen Ausfallserscheinungen. Solange die vegetative Ovarialfunktion, also insonderheit der Turgor und die Größe von Uterus, Tube und Scheide erhalten ist, ist die Prognose günstig zu stellen. Bei den Fällen mit generativer und vegetativer Ovarialinsuffizienz, also denen, die das Amenorrhöesymptom auch mit noch weiteren Ausfallserscheinungen kombinieren, spielt die primäre Ursache für die Prognose eine ausschlaggebende Rolle. Es hat deshalb die Prognosestellung in allererster Linie das primäre Krankheitsbild, als die Ursache der Keimplasmainsuffizienz ist, zu beurteilen und das genitale Begleitsymptom als abhängig von dessen weiterem Verlauf zu betrachten. Hofstätter hat die Prognose der Amenorrhöe genauer studiert; er gibt folgende Zahlen von rein funktionellen Amenorrhöefällen:

15.—18. Jahr 139 Fälle 64% Heilung (regelmäßiger Zyklus oder Gravidität)
18.—24. „ 329 „ 91% „
24.—33. „ 242 „ 84% „
33.—44. „ 120 „ 56% „

Nach dem 36. Jahre sind die Aussichten auf eine Heilung der Amenorrhöe gering, in der ersten Hälfte der Geschlechtsreife gut, wenn keine schweren Allgemeinschäden vorliegen.

Die Therapie der Amenorrhöe. Eine eingehende Besprechung der Gründe für das scheinbare oder wirkliche Ausbleiben der Schwangerschaftsvorbereitungsfunktion hat darüber orientiert, daß eine außerordentliche Mannigfaltigkeit besteht. Es ist selbstverständlich, daß auch die Therapie vor eben so mannigfachen Aufgaben steht. In allen den Fällen, in denen das Ausbleiben der generativen Funktion Folge körperlicher Störungen ist, haben die therapeutischen Bemühungen sich diesen Störungen mit voller Aufmerksamkeit zu widmen. Nicht nur die konsumierenden Erkrankungen, z. B. die Lungentuberkulose, die Stoffwechselstörungen, die endokrinen Krankheitsbilder und vieles andere mehr sind Angriffspunkte der Behandlung, sondern auch die Lebensweise, die tägliche Beschäftigung, die Nahrung, der Wechsel von Ruhe und Arbeit, der Schlaf und anderes müssen beachtet und geregelt werden. Es ist durchaus nicht immer das Ziel der Behandlung, die generative Funktion wieder in Gang zu bringen. Gar nicht selten ist die Amenorrhöe eine Schonungsmaßnahme des Körpers, die nur mit Nachteil und Schaden geändert werden kann. In vielen anderen Fällen ist das Schonungsprinzip nicht so hervorstechend. Die Patienten haben aber außer dem Ausbleiben der Regel keinerlei Beschwerden, irgendein Schaden für die Gesundheit der Patientin läßt sich aus einer zeitlich begrenzten Amenorrhöe kaum herleiten. Die Kriegserfahrungen haben hierüber aufgeklärt. In solchen Fällen bedarf die Amenorrhöe gar keiner Behandlung. Bei geeigneter Lebensweise und sonstiger Körpergesundheit stellt sich die zyklische Reifefunktion von selber wieder ein. Nötig ist nur, die Patienten vor falschen Vorstellungen und abwegigen Bewertungen zu bewahren. Eine klare Auseinandersetzung der Situation nach eingehender und exakter Untersuchung des Gesamtkörpers ist in solchen Fällen das einzig nötige therapeutische Mittel.

Es bleiben aber eine Reihe von Fällen übrig, in denen nicht nur der generative Anteil, sondern auch die vegetative Keimdrüsenfunktion geschädigt wird, also die Fälle der Amenorrhöe II⁰, und unter ihnen sind wieder diejenigen zu unterscheiden, in denen diese Keimdrüseninsuffizienz Folge einer Krankheit oder eines Schadens im Körper ist und solche, in denen sie primär als konstitutionell bedingte Eierstocksschwäche auftritt. Die Therapie in diesen schwereren Fällen der Amenorrhöe hat im wesentlichen dreierlei Aufgaben zu erfüllen: Die Beseitigung der Ausfallserscheinungen, das Aufhalten der Schrumpfungsvorgänge im Genitale und das Herbeiführen wieder besseren Wachstums dieser Organe, schließlich die Herbeiführung der zyklischen Funktion. Wir sind leider therapeutisch noch nicht so weit, um für jede dieser Aufgaben spezielle Mittel zur Verfügung zu haben; wir können höchstens die sog. Ausfallserscheinungen von den beiden anderen, der Verbesserung der vegetativen und generativen Eierstocksfunktion trennen, insofern als jene Ausfallserscheinungen nicht rein spezifischer Natur sind, sondern vielfach auf vasomotorischer Grundlage oder Störungen im Stoffwechsel beruhen. Für die Ausfallserscheinungen sei im wesentlichen auf das beim natürlichen Klimakterium Gesagte hingewiesen. Des weiteren deckt sich die Besserung der Ausfallserscheinungen mit der Besserung der Eierstocksfunktion im ganzen. Es drängt für die Behandlung der Amenorrhöe deshalb alles zu der Frage: „Welche Mittel stehen uns zur Verbesserung der Eierstocksfunktion zur Verfügung?"

a) **Die Eierstocksersatztherapie.** Leider sind wir noch sehr weit entfernt von einer restlosen Lösung dieser Frage; immerhin jedoch hat man das rein empirische Stadium zugunsten einer besseren Forschungsgrundlage überwunden. Im I. Teil, 5. Abteilung, ist eingehend über das Ovarialhormon und die Methoden seiner Darstellung und seiner Beurteilung gesprochen worden. Die Forderungen, die man an ein Eierstockspräparat stellen muß, sind 1. Anregung des Wachstums hypoplastischer Genitalorgane, 2. Herbeiführung der generativen Funktion, Bereitstellung befruchtungsbereiter Eier und im Falle des Ausbleibens der Befruchtung als Zeichen des abgelaufenen Zyklus die Herbeiführung der Menstruation. Leider erfüllen die vorhandenen Präparate diese Forderungen nur in sehr bescheidener Weise. Für die Fälle der leichten Amenorrhöe ist das Eintreten der Menstruation, nachdem irgendwelche Präparate gegeben sind, nicht eindeutig, da erfahrungsgemäß auch spontan die Eireifung einsetzt. Für die Fälle der schwereren Amenorrhöe bedarf es zum Zustandekommen einer Eireifung zunächst der Wachstumsanregung des hypoplastischen Uterus; nur selten sind Erfolge in dieser Beziehung erzielt. In Zukunft muß die kritiklose Verwendung organotherapeutischer Präparate einer bewußten, exakt begründeten Therapie mit nachweisbar wirksamen Präparaten Platz machen.

Außer dem genitalen Symptom sind weiter oben die Ausfallserscheinungen, in Sonderheit vasomotorische Reizerscheinungen und Stoffwechselveränderungen genannt. Zur Behebung der Ausfallserscheinungen haben sich sehr viele Eistockspräparate schon in relativ geringer Dosis als durchaus brauchbar erwiesen. Über die Verbesserung der Stoffwechselgröße haben erst neuere Publikationen durch besondere Ovarialpräparate berichten können. Es sollen einige Gruppen von Ovarialpräparaten mit einigen kurzen Charakteristika aufgezählt werden.

α) Trockenpräparate. Es handelt sich dabei um die getrocknete und pulverisierte Eierstocksdrüse. Zu ihnen gehört das Oophorin, das 0,3—0,5 g getrocknetes Schweineovar enthält, die Luteintabletten = Trockensubstanz des Corpus luteum des Rindes, Ovaraden (1 Teil Ovaraden = 2 Teilen frischer Ovarien), Ovoglandol (0,5 Tablette = 1 g frischer Drüse) und noch eine Reihe von andern ähnlich hergestellten Mitteln. Auch das Ovowop (Ovarnon), das nach einem bestimmten Trocknungsverfahren (Laqueur) hergestellt ist, gehört in diese Gruppe. Die Dosis in diesen Fällen beträgt 3 mal täglich 2—3 Tabletten; sie ist über 6—10 Wochen hin zu geben. Es ist gelungen, mit dem Ovowop und dem neu von der Firma Freund & Redlich hergestellten Oophorin den Grundumsatz, wie Zondek und Bernhardt, Brugsch und Rothmann, Heyn nachweisen, bis um 24% zu steigern, wenn eine Herabsetzung des Grundumsatzes vor der Behandlung vorgelegen hat. Durch willkürliche Erhöhung der Dosierung gelingt es nicht, die Stoffwechselgröße zu erhöhen, sondern nur eine vorhandene Unterfunktion, wahrscheinlich der Schilddrüse, zur normalen Funktionshöhe zu stimulieren (Heyn). Die Ausfallserscheinungen vasomotorischer Art lassen sich gut beseitigen. Für die Herbeiführung der Eierstocksfunktion liegen die Erfolge nicht so deutlich zutage. Man kann in einem Teil der Fälle die generative Funktion wieder herbeiführen; ob sie nicht auch spontan gekommen wäre, läßt sich sehr schwer und nur durch eine große Zahl kritisch ausgesuchter Fälle sagen. Ausgesprochene Schrumpfungszustände des Genitales haben wir zu einer erheblichen Verbesserung der Durchblutung und Durchsaftung nicht bringen können.

β) Einfache Extrakte des Eierstockes durch Wasser oder Kochsalz unter Befreiung von Eiweiß und Lipoid, wobei gewöhnlich 1 g des wässerigen Extraktes 1 g Eierstockssubstanz entspricht. Hierhin gehören z. B. das Glanduovin und Luteoglandol, auch Corpus luteum-Extrakte z. B. von Freund und Redlich, Parke, Davis & Co. Die früher schon erwähnten Optone von Abderhalden müssen ebenfalls hierher gerechnet werden. Die berichteten Erfolge sind sehr ungleich. 10—20 Injektionen subkutan sollen Erfolg für die Ausfallserscheinungen und für die Herbeiführung der mensuellen Reaktion haben. Im Tierversuch haben sie sich zur Anregung des Wachstums als unbrauchbar erwiesen, eine Brunstreaktion ist nicht zu erzeugen.

γ) Die wässerigen Extrakte aus dem Eierstock und aus der Plazenta nach den im ersten Teil angegebenen Methoden (Zondek, Laqueur) werden neuerdings als Follikulin oder Menformon in den Handel gebracht. Sie sind dosiert nach der sog. Mäuseeinheit, indem jede Ampulle zu 1 ccm 4 Mäuseeinheiten enthält, also genügt, um bei vier kastrierten Mäusen die Brunst herbeizuführen. Ob diese Dosis beim Menschen ausreicht, ist nur vermutungsweise zu sagen. R. Frank rechnet aus, daß, wenn man den Rattenversuch zugrunde legt und auf das Körpergewicht umrechnet, für eine Frau von 50 kg die Hormonstoffmenge aus 2 kg frischen Ovars als Tagesgabe zu verwerten sei. Die Erfahrungen von Zondek mit dem Follikulin lassen aber vermuten, daß eine Umrechnung nach dem Körpergewicht wahrscheinlich falsch ist. Die Präparate sind zu neu, um sich ein eigenes Urteil zu bilden. Eine auf 4 Wochen ausgedehnte fast tägliche Injektionskur soll eine ruhende Uterusschleimhaut wieder zur Funktion bringen und auch das Wachstum des Uterus anregen (B. Zondek). Es wäre ein großer Segen für die vielen Hypoplastischen, wenn diese Hoffnung in Erfüllung ginge.

Von einem wässerigen Extrakt aus der voll funktionierenden Granulosadrüse (hergestellt von Seitz, Wintz und Fingerhut), der als Agomensin im Handel ist, wird ebenfalls von Wachstumsanregung und der Herbeiführung einer als Menstruation angesprochenen Blutung berichtet. Eigene Untersuchungen haben das nicht erzielen können. Im Tierexperiment fehlt der Wachstumsanreiz und die Brunstreaktion.

δ) Als Wachstumshormon ist im ersten Teil auch ein Lipoidkörper genannt, der nach der Methode der Lipoidextraktion aus Plazenta und Eierstock gewonnen werden kann und in Öl löslich ist. Im Experiment kann man wunderschöne Wachstumsanregung erreichen, der Anwendung beim Menschen steht leider immer noch die nekrotisierende Wirkung an der Injektionsstelle entgegen. Die ganz reinen Präparate sollen frei davon sein. Größere Erfahrungen beim Menschen stehen mit diesem cholesterinähnlichen Körper noch nicht zur Verfügung. Ein fettlöslicher Körper, der nach einer ähnlichen Methode von Seitz und Wintz dargestellt wurde, ist als Sistomensin (Luteolipoid) im Handel. Es soll aus dem älteren Corpus luteum hergestellt werden. Es werden einzelne Erfolge zur Regulierung unregelmäßiger Blutungen berichtet (s. Hermanns Mitteilungen über die Wirksamkeit eines Lipoidkörpers). Ob diese auf eine Anregung des Muskelwachstums an der Gebärmutter oder auf irgend unspezifische Angriffspunkte zurückzuführen sind, ist schwer zu sagen; die vermeintlichen Erfolge sind noch nicht genügend differenziert. Sowohl das Agomensin wie auch das Sistomensin kommen als Ampullen zur Einspritzung und auch als Tabletten in den Handel.

Um den Eierstocksstoff besonders wirksam zu bekommen, haben einige Autoren versucht, das Ovarium bestimmter Fälle zu nehmen. Recasenz und Girol wählten den Eierstock von myomoperierten Patienten, weil sie diesen für besonders aktiv hielten. Französische Autoren, Pierra und Jouve, berichten von Versuchen mit Hodenextrakt

„Extrait complementaire", in denen hypoplastische Genitalien zu besserem Wachstum angeregt wurden. Schließlich sei noch erwähnt, daß bestimmte Kombinationen verschiedener Eierstockspräparate oder mit dem Stoff anderer endokriner Drüsen im Handel sind, von denen ebenfalls Erfolge berichtet werden, z. B. von Thelygan (steriler wässeriger Auszug aus Kuhovarien, außerdem Extrakt aus Schilddrüse, Thymus und Nebenniere und 0,02 Yohimbin) oder Bab' Tabletten.

Leider können wir heute noch nicht klar das Gebiet der Ovarialersatztherapie übersehen. Exakte Mitteilungen mit guter Auswahl der Fälle, genügend langer Beobachtung mit guter klinischer Nachuntersuchung (Grundstoffwechsel, Kontrolle des Uteruswachstums, exakte Registrierung der Zyklusfolge) werden in absehbarer Zeit voraussichtlich manches der hier genannten Präparate ausschalten lassen. Dann wird es hoffentlich auch möglich sein, die Frage zu lösen, wo die einzelnen angreifen, ob direkt das Keimplasma wieder zu besserer Funktion angeregt wird oder ob es im wahren Sinne durch die zugeführten Stoffe nur ersetzt und vielleicht dann erst recht insuffizient wird.

Für den Dauererfolg der Substitutionsbehandlung ist gerade die Anregung des im Körper der Patientin vorhandenen Eierstockgewebes von allergrößter Wichtigkeit.

b) Neben der Verwendung von Eierstockssubstanzen, wie sie irgendwie aus dem Organ hergestellt werden, verwendet man seit mehreren Jahrzehnten auch die Überpflanzung von Eierstocksgewebe. Die technische Seite der Transplantation und ihre sehr verschiedenartige Methodik soll im einzelnen hier nicht auseinander gesetzt werden; uns interessiert die Frage: gelingt es durch Einbringung von Ovarialgewebe in den Körper eine ungenügende Eierstocksfunktion anzuregen?

Die größte Mehrzahl der Fälle von Transplantation betrifft Fälle, in denen meist wegen entzündlicher schwerer Zerstörungen der Adnexe bei jüngeren Frauen sämtliches Ovarialgewebe operativ entfernt werden mußte, der Uterus aber häufig zurückblieb. Um in diesen Fällen schwerere Ausfallserscheinungen zu vermeiden und auch die Regel zu erhalten, evtl. eine Schwangerschaft zu ermöglichen, hat man von dem entfernten Ovarialgewebe verschieden große Scheiben und Gewebsstücke teils in die Muskelscheide des Rektus, teils in das Parametrium, ins Netz oder ins Unterhautfettgewebe implantiert. Von französischen Autoren, insbesondere Tuffier und auch von dem Amerikaner Estes jun. ist das Ovarialstück in die Uteruswand so implantiert, daß ein Teil der Oberfläche in das Cavum uteri hineinsah. Dieses Autotransplantat heilt häufig gut ein, die Regel kehrt wieder oder bleibt erhalten, in einigen Fällen ist Schwangerschaft beobachtet worden. Es soll über diese Autotransplantationen hier nicht weiter berichtet werden. Unterberger hat für Deutschland, Martin die neuere Weltliteratur, Hartmann für Frankreich die Erfolge und Berichte zusammengestellt. Auch in einer Reihe von anderen Arbeiten ist eingehender über Literatur und eigene Erfahrungen mit Autotransplantaten berichtet worden. Die Gewebsstücke heilen häufig gut ein und scheinen für einige Jahre, $3^1/_2$ bis höchstens 5, funktionsfähig zu bleiben. Wie aus der Funktion abzulesen ist, scheint auch Eireifung im zyklischen Wechsel vom transplantierten Keimplasma geleistet werden zu können. Wenn es aber irgendwie möglich ist, so soll man statt der Autotransplantation lieber kleine Ovarialreste in situ erhalten. Bei Adnextumoren gelingt es durch entsprechende Freipräparierung der entzündlichen Tuben und Resektion eitriger Ovarialteile genügend Eierstocksmaterial in seiner Gefäßverbindung zu belassen. Auch bei Ovarialtumoren, selbst großen Zysten, kann man gewöhnlich vom Hilus aus Rindenteile abschälen, vereinigen und so noch funktionsfähiges Ovarium konservieren.

Für die Behandlung der funktionellen Amenorrhöe bei erhaltenem Ovar läßt sich die Autotransplantation natürlich nicht anwenden. Für diese Fälle und auch für solche, wo Autotransplantat nicht zur Verfügung steht, bleibt nichts übrig, als Ovarialgewebe von einer Frau auf die andere zu übertragen (Homoiotransplantation). Selbstverständliche Voraussetzung ist, daß die Spenderin keine übertragbaren Krankheiten hat. Hier wird als selbständige Operation Eierstocksgewebe in kleinen flachen Scheiben aus dem Rindenbereich des Organs in die Rektusscheide oder an andere, zur schnellen Vaskularisierung geeignete Plätze übertragen. Diese Homoioplastik ist vielfach ausgeführt worden. Sie ist bei weitem nicht so sicher und erfolgreich wie die Autotransplantation. Es ist jedoch der biologische und histologische Beweis erbracht, daß auch fremde Ovarien einheilen, Eier reifen lassen und Corpora lutea bilden, ja daß sogar eine Schwangerschaft zustande kommen kann; die Lebensfähigkeit dieser Ovarialstücke ist jedoch zeitlich begrenzt. Das beste in letzter Zeit publizierte Material über Homoioplastik stammt von Sippel aus der Bummschen Klinik. Er hat unter 48 Fällen von Hypoplasie, Infantilismus und Kastrationsfolgen 17 mal Erfolge gehabt. Die Ausfallserscheinungen konnten gut verhütet werden; vereinzelt findet man auch eine prägravide Umwandlung der Uterusschleimhaut, jedoch kommt es selten zur Ausreifung der Eier, auch erlischt die Funktion des Transplantats schon nach wenigen Monaten. Es ist möglich und wahrscheinlich, daß die Funktion des eigenen Ovars durch das transplantierte angeregt wird. Wie Wolff und Zondek nachweisen konnten, kann man Ovarien durch Einfrieren längere Zeit gebrauchsfähig aufbewahren und bis zu 14 Tagen konservieren. Es ist möglich, daß durch einen systematischen Ausbau die Homoioplastik einen spezifischen oder unspezifischen Anreiz für das körpereigene Ovarialgewebe zu geben imstande ist. Vorläufig dürfen wir große Hoffnungen auf diese Behandlungsmethode nicht setzen.

Die Heterotransplantation, d. h. die Übertragung tierischer Ovarien in den menschlichen Körper hat keine Erfolge erzielt.

c) Durch die Auswertung der Funktionsänderungen in den anderen Organen bei Ausfall der Eierstocksfunktion ist es berechtigt, auf dem Umwege über diese Organe die Funktionsfähigkeit der Ovarien wieder zu bessern. Nicht nur deutliche Funktionsstörungen der Schilddrüse können eine günstige Beeinflussung durch Schilddrüsensubstanz erfahren, sondern auch solche Fälle, in denen der Grundumsatz erheblich verringert ist, können durch Aufbesserung und Anregung der Schilddrüsenfunktion zum mindesten den Stoffwechsel ändern und so für die Wiederherstellung der Eierstocksfunktion ein günstiges Terrain schaffen. Eine vorsichtig dosierte, ärztlich überwachte Schilddrüsensubstanztherapie ist bei Amenorrhöe unter bestimmten Voraussetzungen gut begründet. Auch die Hypophysenmedikation findet insbesondere bei Jugendlichhypoplastischen mit dem adiposodystrophischen Typ guten Boden. Hofstätter empfiehlt bei entsprechend ausgesuchten Amenorrhöen die Hypophysentherapie (10—15 Injektionen à 1,0 Hypophysin oder ein ähnliches Präparat) als sehr wirksam. Unter besonders ausgesuchten Bedingungen von Hungerzuständen, postinfektiösen Kachexien usw. könnte eine Insulinmasttherapie gute Dienste tun.

d) **Als nichtspezifisches Mittel** werden die sog. Emenagoga genannt: Salizylsäure und Salipyrin, Aloe, Kalium permanganicum (täglich 3—4 mal 0,1 g in Pillen), der Petersilienkampher (Apiol) in Gelatinekapsel à 0,0025, die Tangkuiwurzel (Eumenol) 3 mal täglich einen Eßlöffel, das Methylhydrastinin (Amenyl) 2 mal täglich eine Tablette à 0,05 g und das Yohimbin (Menolysin). Es ist wahrscheinlich, daß alle diese Präparate eine Hyperämisierung der Unterleibsorgane herbeiführen und so manchen Erfolg bedingen. Eine kritische Durcharbeitung dieser Mittel fehlt völlig.

e) **Alle Mittel, die auch sonst eine Hyperämisierung des Unterleibs herbeizuführen imstande sind**, können gerade durch die Hyperämisierung auch das Keimplasma zu besserer Funktion anregen. Eine systematisch durchgeführte und der Eigenart des Körpers angepaßte Bäderkur, wobei die eisenhaltigen Sol- und Moorbäder bevorzugt werden, hat zweifellos oft guten Erfolg. Außer lokaler Hitzeapplikation durch heiße Scheidenspülungen, Thermosonden, Wärmebirnen hat vor allem die Diathermie der Unterleibsorgane gute Erfolge: eine Rektalelektrode und die großen flachen Elektroden schräg vorn am Bauch, so daß die Ovarien vom durchgehenden Strom hauptsächlich getroffen werden und eine Erwärmung bis zu 40—42° erfahren können.

Stauungen der Portio, digitale und elektrische Massage der Genitalorgane werden gelegentlich empfohlen; mir scheint, man soll mit diesen Methoden schon aus psychischen Gründen vorsichtig sein.

f) **Als Mittel zur lokalen Funktionsanregung des Genitales** sind außer dem elektrischen Strom zu erwähnen

α) **der Intrauterinstift.** Er wird von einigen Autoren als Fremdkörperstimulans und Anreger von Uteruskontraktionen erwähnt (A. Martin, Rieck). Er kann nur in der Hand sehr sorgsamer Ärzte und bei sehr zuverlässigen Patienten Gutes stiften. Der Intrauterinstift hat ein großes Schuldkonto durch Endometritis und parametrane Infektionen mit evtl. Folgeerscheinungen (s. auch Guggisberg),

β) **die Abrasio mucosae** (Hofstätter, Novak, Graff). Diese Autoren geben an, daß insbesondere bei jugendlichen Amenorrhöen die Reifefunktion des Keimplasmas wieder angeregt wird und regelmäßige Zyklen sich durch die jedesmalige Menstruation anzeigen. Fälle nach dem 35. oder 38. Jahr haben keine Aussicht auf Erfolg mehr. Die Abrasio wirkt durch die infolge der Verletzung angeregte Reparationshyperämie. Auch später werden wir die Abrasio als Stimulans der Genitalfunktion kennen lernen. Es ist jedoch gerade bei den amenorrhoischen Fällen Vorsicht in der Anwendung der Abrasio geboten, da die ungenügend stimulierten Genitalwege leichter auf Infektion reagieren.

g) Eine für die Zukunft aussichtsreiche Methode, die erlahmte Keimplasmafunktion wieder anzuregen, haben wir mit großer Wahrscheinlichkeit in der **Stimulationsbestrahlung des Eierstocks** und vielleicht auch anderer Organe des Körpers zu sehen. Thaler, Flatau, Sippel, Wagner und Schönhof, Wieloch u. a. berichten, daß sie in einer größeren Anzahl von Amenorrhöefällen durch eine Bestrahlung mit 3—10% HED (100% HED = 600 R) die Keimplasmareifungsfunktion für längere Zeit wieder in Gang zu bringen imstande gewesen sind. Seitz stellt die Erfolge tabellarisch zusammen und findet als Ergebnis, daß es durch die so bezeichnete stimulierende Reizbestrahlung in etwa 50% der Fälle von Amenorrhöen und zu seltener Regel gelingt, die mensuellen Prozesse wieder in regelmäßige Bahnen zu lenken. Auch hier soll man ältere Fälle, d. h. über 35 Jahre, ausschalten, weil die Erfolgsaussicht gering ist. Selbstverständlich ist eine sehr exakte Auswahl der Fälle nötig, indem alle beeinflußbaren primären Krankheitszustände ausgeschaltet werden müssen und nur diejenigen Fälle der Behandlung unterworfen werden dürfen, bei denen eine im wesentlichen konstitutionell bedingte Funktionsermattung im Keimplasma vorhanden ist. Alle primären Amenorrhöen bei Jugendlichen sind ebenfalls kein sehr aussichtsreiches Betätigungsfeld, wenn außer der Amenorrhöe noch die Hypoplasie der Genitalien vorhanden ist.

Jedoch muß mit aller Schärfe darauf hingewiesen werden, daß wir auch in den Referaten von Nürnberger und Martius noch nicht sicher darüber beruhigt sind, daß spätere Schwangerschaften nicht eventuell doch eine auf die Röntgen-Schwachbestrahlung zurückzuführende Keimschädigung erleben. Wir können heute noch nicht von einer abgeschlossenen Methodik sprechen, sondern sind noch im Versuchsstadium.

Über die Anwendung der Hypophysenbestrahlung bei Amenorrhöe ist heute mehr als eine Andeutung nicht zu geben. Boraks und Groedels Bemühungen bei Klimakterischen könnten eventuell auch hier in Anwendung kommen.

Zum Schluß der therapeutischen Besprechungen kann ich aber nicht unterlassen, noch einmal auf die Kompliziertheit der Amenorrhöegenese aufmerksam zu machen und als wichtigstes Erfordernis vor die vielen besprochenen Therapiemethoden den Satz zu setzen, daß es für die Anregung einer ungenügenden Keimplasmafunktion in allererster Linie darauf ankommt, den Gesamtkörper, den Träger und Ernährer des Keimplasmas in möglichst günstige Lebensbedingungen zu bringen: Gut dosierter Schlaf, gut dosierte Ernährung, regelmäßige Darmtätigkeit, Licht und Sonne (wenn nicht anders möglich auch künstliche Sonne), gute Muskeltätigkeit in gesundem Sport und Gymnastik, Fernhalten allzu großer Erschütterungen vom seelischen Erleben, das sind einzelne Stichworte, deren Erfüllung angestrebt und in erster Linie versucht werden muß. Erst zur Ergänzung und Unterstützung ist unter den angegebenen Methoden für die behandlungsbedürftigen Fälle auszuwählen.

C. Die Abweichungen im Zyklustempo.

Bei der Diskussion der ursächlichen Beziehungen im Ablauf des mensuellen Zyklus ist es klar geworden, daß das Tempo des Zyklus eine Funktion des reifenden und reifen Keimplasmas ist. Es ist also durchaus logisch, wenn, nachdem im vorhergehenden Abschnitt über den völligen Ausfall des ovariellen Eireifungszyklus mit den Folgeerscheinungen der Amenorrhöe eingehend berichtet wurde, jetzt diejenigen leichteren Störungen eine nähere Beleuchtung finden, die im Ablaufstempo der Vorgänge ihr wesentliches abweichendes Merkmal haben.

Bevor das Ursächliche der Tempoabweichungen näher beleuchtet wird, soll erst über das Vorkommen berichtet werden. Stellt man das einer größeren gynäkologischen Ambulanz zugehende Material nach den Angaben, die über den Regeltypus in Bezug auf das Tempo seiner Wiederkehr gemacht werden, zusammen, so ergeben sich folgende Feststellungen:

Tempo resp. Dauer der Zyklen	Poliklinische Freisprechstunde der Univ.-Frauenklinik Kiel 1924	Privatsprechstunde Kiel	Poliklinische Freisprechstunde der Univ.-Frauenklinik Kiel 1925	Privatsprechstunde Kiel
4 Wochen	3178	304	3266	368
3 Wochen	81	13	124	13
4—5 Wochen	129	15	116	9
3—4 Wochen	235	25	210	38
Über 5 Wochen	127	13	110	10
Unter 3 Wochen	33	3	84	9
Ganz unregelmäßig	192	9	200	15

Man sieht daraus, daß etwa $1/4$ aller gynäkologischen Patientinnen, soweit sie überhaupt einen Regelzyklus zeigen, Unregelmäßigkeiten im Ablauf des Tempos haben. Im VI. Abschnitt des I. Teils ist berichtet, daß nach dem vorliegenden, jedoch nicht sicher einwandfreien Material etwa $1/5$ aller geschlechtsreifen Frauen unregelmäßiges Regeltempo zeigen. Sucht man Beziehungen zwischen dem Regeltempo und Erkrankungen des Körpers herzustellen, so kann man beobachten, daß kräftige, normale, gesunde Menschen nur selten zeitliche Unregelmäßigkeiten im Zyklus haben. Nach dem Material der Ambulanz in Kiel war die Ursache der Tempoanomalien in $18,4\%$ in einer Hypoplasie des Genitales zu finden, in $14,9\%$ lagen die Zeichen des beginnenden Klimakteriums vor, in $47,4\%$ fanden sich entzündliche Veränderungen im Becken und in $19,3\%$ ließen sich chronische Allgemeinschädigungen des Gesamtkörpers nachweisen (Heyn).

Verschaffen wir uns eine Übersicht über das klinische Material der Klinik (Kiel 1923—1925), so läßt sich daraus folgendes Ergebnis ableiten:

Gesamtzahl (auf alle klinisch-gynäkologischen Aufnahmen in gebärfähigem Alter berechnet) der Tempo-Anomalien des Zyklus $= 20\%$. Diese verteilen sich unter sich auf

Myome	zu $12,6\%$	Ovarialzysten und Tumoren	zu $5,0\%$
Enteroptose, Lageanomalien	„ $8,2\%$	Endometritis (echte)	„ $1,6\%$
Hypoplasien	„ $9,6\%$	Uteruspolypen	„ $1,0\%$
Entzündliche Adnextumoren	„ $37,5\%$	Carcinoma colli uteri	„ $1,0\%$
Beginnende Klimax	„ $17,5\%$	Allgemeine Schäden	„ $6,0\%$

Aus der Literatur lassen sich keine Erfahrungen berichten, da eine strenge Scheidung der „Menorrhagien" dem Tempo nach nur in sehr unvollkommener Weise existiert. Erst wenn ein großes Material zusammengestellt ist, wird man eine vollkommene Übersicht über die Ursache der Tempoverschiebungen bekommen und für die einzelnen Ursachen auch Zahlenbelege heranführen können. Bis dahin müssen wir uns mit mehr Richtung gebenden Andeutungen und allgemeinen Auseinandersetzungen begnügen. Es soll versucht werden, eine allgemeine Übersicht über die Ursache und die Pathogenese der Tempoverschiebungen kurz zu geben.

1. Die primäre Schwäche des Keimplasmaparenchyms.

Die Annahme einer primären Schwäche des reifenden und reifen Keimplasmaanteils läßt sich anatomisch nicht direkt beweisen, jedenfalls existieren bisher keine Beobachtungen darüber, daß die reifenden Follikel oder das Corpus luteum in den Fällen zu schnellen oder zu langsamen Zyklusablaufes irgendwie faßbare Veränderungen zeigen. Es läßt sich nur indirekt der Schluß auf eine funktionelle Schwäche ziehen. Die Beweise sind verschiedenartig und lassen sich in folgende Gruppen bringen:

a) Über $1/3$ aller zeitlichen Regelanomalien fallen in die Zeit vor dem 20. Jahr und nach dem 40. Jahr. Es ist also ausgesprochen die Zeit, in der das Keimplasma seine Reifungsperiode beginnt und sich gegenüber dem Soma erst durchsetzen soll. Und andererseits erkennt man die Zeit, wo die Zyklusfunktion im Abklingen begriffen ist und begreiflicherweise damit auch vorzeitige Schwäche aufweisen kann.

b) Insbesondere bei den jugendlichen Zyklustempostörungen findet man noch andere Zeichen, die auf eine ungenügende Hormonkraft des Keimplasmas hindeuten. Es ist schon in der Einleitung dieses ganzen Abschnittes auf die vegetative Funktion der Ovarialhormone hingewiesen und betont, daß das Wachstum, die genügende Durchsaftung und Durchblutung des Uterus und des Beckenzellgewebes vom Eierstock angeregt und abhängig ist. Das Hormon zu dieser Wirkung geht mit großer Wahrscheinlichkeit aus von den in Entwicklung begriffenen wachsenden Follikeln, evtl. auch von den nach der Atresie des Follikels einige Zeit noch hervortretenden hypertrophierten Theca interna-Zellen (sog. interstitielle Drüse, die ja mit großer Wahrscheinlichkeit die Hormonstoffe des Follikelepithels speichern und dem Körper langsam zuführen). Die Folge einer ungenügenden Wachstumsanregung oder auch nur ungenügenden Durchsaftung und Durchblutung des Genitalschlauches ist die Hypoplasie des Uterus in ihren verschiedenen Graden, der derbe stark geknickte Uterus, das straffe, kurze Parametrium, das flache Scheidengewölbe. Wie die Beobachtung lehrt, ist eine Kombination zwischen dieser vegetativen Insuffizienz und der angenommenen, noch zu beweisenden generativen nicht unbedingt nötig, ja, wenn wir nur die einfache spitzwinklige Anteflexion herbeiziehen, findet man eine Kombination von spitzwinkliger Anteflexio und zu häufiger Regel nur in etwa $1/4$ der beobachteten Fälle. Wenn wir aber die Fälle von deutlich nachweisbarer Hypoplasie, wie sie A. Mayer gesammelt hat, berücksichtigen, so findet man die unregelmäßige Regel in 37 von 60 Fällen. Ein Zusammentreffen zwischen der vegetativen Insuffizienz, also Schrumpfungszuständen des Genitalschlauches, und zwischen zeitlichen Zyklusstörungen wird jeder aus seiner eigenen gynäkologischen Erfahrung als wahrscheinlich annehmen.

c) Ein gewisser Zusammenhang zwischen den zeitlichen Regelanomalien und zwischen der Amenorrhöe leichteren und schwereren Grades läßt sich in dem Sinne gar nicht selten beobachten, daß einzelne Typen ineinander übergehen, und zwar von der Amenorrhöe über die zu seltene Regel in die zu häufige Regel und dann erst in die normale Regel. Bei Allgemeinerkrankungen, bei Ernährungsstörungen, in der Rekonvaleszenz chronischer, fieberhafter Erkrankungen, bei endokrinen Störungen und anderen Affektionen läßt sich ein Parallelgehen der Gesundung und der eben genannten Stufenleiter der zyklischen Anomalien gar nicht selten erkennen. Auch bei dem Ausheilen der für die sekundäre Ovarialschädigung so bedeutsamen Unterleibsentzündung (ganz im allgemeinen gesprochen, worunter meistens die Adnexerkrankung zu verstehen ist) findet man eine Änderung des Zyklustempos von der zu häufigen in die regelmäßig 4wöchentliche Wiederkehr der Menstruation. Diese Beobachtungen haben sich als zuverlässig und sicher erwiesen, so daß man aus den genannten Tempoänderungen aus dem unregelmäßigen in den regelmäßigen Typ ein Zeichen der Gesundung des Körpers ablesen kann.

d) Über die näheren Vorstellungen, wie nun eigentlich der Zyklus funktionell geschädigt ist, würden wir Auskunft erhalten können dadurch, daß es gelingen würde, die einzelnen Phasen des Zyklus je für sich zu studieren. Es bestände die Möglichkeit, daß entweder die Sekretionsphase verkürzt, während die Proliferationsphase ungefähr normal lang wie bei 4 wöchentlichem Zyklus ist. Oder es könnten beide Phasen ungefähr gleichmäßig verkürzt sein, der 3 wöchentliche Zyklus sozusagen nur ein kleineres Format des größeren 4 wöchentlichen sein. Es könnte schließlich auch die Follikelphase, d. h. also die Proliferationsphase, zugunsten der Corpus luteum- oder Sekretionsphase die Abkürzung erfahren. Darüber zu entscheiden ist nur möglich, wenn es gelingt, den spontanen Ovulationstermin dieser Fälle festzustellen.

Wie leicht ersichtlich, begegnen derartige Beobachtungen sehr großen Schwierigkeiten, die im wesentlichen in der nicht zuverlässigen Zeitfolge der verfrüht oder verspätet kommenden Regel liegen. Man darf nur solche Fälle heranziehen, in denen ein regelmäßig verkürzter oder verlängerter Typ schon längere Zeit hindurch besteht. Fehlerquellen sind auch dann noch darin gegeben, daß einmalige Beeinflussungen während des Ablaufes des letzten Zyklus durch die ärztliche Untersuchung, die Vorbereitungen zur Aufnahme und zur Operation eine Verschiebung der Phasen durch vorzeitiges Platzen des Follikels oder vorzeitigen Eitod herbeiführen können. Schließlich ist auch hier von Wichtigkeit eine besonders exakte Anamnese unter Ausschluß aller früheren Entzündungsprozesse. Unter Berücksichtigung dieser Fehlerquellen ist es mir gelungen, aus dem stets genau beobachteten und registrierten Material der letzten 15 Jahre 40 Fälle herauszufinden und zusammenzustellen, die eine gleichmäßig 20—22 tägige Zykluswiederkehr hatten und über die letzten Regeln exakte Notizen besaßen, in denen außerdem das Endometrium entweder in Form der abradierten Mukosa oder im ganzen Uterus zur Verfügung stand. Nur in einem Teil der Fälle fand sich auch das zugehörige Ovarialstadium[1]. Es wurde nun nach dem gleichen Prinzip wie bei der normalen Ovulationsbestimmung (s. S. 150) die Endometriumsphase genau bestimmt, auch jetzt bei der Niederschrift des Textes noch ad hoc wieder kontrolliert. Es gelang so, zu folgender Tabelle zu kommen:

	6	7	8	9	10	11	12	13	14	15	16	17	18	19	20	21	22	23
Proliferationsanfang	—	—	—	—	—	—	—	—	—	—	—	—	—	—	—	—	—	—
Proliferationsmitte	—	1	2	2	—	—	—	2	—	—	—	—	—	—	—	—	—	—
Proliferationsende	—	—	—	—	—	3	5	1	2	—	—	—	—	—	—	—	—	—
Sekretion, erster Beginn	—	—	—	—	—	—	—	1	—	1	—	—	—	—	—	—	—	—
Sekretionsanfang	—	—	—	—	—	—	—	—	3	3	2	—	1	—	—	—	2	—
Sekretionsmitte	—	—	—	—	—	—	—	—	1	—	—	1	—	1	—	1	—	—
Sekretionsende	—	—	—	—	—	—	—	—	—	—	—	—	—	—	—	1	3	—

Ein Fall von Status desquamationem am 2. Tag.

Es läßt sich aus der Tabelle ablesen, daß der Übergang des Endes der Proliferationsphase in den Beginn der Sekretionsphase etwa um den 13. Tag liegt; das soll heißen,

---

[1] Der größte Teil dieser Fälle stammt aus meiner Tätigkeit an der Rostocker Frauenklinik (Dir. Geh. Sarwey), wo bei Unregelmäßigkeiten der Regel sehr häufig eine Probeabrasio gemacht wurde.

daß um diese Zeit der reife Follikel in das Corpus luteum sich umzuwandeln beginnt oder noch anders ausgedrückt, der Follikel gewöhnlich zum Platzen kommt. Der Ovulationstermin fällt also bei 4 wöchentlichem Zyklus, wie früher dargetan, auf den 14.—16. Tag, bei 3 wöchentlichem Zyklus auf den 13. Tag. Die Follikelphase oder die Zeit der Endometriumsproliferation dauert demnach vom 6. Tag bis zum 13. Tag, d. h. rund 7 Tage, während sie bei 4 wöchentlichem Zyklus etwa 9 Tage dauert. Die Sekretionsphase dauert bei 3 wöchentlichem Zyklus etwa 8 Tage, während sie bei 4 wöchentlichem Zyklus mit 13 Tagen festgestellt wurde. Daraus geht hervor, daß die Sekretionsphase verhältnismäßig stärker als die Proliferationsphase verkürzt ist oder auf das Ei übertragen, daß die Reifungszeit des Eies im Follikel nur eine sehr geringe Beeinträchtigung, die Lebenszeit des Reifeies jedoch einen früheren Abschluß findet.

Gewiß ist die Zahl der für diese Feststellung zur Verfügung stehenden Fälle noch recht gering und muß entschieden allmählich weiter ergänzt werden. Jedoch muß man aus dem bisher für eine derartige Fragestellung brauchbaren, relativ schwer erreichbaren Material den Schluß ziehen, daß in den vorliegenden Fällen des 3 wöchentlichen Zyklus dadurch die Verkürzung der Zykluszeit zustande gekommen ist, daß das reife Ei früher abstirbt und mit ihm auch die Granulosadrüse und das Nidationsbett im Sinne der Menstruation vorzeitig zugrunde geht.

Das Beispiel am 3 wöchentlichen Zyklus läßt sich für die noch größere Verkürzung und auch für die Verlängerung leider noch nicht durchführen, da genügend zuverlässiges Material selten ist. Die wenigen Fälle, die mir zur Verfügung stehen, sprechen in dem Sinne, daß auch bei stärkerer Verkürzung der gesamten Zykluszeit der Ovulationstermin keine wesentliche Verlegung findet, daß also die weitere Verkürzung wieder der Lebensdauer des reifen Eies zur Last fällt. Bei der Verlängerung des Zyklus dagegen ist der Ovulationstermin stark hinausgeschoben, so daß es hier sowohl zu einer Verkürzung der Corpus luteum- und Sekretionsphase, also der Phase des reifen Eies und zu einer Verzögerung im Ablauf oder auch im Eintritt der Follikelreifungsphase kommt. Jedoch sind diese Feststellungen noch nicht mit der nötigen Zuverlässigkeit zu machen, da einschlägige und verläßliche Fälle nur in noch völlig ungenügender Anzahl zur Verfügung stehen.

Diesen sicherlich nur indirekten Beweisen für die Annahme, die auch die zu häufige Regel für eine Schwäche des reifen Keimplasmas hält, steht die Behauptung gegenüber, daß in der zu häufigen Regel der Ausdruck einer zu starken Eierstocksfunktion zu sehen sei. Ein Beweis für diese Ansicht ist nicht zu erbringen, es sei denn, daß man die hohe Beteiligungsziffer entzündlicher Fälle und die dabei nicht selten zu beobachtende Hyperämie der Genitalorgane heranziehen will. Die toxische Komponente der Entzündung bringt aber viel plausiblerweise eine Schädigung des Keimparenchyms zustande, so daß das einzig mögliche Beweismoment sich besser für die Annahme einer Schwächung des Keimplasmas heranziehen läßt. Die Annahme einer Hyperfunktion geht indirekt auf die alte Pflügersche Anschauung zurück, daß durch die Summation von wachsenden Follikeln Druckwirkungen auf die Ovarialnerven zustande kommen, die ihrerseits eine Gefäßreizung und eine Hyperämie im Genitale bis zum Platzen herbeiführen. Die Summation dieser Reize muß umso eher eintreten, je mehr Follikel gleichzeitig reifen, insbesondere also bei der kleinzystischen Umwandlung des Follikels. Nun läßt sich aber, wie später auseinanderzusetzen sein wird, bei der kleinzystischen Degeneration der Hauptteil der Follikel als atretisch nachweisen. Auch findet man absolut nicht regelmäßig entsprechend der Zahl der Follikel eine verfrühte Regel. Durch die neueren Anschauungen über die Zyklusphasen und ihre zeitliche Gebundenheit an bestimmte speziell sich herausbildende Gewebe (Follikel und Granulosadrüse) ist die alte Pflügersche Anschauung veraltet. Ein letzter Halt wurde ihr durch die Untersuchungen Schickelés zu schaffen versucht, der nun zwar nicht den mechanischen Nervenreiz, sondern die Summation chemischer Reize annahm. Es gelang ihm, wie ja früher auseinandergesetzt, in Preßsäften von Ovarien blutdrucksenkende und hyperämisierende Substanzen herzustellen. Je stärker derartige Substanzen gebildet würden, je besser also das Ovar funktioniere, um so stärker wüchse die im Genitale entstehende Hyperämie an und um so eher komme es zu einer Menstruation; es sei also die verfrühte Regelblutung — das muß der Schluß aus solchen Untersuchungen sein — die Folge einer zu starken Ovarialsekretion. Diese Anschauung ist auch heute noch außerordentlich verbreitet. Viele therapeutische Bestrebungen sind durch sie beeinflußt. Demgegenüber ist festzustellen, daß die von Schickelé gefundenen Ovarialsubstanzen keinesfalls spezifisch sind, sondern aus dem Preßsaft eines jeglichen Organs mit mehr oder weniger Glück dargestellt werden können. Wie der Abschnitt über die Ovarialhormone und deren Bildungsstätte zeigt, haben die neueren Studien wesentlich kompliziertere Verhältnisse ergeben. Die Differenzierung des normalen Zyklus in seine einzelnen Phasen und deren spezielle Ursache läßt die oben vorgetragene Anschauung zusammen mit den auch sonst noch aufgeführten Gründen ungleich plausibler und wahrscheinlicher erscheinen, so daß heute mit guter und begründeter Berechtigung der Satz ausgesprochen werden kann: die zu häufige Regel beruht auf einer Schwäche des Reifeies; dieses stirbt eher ab als normal; die zu häufige Regelfolge ist der leichteste Grad der generativen Ovarialinsuffizienz. Der etwas stärkere Grad wäre die zu seltene Regel, die dann in die Amenorrhöe ersten Grades überführt, um schließlich mit der Amenorrhöe zweiten Grades, d. h. dem Ausfall der generativen Ovarialinsuffizienz und eines großen Teils auch der vegetativen Funktion ihren höchsten Grad zu erreichen.

Fragen wir nach den Gründen der primären Ovarialschwäche, so kommt hier in allererster Linie das konstitutionelle Moment in Frage. Wir bezeichnen solche Fälle als primär insuffizient, die ohne ersichtlichen somatischen Grund die genannten klinischen Zeichen der Ovarialinsuffizienz zeigen. Bei den jugendlichen Ovarialinsuffizienzen können diese Zeichen von der Menarche ab vorhanden sein, in anderen Fällen ist zunächst für einige Monate oder einige Jahre der Zyklus regelmäßig und dann treten Unregelmäßigkeiten ein, entweder zu häufige oder auch zu seltene Folgen, selbst Amenorrhöen. In den letzt genannten Fällen liegt es natürlich nahe, zunächst an Beeinflussungen des Keimparenchyms von außen her zu denken. Jedoch gibt es solche Fälle, bei denen nicht die geringsten Gründe für eine Ovarialinsuffizienz zu finden sind. Es bleibt dann nichts übrig, als Schwächezustände in der Funktionskraft des Keimplasmas anzunehmen, die lediglich in ihm selbst gelegen, also konstitutionell sind. Bartel und Herrmann und in letzter Zeit Herrmann haben große parenchymarme Ovarien in solchen Fällen und auch solchen mit ausgesprochenem Status thymolymphaticus beschrieben; davon soll später genauer die Rede sein. Hier ist es wichtig zu betonen, daß auch ohne solche Zeichen Ovarialinsuffizienzen primär vorkommen. Vorübergehende, oft nur einen Zyklus betreffende Unregelmäßigkeiten in der Zeitfolge lassen sich ja immer einmal beobachten, aber auch über längere Zeit hinaus können diese zeitlichen Unregelmäßigkeiten auf konstitutioneller Basis eintreten. Hofstätter hat eine hübsche Zusammenstellung davon gegeben. Es braucht auch keine Regelmäßigkeit in der Verkürzung zu bestehen, in manchen Fällen ist ja gerade das Unregelmäßige, das Unvorhergesehene der Regelwiederkehr typisch.

In der eigentlich geschlechtsreifen Zeit kommen solche konstitutionellen Ovarialinsuffizienzen wohl relativ selten zur Beobachtung, ohne daß von außen her Einwirkungen zu konstatieren waren. Vielleicht läßt sich eine Gruppe der Fälle in die konstitutionelle Form eingruppieren, die virginelle Mädchen im Alter von über 25 Jahren betreffen. Gar nicht selten sieht man nämlich bei älteren virginellen Personen Unregelmäßigkeiten im Zyklustempo, oft in Kombination mit starken Beschwerden bei der Regel allmählich zur Ausbildung kommen. Man kann sich des Eindruckes nicht erwehren, daß die sexuelle Inaktivität für die Insuffizienz eines Organs durch Nichtgebrauch eine pathogenetische Bedeutung hat.

Auch bei den Klimakterischen spielt der konstitutionelle Faktor eine bedeutsame Rolle. Er muß hauptsächlich bei denjenigen Fällen zum Verständnis herangezogen werden, in denen keine erkennbaren Einwirkungen und Schädigungen des Körpers und indirekt des Keimparenchyms nachweisbar sind. In einer sehr großen Anzahl der Fälle ist am Ende der Geschlechtsreife der Zyklus nicht mehr regelmäßig. Im Kapitel über das natürliche Klimakterium finden sich Angaben über diese Unregelmäßigkeiten. Man kann daraus ersehen, daß etwa $1/4$ der Fälle deutlich zeitliche Anomalien aufweisen. In Wahrheit wird an größerem Material die Zahl zweifellos erheblich größer sein.

Klarer wird das konstitutionelle Moment in denjenigen Fällen, wo neben der genitalen Hypoplasie auch sonst noch Zeichen eines Infantilismus, einer Unterentwicklung des gesamten Körpers vorhanden sind. Es handelt sich um die Frauen, die klein und zierlich und die im Äußeren kindliche Merkmale und Charaktere tragen, bei denen die Geschlechtscharaktere entweder im ganzen oder im einzelnen schlecht entwickelt sind und in vielleicht noch größerer Zahl um diejenigen, die hoch aufgeschossen sind, jedoch im allgemeinen erhebliche Disproportionen zeigen, in denen der schlanke flachbrüstige Rumpf relativ zu kurz im Verhältnis zu den langen mageren Extremitäten steht. Gerade bei diesen kleinen und hochgewachsenen Infantilen, die ja oft auch noch andere Organminderwertigkeiten, insbesondere am kardio-vaskulären Apparat zeigen, werden Funktionsanomalien des Keimplasmas in dem hier beschriebenen Sinne in hohem Maße bemerkt.

2. Die sekundäre Ovarialschwäche.

Schon aus der Aufzählung der beteiligten Krankheitsbilder am Anfang dieses Abschnittes geht hervor, daß das Ovar bestimmten Schädlichkeiten unterworfen ist. Betrachten wir rückschauend noch einmal das, was in der ersten Abteilung des pathologischen Teils über den mensuellen Zyklus bei krankhaften Zuständen des Körpers gesagt ist, so geht daraus hervor, daß bei allen akuten schweren Schädigungen des Körpers ein verfrühtes Einsetzen einer erwarteten Regel evtl. auch das Ausbleiben derselben zu beobachten ist. Es hängt von der Art und Dauer des Schadens ab, ob der weitere Zyklus dauernd beeinflußt wird oder im ganzen wie bisher weiter läuft. Im einzelnen sind für ein- oder mehrmalige Verschiebungen im Sinne von Verfrühung oder Verspätung des Zyklus verantwortlich:

1. Der Eintritt akuter, schwerer Infektionskrankheiten wie Typhus, Pneumonie, Cholera, Diphtherie, Scharlach, Sepsis usw.
2. Akute Intoxikationen der verschiedensten Art.
3. Verbrennungen, große Blutverluste.
4. Starke psychische Erregungen.
5. Änderungen der allgemeinen Lebensweise, Klimawechsel, Berufswechsel usw.

Man sieht, es handelt sich hierbei um ähnliche Affektionen, wie wir sie schon bei dem Ausfall des Zyklus auf kürzere oder längere Zeit, bei der Amenorrhöe, kennen gelernt haben. Eine exakte Darstellung der Pathogenese dieses Ereignisses ist in zwingender und bindender Form noch nicht möglich. Es erscheint jedoch durchaus plausibel, daß durch die starke Beeinflussung, die der Gesamtkörper unter den gegebenen Bedingungen erfährt, die Lebens- und Existenzbedingungen der reifen, frei in der Tube lebenden Eizelle derartige Veränderungen erfahren, daß das Ei vorzeitig zugrunde geht. Es würde dadurch die Verfrühung einer erwarteten Regel eintreten. Es ist früher einmal beschrieben worden, daß z. B. bei der Cholera eine akute Endometritis einsetzt und dadurch die verfrühte Regelblutung hervorgerufen ist. Es soll nicht absolut abgeleugnet werden, daß auch einmal eine Endometritis durch eine Beteiligung des Genitalschlauches von der Vagina aus oder auf hämatogenem Wege bei schweren Infektionskrankheiten eintreten kann. Die gegebene Beschreibung bei der Cholera z. B. läßt aber erkennen und zum mindesten vermuten, daß es sich um den Status intra desquamationem mucosae handelt, und daß dadurch eben die verfrühte Menstruation als solche bewiesen ist.

Verspätungen des Zyklus können in dem Sinne verstanden werden, daß die akut einsetzende Schädlichkeit das reife Ei noch im ungeplatzten Follikel trifft, und daß das Ei zugrunde geht, bevor es zur Ovulation kommt und als Folge des Ausfalls der Follikelwirkung die Proliferationsphase der Rückbildung verfällt, jedenfalls keine Desquamation zustande kommt und dadurch auch die Menstruationsblutung ausbleibt. Die Voraussetzung der Desquamation, die Ausbildung der prägraviden Phase mit ihren sezernierenden Drüsen und ihren zahlreichen Fermenten, ist in diesen Fällen eben nicht gegeben. Ist nun ein Follikel vorhanden, der für den ausfallenden, reifenden Follikel sofort einspringen kann, würde eine Zyklusverschiebung entweder gar nicht oder nur in geringem Maße zustandekommen. Aber die gleich empfindlichen, nebeneinander vorhandenen, reifenden Follikel werden wahrscheinlich insgesamt zugrunde gehen. Dann kommen erst die weniger empfindlichen, wachsenden, also noch kleineren Follikel zur Reifung heran, wenn die Schädlichkeit ihre Wirkung verliert; die Verzögerung ist also durch die dadurch verlorene Zeit erklärt.

Diesen einmaligen oder jedenfalls auf einen kurzen Zeitraum beschränkten Zyklustempoverschiebungen stehen die länger dauernden, oft über Jahre sich hinziehenden Zyklustempoverschiebungen gegenüber. Es müssen hier dauernde Einwirkungen auf das Keimplasma bestehen, zum mindesten den offenbar sehr empfindlichen Anteil der reifenden und reifen Eier und der dazu gehörigen reifenden und reifen Follikel, sowohl wie der funktionsfähigen Granulosadrüse (des Corpus luteum in Blüte) beeinflussen. Ob es auch einmalige Schädigungen des gesamten Keimplasmas mit der Nachwirkung gibt, daß auch nach Fortbleiben der Schädigung und völligen Erholung des Körpers trotzdem das Keimplasma in seiner Funktionsfähigkeit geschwächt ist, bleibt fraglich. Sichere Beobachtungen darüber existieren nicht. Es kann wohl, wie es in dem Kapitel Amenorrhöe auseinandergesetzt ist, das Keimplasma so stark geschädigt werden, daß längere Zeit die Regel ausbleibt. Die Regeneration macht aber bei Fortfall des einmaligen Reizes dann meist rasche Fortschritte und in einem gesunden Körper ist dann meist wieder eine normale regelmäßige Zyklusfunktion zu beobachten. Nur als Übergang dazu kann vorübergehend das Tempo verschoben sein.

Im allgemeinen ist die Schädigung, die zu Tempoverschiebungen im Zyklus führt, eine chronische, wie aus der Aufzählung und Besprechung der Ursachen ohne weiteres hervorgeht. Es ist selbstverständlich, daß beim Wirksamwerden dieser Schädlichkeiten die konstitutionelle Widerstandskraft und Reaktionsfähigkeit des Keimplasmas eine bedeutsame Rolle spielt. Wie überall im Körper wirken die meisten Schädlichkeiten, wenn sie nicht besonders schwer sind, nur auf einen Teil der davon betroffenen Fälle. Die Reparationskraft nach erlittenem Schaden ist auch hier eine verschieden große, so daß das klinische Bild überhaupt eine gewisse Mannigfaltigkeit zeigt. Es ist auch selbstverständlich, daß fließende Übergänge zwischen jenen im Abschnitt der primären Ovarialschwäche und den hier zur Diskussion stehenden sekundären Schäden eines an sich normalen Ovars bestehen. Es kann sich demnach nicht um scharf abgegrenzte Bilder handeln, sondern nur um eine allgemeine Systematisierung der in Frage kommenden Ursache. Wir wollen zunächst die Schädlichkeiten, die unmittelbar am Genitale angreifen, besprechen und dann die Krankheiten des ganzen Körpers kennen lernen, die für das hier in Rede stehende Krankheitsbild eine Rolle spielen.

a) Die Zyklustempoabweichungen bei genitalen Erkrankungen.

α) Die Hypoplasien und Infantilismen sind sowohl im ersten Abschnitt des pathologischen Teils wie auch in diesem Kapitel unter primären Ovarialstörungen herangezogen.

β) Die Lageanomalien des Genitales. Aus der Zusammenstellung einer großen Reihe von unkomplizierten Retroversio-flexio-Fällen geht hervor, daß nur in 10—15% des Materials die Regel unregelmäßig ist, während in 70—82%, nach manchen Angaben noch mehr, eine völlig normale resp. verstärkte (in 10—12%) Regel beobachtet wird. Vergleicht man das mit den Zahlen über das Zyklustempo überhaupt, so kann man sagen, daß diese Zahl völlig im Rahmen des gewöhnlichen liegt und daß sich keinesfalls ein Schluß in der Richtung ziehen läßt, als ob Lageanomalien des Uterus eine besondere Beeinflussung des Keimplasmas herbeiführten. Dasselbe, was von der Retroflexio uteri mobilis gilt, ist auch für die Fälle von Deszensus und Prolaps maßgebend. Auch hier ist eine der Norm gegenüber wesentlich größere Beteiligung von Tempoverschiebungen nicht zu beobachten. Berücksichtigen wir aber, daß bei Lageanomalien sehr häufig eine Enteroptose und als begünstigende Konstitutionsanomalie die kongenitale Asthenie besteht, so ist es begreiflich, daß unter den Fällen von Retroflexio uteri mobilis und Deszensus auch solche sind, bei denen Organminderwertigkeiten, wie sie bei Asthenischen beobachtet werden, vorliegen. Sehr wohl möglich ist auch, daß die bei Asthenischen leicht vorhandene Reizbarkeit des vegetativen Nervensystems und die dadurch leicht bedingten vasomotorischen Störungen für die Beeinflussung des Keimplasmas verantwortlich zu machen sind.

γ) Eine sehr große Rolle spielen für das Zustandekommen von Tempoverschiebungen, insbesondere für die Verkürzungen des Zyklustempos die Entzündungen. Aus der Zusammenstellung über die an den Zyklusverschiebungen beteiligten Krankheitsbilder geht hervor, daß fast die Hälfte aller Zyklusverschiebungen auf die Entzündung zurückzuführen sind. Es soll hier nicht die Rede davon sein, daß beim akuten Eintritt der Entzündung des Endometriums, des Corpus und der Tuben eine verfrühte und verstärkte Regel das klinische Bild beherrschen kann. Es sollen auch die dem akuten Stadium unmittelbar folgenden Unregelmäßigkeiten völlig azyklischer Endometritisblutungen während der ersten 3—4 Wochen hier nicht erwähnt werden. Wichtig ist jedoch, zu beachten, daß nach Abklingen der akuten Zeichen noch in einem hohen Prozentsatz bei Entzündungen der Tube und des Peritoneums eine verfrühte, oft verstärkte und schmerzhafte Regel die Anamnese beherrscht. Diese Regelverfrühungen (von der Verstärkung und den Schmerzen wird in späteren Abschnitten gesprochen) treten auf in allen Fällen mit und ohne unmittelbare Beteiligung des Ovars an der Entzündung. In vielen Fällen jedoch kann man am Ovar derartig entzündeter Genitalorgane eine größere Anzahl von follikelähnlichen Blasen sehen, die als kleinzystische Degeneration bezeichnet werden. Die Analyse der einzelnen Bläschen zeigt, daß atresierende und wachsende Follikel in buntem Gemisch nebeneinander liegen. Die Reifung der Follikel und die Corpus luteum-Bildung gehen in völlig normaler Weise daneben vor sich, abgesehen von der Verkürzung der Granulosadrüse-Sekretionsphase. Es werden in diesen entzündlichen Ovarien auch gelegentlich größere Zystenbildungen beobachtet, die als zystisch gewordene Granulosadrüsen durch die Untersuchung erwiesen werden. Es wird in dem nächsten Abschnitt dieses Kapitels die pathologische Bedeutung dieser Keimplasmaanomalien näher besprochen werden. Hier soll nur konstatiert werden, daß die erwähnten Veränderungen keine ursächliche Bedeutung für die Zyklusanomalien haben können, da sie auch bei völlig normalem Zyklus vorkommen. Sie sind vielmehr eine Folge der durch die Entzündung bedingten chronischen Hyperämie; durch sie werden mehr Follikel zum Wachstum angeregt, die dann leicht auch vorzeitig wieder zugrunde gehen. Die Zystenbildung im Corpus luteum ist eine Folge dessen, daß durch die Adhäsionen des Ovars die innere Spannung des Ovarialgewebes und dadurch das Kollapsbestreben nach dem Follikelsprung behindert ist. Die Zyklusbeschleunigung, als dessen Ursache der verfrühte Tod des reifen Eies angesprochen wurde, ist mit Wahrscheinlichkeit auf die noch nicht völlig verschwundenen toxischen Entzündungsprodukte, vielleicht auch auf die chronische Hyperämie, die teils durch die Entzündung, teils durch venöse Stauungen infolge Adhäsionen bedingt ist, zurückzuführen. Die Beobachtung, daß bei stark schwartigen, chronische Abszedierungen zeigenden Entzündungen der Zyklus in größerer Zahl der Fälle als bei den einfachen Adhäsionsfällen gestört ist, läßt den Gedanken nahe legen, daß auch Beeinträchtigungen des Gesamtkörpers und seiner Ökonomie eine pathogenetische Rolle bei der Verfrühung der Regel haben.

Es ist wichtig, zu beachten, daß auch, ohne daß klinisch die Adnexe an der Entzündung beteiligt sind, Fälle von mittelstarker Endometritis corporis verkürzte Regelzyklen zeigen. Es steht mir eine Gruppe von Endometritisfällen zur Verfügung, in denen die Regel verfrüht und verstärkt, aber durchaus zyklisch kam, bei denen aber die Adnexe auch in der Narkose völlig normal waren und keinerlei entzündliche Affektionen erkennen ließen. Das durch Probeabrasio gewonnene Endometrium zeigte dann stets einen deutlichen Phasencharakter des Zyklus, jedoch war das Interstitium mit Rund- und Plasmazellen, auch einigen Leukozyten in mittelreichlicher Menge durchsetzt. In einem späteren Abschnitt wird über die echte Endometritis besonders gesprochen werden und dann auch über das Verhalten des mensuellen Zyklus dabei eingehend Bericht erstattet werden.

Die tuberkulösen Entzündungen der Adnexe nehmen insofern eine besondere Stellung ein, als ein relativ hoher Prozentsatz amenorrhoisch ist; sonst aber stellen sich die Verhältnisse ähnlich wie bei den Entzündungen überhaupt. Hier spielt mehr wie bei den eitrigen Entzündungen der Körpereinfluß im allgemeinen eine Rolle.

δ) Die Tumoren des Genitales haben auf den Zyklusablauf hinsichtlich des Tempos keinen wesentlichen Einfluß. Wenn man nur die echten Ovarialtumoren berücksichtigt, so kann ein nennenswerter Prozentsatz von zeitlichen Anomalien nicht gefunden werden. Die vorhandenen sind zum Teil auf das klimakterische Lebensalter und dessen schon besprochene Neigung zu unregelmäßiger Regelfolge zurückzuführen. Über die vom Keimplasma ausgehenden Tumoren der Follikulome soll im nächsten Abschnitt gesprochen werden. Bei den Myomen zeigen unter den zyklisch wiederkehrenden Blutungen höchstens $1/4$—$1/5$ der Fälle Tempoverschiebungen, die ätiologisch wohl kaum auf die Myome an sich zurückzuführen sind, sondern auch dem Prädilektionsalter der Myome zur Last fallen. Denn in $3/4$—$4/5$ der Myomfälle mit zyklischen Regelblutungen ist das Tempo als 4wöchentlich regelmäßig festgestellt. Außer der klimakterischen Bedingtheit der Regelunregelmäßigkeiten muß man auch daran denken, daß die bei Myomen infolge des so häufig starken Blutverlustes auftretenden sekundären Anämien auf dem Wege über die allgemeine Körperschädigung auch eine pathogenetische Teilschuld an den Tempoverschiebungen tragen.

Das Uterus-Karzinom, insbesondere am Kollum, hat keine wesentliche Einwirkung auf den Ablauf des Zyklus; es sei denn, daß, wie bei allen Karzinomen, die in späteren Stadien auftretende Kachexie Tempoverschiebungen und Amenorrhöe herbeiführt.

Fassen wir das über die genitalen Schäden Gesagte kurz zusammen, so steht bei weitem im Vordergrund die Entzündung. Alle anderen genitalen Erkrankungen kommen nur indirekt zur schädigenden Wirkung auf das Keimplasma teils durch die übergeordnete asthenische Organminderwertigkeit, teils durch das primäre Insuffizientwerden des klimakterischen Ovars, teils durch venöse Stauungen und chronische Hyperämie.

b) Die Zyklustempoabweichungen bei somatischen Erkrankungen.

Im ersten Abschnitt des pathologischen Teils wurde gezeigt, daß chronische Schäden des Körpers, wie chronische Infektionskrankheiten, chronische Eiterungen, chronische Vergiftungen, schwächende Zustände, aber auch Umstellung der Lebensweise Änderungen im Zyklustempo herbeiführen können. Es ist dort das Nähere, im Vergleich zum Verhalten des Zyklus bei den jeweiligen Störungen überhaupt, auch über die Beteiligung der Tempoanomalien ausgeführt, so daß im einzelnen hier nicht mehr darauf eingegangen zu werden braucht. Es soll nur noch einmal auf das Wesentliche aufmerksam gemacht werden.

Eine große Rolle spielt zweifellos der Konstitutionstyp, insbesondere der der Hypoplastischen und Infantilen. Beim intersexuellen Typ findet man, da hier leicht Hypoplasien des Genitales vorliegen, zeitliche Störungen des Zyklus, während sie bei der Asthenika und bei der Pyknika nicht abnorm häufig sind.

Schwangerschaft, Geburt und Wochenbett können in verschiedenartiger Weise auf die Ovarialfunktion wirken. In erster Linie erfährt das Genitale zweifellos eine Funktionsverbesserung, aber durch Unregelmäßigkeiten im Verlauf der Prozesse und dadurch bedingte Störungen im übrigen Körper, durch ein Mißverhältnis zwischen den Ansprüchen der stillenden Mutter und ihrer äußeren Lebensweise, durch Armut und Ernährungsschwierigkeiten, können die Funktionsbedingungen des Ovars im Körper Beeinträchtigungen erfahren, die dann ihrerseits wieder Zyklusverschiebungen herbeiführen.

Im besonderen Sinne spielen in bezug auf das Wochenbett große Blutverluste und septische Infektionen eine Rolle. Aber auch sonst können Infekte verschiedenster Art eine allgemeine Umstimmung der gesamten Organfunktionen und ihrer Beziehungen herbeiführen, die zu einer Schädigung und Beeinträchtigung der hochwertigen Eierstocksfunktion führen. Die schweren Ausfallserscheinungen der Amenorrhöe gehen oft über einige Zyklen mit Tempoverschiebungen bei der Rekonvaleszenz und dem Ausheilen aller Nachwirkungen wieder in die normale Regel über. Eine besonders große Rolle spielt nach allgemeiner klinischer Erfahrung die Tuberkulose, besonders in ihren leichteren Formen. Bei den schweren Formen der exsudativen Tuberkulose ist die Amenorrhöe vorherrschend (s. Marg. Friedrichs und Haeses Angaben S. 228). An Zahlen über die Zyklusverschiebungen durch die Initialform der Tuberkulose lassen sich Haeses Feststellungen (s. S. 229) anführen.

Es ist von größter Wichtigkeit, bei der Diagnose zyklischer Regelanomalien besonders den Lungenspitzen und den Lymphdrüsen exakte Aufmerksamkeit zu widmen.

Am zirkulatorischen Apparat sind für Tempoverschiebungen hauptsächlich die mittelschweren Herzfehler verantwortlich. Über das vasomotorische Nervensystem siehe später unter Begleitsymptomen. Chronische Ernährungsstörungen, Unterernährung, Überernährung (Mast), kachektische Erkrankung bei Tumorbildung können ebenso wie schwere Stoffwechselerkrankungen, vor allem Diabetes, und wie auch chronische Intoxikationen mit Phosphor, Alkohol, Morphium, Nikotin usw. eine ovarialfunktionsbeeinträchtigende Rolle spielen.

Hinsichtlich der unter den Bluterkrankungen für unser Thema so wichtigen Chlorose sei auf früher Gesagtes (s. S. 233) verwiesen.

Sehr bedeutsam ist zweifellos das Gebiet der endokrinen Störung, und unter diesen wieder vor allem die Gruppe der thyreogenen Erkrankungen. Der M. Basedow sowohl wie das Myxödem können in den mittelschweren Stadien offenbar nicht direkt durch Hormonausfall, sondern durch die Änderungen in wichtigen Organfunktionen des Körpers (Stoffwechsel, Wasserwechsel usw.) Tempoverschiebungen des Zyklus herbeiführen. Das Genauere ist in jenem ersten Kapitel (s. S. 234) nachzusehen.

Schwere psychische Erkrankungen können, wie ebenfalls dort aufgeführt, in einem hohen Prozentsatz Amenorrhöe herbeiführen, in Übergangsfällen sicher auch Tempoverschiebungen. Ob bei Gesunden starke psychische Insulte ohne Mitbeteiligung von körperlichen Organfunktionen auch Dauereinwirkungen auf die Funktion des Keimplasmas haben, ist zum mindesten sehr fraglich. Von einmaligen oder für kurze Zeit dauernden Einwirkungen ist früher (s. S. 236) die Rede gewesen. Für diese scheinen Vasomotorenwirkungen und veränderte Blutverteilung eine pathogenetische Rolle zu spielen.

Nach der Besprechung der Ursachen und Pathogenese der Tempoverschiebungen im Zyklus muß noch die Frage aufgeworfen werden, ob sich auch **klinische Zeichen** nachweisen lassen, die ursächlich auf den teilweisen Ausfall der zyklischen Ovarialfunktion zurückzuführen sind. Für die Erkennung dieser Zeichen ist es natürlich von größter Wichtigkeit, nur solche Fälle zu wählen, in denen außer der Ovarialstörung keine anderen Schäden im Körper erkennbar sind; es ist also nur möglich, die primären Insuffizienzen zu verwenden. Weitere Fehlerquellen für die Erfassung derartiger Symptome können im eventuell gleichzeitig mit der Tempoverschiebung vorhandenen starken Blutverlust liegen, der seinerseits im Körper Wirkungen ausübt. Wenn wir bedenken, daß bei der Amenorrhöe leichteren Grades klinische Erscheinungen überhaupt nicht vorhanden zu sein brauchen, so ist es verständlich, wenn wir auch hier den Satz aussprechen, daß vielfach durch die verfrühte oder auch verspätete Regel keine weiteren Begleitsymptome entstehen. Da jedoch in vielen Fällen primärer Insuffizienz des Ovariums nicht nur der generative Anteil, sondern auch der vegetative Komplex der Ovarialfunktion mit beteiligt ist, so ist es andererseits plausibel, daß man ähnliche Erscheinungen, wenn auch in abgeschwächtem Maße, wie bei der Amenorrhöe findet.

Von subjektiven Beschwerden sind abgesehen von der Belästigung der Patienten durch die zu häufigen Blutungen oder der Unsicherheit im Auftreten zu seltener Blutungen als im Vordergrund stehend zu erwähnen: eine leichtere Ermüdbarkeit, das Gefühl der Schlappheit und geringeren Leistungsfähigkeit, eine größere Schlafsucht als sonst. Änderungen im allgemeinen Habitus können in dem Sinne vermehrten Fettansatzes auftreten, aber es ist sehr schwer, Ursache und Wirkung hier auseinander zu halten. Genauere klinische Untersuchungen sind wohl in der Literatur vereinzelt vorhanden, in systematischer Weise sind sie aber erst in der Kieler Frauenklinik auf meine Anregung unter der Leitung von Priv.-Doz. Dr. Heyn durchgeführt worden, um Grundlagen für eine weitere Bearbeitung dieser Fragestellungen zu schaffen.

Über den Blutzucker läßt sich etwas Exaktes nur schwer sagen, da er durch zu viel Faktoren beeinflußt wird. Gisela Erythropel hat seine Werte bei ovarialinsuffizienten Fällen in gleicher Höhe wie bei normaler Regel gefunden, nur dann im ganzen etwas niedriger, wenn gleichzeitig eine Hypoplasie des Genitales deutlich war. Außerdem waren größere Schwankungen vorhanden wie sonst. Hoth hat an exakt durchuntersuchten Blutzuckerkurven und Zuckerbelastung an 15 ovarial-insuffizienten Fällen regelmäßig erniedrigte Nüchternwerte im Blutzucker festgestellt. In allen Fällen sah er eine verzögerte Rückkehr des Blutzuckerspiegels zur Norm, in der größeren Zahl einen geringeren und verlangsamten Anstieg (Gipfel erst nach 60 Min.).

Der Lipoidgehalt des Blutes ist methodisch nur bei größeren Differenzen im Resultat zu erfassen, bei den leichteren Ovarialinsuffizienzen haben wir noch keine eindeutigen Resultate erhalten.

Über den Stoffwechsel fehlen alle Untersuchungen.

Vom Grundumsatz des Körpers sagen Kraul und Halter und auch Rahel Plaut und Timm, daß wesentliche Veränderungen nicht nachzuweisen sind. Liebesny hat bei einzelnen Fällen von zu seltener Regel den Grundumsatz erniedrigt gefunden. An meiner Klinik haben Heyn und Wilhelm mit dem Kroghschen Apparat gearbeitet und einwandfreie Änderungen des Grundumsatzes in gut ausgesuchten Fällen nicht konstatieren können. Es ist wohl zweifellos, daß die Schilddrüse und wohl auch die Hypophyse sehr bald kompensatorisch für die nur teilweise ausfallende Ovarialfunktion eintritt.

Die Untersuchungen des Kalzium- und Kaliumgehaltes im Blut scheinen mit exakter Methodik durchaus gleichsinnige Verschiebungen der Werte wie bei der Amenorrhöe zu ergeben. K. F. Schultze fand auch bei leichten Ovarialinsuffizienzen eine Herabsetzung des Blutkaliums bis 14 mg% und eine Erhöhung des Blutkalziums bis 13 mg%. Nach gelungener Ovarialtransplantation, die offenbar das geschwächte eigene Ovarium angeregt hatte (Sippel), erreichten die Kalium- und Kalziumwerte wieder ihre normale Höhe. In völliger Übereinstimmung damit fand auch Heyn und Käthchen Haase bei 28 Fällen kritisch ausgesuchter primärer Ovarialinsuffizienzen einen Durchschnitt von 12,56% mg Kalzium (Methode de Waard). Im einzelnen zeigten sich folgende Zahlen:

```
Normal . . . . . . . . . . . . . . . . . . . 11,50% mg Blutkalzium
   8 Fälle zu häufiger Regel im Durchschnitt  12,28% mg    ,,
  10   ,,   ,, seltener     ,,     ,,         12,46% mg    ,,
  10   ,, Amenorrhöe        ,,     ,,         12,90% mg    ,,
```

Über die Blutgerinnung gibt Adler bei Hypofunktion der Ovarien eine Gerinnungsverzögerung an. Eigene Untersuchungen stehen darüber nicht zur Verfügung.

Bei den engen Beziehungen des vegetativen Nervensystems zum Kalium-Kalziumgehalt und dem offenbar reziproken Verhalten des Blutkalkes zum Gewebskalk ist es von Interesse, auch die Reaktionsweise des vegetativen Nervensystems kennen zu lernen. Heyn hat, wie schon früher erwähnt, als Kriterium die Blutdrucksteigerung nach intravenöser Adrenalin-Injektion und die Pulsbeschleunigung nach Atropin benutzt, die übrigen Symptome abnormer Erregbarkeit des vegetativen Nervensystems erst in zweiter Linie herangezogen. Er konnte nun mit dieser zweifellos besten Prüfungsmethode im Vergleich zu 10 normalen Fällen mit normaler Reaktion bei 24 Fällen sicherer primärer Ovarialinsuffizienz, die sich klinisch im wesentlichen durch zu häufige oder zu seltene Regel neben leichten Schrumpfungszuständen des Uterus zeigten, in 75% einen erhöhten Vagotonus, in 50% einen sehr stark erhöhten Vagotonus feststellen.

Aus dieser pharmakologisch einwandsfrei nachweisbaren Vagotonie erklären sich einige weitere Begleitsymptome der zu häufigen oder zu seltenen Regel. Sie sind fast alle vagotonische Beschwerden. Unter ihnen sind die Sekretionsanomalien des Magens, die dadurch bedingten Beschwerden, die Motilitätsstörungen des Magen-Darmkanals und andere gelegentliche Zeichen besonders hervorzuheben. Einer weiteren Betonung bedarf es, daß gerade bei diesen zeitlichen Regelstörungen, vor allem wenn sie mit Hypoplasien des Uterus einhergehen, Hypersekretionen der Zervix beobachtet werden, die mit großer Wahrscheinlichkeit ebenfalls auf den erhöhten Vagotonus zurückzuführen sind. Daß die Zervikalschleimhaut auf Reize des vegetativen Nervensystems mit Erhöhung oder Herabsetzung ihrer Sekretion reagiert, haben wir durch anderweitige Versuche, besonders über den Fluor, durch genaue Wägungen des innerhalb 24 Stunden abgesonderten zervikalen Inhalts nachweisen können. Ist aber auf rein nervösem Wege die Absonderung alkalischen Zervixschleimes dauernd oder schubweise vermehrt, so kann es sehr wohl zu einer Störung des biologischen Scheidenmechanismus kommen und damit die Voraussetzung für eine echte Vaginitis gegeben werden. Daraus erklärt sich zwanglos, und zwar in einer gar nicht geringen Zahl der hier diskutierten leichten Ovarialinsuffizienzen ein gleichzeitig bestehender schleimiger Fluor (aus der Zervix) oder auch ein eitrig schleimiger oder rein eitriger Fluor (aus der Zervix, evtl. einer Erosion und Vagina).

Die **Diagnose dieser zeitlichen Anomalien** hat verschiedene Fragen zu beantworten.

1. Es ist durch eine exakte Anamnese der Verlauf des mensuellen Zyklus, wenn irgendwie möglich von der Menarche ab zu eruieren. Es soll dabei besonders Klarheit über den für die Patienten typischen Charakter der Regel überhaupt und über den Beginn und die Dauer der Anomalie geschaffen werden. Es interessiert uns in diesem Zusammenhang vor allem das Tempo der Wiederkehr, wobei der Zyklus stets vom Beginn der einen Blutung bis zum Beginn der anderen Blutung zu rechnen ist (s. Diagramme). Was über die Stärke der Blutung und Dauer derselben zu sagen ist, muß ebenfalls exakt erfaßt werden, jedoch, wie aus der Darstellung hervorgeht, muß Stärke und Dauer der einzelnen Menstruationsblutung unter ganz anderen Gesichtspunkten der Ursache nach erfaßt werden (darüber später).

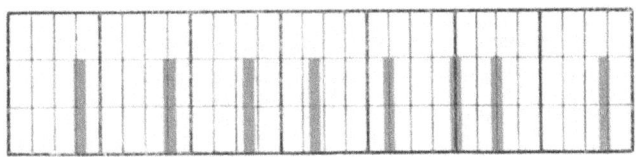

Abb. 106.

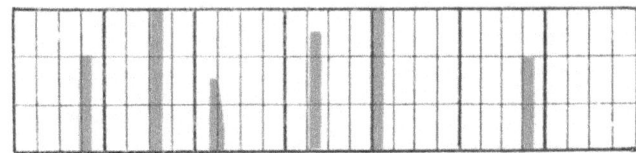

Abb. 107.

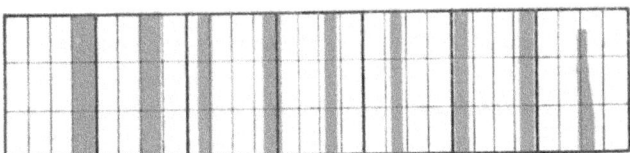

Abb. 108.

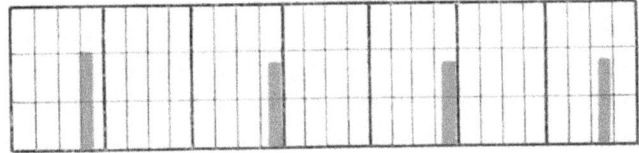

Abb. 109.

Abb. 106—109. Bei allen Beispielen kommt es in diesem Kapitel lediglich auf den Wiederkehrrhythmus an. Die Stärke und Dauer der Blutung und die Begleiterscheinungen fallen unter andere Gesichtspunkte.

2. Es muß Klarheit darüber geschaffen werden, ob irgendwelche Ereignisse oder Krankheiten die Anomalie herbeigeführt haben können. Zu diesem Zwecke ist deren Verlauf und zeitliche Beziehung zu der Regelanomalie besonders festzustellen.

3. Es hat eine genaue Untersuchung des genitalen Apparates stattzufinden, wobei außer auf sinnfällige Erkrankungen, wie Lageanomalien, Geschwülste, Entzündungen, insbesondere auch auf die Größe, die Muskelausbildung, den Turgor und die Haltung des Uterus, auf die Ausbildung des Scheidengewölbes und der Scheide, auf die Dehnbarkeit des Parametriums, evtl. auch auf die Lage der Adnexe zu achten ist. Genaue Sekretuntersuchungen von Urethra, Scheide und Zervix zwecks Beurteilung einer entzündlichen (gonorrhoischen) Komponente oder zwecks Erkennung einer nervösen Hypersekretion und deren Folgen sind nicht zu entbehren.

4. Es muß eine genaue und kritische Untersuchung des gesamten Körpers in seiner

Konstitution und seinen einzelnen Organen stattfinden, wobei chronischen Infekten, insbesondere der Tuberkulose (Lungen und Drüsen), Unterernährung oder Ernährungsstörungen eine besondere Aufmerksamkeit zu widmen ist.

Die **Prognose** dieser Ovarialinsuffizienzen, also der hier beschriebenen zu häufigen und zu seltenen Regel ist mannigfaltig, je nachdem es sich um sekundäre Schäden oder um primäre Schwächezustände handelt. Liegt das Erstere vor, so ist die schuldige Ursache maßgebend für die Prognose. Es ist mehrfach oben betont worden, daß mit Ausheilen einer Erkrankung auch die Regel wieder in die Norm übergeführt wird. Viel weniger aussichtsreich als viele Fälle der sekundären Ovarialschädigung sind die meist konstitutionell bedingten primären Insuffizienzen. So lange es sich lediglich nur um die Zyklustempoabweichungen handelt, ist der Schaden ja nicht sehr bedeutsam und wird oft oder meist gar nicht bemerkt. Wenn aber gleichzeitig noch die Regel verstärkt oder gar schmerzhaft ist, wenn als weitere Folgen Sterilität und eine gewisse Herabsetzung der körperlichen und seelischen Leistungsfähigkeit hinzukommen, dann kann die Ovarialinsuffizienz einen quälenden Schatten für lange Jahre auf das Leben der Patienten werfen; in besonders schweren Fällen tritt nie eine Ausheilung ein, meistens aber bringen Besserung der Lebensverhältnisse, vor allem der Eintritt einer Schwangerschaft eine Anreizung in der Funktion des Eierstockes zustande. Eine Minderwertigkeit der Eier in bezug auf Schwangerschaften scheint nicht zu bestehen, sondern nur eine geringere Widerstandskraft. Eine Schwangerschaft kann sehr wohl trotz verfrühter oder verzögerter Regel zustande kommen und die daraus entstehenden Kinder sind völlig normal.

Die **Therapie** hat nach dem Gesagten streng zwischen der primären und der sekundären Ovarialschwäche zu unterscheiden. Im Falle der sekundären Ovarialschädigung ist die veranlassende Krankheit das Ziel der Therapie. Die Lungenerkrankung, die Erschöpfungszustände, Ernährungs- und Hungerzustände, endokrine Abweichungen, Stoffwechselanomalien, sie alle sind nach den für sie geltenden Grundsätzen und Erfahrungen zu behandeln und die unregelmäßige Regelfolge bedarf keiner besonderen Fürsorge; sie wird dann mit dem Ausheilen des Primärleidens in den normalen Regeltyp übergehen.

Die Therapie der primären Ovarialinsuffizienz, also derjenigen Fälle, in denen leichte Funktionsermattungen im reifenden Keimplasma sich durch Unregelmäßigwerden der Regel anzeigen, ist zum allergrößten Teil schon bei der schwereren Ovarialinsuffizienz, der Amenorrhöe, besprochen worden. Die Methoden, mit denen es gelingt, den unregelmäßigen Regelzyklus wieder regelmäßig zu machen, decken sich mit denen der Amenorrhöebehandlung in weitgehendem Maße. Die Allgemeinbehandlung steht auch hier völlig im Vordergrund; gute Pflege, genügender Schlaf, gut dosierte, nicht zu geringe, aber auch nicht zu übermäßige Kost, gesunde Muskeltätigkeit, seelische Ausgeglichenheit sind erstes Haupterfordernis. Dem Sexualleben, insbesondere dem ungenügenden oder abwegigen Erleben in sexueller Beziehung, ist Aufmerksamkeit zu widmen.

Zur Unterstützung dieser wichtigsten Erfordernisse stehen folgende Methoden zur Verfügung:

1. **Die Anwendung modern eingestellter Ovarialpräparate.** Zur Erfüllung der an sie zu stellenden Forderung muß eine zu seltene oder zu häufige Regel wieder in

regelmäßige Bahnen gelenkt werden. Die Stärke der Regelblutung, auch die evtl. Schmerzen, sind zwar von anderen Gesichtspunkten aus zu betrachten (s. später), immerhin können auch sie durch eine Verbesserung der Keimplasmafunktion und dadurch bedingte Erhöhung der Muskelkraft gebessert werden. (Näheres s. Amenorrhöebehandlung.)

2. Die homoioplastische Transplantation kleiner Ovarialstücke. Sippel hat in gut ausgesuchten Fällen über Erfolge im Sinne der Temporegulierung berichtet (s. früher).

3. Als lokales Stimulans die Dilatatio colli und Abrasio mucosae uteri, evtl. in dem Sinne, wie es bei der Dysmenorrhöe im letzten Kapitel beschrieben wird. In gut ausgesuchten Fällen kann diese kleine Operation eine sehr gute Anregung für Wachstum und Funktion des Genitales geben. Ihre Wirkung hält 2—3 Monate an, die regelmäßig gewordene Regel wird dann häufig wieder unregelmäßig, wenn nicht andere Stimulationsmethoden weiterhin angreifen.

4. Als wirksame medikamentöse Beeinflussung sei die Proteinkörpertherapie genannt, von der Esch mit Aolan, Caseosan, Terpichin u. a. gute Erfolge berichtet. Vielleicht kommen auch Seruminjektionen im gleichen Sinne in Frage. Die Medikation von Kalzium ist sehr zweckmäßig und erfolgreich in Rücksicht auf die erhöhte vagotonische Empfindlichkeit der leicht-ovarialinsuffizienten Personen. Auch systematisch durchgeführte Sekalegabe in Gestalt der Gynergentabletten oder irgendeines anderen gut wirkenden Sekalepräparates haben gar nicht selten einen guten Einfluß. 3—4 Wochen hindurch täglich 2—3 Tabletten Gynergen oder eines äquivalent dosierten Präparates regeln offenbar träge Muskelkontraktionen des Uterus an und bedingen durch diese Funktionsanregung eine bessere Durchblutung und Belebung, auch des Keimplasmas im Sinne der kollateralen Hyperämie. Die Anwendung von Hypophysen-, Schilddrüsen- und Nebennierenpräparaten hat im wesentlichen die speziellen endokrinbedingten Fälle zu treffen. Darüber hinaus aber kann auch eine Kur von 10—15 Injektionen eines Hypophysenpräparates (3 Voegtlein-Einheiten pro dosi) keimplasmastimulierende, zyklustemporegulierende Wirkung haben.

5. Die Röntgenstimulationstherapie mit Dosen von 5—10% HED (30—60 R), wie sie bei der Amenorrhöe als vielfach günstig wirkend empfohlen wurde, ist auch hier durchaus zu versuchen. Das Nähere siehe bei Amenorrhöe und bei der Metropathia haemorrhagica S. 306.

D. Die morphologisch faßbaren Störungen des Keimplasmas und ihre Auswirkung auf den Ablauf des mensuellen Zyklus.

Die folgende Darstellung soll sich streng an den in der Überschrift gegebenen Bereich halten. Es soll nicht etwa eine Pathologie des Ovariums hier aufgerollt werden, in der z. B. alle Tumoren enthalten sind — sie werden an anderer Stelle besprochen — sondern es sollen nur die Affektionen herausgeschält werden, die eine unmittelbare Beteiligung des Keimplasmas nachweisen lassen oder auf Veränderungen des Keimplasmas selber beruhen. Wenn man nun berücksichtigt, daß die Primordialfollikel, ebenso die größere Zahl der in eben beginnender Bildung begriffenen Follikel und der wachsenden Follikel bis zu einer Größe von etwa $1/2$—1 mm Durchmesser überall in der Rinde verstreut liegen, so ist es klar, daß jede Bildung, die eine Verdrängung oder Zerstörung des Eierstocksgewebes herbeiführt, auch irgendeine Beeinflussung des Keimplasmas selber geben muß. Das Studium jedoch, das sich mit der Einwirkung tumorartiger Bildungen im Eierstock auf den Ablauf des mensuellen Zyklus, also auf die Prozesse der Eireifung, Granulosadrüsen-Bildung und -Rückbildung bezieht, hat gelehrt, daß durch Druckwirkungen und durch Verdrängung das Keimplasma und seine Abkömmlinge nur unbedeutend geschädigt werden. Es mag schon sein, daß eine größere Zahl von Follikeln im ersten Frühstadium durch Druck und Verdrängung zugrunde geht, aber bei der relativ sehr großen Zahl von verfügbarem Primordialfollikelmaterial, dem verhältnismäßig verschwenderischen Reichtum des Eierstocks an Eiern, scheint genügend Ersatzmaterial vorhanden zu sein. Dabei muß, was schon mehrfach früher erwähnt ist, noch einmal wieder hervorgehoben werden, daß Neubildung von Eiern nach der Zeit des Neugeborenenalters nicht mehr eintritt, daß vielmehr der gesamte Lebensvorrat an Eiern schon im Neugeborenen-Eierstock vorhanden ist. Wie wenig Keimplasmamaterial für eine regelrechte Funktion verfügbar zu sein braucht, geht aus den Erfahrungen hervor, die der Operateur nach Resektion von Ovarialgewebe machen kann. Wenn nur ein Stück Ovarialrinde von 1—2 qcm zurückbleibt und genügend ernährt wird, so reicht das aus, um noch viele Jahre hindurch Eier für die regelmäßigen Funktionsgänge des Genitales zur Verfügung zu stellen.

Auch durch entzündliche Prozesse kann für kurze Zeit das empfindliche Ei eines reifenden Follikels geschädigt werden. So bald jedoch die zunächst diffus entzündliche Schädigung eines Ovars sich zu begrenzen beginnt und entweder sehr rasch verschwindet oder sich in Einzelherden in Form von Gewebseinschmelzungen und Abszeßbildungen austobt, hat sich auch schon wieder eine genügende Summe von Keimplasmamaterial in Form von Primordial- und kleinen Follikeln an irgendeiner versteckten Stelle des Eierstocks den schädlichen Wirkungen entzogen. Nur die ganz schweren diffus septischen Entzündungen des Eierstockes können, wenn überhaupt das Leben der Trägerin weiterhin erhalten wird, schwerere Zerstörungen auch des ganzen Keimplasmas bedingen. Wir wissen vom Studium der entzündlichen Prozesse des Genitales, daß Abszeßherde auch größeren Umfanges sehr wohl bestehen können, ohne daß die zyklische Eireife eine wesentliche Beeinträchtigung erfährt. Wir können durch anatomische Untersuchungen gar nicht selten neben einem großen Abszeß mit derber Abszeßmembran, wachsende und reifende Follikel und Granulosadrüsen in Blüte und Rückbildung nachweisen. Aus den letzten Jahren stehen uns 16 Fälle mit isolierten, zum Teil großen Pyovarien zur Verfügung. Von diesen 16 Fällen haben 7 keinerlei Einfluß auf den Ablauf des Zyklus gezeigt, bei weiteren 4 war die an sich regelmäßige Blutung stark und schmerzhaft geworden, die restlichen 5 Fälle zeigten Verkürzungen des Zyklus und einmal eine Verlängerung. Nur beim Entstehen des Pyovars, also im akuten Stadium der Entzündung, kann, wie oben in anderem Zusammenhang schon gesagt, das reifende Ei oder das Reifei verfrüht absterben und dadurch eine zeitliche Verschiebung der nächsten Regelblutung bedingen.

Selbst bei langsam, aber unaufhaltsam zerstörenden Ovarialprozessen wie primärem und sekundärem Karzinom halten sich noch lange Zeit Reste des Keimplasmas, so daß, vorausgesetzt daß der Tumor während der Geschlechtsreife wächst, noch lange Zeit hindurch eine regelmäßige Blutungsfolge, also ein regelmäßiger Zyklusablauf sich zeigt.

Diesen allseitig als sekundär anerkannten Vorgängen gegenüber sind fernerhin noch einige Prozesse zu besprechen, die offenbar in einem krankhaften Zustand des Keimplasmas primär bedingt sind. Wir werden bei der Analyse sehen, daß das zum großen Teil eine

Täuschung ist und daß nur wenige primäre Erkrankungen des Keimplasmas, die morphologisch erfaßbar sind, übrig bleiben.

1. Das große Ovarium bei konstitutionell minderwertigen Personen.

Bartel und E. Herrmann haben zuerst schon vor vielen Jahren und Herrmann neuerdings erst wieder allein auf die früher schon erwähnten, z. B. von Beigel abgebildeten großen Ovarien bei Hypoplastischen hingewiesen. Es handelt sich meist um jugendliche Individuen, die ein palpatorisch hypoplastisches Genitale haben und stets Regelstörungen aufweisen entweder im Sinne der vollen Amenorrhöe, in der geringeren Anzahl der zu seltenen Regel und in noch geringerer Zahl der zu häufigen Regel. Diese Mädchen tragen die Gesamtzeichen des hypoplastischen Habitus an sich. Ihr Habitus wurde von den genannten Autoren als Status thymico-lymphaticus bezeichnet. Die Ovarien selber werden bis zu hühnereigroß, haben eine meist glatte faltenlose Oberfläche, sind oft merkwürdig wässerig durchtränkt, bindegewebsreich und zeichnen sich durch einen auffälligen Mangel an spezifischem Keimplasmaparenchym aus. Ein Vergleich mit den abnorm großen, drüsenarmen Mammae mag auf den konstitutionellen Charakter dieser Ovarien hinweisen. Über das spätere Schicksal solcher hypoplastischen und doch sehr großen Ovarien ist sehr wenig bekannt, da es sich gewöhnlich um Zufallsentdeckungen bei Operationen oder Obduktionen handelt. Die Therapie dieser Fälle entspricht im wesentlichen wohl der Ovarialstimulation. Ob diese bei dem offenbaren Mangel an Keimplasma Erfolg hat, läßt sich wegen Mangels einschlägigen Materials nicht übersehen.

2. Die kleinzystische Degeneration der Ovarien.

Der Begriff „kleinzystische Degeneration der Ovarien" wurde von der Hegarschen Schule in den 80er Jahren geprägt, von Bulius und Kretschmar und weiterhin von Winternitz als Folge einer Gefäßstörung (Angiodystrophie) resp. einer chronischen Eierstocksentzündung gedeutet. Als klinisches Bild wurden unregelmäßige und starke Regeln der kleinzystischen Degeneration häufig zur Last gelegt. Eine systematische Bearbeitung hat die kleinzystische Degeneration außer vom anatomischen Standpunkt aus durch v. Kahlden niemals gefunden. Sie ist vielfach als Nebenbefund hier und da erwähnt und spielt trotzdem in der klinischen Gynäkologie, insbesondere als erwünschter Befund bei operativen Autopsien zur Erklärung von eigentlich nur funktionellen Anomalien eine Rolle. Wir haben das Kieler operative Material der letzten vier Jahre eingehend auf das Vorkommen der kleinzystischen Degeneration untersucht und dieses Bild 10 mal bei chronisch entzündlichen Adnexerkrankungen, 3 mal bei Intra-, einmal bei Extrauteringravidität, zweimal bei einem Carcinoma colli uteri, einmal bei multiplem Myom mit Pelveoperitonitis adhaesiva und einmal bei einem großen Adenofibrom des Ovars festgestellt. Das Regelbild dieser Fälle zeigte keinerlei Abweichungen gegenüber den sonst bei den genannten Affektionen festzustellenden Regelbildern. 8 Fälle, also ca. die Hälfte der hier beteiligten entzündlichen Erkrankungen hatten eine vollkommen regelmäßige, normale, nur etwas schmerzhafte Regel, bei einer Patientin war die Regel etwas verkürzt, bei einer anderen verlängert und die Regelblutung selber verstärkt; wahrscheinlich lag noch ein kleines Uteruswandmyom bei der letzten Patientin vor.

Das makroskopische Bild des kleinzystisch degenerierten Ovars zeigt eine auffällig große Zahl von Bläschen von Pfefferkorn- bis Erbsengröße; bei dem Querdurchschnitt fällt eine Durchlöcherung des Ovariums besonders auf. Daneben kann man aber stets auch Corpus luteum-Stadien finden, sowohl frische wie phasenentsprechende ältere. Untersucht man etwas genauer die Zysten, so kann man konstatieren, daß der größere Teil

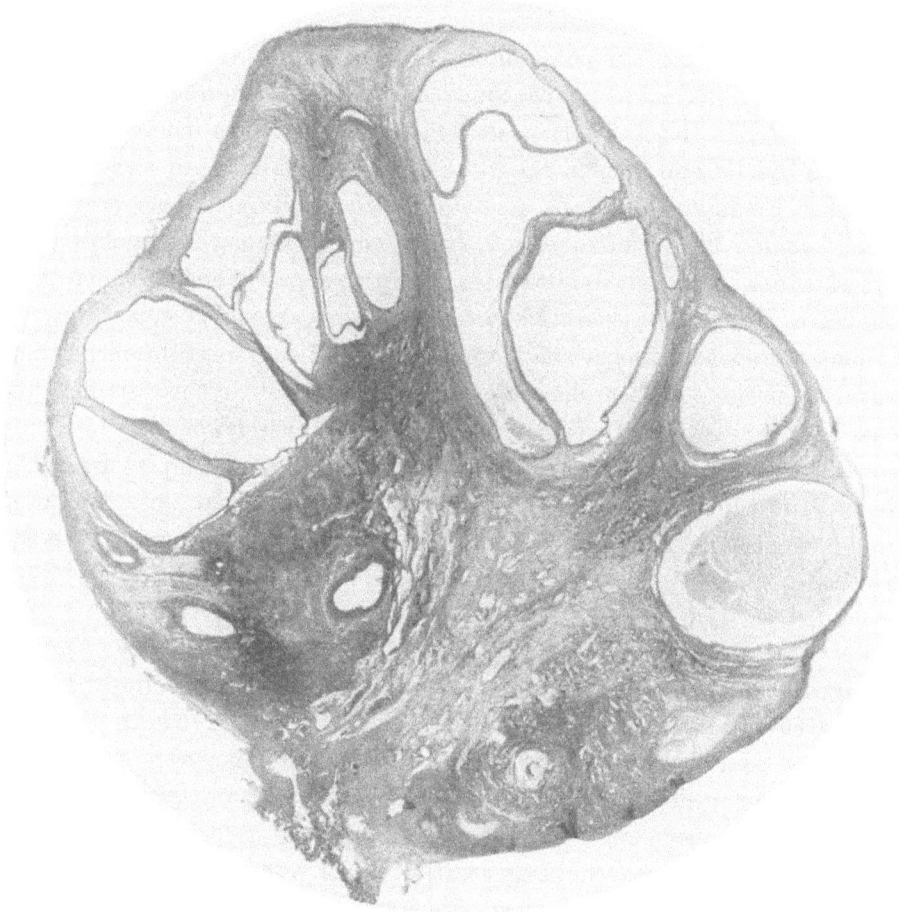

Abb. 110. Kleinzystische Degeneration des Ovariums.

dieser Zysten keine Granulosa mehr trägt oder höchstens noch Reste derselben, die in Degeneration begriffen sind. Die Innenauskleidung besteht vielmehr aus der verdickten Grenzfasermembran, die Thecazellen zeigen eine deutliche Vergrößerung und Fettanhäufung. Es handelt sich bei diesen eindeutig um atresierende oder atresierte Follikel. Man sieht auch spätere Stadien der Follikelatresie, in denen durch offenbares Resorbiertwerden der Flüssigkeit die Wandspannung nachgelassen hat, die kugelig zystische Form in eine abgeflachte Form übergeht und in den Ecken und Winkeln der abflachenden Höhle Bindegewebsorganisationsprozesse deutlich sind (s. Abb. S. 301). Durch Fortschreiten dieser Resorption und Organisation wird aus der zystischen Atresie allmählich die obliterierende Form und durch weitere Schrumpfung verschwindet der atresierende Follikel in offenbar begrenzter Zeit bis auf kleine Reste eines gezackten hyalinen Bandes.

Zwischen diesen atresierenden Follikeln finden sich nun überall auch ebenso große, aber auch kleinere und größere intakte Follikel mit guter Granulosaschicht. Die Zahl der granulosafreien und granulosahaltigen Follikel wechselt von Fall zu Fall. Wir finden aber die Stadien des reifen Keimplasmas, also den großen reifenden Follikel mit der stark durchsafteten und lockeren Theka und der schön ausgebildeten Granulosa, weiterhin die proliferierende und vaskularisiert werdende Granulosadrüse und schließlich die Rückbildungsstadien derselben, keinesfalls in vermehrter Menge, sondern durchaus in derselben Art, wie wir es als normal im ersten Teil kennen gelernt und besprochen haben.

Analysiert man den Prozeß nach dem beschriebenen makroskopischen und mikroskopischen Bild, so geht daraus hervor, daß offenbar eine erhöhte Zahl von Follikeln zum Wachstum angeregt wird, aber daß auch ebenso eine größere Anzahl der gewachsenen Follikel vor der Reifung zugrunde geht. Man könnte denken, daß hier ein primär erhöhter Wachstumsimpuls im Keimplasma gegeben ist, daß tatsächlich hier ein morphologisches Zeichen für eine primäre Überfunktion des Ovariums vorliegt. Wenn man aber berücksichtigt, daß derartig kleinzystische Bilder in der Hauptsache bei entzündlichen Prozessen oder bei solchen, die überhaupt mit einer Hyperämisierung des Unterleibes einhergehen, gefunden werden, so ist es unendlich viel plausibler, anzunehmen, daß durch die Hyperämisierung des Unterleibes und damit des Ovars die Wachstumsbedingungen für die Follikel im Ovar gebessert sind, und daß deshalb eine gewisse Follikelhyperplasie Platz greift (Ziegler), die sich aber nur auf die ersten Stadien des Follikels beschränkt, da die Reifungsvorgänge selber eine Beschleunigung oder Verkürzung nicht erfahren. Bei dieser Auffassung ist es klar, daß die sogenannte kleinzystische Degeneration des Ovars als sekundärer Zustand, als Folge einer erhöhten Durchblutung und gewisser entzündlicher Reizzustände anzusprechen ist, aber keinen selbständigen Charakter in sich trägt, auch für den Ablauf der zyklischen Vorgänge keine nennenswerte Rolle spielt.

Von dem bisher beschriebenen Bild der kleinzystischen Degeneration werden zystische Zustände des Ovariums anderer Art nicht genügend getrennt und mit der bisher beschriebenen kleinzystischen Degeneration in einen Topf geworfen (Veit, Kaji, Lauth u. a.). Es handelt sich bei dieser Form um Ovarien, die mit mehreren größeren Follikeln durchsetzt sind, die aber die kleineren Follikel daneben nicht vermehrt zeigen. Die Ovarien bestehen also im wesentlichen aus 1, 3, 4 haselnußgroßen und größeren Zysten. Irgendwelche Corpus luteum-Stadien fehlen hier. Diese Fälle gehören nicht zur sogenannten kleinzystischen Degeneration, sondern haben eine andere, klinisch ungleich wichtigere Bedeutung. Es handelt sich hier um abnormerweise persistente Follikel, die in einem weiteren Abschnitt später eingehend beschrieben und besonders auch in ihren Folgezuständen am Uterus genau analysiert werden.

Schließlich müssen auch diejenigen Fälle hier noch genannt werden, in denen Bilder der kleinzystischen Degeneration durch Serosazysten oder zystische Umbildung eingewucherter Serosaschläuche entstanden sind. Durch das Fehlen der typischen Formation einer Follikelwand im ganzen oder in ihren Teilen läßt sich für den einigermaßen Geübten die Differentialdiagnose stets stellen.

3. Die Zyste des atretischen Follikels.

Aus der Anatomie des Ovariums ist bekannt, daß die Atresie eines Follikels in einer zystischen und einer obliterierenden Form abläuft.

Im wesentlichen ist wohl die Größe des absterbenden und verödenden Follikels ausschlaggebend dafür, welche der Atresieform eintritt. Wie schon im vorigen Abschnitt kurz angedeutet, gehen schließlich doch beide Formen ineinander über, insofern als ein Kollaps der Zystenwand möglich ist, nachdem die Zystenflüssigkeit durch Resorption vermindert wurde. Naturgemäß werden kleinere Follikel häufiger in Atresie gefunden. Übererbsengroße bis zu haselnußgroße sind auch noch gewöhnlich, aber nur dann, wenn sie in ganz geringer Zahl vorkommen; in der Häufung von mehreren derartigen zystischen Bildungen besteht ja die eben beschriebene kleinzystische Degeneration. In Einzelexemplaren können nun auch abnorme zystische Bildungen aus diesen Follikeln hervorgehen. Ihre Größe ist im allgemeinen die eines Hühnereies, kann aber auch bis zur Gänseeigröße und zum Umfang einer kleinen Faust wachsen. Ihre Wandstruktur ist charakteristisch. Nach innen zu liegt gewöhnlich eine sehr feine Endo- oder Epithellage, dann kommt eine relativ dünne, oft hyaline Bindegewebsschicht und darauf folgend verstreut kleine Haufen von Zellen, die oft in dichterer, oft in weiterer Ansammlung hervortreten, selbst einen dunklen, etwas großen Kern und etwas Fett enthalten; noch weiter folgt dann ohne weitere Grenze das Ovarialstroma selbst. Die Zellhaufen sind, wie Übergangsfälle aller Art zeigen, zweifellos Reste der Theca interna und als solche in einer gewissen Hypertrophie. Da die Theca interna-Zellen besonders im hypertrophischen Zustand als interstitielle Drüse angesprochen werden, so könnte man meinen, hier eine solche interstitielle Drüse vor sich zu haben, wenn nicht durch den Zystendruck der Ernährungszustand dieser Zellen doch wieder nicht sehr gut zu sein schiene. Die Entstehungsweise der Zysten kann wohl eine mannigfache sein. Zunächst könnte der Follikel selbst abnorm vergrößert werden. Solche zystischen Follikel werden im nächsten Abschnitt besprochen. Durch die starke zystische Erweiterung ist es dann zu einer Atrophie von Ei und Granulosa gekommen und die Atresie wurde eingeleitet. Im zweiten Fall würde vor dem Entstehen der Zyste Ei und Granulosa schon zugrunde gegangen sein können und aus irgendeinem bisher unbekannten Grunde war dann eine abnorme Flüssigkeitsabsonderung in diesen schon atresierten Follikel eingetreten. Drittens kann es sich ursprünglich auch um eine zystische Granulosadrüse gehandelt haben, dessen auseinandergezerrte Granulosa teils durch Druck, teils aber auch durch die natürliche Degeneration, wie sie nach erfolgtem Eitod auch bei der normalen Granulosadrüse eintritt, in Atrophie gegangen und verschwunden sein, so daß nur noch die Theka übrig bleibt. Diese alten rückgebildeten Corpora lutea cystica haben meist eine stärkere innere Deckschicht. Schließlich gibt es auch noch solche Fälle von Zysten eines atretischen Follikels, in denen an umschriebenen Stellen Granulosamaterial zurückgeblieben ist, das nun mit einem gleichzeitig vorhandenen Corpus luteum gleichsinnige Veränderungen durchmacht (atypischer Luteinsaum Robert Meyers).

Aus dem Gesagten geht hervor, daß es sich nicht um eine einheitliche Bildung handelt und daß auch der Entstehungszeitpunkt nicht immer leicht abzulesen ist, daß also die Bewertung dieser Fälle in bezug auf den Zykluseinfluß Schwierigkeiten machen könnte. Im allgemeinen wird man aber nicht fehlgehen, daß solche Zysten nicht sehr alten Datums sind, sondern höchstens nur wenige Wochen bestehen, da sonst wohl mit Wahrscheinlichkeit eine Atrophie der Theca interna-Zellen ebenfalls eingetreten sein würde.

Um nun die Frage zu beantworten, ob diese Anomalie im Keimplasma und dessen Abkömmlinge irgendwelchen Einfluß auf den Ablauf des Zyklus hat, haben wir aus zwei Jahren die Fälle mit zystischer Follikelatresie herausgesucht und im ganzen 28 gefunden.

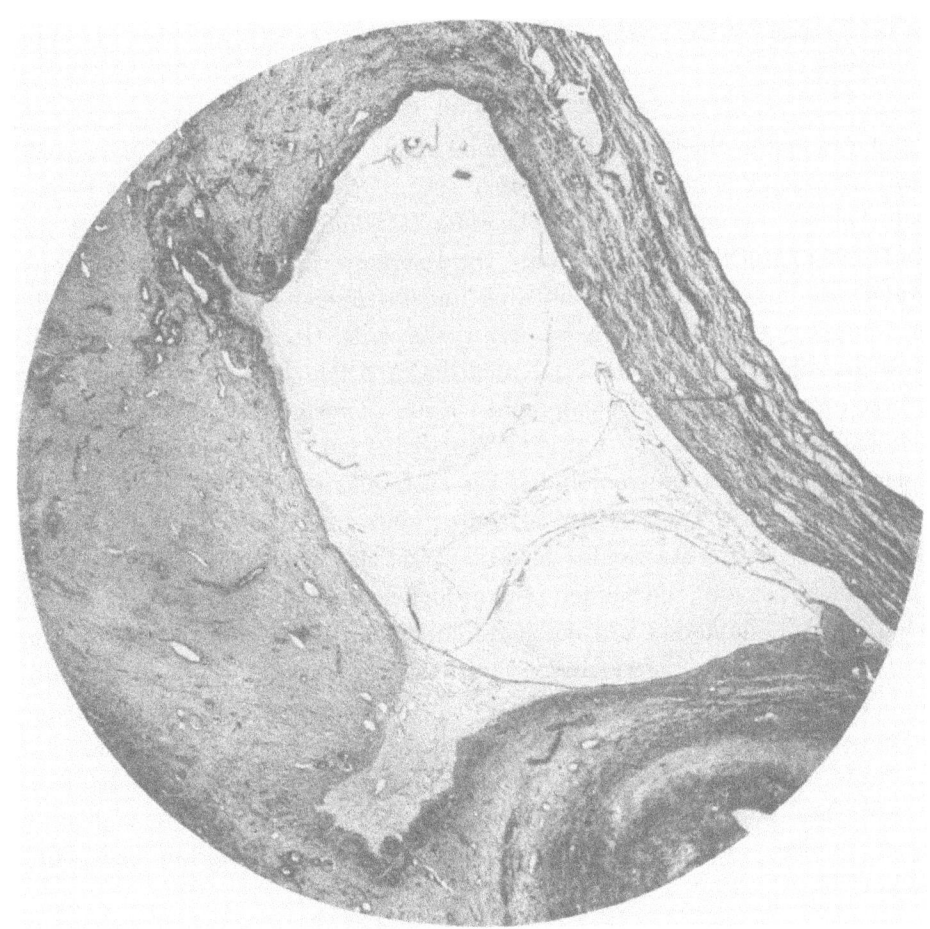

Abb. 111. Zystische Follikelatresie in Schrumpfung.

Sie verteilten sich auf eine Reihe verschiedener Krankheitsbilder, unter denen die chronisch entzündliche Adnexerkrankung bei weitem in erster Linie stand. Außerdem fand sie sich 4 mal bei Myomen, 2 mal bei Extrauterin-, 2 mal bei Intrauteringravidität und 3 mal ohne ersichtlichen Anlaß. Irgendein Einfluß auf den Ablauf des Zyklus zeigte sich in diesen Fällen nicht. Die große Mehrzahl dieser Fälle hatte einen vollkommen normalen Regeltyp mit einem normalen Ablauf der Blutung. Die Extrauterin- und die Intrauteringravidität zeigte entsprechend ihrem Charakter Abortblutungen. In einem anderen Fall war eine unregelmäßige Blutung durch einen Polypen und im weiteren durch ein submuköses Myom erklärt. In Übereinstimmung mit den Erfahrungen an meinem früheren, größeren Material ließ sich auch jetzt wieder feststellen, daß die generative Funktion, also die Reifung des Follikels und die Granulosadrüsen-Bildung mit ihren physiologischen Folgezuständen am Genitalschlauch in keiner Weise durch das Auftreten einer Follikelzyste beeinträchtigt wird. Es handelt sich hierbei um eine Anomalie, die sich in allererster Linie in dem noch nicht zur Reife gelangenden Keimplasmaanteil abspielt. Ausnahmsweise könnte durch eine abnorme Druckwirkung ein benachbarter Follikel von der Reifung abgehalten werden; erfahrungsgemäß springen aber andere sofort ein, so daß nach außen hin eine Störung des Zyklustempos nicht deutlich wird. Über die Ursachen dieser Zystenbildung s. Gemeinsames bei Corpus luteum-Zyste.

4. Der zystische reife Follikel.

Auf den ersten Blick möchte es scheinen, als würde hier ein Widerspruch bestehen insofern, als reife Follikel immer zystisch sind. Jedoch gibt es einige Fälle, in denen der reife Follikel die normale Größe, die einer Haselnuß, stark überschreitet und bis auf nahezu Hühnereigröße anwachsen kann. Die Diagnose wird gestellt aus der Beschaffenheit der Wand. Es findet sich eine zwei-, drei- und vierreihige Schicht dunkler Zellen, wie sie in der Granulosa charakteristisch ist, dann eine zarte Grenzfasermembran und weiterhin eine Schicht zarter Kapillargefäße mit deutlichen Zellen = Theca interna-Zellen. Es ist deshalb kein Zweifel, daß ein ausgesprochener, nur abnorm großer Follikel vorliegt. In den meisten Fällen handelt es sich um einen Zufallsbefund, z. B. bei Kollum-Karzinom und multiplen Myomen. In anderen Fällen lag auch hier eine Pelveoperitonitis mit Adnexerkrankung vor. Stets konnte man feststellen, daß dieser reifende Follikel in die für ihn zuständige erste Hälfte des Zyklus hineinfiel und daß irgendein Einfluß auf den Ablauf des Zyklus nicht bestand. Es handelte sich jedoch in den Fällen, wo diese zystischen Follikel gefunden wurden, immerhin um einen durch die operative Entfernung vorzeitigen Abbruch eines vielleicht in Entwicklung begriffenen Prozesses; es besteht deshalb die Möglichkeit, daß das ja in Reifung begriffene Ei eines solchen Follikels durch die abnorme Größe, die evtl. durch einen abnormen Druck des Liquors bedingt war, vorzeitig zugrunde gehen würde und damit eine zum mindesten einmalige Tempoverschiebung des Zyklus durch verfrühte Menstruationsherbeiführung veranlasse; darüber läßt sich schwer etwas sagen, da klinisch diese Fälle nicht herausgefunden und weiterhin beobachtet werden können.

5. Das zystische Corpus luteum (Granulosadrüse) oder die Corpus luteum-Zyste, einschließlich des Corpus luteum persistens.

Von den bisher genannten zystischen Bildungen durch die Struktur der Wand unterschieden ist das zystische Corpus luteum oder die Corpus luteum-Zyste. Auf diese auch früher schon gut bekannte (E. Fraenkel) Corpus luteum-Zyste haben mit Nachdruck zuerst Halban, dann Rubin und andere hingewiesen und gemeint, daß es sich um ein selbständiges Krankheitsbild handelt, das differentialdiagnostisch gegenüber der Tubargravidität erhebliche Bedeutung hätte und mit dem Corp. lut. persistens der Rinder Verwandtschaft zeigte. v. Oettingen, Matthes und auch L. Fränkel haben der Corpus luteum-Zyste eine ursächliche Bedeutung für ausgedehnte Perimetritis, chronische Indurationen, Verwachsungen, Sterilität und Amenorrhöe zugeschrieben. Curtis findet bei einem persistenten Corp. lut. eine abnorm stark verdickte Uterusmukosa, eine Pseudodecidua (verstecktes Tubarei?). Stefanowitsch gibt keinen bestimmten Symptomenkomplex an, Keller berichtet über die Häufigkeit der Corpus luteum-Zysten bei Tubargravidität. E. Novak (Baltimore) und Iseki, letzterer unter Robert Meyers Anregung, haben zum ersten Male eine genaue mikroskopische Untersuchung der Corpus luteum-Zyste vorgenommen und

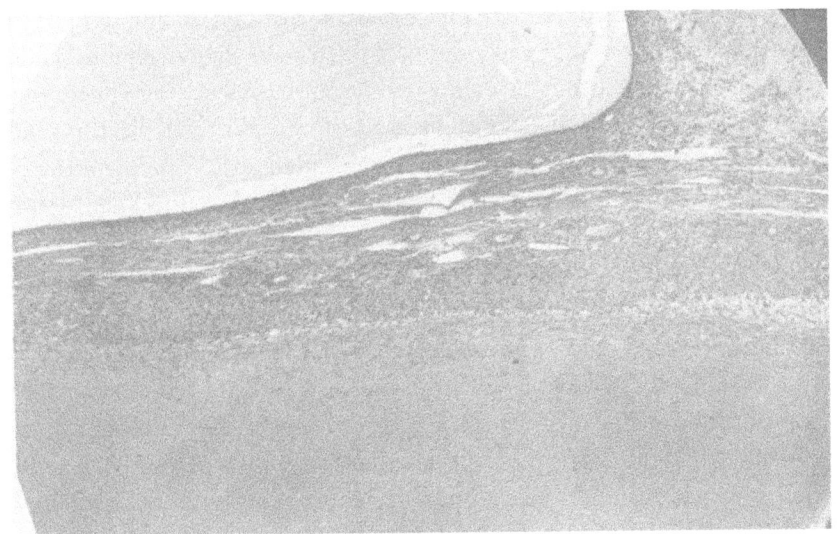

Abb. 112. Zystisches Corpus luteum (reifes Stadium).

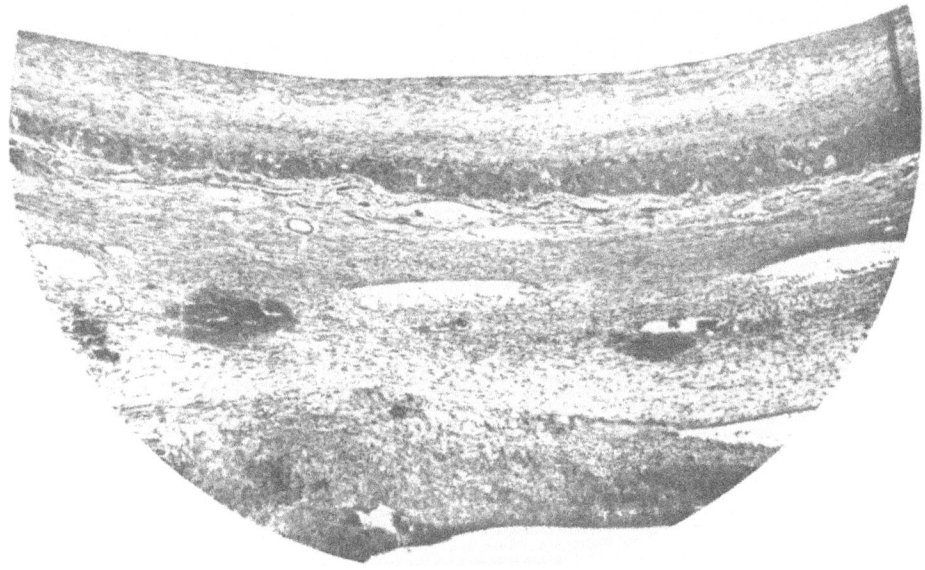

Abb. 113. Zystisches Corpus luteum mit starker innerer Deckschicht (etwa 14 Tage alt).

ebenso, wie ich selber in einer späteren Arbeit an 42 Fällen finden konnte, eine selbständige Stellung der Corpus luteum-Zyste nicht festzustellen vermocht. In der Veterinärmedizin ist von Corpus luteum persistens die Rede, das Sterilität der Rinder bedingt, die erst verschwindet, wenn das Corpus luteum cysticum vom Mastdarm aus zerdrückt ist.

Das Ergebnis an 42 Fällen meines früheren Materials wird durch 58 Fälle des Kieler Materials (wird publiziert von Dr. Demme) in gleichem Sinne ergänzt, so daß ich unter

Bezug auf diese beiden Arbeiten und Hinweis auf die E. Novaksche und Isekische Veröffentlichung in Ermanglung anderer genügend umfangreicher anatomisch-klinischer Publikationen über die Corpus luteum-Zyste folgendes zu sagen vermag:

Die Corpus luteum-Zysten können sich bis zu Gänseeigröße ausdehnen, sie sind oft schon makroskopisch erkennbar an einem gelblichen Streifen in der Wand. Dieser gelbe Streifen zeigt gewöhnlich nur eine ganz minimale oder keine Schlängelung, wie man es sonst bei der Luteinmembran des Corpus luteum zu sehen gewohnt ist. Der Inhalt einer derartigen Zyste ist meistens etwas gallertig, bei größeren wässerig, klar, hell, und hat nicht selten an der Peripherie eine rötlichere Schicht. Untersucht man die Wandstruktur einer solchen Zyste näher, so findet man ein sehr mannigfaches Bild, das durchaus den Bildern entspricht, wie man sie in den verschiedenen Entwicklungsstadien einer Granulosadrüse zu sehen bekommt. Alle die Charakteristica, wie sie für die Altersbestimmung einer Granulosadrüse (Corpus luteum) im ersten Teil angegeben, sind hier wieder zu finden. Da ist die innere Deckschicht einmal zart und eben erst in Bildung begriffen, in anderen Fällen deutlich lamellös und schafft schon einen guten Abschluß, in den größeren Zysten ist sie mit einer zarten Endothellage bekleidet als Grenze gegen den Flüssigkeitsinhalt. Nach der inneren Abdeckschicht folgt die deutlich hervortretende Granulosa-Luteinmembran. Sie kann eine völlig kontinuierliche Membran bilden, sie kann aber auch, insbesondere bei den großen Zysten, streckenweise Unterbrechung zeigen. Die Größe der Granulosazellen, ihr Mangel an Lipoidsubstanzen in den ersten zwei Wochen nach der Ovulation, ihr Reichtum daran von der ersten Woche nach der Menstruation, also drei Wochen nach der Ovulation ab, Ausdehnung und Größe der Vaskularisation, ihre Durchflechtung mit zarten Fibrillen — alles das entspricht genau dem unter normalen Umständen Bekannten; in gleicher Weise erkennt man weiter peripher die Haufen dunkler und kleinerer Zellen, die Theca-Zellfelder. Es läßt sich also auch bei einer Corpus luteum-Zyste eine genaue Altersbestimmung aus der Wandstruktur ablesen. Legt man dieses zugrunde und berücksichtigt weiterhin alle einschlägigen Fälle eines großen anatomischen Materials sowie die dazu gehörigen genauen klinischen Daten, so kommt man zu der Feststellung, daß das Zystischwerden eines Corpus luteum durchaus ein Nebenbefund ist und daß sich ein zystisches Corpus luteum in keinem wichtigen Punkte außer durch die Größe von einem gewöhnlichen Corpus luteum unterscheidet. Zwischen dem gewöhnlichen Corpus luteum, zwischen dem zystischen, das gegenüber dem gewöhnlichen lediglich einen Hohlraum statt ein mit Fibrin ausgefülltes Zentrum hat und der Corpus luteum-Zyste bestehen alle Übergänge. Man findet zystische Corpora lutea ebenso wie Corpus luteum-Zysten zu jeder Zeit des Zyklus. Der Bau ihrer Wand ist jeweils völlig zyklusentsprechend und das zugehörige Nidationsbett des Uterus in Übereinstimmung damit. Bei Graviditäten entspricht das zystische Corpus luteum in seiner Wandstruktur genau dem gleichaltrigen Corpus luteum graviditatis, das nicht zystisch ist.

Stellen wir das Material, in dem sich Corpus luteum-Zysten finden, zusammen, so ergibt sich an dem Kieler Material, das mit dem von mir publizierten Rostocker übereinstimmt, folgendes: Die Corpus luteum-Zysten fanden sich

    a) bei chronisch-entzündlicher Adnexerkrankung . . . . 34 mal
    b) bei Tubaraborten . . . . 10 „
    c) bei Myomen . . . . 4 „

d) bei einem passiv mobilen retroflektierten Uterus . . . . 1 mal
e) bei Ovarialtumoren (Dermoid, Kystadenom und Karzinom). . . . . 4 „
f) bei Carcinoma colli. . . . . 1 „
g) bei Intrauteringravidität . . . . 2 „
h) bei normalem sonstigen Befund . . . . 2 „

Die Corpus luteum-Zysten machen keinerlei selbständige Krankheitszeichen. Etwa unregelmäßige Blutungen sind durch das gleichzeitig vorhandene Krankheitsbild z. B. die Tubargravidität, intrauterinen, evtl. auch schon kompletten Abort oder die echte Entzündung bei aszendierten Infektionen zu erklären. Eine Corpus luteum-Zyste bei scheinbar normalem Genitale erklärt an sich nicht ein verzögertes Eintreten der Regel resp. einer abnormen Blutung. Diese Fälle sind dringend verdächtig auf einen intra- oder versteckten extrauterinen Abort. E. Novak hat einen schönen einschlägigen Fall beschrieben. Sie müssen wie ein Abort behandelt werden. Die mit der Feststellung der Zyste gleichzeitig ausgeführte Abrasio mucosae wird meistens solche Fälle klären, auch leitet die Struktur der Zystenwand durch ihre Gleichheit mit einem Schwangerschaftscorp. lut. auf die Ursache hin. Die Sterilität der Rinder bei persistentem Corpus luteum würde durch einen verfehlten Abort ebenfalls eine plausible und restlose Erklärung finden. So weit mir bekannt, stehen auch eine Reihe von wissenschaftlich interessierten Tierärzten auf diesem Standpunkt. Die Frage ist in der Veterinärmedizin durch genügend anatomische Untersuchungen noch nicht geklärt. Die Annahme eines selbständigen Corpus luteum entgegen der im normalen Teil betonten Abhängigkeit desselben vom Leben und Sterben des Eies, läßt sich in keiner Weise begründen und ist auch gerade auf Grund der Befunde bei Corpus luteum-Zysten abzulehnen.

Wenn wir nun hier gemeinsam über das Zustandekommen der bisher beschriebenen Zystenbildung überhaupt etwas sagen wollen, so fällt auf, daß bei einer großen Mehrzahl aller Fälle chronisch entzündliche Adnexerkrankungen mit Adhäsionsbildungen mit im Spiel sind. Berücksichtigt man, daß die Adhäsionsbildungen meistens älteren Datums, die Zystenbildungen ebenso oft nachweisbar jungen Datums sind, so geht daraus hervor, daß nicht, wie L. Fränkel und v. Oettingen und andere annehmen, das Corpus luteum durch seine abnorme Hyperämieerzeugung die Adhäsionen bedingt, sondern daß umgekehrt die Adhäsionen in der Umgebung des Ovariums einen Kollaps der Ovarialwand nach dem Follikelsprung verhindern und dadurch der unmittelbare Anlaß zur Zystenbildung werden. Abnorme Wandspannungsverhältnisse im Ovarium müssen einen wesentlichen Grund für die Zystenbildung darstellen, da in der Struktur der Wand selbst keine wesentlichen Abweichungen von der Norm zu finden sind. Beim Corpus luteum cysticum ist die Granulosawand ausgezogen und ungefältelt, beim normalen Corpus luteum liegt sie in auffällig reichen Faltungen. Zwischen zystischem und nichtzystischem Corpus luteum ist, was die Masse der Granulosa-Luteinzellen anbetrifft, wahrscheinlich kein Unterschied zu finden. Also mehr sekundäre Momente spielen für das Zustandekommen dieser Bildung eine Rolle, das primäre bleibt auch hier die Eizelle in unbefruchtetem und befruchtetem Zustand.

Für die klinische Diagnostik ist es wichtig, zu wissen, daß solche Corpus luteum-Zystenbildungen in der Hauptsache in der zweiten Hälfte des Zyklus vor sich gehen und daß zystische Vergrößerungen der Adnexe, insbesondere bei chronischen Adnexerkrankungen, die sich durch das Auftreten der Schmerzen auf die zweite Hälfte des Zyklus lokalisieren lassen, schon darum als Zystenbildungen der beschriebenen Art anzusprechen sind. Die klinische Beobachtung lehrt, daß solche Zysten spontan wieder resorbiert werden können, und daß sie nicht sofort einer Operation bedürfen. Für die Differentialdiagnose zwischen der Tubargravidität und der Corpus luteum-Zyste bei intrauterinem Abort kommen die Gesichtspunkte für die Unterscheidung intra- und extrauteriner Gravidität überhaupt in Frage; die Feststellung eines zystischen Tumors würde also nach diesen neuen Erfahrungen zusammen mit der Blutungsanamnese noch nicht ohne weiteres für die Extrauteringravidität sprechen, sondern gegebenenfalls lediglich eine Probe-Abrasio mucosae herbeiführen, wenn die Palpation eine isolierte bewegliche Ovarialzyste erkennen läßt. In Zweifelsfällen macht man auch hier besser die Probe-Laparotomie.

6. Die pathologische Persistenz reifender Follikel.
Ein wichtiges klinisches Bild (Methropathia haemorrhagica in genau definiertem Sinne).

Die bisher beschriebenen Affektionen und Besonderheiten in den Keimplasmaformationen sind klinisch und in ihrer Wirkung auf den Ablauf des Zyklus als relativ harmlos, vielfach im Sinne von Nebenbefunden angesprochen worden. Im Gegensatz dazu muß die in diesem Abschnitt zu beschreibende Anomalie als **hochpathologisch** bewertet werden.

Man ist zu der Erkenntnis der zu beschreibenden Affektion erst auf mehrfachen Umwegen gekommen, indem man sie durch die von ihr bewirkten Prozesse am Endometrium erkannte. Es hieße hier die Lehre der chronischen Endometritis aufrollen, wenn man die geschichtliche Entwicklung bis in alle Einzelheiten hinein verfolgen wollte. Es soll jedoch von einer zusammenhängenden Darstellung der Lehre von der chronischen Endometritis hier Abstand genommen werden. In dieser Beziehung sei auf die gute Zusammenstellung von Keller in der Zeitschrift für Geburtshilfe und Gynäkologie, Bd. 65, 1909, aufmerksam gemacht. Jedoch soll versucht werden, in Kürze den Faden aufzuzeigen, wie er von der hier vorzutragenden Auffassung hinüberspielt in die ersten klassischen Arbeiten der Endometritis chronica überhaupt. Bevor das geschieht, muß jedoch zunächst eine exakte Beschreibung des anatomischen und klinischen Bildes erfolgen. Es werden dann viele in Rückerinnerung an ihr eigenes Material und ihre eigenen Gedankengänge bei der Durchsicht abradierter Schleimhäute, insbesondere bei dem Bestreben, diese anatomischen Befunde mit dem klinischen Bild in Verbindung zu setzen, Anklang und Übereinstimmung mit den hier zu beschreibenden Bildern wiederfinden.

Das Verhalten der Ovarien in dem hier zu beschreibenden Krankheitsbild ist gekennzeichnet durch das Vorhandensein einer oder mehrerer kirsch-, haselnuß- und selbst kleinwalnußgroßer Zysten. Eine besondere Derbheit des Ovarialgewebes läßt sich nicht konstatieren. Schneidet man solche Ovarien in 2 mm dicke Scheiben der Quere nach durch, so findet man hier und da minimale kleine, gelbe Herdchen, und auch diese nicht regelmäßig; niemals, oder nur in ganz besonderen Ausnahmefällen[1] aber das makroskopische Bild eines Corpus luteum, das dem Alter eines solchen von 1—8 Wochen entspräche. Es läßt sich daraus ablesen, daß wenigstens in den letzten 8 Wochen, in vielen Fällen auch

---

[1] Diese müssen besonders besprochen werden [siehe Novak (Baltimore) und Babes].

noch länger vorher, die Ovulation eines reifen Follikels mit der Umwandlung in ein Corpus luteum nicht stattgefunden hat. Die mikroskopische Untersuchung der genannten Zysten ergibt mindestens bei einer, meistens bei mehreren, eine wohl ausgebildete, ja oft besonders schöne Granulosaschicht, nach außen davon eine zarte Glasmembran und noch weiter eine kapillarenreiche, saftige Theka interna. In der Granulosa lassen sich vereinzelt Mitosen, seltener Kernzerfallsfiguren, feststellen; sie unterscheidet sich von der Granulosa eines kurz vor der Reife befindlichen Follikels in keiner Weise. Nur in einigen wenigen Fällen des mir zur Verfügung stehenden Materials zeigt die Granulosa Zerfallszeichen, ist teilweise abgestoßen und die Theca in beginnender Hypertrophie; an anderen Stellen des gleichen Follikels ist sie erhalten. In 3 Fällen sah ich auch eine eben beginnende Corpus luteum-Bildung, indem der Follikel geplatzt war und eine Schichtung der Granulosa und eine Vaskularisation im ersten Beginn sich fand. Es unterliegt keinem Zweifel, daß es sich hier um Corpus luteum-Bildungen im Alter von 1—2 Tagen handelt, daß also der Sprung des hier vorliegenden reifen Follikels 1—2 Tage vor der Operation passierte. Babes (bei R. Meyer) sah in ähnlichem Material 3 frische Corpora lutea, zwei vom Ende der 3. Woche (sc. des Zyklus?) und eins im Vaskularisationsstadium, also ein ebenfalls wenige Tage altes Gebilde. Novak berichtet in einer zusammenfassenden Darstellung von 66 offenbar hierher gehörigen Fällen, in denen ihm aber nur wenig Ovarialmaterial zur Verfügung steht, über vier Corp. lut.; genauere Altersangabe findet sich nur beim abgebildeten Corp. lut., das sowohl der 3. als auch einer späteren Woche nach Ovulation entsprechen kann; die Abbildung ist hier nicht ausreichend. Bevor nicht eine exakte, ausführliche Publikation solcher, evtl. abweichender, deshalb besonders wichtiger Fälle vorliegt, muß die Erklärung und Beschreibung sich an das vorhandene restlos durchuntersuchte Material halten.

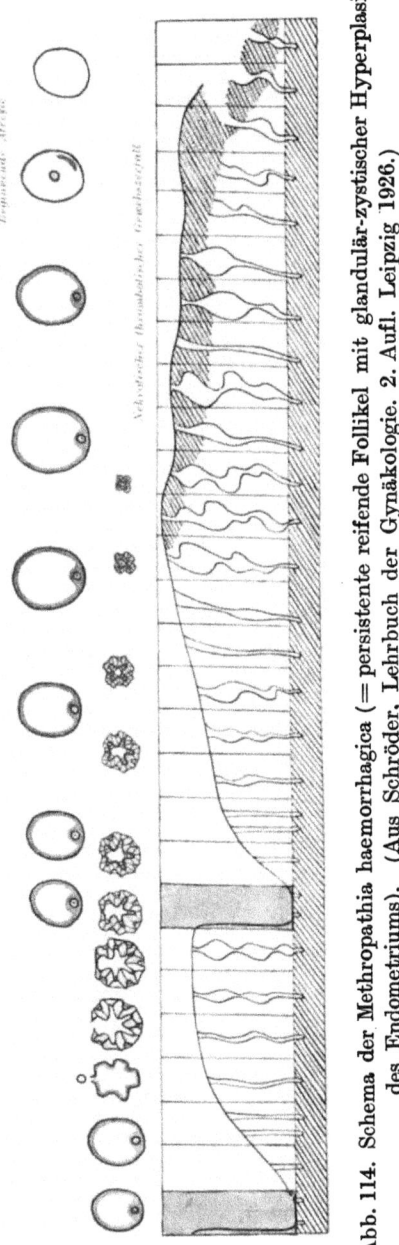

Abb. 114. Schema der Methropathia haemorrhagica (= persistente reifende Follikel mit glandulär-zystischer Hyperplasie des Endometriums). (Aus Schröder, Lehrbuch der Gynäkologie. 2. Aufl. Leipzig 1926.)

Für die Erklärung des beschriebenen eigenartigen Bildes ergeben sich zwei Möglichkeiten:

Entweder hat zwischen der zuletzt stattgehabten Ovulation, über deren Zeitpunkt der letzte Corpus luteum-Rest etwas aussagt und ihn dahin festlegt, daß er mindestens 8, in vielen Fällen mehr Wochen (wenn das Corpus luteum schon verschwunden ist) zurückliegt und der jetzt festgestellten Phase der Follikelreifung eine Zeit gelegen, in der die generative Ovarialtätigkeit geruht hat, also keine Eireifung zustande gekommen ist; in diesen Fällen müßte dem Follikelreifungsstadium das normale Proliferationsstadium entsprechen; die wenige Tage alten Corpora lutea würden hier keinen Widerspruch geben da die Ovulation erst ganz kurze Zeit zurückliegt und vielleicht einer mechanischen Gelegenheitsursache zur Last fällt.

Oder die Eireifungsprozesse haben nach der letzt dagewesenen Menstruation ihren regelrechten Fortgang genommen, aber es ist nicht zu einer Vollendung der Eireifung gekommen, so daß weder mit noch ohne Follikelsprung eine Luteinisation rechtzeitig eintrat. In diesen Fällen handelte es sich um eine persistente, prolongierte Follikelreifungsperiode; man könnte dann bei der Abhängigkeit des Endometriums vom Keimplasma auch eine prolongierte, ins Krankhafte gesteigerte Proliferationswirkung annehmen. Sollte eine derartige Wirkung nachweisbar sein, so könnte man daraus umgekehrt den Schluß auf die krankhafte, prolongierte, nicht rechtzeitig zum Abschluß gekommene Follikelreifung ziehen. Zum wissenschaftlich bündigen Beweis sind naturgemäß nur solche Fälle zu verwenden, in denen beide Ovarien und der gesamte Uterus zur Verfügung stehen. Aus meiner 11jährigen Tätigkeit an der Rostocker Frauenklinik (Direktion Geheimrat Sarwey) standen mir infolge der radikaleren Operationsindikationen 62 Fälle zur Verfügung, in denen der beschriebene Ovarialbefund erhoben werden konnte. Von diesen 62 Fällen zeigten 34 einen etwas dicken, großen Uterus, dessen Myometrium gut saftig und offenbar in gutem Ernährungszustand ist, deren Tuben schlank und offen, deren Ovarien durch die angegebenen großen Follikel etwas vergrößert, aber sonst nicht verändert waren. In 19 Fällen waren außer dem beschriebenen Uterus-, Tuben- und Ovariumbefund im Uterus kleine Myome, an den Tuben alte Entzündungsprozesse, am Kollum evtl. ein Karzinom oder ein Zervixpolyp festzustellen. In diesen eben genannten 53 Fällen fanden sich, wie oben beschrieben, im Ovar die reifen Follikel, kein Corpus luteum und einige atresierende zystische Follikel. Die fehlenden 9 einschließlich der schon genannten Corp. lut. jungen Datums aus meinem Material sollen weiter unten noch besonders bebeschrieben werden. Bei den genannten 53 Fällen zeigte nun das Endometrium eine durchaus charakteristische Veränderung.

Das Endometrium dieser Fälle war makroskopisch meist dickwulstig, in einzelnen Fällen fungös. Es fanden sich bei genauer Betrachtung feinste miliare Zystchen; die Oberfläche selber war nur selten glatt, meist gefeldert. Fast in jedem Falle findet man zum mindesten an umschriebenen Stellen einen oberflächlichen Herd, wo das Gewebe blutig verfärbt, auch etwas zundrig und zerfallen ist. Es besteht ein ausgesprochener Oberflächendefekt. In anderen Fällen sind ausgedehntere Bezirke blutig verfärbt, defekt, faserig, zottig, mit Blutgerinnsel belegt. Gar nicht selten findet man diese Zerfallsbezirke in der Nähe des Os internum anatomicum. Man sieht die Faserung dann strähnenartig auf den inneren Muttermund zu gerichtet. Es scheint in manchen Fällen, als ob diese Veränderung von unten nach oben fortschreitet. In anderen Fällen findet man sie aber auch an höher gelegenen Partien, zumeist bleibt sie auf mehr oder weniger ausgedehnte Bezirke beschränkt. Nur selten befällt dieser oberflächliche Gewebszerfall und die Gewebsnekrose die gesamte Schleimhaut. Bei oberflächlicherer Betrachtung könnte man annehmen, eine menstruierende

Schleimhaut vor sich zu haben, jedoch das Lokalisierte und das Fehlen der diffusen Ausbreitung der Schleimhaut läßt den Kundigen sofort zweifeln.

Die mikroskopische Untersuchung ergibt ein durchaus charakteristisches Bild, das in vielen Fällen schon auf den ersten Blick für den, der die Bilder nur einige Male gesehen hat, charakteristisch und auffällig ist. Im Gegensatz zu der gleichmäßigen Bauart der einer Zyklusphase angehörigen Schleimhaut, in der alle Drüsen im allgemeinen die gleiche Form, alle Epithelien den gleichen Funktionszustand, alle Stromapartien mehr oder weniger gleich locker und zart sind, findet man an diesen Schleimhäuten ein bunteres Durcheinander der verschiedenen Drüsenformen. Auffällig gradgestreckte, schräg liegende, nebeneinander flach zur Oberfläche hin strebende Drüsen, im anderen Fall ein buntes Gemisch von teils gestreckten, teils unregelmäßig geschlängelten, vereinzelt auch sägeförmigen Drüsen, deren Schläuche vielfach von sehr ungleichmäßiger Dicke sind, geben eine für das Krankheitsbild eigentümliche Unruhe im mikroskopischen Bilde. Man weiß absolut nicht, in welche Phase man eine derartige Schleimhaut einreihen sollte. Sehr oft ist eine zystische Erweiterung der Schläuche etwas sofort In-die-Augen-springendes [„Schweizer Käse-Muster" (E. Novak)]. Die Bläschen, die man makroskopisch sah, lassen schon an diese zystischen Erweiterungen denken. Die Epithelien der Drüsenschläuche und auch der Oberfläche sind große, saftige, hochzylindrische Zellen, die nur in ausgedehnten Schläuchen abgeflacht werden. Gar nicht selten stehen sie dicht gedrängt beieinander, so daß sie in manchen Schläuchen durch die Wechselbeständigkeit der Kerne den Eindruck einer Doppel- oder Mehrreihigkeit erzeugen. Man findet auch Kernteilungsfiguren in verschiedenen Phasen, dagegen niemals typische Bilder, wie sie für die Sekretionsphase früher im normalen Teil beschrieben sind. Es bröckelt wohl mal etwas von der lumenwärts gelegenen Kontur der Zellen ab, die Zellen selbst enthalten etwas amorphen oder körnigen Inhalt. Es handelt sich aber hier keinesfalls um Sekretionsbilder, nie ist Glykogeninhalt, nie sind typische Schleimsekretionsbilder vorhanden.

Auch das Stroma ist charakteristisch. Es besteht ein reichliches, interzelluläres Fasernetz (Gitterfasernetz). Sekiba, Wermbter und auch ich selber haben den besonderen Reichtum an Gitterfasern feststellen können, ein Punkt, der differentialdiagnostische Bedeutung erlangen kann. Im Übersichtsbild ist es deutlich, daß lockere, flüssigkeitsreiche Stromapartien abwechseln mit fest geflochtenen, engmaschigen. Gerade dieser Wechsel in der Dichte des Stromas gehört mit zu den besonderen Erkennungszeichen. Fast stets findet man (entgegen Novaks Mitteilung), vor allem aber entsprechend dem vorher beschriebenen blutig infarcierten, nekrotisierenden Partien, stark dilatierte und thrombosierte Venen, die Maschen des Gewebes vollgepropft mit roten Blutkörperchen, Drüsen und Stromazellen in Zerfall, außerdem eine Ansammlung von Leukozyten und Rundzellen, die in den nichtinfarcierten Partien der Schleimhaut sonst nur auffällig gering an Zahl sind. Es handelt sich hierbei zweifellos um lokale Zirkulationsstörungen, deren wesentliche Ursache in der abnormen Dilatation, Stase und Thrombosierung venöser Gefäße zu suchen ist.

Am Myometrium finden wir keinerlei Abweichung, sondern gewinnen nur den Eindruck eines guten Ernährungszustandes. Die Muskelbündel heben sich gut hervor, eine auffällige Vermehrung des Bindegewebes läßt sich nicht feststellen, an den Gefäßen, Arterien wie Venen, finden wir entweder keine abnormen Veränderungen resp. die, welche

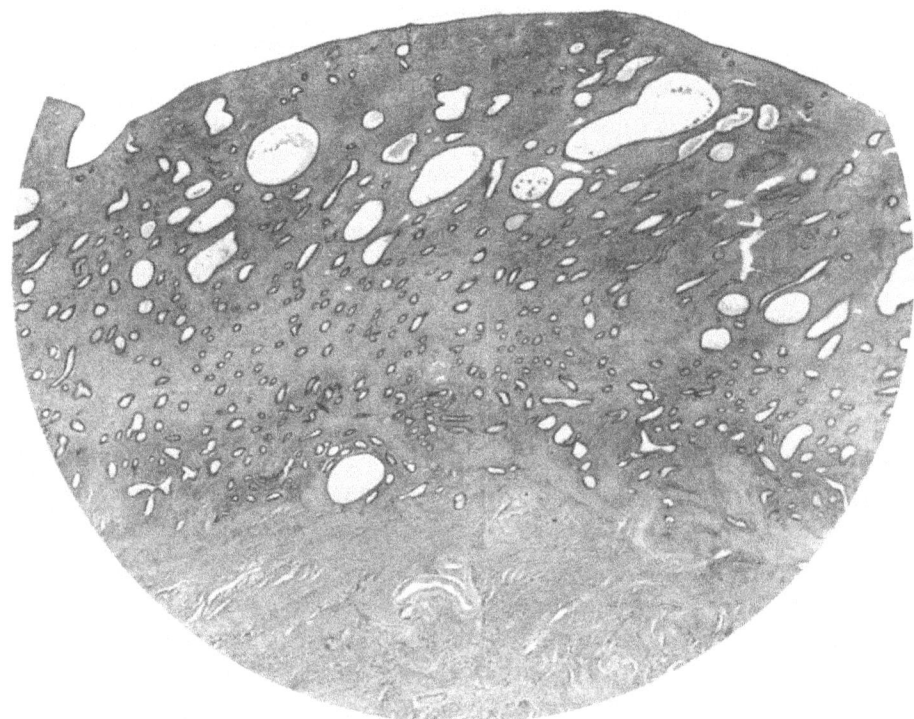

Abb. 115. Glandulär-zystische Hyperplasie (Schweizerkäse-Muster).

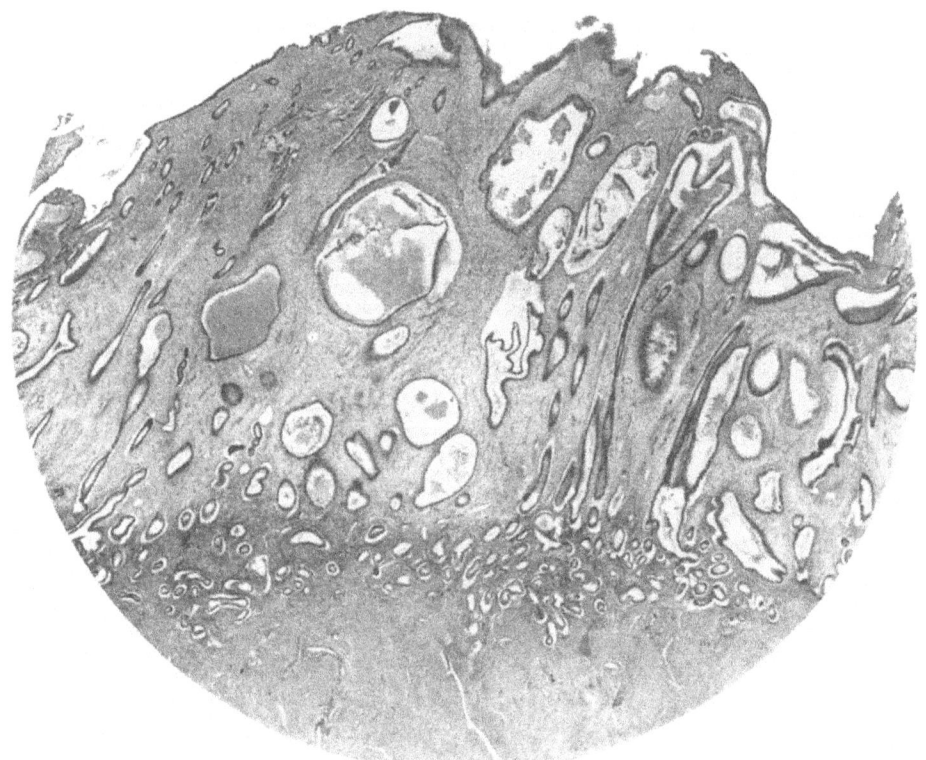

Abb. 116. Glandulär-zystische Hyperplasie.

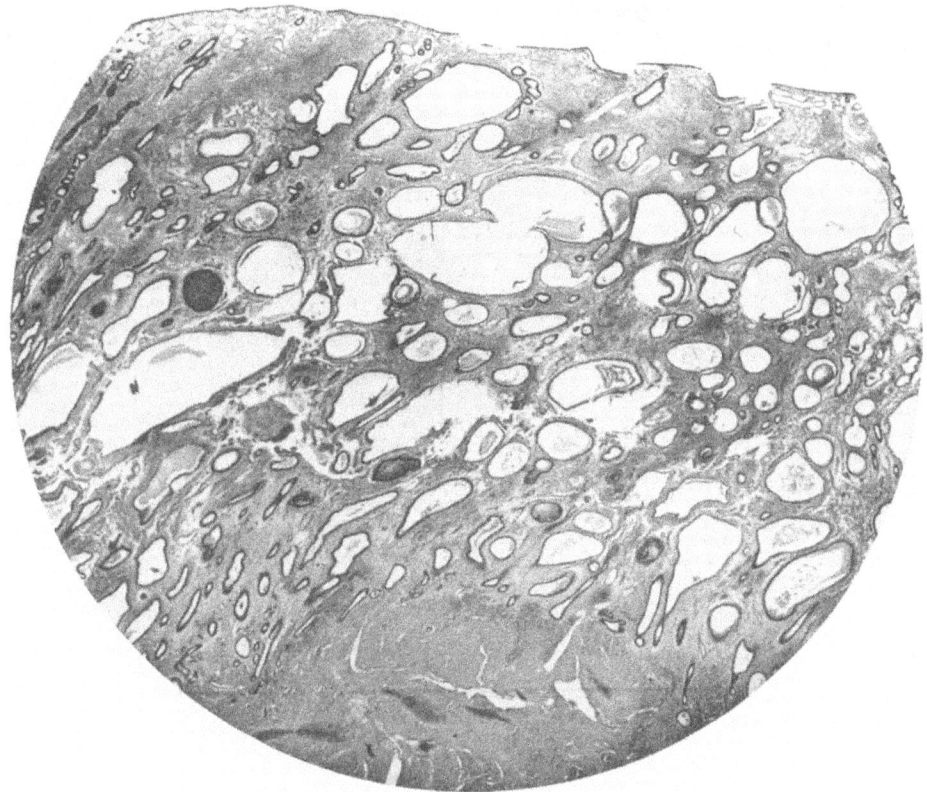

Abb. 117. Glandulär-zystische Hyperplasie.

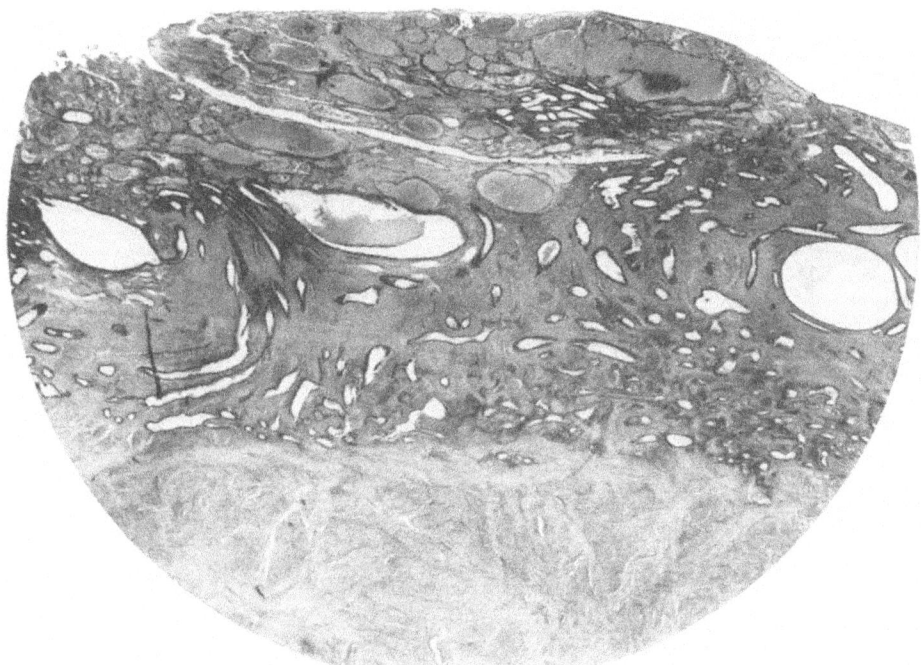

Abb. 118. Glanduläre Hyperplasie mit erheblicher oberflächlicher Thrombose.

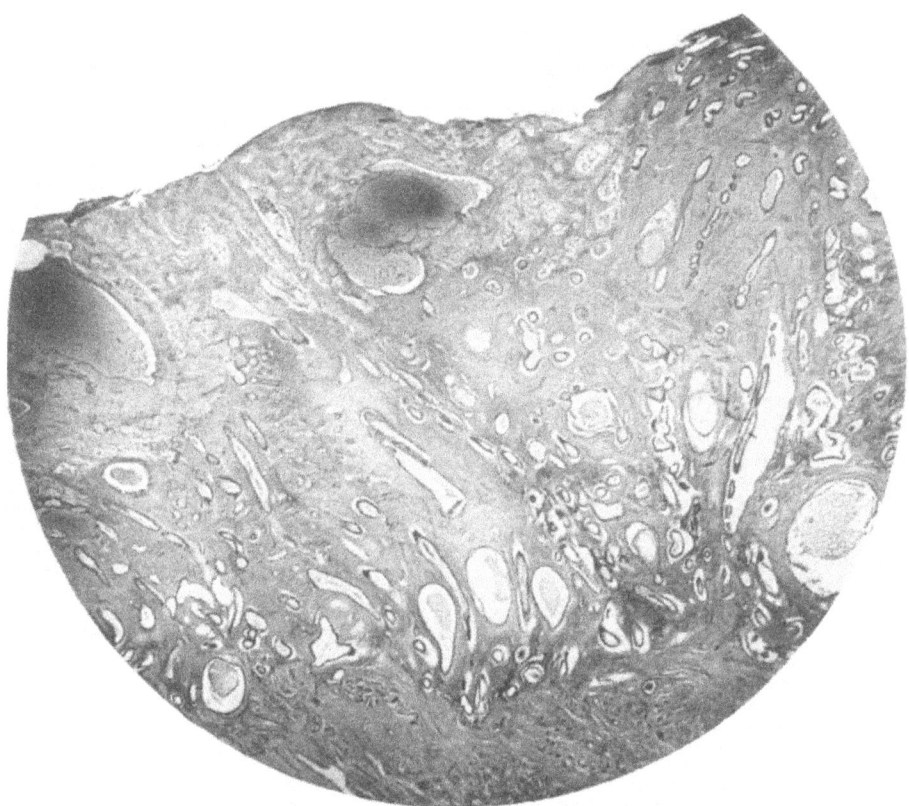

Abb. 119. Glandulär-zystische Hyperplasie mit oberflächlichen Nekrosebezirken.

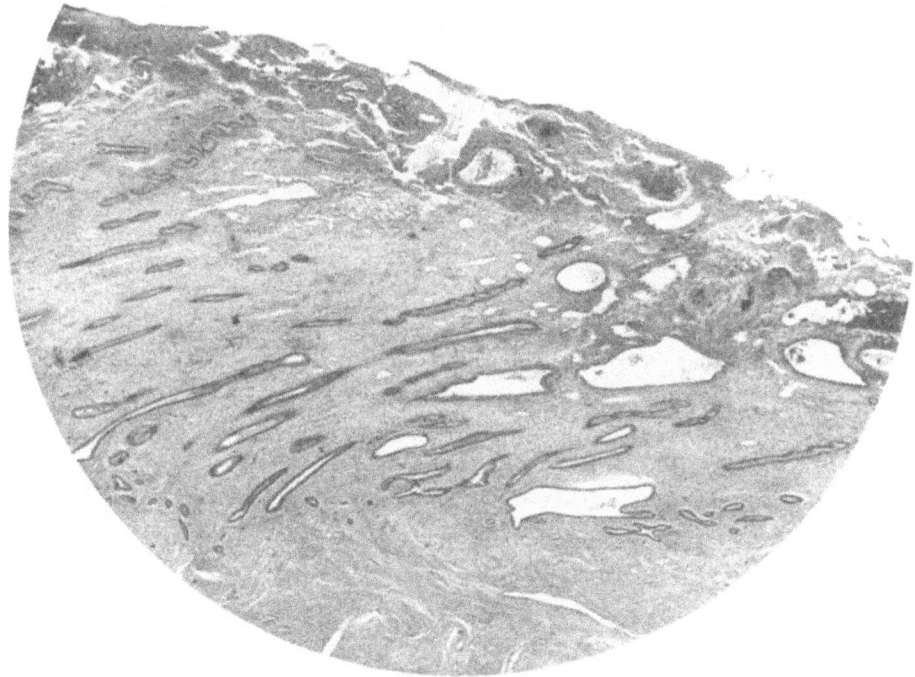

Abb. 120. Glanduläre Hyperplasie mit herdweiser Oberflächennekrose.

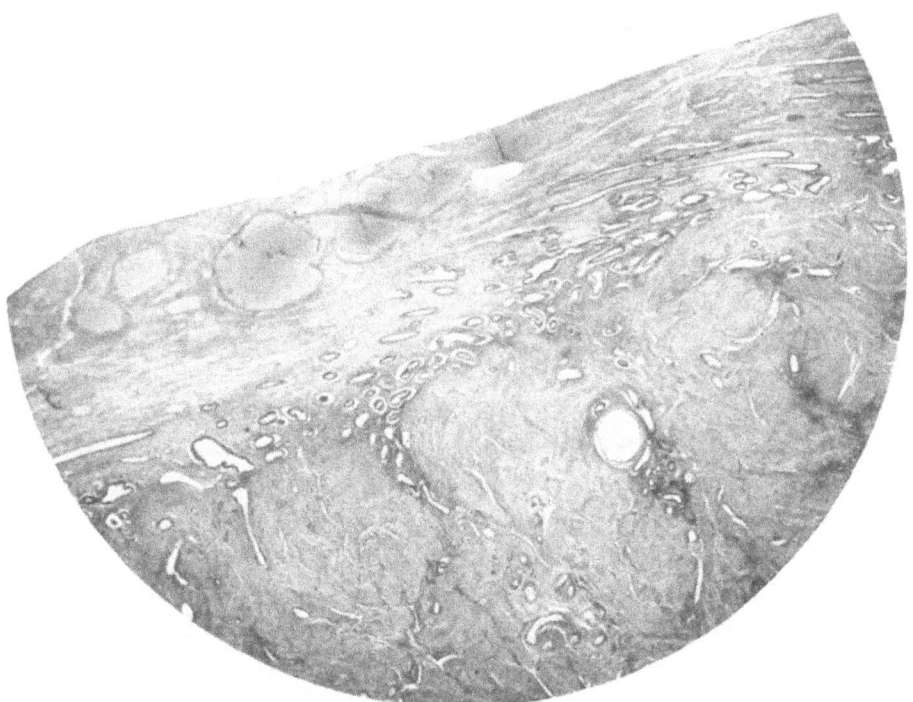

Abb. 121. Niedrige glanduläre Hyperplasie mit Oberflächennekrose.

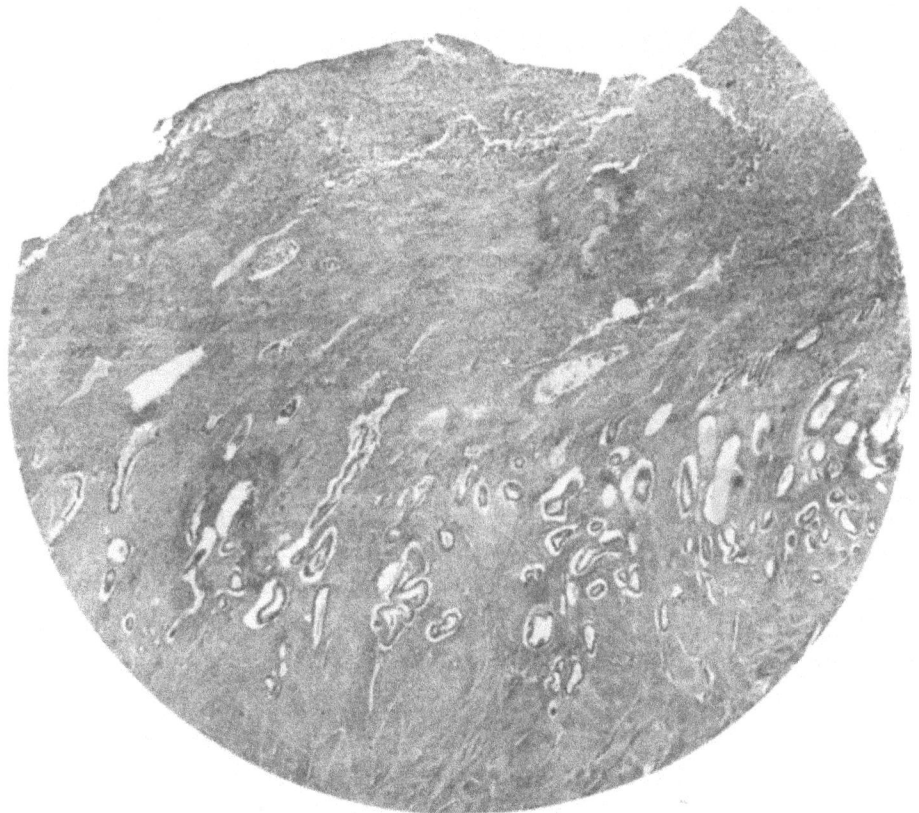

Abb. 122. Glanduläre Hyperplasie mit starker Nekrose.

als Menstruations- und Ovulationssklerose oder als sogenannte partale Gefäßumwandlungen schon im normalen Teil beschrieben wurden.

Die Tuben nehmen an einer guten Durchsaftung teil, ihr Epithelapparat scheint im wesentlichen Flimmerzellen zu beherbergen und sich auch in einem guten Ernährungszustand zu befinden.

Fügen wir den hier beschriebenen 53 Fällen noch die 9 fehlenden des eigenen Materials hinzu, so finden wir bei ihnen den oder die Follikel teils in beginnender Degeneration, jedoch so, daß noch teilweise Reste der zur Abstoßung kommenden Granulosa vorhanden sind. Die dazugehörigen Schleimhäute zeigen im ganzen ein ähnliches Bild wie bei jenen 53 Fällen, jedoch sind die Zerfallsprozesse stärker vorgeschritten. Auch scheint das Stroma im ganzen dichter zu sein, so daß man den Eindruck einer gewissen Schrumpfung bekommt. Zeichen eines diffusen Schleimhautzerfalls wie bei der Menstruation lassen sich auch in diesen Fällen nicht nachweisen. Es muß aber darauf aufmerksam gemacht werden, daß es unter jenen ersten Fällen solche gibt, in denen man auch mikroskopisch an eine ingangbefindliche diffuse totale Desquamation und Sequestrierung der Mukosa denken kann. Nur dem Geübten fällt am Mikroskopbild auf, daß die Reste der letzten prägraviden Phase nicht vorhanden sind, sondern statt dessen unregelmäßige, fremdartige Schlauchtypen sich finden. Er wird vollends darüber belehrt, daß keine echte Desquamation intra menstruationem vorliegt, wenn er feststellt, daß im Ovar kein phasenentsprechendes Corpus luteum sich findet, sondern ein intakter oder gerade eben in Degeneration befindlicher Follikel.

Der letzte Rest dieser eben genannten 9 Fälle, es sind 3 an der Zahl, zeigt im Ovar eine ganz junge, eben beginnende Corpus luteum-Bildung. Es fehlt aber das entsprechende 4 Wochen alte Stadium, das unter normalen Zyklusverhältnissen stets vorhanden ist. Die zu diesen Fällen gehörigen Endometrien zeigen nun das Bild der oben beschriebenen 53 Fälle in eben der gleichen Weise. Nur an vielen Epithelien sieht man hier Aufhellungsbezirke hinter dem Kern erscheinen, die jenen gleichen, wie sie im Beginn der Sekretionsphase beim normalen Zyklus beschrieben wurden.

Fälle mit etwas älterem Corpus luteum sind mir nicht bekannt geworden. Es scheint, als ob derartig abnorme Schleimhäute einer Umwandlung in eine Sekretionsphase, also zur Vorbereitung auf eine Schwangerschaft, nicht mehr fähig sind, resp. daß das doch noch freigewordene Ei vorzeitig zugrunde geht. Babes fand, wie oben erwähnt, zweimal ein Corpus luteum vom Ende der 3. Woche und einmal eins in Vaskularisation. Die Beschreibungen dieser Fälle geben jedoch nicht den überzeugenden Eindruck, daß es sich bei ihnen um die hier beschriebene Veränderung des Endometriums handelt. Auch von Novaks erwähnten 4 mit Corp. lut. behafteten Fällen kann man sich, wie gesagt, kein sicher überzeugendes Bild machen.

Das soeben beschriebene und mit Abbildungen belegte anatomische Bild des Endometriums ist so charakteristisch, daß es sich, abgesehen von einigen wenigen Grenzfällen, als selbständiges Bild aus der Pathologie des Endometriums heraushebt. Es ist demnach verständlich, daß schon stets dieses Bild bekannt war und nicht erst neu entdeckt, sondern nur schärfer umrissen und von ähnlichen Bildern isoliert werden mußte. Wie aus Abbildungen früherer Arbeiten hervorgeht, ist auch in der Endometritis glandularis hyperplastica Ruges dieses Bild enthalten. Der fungöse Charakter des Endometriums veranlaßte schon Bischoff, etwas besonderes für solche Fälle anzunehmen; wahrscheinlich deckt sich dieses Krankheitsbild mit dem, was er diffuses Adenom nennt. Olshausen bezeichnet den Zustand als chronisch hyperplasierende Endometritis, auch als Endometritis fungosa und beschreibt das Bild sehr treffend, auch in Einzelheiten und bespricht die ältere Literatur. Brennecke hat 1882 die Aufmerksamkeit besonders auf dieses Bild gelenkt und wohl zum ersten Male für die bei seinen Fällen beobachteten unregelmäßigen Blutungen funktionelle Ovarialstörungen verantwortlich gemacht. Er stellt sich die Wirkung so vor, daß Reifen und Wachstum der Eier nicht mit der Energie vor sich gehen, die für die Auslösung der reflektorischen Kongestion der Mukosa nötig ist. Die Reize der träge reifenden Follikel könnten sich langsamer häufen und erst zur Hyperplasie und Schwellung der Mukosa führen. Bei dem so gefäßreich und hochgradig hyperämisch gewordenen Endometrium führen spätere, wieder periodisch kommende Reize leicht zu abnorm starken Blutungen. Auch späterhin wurde dieses Bild immer wieder beschrieben, so z. B. 1898 von K. Franz und, worauf E. Novak-Baltimore besonders hinweist, auch von Cullen an mehreren Stellen seiner wertvollen Arbeiten. (Novak aber irrt, wenn er meint, Cullen hätte das Bild zuerst beschrieben und mit Uterusblutungen in Zusammenhang gebracht, wie aus Olshausens, Brenneckes und Franzs, auch von Novak erwähnten Arbeiten leicht zu ersehen ist).

Die fast prophetisch richtige Erfassung Brenneckes konnte jedoch noch nicht die genügende Klarheit geben, da das Bild der glandulären Hyperplasie ganz allgemein der verdickten Schleimhaut mit großen geschlängelten und dicken Drüsen zufiel. Die Dicke wurde beurteilt nach dem als Norm angenommenen Zustand, daß die Schleimhaut im gesunden Zustand 1—2 mm dick sei und gerade tubuläre Drüsen hätte. Es wurde eben in diesem Endometritis glandularis-Bild das, was wir heute als die Zyklusveränderungen kennen, mit den pathologischen Zuständen, die eben beschrieben sind, zusammengeworfen. Es scheint, als ob auch Hitschmann und Adler nicht immer ganz frei von diesem Irrtum waren. Sie haben jedoch schon sehr bald nach ihrer Arbeit im Jahr 1908 darauf aufmerksam gemacht, daß neben den Zyklusschleimhäuten auch hyperplastische Schleimhäute gefunden werden. Von allen Nachuntersuchern wurden diese besonderen Schleimhäute immer wieder beobachtet und sehr vielfach als Gegenbeweise gegen die Hitschmann-Adlersche Lehre angeführt. Erst allmählich schälte sich bei genauerer Untersuchung eines großen Materials die besondere Form einer Hyperplasie heraus, die Albrecht zunächst als stationäre Hyperplasie bezeichnet. Aber immer wieder werden in der Literatur die Zyklusvorgänge und die abnormen hyperplastischen Schleimhäute durcheinander gebracht. Ich selber konnte bei meinen ersten Nachprüfungen der Hitschmann und Adlerschen Thesen und der daran angeschlossenen systematischen Bearbeitung des gesamten Rostocker Klinikmaterials das Bild schon 1912, genauer 1914/15 beschreiben und auch schon die gleichzeitigen Ovarialveränderungen festlegen. Inzwischen wurde der Begriff der Metropathia haemorrhagica von Freiburg aus (Aschoff, Krönig und Pankow) gebildet und damit diejenigen klinischen Bilder bezeichnet, in denen man starke Genitalblutungen ohne einen nachweisbaren pathologischen Befund fand. Die Arbeit von Pankow über die Metropathia haemorrhagica hat in dieser Beziehung eine ganz besondere Bedeutung gewonnen, insofern immer wieder in der Literatur auf sie zurückgegriffen wurde. Pankow wies nach, daß weder am Myometrium noch an den Gefäßen, noch am Endometrium, noch an den Ovarien sich typische und übereinstimmende Bilder nachweisen ließen, die für die Erklärung abnormer Blutungen verantwortlich gemacht werden konnten. Er schloß daraus auf den rein ovariell funktionellen Charakter abnormer Regelblutungen. Zu einem ähnlichen Standpunkt kamen auch Schickelé und Keller. In anatomischen Publikationen über das Endometrium z. B. von Lahm, Kjaegaard (Hyperplasia irregularis gland. endometrii), van Hoeven, L. F. Driessen, E. Novak, Babes, Seitz, Meyer-Ruegg, vor allem auch Robert Meyer erscheinen die pathologisch hyperplastischen Schleimhäute in immer besserer Umschreibung und klarerer Darstellung auch in den Einzelheiten.

Die Beziehungen dieser anatomisch so gut charakterisierten Endometriumsaffektion zu besonderen Zuständen des Ovariums konnten natürlich, entsprechend der noch ungenügend bleibenden Erkenntnis des Zustandes, auch nur in Anfängen stehen und doch wurden die Feststellungen Brenneckes später vielfach zum Teil selbständig wieder aufgenommen. Franz beschreibt bei der chronischen glandulär-hyperplastischen Endometritis als Erkrankungsart des Ovariums die durch Bindegewebshyperplasie gesteigerte Follikeldegeneration und führt sie auf Ernährungsstörungen durch Gefäßanomalien zurück. Kaji und später Lauth beschrieben an der Veitschen Klinik bei rezidivierenden Uterusblutungen Zystenbildungen und Verdickungen der Albuginea, Veränderungen an den Gefäßwänden, bestätigten also die von Franz erhobenen Befunde, die auch weiterhin von Gottschalk, Winternitz und Bulius beschrieben werden. Gleiches hören wir auch von Heynemann, damals ebenfalls in Halle. Anna Pölzl hat 1912 vier Fälle beschrieben, die offenbar das gleiche Krankheitsbild, wie das hier beschriebene, zeigen; sie findet zystische Follikel und macht insbesondere auf das Fehlen des Corpus luteum aufmerksam. L. Adler konnte später 5 Fälle von kleinzystischem Ovarium beschreiben, in denen die Mukosa das charakteristische Bild der blutenden Schleimhaut zeigt, „kollabierte Drüsen mit teilweise unvollständigem Kollaps". Auch hier fehlte das Corpus luteum. Die Fälle wurden gedeutet als eine abnorm gewucherte prämenstruelle Schleimhaut. Diese abnorme Uterusschleimhaut verhindere die Gerinnung und die verstärkte Gerinnungshemmung könnte die verstärkte Regelblutung erklären. Andererseits wurde der Schluß gezogen, daß es deshalb blute, weil das Corpus luteum fehle und so nicht hemmend auf die blutungsauslösende Komponente der Ovarialfunktion wirken könne. Mit diesen Gedankengängen kommen wir zurück auf die Corpus luteum-Funktion überhaupt, wie wir sie im normalen Teil besprachen.

Wir sehen überall die Kombination bestimmter weniger Fragestellungen. Eine exakte systematische Durcharbeitung der nach obiger Beschreibung charakterisierten Fälle der Endometriums-Hyperplasie und der dazugehörigen Ovarien ist außer von mir bisher lediglich von E. Novak-Baltimore und unter der Leitung von Robert Meyer am Pathologischen Institut der Berliner Frauenklinik durchgeführt. Robert Meyer und später sein Schüler Babes geben die gleiche Beschreibung des pathologisch hyperplastischen Endometriums und erkennen ebenfalls die Beziehungen zu dem besonders gearteten Ovarium, das reifende granulosahaltige Follikel, beginnende atretische Follikel, aber keine Corpus luteum-Stadien enthält, an. Die Ausnahmen von jüngeren Corpora lutea sind oben schon genannt worden. Novak findet auf Grund seiner systematischen Untersuchung die Unterlage für eine ursächliche Erklärung noch ungenügend; er glaubt, daß auch die Basalis am Wucherungszustand einen besonderen Anteil hat. Außerdem hat H. Runge an der Kieler Klinik das Material eines bestimmten Abschnittes publiziert. Es wird heute in der einschlägigen Literatur diese glanduläre Hyperplasie mit dem persistenten Follikel im Ovarium als ein im allgemeinen gegebenes Krankheitsbild anerkannt. Die klinische Bedeutung und Auswirkung dieser Funktionsanomalie von Ovarium und zugehörigem Endometrium, wie sie schon 1915, später dann 1919 noch einmal eingehend von mir publiziert ist, bricht sich erst ganz allmählich Bahn. Es soll deshalb auch das klinische Bild hier eine genaue Darstellung finden.

Benennung des Krankheitsbildes. Wie aus der anatomischen Beschreibung hervorgeht, handelt es sich um ein gut charakterisiertes Krankheitsbild, das im Ovarium abnorm persistente Follikel zeigt und im Endometrium als Folge dieser abnorm ausgedehnten Follikelwirkung eine ins Pathologische gesteigerte glanduläre Proliferation mit lokal begrenzten, oft allerdings ziemlich ausgedehnten Zirkulationsstörungsbezirken. Wie aus der literarischen Übersicht andererseits hervorgeht, handelt es sich um ein Bild, das erst in letzter Zeit schärfer herausgearbeitet ist. Wir brauchen deshalb eine scharf umschreibende Bezeichnung dafür, die nach Möglichkeit auch das Charakteristikum des klinischen Verlaufs, nämlich langandauernde abnorme Blutungen im Namen enthält. Man müßte eigentlich von einer Ovariopathia haemorrhagica sprechen oder die Bezeichnung Hyperplasia endometrii ovarialis anwenden. Ich habe in Rücksicht auf den schon eingebürgerten Namen der Metropathia haemorrhagica vorgeschlagen, diese Bezeichnung ihres rein funktionellen Charakters zu entkleiden und sie mit neuem Inhalt zu füllen und unter **Metropathia haemorrhagica** lediglich das hier beschriebene Bild der glandulär-zystischen Hyperplasie, dessen Ursache in dem abnorm persistenten reifenden Follikel zu sehen ist, zu verstehen und alle klinischen Bilder, die lediglich eine verstärkte Regelblutung zeigen, aus diesem Bilde der Metropathia haemorrhagica auszuschalten; denn wie wir sehen werden, handelte es sich bei Verstärkung einer Regelblutung um ätiologisch ganz anders gelagerte Fälle.

Das klinische Bild der Metropathia haemorrhagica (glandulär zystische Hyperplasie des Endometriums infolge persistenter reifender Follikel).

Material. Wie aus der oben gegebenen Beschreibung hervorgeht, ist sowohl das Ovarialbild wie auch das des Endometriums ein durchaus charakteristisches. Wo die Gelegenheit gegeben war, Uterus und Ovarium gleichzeitig zu untersuchen, fanden sich, von einigen ganz wenigen Ausnahmen, die später nochmals besonders besprochen werden sollen, beide Organe in der beschriebenen Weise betroffen. Die Erklärung wurde vorläufig so gegeben, daß durch die abnorm persistierenden Follikel auch der Proliferation-anregende Reiz eines Follikels abnorm lange wirkte und eine krankhaft gesteigerte Proliferation im Endometrium und eine abnorme Durchblutung und Durchsaftung des gesamten Genitales hervorbrachte. Außer in den genannten 53 resp. 62 Fällen wurde nun das Bild der oben beschriebenen glandulär zystischen Hyperplasie noch bei 157 Fällen gefunden, ohne daß die gleichzeitige Ovarialuntersuchung möglich war. Da einerseits nun alle diese Fälle das oben beschriebene Endometriumsbild in durchaus klarer und überzeugender Weise zeigten und auch im klinischen Bild mit jenen Fällen übereinstimmten, so dürfte zweifellos der Schluß gerechtfertigt sein, daß es sich auch in diesen 157 Fällen um das gleiche Krankheitsbild wie bei jenen oben beschriebenen, der vollständigen Untersuchung unterworfenen Fällen handelte. Wir können also auch sie mit zur Zeichnung des klinischen Bildes heranziehen und demnach uns auf 229 Fälle insgesamt stützen.

Häufigkeit. Es wurden aus diagnostischen und therapeutischen Gründen alle Fälle mit unregelmäßigen Blutungen, insbesondere mit Dauerblutungen, sowohl in Rostock wie in Kiel in die Klinik aufgenommen. Wir können also, da die Aufnahmen der Klinik ausschließlich durch die Ambulanz gehen, das ambulatorische Material der Häufigkeitsberechnung zugrunde legen. Wir kommen dann zu der Angabe, daß die Metropathia haemorrhagica (glandulär zystische Hyperplasie des Endometriums infolge persistenter reifender Follikel) in einer Häufigkeit von etwa 0,8—1,0% unter allen einer Klinik zugehenden Patientinnen vorkommt.

Die Beteiligung der verschiedenen Lebensalter an diesem charakteristischen Krankheitsbild ist aus Abb. 123 ersichtlich.

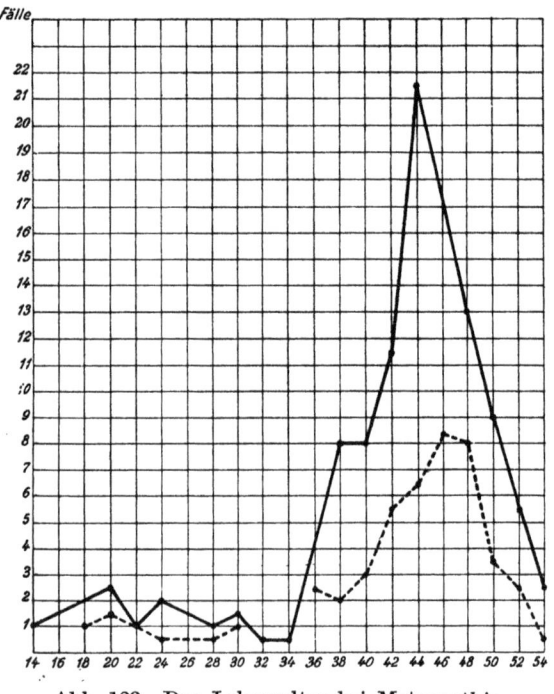

Abb. 123. Das Lebensalter bei Metropathia haemorrhagica.
------ Rostocker Fälle

Es geht aus dieser graphischen Darstellung hervor, daß einzig und allein die Zeit der Geschlechtsreife beteiligt ist. Einige besondere Ausnahmen, wo Tumoren auch jenseits der Geschlechtsreife eine ähnliche Wirkung gehabt haben, werden später besprochen. Man ersieht aus der Kurve, daß das letzte Drittel der geschlechtsreifen Zeit erheblich bevorzugt ist. Nach dem 37. Jahr lagen fast $9/10$ aller beteiligten Fälle. Die Zeit vom 43.—50. Jahr ist noch wieder ganz besonders bevorzugt, und zwar mit über $3/5$ aller Fälle, die Zeit bis zum 20. Jahr ungefähr 5% des Materials, während vom 20.—37. Jahr kaum 4% erreicht werden. Diese Zahlen stimmen auch mit den Angaben von Babes und Novak ungefähr überein, nur findet Babes nicht die Häufigkeit in der Zeit vor dem 20. Lebensjahr, während Novak sowohl die vor 20 Jahren als auch zwischen 20 und 37 Jahren stärker befallen sieht. Runges Publikation und meine eigenen Angaben sehen immer wieder die Jugendlichen ebenfalls beteiligt. Aus diesen Zahlen läßt sich ablesen, daß der Ausklang der Geschlechtsreife ganz besonders bevorzugt ist, daß aber auch der Beginn sich betroffen zeigt, daß dagegen die eigentliche Zeit der Geschlechtsreife nur ein vereinzeltes Vorkommen aufweist.

Die Anamnese der vorliegenden Fälle ergibt als bedeutsamstes und praktisch wichtigstes Krankheitssymptom abnorme Blutungen. Es sammeln sich hier eine große Zahl der sogenannten klimakterischen Blutungen, aber es wird durch die spätere Besprechung noch weiterhin klar werden, daß sich gerade unter dem Begriff der klimakterischen Blutungen Bilder mit verschiedener Ätiologie zusammenfinden, und daß es deshalb untunlich ist, überhaupt die Bezeichnung „klimakterische Blutung" zu verwenden. Sie besagt tatsächlich nichts, ist aber trotzdem geeignet, demjenigen, der die Materie nicht übersieht, eine befriedigende Diagnose vorzutäuschen. Differenzieren wir die Bilder, die sich beim Aufnehmen der Anamnese ergeben, so schälen sich verschiedene Gruppen, die in unwesentlichen Punkten voneinander sich unterscheiden, heraus.

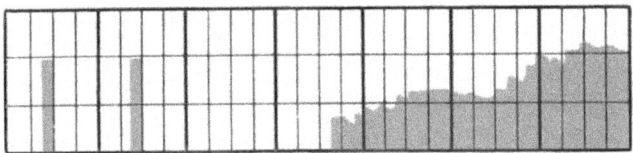

Abb. 124.

1. In 187 Fällen meines Materials ergibt die Anamnese, daß die Patientinnen beim Eintritt in die Klinik schon über mehrere Wochen hin, 4—6—8 und auch mehr Wochen dauernd geblutet haben. Die Blutung ist wechselnd stark, beginnt oft schwach und steigert sich allmählich mehr und mehr, wird dann durch geringere Stärke unterbrochen, um später wieder anzuwachsen. Eine eigentliche blutungsfreie Periode läßt sich kaum oder nur in ganz unwesentlichem Umfang zeigen. Vor Beginn dieser Blutung ist in etwa der Hälfte der Fäll eine Pause, die länger ist als die zwischen zwei Regeln. Es ist also eine Amenorrhöe der Blutung vorausgegangen. Die Dauer der Amenorrhöe kann verschieden sein, in der Mehrzahl 5—6 Wochen; es kommen aber auch Pausen von mehreren Monaten, ja bis zu einem Jahr vor. In der anderen Hälfte der Fälle

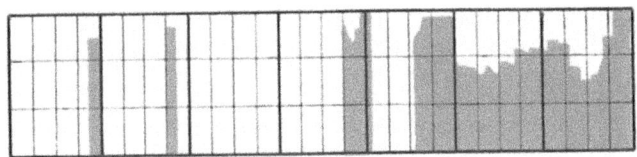

Abb. 125.

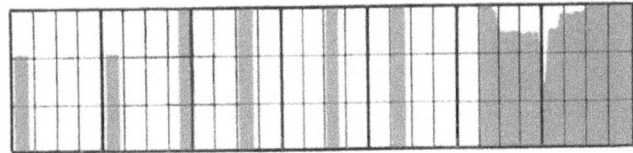

Abb. 126.

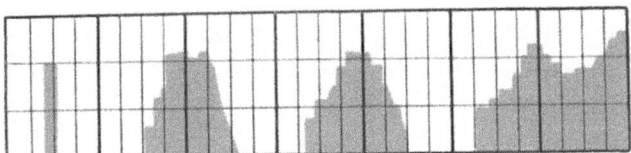

Abb. 127.

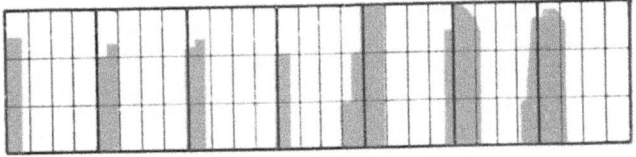

Abb. 128.

setzt die Blutung ungefähr zur Zeit der erwarteten Regel ein, hört dann aber nicht auf. Der Regelzyklus vor dieser Blutung resp. der vorausgehenden Amenorrhöe kann wieder ungefähr zu gleichen Teilen ein regelmäßiges oder auch ein unregelmäßiges Tempo im Sinne der Verkürzung der Zyklen zeigen. Beifolgende drei Schemata geben im Diagramm in schematischer Weise eine Übersicht (Abb. 124—126).

2. Besser als alle Beschreibung gibt auch in einer zweiten Gruppe das Schema die Übersicht über die Anamnese. Wir sehen vor der letzten Dauerblutung in mehrwöchentlichen Abständen eine oder mehrere begrenzte Dauerblutungen, die sich über 3 bis 4

bis 5 Wochen hin erstrecken können. Für diesen Typus liegen aus dem vorhandenen Material etwa 34 Fälle vor (s. Abb. 127).

3. In den restlichen 8 Fällen versteckte sich das hier beschriebene Krankheitsbild hinter einer verstärkten und verlängerten Regelblutung (Abb. 128). Es ist möglich, daß in diesen Fällen die Patienten über die Blutungsweise im einzelnen nicht klar Auskunft geben konnten und daß sie nur die verstärkte und verlängerte Blutung als eine richtige Regel ansprachen. Es ist auch möglich, daß diese Fälle in ähnlicher Weise wie die unter Gruppe 2 zu verstehen sind, nur mit der Besonderheit, daß die Anomalie sich auf einen kürzeren Zeitraum beschränkt und abspielt.

Eine besondere Verteilung dieser verschiedenen Gruppen vielleicht auf ein bestimmtes Lebensalter läßt sich nicht feststellen. Alle verschiedenen Typen können auch zu jeglicher Zeit der Geschlechtsreife nach Maßgabe der Beteiligung der Lebensjahre überhaupt vorkommen.

Irgendwelche anderen Symptome außer diesen abnormen Blutungen werden in bezug auf die Unterleibsorgane nicht geklagt. Bei den unkomplizierten Fällen werden keinerlei Schmerzen, Ziehen oder Stiche angegeben, wohl aber ist vielfach die Angabe einer gewissen allgemeinen Schwäche, Hinfälligkeit und Müdigkeit zu hören. Andere klagen über Herzklopfen, auch fliegende Hitze, Kopfschmerzen.

Der **objektive Befund** des Genitales ergibt Zeichen, die evtl. an einen jungen Abortus denken lassen. Der Uterus ist oft normal groß, oft aber auch deutlich etwas vergrößert, aufgelockert, etwas weich, in anderen Fällen kann er wieder derber sein, irgendwelche abnorme Verhärtungen tastet man nicht, ein Konsistenzwechsel ist ebenfalls nicht deutlich zu konstatieren. Die Portio und auch die Scheide ist gar nicht selten etwas livide verfärbt, selbst an der Vulva kann eine leichte livide Färbung nachzuweisen sein. Das Os externum und das Collum uteri ist selten vollständig fest verschlossen, sondern meist ein wenig durchgängig, ja bei der für die Probe-Abrasio notwendigen Dilatation kommt man mit dem Hegar-Dilatator Nr. 6 und Nr. 7 meist ohne Schwierigkeiten durch. Auch bei virginellen Personen ist der Uterus keinesfalls hypoplastisch, zum mindesten gut entwickelt, manchmal etwas übernormal groß. Auch hier ist der Zervikalkanal deutlich erweitert. In der Adnexgegend tastet man gelegentlich ein etwas vergrößertes, leicht zystisches Ovar. Es kommt auch gar nicht selten vor, daß eine Zyste während der Palpation zerplatzt und man plötzlich das vergrößerte Ovarium nicht mehr fühlt. In unkomplizierten Fällen sind Ovarium und Tube beweglich und nicht druckempfindlich. In den Fällen, wo Komplikationen wie Myome, chronisch-adhäsive Prozesse, Adnextumoren, Ovarialtumoren oder Karzinome mit im Spiel sind, kann natürlich das hier bezeichnete klinische Bild durch die für die einzelnen Affektionen charakteristischen Bilder überlagert und verdeckt werden.

Am übrigen Körper findet man Zeichen, die als Folgeerscheinungen der am Genitale sich abspielenden Vorgänge aufgefaßt werden können. Der allgemeine Habitus, die Haut und das Unterhautzellgewebe, auch die sichtbaren Schleimhäute können wieder Zeichen mittelschwerer und schwerer Anämie zeigen. Gar nicht selten sieht man eine wächserne Blässe, die allerdings nicht das eigentliche gelbliche Kolorit der Myomblässe hat. In schweren Fällen langdauernder Blutungen kann das Unterhautzellgewebe etwas eigentümlich Gedunsenes haben. Die Mund- und Rachenorgane wie auch die Respirationsorgane zeigen keine Veränderungen, höchstens daß die Respiration bei den schweren Anämien etwas beschleunigt ist. Am Zirkulationsapparat bemerkt man keine unmittelbare Beeinträchtigung, sondern nur die Zeichen, die eine zunehmende Anämie machen, die zunehmende Frequenz und Weichheit des Pulses. In nichtanämischen Fällen ist der Blutdruck lediglich bei den Klimakterischen vielleicht ein wenig erhöht oder zeigt die charakteristischen Schwankungen, wie sie bei den normalen Klimakterischen beschrieben sind. Bei schwerer Anämie tritt ein zunehmend deutlicher werdendes Geräusch am Herzen auf. An den Nieren läßt sich nichts Wesentliches nachweisen, eine Zucker- und Eiweißausscheidung besteht nicht. Auch die Wasserfunktion der Niere ist offenbar intakt. Das Blutbild zeigt die Zeichen der sekundären Anämie und geht dem Blutverlust einigermaßen parallel. Eine besondere Erhöhung im Blutersatz scheint nicht zu bestehen, in einigen Fällen höchstens macht es den Eindruck, als ob bei dem stärkeren Blutverlust auch ein beschleunigterer Ersatz stattfände. In anderen Fällen hat man eher den gegenteiligen Eindruck, als ob das Knochenmark in seiner Blutbildungskraft geschädigt sei. Das Hämoglobin ist meistens auf 80—70 $\%$ (auf 100 umgerechnet) herabgesetzt, jedoch auch Hämoglobinzahlen von 50 und 30 $\%$ (auf 100 = Blutfärbekraft der normalen Frau umgerechnet) kommen gar nicht selten vor. Es hängt ja schließlich die Größe des Blutverlustes von dem Zeitpunkt, wann der therapeutische Eingriff erfolgt, ab, und so lassen sich, da ja das Krankheitsbild stets im Ablauf begriffen ist, endgültige Zahlen nicht aufstellen. Die roten Blutkörperchenzahlen gehen dem Hämoglobinverlust im allgemeinen parallel, so daß der Färbeindex keine erhebliche Einbuße erleidet. Die weißen Blutkörperchen sind normal, liegen eher an der oberen Grenze des normalen Bereiches. Die Thrombozyten geben keine Abweichung von der normalen Zahl. Auch Hornung scheint hinsichtlich der Thrombozyten eine ähnliche Feststellung gemacht zu haben. In diesem Zusammenhang sei auch erwähnt, wie die eigens darauf gerichteten Untersuchungen von H. Runge ergeben, daß das Rumpel-Leedesche Symptom, also die besondere Blutungsbereitschaft der Kapillaren nicht erhöht ist. Zeichen einer Hämophilie fehlen, wenn auch die oft abundanten Uterusblutungen den Eindruck der Unstillbarkeit erzeugen können; es sind einige offenbar hierher gehörige Fälle als Bluterinnen angesprochen; Bucura, Bauer und Wehefritz haben jedoch auf Grund exakter Literaturuntersuchung keinen Fall von weiblicher Hämophilie feststellen können. In unseren Fällen liegt ja auch ein lokaler Grund für die Blutung vor

Über das Verhalten wichtiger Blutwerte ist aus der Literatur mangels bisher ungenügender Kenntnis des Krankheitsbildes nichts zu eruieren. Gleichzeitig mit den früher schon erwähnten einschlägigen Untersuchungen unserer Klinik fanden Heyn und K. Haase den Kalziumwert an sieben untersuchten Fällen unterhalb des für den Blutkalk gefundenen Mittelwertes (10,93 mg $\%$ gegenüber 11,5 mg $\%$ nach der Methode von de Waard). Wie weit hier die Anämie oder das Alter mitspielt, ist noch nicht sicher zu sagen. Über Blutkalium und Blutzuckerwerte, auch über das Verhalten des Blutlipoids liegen Untersuchungen bisher nicht vor. Auch ist das Verhalten des vegetativen Nervensystems noch nicht genügend systematisch geprüft. Dagegen haben Kraul und Halter an 5 Fällen einen gesteigerten Grundumsatz, dessen Höhe um etwa $+30\%$ Steigerung gegenüber den Grundwerten schwankte, gefunden. Heyn hat zusammen mit Edelberg und Wilhelm in $1/4$ der Fälle der Metropathia haemorrhagica (wie sie oben definiert wurde) den Grundumsatz pathologisch gesteigert gefunden (auf + 15%), ihn in einem Teil an der oberen Grenze des Physiologischen, in anderen Fällen normal und in einigen wenigen unternormal nachweisen können. Die Deutung dieser verschiedenartigen Ergebnisse ist in Rücksicht auf die Anämie nicht ohne weiteres sicher zu geben und bedarf noch exakter weiterer Erforschung.

Die Beteiligung einer besonderen Konstitutionsgruppe hat sich nicht ergeben.

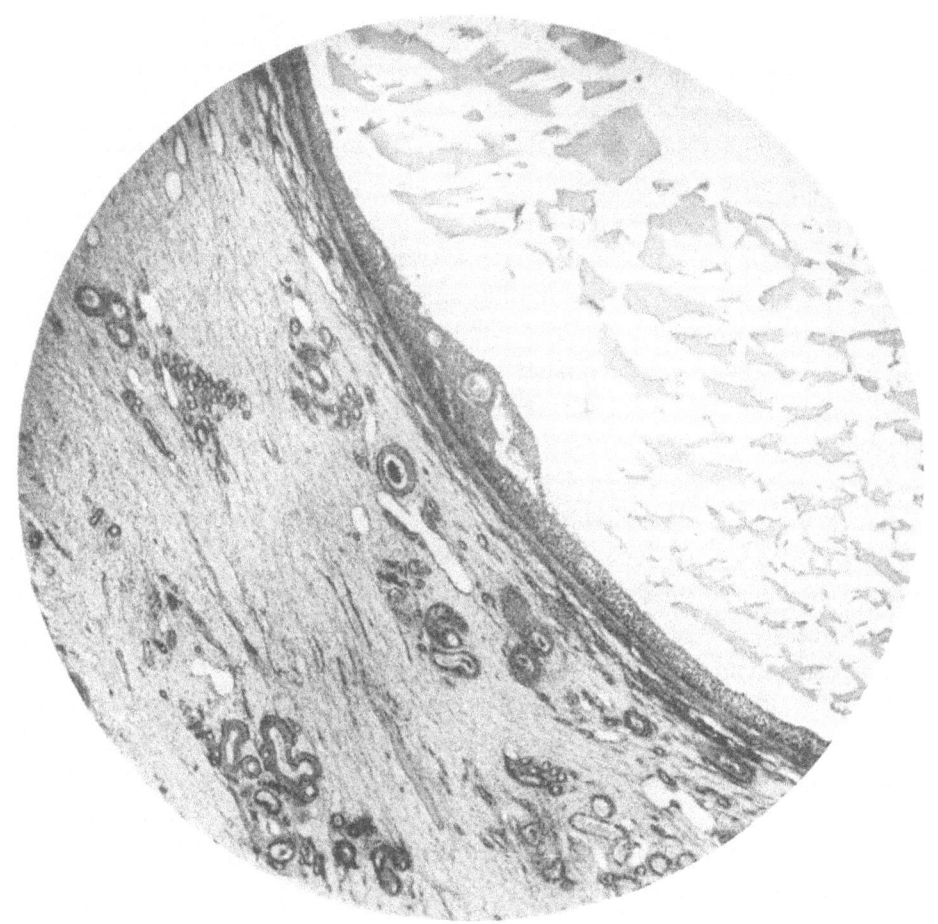

Abb. 129. Großer Follikel mit Eizelle (140 μ) bei glandulär-zystischer Hyperplasie des Endometriums.

Pathogenese. Nachdem wir nun einerseits das anatomische Bild beschrieben haben und sehen, daß bestimmte funktionelle Veränderungen im Ovar mit bestimmten charakteristischen Umwandlungen im Endometrium einhergehen, nachdem wir andererseits auch das klinische Bild genauer gezeichnet haben, soll versucht werden, noch ein Wort über die Pathogenese zu sagen. Was zunächst die Blutung, das im Vordergrund stehende klinische Symptom anbetrifft, so ist aus dem anatomischen Bild klar, daß die lokalen Zirkulationsstörungen im Endometrium und der daraus erfolgende Gewebszerfall die Quelle des Blutaustrittes sind. Diese lokale Blutungsursache genügt völlig zum Verständnis, da sie in jedem einzelnen Fall (entgegen Novak) gefunden werden kann. Es wäre weit herbeigeholt, wollte man hier noch eine unklar bleibende ovarielle Hyperämisierung annehmen und etwa Diapedesisblutungen hinzufordern. Der ovarielle Anreiz dieser Blutungen wirkt sich nicht durch Hyperämisierung allein aus, sondern durch die abnorme Wirkung der im Ovarium persistierenden Follikel kommt durch die Hyperämisierung und hormonale Anreizung die pathologische Proliferation der Einidationsschicht zustande; zu einer Sekretionsphase kommt es überhaupt nicht, sondern die normale Proliferationsphase geht in pathologischer Steigerung weiter zu dem so charakteristischen Bild der glandulär-zystischen Hyperplasie. Es ist plausibel, daß in einem unter abnormem Proliferationsreiz stehenden Gewebe das Gefäßsystem ebenso Unregelmäßigkeiten zeigt, wie das Interstitium und der Drüsenapparat, und daraus ist verständlich, daß es durch Abflußbehinderungen leicht zu abnormen Gefäßdilatationen, Stauungen, Infarzierungen, Thrombosen und Nekrosen kommt. Die Beteiligung insbesondere der Oberfläche ist daraus erklärlich, daß die Gefäße hier am unregelmäßigsten verlaufen und jegliche Stauung sich hier zuerst auswirken muß. Mit längerem Bestand breitet sich das Auftreten von Zirkulationsstörungen allmählich mehr und mehr aus; sie können schließlich große Gebiete des Cavum uteri in eine einzige fetzige Masse verwandeln. Im Gegensatz zu der rasch sich vollziehenden und die ganze Schleimhaut gleichmäßig betreffenden Sequestration im Beginn der Regelblutung zieht sich dieser Vorgang lange hin und befällt erst nach und nach die einzelnen Teile.

Die Grundfrage ist, weshalb kommt es zu einer so abnormen Persistenz reifender Follikel. Zunächst muß gesagt werden, daß, wie sich aus Serienschnitten erweisen ließ, solche Follikel eine Eizelle enthalten. Diese Eizelle hatte im speziellen Falle eine Größe von 140 μ im Durchmesser (im gehärteten Präparat). Irgendwelche Abweichungen ließen sich in keinem Teil der Zelle feststellen. Auffällig ist ja die etwas geringe Größe. (Vgl. dazu Stieves Meinung von der Größe der reifen Eizelle, Teil I.) Bedenkt man, daß in der Hauptsache die letzten Jahre der geschlechtsreifen Zeit beteiligt sind, daß aber eine kleine Anhäufung von Fällen auch in der Menarchezeit zu finden ist, so denkt man entschieden an eine ungenügende Kraft der Eizelle, völlig reif zu werden. Robert Meyer meinte, daß die nicht völlig reif gewordene Eizelle mit ihrem Follikel zugrunde ginge und ein weiterer reifender Follikel dann sofort in die gleiche Wirkung einträte, so daß der proliferative Anreiz permanent erhalten bleibt. In den Fällen, wo neben dem reifenden Follikel auch noch frisch atresierende Follikel vorhanden sind, ist diese Ansicht ohne weiteres akzeptabel. Es gibt aber auch solche Fälle, wo die atresierenden Follikel fehlen und wo nur ein, höchstens zwei reifende Follikel vorhanden sind. Für diese Fälle erreicht offenbar die Eizelle die volle Reife nicht, kommt aber auch nicht zum Absterben. Es ist sehr wahrscheinlich, daß hier lediglich innere Gründe, die die Eizelle selber betreffen, vorliegen, daß dagegen besondere Abweichungen im Bau der Albuginea, etwa eine besondere Derbheit, nicht im Spiel sind; denn davon hat sich nichts bei der histologischen Betrachtung der Ovarialgewebe nachweisen lassen. Nach einer gewissen Dauer jedoch stirbt die Eizelle zweifellos spontan ab und ein neuer Follikel tritt nicht mehr an die Stelle des atresierenden. Dann kann durch einfache Schrumpfung des Endometriums eine Spontanausheilung zustande kommen. Die Blutung hört auf, die Thrombosebezirke werden abgestoßen oder organisiert. Geschieht das in relativ früher Zeit, d. h. nach relativ kurzer Dauer, dann können Bilder, wie sie in der dritten Gruppe der Blutungsanomalien oben erwähnt wurden, d. h. einfach verstärkte Regelblutungen auftreten. Zieht sie sich über etwas längere Zeit hin, so kommt wahrscheinlich ein Bild, wie im vorletzten Schema oben erwähnt wurde, zustande. Es ist charakteristisch, daß dann, wenn eine derartige Funktionsanomalie einmal auftrat, in ungefähr der Hälfte der Fälle auch nach der Abheilung die Wahrscheinlichkeit des Rezidivs gegeben ist, d. h. daß nach einer Pause wieder Follikel im nicht vollreifen Zustand persistieren und wieder die abnorme Proliferation mit ihren Folgeerscheinungen machen. Auf eine Spontanheilung warten zu wollen ist in einem solchen Fall

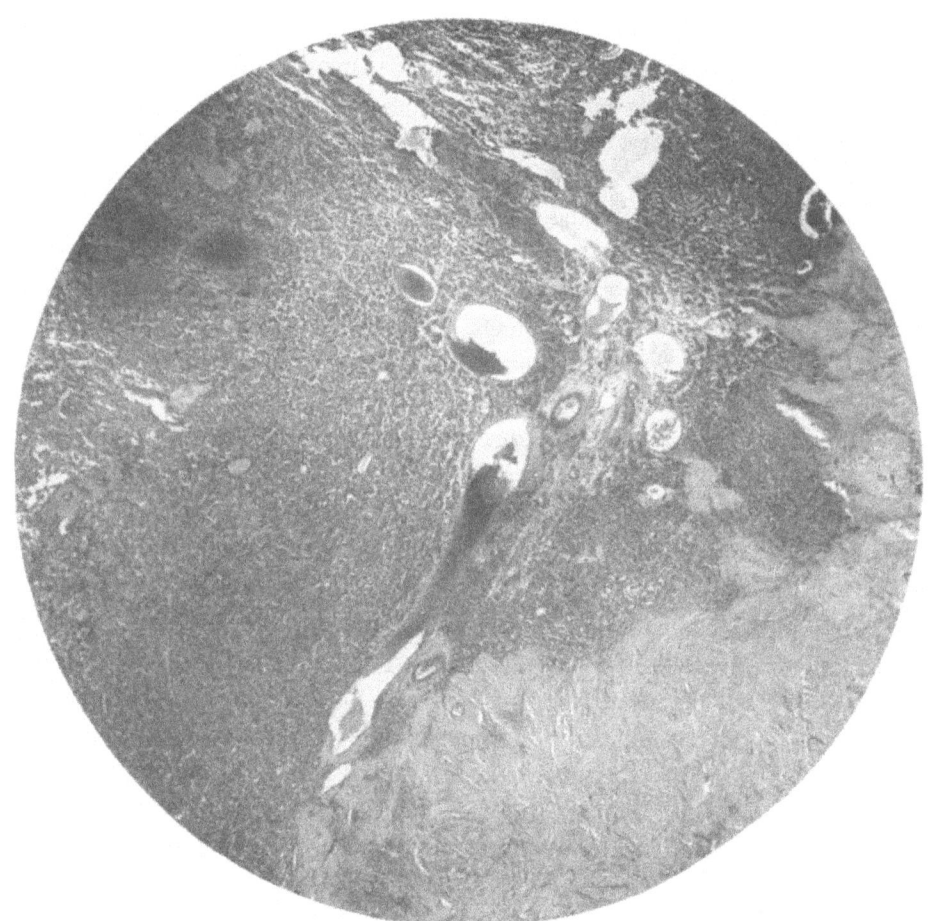

Abb. 130. Walnußgroßer Tumor, wahrscheinlich hyalin entartender Granulosazelltumor, dazu Abb. 131.

in Rücksicht auf die allmählich eintretende sekundäre Anämie und auf die völlig ungewisse Dauer eines derartigen Zustandes, vor allem aber wegen der aus der Anamnese nicht sicher eruierbaren Diagnose nicht ganz ungefährlich und deswegen dringend zu widerraten.

In wenigen **besonderen Fällen** kann schließlich auch ein Follikel mit zunächst verzögerter Reifung doch noch reif werden, platzen und in ein Corp. lut. übergehen; dann sieht man typische Sekretionszeichen in den Epithelien der hyperplastischen Schleimhaut auftreten. Ob noch ein normales, brauchbares Eibett im Sinne einer sezernierenden Schleimhaut mit Einidationsmöglichkeit und im Falle Nichtbefruchtung einer normalen, echten Menstruationsdesquamation zustande kommen kann, läßt sich zur Zeit mangels einschlägigen Materials nicht übersehen; wahrscheinlich will es mir allerdings nicht erscheinen.

Zur Ergänzung der Pathogenese muß darauf aufmerksam gemacht werden, daß ausnahmsweise ein sicher hyperplastisches Bild des Endometriums, wie das hier gezeichnete, auch ohne derartig persistente Follikel vorkommen kann. Robert Meyer hat 1925 7 Fälle einer Schleimhaut-Hyperplasie in der Menopause beschrieben. Von diesen hatte

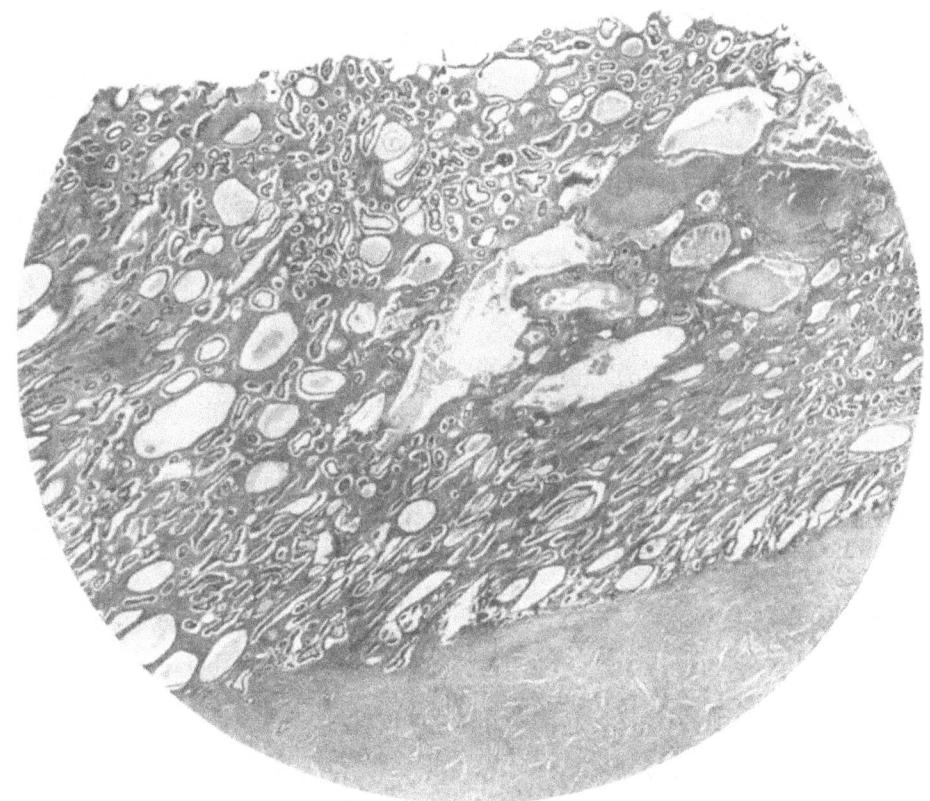

Abb. 131. Endometriumshyperplasie bei fibrös-entartendem Granulosazelltumor (s. Abb. 130).

ein Fall ein kleinfaustgroßes und zellreiches Fibrom, zwei ein faustgroßes, rundzelliges, resp. ein mannskopfgroßes, angiomatöses Sarkom und die restlichen Fälle ein Folliculoma ovarii aufzuweisen. Mir persönlich stehen 4 Fälle zur Verfügung, die folgende Besonderheiten zeigen.

1. Ein Follikulom (Granulosazelltumor) im Ovarium und im Uterus eine sehr starke typische glandulär zystische, stellenweise karzinomverdächtige Hyperplasie. Diese Fälle sind auch von anderer Seite bekannt und werden später unter einem besonderen Abschnitt noch kurz besprochen.

2. Es handelt sich um eine 52 jährige Patientin, die einen $1^{1}/_{2}$ mannskopfgroßen, sarkomähnlichen Tumor des Eierstocks hat, der sehr unreif ist und wenig charakteristische Differenzierung aufweist. Nach 17 jähriger Menopause findet sich hier im Uterus das Bild der mittelstarken glandulär zystischen Hyperplasie.

3. Eine 55 jährige Patientin, die schon mehrere Jahre in der Menopause war und jetzt seit mehreren Monaten eine Dauerblutung zeigt. Das eine Ovarium ist völlig atrophisch, das andere Ovarium zeigt eine etwa walnußgroße, geschwulstartige Verdickung, dessen Peripherie ein hyalines fibröses Gewebe mit frischeren Gewebspartien und im Zentrum einen z. T. zerfallenen, z. T. aber auch sehr gut erhaltenen

Herd zeigt, in dem luteinzellenähnliche Epithelien, in Felder reich geteilt, beinander liegen. Eine Deutung dieses Gebildes scheint mir in ähnlicher Richtung zu liegen, wie R. Meyer sie gibt, nämlich daß es sich um einen Granulosazelltumor mit fibrös-hyaliner Entartung handelt. Das Endometrium zeigt eine diffuse glandulär zystische Hyperplasie, nirgends ein Tiefenwachstum, nirgends Zeichen für eine bösartige Entartung des Endometriums (Abb. 130 u. 131).

4. Eine 56jährige Patientin. Sie hat seit 16 Jahren vor der Operation ihre Menopause. Sie wurde im März 1912 zum ersten Male abradiert, nachdem sie 5 Monate lang ohne Pause geblutet hatte, und im Juni 1912 radikal operiert. Das Endometrium erwies sowohl bei der Abrasio wie bei der Radikaloperation das typische Bild der glandulären Hyperplasie. Auch die später und auch jetzt wieder vorgenommene Kontrolle desselben läßt keine wesentlichen Unterschiede dieses Bildes zu dem bisher beschriebenen erkennen. Trotzdem sind beide Ovarien völlig atrophisch. Es finden sich keinerlei Funktionsstadien, wie die genaue mikroskopische Untersuchung an sehr vielen Schnitten ergab. Dieser Fall bleibt unklar. Die Deutung scheint nicht anders möglich, als daß es sich um ein autonom gewachsenes, diffus ausgebreitetes, gutartiges Adenom der Schleimhaut gehandelt hat (Abb. 132).

Die Prognose des beschriebenen Krankheitsbildes geht aus den bisher schon mitgeteilten Verlaufsarten hervor. Es kann sehr wohl zu einer Spontanheilung durch Absterben des Follikels und durch Schrumpfung des Endometriums kommen. In diesen Fällen ist eine Rezidivmöglichkeit durchaus groß. Die Dauer der ununterbrochenen Blutung kann man nicht voraussehen. Außer diesen klinischen Gesichtspunkten wird die Prognose auch noch durch eine histologische Erfahrung getrübt. Sowohl Robert Meyer als auch ich haben bei Fällen sicherer glandulärer Hyperplasie Partien gefunden, in denen die Drüsen dichter als gewöhnlich standen, ausgesprochene Verzweigungen zeigten, ihren Epithelcharakter änderten und so aus dem Rahmen des übrigen Bildes sich heraushoben. Selbstverständlich können bei solchen glandulär zystischen Hyperplasien auch gutartige Adenomknoten als Anfangsherd eines Polypen entstehen oder von ihr vorgefunden werden. Diese Herde machen aber eher den Eindruck, als ob doch auch frische Zellkomplexe malignes Wachstum erreichen können. Zwar läßt sich nicht behaupten, daß in diesen Fällen sichere Karzinomherde vorgelegen hätten, aber die Partien erwiesen sich darauf verdächtig, daß aus ihnen solche Herde entstehen könnten oder in Entstehung begriffen wären. Es läßt sich demnach heute noch nicht sagen, daß vereinzelt auch einmal in einer hyperplastischen Schleimhaut sich ein Karzinom entwickelt, aber die Möglichkeit kann auf Grund bestimmter histologischer Bilder als durchaus gegeben erachtet werden (Abb. 133).

Eine zweite Gefahr neben der Möglichkeit der Bösartigkeit ist in der **starken Blutung** und deren Folgen gegeben. Es sind einige Todesfälle, so von Witt und Fischer, die nach der Beschreibung als hierher gehörig anzusehen sind, beschrieben. Der Fall Schultze, bei dem eine Thyreoaplasie mit Hauptzellenadenom der Hypophyse neben einer tödlichen Menorrhagie vorlag, scheint nicht hier einzureihen zu sein. Das Auftreten von Erblindungen ist den Ophthalmologen als Folge z. B. von schweren Uterusblutungen durchaus bekannt (s. Hensen, Münch. med. Wochenschr. 1920, Nr. 21/22 und Puppel, Monatsschr. f. Geb. u. Gyn. Bd. 65); Retzlaff publiziert einen einschlägigen Fall, Puppel zwei. Abgesehen aber von diesen schwerwiegenden Folgen ist manchmal auch die Erholungskraft des Körpers gerade in diesen Fällen nicht sehr groß, so daß die Patienten noch lange Zeit an den schweren Blutverlusten zu tragen haben.

Ein Abwarten der spontanen Heilung ist aus diesen und auch aus folgenden Gründen gefährlich, die aus der **Differentialdiagnose** dieses Krankheitsbildes klar werden. Be-

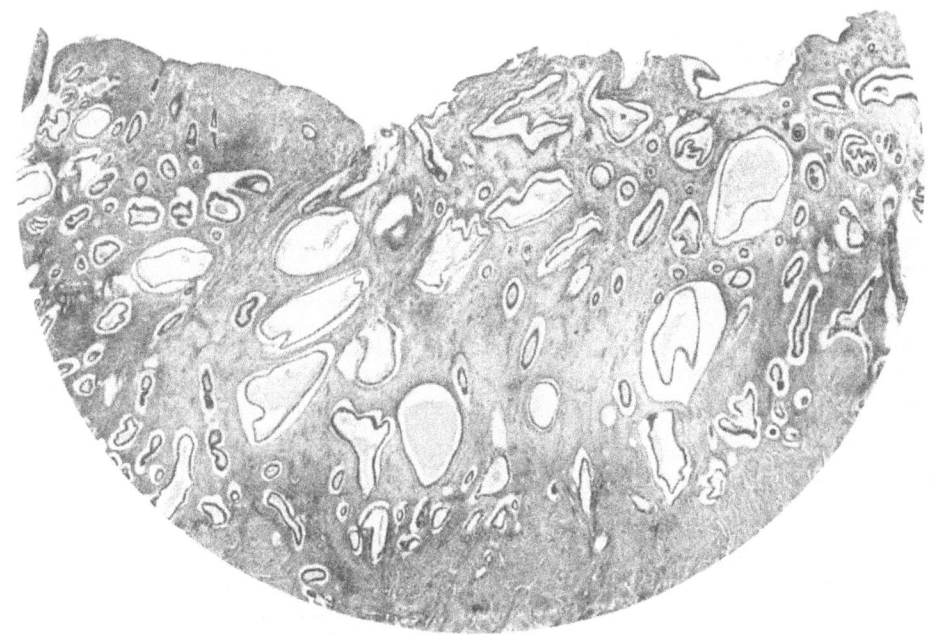

Abb. 132. 55jähr. Patientin. Seit mehreren Jahren in der Menopause, seit mehreren Wochen Blutung. „Glanduläre Hyperplasie", die Ovarien sind atrophisch, kein Follikel.

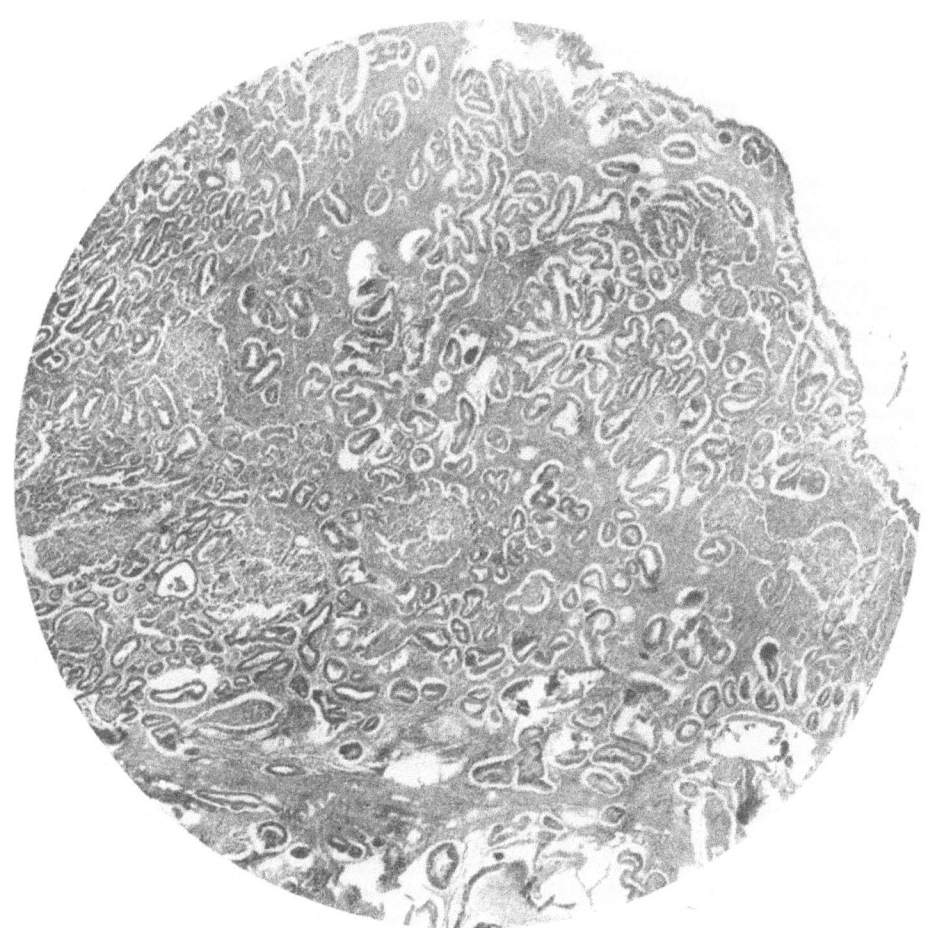

Abb. 133. Beginnendes Karzinom in glandulär-hyperplastischer Schleimhaut.

rücksichtigt man nur das Blutungsbild und den Palpationsbefund, so können zur Differentialdiagnose mit dem Bild der hier beschriebenen Metropathia haemorrhagica (glandulär zystische Hyperplasie auf Grund der betreffenden Ovarialveränderungen) folgende andere Krankheitsbilder stehen:

a) Der Schleimhautpolyp des Corpus uteri (autonome lokale Drüsenwucherung) oder der Cervix. Erscheint die Spitze des Polypen im Muttermund, so ist die Diagnose leicht s. S. 399 ff.

b) Das submuköse Myom. Nur die kleinhaselnuß- bis höchstens walnußgroßen Knoten, die innerhalb des Cavum uteri die Schleimhaut vordrängen und Kapselrisse erfahren können, aus denen es dann blutet, kommen in Betracht, da ja die größeren palpatorisch zu erfassen sind. Das Endometrium dieser Fälle ist gewöhnlich phasenentsprechend oder im Falle der Menopause atrophisch.

c) Der Abortus incompletus des 2. oder 3. Monats. So lange Geschlechtsreife noch besteht und sich durch die Regelzyklen zeigt, ist natürlich auch die Möglichkeit einer Gravidität gegeben; in einer Anzahl meiner Fälle war klinisch diese Diagnose gestellt.

d) Das Carcinoma corporis uteri. Besonders für die klimakterischen Fälle kommt das Korpus-Karzinom stets in Differentialdiagnose; so fand Henkel unter 312 einschlägigen Blutungsfällen 36 Korpus-Karzinome; Schil sah von 1919—1923 7 Korpus-Karzinomfälle bei Frauen im Alter von 26—32 Jahren.

Aus diesen Gründen ist zur Klärung der Diagnose die Probeabrasio der Mukosa des Uterus ein dringendes Erfordernis.

Das dringend notwendige histologische Bild wird dann zwischen den genannten Krankheitsbildern ohne weiteres die Entscheidung geben. Die Probe-Abrasio ist gleichzeitig aber auch eine therapeutische Maßnahme, die in der Hälfte der Fälle die Anomalie dauernd beseitigt. Ihre Technik sei deshalb hier kurz beschrieben.

Technik der Probeabrasio. Nach exakter Feststellung der Lage des Uterus und seiner Adnexe am besten unter leichter Narkose, aber auch in lokaler Infiltrationsanästhesie, Einstellen der Portio mit breiten Plattenspekula, Anfassen beider Protiolippen mit einfachen Krallenzangen, nochmalige Säuberung der Portio mit dem Tupfer, nachdem zur Vorbereitung eine desinfizierende Scheidenspülung gemacht war, Dilatation des Zervikalkanals mit Hegarstiften bis 12; gewöhnlich macht das gar keine Schwierigkeiten, da wie oben erwähnt, der Zervikalkanal immer schon etwas geöffnet ist. Einführen der mittleren scharfen Kurette, Ausschaben des Uterus, indem die Kurettenzüge, immer einer neben den anderen, allmählich um das ganze Kavum herumgelegt werden, auch Fundus und Tubenecken berücksichtigt sind. Man ist sehr häufig überrascht, wie große Mengen Schleimhaut man gewinnt, so daß man makroskopisch vielfach überzeugt ist, ein Karzinom vor sich zu haben. Es kann aber auch je nach dem Stadium sehr wenig entfernt werden (z. B. bei diffuser Nekrose). Nach nochmaliger Kontrolle des Kavum auf völliges Entleertsein wird mit einem Wattestäbchen das Cavum uteri ausgetupft, mit einem zweiten 10% Jodtinktur auf die Schleimhaut gebracht; ein drittes Wattestäbchen trocknet die überflüssige Jodtinktur aus und schließlich wird ein Gazestreifen in den Uterus eingelegt, der nach 2 oder 3 Stunden wieder entfernt werden kann.

Das ausgeschabte Material wird am besten in eine Spirituslösung getan (wir benutzen 96% Alkohol, es kann aber auch Brennspiritus gewählt werden) und einer pathologisch-anatomischen Untersuchungsanstalt übergeben.

Therapie. Mit den eben beschriebenen Maßnahmen, die zur Diagnose nötig sind, ist gleichzeitig eine wesentliche therapeutische Arbeit getan. In der größten Mehrzahl aller Fälle hört jetzt die bestehende Blutung auf, so daß man annehmen muß, die Follikel im Ovarium gehen in Atresie oder haben nicht mehr die Kraft, eine neue Proliferation mit neuen Gefäßdilatationen und -thrombosen zu erzeugen. In 50% der Fälle ist damit die Funktionsanomalie auch dauernd beseitigt; bei den Klimakterischen tritt jetzt endgültig die Menopause ein oder es stellt sich der Zyklus noch wieder her mit später folgendem Spontaneintritt der Klimax. Die jugendlichen Fälle und auch die während der Geschlechtsreife bekommen wieder den normalen Zyklus, aber sie neigen mehr als die klimakterischen zum Rezidiv der Funktionsstörung. Auch bei den Klimakterischen kann man in etwa der Hälfte der Fälle damit rechnen, daß entweder schon nach wenigen Wochen oder nach mehreren Monaten dieselbe Anomalie wieder von neuem auftritt. Die Therapie hat sich also hauptsächlich mit dem rezidivierenden Fall der Metropathia haemorrhagica zu beschäftigen. Sie muß hier in ihrem Vorgehen prinzipiell zwischen den klimakterischen und zwischen den jugendlichen unterscheiden.

a) Die Therapie beim Rezidiv der **klimakterischen** Metropathia haemorrhagica (glandulär zystische Hyperplasie auf Grund der betr. Ovarialveränderungen) ist eindeutig bestimmt. Da es sich darum handelt, einen oder mehrere reifende Follikel zu zerstören und auch weiteres Eireifungsmaterial an ähnlich abwegiger oder ungenügender Funktion zu hindern, so ist die Therapie der Wahl die Kastration. In einfacher und völlig glatter Weise wird die Kastration heute am besten durch die Strahlentherapie herbeigeführt. 35—40% HED = 200—240 R in das gesamte Becken gebracht, hat den sicheren Erfolg der Dauerkastration. Es bedarf an dieser Stelle keiner weiteren Auseinandersetzung über die geschichtliche Entwicklung der Röntgenkastration, auch brauchen die mancherlei Wege der Technik, die Vielfelder-, die Serienbestrahlung u. a. nicht geschildert werden; das möge im Kapitel über Aktinotherapie eingesehen werden. Heute ist die Röntgenkastration in einer einzigen Sitzung von im allgemeinen zwei kleineren hinteren und einem größeren vorderen Feld innerhalb 1—2 Stunden Bestrahlungszeit und ohne Gefahr für Hautverbrennung, da man auf der Oberfläche unter der 100% HED-Dosis bleibt, durchzuführen. Ihre Wirkung auf den Körper, der nicht sofortige Eintritt der vollen Eierstocksausschaltung ist bekannt und im Kapitel „Kastration" besprochen. Die Souveränität der Röntgentherapie für diese Fälle ist heute anerkannt und braucht nicht diskutiert zu werden. Voraussetzung für sie ist selbstverständlich eine leistungsfähige, in ihrer Wirkung genau bekannte Apparatur und ein fachlich gut vorgebildeter Röntgentherapeut. Man würde aber nicht den gewünschten Erfolg haben, wenn man beim Rezidiv die Patientin sofort der Röntgenkastration unterwerfen würde. Aus der erneut in Hyperplasie begriffenen, nicht so rasch zur Schrumpfung kommenden Schleimhaut kann es erfahrungsgemäß noch außerordentlich stark bluten. Es hat sich als unumgänglich notwendig erwiesen, daß auch beim zweiten Mal der Erkrankung, also beim Rezidiv, wieder erst die Abrasio stattfindet und dann die Röntgenkastration angeschlossen wird. Auch das zum zweitenmal kurettierte Material bedarf wieder der histologischen Prüfung; denn es könnte ja doch ausnahmsweise einmal sich inzwischen etwas anderes, eventuell ein Karzinom entwickelt haben.

Die zweifellos beste Therapie bei der rezidivierenden Metropathia haemorrhagica (glandulär zystische Hyperplasie bei persistentem reifenden Follikel) ist demnach die nochmalige Abrasio und die schon wenige Tage hinterher ausgeführte Röntgenkastration. Diese Therapie hat keine wesentlichen Kontraindikationen. Nur im Falle schwerer sekundärer Anämie tut man gut, mit der Röntgenkastration 3—4 Wochen nach der erneuten Abrasio zu warten, da während dieser Zeit eine Wiederbildung von proliferierter und pathologischer Schleimhaut kaum wahrscheinlich ist. Diese Zwischenzeit benutzt man zur Aufbesserung des Blutbildes; außer den üblichen medikamentösen Methoden, insbesondere den großen Dosen von ferr. reduct. à 1,0 (nach Morawitz) und guter kräftiger Kost bei körperlicher Ruhe kommt vor allem auch eine Bluttransfusion von 100—200 g im Sinne einer Anregungstherapie für das Knochenmark in Frage. Alle anderen Therapiearten können dieser Behandlungsweise keine gleichwertigen Resultate entgegenstellen, sie sind also im wesentlichen Behelfsmethoden für denjenigen, der eine leistungsfähige Röntgenapparatur nicht zur Verfügung hat oder die Patientin einem Röntgentherapeuten nicht überweisen kann oder will. Als solche Methoden kommen folgende in Frage:

α) Die Radiumbehandlung. Zu einer Zeit, wo die Röntgentherapie noch nicht genügend ausgearbeitet war, gebührte dem Radium in der Wirksamkeit der Vorzug. Bei den hier vorliegenden Fällen jedoch ist das Radium den Röntgenstrahlen weitgehend unterlegen. Die Applikation des Radiums erfolgt am besten in etwa 3 cm langen Röhren, die in das Kavum des Uteruskörpers, vielleicht zwei nebeneinander, gelegt werden und z. B. je 25 mg Radiumelement enthalten. Läßt man diese Radiummenge 30—40 Stunden liegen, so erzielt man in 1—1$^1/_2$ cm Tiefe mit großer Wahrscheinlichkeit eine zerstörende Wirkung. Ob von hier aus insbesondere auch die beiden Ovarien mitsamt ihren Follikeln durch die Kastrationsdosis getroffen werden, ist sehr unwahrscheinlich. Trotzdem wird mit großer Wahrscheinlichkeit ein Erfolg auftreten dadurch, daß die innere Uterusschicht sich allmählich abstößt und der Obliteration anheimfällt. Wir haben im wesentlichen also eine intrauterine Ätzwirkung. An die eigentliche Ursache jedoch, an das Ovarium, kommt man durch das Radium nur unwahrscheinlich heran. Es ist deshalb auch in den letzten Jahren das Radium für diese Fälle nur vereinzelt noch verwendet worden. Die Applikation des Radiums vom hinteren Scheidengewölbe aus ist wegen der Verbrennungsgefahren für diese gesunde Schleimhaut untunlich.

β) Die Atmokausis. Sie war eine Methode, die vor 20 Jahren viel angewendet wurde und auch eine große Reihe von Anhängern hatte. Auch Werth in Kiel hat die unter anderen von Pinkus für die Praxis nutzbar gemachte Methode angewandt. Bei sorgfältiger Durchführung des Verfahrens wurden gute Resultate erzielt. Die Kesseltemperatur mußte 117—120° erreichen und der so erhitzte Dampf 30—40 Sekunden einwirken. Eine Verbrühung des Zervikalkanals kann man durch einen sogenannten Zervixschutz nach Dilatation des Halskanals vermeiden. Die Wirkung ist eine Verbrühung des Uterusinnern mit nachfolgender Verwachsung des Kavum, so daß also ein Reaktionsterrain für eventuell noch vorhandene oder neuwachsende Follikel nicht mehr gegeben ist. In der Hand operationsgewohnter Ärzte ist diese Methode auch heute noch anwendbar. Ungenügende Obliterationen, Hämatometrabildung, Nekrosen im Uterus, Zervixstenosen mit Blut- und Sekretretentionen oberhalb der Atresie und quälenden Uteruskoliken, auch einzelne Todesfälle an Parametritis und Peritonitis veranlassen die allermeisten Gynäkologen heute zur Ablehnung der Methode. Wer nicht mit ihr zu arbeiten gewohnt ist, erlebt sicher Enttäuschungen. Wenn sie jedoch überhaupt angewendet wird, so ist das hier vorliegende Krankheitsbild der klimakterischen Metropathie ihr eigentliches Behandlungsgebiet.

γ) Die Applikation von Ätzmitteln in den Uterus. Als solche werden gebraucht neben andern Mitteln 40% Formalin, 50% Chlorzinklösung und Alkohol, außerdem Eisenchloridlösung und rauchende Salpetersäure (s. Burkhardt). Die Mittel werden entweder in gelöster Form oder als Paste oder auch als sich lösende Stäbchen eingeführt. Bei diesen Ätzbehandlungen ist die Unmöglichkeit einer exakten Dosierung und des Überfließens der Flüssigkeit in die Tube eine sehr unangenehme Beigabe. Es werden nach solchen Ätzungen partielle Atresien, schwere Nekrosen, Endometritiden und weitere Infektionen berichtet. Diese starken Ätzmittel werden deshalb auch heute ziemlich allgemein abgelehnt (s. letzte Auflage des Handbuches unter Endometritis). Die eigentliche Folge soll ja auch hier die Obliteration des Cavum uteri sein. Von den früher sehr viel geübten Uterusätzungen ist im wesentlichen heute nur noch die Mengesche Formalinätzung eine beliebte Behandlungsmethode. Da sie jedoch eine völlige Zerstörung der Schleimhaut und Obliteration des Cavum uteri vermeidet, so kommt sie für die hier in Frage stehende glandulär-hyperplastische Schleimhaut weniger in Frage als für die Fälle der echten chronischen Endometritiden (s. später). Hier ist die wiederholte Abrasio vorzuziehen.

δ) Als operative Behandlungsmethode kommt für die klimakterische Form unseres Krankheitsbildes eigentlich nur die vaginale Totalexstirpation des Uterus in Frage. Sie ist unter unkomplizierten Verhältnissen eine einfach durchführbare Operation, die bei der heutigen Technik kaum wesentliche Komplikationen bietet. Ist jedoch die Scheide sehr eng oder narbig und sind außer der eigentlichen Funktionsanomalie andere Affektionen wie Myome, chronische Adnextumoren usw. mit im Spiel, so ist der abdominelle Weg der supravaginalen Uterusamputation möglichst unter Zurücklassung eines Ovariums vorzuziehen.

Die konservierenden Operationen wie die Ovarialresektion, die Defundatio uteri, die Keilresektion aus dem Uterus kommen für die klimakterischen Fälle nicht in Betracht, sie sind für die jugendlicheren Metropathien zu besprechen.

ε) Eine medikamentöse Behandlung der klimakterischen Form hat erfahrungsgemäß keine Erfolge gezeigt. Insbesondere hat es keinen Sinn, mit uterustonisierenden Mitteln kostbare Zeit für die wirksame Therapie zu verlieren. Auch diese Mittel können bei der juvenilen Form in Ermangelung von besseren besprochen werden.

b) Die Therapie der **juvenilen** Metropathia haemorrhagica (glandulär zystische Endometriums-Hyperplasie auf Grund eines persistenten reifenden Follikels). Hier hat der Therapeut einen ungleich schwereren Stand; denn es handelt sich darum, ein offenbar ungenügend, eventuell abwegig funktionierendes Ovarium in den normalen Funktionszustand überzuführen. Da es keine sicheren Mittel gibt, die das Keimplasma in seiner Funktion, insbesondere in seiner Reifungstendenz unmittelbar anzuregen vermögen, so ist eine eigentlich kausale Therapie nicht möglich. Wir müssen uns mit indirekten Methoden behelfen. Im wesentlichen handelt es sich darum, die Patientin über diese Zeit schlechter, abwegiger Funktion ohne zu großen Schaden hinweg zu bringen und auf die spontane Besserung in der Reifungskraft der Eier zu rechnen. Es fällt also ein Hauptteil der Therapie zusammen mit den Maßnahmen, die eine Anregung und Besserung der Eierstocksfunktion bezwecken.

α) Die Stillung der abnorm lange dauernden und oft starken Blutung ist die erste zu erledigende Aufgabe. Machen wir uns noch einmal klar, daß die Blutung aus Einzelbezirken einer pathologischen Schleimhaut stattfindet und daß solche Blutungsherde nicht isoliert bleiben, sondern allmählich sich ausbreiten und einen größeren Teil der Schleimhaut nach und nach befallen. Es müssen alle diejenigen Methoden insuffizient bleiben, bei denen es sich um eine einfache einmalige oberflächliche Ätzung handelt. Die intrauterinen Spülungen oder Pinselungen mit Argentum nitricum, Formalin, Formalinalkohol und dünnen Chlorzinklösungen, Jodtinktur führen zu einer oberflächlichen Nekrose. Bleibt der Follikel aber weiterhin bestehen, so geht die Proliferation von der Tiefe her weiter, die nekrotischen Partien werden allmählich abgestoßen, die Zirkulationsstörungen greifen wieder um sich und die Blutung steht nicht. Eine weitere unmittelbare Applikation von Mitteln geschieht durch das Tampospuman. Es besteht aus Suprarenin, Styptizin, Ferripyrin, Chininsulfat, Phenacon, Acid. tartaricum und Natrium bicarbonicum. Eine vasokonstriktorische, eine gerinnende und tamponierende Wirkung soll sich vereinigen. Von einigen Autoren (Eberle, Schönwitz) werden gute Resultate berichtet.

Auf dem Umwege über das Blut beabsichtigen folgende Methoden eine Blutstillung herbeizuführen. Die Darreichung von Kalzium, z. B. 0,15—0,3 Calcium phosphoricum oder Calcophysin (Kalzium und Hypophysenpräparat) soll eine Veränderung der Gerinnungsfähigkeit des Blutes bringen. Ähnliches soll auch 15% Gelatine 300—500 ccm per os und per rectum bewirken. Einige empfehlen die Gelatineapplikation wegen ihrer besseren Wirksamkeit in subkutaner Injektion. Die gleiche Empfehlung finden 10 oder 20 ccm Serum oder Eigenblut-Injektionen; es ist möglich, daß hier eine Steigerung der Protoplasmaleistungen bewirkt wird.

Die verschiedensten Styptica wie Secale- und die verschiedenen Ersatzpräparate desselben oder Hydrastis und deren Ersatz haben bei diesen durch lokale Zirkulationsstörungen bedingten Blutungen nur einen sehr zweifelhaften Erfolg gehabt.

Die beste Methode der augenblicklichen Blutstillung ist zweifellos die vorsichtige Abrasio mucosae. Auch bei Jugendlichen wird man schon aus Gründen der exakten Diagnose um diese Abrasio nicht herumkommen können und sie ist auch deshalb meistens leicht durchführbar, weil bei diesen Fällen unter den sogenannten Pubertätsblutungen der Uterus deutlich groß, etwas weich und der Zervikalkanal leicht durchgängig ist. Wer die Abrasio in der oben beschriebenen Weise ausführt, vor allem eine zu scharfe Kurette vermeidet und nicht mit Gewalt Stücke aus der Wand herausreißt, weil er es gründlich machen will, der wird keine Mißerfolge sehen. Diese Behandlungsmethode ist sicher die schonendste von allen genannten intrauterinen Maßnahmen. Da aber alle anderen Maßnahmen so gut wie vollkommen versagen, kommt man ohne die intrauterine kaum aus. Die ganz wenigen Schäden und schwereren Störungen, die nach Abrasio gemeldet werden, Atresien der Zervix, parametrane Infektionen, gar Peritonitiden, sind teils auf unsachgemäße oder gar ungenügend aseptische Ausführung der kleinen Operation, teils aber auch auf unvermeidliche Dinge zurückzuführen, nämlich auf die zufällige Anwesenheit infektionstüchtiger Keime, die auch dann, wenn einfache Ätzmaßnahmen vorgenommen werden, ihre Kraft entwickeln können. Ich trage keine Bedenken, eine vorsichtige, mit zarter Hand ausgeführte Abrasio mucosae auch im Falle eines Rezidivs bei jugendlicher Metropathie zwecks wieder notwendiger Blutstillung zu wiederholen.

β) Ebenso wichtig wie die momentane Blutstillung aber ist die Sorge dafür, daß die Ovarialfunktion weiterhin in die richtige Bahn kommt. Über die Rezidivmöglichkeit ist mehrfach gesprochen worden. Hier ist nun der Stand für die jugendliche Metropathie bis zum 40. Jahr hin ungleich komplizierter wie bei den klimakterischen. Dort gibt die einfache Therapie der Röntgenkastration einen zuverlässigen Erfolg. Bei den Frauen unter 40 Jahren, insbesondere den jugendlichen Personen, ist eine Röntgenkastration ebenso wie alle verstümmelnden Operationen bis zum äußersten zu vermeiden. Welche Mittel stehen uns zur Verfügung, um eine regelmäßig zyklische Ovarialfunktion wieder herbeizuführen? Leider läßt sich auf diese Frage noch keine genügende Antwort geben. Es bedarf erst der therapeutischen Durcharbeitung eines großen Materials, in dem dieses bestimmte Krankheitsbild durch die Abrasio einwandfrei gestellt ist. Der Zweck der Therapie ist, um es noch einmal hervorzuheben, nicht allein die Stillung der Blutung, sondern den regelmäßigen Zyklus wieder herbeizuführen. In Rücksicht auf die frühere Besprechung der Methoden der Ovarialstimulation (s. Amenorrhöe) soll hier nur kurz auf die Möglichkeiten hingewiesen werden; betreffend der Einzelheiten möge man das angezogene Kapitel oder die jeweils einschlägigen anderen Abschnitte des Handbuches einsehen.

Sehr wichtig ist eine gute Allgemeinbehandlung, kräftige Kost, genügender Aufenthalt in frischer Luft, gesunde Muskelbetätigung des Körpers, am besten in Form eines mäßigen Sportes und nicht übertriebener Gymnastik, regelmäßige, anregende, kühle Bäder. Zur besonderen Unterstützung und Steigerung der Lebenstätigkeit des Körpers käme eine Proteinkörpertherapie der verschiedenen Arten in Betracht, z. B. Aolan, Terpichin, Kaseosan usw., evtl. auch eine systematisch durchgeführte Arsenkur.

Die Organotherapie hat in vielen Punkten leider völlig versagt. Vorerst besitzen wir ein zuverlässig wirksames Eierstockspräparat, das eine unvollkommene Eierstocksfunktion anreizt, noch nicht. Unter den Präparaten der anderen endokrinen Drüsen spielt wohl das Thyreoidin in der Beziehung eine Rolle, daß der Grundumsatz und der Stoffwechsel des Körpers eine Steigerung erfahren können; die Dosierung und Durchführung dieser Therapie bedarf der speziellen Kenntnisse der Thyreoidindarreichung überhaupt. Insulinmastkuren könnten evtl. die Funktion des Eierstockes auch günstig beeinflussen. Erfahrungen liegen darüber nicht vor. Von den Hypophysenpräparaten werden jedoch von verschiedenen Seiten günstige Erfolge berichtet (Deutsch, Hofstätter, Jacobi). Man gibt 8—10 Injektionen in Abständen von 2—3 Tagen und einer Dosis von 3 Voegtlin-Einheiten. Auch mit Adrenalin sieht man Erfolge; die Einzeldosis desselben beträgt 0,7—0,8 mg, die Zahl der Injektion 8—10 in Abständen von 2—3 Tagen. Auf Grund eigener Erfahrungen kann ich die Durchführung dieser Kur mit Hypophysenpräparaten oder Adrenalin durchaus empfehlen. Über andere Mittel bestehen keine Erfahrungen; ob vielleicht Cholin oder Enzythol ähnliche Wirkungen haben, wissen wir bisher nicht. Ob die Hypophysenpräparate oder Adrenalin tatsächlich den abnormen Follikel zerstören, ist auch unbekannt, auf Grund von Tieruntersuchungen aber möglich (Varaldo).

Die Bestrahlungsmethoden kommen nur in bestimmter Form in Frage. Es ist wahrscheinlich, daß es gelingt, mit einer kleineren Dosis, als es die Kastrationsdosis ist, nur die empfindlichen reifenden Follikel zu zerschlagen, dagegen die wachsenden und gar die Primordialfollikel in Funktion zu lassen. Die Vorbedingung für eine derartige fraktionierte Ovarialbestrahlung hat zwei Forderungen zu erfüllen. Zunächst muß es gelingen, eine noch bestimmt festzulegende Dosis mit nur geringer Fehlerquelle auch tatsächlich an beide Ovarien heranzubringen; denn nirgends sind Über- und Unterdosierungen gefährlicher wie hier; und zweitens muß es klar sein, daß nach menschlichem Ermessen Schädigungen der Nachkommenschaft durch die Röntgenwirkung auf die funktionsfähig bleibenden Eier nicht eintritt. Beide Fragen sind schwierige Spezialaufgaben und müssen dem Kapitel über die Röntgentherapie überlassen bleiben (s. auch Amenorrhöekapitel). Es scheint aber eine durchaus aussichtsreiche Aufgabe zu sein, die gewünschte Wirkung am Eierstock zu erzielen und damit auch in diesen Fällen mit den Röntgenstrahlen eine wirklich kausale Therapie zu treiben. Endgültig gelöst ist diese Frage heute noch nicht.

Außer den Ovarien hat man auch andere Organe bestrahlt. So berichten Hofbauer und Hirsch, daß mit einer Bestrahlung der Hypophyse eine Unterdrückung der Follikelreifung herbeigeführt werden könne. Geller konnte experimentell keine charakteristische Wirkung bei den Ovarien durch eine Hypophysenbestrahlung feststellen. Werner sah nach kleinen Dosen bemerkenswerte Erfolge bei langdauernder Amenorrhöe, Dysmenorrhöe und klimakterischen Ausfallserscheinungen. Von anderer Seite wird sehr vor einer Hypophysenbestrahlung gewarnt aus Furcht vor Schäden an lebenswichtigen Organen. Eindeutig und einladend scheinen die Erfolge nicht zu sein.

Als weiteres Organ ist die Milz und auch die Leber bestrahlt worden. Wolmershäuser und Eufinger, Scholten und Voltz, Nürnberger und Sahler sahen mit einer Dosis von 30—50% HED eine mehr oder weniger prompte Blutstillung in einer Reihe von Fällen. Es fehlt jedoch eine genügend exakte Differenzierung der Blutungen, um sich ein sicheres Urteil darüber zu verschaffen, ob auch in den vorliegenden Fällen eine Blutstillung erfolgte. Wenn das der Fall ist, so würde der Weg wahrscheinlich in einer Änderung der Gerinnungsfähigkeit des Blutes bestehen. Vielleicht aber wirkt auch die Milzbestrahlung im Sinne einer Protoplasmaaktivierung infolge der durch die Bestrahlung entstehenden Zerfallsprodukte. Ob diese Bestrahlungsmethode jedoch die abnormen Follikel zu einer normalen Funktion anzuregen vermag, ist bisher nicht zu entscheiden.

Für die operativen Maßnahmen gilt etwas Ähnliches wie für die Röntgenbehandlung. Auch hier ist lediglich das konservierende Verfahren zu berücksichtigen. Als Methoden kommen folgende in Betracht:

α) Die Resektion der zystischen Ovarien. Wie Erfahrungen von Thaler, Hannes, Köhler, Henkel, Engl, Geist und auch eigene einzelne Erfahrungen zeigen, kann man durch die operative Befreiung des Ovariums von den großen Follikeln und den durch die Heilung offenbar gegebenen Anreiz auf das übrige Keimplasmagewebe einen normalen Zyklus dauernd in Gang bringen. Es ist selbstverständlich, daß man zu dieser Operation erst greift, wenn man mit anderen Methoden keine Erfolge erzielen kann.

β) Die Keilresektion des Fundus uteri, die von Dührssen, Pfannenstiel, Puppel u. a. gemacht wird. Mir scheint aber, daß damit nicht der Kern der Sache getroffen ist; denn auch der restierende Rest von Endometrium kann wieder im Sinne der Hyperplasie auf abnorme Follikelreize reagieren und das alte Bild ist wieder da.

γ) Die Defundatio uteri, wie sie von Rieck u. a. gemacht wird, veranlaßt ähnliche Gegenargumente. Beachtenswert ist weiterhin, daß auch die Fertilität einer Frau entweder ganz ausgeschaltet wird oder stark leidet.

Ich persönlich würde diesen größeren Operationen bei jugendlichen Metropathien immer noch auch die wiederholte vorsichtig ausgeführte Abrasio mucosae mit der bewußten Absicht, lediglich die hyperplastische Schleimhaut zu entfernen, als die bei weitem schonendste Therapie vorziehen. Sie stillt die Blutung und nimmt auch dem noch in Funktion befindlichen Follikel das Reaktionsterrain. Erfahrungsgemäß hört dieser Follikel bald auf zu funktionieren. Zwecks Vermeidung des weiteren Rezidivs ist es dann zweckmäßig, eine der oben genannten nichtoperativen Methoden, vor allem die Allgemeinbehandlung und die Hypophysenpräparatekur, zu verwenden, die allein oder in Kombination mit noch anderen Wegen meist zu dem Ziel führen, daß der abwegig gewordene Zyklus wieder in normale Bahnen gelenkt wird.

7. Vom Keimplasma ausgehende Tumoren.

Tumoren, die vom Keimplasma ausgehen, sind schon seit mehreren Jahrzehnten immer wieder vereinzelt beschrieben worden. Es ist aber zweifellos, daß verschiedene Arten ungleichwertiger Gebilde zusammengeworfen werden. Die ersten Arbeiten knüpfen sich an den Namen von v. Mengershausen, v. Kahlden, Brenner, Blau, Liepmann. Bedeutungsvoll war die Arbeit von v. Werdt, der das vorhandene Material kritisch sichtete. Einen sehr bedeutsamen Beitrag hat dann vor allem Robert Meyer zu der Frage gegeben. H. O. Neumann hat in einer zusammenfassenden Arbeit über die Ovarialblastome überhaupt, wie auch in einer besonderen Arbeit über die Granulosazelltumoren das Material zusammengestellt. Es kann an dieser Stelle nicht im einzelnen darüber diskutiert werden, welche Tumoren als Granulosazellabkömmlinge anzusprechen sind. Derartige Diskussionen gehören in das Kapitel der Ovarialtumoren hinein. Hier interessiert nur, daß von solchen Tumoren aus eine offenbar hormonale Wirkung auf den Genitalschlauch insonderheit auf das Endometrium ausgeübt werden kann. Diejenigen Tumoren, bei denen derartige Wirkungen gefunden wurden, entsprachen dem Bild, das in der Literatur vielfach kurz als Folliculom, von Robert Meyer mit dem komplizierten Namen des Carcinoma ovarii folliculoides et cylindromatosum bezeichnet wird. Das Charakteristische sind Epithelfelder und -säulen von oft zylinderähnlichem Bau und die Tendenz der Epithelien, Hohlräume zu bilden und sich um diese Hohlräume so zu gruppieren, daß sie in zweischichtiger Lage die Kerne in dos à dos-Stellung zeigen. Bedeutsam ist weiterhin eine allmählich immer mehr und mehr zunehmende Bindegewebsdurchwachsung und Septierung. Die Art, wie die kompakten Epithelmassen vom Bindegewebe durchsetzt werden, gibt den Tumoren ein sehr mannigfaches Aussehen (Robert Meyers Ansicht, die auch durch einen einschlägigen eigenen, oben schon kurz beschriebenen Fall belegt wird). Die Größe derartiger Tumoren wechselt stark; sie können klein sein, aber auch Faustgröße erreichen. In der Hauptsache treten sie jenseits der Menopause auf, sie kommen aber auch doch schon während der Geschlechtsreife und vielleicht auch im Anfang derselben vor. H. O. Neumann hat sogar einen Fall bei einem 5jährigen Kinde beschrieben.

Die gefundene Wirkung nun auf das Endometrium zeigte sich in einer starken glandulären Hyperplasie, wie sie im vorhergehenden Abschnitt als typisch beschrieben wurde. Entsprechend dieser Hyperplasie mit erheblichen Nekrosen war auch klinisch eine langdauernde Blutung zu konstatieren (s. Abb. 134 u. 135, auch 130 u. 131).

An derartigen Fällen wurden vier von Robert Meyer beschrieben; 6 von Neumann publizierte Fälle gehören mit großer Wahrscheinlichkeit ebenfalls hierher, obgleich nicht bei allen das Endometrium zur histologischen Diagnose stand. Einen ähnlichen Tumor scheint Aschner gesehen zu haben und ich selber habe zwei derartige Fälle oben genannt.

Möglicherweise ist auch Konscheggs Fall hier einzureihen, ebenso Wehses 59jährige Frau mit Fibrosarkom eines Ovariums. Ob unter den Fällen von Moulonguet-Doléris ähnliche Bilder sich befinden, läßt sich nicht genau übersehen; die dort beschriebenen Polypenbildungen kommen auch selbständig vor.

Das Material reicht noch nicht vollständig aus, um einen genügend klaren Überblick zu gewinnen, insbesondere nicht nach der Richtung hin, welche andersartigen Tumoren

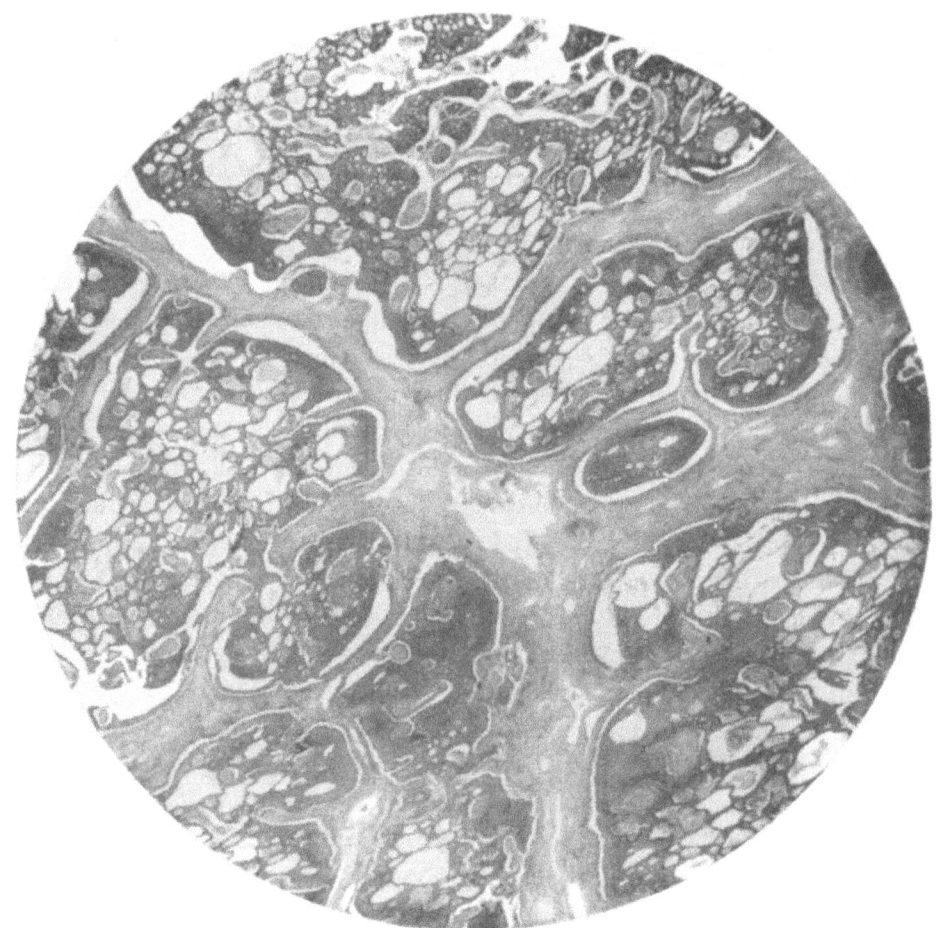

Abb. 134. Granulosazelltumor.

auch eine hyperplasieähnliche Wucherung erzeugen können und wie weit ein selbständig zur Entwicklung gekommenes diffuses Adenom sich von diesen Bildungen unterscheidet. Vorläufig jedoch erscheint es durchaus plausibel, daß tumorartig gewuchertes Granulosazellgewebe ähnliche Wirkungen ausübt wie dasselbe in einem normalen Gestalts- und Funktionszustand; von diesem Gedankengang aus wird die glandulär-zystische Hyperplasie als durch eine hormonale Wirkung auch seitens des abnorm gewucherten Granulosazellmaterials entstanden, verständlich. Wie schon Robert Meyer andeutete, ist vielleicht gerade in dieser Wirkung eine Handhabe gegeben, die noch unklaren Ovarialtumorbildungen in ihrer Zugehörigkeit zu den Granulosazelltumoren zu erkennen und zu unterscheiden.

8. Pathologisches vom Corpus luteum (Granulosadrüse).

a) **Der Vorfall und die Auslösung des Corpus luteum.** Wer ein größeres Material zu untersuchen Gelegenheit hat, wird immer wieder Fälle finden, in denen das Corpus luteum auffällig weit über die Oberfläche des Ovariums hinausragt. Es kann fast pilzartig den Eierstock überragen. Als weitere Steigerung dieses Zustandes sind diejenigen Fälle anzusehen, in denen das Corpus luteum frei im Douglas gefunden wurde und offenbar

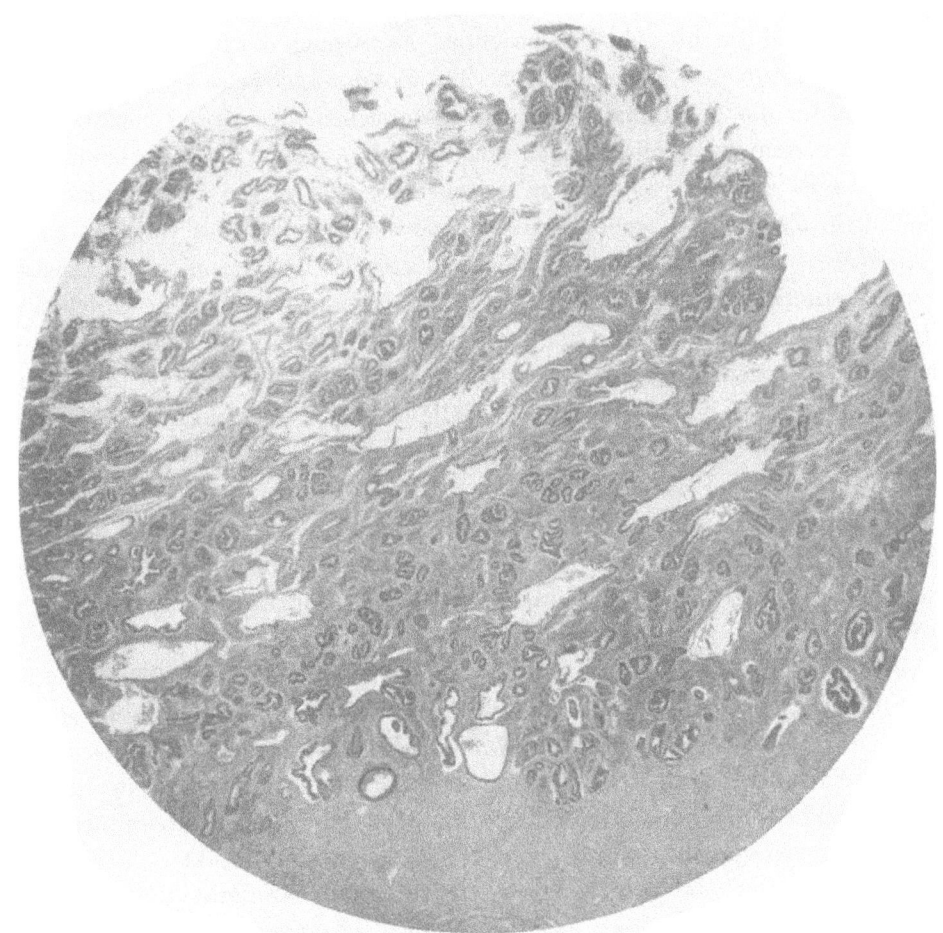

Abb. 135. Hyperplastische Schleimhaut bei Granulosazelltumor (siehe Abb. 134).

spontan aus der Ovarialwand ausgestoßen war. Suppow hat 1912 schon 5 derartige Krankengeschichten publiziert, Stolper berichtete 1922 von einer 31 jährigen Frau, die unter der Diagnose Extrauteringravidität operiert wurde. Es fand sich bei der Laparotomie frisches Blut und eine beginnende Hämatozele um das rechte Ovarium, im Douglas ein kirschgroßes zystisches Gebilde, das sich histologisch als Corpus luteum erwies. 2—3 Tage nach der Operation trat eine Menstruation auf. Auch eine Inversion des Corpus luteum kann auftreten, insofern die Rißstelle abnorm weit ist und Partien, die eigentlich ins Innere des Ovariums hineingehören, von ihnen durch die Rißstelle vorgedrängt werden. Wie weit solche Corpora lutea tatsächlich zu funktionieren vermögen, wäre nur zu entscheiden, wenn man während der nächsten Tage ein derartiges Ereignis noch abwarten könnte, um festzustellen, wann die nächste Menstruation spontan eintritt. Auch über den Zeitpunkt eines derartigen Ereignisses in bezug auf die Entwicklung der Granulosadrüse ist mangels genügend genau publizierten Materials noch nichts zu sagen. A priori sollte man denken, daß erst dann das Corpus luteum ausgestoßen werden kann, wenn es schon eine gewisse innere Masse durch Wachstum der Granulosaluteinschicht und durch die Vaskularisationsprozesse erreicht hat.

b) Der Verlust von Granulosagewebe beim Follikelsprung durch Nekrose ist noch ungenügend durchforscht und beachtet. Es ist auch die Frage deshalb noch nicht genügend geklärt, welches Minimum von Granulosaluteingewebe vorhanden sein muß, um als Anreiz für die Nidationsbettbildung auszureichen. Am frisch geplatzten Follikel sieht man oft erstaunlich große Mengen von Granulosagewebe ohne Verbindung mit der Unterlage. Es ist aber sehr schwer, zu entscheiden, wieviel von diesen Abhebungen als artifiziell, d. h. als Produkt der operativen Beeinträchtigungen des Gewebes aufzufassen sind. An späteren schon organisierten Corpora lutea ist die Granulosaluteinmasse meist eine ziemlich erhebliche. In den zystischen Corpora lutea, wie sie oben beschrieben wurden, ist ja in der einzelnen Schicht die Granulosaluteinmembran nur dünn, da sie nicht gefaltet ist, aber die Gesamtmasse ist bei dem wesentlich größeren Umfang der Zyste auch eine nicht geringe. Es ist möglich, daß manche Fälle einer einzelnen verfrühten Menstruation auf eine abnorme Ablösung der Granulosaschicht beim Follikelsprung zurückzuführen sind. In atresierenden Follikeln sieht man gar nicht selten umschriebene Haufen von Granulosaluteinmassen (atypische Luteinsäume Robert Meyers); in den von mir beobachteten, ebenfalls gar nicht seltenen Fällen dieser Art kamen neben dem atretischen Follikel mit dem atypischen Luteinsäumen noch immer vollgültige Corpora lutea gleicher Phase vor.

c) Die Blutungen aus dem Corpus luteum. Es sind etwa 60—70 Fälle in der Literatur bekannt, in denen starke Blutergüsse in die freie Bauchhöhle hinein zu einer sofortigen Operation zwangen. Die Diagnose lautete fast stets auf Extrauteringravidität, oder in den Fällen mit geringerer Blutung auch auf Appendizitis. Es wurde in diesen Fällen nichts anderes gefunden als ein deutliches, oft großes Corpus luteum, das als Quelle für die Blutung angesprochen wurde. Die Tuben waren stets intakt. Forssner hat für solche Fälle gefordert, daß durch Serienschnitte die Ovarialgravidität ausgeschlossen werden müßte, nachdem er selber in einem ähnlich gelagerten Fall vereinzelte Chorionzotten nach langem Suchen gefunden hatte. Es ist möglich, daß unter den 60 Fällen einige auch in die Forssnersche Auffassung hineingehören. Es ist aber ebenso zweifellos, daß es sichere Fälle gibt, in denen keinerlei Schwangerschaft vorhanden ist, sondern aus anderen Gründen die starke Blutung eintritt. Kaboth hat unter 26 Literatur- und eigenen Beobachtungen von derartiger Blutung in 12 Fällen das Ereignis kurz vor und nach der Menstruation und in 8 Fällen um den 14.—16. Tag nach Beginn der letzten Regel angetroffen. Er macht mit Recht darauf aufmerksam, daß die heute mögliche Altersbestimmung eines Corpus luteum durchaus die Diagnose, ob es sich um eine Ovarialgravidität oder nicht handelt, klarzulegen vermag. So weit ich aus den neueren Fällen ersehen kann, ist der Zeitpunkt für das Eintreten dieser intraperitonealen Blutung ebenfalls teils auf die Mitte zwischen zwei Regeln, teils aber auch kurz vor der nächsten Regel fest gestellt. Als Gelegenheitsursache wird eine Kohabitation verschiedentlich angeführt. Die Pathogenese dieser Blutungen ist nach eigenen Beobachtungen verschiedenartig.

Bei den um die Zeit der Ovulation auftretenden Blutungen kann es sich um zweierlei Möglichkeiten handeln:

α) Die starke Blutung erfolgt aus Venen, die in der Nachbarschaft der Rißstelle gelegen haben und beim Riß mit angerissen sind. Es ist mehrfach in der Literatur auf diese Genese hingewiesen und ich selber habe auch bei dem mir zur Verfügung stehenden Material die Quelle der Blutung außerhalb des Corpus luteum gefunden.

β) In einer kleineren Gruppe der Fälle kann die kapilläre Blutung, wie sie normalerweise beim Follikelsprung aus den Theca interna-Kapillaren in der gesamten Peripherie des Follikels eintritt, entweder im ganzen eine erhebliche Verstärkung erfahren oder durch Varixbildungen im Theca interna-Gebiet lokal eine besonders starke Blutung bedingen. Es blutet dann das gesamte Innere des Follikels rasch voll, das Granulosamaterial wird gewöhnlich zerstört und die Blutung tritt aus der Rißstelle profus in die Bauchhöhle hinein aus.

Die zweite Gruppe der Fälle um die Zeit der Menstruation oder kurz vorher hängt zusammen mit den im nächsten Abschnitt zu besprechenden intraovariellen Blutungen. Die sekundäre Blutung in den Kern des Corpus luteum ist abnorm stark gewesen, die Rißstelle oder die Hülle des Ovariums wird gesprengt und das Blut tritt aus dem schon voll organisierten Corpus luteum in die Bauchhöhle hinein aus.

Die Wirkung dieser Ereignisse auf den mensuellen Zyklus ist entsprechend dem oft bedrohlichen Charakter der Affektion und der deshalb sofort notwendigen Operation nicht endgültig zu beurteilen, aber mit großer Wahrscheinlichkeit wird ja in den Fällen, wo das Granulosamaterial durch die Blutung zerstört wird, der Zyklus verfrüht abgebrochen. Für den Fall des erst genannten Ereignisses (unter α) könnte unter der Voraussetzung, daß die Blutung aus einer angerissenen varikösen Vene bald zum Stehen kommt, der Zyklus weiter gehen, weil das Corpus luteum erhalten bleibt; eine Änderung des Rhythmus im Zyklus braucht nicht einzutreten.

d) Die Hämatome des Ovariums. Es handelt sich hierbei um diejenigen Fälle, in denen die Blutung innerhalb der Ovarialsubstanz vor sich geht und höchstens sekundär in den Bauchraum hinein durchbricht. Es soll hier nicht die Rede davon sein, daß kleine Hämatome fast physiologischerweise innerhalb des Corpus luteum auftreten; denn, wie schon im normalen Teil auseinandergesetzt ist, findet sich in 70% aller Corpora lutea eine Blutung in den Kern des Corpus luteum hinein ungefähr um die Zeit der Menstruation. Die Quelle dieser Blutung ist im wesentlichen das neu entstandene Kapillargebiet innerhalb der Granulosa, öfter noch der inneren Deckschicht. Diese Blutungen sind jedoch nur im ganzen gering und führen selten eine stärkere Erweiterung des Corpus luteum herbei. Es ist wohl als sicher anzusehen, daß die Ursache dieser Kapillarblutaustritte darin zu sehen ist, daß die Kapillardurchlässigkeit um die Menstruationszeit erhöht ist, was sich durch das Positivwerden des Rumpel-Leedeschen Symptoms, wie Stephan, Schrader und H. Runge nachwiesen, ergibt.

Außer diesen gleichsam physiologischen Blutergüssen sieht man vereinzelt Blutungen zwischen Granulosa und Theca interna in einem ungeplatzten Follikel. Die Granulosa wird dann beulenartig abgehoben und es kann zu einem Vollbluten in eine solche Follikelhöhle hinein kommen. Abgesehen von jenem prämenstruellen Verhalten der Kapillardurchlässigkeit können noch andere Zustände, die das Rumpel-Leedesche Symptom erhöht erscheinen lassen, also solche infektiöser oder toxischer Art, eine ätiologische Rolle spielen. Selbstverständlich fällt der durchblutete Follikel aus der Funktion aus, wird ja aber meist rasch wieder durch andere ersetzt. Ob auch durch solche Follikelhämatome eine Zyklusverschiebung eintreten kann, ist nicht ohne weiteres zu sagen.

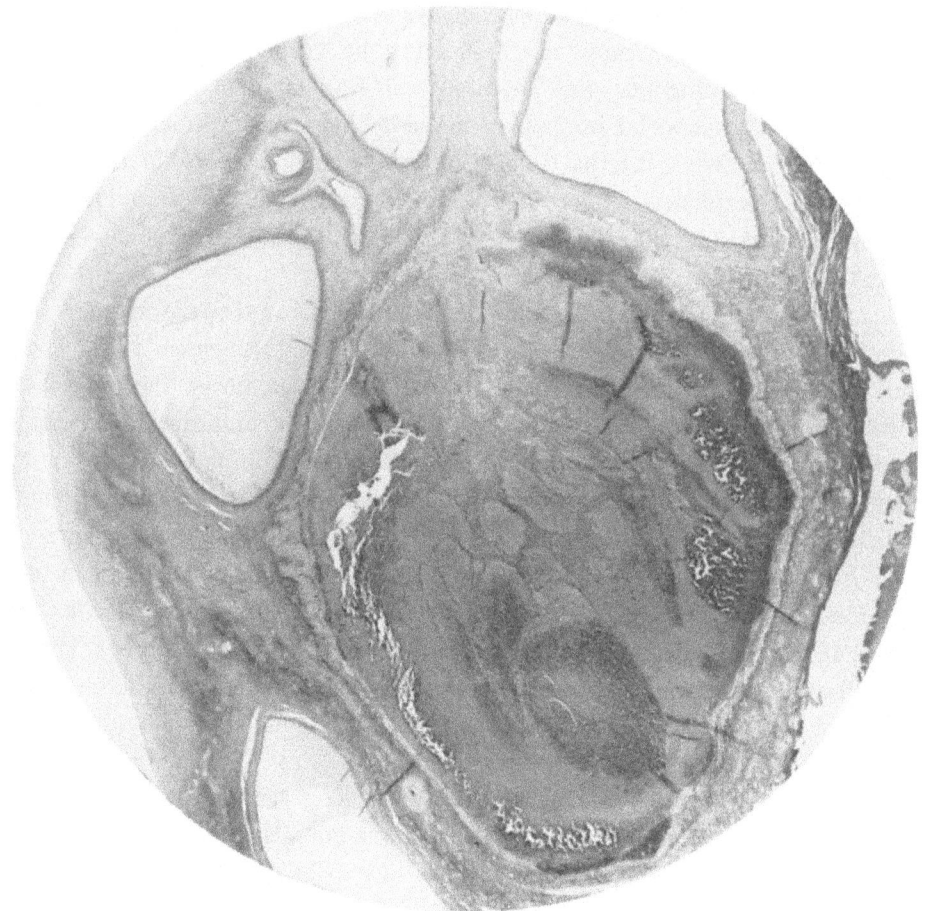

Abb. 136. Corpus luteum-Hämatom (kurz nach der Menstruation).

Außer im Follikel lassen sich auch interstitielle Hämatome kleineren und größeren Umfanges nachweisen. Bei infektiösen Erkrankungen, insbesondere bei septischen, aber auch sonst durch Gelegenheitsursachen, können mit den erheblichen Gewebsverschiebungen, die im Ovarium dauernd stattfinden, solche interstitiellen Blutungen eintreten.

Ein besonders charakteristisches Bild zeigen die Hämatome, die sich durch eine abnorm starke Blutung in das Corpus luteum hinein um die Menstruationszeit bilden, die man im Gegensatz zu jenen kleinen physiologischen Corpus luteum-Hämatomen die pathologischen oder die großen Corpus luteum-Hämatome nennen kann. In einem Teil dieser Fälle zerreißt die Kapsel des Ovarialgewebes und es kommt zu jenen im vorherigen Abschnitt beschriebenen bedrohlichen Blutergüssen. In anderen Fällen bleibt das Ovarium zunächst intakt und es resultiert schließlich ein Corpus luteum-Hämatom von Walnuß- bis Kleinkindskopfgröße. Die Umwandlung dieser Blutergüsse erfolgt genau in dem gleichen Sinne wie die Organisation von Blutungen an irgendeiner Körperstelle. Die Flüssigkeit wird aufgesaugt und der Gerinnselrest wird organisiert. Bei der schweren Resorbierbarkeit geronnener Blutmassen wird die Granulationsschwiele dicker und dicker und greift weiter in die Nachbarschaft hinein. Das zunehmend derbere Bindegewebe ist vielfach mit

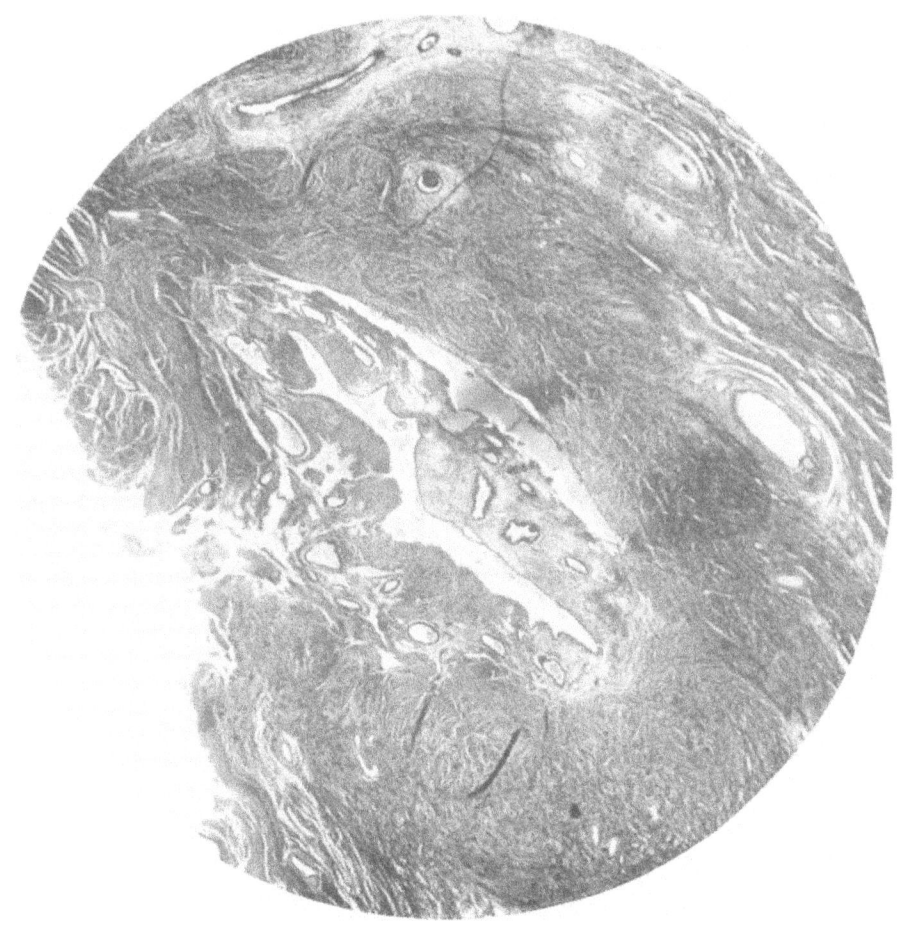

Abb. 137. Endometriomherd in einer alten Schwiele.

Chromatophoren besetzt, der Inhalt selber ist teerartig oder schokoladenartig eingedickt. Die Wandstruktur der Granulationsmembran läßt erkennen, daß auch in diese alten Hämatome hinein noch Nachschübe von Blutungen, evtl. wieder zur Zeit einer späteren Menstruation, stattfinden können (s. auch Cordua). Ihrem Inhalt entsprechend werden diese Herde als Teer- oder Schokoladenzysten bezeichnet.

In den letzten Jahren ist über dieses Krankheitsbild der Ovarialhämatome hauptsächlich in einigen größeren Arbeiten berichtet von Straßmann, Nyström, E. Novak und Hans Runge. Dazu kommen noch die Arbeiten von Pischzek und Schmidt und Cordua mit einem kleineren Material. Besonders erwähnt werden muß die später noch heranzuziehende Arbeit von Sampson, der aber eigentlich nicht über größere Ovarialhämatome, sondern über solche auch kleinerer Art, die gleichzeitig eigentümliche Gewebsherde enthielten, berichtete. Sehen wir zunächst von dieser Arbeit und den zahlreichen Nachfolgern ab, so kann man aus den sonst noch genannten Publikationen ersehen, daß die Frequenz derartiger, d. h. also großer Hämatome nicht sehr groß ist. Nyström fand unter 4000 Laparotomien nur 80 Fälle. Unter Nyströms Fällen waren 60% nullipare Frauen, in 20% soll niemals eine Kohabitation stattgefunden haben. In $1/4$ der Fälle bestand Doppelseitigkeit. P. Straßmann fand zwischen dem 39. und 40. Jahr die größte Häufigkeit. Als Ursache werden mechanische Störungen, wie Kohabitation und Masturbation, entzündliche Adnexerkrankung, chronische Pelveoperitonitis, allgemeine Infektion und Intoxikation, Bluterkrankung und Ernährungsstörungen angegeben. Eine Wirkung auf den Ablauf des mensuellen Zyklus hat man nicht feststellen können, was meine eigenen Fälle bestätigen. Wo eine Verstärkung und ein Schmerzhaftwerden der Regel eintrat, waren gleichzeitig entzündliche Veränderungen am Pelveoperitoneum festzustellen.

In einem Teil der Fälle wird das Ovarium an der Stelle, wo die Hämatommembran der Oberfläche naheliegt, mit dem Peritoneum adhärent. Diese Verbindung nimmt allmählich mehr und mehr zu und wird völlig schwielig. Es kann an dieser Stelle zu einem Durchbruch der Hämatomhöhle ins Peritoneum hinein kommen, der nur in kleinen kurzen Schüben erfolgt und sehr kleine Mengen von Blut ergießt.

Bemerkenswerterweise findet man in diesen Hämatomen, gerade in solchen Fällen, die mit dem Peritoneum verlötet sind und in der Umgebung des Ovariums kleine Reste von Teer zeigen, streckenweise Epithelbeläge im Innern des Hämatoms, die sogar große Partien des Innenraumes auskleiden können und in einzelnen Fällen noch besondere Eigentümlichkeiten zeigen. Es bildet sich hier unter dem teils kubischen, teils zylindrischen Epithel und um diese Formationen herum ein spindelzelliges, mit einigen zarten Gefäßen durchsetztes Bindegewebe, in das das Epithel sich schlauchartig hineinsenken kann. In Buchten der Granulationsmembran können sogar kleine Ansammlungen von lockerem spindelzelligem Stroma und eingelagerten, etwas unregelmäßig geformten Drüsenschläuchen gefunden werden. Man hat diese Inselchen als endometroide Inseln bebezeichnet. Bei kleineren Hämatomen können solche Inselchen auf der Oberfläche des Ovariums zu finden sein, ja man hat auch an anderen Stellen auf der Darmoberfläche, am Leistenkanal, im Douglas und auf der Tube, am Nabel solche endometroiden Herde gefunden.

Die Diskussion über diese endometroiden Herde hat in den letzten Jahren dadurch einen besonderen Anreiz bekommen, daß Sampson die Aufmerksamkeit besonders auf sie gelenkt hat und hinsichtlich ihrer Genese die These aufgestellt hat, daß diese endometroiden Herde verschleppten Endometriumspartien oder -zellen, die z. B. bei der Menstruation im Uterus sich losgelöst hätten und nun durch die Tube in den Bauchraum hineingekommen waren, ihre Entstehung verdankten. Das verschleppte Endometriumsmaterial sollte sich an den Fundstellen implantiert haben. Das besonders Bemerkenswerte an diesen Herden ist nämlich die Feststellung, daß sie Bilder aufweisen können, die denen ähnlich sind, wie sie im Endometrium als Funktionsstadien beschrieben wurden, z. B. auch sägeförmige Drüsen mit muzikarminpositiven Strukturen und mit Glykogeninhalt. Man meint nun, daß diese endometroiden Inseln sich am mensuellen Zyklus beteiligen, obgleich einwandfreie Beweise durch genügend häufige Vergleichsfeststellungen zwischen dem jeweiligen Corpus luteum-Stadium, dem zugehörigen Funktionsstadium des normalen Endometriums und den endometroiden Herden noch fehlen; auf Grund dieser Meinung folgerte man auch auf die Notwendigkeit sekundärer Blutungen zur Zeit der Menstruation in das Gewebe dieser Herde hinein; diese Blutungen gäben den Anfang zu Hämatomen, die dann platzen könnten und wieder Gelegenheit gäben, endometroides Material weiter zu verschleppen.

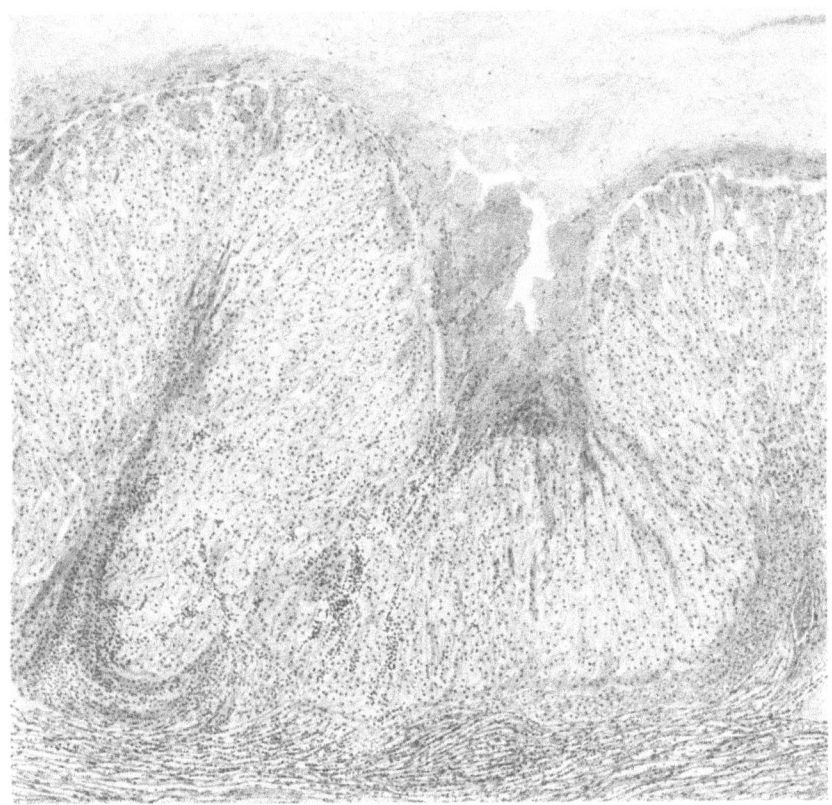

Abb. 138. Reifes Corpus luteum mit akuter Lymphangitis (S. 345).

Diese ganze Frage hat für unser Thema nur ein teilweises Interesse, nämlich nur deshalb, weil die endometroiden Herde innerhalb der Teerzysten Erwähnung finden mußten und zweitens, weil auch die endometroiden Herde wohl sicher für die Genese von kleineren Hämatomen in Frage kommen. Wie weit für diese Blutungen in das endometroide Gewebe die schon häufig herangezogene abnorme Kapillardurchlässigkeit eine Rolle spielt, und die Herde damit in die Reihe anderer entzündlicher Bezirke treten (s. später zyklische Organblutungen) kann noch nicht entschieden werden. In der Besprechung der Endometriumspathologie werden diese Herde noch einmal wieder kurze Erwähnung finden. Es kann aber unmöglich die Aufgabe dieses Artikels sein, diese höchst komplizierte Frage der Entstehung der endometroiden Herde an dieser Stelle aufzurollen, da die Reaktionsfähigkeit des Peritonealepithels zum Verständnis dieser Herde eine sehr bedeutende Rolle spielt und die genauere Diskussion der Genese mit der Literaturbesprechung in das Kapitel der Peritonealerkrankungen hineingehört. Die heute noch am stärksten vertretene Ansicht in dieser Frage ist die, daß das Peritonealepithel fähig ist, derartige Wucherungen zu erzeugen, und daß die Ansicht Sampsons zunächst noch des tatsächlichen Beweises, insbesondere darüber, ob sequestiertes Endometriumsmaterial am Ende des mensuellen Zyklus überhaupt noch implantationsfähig ist, bedarf.

Über das klinische Bild des Ovarialhämatoms kann hier nur so viel erwähnt werden, daß eine Beeinflussung des ovariellen Zyklus sich nicht erkennen läßt, im übrigen muß

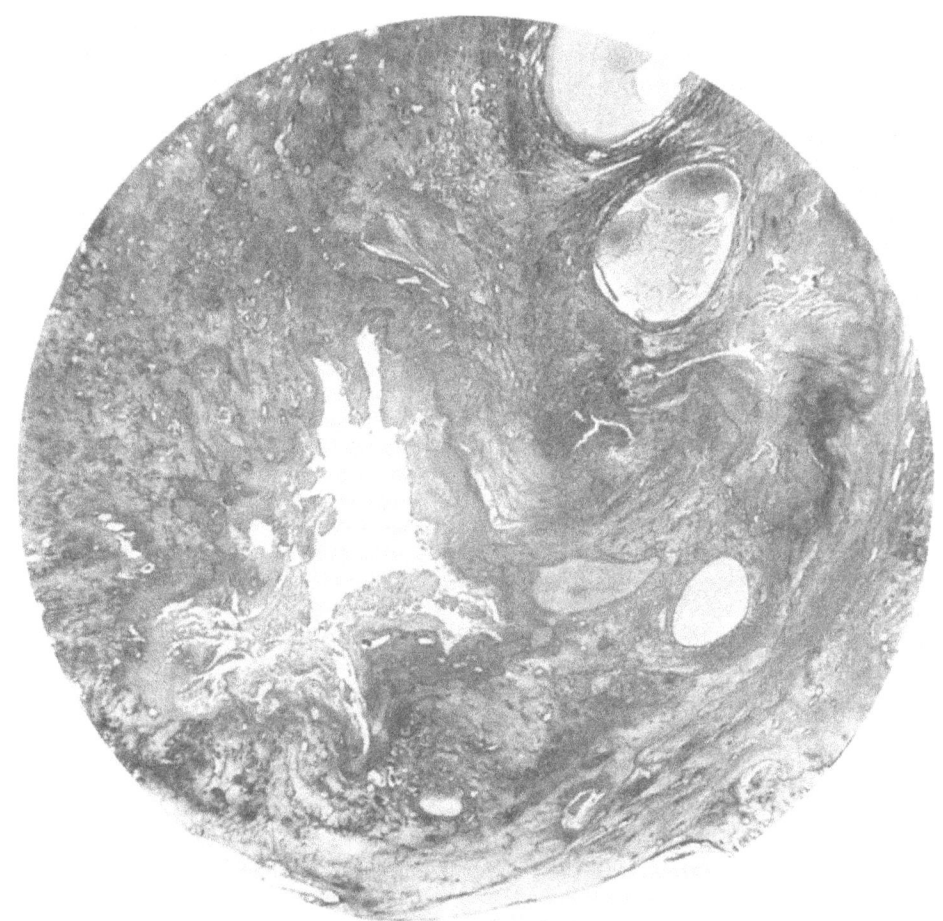

Abb. 139. Frischer Ovarialabszeß.

aber hinsichtlich der weiteren Bewertung, der Symptomatologie und der Therapie sowohl für die Ovarialhämatome wie auch der anderen nur vom funktionellen Standpunkt aus besprochenen Affektionen auf die entsprechenden Spezialkapitel des Handbuches verwiesen werden.

e) Die Entzündung des Corpus luteum. Über die Entzündungen des Corpus luteum ist nur sehr wenig einwandfrei Verläßliches zu sagen. Die Meinung geht sehr häufig dahin, daß die Follikelrißstelle eine sehr gute Eingangspforte für gerade in der Bauchhöhle befindliche Keime wäre und daß sich dann eine Entzündung in dem neu sich zur Stabilisierung anschickenden Follikelepithelgewebe rasch ausbreitet und einen sogenannten Corpus luteum-Abszeß hervorruft. Die Diagnose des Corpus luteum-Abszesses wird gewöhnlich darauf basiert, daß die Wand dieses Ovarialabszesses eine Faltung ähnlich der einer Corpus luteum-Membran zeigt und daß in dieser Abszeßwand große, fetthaltige Zellen enthalten sind, die mit Luteinzellen nur eine äußere Ähnlichkeit haben, die sog. Pseudoxanthomzellen. Es kann natürlich sehr wohl sein, daß die Abszeßgenese im Ovarium sich so abspielt; ein unmittelbarer Beweis für diese Art des Eindringens der Entzündung in das Ovarium besteht nicht. Die Prozesse beim Follikelsprung lassen auch eine derartige Genese nicht sehr wahrscheinlich und allgemein gültig erscheinen. Kommt es überhaupt zu einer Eireifung, so sind eitrige Prozesse mit lebenden Erregern in der Umgebung des Ovariums kaum zu vermuten. Unmittelbar nach dem Follikelsprung findet ein kapillarer Durchtritt von Blut und Plasma durch die Granulosaschicht hindurch statt und füllt rasch die Höhle mit einem Fibrinpfropf an. Das Sprungloch ist meistens nur klein; Verklebungsprozesse sind sicher schon in allerkürzester Zeit da. Mit jeder Stunde wird die Wahrscheinlichkeit des Eindringens von Keimen an dieser Stelle unwahrscheinlicher, da die Organisation mit Gefäßbindegewebe zunehmend stärker wird. Cohn hat keine sicheren Beweise dafür beizubringen vermocht, daß an der Sprungstelle die Infektion statthat.

Der wahrscheinlichere Weg für das Entstehen der Ovarialabszesse ist der auf dem Lymphwege. Auch das Corpus luteum kann auf dem Lymphwege bakteriell infiziert werden und dann eine ausgesprochene Lymphangitis innerhalb der noch reifen blühenden Granulosa zeigen (Abb. 138). Man findet vereinzelt eine derartige Lymphangitis bei schweren Genitalentzündungen. Es ist verständlich, daß durch ein so geschädigtes Corpus luteum oder der Ausfall eines Corpus luteum dadurch, daß unmittelbar nach dem Follikelsprung die Infektion der Eihöhle stattfindet, eine Verfrühung der Menstruation herbeigeführt wird. Viele Fälle der Verfrühung der Regel nach erfolgter Infektion des oberen Genitales mögen auf eine derartige Zerstörung des Corpus luteum zurückzuführen sein. Näheres über die Abszeßbildungen im Ovarium ist in den Kapiteln „Entzündungen der Adnexe" und „Erkrankungen der Ovarien" einzusehen.

III. Die Störungen des uterinen Zyklus.

Das einzige Zeichen, das den Zyklus überhaupt und den uterinen Zyklus im Besonderen klinisch sichtbar nach außen hin dokumentiert und daraus allein auf seine Anwesenheit schließen läßt, ist das der periodischen Genitalblutung. In diesem Kapitel haben wir uns deshalb auch in allererster Linie zunächst mit den Abweichungen dieser periodischen Genitalblutung an sich zu beschäftigen. Darüber hinaus aber muß weiter besprochen werden, wodurch das den uterinen Zyklus bildende Endometrium Schaden leiden kann und wie sich diese Schäden anatomisch und klinisch darstellen. Wir haben also auch die morphologisch faßbaren Erkrankungen des Endometriums in bezug auf den Ablauf des uterinen Zyklus zu prüfen und die Störungen kennen zu lernen, die im Endometrium durch oder an den Zyklusprodukten sich einstellen können. Es scheidet sich demnach der Stoff dieser Abteilung in diejenigen Anomalien, die die Regelblutung selbst betreffen bei anatomisch völlig normalem Verhalten der am Zyklus beteiligten Gewebe, und in einen zweiten Teil, in dem die morphologisch faßbaren Veränderungen des Endometriums in ihrer Auswirkung auf den Zyklus durchgesprochen werden. In einer letzten großen Abteilung wären dann die abnormen Begleiterscheinungen des Zyklus näher zu beleuchten.

A. Die funktionellen Störungen: Die abnorme mensuelle Blutung.
(Die am Zyklus beteiligten Gewebe sind anatomisch normal.)

Nur die einzelne Regelblutung ist der Betrachtungsstoff dieses Kapitels; das Tempo der aufeinanderfolgenden Regelblutungen ist schon in einem Kapitel der vorhergehenden Abteilung unter „Abweichungen im Zyklustempo" eingehend beleuchtet worden. Wir haben kennen gelernt, daß die Ursache der Abweichungen im Zyklustempo dem Keimplasma und seiner Funktionskraft zur Last gelegt werden muß und haben die Pathogenese dieser Störung im einzelnen erörtert. Wie jedoch die einzelne Blutung ihrer Stärke und Dauer nach abläuft, das ist an jener Stelle nicht besprochen worden und hat auch mit dem Ovarium nichts unmittelbar zu schaffen. Greifen wir zurück auf die Besprechung im anatomischen Teil, so ist hier die These zu wiederholen, daß die Regelblutung aus der durch die Sequestration des niedergebrochenen Nidationsbettes entstandenen Wundfläche des Corpus uteri ihren Ursprung hat. Die durch die Abstoßung zurückgebliebenen Gefäßstümpfe der basalen Endometriumschicht lassen das Blut unmittelbar austreten. Es ist hier genau im kleinen so, wie es während und nach der Ausstoßung eines Fruchtobjektes bei Abort oder Partus im großen geschieht. Die Blutungsmenge hängt hier wie dort von mindestens zwei Faktoren ab, 1. von der Kontraktionskraft der vorher zu passierenden Uterusmuskelwand, 2. von der Menge des zum Ausfließen bereitstehenden Blutes. Die Dauer der Blutung ist durch eben diese Faktoren bedingt. Eine gewisse Rolle spielt wohl zweifellos auch die Wiederepithelialisierung und die Heilung der Wundfläche. Im allgemeinen wird eine Heilung relativ rasch und gleichmäßig vor sich gehen. Am 4., spätestens am 5. Tag nach Beginn der Blutung ist die Epithelialisierung im allgemeinen vollendet. Es gibt jedoch wohl sicher Fälle, in denen ungleiche Partien der Wundfläche die vollständige Epithelialisierung an Einzelstellen etwas verzögern können. Es ist sehr wohl möglich, daß die Dauer der Blutung von solchen Dingen mit abhängig ist. Die normale Dauer einer Regelblutung ist mit 3—4 Tagen benannt, die Menge einer regelmäßigen Menstruationsblutung ist, wie ebenfalls im normalen Teil auseinandergesetzt, auf etwa 100—120 g einer blutig-schleimigen Flüssigkeit mit ungefähr 50—80 g reinen Blutes darin angegeben. Es ist gesagt worden, daß etwa $^4/_5$ der Frauen eine derartig normale Blutung haben. Über die Wiederkehr der Blutung ist im vorhergehenden Abschnitt gesagt, daß etwa $^1/_4$ aller gynäkologischen Patientinnen Unregelmäßigkeiten im Tempo zeigen. Stellt man alle diejenigen Fälle zusammen, in denen von den Patienten angegeben wird, daß sie eine starke Regel hätten, so ergibt die Durcharbeitung des Materials, daß etwa 16% (287 Fälle unter 1713 Zugängen der Privat-Sprechstunde) aller Patienten eine starke Regel angeben. Wählt man aber nur diejenigen Fälle aus, die darüber klagen, daß die Regel zu stark ist, so kommt man auf etwa 4% des Gesamtmaterials (285 Fälle unter 7500 Zugängen der Ambulanz). Diese etwa 4% des Gesamtmaterials umfassen nicht nur die Fälle mit abnorm starker Regel allein, sondern auch diejenigen Fälle zugleich, in denen die Regel zu häufig kam. Es verteilen sich auf diese Zahl 171 Fälle mit regelmäßig 4 wöchentlichen abnorm starken Blutungen und 114 mit zu starken und gleichzeitig zu häufigen Blutungen. Da über die Tempokomponente, also die Ursache der Unregelmäßigkeit schon oben gesprochen ist, so bleibt es zum vollen Verständnis dieser Fälle noch übrig, die Ursache der abnormen Stärke der Blutung kennen zu lernen. Auch die abnorm schwache Blutung bedarf einer Erwähnung, um alle Abweichungen in der Stärke der Blutung zu erschöpfen. Es soll diese abnorm schwache Blutung zuerst kurz beleuchtet werden; den Mittelpunkt der Betrachtung muß jedoch als klinisch wichtigere Erscheinung die abnorm starke Blutung bilden.

1. Die zu schwache Regelblutung.

Im allgemeinen werden Fälle, in denen die Regelblutung nur gerade eben sich zeigt oder nur einen Tag dauert, nicht wesentlich beachtet, aber manche Frauen machen sich doch darüber Gedanken in der Meinung, es müsse durch die Regel ein schlechter Stoff aus dem Körper ausgeschieden werden und das könne nicht sein, wenn die Blutung so gering wäre. Es ist schon oben im ersten Teil über diese Frage das zusammen getragen, was sich heute darüber sagen läßt. Ein sicherer Anhaltspunkt dafür, daß schlechte Stoffe aus dem Körper ausgeschieden werden, besteht nicht. Nach unserem heutigen Urteil entfällt infolgedessen auch der vom Laienpublikum angeführte Punkt für die Schädlichkeit einer geringen Regelblutung. Es gibt aber mancherlei Fälle, in denen die Regel viele Monate und Jahre

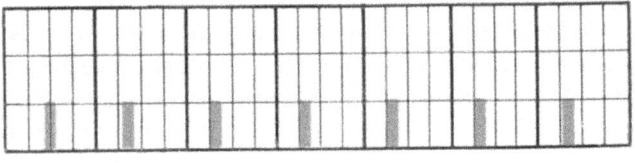

Abb. 140.

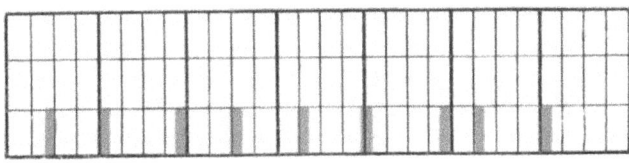

Abb. 141.

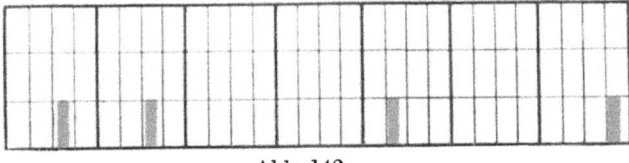

Abb. 142.

in normaler Weise abläuft, dann plötzlich oder allmählich zunehmend geringer wird und schließlich sich nur gerade eben sehen läßt, ohne am Tempo irgendwelche Veränderungen zu zeigen. In einer noch weiteren Gruppe kann man beobachten, daß gleichzeitig mit dem Schwächerwerden der Regel auch Veränderungen des Zyklusrhythmus zustande kommen, ja es gehen die Fälle dann in zeitweise Amenorrhöen über. Diese Fälle legen natürlich den Gedanken nahe, daß die Eierstocksfunktion eine Rolle spielt. Wir werden im nächsten Kapitel eingehender über die Bedeutung des Eierstockes für die Stärke der Regelblutung zu reden haben. Hier sei nur so viel angeführt, daß morphologisch sich der ovarielle Zyklus bei den Fällen mit schwacher Regelblutung in keiner Weise von denjenigen unterscheidet, die eine starke oder mittelschwache Regelblutung haben. Es kann aber natürlich sehr wohl sein, daß entweder die von der ovariellen Zyklusformation abgesonderten Hormone in nicht genügender Menge abgegeben werden und deshalb eine nicht so kräftige Hyperämie im Genitale wie sonst in der prägraviden Phase erzeugen; man kann sich aber auch denken, daß die Anspruchbereitschaft im genitalen

Gefäßgebiet auf die an sich normalen Hormonreize geringer ist als sonst. Aber das ist zunächst eine rein theoretische Ansicht über die geschilderte Gruppe von evtl. ovarialinsuffizienten Fällen. Tatsächlich ist deren Zahl unter den vorhandenen Fällen von schwachen Regeln nur gering. Sie beträgt höchstens $1/8$ der gesamten vorkommenden Fälle. Sammelt man das Material, in denen die Regelblutung nicht über einen Tag dauert und nur schwach auftritt, so findet man eine derartig schwache Regel gar nicht so sehr selten. Es konnten aus einem Material von über 7000 Patienten etwa 280 herausgefunden werden, die eine derartige Regelanomalie hatten. Unter diesen 280 Fällen zeigten über die Hälfte Zeichen der allgemeinen Asthenie, des Deszensus und der Lageanomalien. In etwa 15% lagen chronische und auch frischere Entzündungen der Adnexe vor; auffälligerweise war fast $1/3$ dieser Entzündungen tuberkulöser Natur. Auch bei völlig normalen Patienten kann man eine derartig schwache Regel antreffen. Myome und Ovarialtumoren sind nur selten beteiligt. In den Fällen, wo das Endometrium zur Verfügung einer anatomischen Untersuchung steht, finden sich im histologischen Bild keine Abweichungen vom Zyklus, abgesehen von den wenigen Fällen, in denen mittelschwere oder schwere Endometritiden vorhanden sind. Insbesondere muß betont werden, daß auch die Dicke des Nidationsbettes, der Funktionalisschicht, nicht etwa besonders niedrig ist, sondern sich von normalen Schleimhäuten in keiner Weise unterscheidet. Die Erklärung für diese abnorm schwache Regel kann plausiblerweise besonders in Rücksicht auf die hohe Zahl der Asthenischen so gegeben werden, daß die prägravide hyperämisierende Gefäßreaktion nicht sehr hochgradig ist und daß eine normale Uterusmuskulatur, vielleicht auch noch eine etwas schwächere, prompt und rasch mit dem nur schwach andrängenden Blut fertig wird und deshalb die Blutstillung intra menstruationem prompt zustande kommt. Eine wesentliche klinische Bedeutung scheint mir diese zu schwache Regelblutung nicht zu haben. Liegen Zeichen für eine Adnexerkrankung vor, so ist die zu schwache Regel ein Anhaltspunkt mehr für die Erkennung der tuberkulösen Natur, ohne jedoch eine irgendwie stärkere Beweiskraft zu haben. Eine Therapie scheint mir für diese Fälle lediglich der schwachen Regelblutung wegen nicht in Frage zu kommen; wohl aber bedarf die oft vorhandene Asthenie besonders auch hinsichtlich der Symptomberatung volle Beachtung.

2. Die zu starke Regelblutung.

Die klinische Bedeutung der zu starken Regel ist im Gegensatz zu der zu schwachen eine sehr erhebliche, indem die Patienten einesteils aus Sorge vor dieser Besonderheit, teils auch um die starke und unangenehme Belästigung los zu werden und schließlich wegen der tatsächlich empfundenen und durch das blasse Aussehen nachzuweisenden Schwächung des Körpers den Arzt aufsuchen und um Rat bitten. Die Dauer einer zu starken Regel überschreitet gewöhnlich 5 und 6 Tage, ja sie kann bis 10 und 12 Tagen dauern. In besonderen Fällen hört sie gar nicht auf und geht in die nächste Regelblutung, die sich dann wieder durch stärkeren Beginn auszeichnet, über. Doch sind das schon Grenzfälle, die nicht mehr als eigentlich zu starke Regelblutung zu bezeichnen sind, sondern die Kombination mit der abnormen Begleiterscheinung des Zyklus in Form einer Blutung während der blutungsfreien Zeit ergeben. Die Stärke der zu starken Regelblutung schwankt von Fall zu Fall und von Mal zu Mal. Es gibt alle möglichen Kombinationen: Einen schwachen Beginn mit raschem Anstieg zu erheblicher Stärke, so daß das Blut dauernd fließt, das Anhalten dieses Zustandes über mehrere Tage hinaus, dann allmählich wieder zurückgehen; oder es beginnt sofort eine starke Regelblutung, die für mehrere Tage anhält und dann weniger wird; oder der Verlauf der Regelblutung ist durchaus wechselnd, große Schübe von flüssigem und geronnenem Blut werden von längeren Pausen unterbrochen. Meist hört die zu starke Regelblutung nicht plötzlich auf, sondern das Blut läßt sich einige wenige Tage nach der starken Blutung noch sehen und es vergeht einige Zeit, bis die Patientin sich wieder als blutfrei betrachten kann. Im allgemeinen bekommt man über den Charakter und den Ablauf der Regelblutung bei diesen Fällen gute Auskunft, weil die Patienten diesen abnormen Zustand mit Sorge beachten. Über die Bewertung des „zu stark" ist jedoch schwer etwas Genaueres zu erfahren. Das Beste ist natürlich, wenn eine bestimmte Art gut aufsaugungsfähiger Binden verwendet wird, die vor und nach dem Gebrauch gewogen werden. Im allgemeinen genügt es aber, zu erfahren, wieviel aufsaugungsfähige Binden pro Tag gebraucht werden. Man hört dann häufig, daß am ersten Tag nur 2 oder 3, am 2.—4. Tag jedoch 8—10 Binden pro Tag angewendet werden müssen, wobei die einzelnen Binden kräftig durchblutet sind. Vom 4. Tag ab schwächt die Blutung meistens rasch ab und

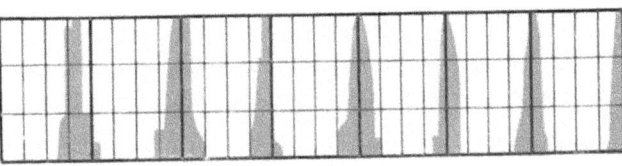

Abb. 143.

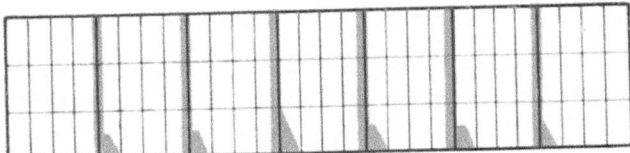

Abb. 144.

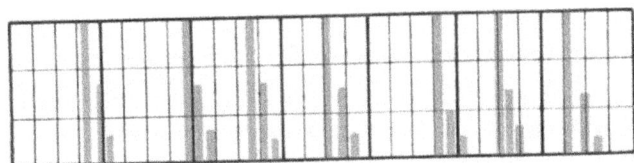

Abb. 145.

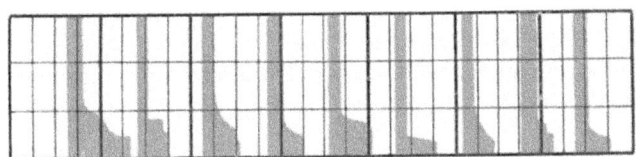

Abb. 146.

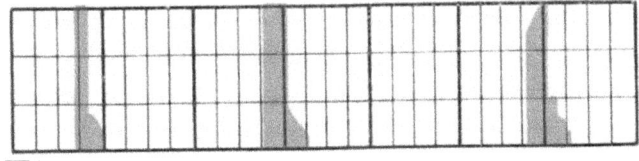

Abb. 147.

Abb. 143—147. Es kommt hier lediglich auf die Stärke und Dauer der Blutung an, über das Tempo siehe zweiter Teil, II. Abschnitt, über Tempoanomalien des Zyklus.

kann sich dann noch längere Zeit, z. B. bis zum 7. und 8. Tag sehen lassen, so daß die Binden noch nicht fortgelassen werden können. Gibt die Patientin an, wie man das häufig bei einfachen Frauen findet, überhaupt keine Vorlage tragen zu brauchen, dann wird man billigerweise feststellen können, daß die Stärke der Regelblutung kaum als „zu stark" bezeichnet werden kann, da in solchen Fällen ein Gehen ohne Binde schlechthin unmöglich ist, ohne die Kleidung zu stark zu beschmutzen. In letzter Linie ist man natürlich auf die subjektive Auffassung der Patienten angewiesen, wenn man sich nicht durch das Wiegen der Binden ein objektives Urteil verschaffen kann. Es hat sich durch Wiegen zeigen lassen, daß 250—350 g Menstrualflüssigkeit während einer Regel schon durchaus den Eindruck einer sehr starken Regel machen. Die Klumpung des Blutes wird von vielen Patienten als besonders unangenehm empfunden.

Wir haben die Frage zu beantworten: Weshalb ist die Regelblutung zu stark? Wir wollen uns dazu zunächst einen kurzen **Überblick über die bisherigen Anschauungen** verschaffen. Eine gute Orientierung über die Entwicklung der Ansichten geben die beiden ersten Auflagen dieses Handbuches in dem Artikel über die chronische Endometritis, wo gleichzeitig die Metritis abgehandelt wird.

Im Vordergrund der Anschauungen stand naturgemäß lange Zeit die Auffassung, daß das Endometrium die eigentliche Quelle für die abnorme Blutung hergäbe. Man hatte ja festgestellt, daß das als normal angenommene Endometrium, wie es in den anatomischen Lehrbüchern dargestellt wurde, im Sinne einer Verdickung, einer Drüsenwucherung, einer Stromaauflockerung gewuchert war. Auf Grund der Auffassungen, die man von der Menstruation hatte, dachte man sich, daß durch die Summation der Reize, die durch das Wachsen der Follikel im Eierstock entstanden, im normalen Zustand wohl eine rhythmisch verlaufende Kongestion einsetzte, die alle 4 Wochen so angewachsen war, daß ein Zerreißen der strotzend gefüllten Gefäße eintrat und durch die Menstruationsblutung die Entlastung herbeigeführt wurde. Für den Fall jedoch, daß derartige Gefäßreize nicht nur von den Follikeln, sondern auch durch die verschiedensten Ursachen sonst auftreten und sich summieren könnten, meinte man, eine chronische Hyperämie und als Folge davon auch eine Gewebsvermehrung, eine Gewebswucherung im Sinne einer Verdickung und Schwellung und Auflockerung der Schleimhaut plausibel finden zu können. Man kann deshalb in den früheren Abhandlungen lesen, daß alle möglichen Reize eine derartige kongestive Wirkung mit ihren Folgen herbeiführten. Man führte alle Unterleibserkrankungen, sitzende Lebensweise, alkoholische und sexuelle Exzesse, Masturbation, Coitus interruptus, die verschiedensten internen Erkrankungen, kurzum die heterogensten Dinge als Ursache dieser chronischen Reizzustände des Uterus an. Es war deshalb durchaus nicht erstaunlich, daß verschiedentlich diese als chronische Endometritis oder chronische Hyperplasia endometrii bezeichnete Affektion als die häufigste aller gynäkologischen Erkrankungen angesehen wurde. Es war auch natürlich, daß man zwischen den verschiedenen Erscheinungsarten der zu starken Blutung trotz aller Mahnung nicht genügend unterschied und daß man durchaus die als Menorrhagien bezeichneten zu starken Regelblutungen und die unperiodischen Metrorrhagien ebenso durcheinander brachte, wie die verschiedenen hyperplastischen Zustände des Endometriums auch. Die therapeutische Konsequenz mußte bei dieser Anschauung die sein, daß man entweder mit der Kurette oder mit ätzenden, gewebszerstörenden Spülflüssigkeiten, Ätzstiften, ätzmittelgetränkten Tampons und Schmelzstiften, mit Ätzpasten, heißem, gespanntem Wasserdampf usw. das gewucherte Endometrium zu entfernen versuchte und manchmal Erfolg, häufig aber auch Mißerfolg hatte. So kam es, daß um die Zeit, als die 2. Auflage des Handbuches erschien, das hier beschriebene Erkrankungsgebiet wohl zu den häufigsten Erkrankungen, aber auch zu den unbefriedigendsten, weil noch ungenügend durchforschten

Bildern gehörte. Es ist das bleibende Verdienst von Hitschmann und Adler, daß sie durch ihre Arbeiten über die chronische Endometritis und über den Bau der normalen Uterusschleimhaut aus den Jahren 1907 und 1908 einen neuen Weg zur Erforschung dieser Zustände gezeigt haben. Seitdem ist es deutlich geworden, daß ein großer Teil der bisher als hyperplastisch angesehenen Endometrien nichts weiter ist als die einzelnen Phasen der Bildung des Nidationsbettes, wie wir sie im ersten Teil bei der Beschreibung des uterinen Schleimhautzyklus kennen gelernt haben. Insbesondere waren es die Stadien des Anfangs und der Mitte der Sekretions- oder Prägraviditätsphase, die man für krankhaft gehalten hatte und auf Grund der damaligen anatomischen Kenntnisse halten mußte. Der Gerechtigkeit halber muß angeführt werden, daß Hitschmann und Adler nicht in plötzlicher Intuition zu dieser Erkenntnis kamen, sondern daß schon frühere Autoren, so Kundrat und Engelmann, Leopold, Werth und Westphalen, auch Theilhaber ähnliches wie Hitschmann und Adler, wenn auch unvollständig und ohne wesentlichen Zusammenhang sahen. Hitschmann und Adler haben das Fundament für die neuen Erkenntnisse von einem uterinen Zyklus erst so weit gefestigt, daß ohne weiteres auch das Verhalten des Uterus zur Menstruationszeit und die von mir und später Meyer-Ruegg besonders beschriebene Desquamation und Sequestration der Uterusschleimhaut gefunden werden konnte und anderseits der uterine Zyklus mit dem schon teilweise vorher entdeckten ovariellen Zyklus (L. Fränkel, Robert Meyer, Robert Schröder) in zeitlicher und ursächlicher Beziehung gesetzt werden konnte. Es haben sich kurz nach dem Erscheinen der Arbeit von Hitschmann und Adler eine größere Reihe von Arbeiten mit der Nachprüfung der Thesen beschäftigt, z. B. Fromme, Henkel, Schick, Schwab, Albrecht, R. Freund, Himmelheber, Büttner, Löfquist, Schickelé, Iwase, Keller, Kjaegaard, Driessen, van Hoeven u. a. Es ist früher ausgeführt, daß die Thesen jetzt allgemein bestätigt sind, nachdem es gelungen war, außer der echten Endometritis die krankhaft hyperplastische Schleimhaut, wie wir sie als Folge abnorm persistenter Follikel weiter oben beschrieben haben, von der normalen Funktionsschleimhaut abzutrennen.

Heute muß man nun feststellen, daß zur Zeit, wenn die menstruelle Blutung auftritt, das Endometrium nicht mehr vorhanden, sondern in Sequestration zerfallen ist und sich dem Menstrualfluß beigemengt hat. Übrig geblieben ist lediglich die etwa 1 mm dicke basale Schleimhautpartie mit den Gefäßstümpfen, die gruppenweise beieinander liegen. Ein Oberflächenepithel fehlt dieser Basalisschicht, sie ist bedeckt mit den Trümmern der desquamierten ungleich dicker gewesenen oberen Schicht. Die Abtrennung der pathologischen Hyperplasie, als deren klinisches Hauptcharakteristikum die azyklische Dauerblutung beschrieben wurde und der echten Endometritis, die, wie wir später kennen lernen werden, besonders abnorme Zwischenblutungen verursachen kann, hat das Gebiet der zyklisch auftretenden abnormen Regelblutungen als selbständige Gruppe besonders stark in den Vordergrund geschoben und die Unterschiedlichkeit in der Art dieser Blutungsarten scharf beleuchtet. Über die gegnerischen Meinungen, die sich im wesentlichen um Schickelé in Straßburg gruppieren, ist bei dem normalen Zyklus schon gesprochen worden. Der Beweis für die Einheitlichkeit des von Schickelé verwendeten Materials steht vollkommen aus, während täglich die hier vorgetragenen und in der Gesamtmonographie dargestellten Anschauungen immer wieder zu reproduzieren und zu beweisen sind.

Aber nicht allein das Endometrium wurde auf Grund seines angenommenen Wucherungszustandes als besonders geeignet für das Auftreten von abnormen Blutungen gehalten, sondern man suchte auch noch nach besonderen unterstützenden Faktoren. Man hatte die Meinung, daß in der gewucherten Endometriumsschicht Substanzen vorhanden wären, die die Gerinnung des Blutes hemmen und so die Blutstillung in der weichen, lockeren Schleimhaut verzögerten. Besonders von englischer Seite Riddle Goffe, Whitehouse, Blair-Bell, Mc. Ilroy, dazu die amerikanischen Autoren Sturmdorf, Outerbridge, Kross, von deutschen Autoren Dienst und dem französischen Autor Schickelé wird die Anwesenheit eines Stoffes, der die Blutgerinnung verzögern soll, angenommen. Es ist schon früher bei der Besprechung der Ungerinnbarkeit des Menstrualblutes von diesen gerinnungsverzögernden Stoffen die Rede gewesen. Derartige Annahmen fallen bei der heutigen Kenntnis der Sachlage fort, da die Gerinnungsverzögerung durch die bei der Autolyse der desquamierten Schleimhaut freiwerdenden Fermente ohne weiteres verständlich wird. Aus diesen Gründen kommen auch Feststellungen über das venöse Gefäßsystem in der prägraviden Schleimhaut, wie sie z. B. von Keiffer geliefert werden, für die Erklärung abnormer Regelblutungen nicht in Betracht. Die Schleimhaut, in der sie sich bilden, geht inter menstruationem eben in Verlust.

Außer dem Endometrium haben viele Autoren sich auch um das Myometrium bemüht in der richtigen Erkenntnis, daß ja das Blut, das zum Endometrium kommt, das Myometrium passieren muß und dort eventuell eine Drosselung und eine Abschwächung an seiner Menge erfahren kann. Typische Veränderungen wurden vielfach am Myometrium nicht gefunden, jedoch in anderen Fällen beschrieb man Verdickungen und Verhärtungen desselben, Ehrmann, Unterberger und einige andere wiesen Fett nach, und meinten, daß damit eine Erklärung für die Insuffizienz der Muskulatur gegeben ist. Hirsch und auch Ahreiner stellen die Literatur über die Myometriumsveränderungen besonders bei starken Regelblutungen gut zusammen. Bekannt sind die von Scanzony unterschiedenen zwei Stadien, das erste der Hyperämie und der serösen Infiltration des Myometriums, wodurch das Gewebe aufgelockert und die Wände verdickt sind und das zweite Stadium der Anämie und chronischen Induration der Wand. Als Ursache wurden ähnliche Dinge angesehen wie für die chronische Endometritis, in Sonderheit alle Faktoren, die Zirkulationsstörungen hervorrufen konnten. Einige Autoren nahmen eine Vermehrung der Muskelelemente, andere Verdichtung und Vermehrung des Bindegewebes an. Theilhaber, Meier, Lorenz glaubten die verminderte Kontraktionsfähigkeit in einer bindegewebigen Umwandlung zu sehen; sie sprechen von einer Myofibrosis. Andererseits betont Theilhaber, daß auch ohne anatomisch nachweisbare Strukturänderungen im Myometrium einfach nur durch schlechte Muskelkontraktion eine Insufficientia uteri bedingt werden könnte. Vielfach wurde der Zustand der Gefäße beschuldigt. Reinecke, Gardner und Goodal, Cholmogoroff, Wolke, Kon und Karaki, Gruber, Pick, Doléris, Bukojemsky, Findley u. a. mehr beschreiben die Sklerose der Gefäße. Pankow, Szasz-Schwarz, Büttner, Wermbter, Saito weisen nach, daß diese Gefäßveränderungen physiologische Graviditätssklerosen sind und sich in der sehr ausgesprochenen Form nur in Uteri von Frauen, die schon geboren haben, sog. partalen Uteri, finden. Geringe Veränderungen können schon durch die zyklische Reifefunktion hervorgerufen werden. Ähnliches findet man auch in den Arterien und Venen anderer zum Genitale gehörigen Organe, z. B. dem Ovarium (Sohma). Ihre genauere Beschreibung erfolgt weiter unten. Eine besondere Gefäßerkrankung außer dieser als Gravidtäts- resp. Menstruations- und Ovulationssklerose zu bezeichnenden läßt sich nicht feststellen. Eine gleichmäßige Beteiligung bestimmter Veränderungen, etwa ein besonderer Bindegewebsreichtum im Uterus blutender Patienten konnte nicht festgestellt werden. Es verlor sich überall ein fester Boden für die Erklärung der uns interessierenden Anomalie. Man kann diese Fälle gerade deshalb als funktionell bezeichnen, womit man sagen will, daß anatomisch faßbare Veränderungen sich nicht regelmäßig finden lassen und zur Erklärung nicht ausreichen. Viele aber präzisierten dieses „funktionell" in dem Sinne, daß sie glaubten,

das Ovarium sei mit seiner Sekretion im wesentlichen zu beschuldigen. Es war die Dysfunktion oder die Hyperfunktion des Ovariums, die lange Zeit das Kausalbedürfnis befriedigte. Der Gedankengang war verhältnismäßig einfach. Man meinte, daß das Ovarium hyperämisierende Stoffe, die dazu noch gerinnungsverzögernd wirkten, absondere und daß in vermehrter Menge diese Stoffe auch eine abnorme Blutung zustande bringen könnten. Den Anlaß zu einer derartigen Annahme gab die immer wieder vorgebrachte Behauptung Schickelés, daß es gelingt, aus dem Ovarium Preßsäfte herzustellen, die hyperämisierende und gerinnungsverzögernde Eigenschaften haben. Es wurde schon früher gesagt, daß sich derartig unspezifische Wirkungen auch durch Preßsäfte beliebiger anderer Organe erzeugen lassen; aber abgesehen davon, ist bei der heutigen Kenntnis des menstruellen Vorgangs die Annahme einfacher hyperämisierender und gerinnungsverzögernder Substanzen, wie oben schon gesagt, nicht mehr überzeugend. Wir müssen die Frage der Ovarialbeteiligung an den zu starken Regelblutungen von einem neuen Gesichtspunkt aus beurteilen.

Eine letzte Gruppe von Autoren wollte von einer Erkrankung oder Abweichung am Genitale nichts wissen, sondern führte die abnorme Regelblutung auf abnorme Zustände des Körpers überhaupt zurück und betonte auch, daß sie nicht vom lokalen Standpunkt, sondern vom allgemeinen internistischen Standpunkt aus behandelt werden müsse. Diese Behauptung geschah im wesentlichen auf Grund intuitiver ursächlicher Erkenntnis und Erfahrung; eine Begründung war bisher nicht darüber zu geben.

Wenn wir heute die Frage, weshalb die Regelblutung abnorm stark ist, beantworten wollen, so gehen wir von den Komponenten aus, die wir als wichtig für das Zustandekommen der normalen Regelblutung erkannt und oben auseinandergesetzt haben. Wir wollen aber weiter noch vor der Besprechung der Pathogenese, um uns eine Übersicht zu verschaffen, über das Vorkommen der abnormen Regelblutung mit und ohne Kombination von umschriebenen Krankheitsbildern berichten.

Wie schon einmal erwähnt, wurden unter dem ambulanten Material der Kieler Klinik 171 Fälle festgestellt, bei denen die Regelblutung abnorm verändert war, das Tempo der Blutung jedoch den 4wöchentlichen Rhythmus innehielt. A. Heyn hat diese Fälle näher analysiert und folgende Feststellungen gemacht. Die 171 Fälle verteilten sich auf

Entzündliche Erkrankungen des Beckens (in der Hauptsache Adnexerkrankungen)	36,3%
Myome	15,2%
Palpatorisch deutliche Hypoplasien	16,4%
Enteroptosen mit Lageanomalien (Retroflexio, Deszensus und Prolaps)	25,7%
Allgemeine Erkrankungen, von denen Herz- und Lungenerkrankungen im Vordergrund standen	6,4%

Wie gesagt, hat Heyn ausschließlich die Fälle mit besonders starker Blutung, die speziell über die starke Blutung Klage führten, registriert. Um den subjektiven Fehler in der Bemessung der starken Blutung etwas zu reduzieren, habe ich das Material meiner Privat-Sprechstunde analysiert und diejenigen Fälle zusammengestellt, in denen die Patienten die starke Regelblutung angaben, teils auf Befragen, teils spontan, ohne immer direkt darüber Klage zu führen. Ich fand die Verteilung unter 287 Fällen mit starker Regel, bei denen in über $2/3$ der Fälle das Tempo regelmäßig war, $1/3$ Unregelmäßigkeiten zeigte, in folgender Weise:

Entzündungen der Adnexe und des Beckenbauchfells 30,0%
Myome 19,0%
Enteroptose mit Lageanomalien (Retroflexio und Deszensus) 14,0%
Ausgesprochene deutliche Hypoplasien inkl. spitzwinkelige Anteflexio 14,0%
Frauen über 40 Jahren mit im allgemeinen normalem Genitalbefund (bei denen die Regel erst in letzter Zeit stärker geworden war) 12,0%
Frauen unter 40 Jahren mit ebenfalls normalem Genitale, also ohne nachweisbare genitale Ursache 11,0%

Bei der letzten Gruppe spielten Zirkulationsstörungen, wie Herzfehler, Myckardschädigungen, Hypertonie, außerdem endokrine Störungen wie Basedow, chronische Nierenaffektion, Unterernährung, erhebliche Abnutzungszustände des Körpers nach zu häufigen Geburten und Ähnliches eine Rolle.

Auch das früher von mir durchgearbeitete Rostocker Material zeigt deutlich, daß Entzündungen und Myome zusammen fast die Hälfte der Ursache der starken Regel ausmachen, und daß alles in allem genommen 85—90% der starken Regelblutungen durch genitale Affektionen erklärt werden können. In 10—15% jedoch läßt sich am Genitale selbst ein abweichender Befund nicht erheben; es ergibt dann die genaue Untersuchung auch des übrigen Körpers Anhaltspunkte für die Erklärung. Zahlenmäßige Zusammenstellungen über die Ursache der zu starken Regel sind in der Literatur nur in einzelnen Dissertationen zu finden; z. B. von Essig (München 1913); er findet unter 748 Fällen von Menorrhagien aus dem Ambulatorium der Münchener Frauenklinik: 484 = 60% mit nachweisbar pathologischen Verhältnissen (Lageanomalien, Geschwülste, Entzündung), jedoch bringt er, wie es damals kaum anders möglich, zyklische und azyklische Blutungen durcheinander. So ähnlich sind auch noch einige andere ungenauere Mitteilungen. Eine allgemeine Übersicht gibt A. Seitz, auch Henry betont in seiner Monographie über die Menstruation, daß Menstruationsstörungen vorkommen können

1. aus funktionellen Ursachen,
2. durch Entwicklungsstörungen,
3 durch Entzündungen,
4. durch Tumoren,
5. aus Ursachen der Ernährung und des Kreislaufes,
6. durch Generationsänderungen, die der Menopause vorausgehen,
7. durch allgemeine nervöse Ursachen, auch ohne daß anatomisch faßbare Zeichen vorhanden sind.

Jedoch kann man Henry um so weniger als Gewährsmann anführen, als er zu den wenigen gehört, die den zyklischen Wechsel und damit die anatomische Unterlage der hier gegebenen Darstellung nicht anerkennen. Es existieren deshalb keine Zusammenstellungen, weil die reinliche Scheidung zwischen der pathologischen Hyperplasie und der normalen Zyklusschleimhaut bisher nicht genügend durchgeführt wurde, und so verschiedenartige Krankheitsbilder eine nicht genügende Differenzierung fanden.

Die Pathogenese der zu starken Blutung hat als wichtigstes die anatomische Unterlage, die durch den Zustand der am Zyklus beteiligten Gewebsteile gegeben ist, zu berücksichtigen. Wie schon oben gesagt, ist zu der Zeit, wo die starke Blutung stattfindet, vom Endometrium nur die Basalis übrig. Sie ist vom Epithel entblößt, die Lymphbahnen und auch die Gefäße münden frei in das Kavum, die Arterien liegen, wie früher beschrieben, in kleinen Gruppen als Äste eines größeren Stammes zusammen, die Venen öffnen sich schräg. Verfolgen wir die Gefäße weiter in die Muskelwand hinein, so finden wir nach dem Schema, das R. Freund gegeben hat, daß Venen und Arterien das innere Muskeldrittel schräg durchsetzen und sich dann sammeln, von ihr aus weiter schräg bis ans äußere Drittel heranziehen, hier eine noch reichlichere Gefäßversorgung in der eigentlichen Gefäßschicht finden, und schließlich in größeren Ästen die supravaskuläre Muskelschicht bis an die äußere Seitenkante des Uterus durchlaufen, um hier den großen Stamm zu bilden, der an der Seitenkante des Uterus liegt. Wir erinnern uns in diesem Zusammenhang auch der großen Venenplexus, die seitlich neben dem Uterus im Parametrium mit der Uterina in die Vena hypogastrica und oben im Spermatikalbündel in die Vena cava resp. renalis direkt hineinfließen.

Im Ovarium ist um diese Zeit der zum gerade niedergebrochenen Zyklus gehörige gelbe Körper in beginnender Schrumpfung, es bilden sich reichlich Neutralfette in ihm, die bindegewebige Durchwucherung der Granulosamembran nimmt stark zu, die innere Abdeckschicht wird erheblich dicker und geht in den Fibrinkern über. Reifende Follikel sind noch nicht da, wohl aber stehen größere zum Reifwerden bereit. Irgendein besonderes Hervortreten von atresierenden Follikeln läßt sich nicht feststellen.

Auf Grund dieser anatomischen Feststellung muß klar herausgestellt werden, daß im **Endometrium** nur innerhalb der übrig gebliebenen Basalisschicht die Ursache einer zu starken Regelblutung gesucht werden könnte. In der Tat gibt es Fälle, in denen die Basalisschicht dicker als 1 mm ist, indem sie eine reichliche Ansammlung von teils engen, teils weiteren Drüsen in einem dichten, fibrillenreichen Stroma diffus auf der ganzen Korpusfläche zeigt. Robert Meyer meinte, daß diese Basalishyperplasie hauptsächlich bei älteren Frauen zu beobachten sei, gleichsam als Reaktion auf die immerwährende Beanspruchung zur Bildung neuer Nidationsbetten. Auf Grund eigener Erfahrung kann ich dazu nichts Endgültiges sagen, kann aber bestimmt mitteilen, daß eine Basalishyperplasie ebenso bei Jugendlichen vorgefunden wird wie sie bei Älteren vermißt werden kann (s. später). Eine abnorm starke Blutung war in den von mir beobachteten Fällen nicht regelmäßig vorhanden. Über die Entzündung der Basalisschicht, wie sie bei den entzündlichen Affektionen vorkommt, soll hier nicht viel gesagt werden. Es wird in dem nachfolgenden Abschnitt darüber genauer gesprochen. Man könnte denken, daß es aus einem entzündeten Basalendometrium stärker blute als aus einem entzündungsfreien, und daß in dieser Entzündung des Endometriums die Ursache für die hohe Beteiligung der entzündlichen Adnexerkrankungen an den starken Regelblutungen läge. Es läßt sich jedoch nachweisen, daß von den an der starken Regelblutung beteiligten Adnexerkrankungen ungefähr die Hälfte die Entzündung auf die Adnexe beschränkt zeigen, das Endometrium dagegen frei ist.

Außer der diffusen Basalishyperplasie und der Entzündung können auch lokalhyperplastische Zustände, wie wir sie bei dem echten Adenom, dem Polypen kennen, für die Entstehung abnorm starker Regelblutung von Bedeutung sein. In dem nächsten Kapitel wird näher davon berichtet. Wir müssen feststellen, **daß in 95% der Fälle mit starker Regelblutung**, wie sich aus dem gesamten in Rostock untersuchten Material ergibt, **das Endometrium keine Abweichungen von dem gewöhnlichen Typ seiner Phasen zeigt.**

Auch außerhalb der Regelblutung ist der Ablauf des Zyklus normal. Alle zyklischen Phasen werden während der vorausgehenden 4 Wochen regelmäßig durchlaufen. Ein besonders häufiges Vorkommen abnorm dicker Zyklusschleimhaut läßt sich bei den starken Blutungen nicht konstatieren. Man sieht sehr dicke und andererseits abnorm dünne Nidationsbetten, aber eine Beziehung zur Stärke der Regel läßt sich nicht aufstellen. Über die dicke und dünne Schleimhaut wird im nächsten Kapitel genauer zu sprechen sein; hier genügt die gemachte Feststellung. Sie ist nicht deshalb wichtig, weil man durch diese dicke Schleimhaut ein besseres Verständnis für die abnorm starke Regelblutung hätte, etwa in dem Sinne, daß es aus dem starken, dicken Endometrium stärker blute als aus dem dünnen; das wäre ein Fehlschluß; denn mit Beginn der Regelblutung desquamiert ja sowohl die dicke wie auch die dünne Funktionsschicht. Sie verschwindet also zur Zeit, wo man ihrer zur Erklärung bedürfte. Wohl aber könnte man aus der Dicke der während des Zyklus erst entstehenden Funktionsschicht des Nidationsbettes auf eine mehr oder weniger starke Anreizwirkung seitens des

Ovariums schließen. Man würde dann sagen müssen, daß zwar anatomisch, wie sich nachweisen läßt, weder am reifenden Follikel noch an dem in Funktion tretenden Corpus luteum irgendeine Abweichung von der Norm zu konstatieren ist, weder im Aufbau noch in der Größe, daß aber die von ihren Zellen abgesonderten Stoffe eine besonders starke Anreizwirkung auf das Endometrium hätten und daher die dicke Schleimhautschicht hervorbrächten. Und weiter könnte man schließen, daß aus der gleichen Beobachtung heraus auch eine besonders starke Hyperämisierung angenommen werden könnte, also eine starke Hyperämie auf starke Ovarialfunktion zurückzuführen sei. Wie gesagt, lassen sich aber abnorm dicke Uterusschleimhäute bei den starken Regelblutungen nicht regelmäßig finden, sie kommen ebenso auch bei schwachen Uterusblutungen vor. Trotzdem kann der Gedanke der ovariell bedingten starken Hyperämie durchaus berechtigt sein; denn zur Bildung des dicken Endometriums kommt außer dem vermehrten Anreiz auch noch die Wucherungsreaktionsfähigkeit in Betracht. Bestimmte Relationen lassen sich darüber nicht aufstellen. Die ovarielle Hyperämisierung bleibt als Möglichkeit trotzdem zurück. Die ovariellen Stoffe sind jedoch keine besonderen, sondern die gleichen, wie sie auch unter normalen Bedingungen von der gerade in Funktion befindlichen Granulosadrüse (Corpus luteum) abgesondert werden.

Mit dieser Überlegung haben wir gleichzeitig auch schon die Frage der ovariellen Genese der starken Blutung berührt und im wesentlichen geschlossen. Denn irgendwelche anderen Formationen, die als Produktionsstätte blutungerzeugender Stoffe in Frage kommen, lassen sich nicht nachweisen. Über die Bedeutung der pathologischen

Produkte des Keimplasmas haben wir im vorhergehenden Abschnitt gesprochen; die Erklärung für eine starke Blutung konnten sie nicht geben.

Wenn nun Endometrium und Ovarium als unmittelbare Ursache der zu starken Regelblutung gar nicht oder nur unwesentlich in Betracht kommen, muß weiterhin das **Myometrium** auf seine Bedeutung hierfür geprüft werden. Es ergibt sich die Frage, ob sich im Myometrium typische Veränderungen finden lassen. Schon in der Literaturübersicht dieses Abschnittes ist darüber berichtet worden, daß verschiedene Autoren die Metritis für die starken Blutungen verantwortlich machen. Es konnte jedoch immer wieder nachgewiesen werden, daß die für die Metritis charakteristische Verdickung der Uteruswand nicht regelmäßig mit starken Regelblutungen kombiniert und was noch wesentlich wichtiger, daß starke Regelblutungen in zahlreichen Fällen ohne eine Verdickung des Myometriums vorkommen. Schickelé und Keller, auch Pankow haben durch zahlenmäßige Feststellung der Bindegewebs- und Muskelbeteiligung sich ebenso wie andere Autoren davon überzeugen müssen, daß bestimmte wiederkehrende Beziehungen zwischen Bindegewebe und Muskulatur einerseits und starken Regelblutungen anderseits nicht beständen. Es läßt sich trotzdem nicht leugnen, daß in gar nicht seltenen Fällen die Muskulatur gegenüber dem Bindegewebe auffällig zurücktritt und daß man den Eindruck einer Myofibrosis bekommt. In seltenen hochgradigen Fällen kann man sehen, wie inselweise das Muskelgewebe ausfällt und durch Bindegewebe ersetzt wird. Im allgemeinen läßt sich sagen, daß die Frauen, die entbunden haben, bindegewebsreichere Uteri haben als die Nulliparen. Trotzdem jedoch anatomisch faßbare Veränderungen im Myometrium nicht regelmäßig zu finden sind, kann natürlich eine **funktionelle Schwäche** der Uterusmuskulatur bestehen; dafür sprechen in typischer Weise klinische Beobachtungen. Die Asthenischen, bei denen die Trägheit anderer Organe mit glatter Muskulatur, wie insbesondere des Darmes, durchaus deutlich ist, wo die zahlreich vorkommenden mobilen Retroflexionen auf einen schlaffen, passiv-mobilen Uterus rückschließen lassen, sind in einem verhältnismäßig hohen Prozentsatz an der starken Regel beteiligt. Es ist plausibel, daß hieran außer den bei Asthenischen leicht vorhandenen Gefäßträgheiten auch die asthenische Uterusmuskulatur ursächlich beteiligt ist. Als weitere Beobachtung spricht für die funktionelle Muskelschwäche bei starken Blutungen die Feststellung, daß nach einem Partus die zuerst wiederkehrenden Regeln häufiger stark sind, um dann allmählich wieder abzuschwächen und normal zu werden; bei Frauen über 40 Jahren kommt es häufig zu einer langsam zunehmenden Verstärkung der Regelblutung, ohne daß man einen wesentlichen, befriedigenden Befund zur Erklärung am Genitale erheben könnte; die erlahmende Uterusmuskelkraft der Klimakterischen bietet dem Verstehen keine Schwierigkeit. Und schließlich ist es verständlich, daß eine hypoplastische Uterusmuskulatur, auch wenn sie histologisch ihren hypoplastischen Charakter bei oberflächlicherer Betrachtung nicht erkennen läßt, schlechter kontraktionsfähig ist wie eine normal turgeszierte. Außer der bisher besprochenen funktionellen Schwäche der Uterusmuskulatur, die als gleichsam konstitutionelle Ursache verständlich ist, spielen **Kontraktionsbehinderungen** eine offenbar sehr erhebliche Rolle. Für diese Kontraktionsbehinderungen kommen in erster Linie die Verwachsungen und Infiltrate und damit die Bewegungsbehinderung der Uterusmuskulatur in Frage, wie sie durch die Entzündung gegeben ist; daher auch die hohe Beteiligung der entzündlichen Affektionen. Bei den akuten Prozessen dieser Art spielt daneben die entzündliche Hyperämie zweifellos auch eine erhebliche Rolle, jedoch sind chronische Fälle, bei denen eine entzündliche Hyperämie nicht mehr in Frage kommt, ebenfalls stark beteiligt. Aus der ersten Abteilung des 2. Teils läßt sich ersehen, daß von 112 Fällen chronisch entzündlicher Adnexerkrankungen 85 eine starke und oft zu starke Regel hatten zum Beweis, daß die Kontraktionsbehinderung zweifellos wichtig ist.

Außer der Entzündung aber müssen die Myome als Typus der Kontraktionsbehinderung genannt werden. Es ist ja auch verständlich, daß fremdkörperartige Knoten in der

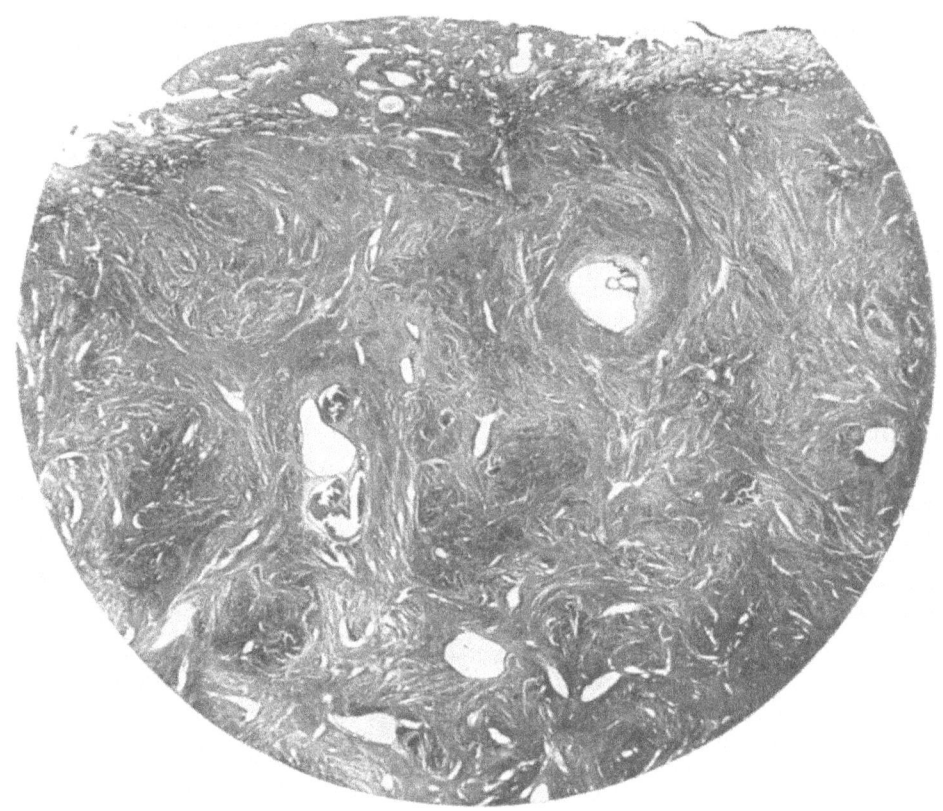

Abb. 148. Adenomyosis uteri.

Uterusmuskulatur deren gleichmäßige Kontraktionstätigkeit stören müssen und dieses um so mehr tun, je näher die Muskelknoten dem Cavum uteri sitzen. In 50% der interstitiell sitzenden Myome, dagegen in 75% der submukös sitzenden ist die Regel abnorm verstärkt. Dabei kommt es nicht so sehr auf die Größe der Knoten an, auch schon ganz kleine, palpatorisch schwer nachweisbare Knoten können abnorm verstärkte Regelblutung machen. Unter den Fällen mit scheinbar normalem Genitale finden sich als Ursache starker Regelblutungen entweder durch die weitere Beobachtung oder durch die anatomische Untersuchung solche Muskelknoten als Erklärung für die abnorm stark gewordene Blutung. Maßgebend ist offenbar im wesentlichen der Sitz zu den Gefäßen und Gefäßstümpfen.

Schließlich sind auch die Fälle noch zu nennen, die als Adenomyosis oder Adenomyometritis bezeichnet werden. Es sind jene Fälle, bei denen man die Grenze zwischen dem Endometrium und dem Myometrium unschärfer als sonst findet und strangartige Einwucherungen in das Myometrium feststellen kann, die gewöhnlich das innere Drittel der Muskulatur nicht überschreiten, aber auch tiefer, ja bis zur Serosa durchwuchern können. Diese unregelmäßigen, strangförmigen Gänge, teils sehr schmal und dünn, teils aber auch ausgedehnter, knotenartig, herdweise Bezirke zeigend, bestehen aus einem spindelzelligen,

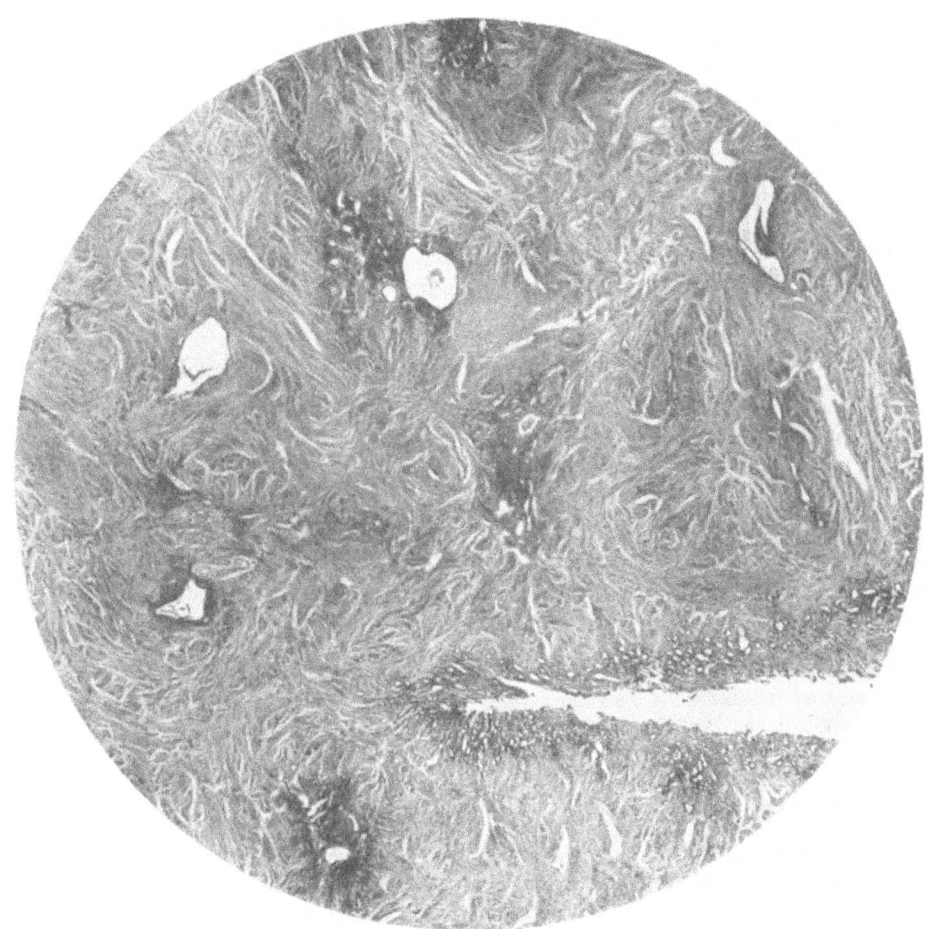

Abb. 149. Adenomyosis uteri.

dichten Stroma und in dieses eingelagerten „Drüsenschläuchen", wie sie der Basalis des Endometriums eigen sind. Die Genese dieser drüsigen Einwucherungen kann uns hier nicht interessieren, sie muß eingehender an zuständiger Stelle besprochen werden. Wir müssen nur feststellen, daß solche Adenomyosisherde die Kontraktionsfähigkeit der Muskulatur insbesondere dann, wenn sie ausgedehnter sind und in der Umgebung von Gefäßen sitzen, wie es häufig der Fall ist, verringern und beeinträchtigen können. Robert Meyer, der wohl die größte Erfahrung auf diesem Gebiete hat, findet die Adenomyosis sowohl bei normal funktionierenden Schleimhäuten als auch bei solchen mit pathologischer Hyperplasie. Er meint, daß diese Adenomyosis mit der basalen Hypertrophie, wie sie oben schon genannt wurde, in einem gewissen Zusammenhang steht. Die Muskelbündel und Muskelzellen werden zerstört und das Muskelgebiet wird durch diese heterotope Wucherung auch unter Zerstörung der Elastika ersetzt. Es können also durch Muskelverdrängung oder -Ersatz ähnliche nachteilige Wirkungen für die Kontraktionskraft des Myometriums eintreten wie bei den Myomen. Auf dem Boden solcher Adenomyosiswucherungen können in relativ seltenen Fällen Zysten in der Uteruswand entstehen, indem die Drüsen der Wucherungsherde eine Dilatation erfahren.

Durch die genannten primären oder sekundären Schwächezustände der Muskulatur würde das Verständnis für atonische Regelblutungen analog der Atonia post partum gegeben sein. Ein exakteres Maß über diese Atonie und die mensuelle Muskelschwäche würden wir erst dann bekommen, wenn es gelingt, methodisch ein Maß über die Muskelkraft des glatten Hohlmuskels zu gewinnen. Dem stehen methodisch zunächst noch erhebliche Schwierigkeiten entgegen.

In ähnlicher Weise könnten auch Veränderungen der Gefäße des Uterus die Kontraktion der Muskulatur behindern. Jedoch liegt es näher, anzunehmen, daß kranke Gefäße auch den Zufluß und Abfluß des Blutes nur unnormal beherrschen. Wie schon oben gesagt, findet man bei starken Regelblutungen nicht gleichmäßig Gefäßveränderungen bestimmter Art; die oft zweifellos stark in die Augen springenden Gefäßbilder sind vielmehr bedingt durch eine überstandene Schwangerschaft und Rückbildungsvorgänge danach im Wochenbett. Die sogenannte partale Gefäßsklerose des Uterus zeichnet sich sowohl an Arterien wie an den Venen durch Bilder aus, die auf einen erheblichen Umbau des Gefäßsystems nach einer überstandenen Schwangerschaft schließen lassen. Die zu weit gewordenen Schläuche der Arterien und Venen werden durch Intimawucherungen verengert; es entsteht ein neues funktionfähiges Innenrohr, während das äußere alte Rohr degeneriert und durch klumpige, elastoide Massen ersetzt wird. Relativ selten kommt auch in der Umgebung der so verengerten Gefäße eine muskelfreie, bindegewebsreiche Partie zustande, so daß der gesamte Gefäßkomplex mit Umgebung einen durchaus nicht geringen Raum einnimmt. Aus der Erfahrung heraus, daß man derartige Gefäßveränderungen sogar bei gesunden Frauen mit völlig normaler Regelblutung häufiger als bei starker Regelblutung findet, muß man annehmen, daß im allgemeinen weder Muskelbehinderungen noch Zirkulationsstörungen durch derartige Bildungen zustande kommen. Die Menstruationssklerose im virginellen Uterus ist nur ein kleineres Format der partalen.

Der zweite Faktor, der für das Zustandekommen starker Blutungen verantwortlich zu machen ist, muß die **Menge des zum Ausfließen bereiten Blutes** sein, die, abgesehen von der Drosselungsfähigkeit der Uteruswand abhängig ist von der Menge des in den Beckenorganen vorhandenen Blutes. Daß diese Hyperämie periodisch durch die Hormone des zyklisch sich umbildenden Keimplasmas zwecks Vorbereitung auf eine eventuelle Schwangerschaft in der prägraviden Phase regelmäßig herbeigeführt wird und nach der Katastrophe des Zyklus wieder abebbt, ist schon mehrfach betont und braucht nicht weiter auseinandergesetzt zu werden. Es ist auch gesagt, daß die normale Hyperämie bei besonderer Reaktionsfähigkeit des Gefäßgebietes über das Ziel hinaus schießen **kann**. Vielleicht spielt dafür eine besondere vasomotorische Reizbarkeit eine Rolle. Es gibt aber noch andere Faktoren, die die Blutmenge im Becken vermehren können. Es ist sehr wahrscheinlich, daß sexuelle Erregungen eine erhebliche Vermehrung der Blutfülle im Becken verursachen. Wie lange nach dem Ablauf der Sexualerregung derartige Blutfüllungszustände jedoch bestehen bleiben, ist durchaus unbekannt. Ob hier ein bestimmter Reaktionsablauf vor sich geht, ob er durch abwegige Sexualbetätigung gestört werden kann, ob durch ungenügende „Abreagierung" ein chronisch hyperämischer Zustand bestehen bleiben kann, wie das mehrfach für die Abweichung von der normalen Kohabitation behauptet wird, ist dem Glauben des Einzelnen überlassen. Ein bestimmtes Wissen existiert darüber nicht. Ebenso ist es auch unbekannt, ob durch häufige Sexualbetätigung ein chronisch hyperämisierender Zustand geschaffen werden kann; manche klinischen Beobachtungen sprechen nicht dafür. Mir sind Patienten bekannt, die jahrelang exzessiv häufige Masturbation betreiben und trotzdem völlig normale Regel haben. Aber die Möglichkeit einer Hyperämie durch abnorm häufige und vielleicht auch abwegige Sexualbetätigung kann nicht geleugnet werden („Ehemetritis" Hugo Salus, auch Kehrer u. a.).

Unter den oben verzeichneten Ursachen spielen für die Hyperämisierung des Beckens die Myome sowohl wie auch die entzündlichen Erkrankungen eine bedeutsame Rolle. Die Myome erzeugen vielfach durch ihre Anwesenheit im Uterus eine erhöhte Arbeit seiner Muskulatur, die sich durch Ausstoßungsbestrebungen und deren Erfolge kundtut. Durch diese erhöhte Muskeltätigkeit wird zweifellos auch erhöht Blut zum Becken angelockt. Diese bessere Durchblutung kommt dem Ovarium mit zustatten und bewirkt es, daß die Keimplasmafunktion nicht schon mit 47 Jahren, sondern durchschnittlich erst mit 53 Jahren erlischt.

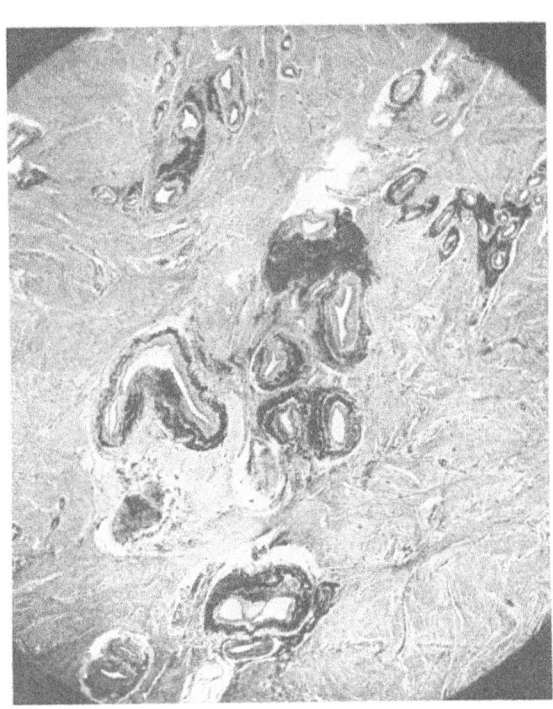

Abb. 150. Partale Gefäßsklerose durch starken Intimaumbau und erhebliche Elastikawucherung. (Aus Schröder, Lehrb. d. Gyn. Leipzig 1926.)

Bei den Entzündungen ist die Hyperämisierung besonders in den irgendwie frischeren Fällen aus den Erfahrungen an anderen Organen heraus ohne weiteres verständlich. Die bei der Entzündung mitvorhandene toxische Komponente bewirkt, daß auch die Uterusmuskulatur eine toxische Schädigung erfahren kann und daß anderseits das Keimplasma geschwächt wird und dadurch Verschiebungen des Rhythmus entstehen.

Außer diesen aktiven Hyperämien der Beckenorgane findet man passiv hyperämische Zustände relativ häufig. Am einfachsten verständlich sind natürlich Dekompensationen am Herzmuskel mit Stauungszuständen in den rückwärtig liegenden Gefäßgebieten. Besonders bei beginnenden Kompensationsstörungen wird die Regel stärker, wie von E. Meyer u. a. beschrieben wurde. Bei länger dauernder Dekompensation hört die Eireifung auf und damit die Gelegenheit zu starken Regelblutungen. Die Feststellung der bekannten Dekompensationszeichen im Kreislauf, wie Knöchelödeme, Leber- und

Milzschwellungen, leichte Zyanose usw. weisen auf diese Genese hin. Sehr bedeutsam ist es, bei starken Regelblutungen auch den Blutdruck zu messen; denn gar nicht selten findet man eine Hypertension, die sich bei genauerem Untersuchen mit den Zeichen einer vaskulären Nierenerkrankung kombiniert. Ebenso können chronische Lungeninduktionen für das Auftreten verstärkter Regelblutung ätiologische Bedeutung bekommen. Wichtig ist in diesem Zusammenhang die Stauung, wie sie durch Prozesse im Bauchraum, insbesondere durch größere Tumoren hervorgerufen wird, daneben jedoch beachtenswert, daß vom Becken aus sehr gute Anastomosen bestehen, die es bewirken, daß in anderen Fällen eine nennenswerte Stauung selbst bei der Unterbindung der Vena cava kaum auftritt. Immerhin spielen die veränderten Druckverhältnisse im Bauchraum und die Beeinträchtigung auch der Anastomosen, wie sie bei großen Tumoren gegeben ist, eine Rolle. Die asthenische Konstitution hat offenbar auch für die Hyperämie eine Bedeutung, insofern als Venektasien, Plexuserweiterungen, schlaffe Gefäßwände mit zu ihrem Bild gehören. Begünstigend für eine Stauung in diesen Fällen ist eine geringe Bewegungsbetätigung, langes Sitzen, schlechte Kleidung, die Belastung des Unterbauches durch Enteroptose, Magerkeit usw.

Für die Ätiologie der starken Regelblutungen spielen Bluterkrankungen und Ernährungsstörungen nur eine indirekte Rolle, insofern als sie zu Schädigungen der Gewebe überhaupt und damit auch der Uterusmuskulatur führen. Es muß jedoch unter den Bluterkrankungen die Chlorose und Hämophilie besonders erwähnt werden. Wie früher im ersten Abschnitt des 2. Teils ausgeführt, gehört eine starke Regelblutung nicht unbedingt zum Bilde der Chlorose, sondern eher sind es Tempoanomalien und Amenorrhöen. Kommt jedoch eine starke Regelblutung bei der Chlorose vor, so ist sie im wesentlichen dem hypoplastischen Uterus zur Last zu legen. Über das Vorkommen der Chlorose überhaupt siehe den angezogenen Abschnitt. Hämophilie ist, wie verschiedentlich erwähnt, nach den Publikationen aller Autoren der letzten Zeit beim Weibe niemals gefunden worden. Die Frage ist hier auch irrelevant, da es für die Gerinnungsunfähigkeit des Menstruationsblutes gleichgültig ist, ob das Körperblut gut oder schlecht gerinnt; denn die im Körperblut vorhandenen gerinnungverursachenden Stoffe werden ja durch die Autolyse der desquamierenden Schleimhaut und deren Fermente zerstört; die Blutung aber wird nicht durch Gerinnung, sondern durch Muskelkontraktion gestillt.

Die endokrinen Drüsen spielen für die starken Regelblutungen keine sehr wesentliche Rolle. Wie früher in der Übersicht ausgeführt, findet man bei der Basedowerkrankung in der Hauptsache Tempostörungen; die Verstärkung der Regel tritt vollständig in den Hintergrund. Wo sie vorhanden ist, mögen toxische und vasomotorische Gründe für die Beeinflussung der Muskelkontraktion und der Gefäßverteilung in Frage kommen. Noch weniger wie beim Basedow tritt bei den anderen endokrinen Erkrankungen eine verstärkte Regel hervor, während solche Krankheiten bei den Tempoanomalien, noch mehr bei der Amenorrhöe, eine größere Rolle spielen.

Schließlich sei auch derjenigen Hyperämien gedacht, die auf einer ungleichen Verteilung des Blutes im Körper beruhen. Durch lokale Wärme- oder Kälteapplikationen wie z. B. Fußbäder kann offenbar ein abnormer Zufluß zu den Extremitäten und damit auch zum Unterleib herbeigeführt werden, so daß die bevorstehende Regel stark wird. Abnorme Blutverteilungen scheinen durch besonders betonte psychische Insulte hervorgerufen zu werden. Es ist früher von Unfallstörungen, von der Wirkung von Freude, Schreck, Angst berichtet. A. Mayer und Füth haben solche Fälle gesehen (A. Mayer unter 15 000 gynäkologischen Patienten etwa 15—20mal). Durch die genannten Gemütsaffekte kann eine wesentliche Verstärkung einer Regel auftreten, eine ingang befindliche plötzlich wegbleiben und unerwartete Änderungen anderer Art eintreten. Lange und Weber fanden durch gute Methodik, daß unlustbetonte Affekte das Blut in die inneren Organe, insbesondere in das Splanchnikusgebiet ablenken, wodurch eben eine abnorme Blutverteilung in den Nachbarprovinzen hervorgerufen wird.

Überblicken wir das über die Pathogenese der starken Regelblutung Gesagte, so erkennen wir eine sehr erhebliche Mannigfaltigkeit und eine große Verschiedenheit unter den ätiologischen Faktoren. Es ist nicht daran zu denken, eine einheitliche Ursache der starken Regel zu finden. Es ist eben gewöhnlich nicht eine einzelne Ursache, sondern häufig eine Kombination von verschiedenen Wirkungen, die teils die Kraft der Uterusmuskulatur, teils die Blutfülle im Becken beeinträchtigen. So viel ist aber aus der Darstellung klar geworden, daß der eigentliche Zyklusprozeß, d. h. die Bereitstellung eines reifenden und reifen Eies und die Herstellung eines für seine Einbettung fähigen und bereiten Nestes völlig normal vor sich geht, daß auch die Sequestration des Nidationsbettes keine Abweichungen zeigt, sondern daß es sich hier im Gegensatz zu den abnorm lange dauernden und starken Blutungen der glandulär zystischen Hyperplasie, wie sie im letzten Abschnitt besprochen, nicht um eine besondere, anatomisch faßbare Affektion handelt, sondern daß im wahren Sinne eine Funktionsanomalie im Schleimhautentblößten wunden Uterus vorliegt.

Die **Diagnose** der starken Regelblutung ist natürlich mit der Feststellung des Symptoms nicht erschöpft, sondern hat nach Möglichkeit auch dessen Ursache zu erfassen. Bei der Feststellung des Symptoms handelt es sich darum, die periodische Wiederkehr, den Rhythmus, die Länge der Pause, die Dauer und die Art des Ablaufes der Blutung klarzulegen. Über die Stärke der Blutung verschafft man sich ein Bild durch die Frage nach dem Verbrauch der Binden und beachtet, daß in den meisten Fällen die wirklich starke Blutung nur kurze Zeit anhält. Gewöhnlich ist das Blut bei starken Regeln flüssig, die Gerinnung ist durch die Autolyse der sequestrierten Schleimhautschicht und die dabei entstehenden Fermente ausgeschaltet. Fließt jedoch das Blut ziemlich stark, so kann die Zerstörung der bei dem Gerinnungsvorgang beteiligten Substanzen durch Autolysefermente ungenügend sein und deshalb Gerinnung auftreten, so daß Klumpungen in der Scheide zustande kommen. Das über längere Zeit Anhalten von schwachen Blutungen im Anschluß an starke Blutungen ist vielfach dadurch bedingt, daß die Scheide sich des aus dem Uterus herausgeflossenen Blutes nicht sofort und vollständig erledigt, sondern daß erst allmählich das Blut aus der Scheide verschwindet. Daß es auch andere Ursachen für dieses Nachbluten nach der Regel noch gibt, werden wir schon im nächsten Kapitel unter „echter Endometritis" sehen. Ist das Symptom genügend klar erfaßt und hat man sich auch Auskunft über den Beginn und das allmähliche oder plötzliche Entstehen der starken Blutung verschafft, eventuell Gelegenheitsursachen ausfindig gemacht, so kann über die Pathogenese der starken Blutung lediglich eine sehr exakte genaue Untersuchung sowohl der Unterleibsorgane wie auch des gesamten Körpers Auskunft geben. Unter Hinweis auf das über die Pathogenese Gesagte brauchen hier weitere Ausführungen nicht mehr gemacht zu werden.

Die **Prognose** läßt eine einheitliche Beurteilung nicht zu, wie ja ohne weiteres aus der mannigfachen, vielfältigen Pathogenese klar wird. In über $^4/_5$ der Fälle ist das gynäkologische Krankheitsbild der Entzündungen, der Myome, der Lageanomalien, der Hypoplasien der Angriffspunkt für die Therapie, und die Prognose der starken Regelblutung steht und fällt mit der Bedeutung der genannten Krankheitsbilder. Unter den Fällen, die einen palpatorisch völlig normalen Genitalbefund aufweisen, muß man auf Zeichen, die auf eine Muskelschwächung oder auf eine besondere Hyperämisierung des Beckens hindeuten, sein besonderes Augenmerk richten. Für die etwa 10% der Frauen, die jenseits der 40er Jahre eine zunehmend stärker werdende Regelblutung bekommen, ohne daß sich außer einem etwas großen derben Uterus ein abnormer Befund erheben läßt, wird man sich mit der Annahme einer klimakterischen Muskelschwäche, die sowohl rein funktionell als auch durch Überhandnahme des Bindegewebes oder durch Adenomyosis bedingt sein kann, begnügen. Wie wir später bei den echten Endometritiden näher hören werden und oben angedeutet haben, findet sich in etwa 5% der starken Regelblutungen bei normalem Palpationsbefund eine Endometritis, die sowohl den Zyklus vorher als auch die restierende Basalis betrifft. Ebenso wie bei den klimakterischen findet man auch bei den jugendlichen Patienten eine abnorm starke Regelblutung, die in gar nicht seltenen Fällen, wie im früheren Kapitel ausgeführt, auch verfrüht auftritt; eine Muskelschwäche des noch hypoplastischen Uterus ist fast regelmäßig die Ursache.

Außer dem ätiologisch wichtigen Grundleiden, das die hier besprochene Funktionsanomalie bedingt, ist für die Prognose der starken Regelblutung auch noch die Wirkung der starken Blutung auf den Körper von Bedeutung. Es handelt sich dabei fast einzig und allein um die Möglichkeit der sekundären Anämie. Wenn wir bedenken, daß, wie oben ausgeführt, auch bei starken Regelblutungen ein monatlicher reiner Blutverlust von 100—150 g pro Regel schon den Eindruck einer sehr erheblichen Stärke macht, so können wir verstehen, daß ein gesunder Körper mit einem derartigen monatlichen Aderlaß im allgemeinen gut fertig wird. Vorübergehende Zustände von Müdigkeit und Abgeschlagenheit werden von gesunden Patienten bald überwunden. Sicher spielt für die genannten klinischen Symptome die persönliche Bewertung der starken Regelblutung eine große Rolle und es ist verständlich, daß bei ängstlichen Patienten ein verhältnismäßig starker Blutverlust das Gefühl des Geschwächtwerdenmüssens hervorruft. In sehr vielen Fällen von starker Regelblutung läßt sich zum Beweis für den guten Ersatz nach einem derartigen Blutverlust ein normaler Hämoglobin- und roter Blutkörperchengehalt feststellen. Heyn hat unter den oben erwähnten ambulant beobachteten Fällen regelmäßige Hämoglobinbestimmungen gemacht und feststellen können, daß auch bei fortlaufenden Hämoglobinuntersuchungen in Fällen starker Blutungen eine Abnahme nur verhältnismäßig selten beobachtet werden konnte, am wenigsten bei den auf entzündlicher Basis beruhenden Blutungen und bei Jugendlichen. In einer Anzahl der Fälle war der Blutgehalt auf 70 bis 80% herabgegangen (auf 100 = gesundes Frauenblut umgerechnet), in einem auf 55%. Bei den Klimakterischen ist der Blutersatz gewöhnlich nicht so gut wie bei den Jüngeren. Ganz besonders abnorm starke Blutungen mit unmittelbarer Lebensgefahr sind in den letzten Jahren in Kiel nicht beobachtet worden. Bei der glandulären Hyperplasie sind oben einige Fälle genannt (Witt, Puppel, Fischer, Retzlaff; ob sie in die Gruppe der starken Regelblutungen gehören oder in jene oben beschriebenen, ist schwer einwandfrei zu übersehen), in denen Erblindung und auch der Tod eingetreten ist. Daß man aber in dieser Beziehung sehr vorsichtig sein muß, derartige Todesfälle einer Menstruation unmittelbar zur Last zu legen, geht aus der Beobachtung eines im November 1926 in Kiel erlebten Falles hervor:

12jähriges Mädchen, angeblich seit zwei Tagen Regelblutung, die dritte Regel überhaupt, wird mit sehr starker „Regelblutung" eingeliefert; sie hat außerdem einige Hautblutungen. Kurz nach der Einlieferung Exitus. Die Obduktion ergibt eine schwere Form der hämorrhagischen Diathese (offenbar die mit Thrombopenie; es konnte jedoch ein exaktes Blutbild nicht mehr gemacht werden, da die Patientin nachts um 4 Uhr kam und schon kurz darauf verstarb). Die genaue histologische Untersuchung der Genitalorgane ergab aber, daß kein Status menstrualis vorlag, sondern eine niedrige, völlig intakte Schleimhaut, die entweder im ersten Beginn einer Nidationsbettbildung oder nur in Bereitschaft dazu stand. Dazu im Ovarium nur einige erbsengroße Follikel ohne die Zeichen der Reifung, jedoch kein Corpus luteum, das einem unmittelbar vorhergehenden Zyklus entsprach. Hier ist die Regelblutung durch die schwere plötzlich ausgebrochene hämorrhagische Diathese, in derem Verlauf es aus der Uterusschleimhaut genau so wie aus einer anderen Schleimhaut geblutet hat, vorgetäuscht. Von der hämorrhagischen Diathese wird im übrigen später unter den abnormen Begleiterscheinungen des Zyklus die Rede sein müssen.

Eine Hämophilie kommt, wie oben ja ausgeführt, für die Ätiologie abnorm starker evtl. zum Tode führender Blutungen nicht in Frage.

Der Verlauf der durch die abnorm starke Regel gekennzeichneten Anomalie ist entsprechend den sehr mannigfachen Ursachen ebenfalls durchaus mannigfach. Gelingt es, die wesentlich wirksame Komponente zu erfassen, z. B. die körperliche Erkrankung und ungesunde Lebensweise, dann kann mit Besserung dieser Faktoren auch die Regel wieder normal werden. In der großen Mehrzahl der Fälle wird sie vom Verlauf der Primärerkrankung, insbesondere der Genitalerkrankung abhängen. Die Hypoplasien der Jugendlichen haben im allgemeinen eine gute Prognose insofern, als mit zunehmendem Alter und weiterer Ausbildung der Genitalorgane die Muskelkraft des Uterus stärker und damit die Regel schwächer wird. Insbesondere ist Schwangerschaft, Geburt und Wochenbett von besonderem Einfluß, oft in besserndem, manchmal auch in verschlechterndem Sinne. Bei den Myomen ist eher eine Zunahme der Blutungen als eine Abnahme wahrscheinlich, bei den Entzündungen ist die Aussicht auf eine Besserung und Abschwächung der starken Regelblutung auch für die Zeit des Abklingens der entzündlichen Erscheinungen und des Narbenstadiums nicht sehr gut. Wenn einmal eine starke Regelblutung vorhanden ist, bleibt sie gewöhnlich auch erhalten, selbst wenn nur einfache Fixationen des Uterus und der Adnexe bestehen. Besonders schlecht sind die Klimakterischen daran insofern, als die einmal stark werdende Regelblutung gewöhnlich dann auch stark bleibt und gar oft lästig und schädlich wird.

Auch die **Therapie** ist durch die Mannigfaltigkeit der ursächlichen Momente diktiert. In erster Linie hat natürlich das Bestreben zu bestehen, die als Grund für die starke Regel erkannte Ursache zu beseitigen. Es fällt also die Therapie der starken Regelblutungen zusammen mit der Therapie der Myome, der Entzündungen, der Hypoplasien, der Enteroptosen im Rahmen der kongenitalen Asthenie und der mit ihr verbundenen abnormen Organfunktionen oder der mannigfachen internen Gründe. Aber nicht immer gelingt es, kausale Therapie zu treiben. Vielfach sind die eigentlichen Ursachen nicht oder schlecht angreifbar, z. B. bei der Asthenie, oder es bedarf bis zur Behandlung der Grundursache einiger Zeit, und während dieser Zeit ist die Abschwächung der starken Regelblutung ein dringender Wunsch. Für diese Fälle bleibt die symptomatische Therapie der Blutstillung übrig. Sie vermag sehr vielfach sehr gute Dienste zu leisten. Die Stärkung der Uterusmuskulatur durch Uteruskontraktionsmittel steht im Vordergrund.

Als uteruskontrahierende Mittel spielen die Mutterkornpräparate eine überragende Rolle. Es kann und braucht an dieser Stelle und in diesem Zusammenhang nicht in allen Einzelheiten auf das Mutterkornproblem eingegangen zu werden, da es eine viel größere Bedeutung für die Wehenanregung am gebärenden Uterus hat. Immerhin müssen wir aber doch die wesentlichsten Präparate kennen lernen.

Die Droge des Secale cornutum wird aus dem Pilz Claviceps purpurea (meist vom Roggen) hergestellt. Die Pharmakologie dieser Droge ist sehr eingehend studiert und es sind eine große Reihe von spezifischen Bestandteilen aus ihnen isoliert. Unter diesen das Ergotin, die Ergotinsäure, die Sphazelinsäure, das Cornutin, das Ergotoxin und neuerdings das Ergotamin. Lange Zeit hindurch meinte man, daß drei Substanzen die eigentlich bedeutsamen Bestandteile darstellen, das Ergotoxin, das Tyramin (p-Oxyphenyläthylamin) und Histamin (β-Imidazolyläthylamin). Durch die Untersuchungen von Stoll, Spiro, Rothlin, Schegg, Tschirch, Guggisberg ist es dann aber deutlich geworden, daß offenbar das Ergotamin, ein chemisch reiner Körper, der eigentliche Träger der Mutterkornwirkung ist. Die Sekalepräparate, die im Handel sind, teilen sich in drei Gruppen:

1. Die aus der Droge hergestellten Präparate, unter diesen das Extractum secale cornuti fluidum, wobei 1 ccm Fluidextrakt 1 g Droge entspricht, auch das Secale pulverisatum oder Infuse aus dem Secale cornutum (5,0 : 150). Außerdem seien genannt das Ergotin, die Tinctura haemostyptica, das Secacornin (Hoffmann-La Roche), Secalysat (Bürger in Werningerode), Secalopan (Ges. f. chem. Industrie Basel), Ergopan (Temmler-Werke Detmold), Clavipurin (Gehe & Co.). Alle diese Präparate enthalten die verschiedenen Bestandteile des Mutterkornes; wirksame und unwirksame nebeneinander. Die Dosierung ist jeweils etwas verschieden; darüber gibt jedes Arzneibuch Auskunft.

2. Die synthetischen Präparate. a) Das Tyramin. Seine Wirkung ist dem Adrenalin ähnlich; es wird auch als Uteramin im Handel bezogen. b) Das Histamin, das allein im Handel nicht zu haben ist, sondern in Kombination mit Tyramin das Tenosin bildet. Das Tenosin, ein synthetisches Kombinationspräparat (Bayer) hat sich sowohl im Experiment am Testobjekt des Meerschweinchenuterus wie auch in der Praxis als sehr gutes uteruskontrahierendes Mittel bewährt. 1 ccm Tenosin entspricht etwa der Wirkung von 1 g frischer Droge. Ein Kombinationsmittel von Rübsamen, das Histamin und Tyramin noch mit zwei anderen Aminkörpern verbindet, scheint einen wesentlichen Vorteil vor den anderen nicht zu haben.

3. Sehr gut ist das aus dem Ergotamin als weinsaures Salz gewonnene Gynergen. Die kontrahierende Wirkung dauert bei dem Gynergen erheblich länger als bei den synthetischen Präparaten. Von vielen Seiten wird das Gynergen als ein besonders wirksames Sekalepräparat angegeben und empfohlen. Die Dosierung bei gynäkologischen, hier zur Rede stehenden Blutungen ist am besten als 3 mal täglich 15—20 Tropfen zu wählen, resp. die Tablettenform.

Vereinzelt sind Nebenwirkungen von den Sekalepräparaten, auch vom Gynergen berichtet worden: Übelkeit, Erbrechen, Zyanose der Lippen und Wangen, besonders bei parenteralen Injektionen. Geht man jedoch über die angegebene Dosierung nicht hinaus, so ist eine derartige Nebenwirkung nicht beobachtet. Außer der Uteruskontraktion hat das Ergotamin noch die Wirkung der Sympathikuslähmung, wenn die Dosis weit überschritten wird. Bei subkutaner Applizierung soll man über 0,25 g Gynergen nicht hinausgehen.

Sekaleersatzpräparate. Da die Beschaffung der Rohdroge des Sekale Schwierigkeiten machen kann, so hat man, besonders im Kriege, andere Drogen benutzt, die eine ähnliche Wirkung wie das Sekale hatten, unter diesen Gartenwolfsmilch, den Reiherschnabel und außer einigen wenig bedeutsamen das Hirtentäschelkraut (Capsella bursae pastoris). Insbesondere das Letztere hat sekaleähnliche Wirkungen gezeigt. Heffter und S. Zondek meinten, daß evtl. auch hier ein auf der Pflanze vorkommender Pilz der Träger der Wirkung sei. Ebenso wie beim Sekale ist auch beim Hirtentäschelkraut die Wirkung nach Standort, Jahreszeit, Alter und Trocknung verschieden. Es wird das Hirtentäschelkraut in verschiedener Form in den Handel gebracht: als Styptysat (Bürger in Werningerode; dieses Präparat hat 5% Zusatz von Cotarnin), Siccostypt (Sicco-Aktienges. Berlin), Thlaspan (Denzel-Tübingen). Ihre Dosierung beträgt 3mal täglich 25 Tropfen. Die Wirkung hält nicht lange an; es ist wahrscheinlich, daß sie deshalb für die gynäkologischen Blutungen nicht so sehr in Betracht kommen.

Von verschiedenen anderen hämostatischen Mitteln können wir hier absehen, da wir für die gynäkologische Praxis kräftig und sicher wirkende Medikamente brauchen. Über die Hypophysenpräparate haben wir an anderer Stelle unter anderen Gesichtspunkten eingehender berichtet. Sie kommen weniger zur Regulierung starker Blutungen in Betracht, denn als endokrines Ersatzpräparat. Nur zur unmittelbaren Stillung starker Regelblutungen ist die subkutane Injektion von 3—5 Voegtlin-Einheiten oder die intravenöse Gabe von 2 Voegtlin-Einheiten von guter prompter Wirkung.

Neben dem Sekale und den eben genannten Ersatzpräparaten kommt dann noch die Gruppe der Hydrastispräparate in Betracht (Hydrastis canadensis). Neben zwei weniger wirksamen Alkaloiden spielt das Hydrastin und das Hydrastinin die Hauptrolle in der Wirkung, besonders das Hydrastinin; es hat eine uterustonische und eine kontrahierende Wirkung auf die Gefäßmuskulatur. Nach Fellner soll jedoch die Uteruskontraktion langsamer als beim Sekale ablaufen und so einen wirksamen Verschluß der Muskelgefäße geben. Das Hydrastinin ist synthetisch hergestellt als Hydrastininum hydrochloricum (Bayer). Die Dosis beträgt vom Liquor hydrastinini 3mal täglich 25 Tropfen. Der Fluidextrakt der Hydrastis schmeckt sehr schlecht, der Liquor des synthetischen Hydrastinins ist frei davon. Andere Präparate sind das Erystypticum (La Roche), eine Kombination von Hydrastinin und Secacornin. Das Cotarnin steht dem Hydrastinin sehr nahe. Von ihm leitet sich als salzsaures Salz das Stypticin und dessen phthalsaures Salz, das Styptol, ab, Tabletten zu 0,5—1,0 g. Da die Wirkung nicht besonders stark ist, werden 8—10 Tabletten pro die geraten.

Alle die genannten Uterustonica können mit zweierlei Absicht angewendet werden:

1. Sie sollen die bestehende starke Blutung durch Erzeugung kräftiger Muskelkontraktion einschränken und bald zum Abschluß bringen. Handelt es sich um besonders starke Blutungen, so benutzt man besser die subkutane Injektion einer der wirksamen Mittel, z. B. 2 ccm Tenosin oder 0,25 g Gynergen. Sonst verordnet man 3—4mal

täglich diejenige Dosis, die etwa 1 g frischer Sekaledroge entspricht, z. B. 3 mal täglich 25 Tropfen Tenosin oder 15—20 Tropfen Gynergen oder eines der anderen gut wirksamen Präparate. Die uterustonisierenden Mittel können dann keine gute Wirkung haben, wenn Kontraktionsbehinderungen bestehen; ja es kann sogar sein, daß bei ungünstig sitzendem, evtl. nur kleinem Myom in der Uteruswand die Blutung eher stärker als schwächer wird. Man kann diese Erfahrung sogar für die Diagnose der Myome verwerten, wenn sie natürlich auch nicht ein sicheres Zeichen gibt.

2. In den Fällen einer Schlaffheit der Uterusmuskulatur, z. B. bei Asthenischen, nach zahlreichen Geburten, bei beginnendem Klimakterium, kann es sehr erwünscht sein, den Uterus in einen besseren Tonus zu bringen. Für eine solche tonisierende Wirkung ist die Verordnung wirksamer Uterustonica auf die Dauer von 3—4 Wochen sehr brauchbar. 3 mal täglich 15—20 Tropfen Gynergen, 25 Tropfen Tenosin usw. für 3—4 Wochen hindurch scheinen den Uterus in geeigneten Fällen durch Anregung seiner Kontraktion gut zu kräftigen und damit eine Einschränkung zu starker Regelblutung nicht nur durch symptomatische, sondern auch kausale Therapie herbeizuführen. Es handelt sich hierbei um eine Art „Turnkursus" für den Uterus.

Die Komponente der abnormen Hyperämie wird durch Ablenkung des Blutes vom Genitale getroffen. Vielfach wirksam ist die Ablenkung des Blutes auf den Darm, wie sie durch salinische und ähnliche Abführmittel möglich ist. Eine Bettruhe während der Zeit abnorm starker Blutung ist nur für besonders schwere Fälle nötig, sonst ist es eher besser, durch Bewegung und Muskelarbeit das Blut von den Unterleibsorganen abzulenken. Die Ausübung der täglichen Arbeit im Haushalt oder Beruf ist deshalb mehr zu empfehlen als zu widerraten. Gepriesen werden vielfach hydrotherapeutische Maßnahmen; vorsichtige kühle Abwaschungen und Übergießungen, kühle Sitzbäder werden genannt. Mir scheint jedoch, daß man mit derartigen Prozeduren zur Zeit der abnormen Regelblutungen vorsichtig sein muß, da bei der besonderen Empfindsamkeit des Vasomotorensystems der Ausschlag der Blutverteilung nur schlecht zu beurteilen ist.

Für die Fälle, wo die Uteruskontraktionsmittel versagen, kommen folgende andere zur Besprechung:

Lokale Ätzmittel haben für die Fälle der zu starken Regelblutung nur dann einen Sinn, wenn es etwas zu ätzen gibt, das abnorm blutet. Nur für die Fälle der echten Endometritis, die sich in einer kleinen Gruppe unter dem Bilde der starken Regelblutung verstecken können, ist die Formalinätzung nach Menge angebracht und sehr heilsam. Im nächsten Kapitel muß darüber näher gesprochen werden. In allen anderen Fällen ist ein blutendes Gewebe, das weggeätzt werden kann, überhaupt nicht vorhanden, sondern es blutet nach der eben erst erfolgten Schleimhautabstoßung aus den restierenden, völlig normalen Gefäßstümpfen, weil die Uterusmuskulatur sich nicht genügend zusammenziehen kann. Aus dem gleichen Grunde wie jegliche lokale Ätzung ist für diese Fälle der abnorm starken Regelblutung auch die Atmokausis, die für die Fälle der glandulären Hyperplasie noch als möglich, wenn auch nicht ideal bezeichnet wurde, abzulehnen. Das gleiche trifft ebenfalls für die Abrasio mucosae zu. Das, was die Abrasio tut, nämlich das Nidationsbett gewaltsam zu entfernen, hat die Desquamation im Beginn der Blutung schon auf natürlichem Wege schonend besorgt. Es gibt eben am Endometrium des menstruierenden Uterus nichts zu abradieren, wenn man nicht die für die Regeneration wichtige Basalis entfernen will. Lediglich für die Fälle, in denen der Verdacht auf eine isolierte Endometritis corporis besteht (s. nächstes Kapitel) wäre im Intervall eine vorsichtige Probe-Abrasio angebracht, um dadurch eventuelle Abortreste, die die Endometritis verursacht haben könnten, mit zu entfernen und gleichzeitig eine Ätzbehandlung mit Jodtinktur anzuschließen. Für die hypoplastischen Fälle ist die Abrasio mucosae im Kapitel der ovariellen Insuffizienzen als Stimulanstherapie angeführt worden; unter diesem Gesichtspunkt ist sie bei den zu häufigen und zu starken Regeln im Sinne einer Stimulation für die Genitalfunktion, jedoch nicht im Sinne der Entfernung krankhafter Schleimhäute möglich. Wo aber Zeichen der Ovarialinsuffizienz durch Tempostörungen oder Uterushypoplasien mit spitzwinkliger Anteflexion nicht vorhanden sind, sondern ein palpatorisch normaler Uterus vorliegt, die Regel noch dazu 4wöchentlich kommt und regelmäßig ist, ist eine Abrasio mucosae unbrauchbar und kontraindiziert.

Gelingt es nicht, durch uteruskontrahierende Mittel oder die anderen oben besprochenen Maßnahmen eine abnorm starke Blutung zum Stehen zu bringen oder sonst eine kausale Therapie einzuleiten, müssen radikalere Maßnahmen platzgreifen. Bei den Klimakterischen ist die Röntgentherapie, die die Ausschaltung des Zyklus herbeiführt und damit die Gelegenheit zu abnormen Regelblutungen nimmt, eine ausgezeichnete Methode; ihre Anwendung heißt natürlich aber anerkennen, daß man mit dem klimakterisch schwächlichen Uterus nicht mehr fertig wird und ihn deshalb ausschaltet, obgleich das Ovarium noch gut funktioniert. Will man jedoch die Ovarialfunktion erhalten, so kann man auf operativem Wege entweder vaginal oder abdominell eine hohe Corpus-Amputation machen und die menstruierende blutende Uterusfläche auf einen kleinen Teil beschränken. Diese hohe Korpus-Amputation oder Defundation hat durchaus gute Erfolge, indem ein großer Teil der schwächlichen Uterusmuskulatur ausgeschaltet wird und die Gelegenheit zur Blutung aus der zurückbleibenden Fläche nur gering ist, anderseits aber die Ovarialfunktion durch den noch verbleibenden Rest erhalten bleibt. Diese konservierende Operation ist auch für diejenigen Fälle empfehlenswert, bei denen in jugendlicheren Jahren (unter 40 Jahren) die abnorm starke Regelblutung auf keine Weise zu stillen ist und offenbar in einer besonderen therapeutisch unangreifbaren Anomalie des Myometriums funktioneller oder anatomischer Art (s. Ätiologie) ihre Ursache hat. Selbstverständlich geht die Fertilität in diesen Fällen verloren. Bei jugendlichen (unter 30 Jahren), vor allem virginellen Patienten sollte man von derartigen Operationen nur im äußersten Notfall Gebrauch machen, im übrigen aber alle Methoden der Verbesserung der Genitalentwicklung und der symptomatischen Blutstillung ausnützen.

Kann man bei älteren Frauen auf die Regelfunktion verzichten, dann ist natürlich die supravaginale Amputation des Uterus oder die Radikaloperation möglich.

B. Die morphologisch faßbaren Störungen des uterinen mensuellen Zyklus.

Eine zeitlang schien es nach der aufsehenerregenden Arbeit von Hitschmann und Adler, als ob anatomische Störungen in der Uterusschleimhaut kaum oder sehr selten vorkämen. Lediglich die echte Entzündung, die saprophytische, die gonorrhoische, die septische, die tuberkulöse usw. wurde anerkannt. Diese Reaktion schoß aber weit über das Ziel hinaus; erst allmählich hat sich die Kenntnis der anatomischen Störungen des Endometriums so weit gefestigt, daß wir heute das Gebiet, wie wir meinen, gut übersehen. Wir haben im Laufe der vorliegenden Arbeit schon oft davon gesprochen, daß die früher als pathologisch angesehenen Bilder der Endometritis chronica hyperplastica et hypertrophica zum großen Teil in die normalen Zyklusstadien aufgehen, daß also tatsächlich das Endometrium entgegen der früheren Anschauung, nach der man, wie schon berichtet, die chronische Endometritis für eine der häufigsten Erkrankungen überhaupt hielt, gegen Einwirkungen verschiedenster Art sehr wenig empfindlich ist. Es läßt sich nachweisen und zu jeder Zeit wieder belegen, daß die krankhaften Störungen des Genitalapparates zum allergrößten Teil keine Beeinflussung des anatomischen Zyklus herbeiführen. An den verschiedensten Stellen ist es betont worden, daß weder durch die Lageanomalie, noch durch Myome, noch durch Karzinome, Ovarialtumoren usw. eine Störung im Ablauf der mensuellen Reaktion des Endometriums, also der Nidationsbettbildung bewirkt wird. Einige Besonderheiten sollen gleich weiter unten besprochen werden. Scharf aus dem normalen Zyklusablauf heraus aber hebt sich die pathologische Proliferation, die wir als glanduläre Hyperplasie oder als Metropathia haemorrhagica im engeren Sinne definiert haben. Scharf gekennzeichnet gegenüber dem normalen Verlauf ist auch die verschiedene Art der entzündlichen Reaktion des Endometriums. Nachdem wir also hier noch einmal betont haben, daß die mensuelle Reaktion des Endometriums im allgemeinen sehr prompt auf die hormonalen Befehle des Ovariums hin erfolgt und eine gegen Störungen relativ unempfindliche Funktion darstellt, müssen wir doch zur Ergänzung der bisherigen Kenntnisse die pathologischen Abweichungen im Bau des Endometriums, so weit sie mit den mensuellen Vorgängen in Zusammenhang stehen, im einzelnen durchsprechen. Dabei ist zu berücksichtigen, daß wir ein großes Teilgebiet der Endometriumspathologie, die glandulär zystische Hyperplasie, schon früher unter Störungen des ovariellen Zyklus als Folge der Persistenz reifender Follikel genau kennen gelernt haben und an dieser Stelle dorthin verweisen müssen. Zu besprechen bleiben folgende Bilder übrig:

1. Besonderheiten in der Nidationsbettbildung.

Allen den in diesem Abschnitt zu besprechenden Endometriumsbildern liegt die Tatsache zugrunde, daß die Zyklusreaktion im Bereich des gesamten Endometriums gleichmäßig auftritt, daß also überall im Corpus uteri die gleiche Zyklusphase festgestellt wird. Innerhalb dieser Voraussetzung jedoch können mancherlei Abänderungen vorkommen.

Die Dicke der entstehenden Schleimhaut ist natürlich erst zu beurteilen, wenn die Proliferation des Bettes ihren Höhepunkt erreicht hat, also streng genommen erst in der zweiten Zyklushälfte. Die mittlere Dicke ist die, daß die Funktionsschicht das 4—5fache der Basalisschicht erreicht, wobei bedacht werden muß, daß die Basalis gar nicht selten in die Funktionalisbildung mit einbezogen werden kann. Die durchschnittliche Dicke der Basalis beträgt $^3/_4$—1 mm und das normale Nidationsbett in der zweiten Hälfte des Zyklus 4—5 mm. Davon gibt es Ausnahmen nach unten und oben. Vielfach ist die Schleimhaut nicht so hoch, sondern sie erreicht nur etwa 3 mm. Trotzdem aber ist Form und

Weite ihrer Drüsen und der Funktionszustand ihrer Epithelien völlig zyklusphasengerecht. Auch abnorm dicke Schleimhäute kann es geben, selbst bis zu 1 cm kann man die Schicht anschwellen sehen. Auch diese dicken Schleimhäute zeigen das typische, phasengerechte Bild, sowohl in den Drüsen und ihren Epithelien als auch im Stroma. Es handelt sich um nichts weiter als einfach um dicke und dünne Schleimhäute, um eine starke und schwächere Reaktion auf den Reiz zur Bildung eines Einestes. Es ist schon oben betont worden, daß man eventuell aus einer dicken Schleimhaut einen Rückschluß auf die Stärke des ovariellen Hormones machen kann, der aber deshalb nur wenig zwingend ist, weil sowohl die Stärke der Gefäßreaktion als auch des Endometriums auch von dem beteiligten Gewebe selbst abhängig ist. Man tut gut, diesen auffälligen Dickenunterschieden, insbesondere der reichlich starken Nidationsbettbildung keinen besonderen Namen zuzulegen, sondern nur von einer starken oder einer geringen Zyklusreaktion, von einer dicken oder dünnen Schleimhaut zu sprechen, um damit den funktionellen, normalen Charakter auszudrücken und keine Verwechslung mit den pathologischen Zuständen zu geben. Denn sowohl die dicke wie auch die dünne Schleimhaut sind dem Zykluswechsel in gleicher Weise unterworfen wie die normalen. Auch sie verfallen der Sequestration zur Zeit der Zykluskatastrophe, eben der Menstruation. Wie schon oben gesagt, ist nicht notwendigerweise eine starke oder schwache Regelblutung mit den dicken oder dünnen Zyklusschleimhäuten verbunden. Die Regelstärke ist — das glauben wir gezeigt zu haben — ein viel zu komplexer Begriff, als ihn nur auf eine relativ einfache Tatsache zurückführen zu können.

Außer in der Dickenvariation finden wir Besonderheiten in der Drüsenform. Es ist nicht immer die Drüsenform so typisch, wie wir sie im normalen Teil beschrieben haben. Aber es braucht nur auf die dortige Schilderung aufmerksam gemacht zu werden, in der schon gemeldet wurde, daß nicht immer die Sägeform erreicht zu werden braucht, daß auch die Drüsenweite einmal größer sein kann als normal und dass die Zahl der Drüsen innerhalb eines bestimmten Schleimhautanteils sich erheblich ändern kann. Hinsichtlich der Form der Drüsen ist besonders darauf aufmerksam zu machen, daß einzelne Drüsen auch in normalen Schleimhäuten sehr wohl einmal zystisch entarten können, indem der obere Teil des Drüsenschlauches aus irgendeinem Grunde verstopft oder verlegt ist. Eine Sekretansammlung in solchem übrigens nur klein bleibenden zystischen Drüsenraum läßt sich nicht leicht und regelmäßig feststellen; man findet etwas körnige, strukturlose Massen, die wie Zelldetritus aussehen; ein Sekret, wahrer Schleim, fehlt. In dem Zusammenhang der abnormen Drüsenform muß auch auf Bilder, die man als Invagination oder Knäuelbildung bezeichnet hat, aufmerksam gemacht werden. Es ist schon bei der Beurteilung von Abrasionsschleimhäuten im ersten Teil von ihnen die Rede gewesen. Sie mußten als Kunstprodukte aufgefaßt werden. Abnorme Wucherungszustände zeigen sich im Auftreten von Verzweigungen, Abzweigen in den Drüsen, besonders, wenn sie gehäufter und auf eine Stelle begrenzt auftreten und in Veränderungen der Epithelzelle, die mit dem zyklischen Funktionscharakter der Epithelzelle nicht übereinstimmt.

Kommen wir sodann zu dem allgemeinen Eindruck des Drüsenbildes zurück, so müssen wir sagen, daß es ebenso wie dicke und dünne auch drüsenarme und drüsenreiche Schleimhäute gibt; nicht immer brauchen solche Befunde von vornherein als pathologisch angesprochen zu werden. Das Wesentliche ist auch hier wieder der Funktionszustand, der sich am eindeutigsten an den Epithelien unter Berücksichtigung der anderen

Charakteristika der Zyklusphasen ausspricht. Als Besonderheit müssen Schleimhäute erwähnt werden, die höckerig, zottig, wulstig erscheinen, die schon makroskopisch durch die glasige durchsichtige Art des Gewebes einen sehr erheblichen Flüssigkeitsgehalt anzeigen. Tatsächlich kann man auch in den oberen Schichten während aller Phasen der zweiten Zyklushälfte eine starke Lockerung der Stromamaschen und Anfüllung derselben mit gerinnungsfähiger Flüssigkeit erkennen. Irgendein entzündlicher Reaktionszustand in Gestalt von Rundzellenexsudation braucht hier nicht zu bestehen. Wahrscheinlich liegt lediglich eine abnorm starke Proliferationstendenz evtl. mit leichten Zirkulations-

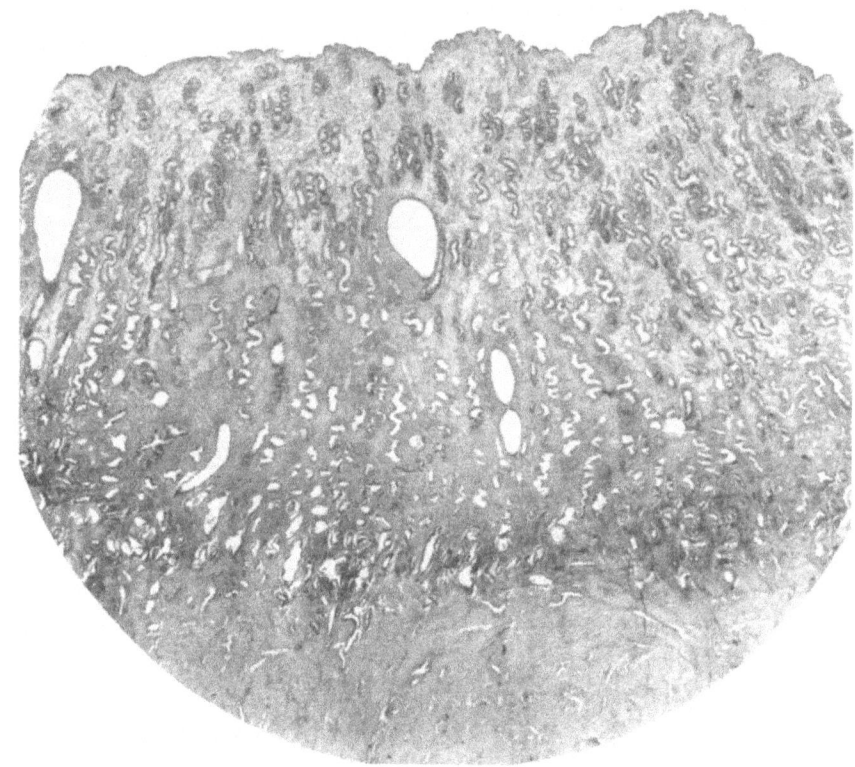

Abb. 151. Dicke Schleimhaut. Gleiche Sekretionsphase wie Abb. 152 und 153.

störungen im Abfluß der Schleimhautgefäße zugrunde. Diese besonders aufgebauscht erscheinenden Schleimhäute haben die beschriebene Veränderung gewöhnlich in ganzer Ausdehnung bis an den Rand des Isthmus. Hier fällt die Dicke der Schleimhaut scharf bis zu dem niedrigen, rudimentär zyklischen Endometrium ab und zwar um so deutlicher, je dicker die Schicht geworden ist. Es gibt aber auch lokale ödematöse Anschwellungen, die sich dann wie Polypen über die Oberfläche erheben und einen eigenartigen Eindruck gewähren. Immer wieder muß betont werden, daß es sich bei allen diesen Veränderungen um kleine Abweichungen an dem in Zyklusreaktion befindlichen Endometrium handelt, daß auch diese abnorm sich zeigenden Schleimhäute durch die Desquamation intra menstruationem verschwinden und einer neuen Schleimhaut, die vielleicht gar nicht mehr dasselbe Gesicht hat, Platz machen.

Auch die dünnen Schleimhäute bieten nichts klinisch Bedeutsames; denn auch in

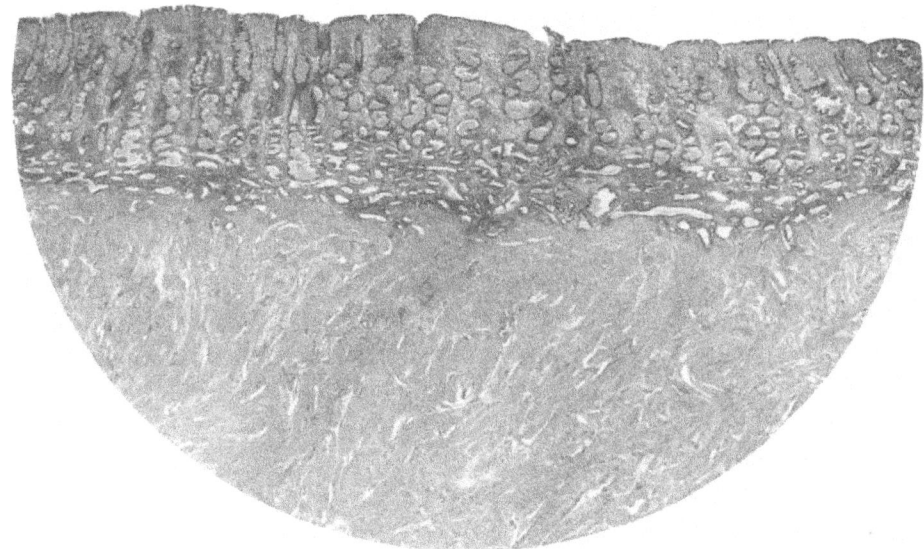

Abb. 152. Niedrige Schleimhaut. Gleiche Phase wie Abb. 151 und 153.

ihnen geht genau so der Desquamationsprozeß vor sich wie überall, wo überhaupt eine zyklische Reaktion sich deutlich zeigt. Für das Nidationsbett des Eies und die Plazentarbildung jedoch scheint mir die Dicke der Schleimhaut nicht ohne Bedeutung zu sein, insofern als die dünnen Schleimhäute als geringe Ansiedlungsschicht sowohl zur größeren Flächenausdehnung der Plazenta als auch zur Einwucherung der Chorionzotten in Partien, die nicht zur Einbettung geeignet sind, Anlaß geben mit der Folge, daß eine Placenta accreta entsteht.

Störungen im Ablauf des Sequestrationsprozesses zur Zeit des Zyklusniederbruchs werden in der Literatur einzeln erwähnt (z. B. Lahm); mir ist trotz sehr reichen Materials

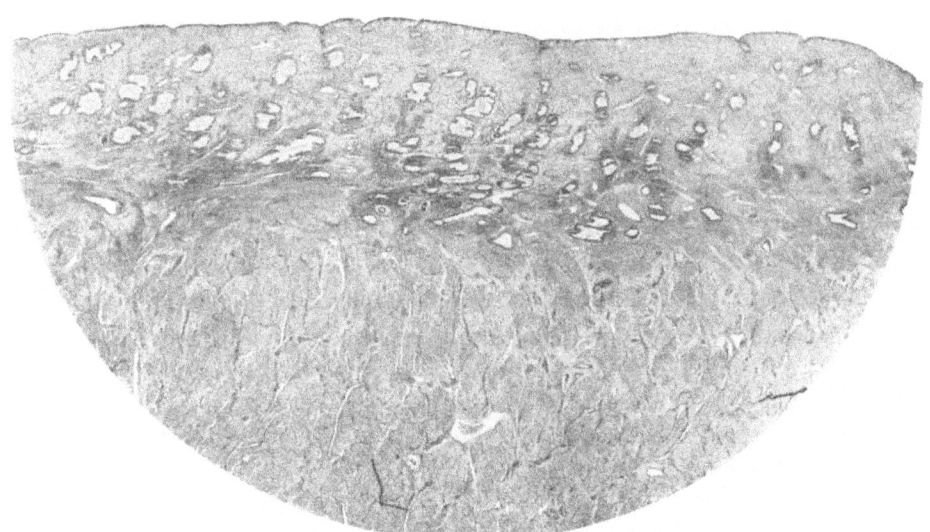

Abb. 153. Niedrige, relativ drüsenarme Schleimhaut. Gleiche Phase wie Abb. 151 und 152.

kein Fall bekannt geworden, in dem Teile der hinfälligen Funktionsschicht abnorm verzögert abgestoßen wurden. Stets lag in solchen Fällen entweder eine Entzündung des Endometriums (s. Endometritis) vor oder es handelte sich um eine krankhaft hyperplastische Schleimhaut mit nekrobiotischen Bezirken, die ja allmählich fortschreiten, einen Fall also, der nicht hierher gehört.

Von der Desquamation der Schicht im ganzen wird später bei der „Dysmenorrhoea membranacea" die Rede sein.

Von besonderer Bedeutung für die Bildung einer Funktionalis sind Partien, in denen die Basalis Störungen zeigt. Es ist eine einfache Vorstellung, daß die Basalisschicht

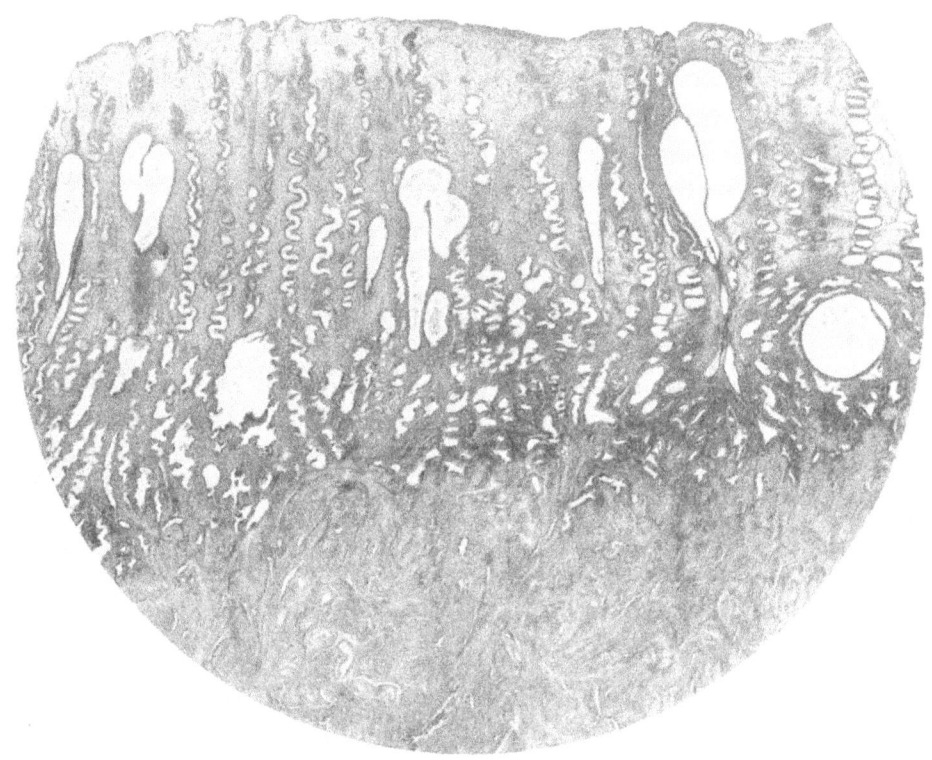

Abb. 154. Zystische Drüsenerweiterungen in normal funktionierender Funktionsschicht.

über einem aus der Muskelwand heraus in das Kavum hinein vordringenden Myom abgeflacht wird, wenn nicht die Basalisschicht durch selbständige Wucherung den Flächenzuwachs ergänzt. Beides kommt vor. Am abgeflachten Endometrium ist aber auch eine lokale flachere Funktionalisbildung durchaus verständlich. In Uteri mit Myomknoten kann man solche, über dem Myom flach und unvollkommen ausgebildete Funktionalispartien häufig sehen.

An der Stelle, wo die Basalis z. B. durch Operationsverletzung, insbesondere der Abrasio geschädigt ist, kommt ebenfalls zunächst eine nur geringere Funktionalisbildung zustande. Die Verletzung, die die Basalis durch die Abrasio mucosae erfährt, soll bei ordnungsgemäßer Ausführung der Operation keinesfalls tief gehen. Auch die Behandlung des Endometriums mit Jodtinktur, wie sie häufig ausgeführt wird, hat nur eine durchaus

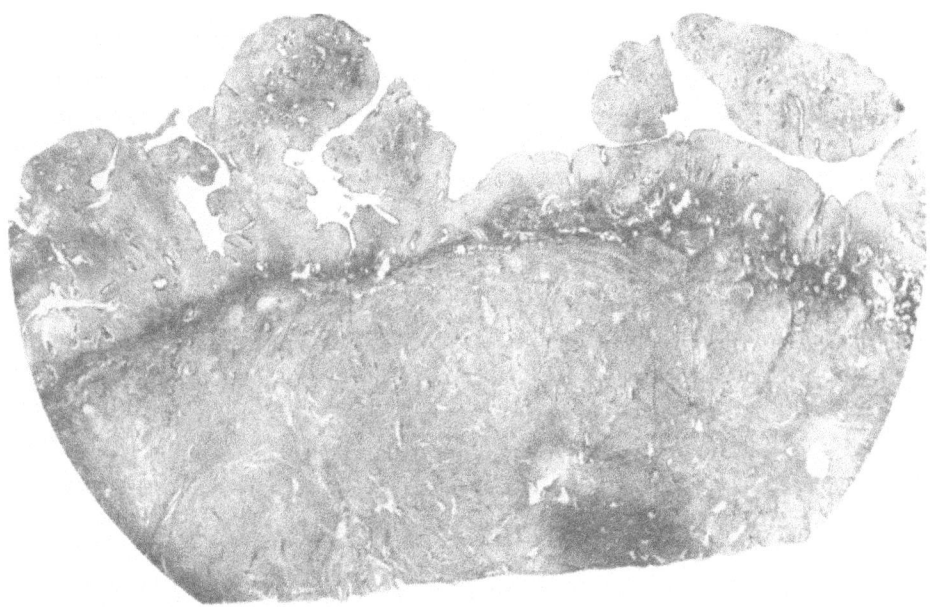

Abb. 155. Polypöse Funktionalis.

oberflächliche Wirkung. Über die Ätzwirkung ist in früherer Zeit eingehend gearbeitet worden (s. Burckhard, Menge u. a.). In der zweiten Auflage dieses Handbuches sind darüber genaue Zusammenstellungen zu finden. Es kommt jedoch bei unsachgemäßer roher Ausführung der Abrasio mucosae sehr leicht vor, daß die scharfe Kurette aus der

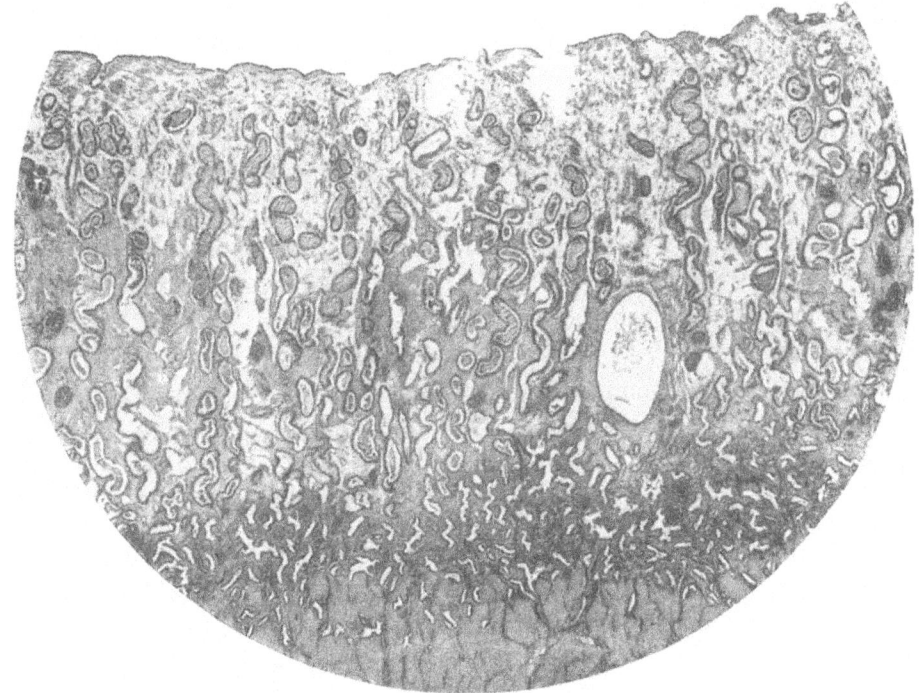

Abb. 156. Ödeme der Funktionalis (Sekretionsphase, 3. Woche des Zyklus).

Basalisschicht ein Stück heraushackt. Diese Muskelwunde wird dann von der Seite her durch die gebliebenen Basalisreste epithelialisiert. Es bildet sich zunächst eine einfache Epithellage, etwas später kommt ein zartes, lockeres Bindegewebe zustande, es erfolgen Einsenkungen von der Oberfläche her und schon in relativ kurzer Zeit ist auch ein völliger Basalisdefekt, wenn er klein ist, ergänzt. Die Regenerationskraft des Endometriums ist offenbar eine sehr erhebliche. Bei der gewöhnlichen Abrasio jedoch geschieht die Heilung des restierenden Basalisanteils relativ rasch; Leukozytenansammlungen in mäßiger Menge, Epithelsprossungen, Bindegewebsneubildungen bauen zunächst die Basalis und sehr bald auch die Funktionalis wieder auf. Nach einer solchen Abrasio ist ein Nidationsbett gewöhnlich schon sehr rasch wieder möglich. In über der Hälfte der Fälle konnte Jaeger feststellen, daß nach einer Abrasio die nächste Periode zu erwarteter Zeit auftrat. In einer größeren Reihe von selbstbeobachteten Fällen konnte ich eher eine Verzögerung des nächsten Termins konstatieren. Einmal jedoch trat sie schon am 14. Tag, einmal am 17. Tag, zweimal am 23. Tag nach der Abrasio auf. Der Zyklus wurde durch sie also vielfach verschoben. In einigen wenigen Fällen konnte ich beobachten, daß schon 9 und 13 Tage nach der Abrasio eine deutliche Schleimhautschicht wieder da war und auch deutliche Zyklusreaktion im Sinne eines Sekretionsbildes zeigte; wenn auch die Schicht erheblich niedriger war, so war doch der Epithelzustand durchaus deutlich der Sekretion entsprechend. Die verfrühten Menstruationen nach Abrasionen lassen also, wenn nicht besondere Wundheilungsstörungen im Sinne einer Entzündung eine menstruelle Blutung vortäuschen, annehmen, daß auch ein in Heilung begriffenes Endometrium eine rudimentäre Zyklusreaktion durchmachen kann, wenn adäquate Ovarialreize eintreffen.

Ist die Narbe, die nach einer Abrasionsverletzung in der Basalis eintritt, an Flächenausdehnung größer, so kann sich die vollkommene Wiederherstellung einer Basalis wahrscheinlich längere Zeit, zum mindesten über mehrere Zyklen ausdehnen; während dieser Zeit wird also auch in der Zyklusreaktion des Endometriums ein lokaler Defekt anstelle der Narbe auftreten.

Eine für die Zyklusbildung wichtige Basalisaffektion ist die Entstehung einer autonomen Drüsenwucherung im Sinne eines Adenoms. An dieser tumorartig umgewandelten Stelle ist die Basalis offenbar nicht fähig, der Zyklusreaktion zu genügen. Das zeigen Fälle, wo an der Stelle des Basalisadenoms die im übrigen gut ausgebildete Funktionsschicht eine tiefe trichterartige Einziehung zeigt. Es wird später von den Adenomen, die sich zu Polypen ausbilden, noch weiter die Rede sein.

Das gleiche, was von den gutartigen Adenomen gilt, gilt auch von den Karzinomen. An der Stelle, wo das Karzinom sich bildet, kommt eine Zyklusreaktion natürlich nicht mehr zustande. Die Grenzen zwischen den gesunden und kranken Anteilen sind aber durchaus scharf, so daß krank und gesund hart nebeneinander liegen. Im allgemeinen kommt das Korpus-Karzinom ja jenseits des geschlechtsreifen Alters vor, jedoch sind auch jugendlichere Fälle bekannt, in denen sich dann jenes Verhalten zeigte. Besonders deutlich war das in einem Fall von Metastasen in der Korpusschleimhaut von einem Tubenkarzinom aus; für Ovarialkarzinommetastasen in der Korpusschleimhaut gilt das gleiche.

Die einfache Hypertrophie dagegen, wie sie schon weiter oben als Basalishypertrophie genannt wurde, läßt die Basalis in ihrer Fähigkeit, eine Funktionalis zu bilden,

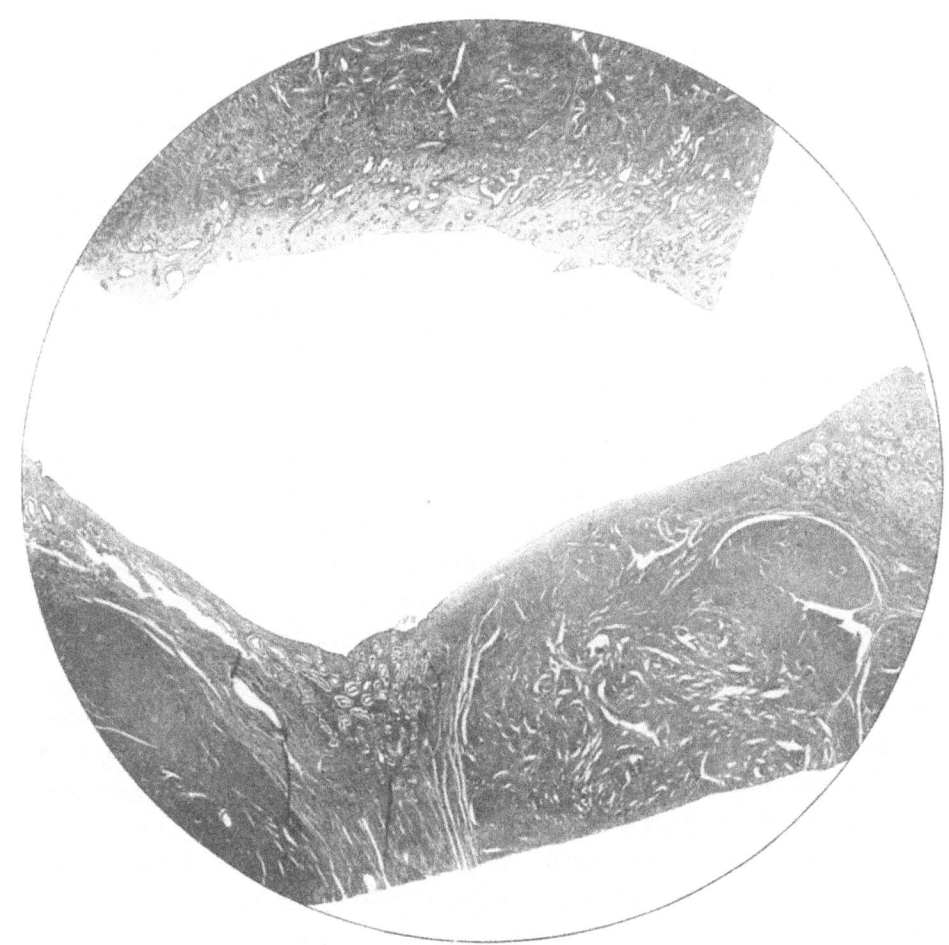

Abb. 157. Das Endometrium bei vordrängenden Myomen (Buchten,,hyperplasie" und Kuppen,,atrophie", oben die Gegenseite).

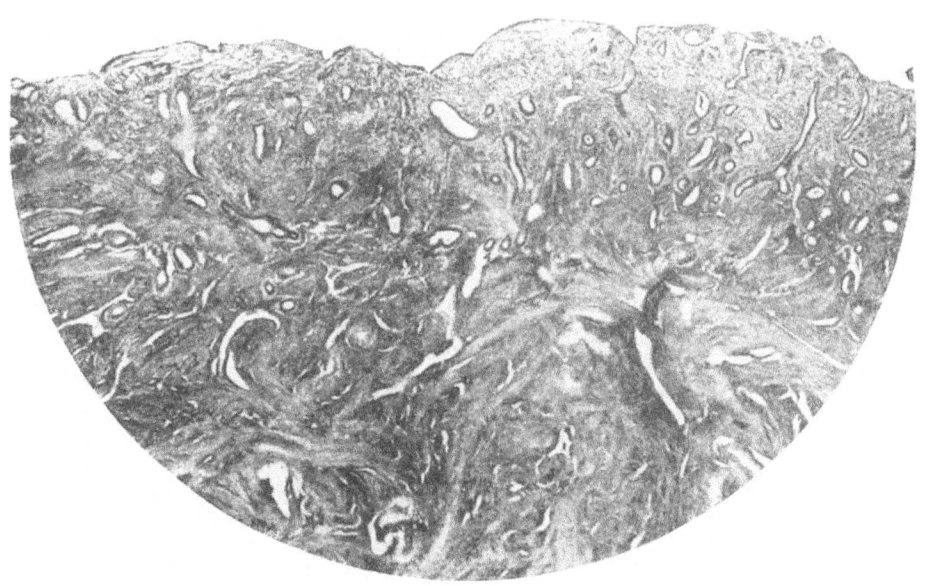

Abb. 158. 6 Tage post abrasionem mucosae.

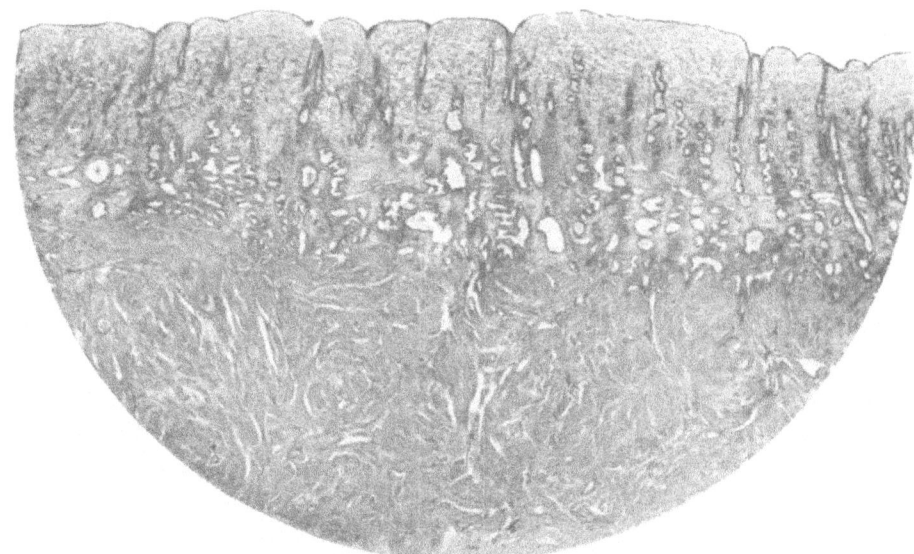

Abb. 159. Sehr dünne Basalis (siehe Abb. 160).

offenbar nichts einbüßen. Ebenso sind auch die Fälle von Adenomyosis, was auch schon oben erwähnt wurde, durchaus imstande, eine normale und gute Funktionalis zu bilden. Die Adenomyosisherde im Myometrium machen die Zyklusreaktion nicht mit; sie verhalten sich also wie ihr Ursprungsort, die Basalis.

Solche Hypertrophien der Basalis können lokal vorgetäuscht werden dadurch, daß zwei gegen das Cavum uteri vordrängende Myome eine Nische bilden. In dieser Nische liegen die Basalisflächen schräg zueinander geneigt. Die aus den beiden Flächen entstehen-

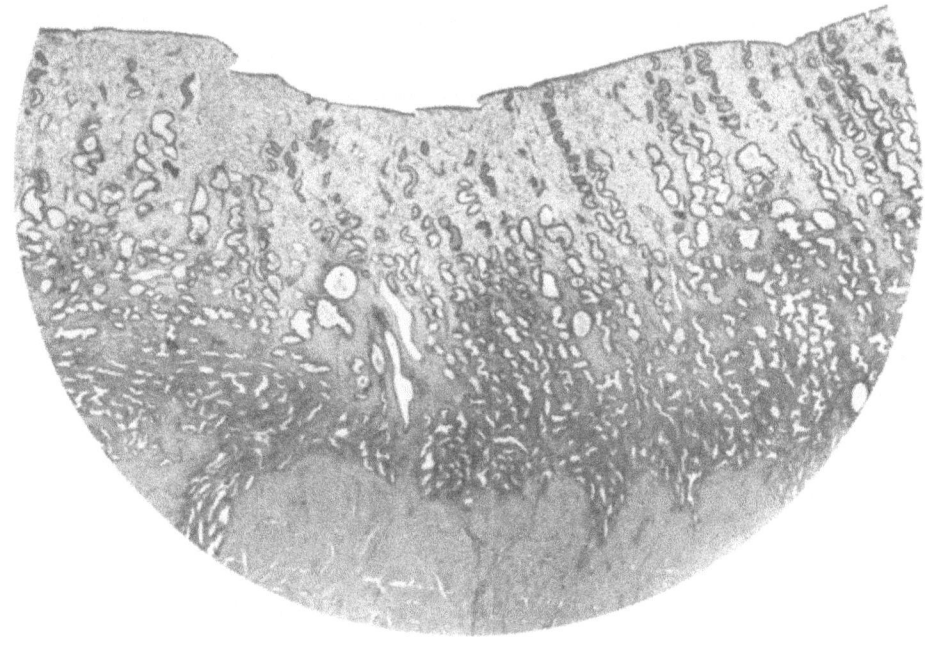

Abb. 160. Dicke Basalis.

den Funktionalisanteile berühren sich sehr bald und überbrücken gemeinsam die Senkung. Nimmt man diese in den Ecken des Kavum vorkommende Scheinhypertrophie zusammen mit den auf der Kuppe der Myome beobachteten Atrophien, so kann man erkennen, daß bei Myomen das Endometrium ein eigenartig ungleiches Aussehen hat. Trotzdem aber desquamiert die funktionelle Schicht auch bei Myomen überall, so daß sich, abgesehen von den mechanisch bedingten Unterschieden, eine prinzipielle Abweichung von der Norm nicht findet.

Es ist natürlich selbstverständlich, daß es innerhalb der zyklisch wachsenden kurzlebenden Funktionalis auch zu Zirkulationsstörungen kommen muß. Es ist außer-

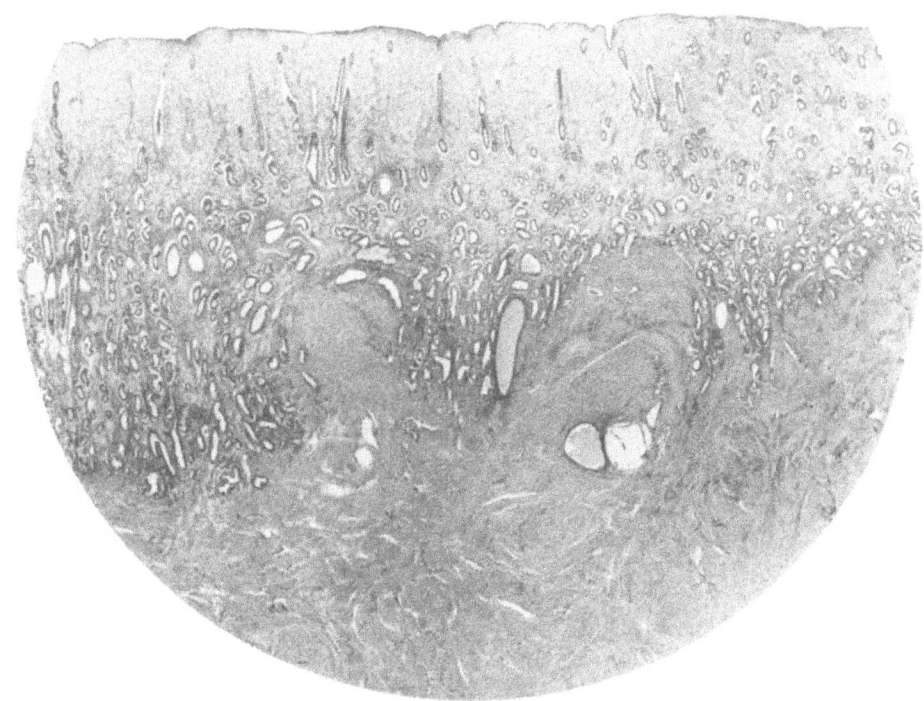

Abb. 161. Ungleiche Basalis.

ordentlich schwierig, Hyperämien zu beobachten und anatomisch nachzuweisen. Man findet häufig dilatierte zartwandige Gefäße strotzend mit Blut gefüllt unter der Oberfläche abradierter und auch der mit dem ganzen Uterus exstirpierten Schleimhäute. Solche Bilder kommen aber vor, auch ohne daß irgendwelche abnormen Blutungen klinisch bestehen und es ist außerordentlich wahrscheinlich, daß es sich hier um agonale Erscheinungen handelt, die durch die operativen Eingriffe zustande gekommen sind. Ebenso verhält es sich mit frischen Blutaustritten in das zarte Endometriumsstroma. Auch hier sieht man vielfach ganze Blutseen unter der Oberfläche, und zwar in allen Zyklusphasen, besonders wieder bei Abrasionen, ohne daß intra vitam eine abnorme Blutung außerhalb der Regelzeit bestand. Ich glaube, daß die meisten Fälle, in denen derartige Hämorrhagien gefunden werden, auch Kunstprodukte sind. Anders schon müssen Bilder beurteilt werden, in denen man ausgelaugte rote Blutkörperchen unter dem Oberflächenepithel findet. Solche Herde kann man in verschiedener Ausdehnung gelegentlich sehen, und zwar bei Fällen, die keinerlei abnorme Blutungen in der Anamnese haben, aber auch bei solchen, die Zwischenblutungen während des Ablaufes der Regel zeigen. Bei Myomen findet man stark dilatierte Gefäße relativ häufig. Frankl hat auf diese abnormen Gefäße besonders aufmerksam gemacht. Er hat auch variköse Plexus als Gelegenheitsbefunde an Schleimhäuten beschrieben. Es besteht sicher kein Zweifel, daß Diapedesis- oder auch Rhexisblutungen in der zarten lockeren Schleimhaut vorkommen, besonders wenn irgendwelche Stauungsfaktoren oder Schädigungen in der Gefäßwand auftreten. Z. B. kann man beobachten, daß bei Herzfehlern und auch Schrumpfnieren Zwischenblutungen zwischen den Regeln auftreten. In einem Falle eines schweren Herzfehlers mit dauernden Blutungen, die zur Regelzeit deutlich stärker wurden (Rostocker Fall), wurde der Uterus hoch amputiert; es zeigte sich eine völlig zyklusgerechte Schleimhaut ohne irgendeinen lokalen Grund einer abnormen Blutung, wohl aber Blutaustritte im Stroma. Es ist möglich, daß in diesem Fall eine intravitale Diapedesisblutung sich auch post mortem nachweisen ließ. Für die vitale Natur dieser Blutkörperchenansammlung könnten Fibrinausscheidung und Verfilzung mit dem Stroma sprechen insbesondere, wenn außerdem eine leichte Ansammlung von Rundzellen daneben besteht. Im übrigen aber sind Blutungen ins Gewebe an untersuchten Schleimhäuten mit großer Vorsicht auf ihre vitale Natur hin zu beurteilen.

Thrombosierungen von oberflächlichen Gefäßen kommen leicht vor. Die Arterien streben senkrecht oder etwas schräg in korkzieherartigen Windungen gegen die Oberfläche hin und gehen dort in ein unter der Oberfläche liegendes kapillarvenöses Gefäßnetz über. Die Gefäßwandungen sind hier außerordentlich zart. Dünnwandige Venenrohre leiten das Blut häufig wieder zur Muskelwand zurück. In oberflächlichen Schleimhautpartien ist also häufig Gelegenheit zu Kapillar- und Venenektasien gegeben. Am deutlichsten treten derartige Zirkulationsstörungen in pathologisch-hyperplastischen Schleimhäuten, wie sie in dem Abschnitt über die glandulär-zystische Hyperplasie bei den persistenten, reifenden Follikeln beschrieben sind, auf und bewirken nekrotischen Zerfall oberflächlicher Schleimhautpartien.

Über das Ödem ist oben bei der Beschreibung der dicken Schleimhäute schon gesprochen.

Als Rarität konnte ich einen Keilinfarkt in einer zyklusgerechten Schleimhaut feststellen, ohne daß klinisch irgendwelche Zeichen entstanden. Es handelte sich nur um einen sagokorngroßen Herd mit der Basis nach der Oberfläche.

Alle die genannten und teilweise etwas näher beleuchteten Abwegigkeiten vom normalen anatomischen Zyklusbild haben, abgesehen vielleicht von den anatomisch nicht sicher erfaßbaren Diapedesisblutungen, klinisch keine wesentliche Bedeutung, wobei die lokalen Adenom- und Karzinomherde als auffällige, zu dem Zyklus nicht gehörige Gebilde selbstverständlich ausgenommen sind. Jene entstehen und vergehen mit der Funktionsschicht, die gerade abläuft. Eine kommende Schicht findet vielleicht andere Bedingungen vor und kann wieder durchaus der Norm entsprechen. Nur die Zahl der Drüsen, also die Drüsenarmut und der Drüsenreichtum einer Schleimhaut ist als Produkt der Anlage der Basalis etwas individuell gegebenes und ändert höchstens in größeren Zeitintervallen allmählich ein wenig ab.

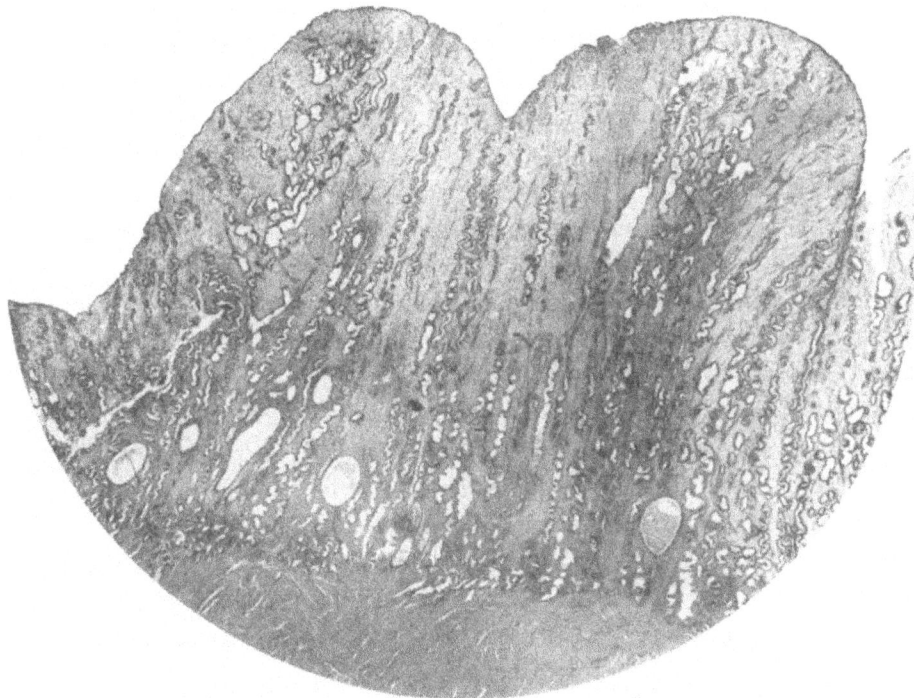

Abb. 162. Ödem der Nidationsschicht und herdweise Basalisverdickungen.

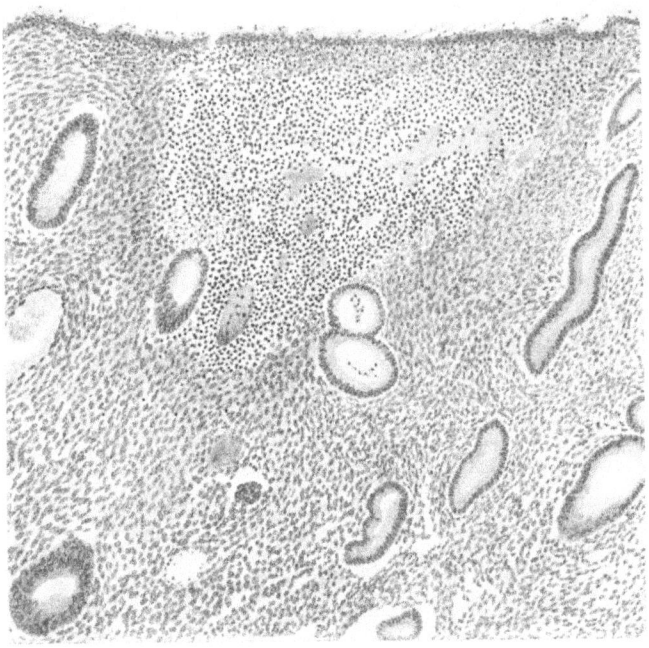

Abb. 163. Keilinfarkt des Endometriums (Proliferationsphase).

2. Die Entzündungen im Cavum corporis uteri und ihre Bedeutung für den Zyklusablauf (eigentliche Endometritis corporis).

Im Grunde genommen bedürfte es des Zusatzes „eigentliche" bei der Endometritis nicht, aber in Rücksicht darauf, daß früher auch vielfach chronisch-hyperplastische Zustände als Entzündung angesprochen wurden, ist es gut, dieses Krankheitsbild, das durch exsudative Entzündungsprozesse charakterisiert ist, besonders herauszuheben.

Diese eigentliche Endometritis ist dasjenige Kapitel, das in früheren Auflagen schon stets mit besonderer Liebe behandelt ist; denn die bakteriologische Ära unseres Faches hat sich mit einigen Grundfragen des hier zur Diskussion stehenden Bildes eingehend beschäftigt. Es bedurfte der exakten Untersuchung von Menge, Stroganoff, Walthard und Winter mit dem Beweis, daß das Corpus uteri ebenso wie die Tuben normalerweise frei von Mikroorganismen sind. Auch der Satz, daß der Zervikalkanal normalerweise frei von Mikroorganismen gefunden wird, ist heute allseitig anerkannt. Wichtige Arbeiten, wie sie in der 2. Auflage des Handbuches referiert werden, berichten dann weiter darüber, daß bei Endometritiden, die die Form der exsudativen Entzündung, insbesondere die Anfüllung der Stromamaschen mit Lympho- und Leukozyten und auch Plasmazellen zeigten, vereinzelt Bakterien sich nachweisen ließen, daß jedoch in den Fällen, die früher als chronisch hyperplastisch, jetzt als normale zyklusgerechte angesehen werden, in Übereinstimmung mit dem obigen Satz vom normalen Uterus keine Bakterien festgestellt werden konnten. Doederlein kommt deswegen bei der Bearbeitung der Entzündung der Gebärmutter in der 2. Auflage des Handbuches zu der Unterscheidung 1. von solchen Metroendometritiden, die durch Mikroorganismen erregt werden und faßt darunter zusammen die septischen, die saprophytischen, die gonorrhoischen, die tuberkulösen, die syphilitischen und die diphtherischen und 2. derjenigen Formen der Metroendometritis, die ohne Einwirkung von Bakterien zustande kommen, Formen, die heute, wie gesagt, teilweise als normale zyklusgerechte Schleimhäute angesehen werden, teilweise in die Gruppe der glandulär-zystischen Hyperplasie gehören. Es kann an dieser Stelle die Frage der Infektion des Corpus uteri vom bakteriologischen Standpunkt aus nicht aufgerollt werden. Diese Frage gehört in das Kapitel der „Entzündung des Genitales" überhaupt, sondern es kommt in diesem Abschnitt hauptsächlich darauf an, festzustellen: „wie wird der Ablauf des Zyklus durch einen exsudativ-entzündlichen, bakteriell bedingten Prozeß in der Schleimhaut des Korpus-Endometriums beeinflußt, und welche klinischen Zeichen, insbesondere in bezug auf den Regelablauf, lassen sich bei einer derartigen Endometritis feststellen?" Wenn nun auch bakteriologische Gesichtspunkte je nach dem Mikroorganismenbefund für die spätere Darstellung nicht maßgebend sein sollen, so ist es trotzdem wichtig, mindestens zwei Gruppen zu trennen, nämlich die eitrigen und die tuberkulösen Endometritiden, wobei unter den eitrigen Endometritiden sowohl solche, bei denen einfache Eitererreger als auch Gonokokken vorkommen, zusammengefaßt werden sollen.

a) Die eitrige Endometritis. Um die Zeit, wo die 2. Auflage dieses Handbuches herauskam, brachte eine Arbeit von Hitschmann und Adler über die Lehre von der Endometritis, die ein Vorläufer für die Arbeit über die normale Uterusschleimhaut beim geschlechtsreifen Weibe war, das Thema erneut in Fluß. Es war jene Arbeit, in der Hitschmann und Adler betonten, daß nur die Zeichen, die auch sonst im Körper als maßgebend für die Entzündung herangezogen werden, für die Endometritisdiagnose brauchbar seien, und daß die hyperplastische Endometritis keine echte Endometritis sei. Sie stellten den Satz auf, daß lediglich die Ansammlung von Rundzellen, worunter sie Lympho- und Leukozyten verstanden, vor allem aber die leicht festzustellenden Plasmazellen für die Diagnose der Endometritis maßgebend wären. An diese Behauptung haben sich eine Reihe von Arbeiten angeschlossen, die sich neben der Drüsenhyperplasie, die auf entzündlicher Basis entstehen könnte, vor allem mit der Bedeutung der Plasmazellen als Kriterium für die Endometritis beschäftigen. Schick, Elisabeth Weishaupt, Schwab, Albrecht, Freund, Himmelheber, Büttner u. a., die auch in der Nachprüfung der Lehre von der Zyklusschleimhaut genannt werden, nehmen gleichzeitig auch zu der Frage der Plasmazellen Stellung. Fromme faßt das Resultat dieser Arbeiten zusammen, in dem anerkannt wird, daß Plasmazellen die eigentliche echte Endometritis charakterisieren, daß es aber auch hyperplastische Vorgänge gäbe, in denen sie fehlten, die aber trotzdem als entzündlich, wenn auch selten anzusprechen wären. Diese letzte Behauptung ist im Laufe der nächsten Jahre dahin korrigiert, daß die pathologische Hyperplasie auf abnorme Ovarialtätigkeit, wie es hier früher beschrieben wurde, zurückzuführen ist und mit Entzündung tatsächlich nichts zu tun hat. Die Plasmazellen allein würden aber auch die Diagnose der Endometritis nicht vollständig erschöpfen, da auch Lympho- und Leukozytenanhäufung mit dafür verwendet werden müssen.

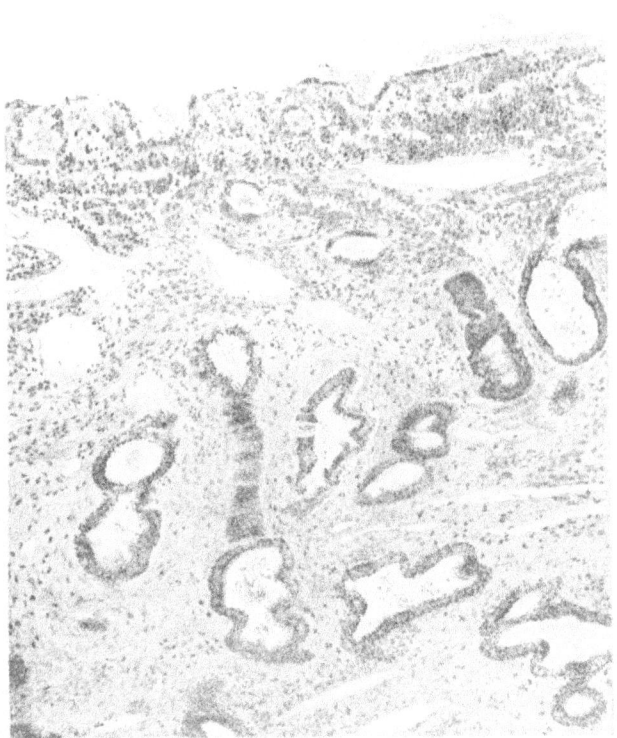

Abb. 164. Akute Oberflächen-Endometritis.
Phase: Anfang Sekretion.

Nebenbei werden auch Verdichtungen des Stromas und Narbenbildungen als Entzündungszeichen genannt. Erst die systematische Durcharbeitung des großen Materials hat hier weitere Klärung gegeben. Vor allem konnte die Frage geklärt werden, wie denn eigentlich die Zyklusreaktion, die doch bei jedem Einzelzyklus wechselt, sich bei solchen Entzündungsprozessen verhält. Meinen mit Frau Frieda Viek-Neuendorff systematisch durchgeführten und von Kronke und H. Hartmann ergänzten Untersuchungen blieb es vorbehalten, eine Klärung dieser wichtigen Frage zu geben.

Zusammenfassend läßt sich der Verlauf einer entzündlichen Infektion des Endometrium corporis heute so darstellen:

a) Die Bakterien dringen während des Ablaufes eines Zyklus in das Korpus-Cavum ein und besiedeln die gerade im Ablauf begriffene Zyklusschleimhaut. Die Gelegenheit zu einer derartigen Affektion ist bei allen Prozessen gegeben, die entweder die normale Schutzbarriere des Zervikalkanals durch anatomische Störungen insuffizient machen oder ohne anatomische Störungen des Gebietes künstlich aufwärts gebracht werden. Zu den letzteren Ursachen gehört die Einbringung von Bakterien mit Instrumenten, z. B. der Sonde, dem mit Medikamenten getränkten Stäbchen, mittels Spülflüssigkeiten, Intrauterinpessarien, Mutterspritzen oder ähnlichem. Für die erste Gruppe bedeutungsvoll sind tiefgehende Zervixrisse, die die Kontinuität

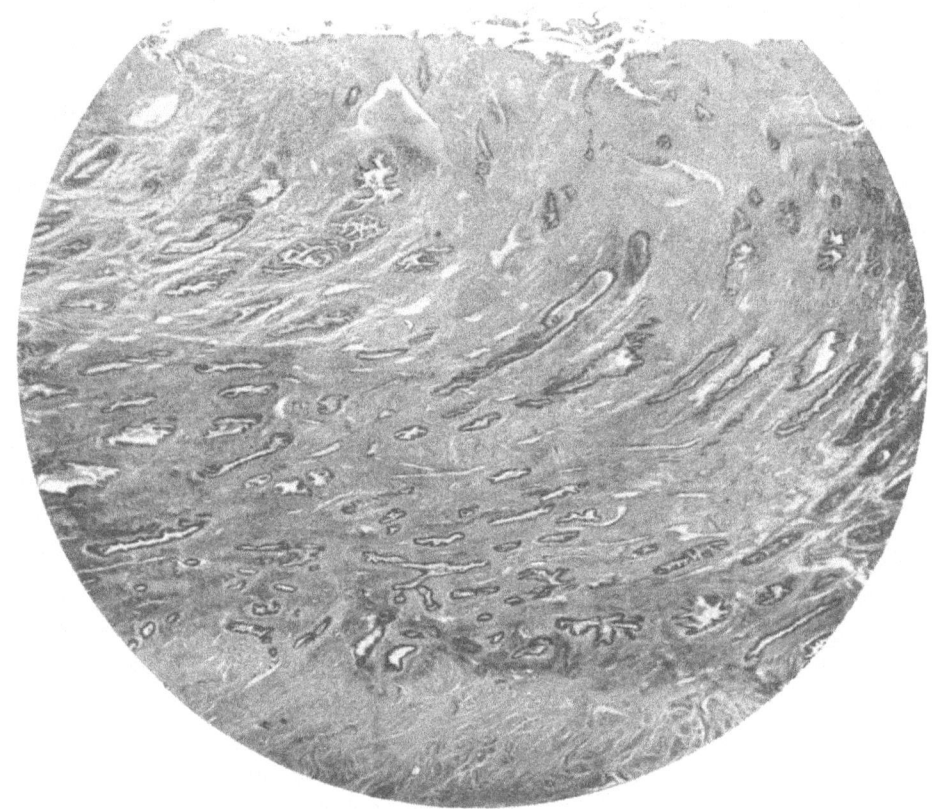

Abb. 165. Frische diffuse Oberflächenendometritis in einer Sekretionsphasenschleimhaut. Dazu die Zeichnung siehe Abb. 166.

des röhrenförmigen Zervikalkanals unterbrechen, Zervix- oder Korpuspolypen, die im Zervikalkanal nach abwärts hängen und durch die Bewegung der Uterusmuskulatur herausgedrängt und wieder hineingezogen werden, schließlich auch Karzinome des Collum uteri, die durch Berührung mit dem bakterienhaltigen Teil der Scheide stets als infiziert anzusehen sind. Eine wichtige bedeutsame Rolle spielen auch die eitrigen Zervixkatarrhe, in erster Linie also die Gonorrhöe. Kommen durch eine dieser genannten Gelegenheitsursachen Keime auf das Endometrium corporis, während ein Zyklus im Ablauf begriffen ist, so entstehen auf der Oberfläche kleine Infiltrate und Ulzerationen. Sie können mit den Lymphbahnen straßenweise ins Innere der Schleimhaut ziehen, bleiben im allgemeinen aber in den oberflächlicheren Partien begrenzt. Während dieser Infektion und den dabei sich abspielenden Prozessen geht die Zyklusumwandlung weiter und kommt in kurzer Zeit zum Niederbruch des Zyklus, zur Desquamation der Schicht. Die Funktionsschicht zerfällt in der üblichen Weise. Es tritt zu den bisherigen Exsudationsprozessen die normale physiologische diffuse Leukozytose hinzu. Die Schleimhaut zerfällt bis auf die Basalis in 1—2 Tagen und geht mit dem Menstruationsfluß nach außen.

In den meisten Fällen tritt klinisch diese Oberflächenendometritis durch einen leichten blutigen Ausfluß vor der eigentlichen Menstruation zutage. Nur in ganz leichten Fällen scheint dieses klinische Zeichen zu fehlen. In manchen Fällen, z. B. bei Anwesenheit von Polypen oder einem Kollum-Karzinom, auch einer Erosion als Folge des eitrigen Zervikalkatarrhs kann dieser blutige Ausfluß durch die Absonderungen des genannten Prozesses überdeckt werden, so daß es nicht zur Diagnose kommt. Der Infektionsprozeß aber kommt durch die folgende Desquamation der kurzlebigen Schleimhaut gewöhnlich nicht zu einem Abschluß, sondern geht in das zweite Bild über.

β) **Die Keimaszension erfolgt erst während der Desquamation der Schleimhaut, also während der Menstruationsblutung**, oder es bleiben die Entzündungsprodukte der niederbrechenden Schleimhaut und die Erreger jener Oberflächenendometritis in der Höhle des Cavum uteri zurück.

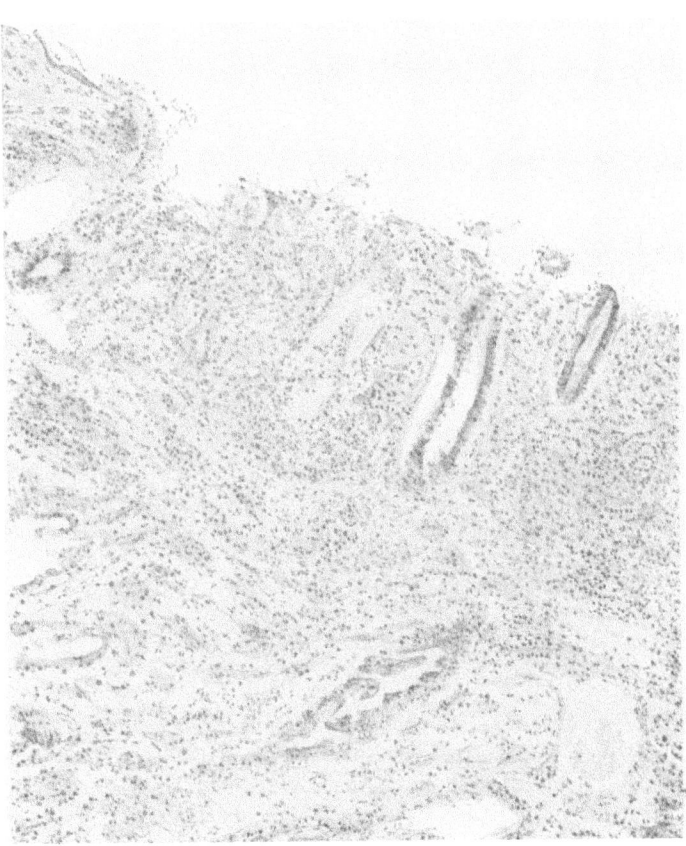

Abb. 166. Akute diffuse Endometritis.

Es ist sehr wohl möglich, daß in einer Reihe von Fällen die Keime unschädlich gemacht werden und mit dem Menstrualfluß verschwinden. Aber sicher ist auch, daß die Keime die Basaliswunde besiedeln und infizieren können. Als Reaktion sieht man in der niedrigen, knapp 1 mm dicken Basalisschicht eine erhebliche Ansammlung von Lympho- und Leukozyten und reichlich Plasmazellen. Die Exsudatzellen sind diffus verbreitet, sammeln sich aber in Herden stärker an. Besonders die Oberfläche ist betroffen; sie ist und bleibt zunächst epithelentblößt, so daß es sich im wahren Sinne des Wortes um eine eitrige Wundfläche handelt. Untersucht man Fälle einige Zeit nach Beginn der Regel, so kann man konstatieren, daß das Oberflächenepithel sich allmählich wieder hinüberschiebt und daß eine Abnahme der Rund- und Plasmazellen festzustellen ist. Man sieht auch vielfach deutlich, daß die Basalis eine Schichtung erkennen läßt, indem die oberen Schichten lockerer werden und die neugebildeten Drüsen gestreckt verlaufen. Die Gitterfaserfärbung zeigt ebenfalls die frisch entstandene Schicht an, jedoch ist als Zeichen der im Ablauf begriffenen Entzündung immer noch eine starke Exsudation von Rund- und Plasmazellen deutlich.

Wie lange nun dieses Stadium dauert, hängt entschieden von der Invasions- und Zerstörungskraft der Keime und der Regenerations- und Widerstandskraft des Gewebes ab. Im Ovarium braucht die Zyklusfolge durch eine derartige endometrane Infektion keine Störung zu erleiden. In vielen Fällen breitet sich allerdings die Entzündung, vor allem bei Gonorrhöe, diffus über das gesamte Genitale und das Beckenbauchfell aus, aber insbesondere bei nichtgonorrhoischer Infektion kann eine Begrenzung auf das Endometrium corporis sehr wohl bestehen bleiben. Für die Fälle der Infektion des Peritoneums ist die Infektion des Ovariums, eventuell eine Abszeßbildung möglicherweise im frisch geplatzten Follikel lymphogen oder durch Kontakt wahrscheinlich. Es kommen dann selbstverständlich Verschiebungen in der Eireifung zustande, die auf die zyklische Reaktion des Endometriums zurückwirken. Für die Fälle jedoch, in denen die Ovarialtätigkeit der Eireifung nicht gestört ist, treffen die Uterusschleimhaut sehr bald wieder die Reize der Proliferations- und Sekretionsbildung. Das Verhalten des entzündlich geschädigten Endometriums diesen Anreizen gegenüber ist verschieden.

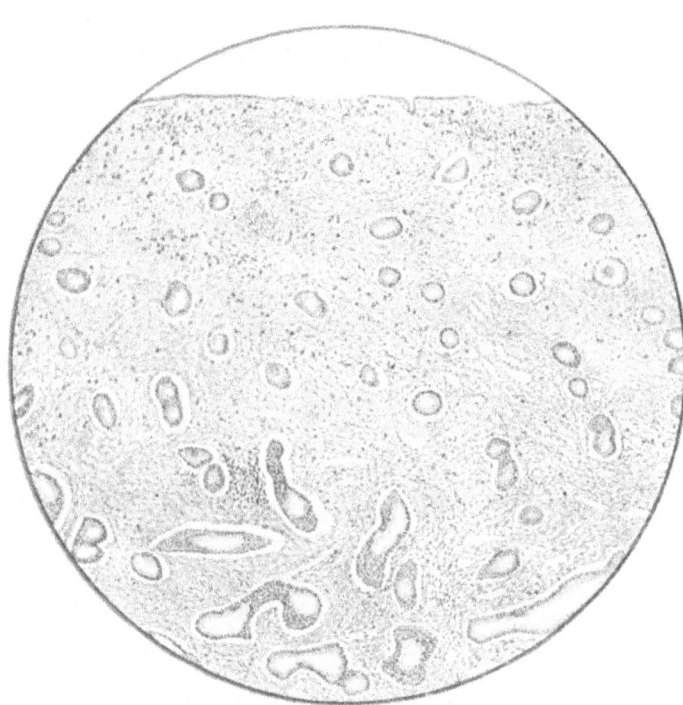

Abb. 167. Allmählich abheilende Endometritis.
Eine neue Funktionalis ist schon wieder angedeutet, jedoch sind überall noch erhebliche entzündliche Infiltrate.
(Aus Schröder, Lehrb. d. Gyn.)

Die leichteren Fälle bilden sehr bald ein neues Nidationsbett; dieses kann durchaus die volle Dicke des normalen erreichen. Im Stroma desselben findet man aber überall, besonders um die Gefäße und um die Drüsen herum, weniger jedoch unter der Oberfläche, eine Ansammlung von Rund- und Plasmazellen. Die Charakteristika der einzelnen Zyklusphasen können in jeder Beziehung vorhanden sein.

Bei den schwereren Fällen vermag die entzündete Basalis jedoch ein vollgültiges Nidationsbett nicht zu bilden, sie bleibt niedrig, ihre Drüsen haben einen teils gestreckten, teils etwas unregelmäßigen Verlauf; die Epithelien zeigen zur Zeit, wo im Ovarium das Corpus luteum nachweisbar ist, wohl Ansätze zur Sekretion, kommen aber nicht deutlich damit zur Ausbildung, vor allem aber bleibt das Stroma auch der oberen Partie der niedrigen Schleimhaut spindelzellig, bekommt besonders in der letzten Hälfte des Zyklus zunehmend mehr Gitterfasern und ist in allen seinen Maschen mit Rund- und Plasmazellen angefüllt.

Vereinzelt sieht man am Epithelapparat besonders saftige Zellen, vereinzelt etwas unregelmäßige Zellformen, aber nie eine Wucherungstendenz, die auf hyperplastische Vorgänge hindeutet. Es stimmt also in diesen Fällen die uterine und die ovarielle Zyklusphase nicht miteinander überein, weil die uterine den ovariellen Befehlen nur höchst unvollkommen folgen konnte. Es handelt sich also in diesen Fällen um eine Endometritis mit gestörtem uterinen Zyklus, wobei die Zyklusstörung selbst nur daraus zu eruieren ist, daß man das im Ovarium vorhandene Funktionsstadium analysiert oder durch die zeitliche Entfernung der Materialgewinnung vom Termin des letzten Regelbeginns beurteilt.

Für die Beurteilung des klinischen Bildes lassen sich natürlich nur solche Fälle heranziehen, in denen nachweisbare andere Veränderungen nicht vorhanden sind, die das klinische Bild selbständig beeinflussen könnten. Wir können also für die Zeichnung des klinischen Bildes der echten Endometritis nur solche Fälle brauchen, die isolierte Endometritiden des Corpus uteri sind. Von diesen läßt sich sagen, daß in etwa der Hälfte der Fälle diejenigen Patienten, die am abradierten Endometrium eine starke Endometritis mit Zyklusstörung zeigten, nach der letzt dagewesenen Regel unregelmäßige, mehr oder weniger starke Blutungen oder blutig schmierigen Ausfluß hatten. In der anderen Hälfte der Fälle war die Regel verstärkt und kam entweder regelmäßig oder etwas unregelmäßig. Die besondere Verstärkung der Regel ließ sich in manchen Fällen für einige Monate zurückverfolgen, in

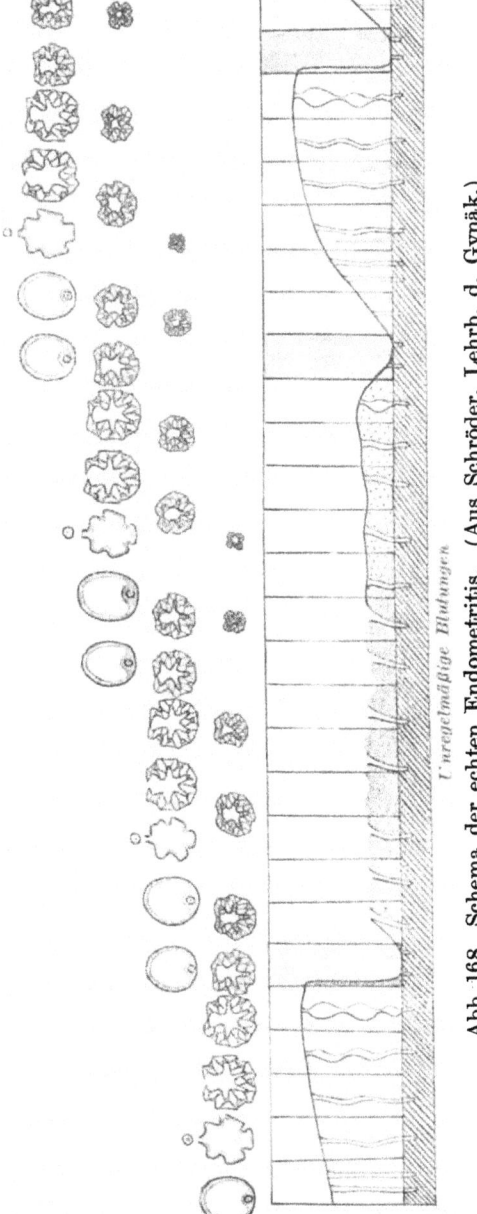

Abb. 168. Schema der echten Endometritis. (Aus Schröder, Lehrb. d. Gynäk.)

einigen wird ein Abortus angegeben, in anderen ist ein Anlaß nicht erkennbar. Irgendwelche Zeichen von Abortresten waren in den hier gemeinten Fällen nicht vorhanden. Derartige Fälle mit auf das Korpus-Endometrium beschränkter Endometritis ohne gleichzeitig nachweisbare andere Erkrankung, z. B. der Adnexe, auch ohne sichtbare Zeichen des vorausgegangenen Abortus kommen verhältnismäßig selten zur Beobachtung. In

15 Jahren bei stets lückenloser Bearbeitung des gesamten Materials sind nur 40 derartige Fälle vorhanden.

Von der ersten oben genannten Gruppe der leichteren Schädigung der Funktionsschicht und fehlender Zyklusstörung sind im Sinne der isolierten Endometritis aus dem gleichen Zeitraum nur 33 Fälle bekannt geworden. Das klinische Bild ist bei ihnen ähnlich, nur ist die Zahl der Fälle mit unregelmäßigen Blutungen nach der letzten Regel weniger groß, nur $1/3$, während die Zahl derjenigen Fälle mit blutungsfreiem Intervall und ungestörtem Regelablauf größer ist. Andere klinische Erscheinungen, etwa Fiebersteigerungen, Schmerzen oder ähnliches lassen sich bei diesen Patienten nicht konstatieren.

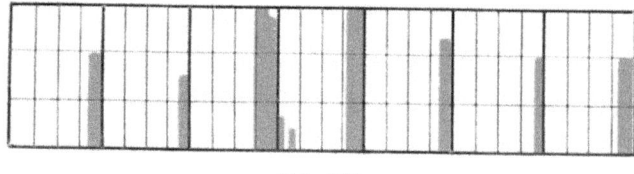

Abb. 169.

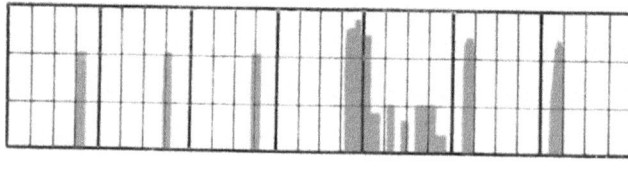

Abb. 170.

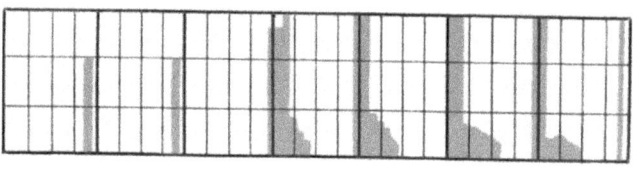

Abb. 171.

Für die Genese der Keimaszension dieser Fälle spielen jene schon bei der Oberflächenendometritis genannten Gelegenheitsursachen ebenfalls eine Rolle. Hinzu kommt bei dieser Rubrik, deren Aszension während der Regel geschieht, noch die Möglichkeit der Spontanaszension. Die Analogie zum normalen Puerperium kann uns auch hier zum Verständnis helfen. Wie sich einwandsfrei durch exakteste Untersuchungen nachweisen läßt, ist das Endometrium des puerperalen Uterus spätestens vom 4. Tag ab von denjenigen Keimen besiedelt, die in der Scheide vorhanden waren. Der geöffnete Zervikalkanal und das darin enthaltene Wundsekret geben die Aszensionsstraße. Normalerweise ist gewiß die Zeit intra menstruationem für eine Keimaszension zu kurz. Unter besonderen Umständen ist es jedoch durchaus möglich, daß durch den etwas geöffneten, mit Sekret gefüllten Zervikalkanal die Keime nach oben aszendieren. Von den Gonokokken wissen wir es durch reichliche Erfahrung. Daß es auch für andere Keime möglich ist, lehren uns die Fälle, in denen andere Gelegenheiten zur Keimaszension nicht nachweisbar sind. Wir wissen auch aus später zu nennenden Beobachtungen, daß akute Peritonitiden durch Keimaszension intra menstruationem zustande kommen können. Im allgemeinen wird diese Keimaszension ein Gelegenheitsbefund sein und durch besondere für sie günstige Umstände zustande kommen. Die Fälle jedoch, in denen mehrere Monate hindurch nach einem fieberhaften Abort oder ohne erweisbaren Grund eine verstärkte Regelblutung besteht und man bei einer Abrasio das hier geschilderte Bild der diffusen Endometritis ohne und mit Zyklusstörung findet, lassen den Gedanken nahe legen, daß derartige Endometritiden mit jeder Regel wieder rezidivieren können. Es würde dann so sein, daß bei den Fällen, in denen das entzündete Endometrium in Desquamation geht, die dadurch

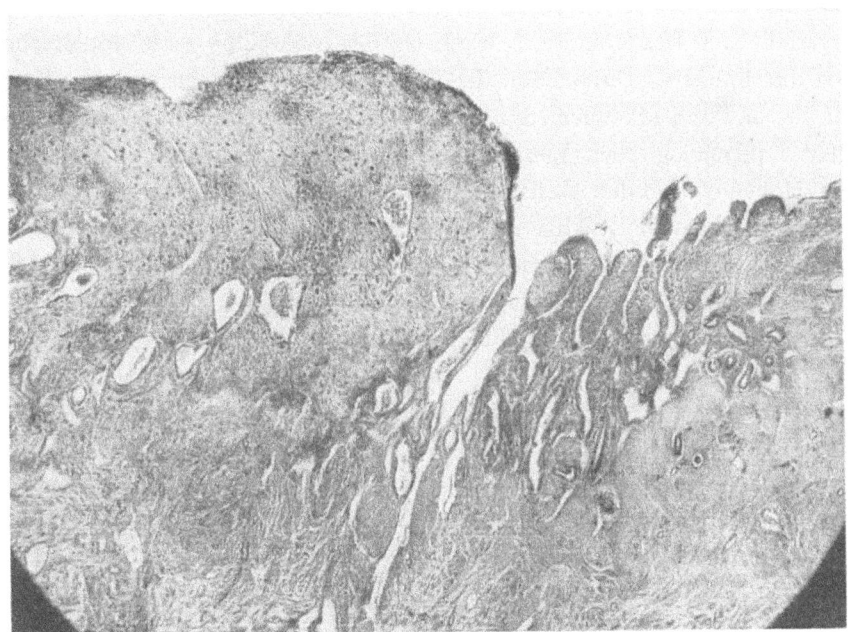

Abortrest mit chorialen Zellen   *Entzündete Mucosa*
Abb. 172. Endometritis post abortum (s. S. 390).

freiwerdenden Keime die neue Basalisschicht wieder infizieren, oder daß Gelegenheit zu neuer Keimaszension gegeben ist. Im allgemeinen jedoch ist, wie gesagt, die Entzündung ein einmalig eintretender Prozeß, der dank der erheblichen Regenerationskraft des Endometriums unter der Wirkung der vom Ovarium kommenden hormonalen Reize rasch abheilt.

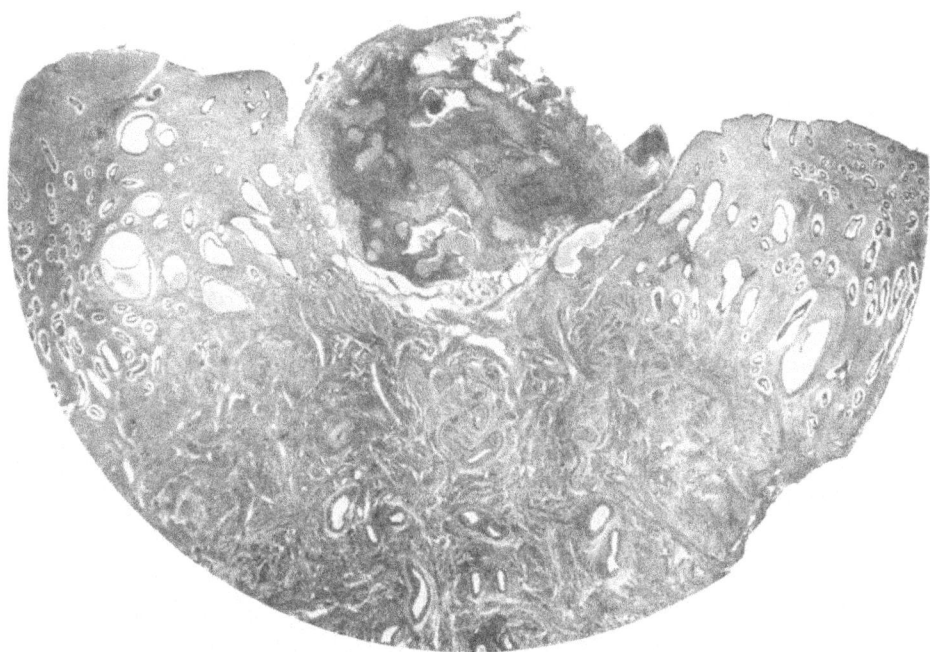

Abb. 173. Abortrest, Schleimhaut wieder in Zyklusphase (s. S. 390).

Auch das entzündete Endometrium, insbesondere das mit vorhandener Zyklusreaktion, verfällt der Desquamation, wenn der Ovarialzyklus seine entsprechenden Veränderungen durchmacht. Diese Fälle der Desquamation des entzündeten Endometriums lassen sich nur dadurch erkennen, daß außer den typischen Zeichen der Zyklusphase einschließlich der physiologischen Leukozytose im Beginn der Desquamation Plasmazellen in größerer Menge vorhanden sind. Bei den zyklusgestörten Schleimhäuten kann man gegen Ende des folgenden Zyklus rudimentäre Ansätze zur Sekretion gar nicht selten sehen; eine Desquamation ist hier noch nicht beobachtet worden. Vielleicht gehen Epithelien zugrunde, vielleicht tritt hier einfache Rückbildung ein. Wie weit bei der isolierten Endometritis die Tube und auch das Bauchfell gefährdet sind, ist sehr schwer zu entscheiden. Bei der Gonorrhöe lehrt die Beobachtung, daß bei weitem die größte Mehrzahl der Fälle eine Ausbreitung über das gesamte innere Genitale im Sinne der akuten Aszension zeigt, wenn die Barriere des inneren Muttermundes überschritten ist.

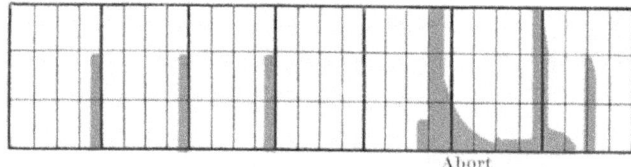

Abb. 174.

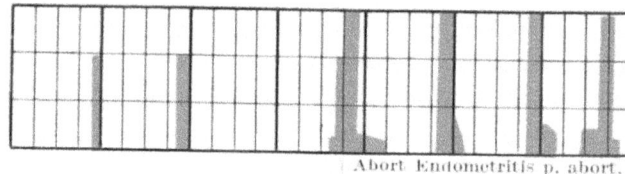

Abb. 175.

Über die an diesen isolierten Endometritiden beteiligten Keimarten läßt sich nichts sagen, da zwar vereinzelt Staphylokokken und auch Streptokokken gefunden sind, aber bakteriologische Züchtungen, weil es sich um Abrasionsmaterial handelte, nicht ausgeführt werden konnten.

Eine besondere Form dieser isolierten Endometritis ist die Endometritis post abortum oder post partum. Bei ihr liegen insofern die Verhältnisse einfach, als die Keimaszension durch den nicht vollständig erledigten Abortus gegeben ist. Auch unter jenen Entrometritiden, die eben beschrieben wurden, können solche sein, bei denen ein verborgen gebliebener Abortus die Eingangspforte gibt. In diesen Fällen der Endometritis post abortum lassen sich jedoch deutliche Zeichen der durchgemachten Schwangerschaft erkennen. Als solche Zeichen sind anzusehen: Einzelne oder in Gruppen liegende Chorionzotten in ihren verschiedenen Degenerationszuständen, vor allem hyalin umgewandelte kleine oder größere hyaline Felder, in denen sich Deziduazellen in Schrumpfung befinden, Gefäße mit hyalinen Mänteln von verschiedener Ausdehnung und choriale synzytiumähnliche Wanderzellen, die in den perivaskulären Lymphbahnen, aber auch im Interstitium von Muskelstückchen zu finden sind. Es handelt sich hier nicht um die zur Schwangerschaft gehörige Schleimhaut oder größere Reste des mit dem Abort abgegangenen Nidationsbettes, sondern darum, daß fötale Teile oder nur kleine Bestandteile des vorhergehenden Nidationsbettes übrig geblieben sind, von der Basalis begrenzt wurden, und daß ein neuer Zyklus schon wieder ingang ist. In diesem neuen Zyklus kann man die oben beschriebenen einzelnen Stadien der Endometritis erkennen, indem entweder das gesamte Endometrium niedrig und diffus entzündet ist oder was hier besonders wichtig ist, schon wieder die deutlichen Zeichen einer neuen Zyklusphase allerdings im entzündeten Stadium aufweist. Es ist insofern interessant, als man daraus ablesen kann, daß eine neue Eireifung schon wieder eingetreten ist, obgleich noch Reste des alten Eies vorhanden sind. Es handelt sich, wie gesagt, stets um kleine, gewöhnlich nur erbsengroße Herde; für größere Herde gilt nach wie vor der Satz, daß, so lange Eiteile im Uterus vorhanden sind, der ovarielle Zyklus sistiert. Unter 47 Fällen einer Endometritis post abortum fanden sich 21 Fälle mit hoher Proliferationsschicht und 6 Fälle mit vollausgebildeter Sekretionsphase. Die Ausbreitung der Entzündung in diesen neu aufsprossenden Schleimhäuten

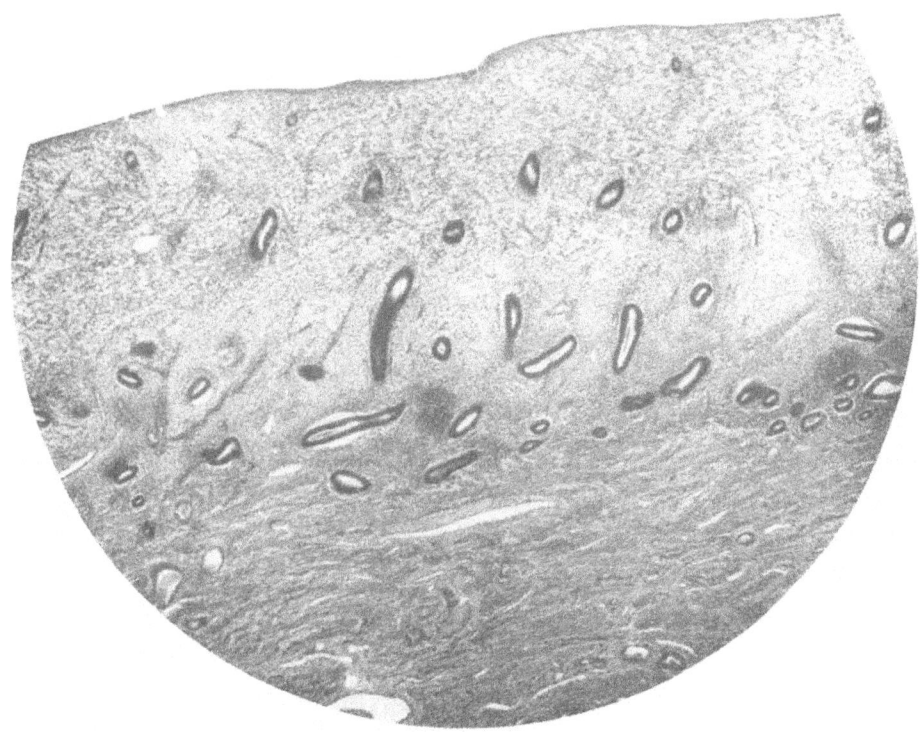

Abb. 177. Chronische, im ganzen abgeheilte Endometritis (Proliferationsphase mit Rundzellenherden in der Basalis und kleinen periglandulären und perivaskulären Infiltraten).

ist in der Umgebung des Abortrestes besonders stark, in anderen Partien tritt sie erheblich zurück. Das herdweise Auftreten der Entzündung ist in diesen Fällen deutlicher als bei jenen, die nicht mit einem Abort zusammenhängen. Das klinische Bild der Fälle der Endometritis post abortum ist durch die Graviditätsamenorrhöe und durch die Abortblutung, die sich lange hinziehen kann, charakterisiert; jedoch kann die Blutung auch aufhören und eine zyklische Regel, oft verstärkt, einsetzen, ohne daß besondere Zeichen auf den kleinen Abortrest noch hindeuten.

γ) **Die abgeheilte Endometritis.** Die Abheilung der Endometritis führt nicht ohne weiteres in das normale Zyklusstadium über. Es bleiben vielmehr noch einzelne Zeichen, die auf die abgelaufene Entzündung hindeuten, in der Zyklusschleimhaut zurück. Narben, Stromaverdichtungen usw. werden allerdings nicht beobachtet, und zwar deshalb nicht, weil die Schleimhaut dem monatlichen Wechsel auch während der Entzündung unterworfen ist und eine sehr starke Regenerationsfähigkeit hat. Als Reste der Entzündung sieht man aber Rundzellenherde mit Plasmazellen untermischt in der Basalis oder den tieferen Partien der Funktionalis. Man findet vielfach kleine Infiltratstraßen, die mit den Gefäßen zur Oberfläche gehen, Rundzellenanhäufungen um die Drüsenschläuche, hier und da kleine Wandabszesse am Drüsenepithel. Die Oberfläche ist aber in allen diesen Fällen frei. Wie oft diese Basalisherde einen neuen Zyklus erleben, ist sehr schwer zu sagen; es ist ja wahrscheinlich, daß auch sie bald völlig verschwinden.

Zur anatomischen Differentialdiagnose solcher Herdchen ist zu bemerken, daß auch Lymphfollikel normalerweise in der Basalis vorkommen; durch das Keimzentrum mit den größeren Zellen sind sie von den mit Plasmazellen untermischten Rundzellenherden zu unterscheiden. Mönch meint, daß er Rundzellenherde in der Hauptsache im Postmenstruum findet und schließt daraus, daß sie für die Proliferation von Bedeutung sind; da sie aber in der größten Mehrzahl der Fälle fehlen, scheint mir eher daraus hervorzugehen, daß sie im Laufe der Zyklusphase allmählich resorbiert werden.

Über das Vorkommen der Endometritiden außer in der bisher beschriebenen, seltenen Form der isolierten Endometritis können folgende Zahlen orientieren:

Unter 2165 fortlaufend untersuchten Endometriumsfällen (1911—1920, Rostocker Material, bearbeitet von U. Kronke) fanden sich 1854 Zyklusendometrien völlig frei von Entzündung, 311 zeigten die oben unter α—γ beschriebenen Entzündungsformen = 14% des anatomisch zur Untersuchung gekommenen Materials. Die eigentliche Endometritis (außer der Endometritis post abortum) kommt vor

1. bei Lageanomalien . . . . in etwa 5%,
2. bei Myomen, insonderheit bei den ins Kavum vordrängenden und nekrotisierenden Myomen . . . . „ „ 16%,
3. bei Kollumkarzinom der geschlechtsreifen Frau . . . . „ „ 50%,
4. bei akuten und chronischen Adnexerkrankungen . . . . „ „ 81%.

Die große Zahl der meist leichten Endometritiden beim Kollumkarzinom, die sich durch eine spezielle Untersuchung des Endometriums durch Schornack hat nachweisen lassen, deutet auf die große Rolle hin, die dem exakten Verschluß des Zervikalkanals als Schutzbarriere für die oberen Genitalwege zukommt. Das Kollumkarzinom zerstört den guten Zervixschluß und gibt dadurch seinem reichen Keimmaterial zur Aszension den Weg frei. Bekannt ist ja auch beim Kollumkarzinom das häufige Auftreten der Pyometra bei Frauen außerhalb der Geschlechtsreife.

Wenn wir schließlich noch die Verteilung der Entzündungsfälle ihren verschiedenen Graden nach nennen wollen, so ist dem eine praktische Bedeutung, da viel vom Zufall abhängig, wohl nur schwer beizumessen. In dem mir zur Verfügung stehenden anatomischen Material waren die Oberflächenentzündungen (α) mit $1/5$, die schweren verschieden hochgradigen Entzündungen (β) mit $2/5$ und die abheilenden mit den Basalisherden (γ) ebenfalls mit $2/5$ vertreten.

Die Prognose und der Verlauf der Endometritis ist aus der oben gegebenen Beschreibung ersichtlich. Es wäre hier nur noch einmal zu wiederholen, daß es offenbar einmalige und solche mit häufigem Rezidiv gibt. Die einmaligen heilen gewiß spätestens in wenigen Wochen ab.

Die Diagnose der Endometritis zerfällt in einen anatomischen und einen klinischen Teil. Der wesentliche Teil der anatomischen Charakteristika ist oben besprochen worden.

Die Plasmazellen sind ein außerordentlich gutes Kriterium und deuten dann, wenn sie nicht nur einzeln auftreten, auf einen Entzündungsprozeß hin. Daneben spielen aber Rundzellenanhäufungen oder diffuse Rundzelleninfiltrate eine Rolle. Beachtenswert ist lediglich nur die normale Leukozytose bei beginnender Desquamation. Nach den Kriterien für die einzelnen Zyklusphasen kann man unter Berücksichtigung des Menstruationstermins entscheiden, ob es sich um eine schwere Zyklusstörung oder eine abheilende Form handelt.

Die klinische Diagnose kann entsprechend den oben angegebenen Zahlen über das Vorkommen der Endometritis bei einzelnen Krankheitsbildern ihr Vorhandensein nach den Häufigkeitsprozenten vermuten. Liegt ein palpatorisch normales Genitale vor, ist auch das Kollum gut schlußfähig, so ist die Endometritisdiagnose nicht immer mit Sicherheit zu stellen. Abnorme Blutungen nach einer Regel sind sowohl bei einmaligem wie bei wiederholtem Auftreten ein Hinweis auf eine Endometritis (s. Abb. 171). Pankow hat Fälle mit normaler Regel beschrieben, in denen nach Aufhören derselben eine Blutung einsetzt und mit und ohne Pause im ganzen schwach, aber auch mit stärkeren Blutungsschüben bis zur nächsten Regel bestehen kann (z. B. Abb. 170). Die Abrasio ergibt bei diesen Fällen eine eigentliche Endometritis mit Zyklusstörung; der ovarielle Zyklus ist ungestört. Pankow nennt das eine Regenerationsstörung; das ist nur ein anderer Name für das gleiche Bild. Auch ein gehäuftes Auftreten von zu starken Regelblutungen ohne erkennbaren Anlaß kann eine eigentliche Endometritis zur Grundlage haben. Wie früher ausgeführt, handelt es sich aber nur um 5% der Fälle mit zu starker Regelblutung. Es kommen auch völlig normale Regeln bei vorhandener Endometritis vor. Es wird also in manchen Fällen das relativ seltene Krankheitsbild der isolierten Endometritis sich der Diagnose entziehen. Die Endometritis post abortum macht ja meist keine Schwierigkeiten. In den Fällen mit abnormen Nachblutungen der Regel (s. Abb. 171) wird man, wenn sie länger anhalten und häufiger wiederkehren, eine vorsichtige diagnostische Abrasio machen müssen, um Karzinome, Polypen, submuköse Myome und Aborte nicht zu übersehen.

Die Therapie der Endometritis fällt mit den Kombinationsleiden, also der Adnexerkrankung, dem submukösen Myom, dem Karzinom usw. zusammen. Bei der isolierten Endometritis ist, wenn sie nur einmalig auftritt und sich durch Zwischenblutungen einzig zwischen zwei Regeln zu erkennen gibt, eine Therapie überhaupt nicht nötig. Der Körper wird mit dieser Entzündung leicht allein fertig. Auch in den Fällen, wo die Diagnose nicht gestellt werden kann, kommt man gar nicht zu einer Therapie. Ist die Probe-Abrasio der Anlaß zur Diagnose, so ist durch die Abrasio auch häufig die Therapie erledigt, besonders die leichte Jodbehandlung nach der eigentlichen Abrasio sorgt für eine Desinfektion. Rezidiviert jedoch die Endometritis und zeigt sich das durch immer wieder eintretende schwache Nachblutungen einer Regel an, so ist als sehr gute Behandlung die Mengesche Formalinätzung zu empfehlen.

Man stellt sich zu diesem Zweck am besten die Portio im platten Spekulum ein, fixiert die Portio durch einfache Zangen, dilatiert den Zervikalkanal nach sorgsamer Säuberung des Os externum vorsichtig bis Hegarstift 6 und führt jetzt die mit Watte armierten und mit einer 30% Formalinalkohollösung getränkten biegsamen Stäbchen ein, wischt das Cavum uteri damit aus, führt ein zweites gleiches Stäbchen ein, wischt etwa herausfließende Medikamentmassen vorsichtig ab und gibt den Uterus wieder frei. Die Ätzung muß durchaus vorsichtig gemacht werden, da es hier keine großen Schleimhautmassen weg zu ätzen gibt, sondern nur eine Desinfektion auszuführen ist. Ich habe in solchen Fällen statt Formalin auch einfach 10% Jodtinktur genommen und den gleichen Erfolg erzielt.

Die Zwischenblutung hört auf und die Regel tritt weiterhin ohne weitere Abweichungen von der für den Fall geltenden Norm auf.

b) Die tuberkulöse Endometritis. Von dem Problem der Genitaltuberkulose soll hier nur ein kleiner Abschnitt Besprechung finden. Die früher so eifrig diskutierten Fragen des Infektionsmodus und der Ausbreitung können hier nur durch ein Streiflicht berührt werden. Für uns ergibt sich lediglich die Frage, welchen Einfluß hat die Genitaltuberkulose auf den Ablauf des Zyklus überhaupt und speziell auf die zyklische Reaktion des Endometriums. In $1/4$ der Fälle von Genitaltuberkulose besteht Amenorrhöe, während in $3/4$ der Ovarialzyklus entweder völlig regelmäßig oder etwas unregelmäßig ist. Wie bei den entzündlichen Adnexerkrankungen ist auch hier die Zahl der starken Regel größer als normal. Greenberg fand, wie früher berichtet, unter 200 Fällen 41% Menorrhagien. Diese Zahlen sind von meinen eigenen unterschieden, wahrscheinlich weil das Material und die Nomenklatur sehr verschieden ist. Azyklische Blutungen gehören nicht eigentlich zum Bilde der tuberkulösen Genitalerkrankung. Der Eintritt der Amenorrhöe hängt keinesfalls von der Schwere der Tuberkulose ab und auch nicht davon, daß das Ovarium durch die Tuberkulose zerstört ist. Überhaupt läßt sich kein Parallelismus zwischen den Erkrankungen der einzelnen Genitalabschnitte feststellen. Genaue anatomische Untersuchungen haben gezeigt, daß

α) die Fälle mit Amenorrhöe entsprechend dem fehlenden Ovarialzyklus eine niedrige, mehr oder weniger in Schrumpfung begriffene Schleimhaut haben, wie sie bei der Amenorrhöe beschrieben wurde, und daß in diesen niedrigen Endometrien fast stets einzeln oder in größerer Zahl Tuberkel gefunden werden.

β) In $1/3$ aller zur Beobachtung kommenden Fälle ist der mensuelle Zyklus sowohl im Ovarium wie auch im Endometrium weder funktionell noch anatomisch irgendwie beeinflußt. Höchstens finden sich einige Rundzellenherde, wie sie oben S. 391, γ als Basalisinfekte beschrieben wurden.

γ) In weiteren 25% der Fälle läuft ein Zyklus ebenfalls gerade ab; das Ovarium zeigt ein phasenentsprechendes Stadium und das Endometrium ein im allgemeinen normales Zyklusbild, und zwar finden sich unter dem Material Fälle aus allen einzelnen Phasen. Innerhalb dieser zyklusgerechten Schleimhaut aber sieht man besonders in den tieferen Partien der Schleimhaut, aber auch in der Nachbarschaft von Drüsen der Funktionalis einzelne oder mehrere beieinander liegende Tuberkel mit Epitheloidzellen, Gefäßlosigkeit, Nekrose und Riesenzellen. Die Oberfläche ist nur selten betroffen. Die Knötchen liegen außer in der Funktionalis auch in der Basalis. In der Nachbarschaft solcher tuberkulösen Herde können die Drüsen und Drüsenepithelien Unregelmäßigkeiten in der Form, in Größe und Färbbarkeit des Protoplasmaleibes und des Kernes zeigen. Derartige lokale Wirkungen auf die Nachbarschaft sind bei Tuberkeln häufig in anderen Organen und auch in der Tube beschrieben. Der Ablauf des mensuellen Zyklus wird offenbar anatomisch und funktionell durch die Anwesenheit der Tuberkel nicht wesentlich gestört. Es handelt sich um die von Menge u. a. beschriebene Form der miliaren Uterusschleimhauttuberkulose.

Interessant ist, daß in seltenen Fällen das Endometrium allein die Tuberkulose zeigen kann. Mir selbst stehen drei Fälle zur Verfügung, Gerich publizierte in letzter

Zeit ebenfalls einen, auch andere Fälle sind bekannt. So berichtet Wolff, daß von 82 Fällen der Heidelberger Klinik 3,6% isolierte Uterustuberkulose zeigten. Unter meinen Fällen hat einer später noch zweimal konzipiert und ist völlig gesund geblieben. Dies ist ein Beweis dafür, daß zum mindesten durch die Abrasio Fälle von isolierter Uterustuberkulose völlig ausheilen. Überlegen wir uns, was aus dem im Ablauf begriffenen zyklischen, mit Tuberkelherden durchsetzten Endometrium wird, so verfällt auch dieses der Desquamation, die Tuberkelherde werden wahrscheinlich frei; möglich ist, daß auch Tuberkelbazillen frei werden. Mit dem abgehenden Menstrualfluß können solche freigewordenen Tuberkelherde nach außen entleert werden und es ist wahrscheinlich, daß

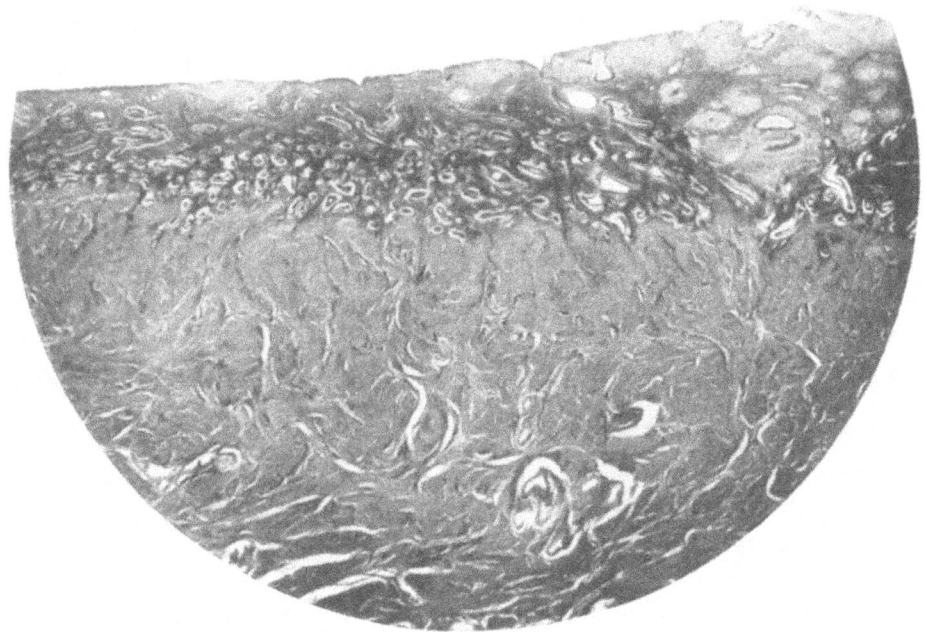

Abb. 177. Funktionslose Schleimhaut mit Tuberkelherden.

es Fälle gibt, in denen eine Uterustuberkulose auf diese Weise spontan heilt. In denjenigen Fällen jedoch, die außer in der Funktionalis auch in der Basalis Tuberkeleruptionen zeigen oder bei denen die Tuberkelbazillen aus dem Uterus nicht herausbefördert werden, sondern auf der Basaliswunde liegen bleiben, kann eine neue Infektion der Basaliswunde zustande kommen und schwereren Schaden für den nächsten Zyklus anrichten.

Nur vereinzelt sieht man ein anderes Bild des Infektionsmodus, nämlich das isolierte Oberflächenulkus am zyklischen Endometrium. In dem von mir beobachteten Fall war eine tuberkulöse Pyosalpinx mit einem intramuralen Wandabszeß in das Uteruskavum eingebrochen. Es ist sehr wahrscheinlich, daß nur unter diesen besonderen Bedingungen eine Ausschwemmung von Tuberkelbazillen in das Uteruskavum hinein stattfindet und diese dann durch Liegenbleiben an der Oberfläche Anlaß zur Ulkusbildung geben.

Aus der als sonst üblich beschriebenen Lokalisation der Tuberkelherde muß man ersehen, daß diese während des Ablaufes der letzten Zyklusphase in das Endometrium hinein geratenen Tuberkelbazillen den hämatogenen oder höchstens lymphogenen Weg

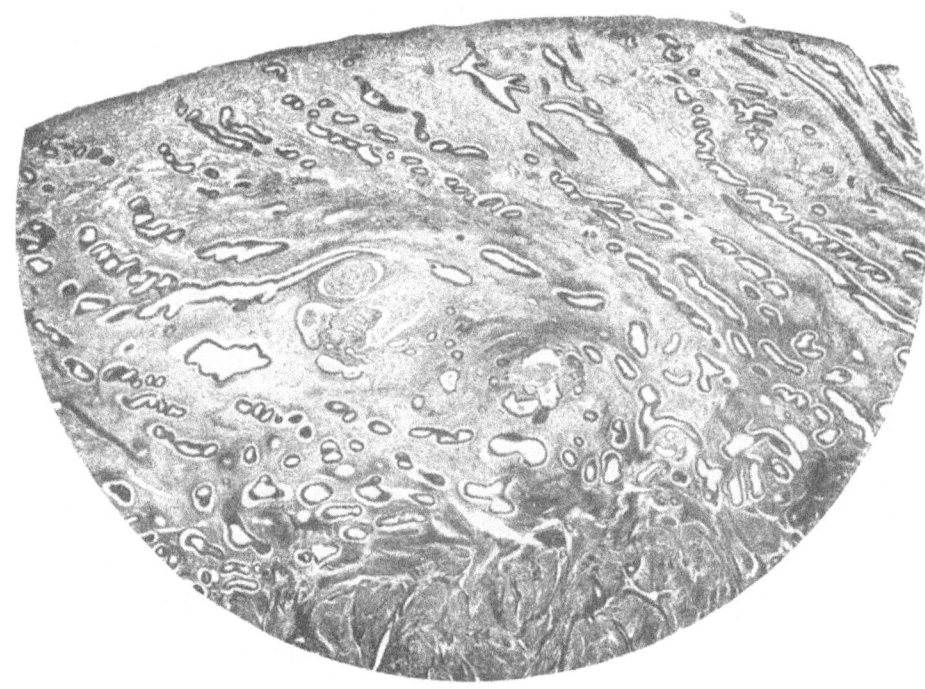

Abb. 178. Tuberkulöse Endometritis (Proliferationsphase, Tuberkel in der Funktionalis).

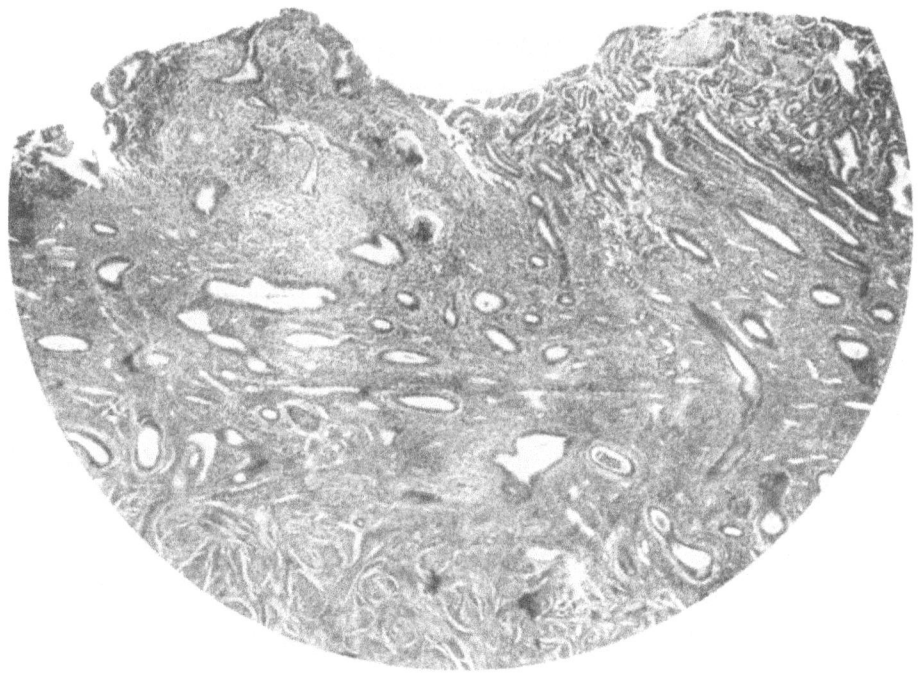

Abb. 179. Tuberkulose des Endometriums. St. intra resp. post desquamationem.
Einige Tuberkel bleiben in der Basalis zurück.

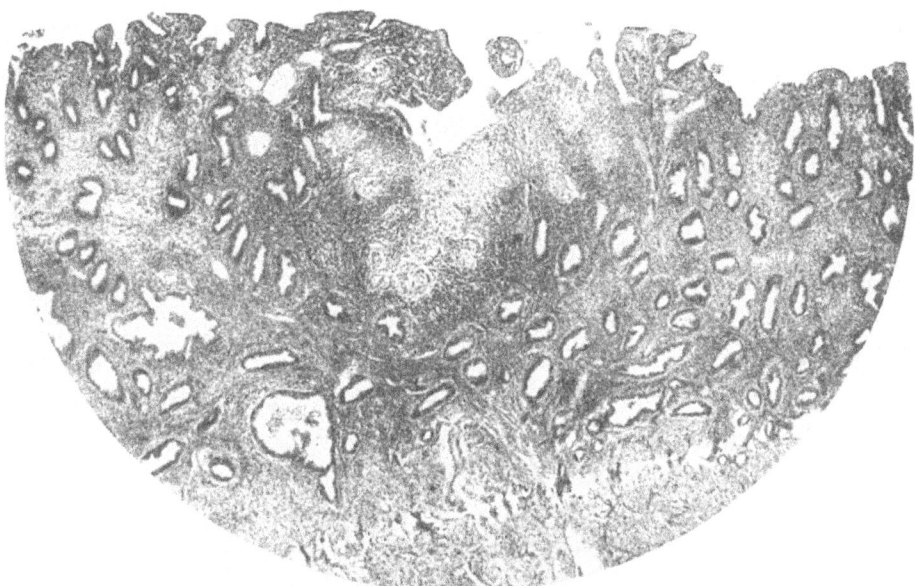

Abb. 180. Oberflächliches tuberkulöses Ulkus (bei ins Cavum uteri perforierter tuberkulöser Pyosalpinx).

gewählt haben. Irgendeine Beziehung des Auftretens solcher miliaren Aussaat zu der Schwere des Tuben- und Ovarialprozesses besteht, wie gesagt, nicht. Der Regelzyklus zeigt klinisch auch hier keine Abweichung von der sonst bei Adnexerkrankungen bekannten Art seines Verhaltens. Bei dem Fall von isolierter Uterustuberkulose deuteten keine Zeichen auf dieses Bild hin, die Befunde waren lediglich dem Zufall zu verdanken.

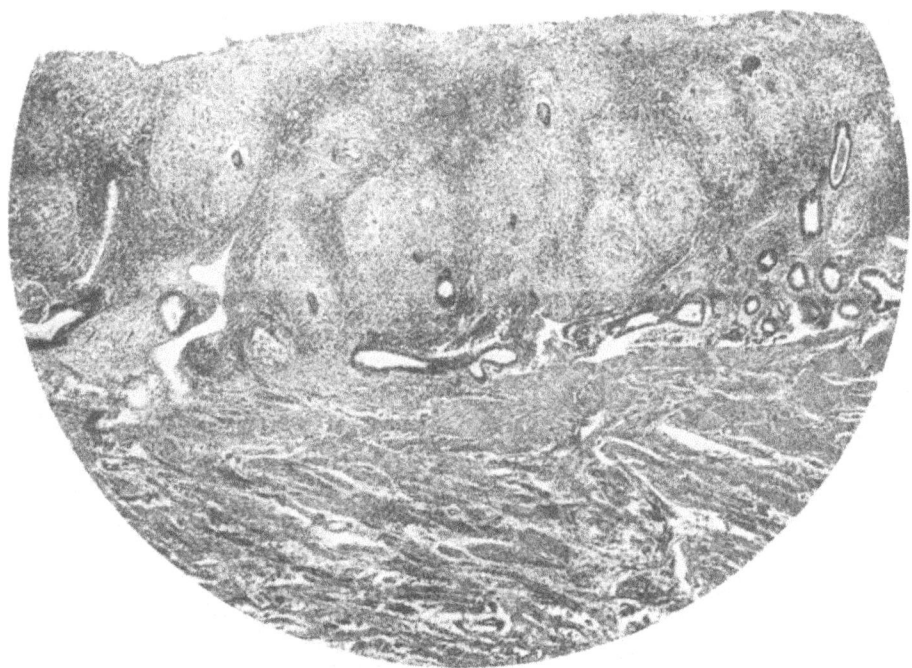

Abb. 181. Diffuse Tuberkulose des Endometriums.

δ) In einer letzten Gruppe ist ein Ovarialzyklus durch die Feststellung reifender Follikel resp. reifer Corpora lutea nachweisbar und auch in Übereinstimmung mit der anamnestisch erhobenen Zyklusphase. Das Endometrium zeigt jedoch eine starke Anhäufung von verkäsenden Tuberkeln und ist fast wie mit einer dicken Schicht davon überzogen und im ganzen niedrig. Irgendeine Zyklusphase ließ sich nicht erkennen. Es ist wahrscheinlich, daß in diesem Fall die Basalis nach der letzten Desquamation stark mit Tuberkelbazillen besiedelt und dadurch die diffuse Epitheloidtuberkeleruption als Abwehrprozeß herbeigeführt worden ist. Was aus diesen Fällen bei weiterem Bestand wird, ist nicht leicht zu sagen. Daß eine fibröse Ausheilung unter Endometriumszerstörung und völliger Atresie des Kavum zustande kommt, läßt sich an einzelnen Fällen beweisen. Meistens wird wohl die Folge eine tuberkulöse Pyometra mit Übergang der Tuberkulose auf die Muskelwand sein. Daß es sich höchstwahrscheinlich, wie eben auseinandergesetzt, in den beschriebenen Fällen um einen frischen Prozeß im Anschluß an die letzte Menstruationsdesquamation handelt, wird bewiesen dadurch, daß die Regel vorher keine Störungen zeigte. Es ist kaum wahrscheinlich, daß auch bei einer verkäsenden Endometriumstuberkulose mit diffuser Ausbreitung noch eine typische Regelblutung zustande kommt. Es gibt keine sicheren klinischen Zeichen, die auf eine derartige frische ausgebreitete Tuberkulose des Uterus hindeuten. Nur aus der Amenorrhöe kann man, wie oben gesagt, auf die Mitbeteiligung des Uterus schließen. In Wirklichkeit ist jedoch die Beteiligung des Uterus an der Genitaltuberkulose größer als nach der Amenorrhöeprozentzahl von 25% zu vermuten wäre; sie beträgt nicht 25, sondern 50% der Genitaltuberkulose überhaupt.

Die Diagnose fällt im wesentlichen mit der Genitaltuberkulose im ganzen zusammen. Eine isolierte Uterustuberkulose ist ein Zufallsbefund, der kaum vorher vermutet werden kann. Prognose und Therapie stehen ebenfalls unter dem Gesichtspunkt der Genitaltuberkulose. Findet man als Zufallsbefund eine isolierte Endometritis tuberkulosa, so ermutigen die bisher gemachten Erfahrungen, in solchen Fällen nicht die Radikaloperation anzuschließen, sondern zunächst den weiteren Verlauf abzuwarten und auch hier lediglich nach den für die Genitaltuberkulose im allgemeinen herausgearbeiteten Grundsätzen zu verfahren.

c) Die syphilitische Endometritis. Es ist zwar möglich, daß das Sekundärstadium der Syphilis makulöse und papulöse Eruptionen auch auf der Uterusschleimhaut des Corpus uteri macht; man hat sie aber bisher nicht nachweisen können. Es ist ja überhaupt eine sehr merkwürdige Feststellung, daß das innere Genitale von der Syphilis offenbar wenig befallen wird, wenn man von den syphilitischen Affektionen der Portio, vor allem aber der Vulva absieht. Gummöse Infiltrate in Tuben und Ovarien sind einzeln bekannt; sonst werden unspezifische Dinge für syphilitisch gehalten, weil es den Autoren geglückt ist, eine Metrorrhagie, die auf nichts ansprach, durch eine antisyphilitische Kur zu heilen. Norris, Séjournet, Mouchotte, Jaworsky, Zubrzycki, Portis beschreiben Hyperplasien und obliterierende Angiosklerosen. So lange aber nicht die besondere Form dieser Hyperplasie gegenüber der oben beschriebenen glandulär-zystischen und ein sicherer Unterschied dieser Angiosklerose von der Graviditätssklerose der Gefäße herausgearbeitet ist, kann man aus der Wirksamkeit lediglich der antiluetischen Behandlung auf eine syphilitische Endometriumserkrankung nicht schließen. Vorläufig muß man sagen, daß über die syphilitische Endometritis, wenn man von dem Hoffmannschen Fall im Spätwochenbett absieht, nichts Zuverlässiges bekannt ist und daß es dringend notwendig ist, einschlägige Fälle eingehend zu publizieren.

3. Die Adenome des Endometriums (Korpuspolypen).

Unter den Tumoren des Endometriums können die Karzinome hier nicht abgehandelt werden. Bei Besprechung des Korpus-Karzinoms im Ganzen werden aber auch die Grenzfälle herangezogen werden müssen; es bedarf aber des Gesamtrahmens, in dem die Korpus-Karzinome erscheinen, um ein genügendes Verständnis für die Materie herbeizuführen. Für die Grenzfälle kann auch hier nur eine Bemerkung gemacht werden. Das Auftreten von Vielschichtigkeit, besonderen Zellformen, großem Protoplasmaleib, abnormen Kernen, Auftreten vakuolärer Einschlüsse, vor allem aber unregelmäßige mehrfache Verzweigungen mit gleichzeitig atypischen Zellformen und eine gewisse Beschränkung auf einen bestimmten Bezirk sind Zeichen, die die Vermutung eines Karzinoms stark stützen. Hier kann nur die gutartige Tumorform des Endometriums besprochen werden, eben das Adenom.

Das Adenom hat nur eine sehr geringe Bearbeitung gefunden. Besonders in den letzten 20 Jahren haben Geist, Michon, Robert Meyer, Howard Kelly, Iseki und Henkel dazu Stellung genommen. Mir stehen etwa 125 Fälle aus einem 15 Jahre hindurch regelmäßig bearbeiteten Operationsmaterial zur Verfügung. Unter ihnen ist nur einer, der durch unregelmäßige Drüsen, atypische Epithelbildung, starke Verzweigungen, Einwucherung in die Tiefe als karzinomatös anzusprechen war. Iseki findet unter dem großen Berliner Material 17 Fälle von karzinomatösen Polypen und polypösem Karzinom. Die von mir untersuchten Fälle, unter denen auch das von Henkel publizierte Material ist, verteilen sich folgendermaßen auf die einzelnen Lebensjahre:

Sie kamen vor

```
im     24. Jahr   1 Fall      im 46.—50. Jahr 33 Fälle
 ,,    28.  ,,    1  ,,        ,, 51.—55.  ,,   30  ,,
 ,,    29.  ,,    3 Fälle      ,, 55.—60.  ,,   11  ,,
 ,,    31.—35. ,, 6  ,,        ,, 60.—65.  ,,    4  ,,
 ,,    36.—40. ,, 11 ,,        über 65.    ,,    3  ,,
 ,,    41.—45. ,, 21 ,,
```

Die Zeit vom 40.—55. Jahr ist also stark bevorzugt. Es geht aus der Alterstabelle auch hervor, daß mit Wahrscheinlichkeit im späteren Alter die Polypen wieder schrumpfen und dann symptomlos werden.

Der Beginn dieser Adenome ist stets die Basalisschicht. Das ist auch selbstverständlich, da ja die Funktionalis dauernd einem vollkommenen Wechsel unterworfen ist. Innerhalb der Basalis heben sich ein oder mehrere Herde durch Dichterwerden des Stromas, unregelmäßig liegende, unregelmäßig erweiterte, verzweigte Drüsenschläuche hervor. Die Epithelien sind stets regelmäßig kubisch oder mittelhoch zylindrisch und haben einen dunklen Kern. In dilatierten Drüsen ist das Epithel flacher. Auffällig abnorme Zellformen sieht man nicht. So ein dichterer Drüsenherd wächst knotenförmig aus dem Bereich der Basalis gegen das Cavum uteri hin. Die Funktion, ein Nidationsbett aufsprossen zu lassen, hat dieser Herd verloren. In der Nachbarschaft wird die Zyklusphase jedoch vollgültig gebildet, gerade oberhalb des Herdes fehlt sie, die Schicht von den Seiten her senkt

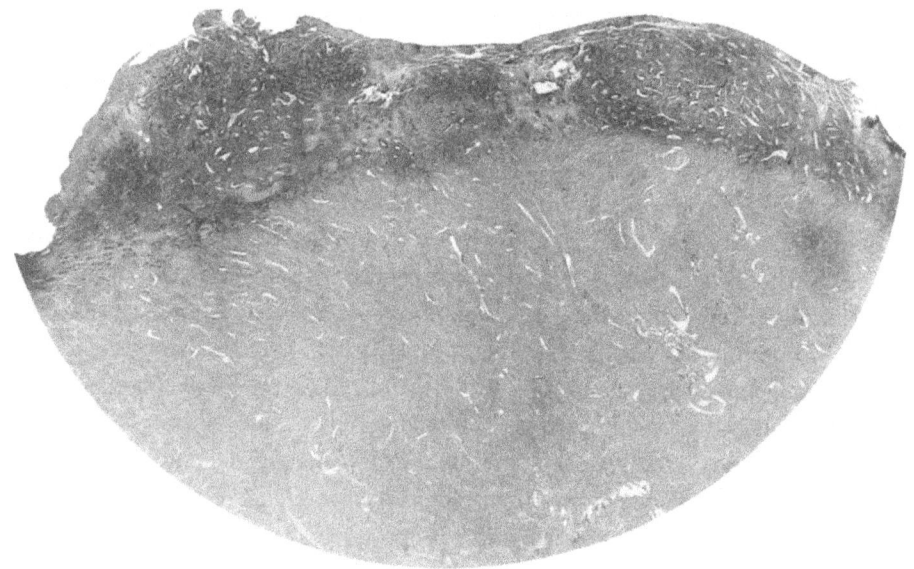

Abb. 182. Multiple Adenomherde der Basalis, aus denen später Polypen werden.

sich ein wenig oder wölbt sich über die Oberfläche des Adenoms hinweg. Allmählich wird mit Größerwerden dieser drüsige Herd gegen das Kavum vorgedrängt, man sieht einen Muskelstiel entstehen; aber immer wieder geht der zyklische Wechsel, auch die Desquamation in der Nachbarschaft vor sich. Mit dem Vorgedrängtwerden in das Kavum wird dann nicht nur Muskulatur, sondern auch nachbarliches, gesundes Endometrium mitgezogen und es entsteht sehr bald ein eigentümliches Bild, insofern als der aus der vor-

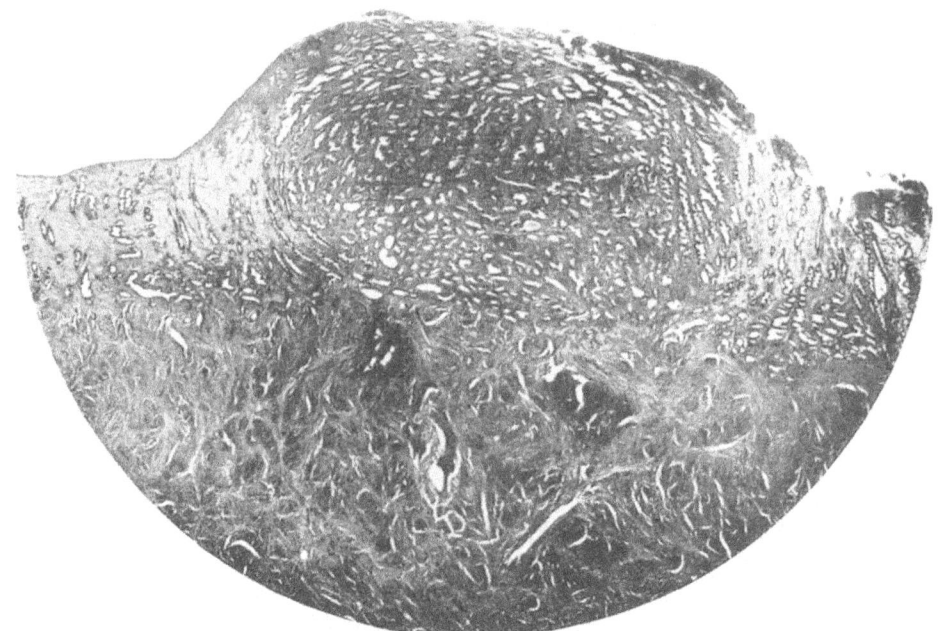

Abb. 183. Basalisadenom, sich zum Polypen entwickelnd.

Die Adenome des Endometriums (Korpuspolypen).

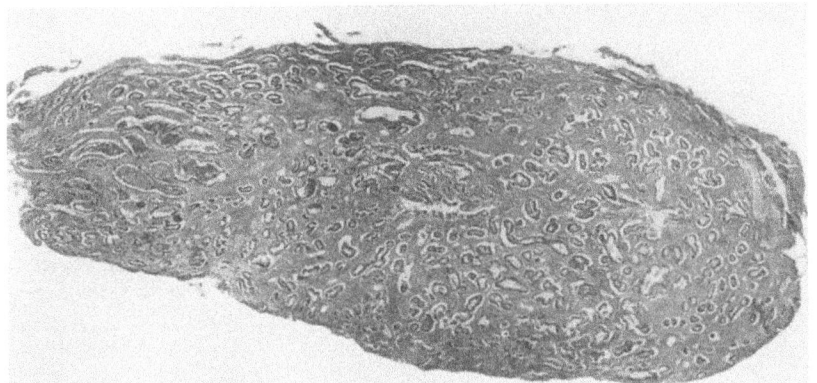

Abb. 184. Durch Abrasio entfernter Korpuspolyp.

herigen Kugelform in eine mehr längliche Form umgewandelte Drüsenherd die Mitte und höchstens die Spitze dieser polypenartigen Vorwölbung einnimmt, an den Seiten aber ein dem Zyklus unterworfener Funktionalismantel nachzuweisen ist. Die Adenomdrüsenzunahme erfolgt offenbar stetig. Sie kann erheblich werden; von Pfefferkorn-, Kirschgröße, Walnußgröße bis Kleinapfelgröße hin hat man solche Schleimhautwucherungsherde beobachtet. Es kann keinem Zweifel unterliegen, daß es sich hier um echte, gutartige, nur langsam wachsende Adenome handelt, die durchaus autonomen Charakter haben. Das Bild dieser polypösen Adenome oder drüsigen Polypen ist sehr mannigfach, je nach dem Reichtum an Drüsen, je nach Form und Verzweigung derselben, Lumenbildung, Stromaverhalten, indem die Spindelzellen allmählich in derberes fibröses Gewebe umgewandelt werden können. Eine bedeutsame klinische Rolle spielen sekundäre Veränderungen, die in der Hauptsache durch oberflächliche Entzündungen und Zirkulationsstörungen, Hämorrhagien, Thrombosen, Nekrosen, Ulzerationen bedingt sind, besonders wenn diese Polypen länger gestielt in das Zervikalrohr hineinragen und evtl. im Mutter-

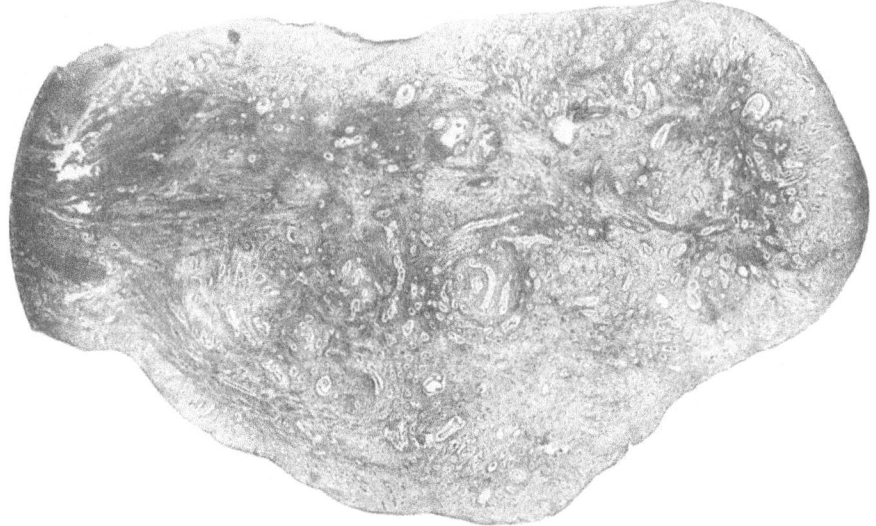

Abb. 185. Großer Schleimhautpolyp. (Der Funktionalismantel ist stellenweise sehr deutlich.)

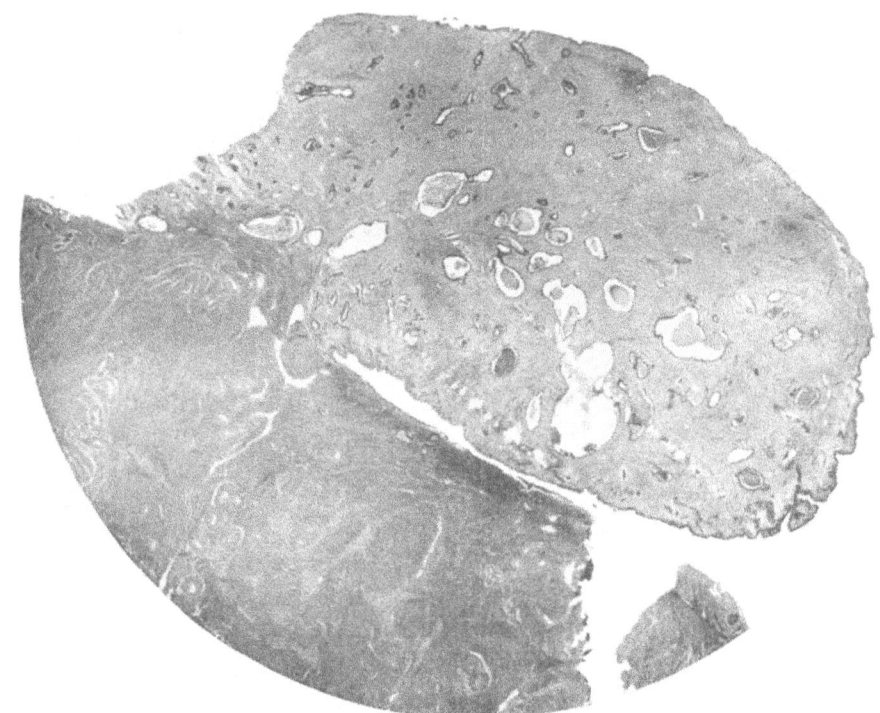

Abb. 186. Fibröser Polyp im Altersuterus. (Korpusadenom der Matrone.)

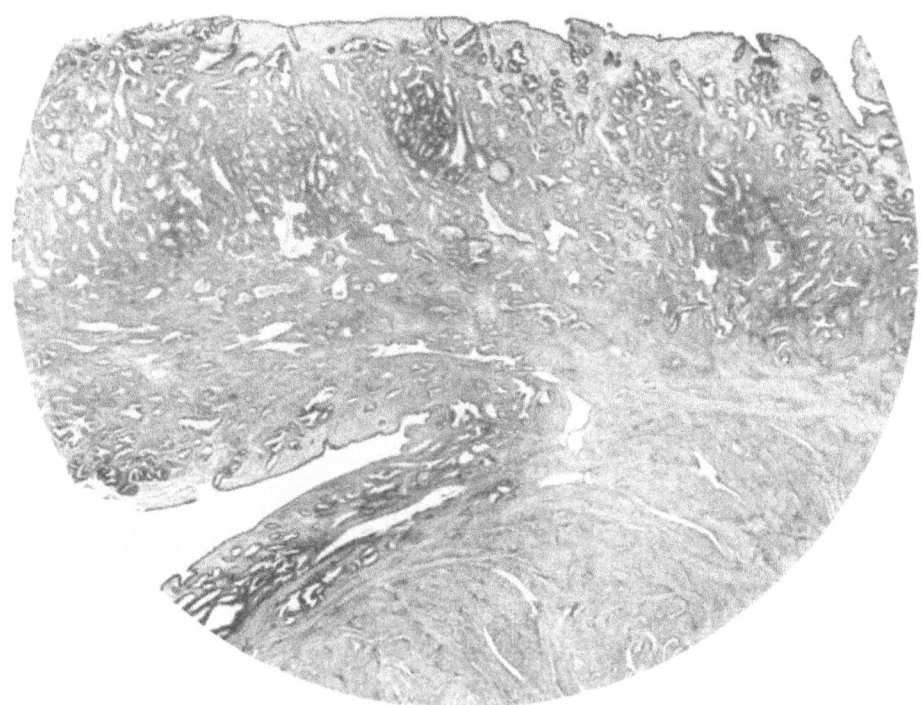

Abb. 187. Polyp des Corpus uteri, wahrscheinlich karzinomatös.

mund sichtbar werden. Sie beladen sich dann mit Keimen und transportieren dieselben beim Zurückgezogenwerden in das Kavum hinein. Die Art der Stielbildung hängt offenbar mit der ursprünglichen Größe der Basaliswucherung und vor allem dem Sitz und der dadurch gegebenen Angriffsmöglichkeit uteriner Wehen zusammen. Es gibt breitbasige und dünn gestielte Polypen mit allen Übergängen. Für die Beurteilung, ob evtl. ein bösartiger Charakter vorliegt, ist die exakte Untersuchung des Stieles des Polypen von allergrößter Wichtigkeit. Sehr häufig ist aber die Umwandlung eines Korpus-Schleimhautpolypen in ein Karzinom nicht (s. oben).

Als besondere Form hat Menge das Korpus-Adenom der Matrone beschrieben. Es ist ein benignes Adenom polypöser Art, das sich fundalwärts und zervikalwärts entwickeln kann, die Drüsen sind häufig stark zystisch dilatiert.

Das klinische Bild des Korpuspolypen kann zu $1/3$ der Fälle keine Beeinflussung des mensuellen Zyklus nach Tempo, Dauer und Stärke der Regelblutung zeigen. In einem weiteren Drittel macht es sowohl vor, als auch nach der Regel noch schwache Nachblutungen für mehrere Tage. Die prägravide Hyperämie findet in den ungünstigen Zirkulationsbedingungen des gestielten Polypen den Boden zu Diapedesisblutungen, die bei

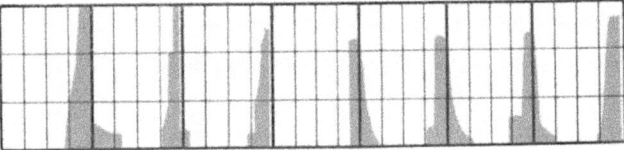

Abb. 188.

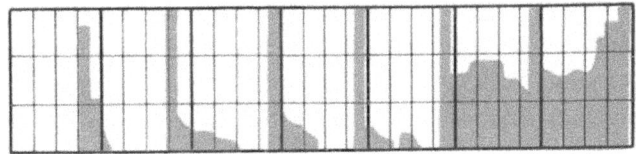

Abb. 189.

Abb. 188 u. 189. Regelbilder bei Korpuspolyp (außer normaler Regel).

der Desquamation der normalen Schleimhaut übrigbleibende Polypenwundfläche kann Verzögerungen in der Wiederepithelialisierung geben. Auch Entzündungen des Endometriums können zur Erklärung dieser Blutung eine Rolle spielen. In dem weiteren Drittel der Fälle ist die Blutung stärker; entweder bleibt sie dauernd während zwei Regeln bestehen oder es gibt erhebliche Zwischenblutungen, aus denen sich die Regel herausheben kann, auch kommt es zu länger anhaltenden Dauerblutungen. Besondere Schmerzen treten gewöhnlich nicht auf; jedoch kann man bei aus dem Muttermund heraushängenden Polypen gar nicht selten eine erhebliche Endometritis und auch eine septische Adnexerkrankung sich entwickeln sehen.

Von den Zervixpolypen soll hier nur so weit gesprochen werden, als sie ähnliche unregelmäßige Blutungen machen und sich auch im Zervikalkanal verstecken können. Gewöhnlich aber hängen die Zervixpolypen aus dem Muttermund mehr oder weniger weit heraus und lassen sich leicht erkennen.

Die Diagnose der Korpuspolypen ist in einem Drittel der Fälle nach dem oben Gesagten ein Zufallsbefund, in $2/3$ jedoch zwingt die abnorme Blutung zwischen zwei Regeln oder die Dauerblutung zur Feststellung der Blutungsursache. Ist bei der Einstellung durch Spekulum im Zervikalkanal die Kuppe des Polypen sichtbar, so ist die Diagnose einfach gestellt, ist sie unsichtbar, so bleibt nichts übrig, als eine Probe-Abrasio zu machen und die Diagnose durch das histologische Präparat zu klären. Diese Probe-Abrasio ist bei versteckten Korpuspolypen unter allen Umständen schon deshalb notwendig, damit das Karzinom mit Sicherheit ausgeschlossen wird.

Über die Therapie ist das Wesentliche eigentlich schon mit der Diagnose gesagt. Bei den symptomlosen versteckten Polypen kommt eine Therapie nicht zur Diskussion. Für die Gruppe der versteckten Polypen, die Blutungen machen, ist die Probe-Abrasio nötig. Damit wird gewöhnlich auch das Polypenmaterial beseitigt. Man muß aber wissen, daß solche Adenome, die den Grundstock der Polypen bilden, gar nicht selten multipel auftreten und daß ein Rezidiv der Polypenbildung, weil man ja die gesamte Basalis nicht mit abradieren kann und soll, durchaus möglich ist. Auch aus dem Grunde kann das Rezidiv möglich sein, weil manche Polypen der Unterlage sehr fest aufsitzen und sich der Abrasio entziehen.

Für die Gruppe der sichtbar werdenden Korpus- oder Zervixpolypen ist es zweckmäßig, nach vorsichtiger genügender Dilatation des Collum uteri den Stiel des Polypen zu durchtrennen und ihn aus dem Kollumbereich zu entfernen, **aber die Abrasio nicht sofort** anzuschließen. Das ist deswegen nötig, weil mehrfache Erfahrungen gelehrt haben, daß durch eine bei sichtbarem Polyp gleichzeitig ausgeführte Abrasio mucosae uteri eine Infektion der oberen Genitalwege und der Nachbarschaft möglich ist. Das blutig-schleimige Sekret, das von der Oberfläche solcher sichtbar werdenden Polypen entsteht, verändert die Scheidenbiologie und gibt auch nichtharmlosen Keimen Gelegenheit zur Ansiedelung. Man tut gut, die Abrasio, wenn nötig, erst später der Polypenabtragung nachfolgen zu lassen.

Anhang.

1. Wenn auch eine unmittelbare Beziehung zum mensuellen Zyklus nicht sicher besteht resp. bezweifelt wird, so muß doch aus Gründen der Vollständigkeit im Anschluß an die Besprechung der morphologisch faßbaren Regelwidrigkeiten des Endometriums auf das Vorkommen von extrauterin gelegenen, also heterotopen Endometriumsinseln = Endometriosen hingewiesen werden. Es ist bei den Ovarialhämatomen schon von dieser Affektion die Rede gewesen und auch eine kurze Beschreibung von ihnen gegeben worden. Es handelt sich danach um kleine, lediglich bei Frauen vorkommende Herdchen teils im Bereich des Ovariums als dem häufigsten Fundort, teils aber auch auf dem Peritoneum in der Gegend des Nabels, der Blase, des Mastdarmes, der Dünndärme, des Leistenkanals und selbst in geschlossenem Bruchsack, im Verlauf des Lig. rot., kurz im gesamten Bereich des Beckenraumperitoneums, Herdchen, die in der histologischen Struktur mit dem Endometrium Ähnlichkeit haben. In einem spindelzelligen dichten Stroma liegen enge, auch weitere gestreckte, geschlängelte Drüsen, deren Epithelien den Korpus-Epithelien durchaus gleichen. Man kann bei etwas größerer Ausdehnung dieser Herde sehen, daß Bilder, die mit den Zyklusveränderungen des Endometriums große Ähnlichkeit haben, auftreten; deutlich ist das vor allem beim Sekretionsstadium, in dessen Epithelien auch Glykogen nachzuweisen ist.

Es soll hier der Hinweis auf diese sog. Endometriosen genügen; ihre eigentliche Besprechung muß im Kapitel der chronischen Peritonitis erfolgen. Entsprechend dem früher bei den Ovarialhämatomen schon gegebenen Bericht hat Sampson, der durch ausgezeichnete Untersuchungen die Aufmerksamkeit weiterer Kreise auf diese merkwürdigen Befunde gelenkt hat, die Meinung aufgestellt, daß diese Endometriumsinseln Implantate von Endometriumsteilchen sind, die aus dem Uterus zur Zeit der Menstruation frei geworden und durch die Tube hindurch in den Bauchraum gekommen sind. Die größte Mehrzahl aller Autoren nimmt dagegen an, daß es sich um Produkte einer Peritonealentzündung handelt, die Drüsen also auf peritonealen Wucherungsprozessen beruhen. Das Ansprechen auf Hormonreize im Sinne der Zyklusreaktion ist sehr interessant, bedarf aber im einzelnen Fall einer sehr eingehenden Untersuchung mit gleichzeitiger Heranziehung der zugehörigen Corpus luteum- und der eigentlichen Endometriumsphase. Wir werden bei den zyklischen Organblutungen (sog. vikariierenden Blutungen) dieselben Gebilde noch einmal kurz streifen müssen.

2. Anhangsweise muß auch auf Blutungen aus dem senilen Uterus ein Blick geworfen werden. Wir haben früher bei der Besprechung des Klimakteriums, des Eintritts der Menopause und der bekannt gewordenen Abweichungen dabei kennen gelernt, daß die zyklische Reaktion nach größeren Pausen noch einmal für kürzere oder längere Zeit wiederkehren kann. Man geht aber im allgemeinen nicht fehl, wenn man die Blutungen aus dem senilen Genitale für etwas Pathologisches hält. Unter allen Umständen muß eine Klärung des Sachverhaltes herbeigeführt werden. Man wird dann feststellen, daß in erster Linie das Korpus- und hochsitzende Kollum-Karzinom, aber auch der benigne Polyp im Korpus oder Zervix Ursache der Blutung sind. Außerdem findet man senile Vaginitiden mit leicht verletzlicher und leicht blutender Schleimhaut, Portio-Erosionen, Erosionen auch an der Vulva, Ektropium der Urethra und manches andere. Die genaue Inspektion und die Dilatation mit Probe-Abrasio des Uterus klärt den Sachverhalt in den allermeisten Fällen auf. Von pathologisch anatomischer Seite (Cruveilhier, v. Kahlden, Aschoff, Simmonds) wird über ein Bild der Apoplexia uteri berichtet. Man hat dabei am Leichenuterus in der Uterushöhle Blut und die Schleimhaut trotz Atrophie hämorrhagisch infiziert gefunden. Ätiologisch wird vielfach diese Feststellung als eine agonale Erscheinung resp. als postmortaler Vorgang angesehen. Polano (17. deutsch. Gyn.-Kongreß 1922) aber, auch Benthien glauben festgestellt zu haben, daß das Krankheitsbild auch zu Lebzeiten vorkommt. Es handele sich dabei hauptsächlich um eine Stauung und Gefäßzerreißung, wobei die Hauptursache die regelmäßig zu beobachtende Gefäßsklerose in dem senilen Genitale abgibt. Eigene Fälle sind mir darüber nicht bekannt.

IV. Abnorme Begleiterscheinungen des Zyklus.

Die Pathologie der am mensuellen Zyklus unmittelbar beteiligten Gewebe ist in den beiden vorhergehenden Abschnitten nach vielen Richtungen hin besprochen worden. Nicht nur die funktionellen, sondern auch die anatomisch charakterisierten und erfaßbaren Abweichungen sind ausführlich dargestellt. Es bleibt nun übrig, noch diejenigen Regelwidrigkeiten kennen zu lernen, die den mensuellen Zyklus begleiten, aber nicht unmittelbar den direkt beteiligten Gewebsformationen zur Last fallen, und außerdem besondere abnorme Folgezustände, die die mensuelle Reaktion im Körper hervorruft, einer näheren Betrachtung zu unterziehen.

Im ersten Teil haben wir im Kapitel der klinischen Begleiterscheinungen des Zyklus im Körper die mannigfaltige Reaktionsweise des Körpers auf die mensuell zyklischen Vorgänge kennen gelernt. Wir haben eingehend dargestellt, wie sich deutliche Veränderungen im Sinne einer Funktionserhöhung und Beanspruchung an allen Organen erkennen lassen und wie insbesondere auch das vegetative Nervensystem eine Steigerung seiner Reaktionsweise nachweisen läßt, die sich vielfach im Sinne einer Vagotonie zur Zeit der prägraviden Phase auswirkt. Wir haben bei der Besprechung dieser physiologisch zyklischen Veränderungen in allen Organen auch gleichzeitig die Symptome, die sich klinisch daraus ergeben, mit besprochen und an der Hand von Tabellen eine Übersicht darüber zu geben versucht, wie häufig Beschwerden durch die Periode herbeigeführt werden. Die Zahlen sind an jener Stelle einzusehen. Die größte Mehrzahl aller derjenigen Beschwerden, die unter dem Begriff des Unwohlseins zusammengefaßt werden, lassen sich auf die komplizierten Organbeeinflussungen zurückführen und vielfach der Reaktionssteigerung des vegetativen Nervensystems zur Last legen. Dahin gehören z. B. die Symptome des Magen-Darmkanals, Übelkeit, Eßunlust, Obstipationen oder Diarrhöe, Neigung zu Erbrechen, auch vasomotorische Erscheinungen wie Herzklopfen, Unruhe, Kopfschmerzen, Schwindel, Ohnmachtsanfälle. Durch diese genannten Einwirkungen ist die größte Mehrzahl aller Beschwerden zur Zeit der Menstruation zu erfassen. Einige Besonderheiten heben sich hervor, die schon oben in jenem Abschnitt genannt sind; so besonders Erscheinungen, die als menstruelle Dermatosen benannt werden. Gewöhnlich handelt es sich dabei um Verschlimmerungen schon vorhandener Hautleiden. Anderseits kommen aber auch, wie früher näher beleuchtet, Hyperämien und Erytheme, Herpes, Urtikaria-Eruptionen, ekzematöse Reizungen vor, die nur zur Menstruationszeit sich zeigen. Das Nähere über die Dermatosen ist im ersten Teil, Abschnitt VII an der angegebenen Stelle zu finden. Weiterhin findet man Angaben über Erscheinungen am Auge, die im allgemeinen jedoch mit Skepsis zu betrachten sind, da der Kausalzusammenhang zur Menstruation nicht immer leicht zu erbringen ist. Schließlich heben sich noch psychische Abweichungen und Erkrankungen hervor, die auch schon früher an der gleichen Stelle eine eingehendere Besprechung erfahren haben. Es war nötig, diese Dinge schon voraus zu nehmen, weil es sehr schwer ist, eine willkürliche Grenze zwischen gesund und krank zu machen, alle Übergänge vorhanden sind und eine Übersicht nur dann erreicht wird, wenn die Art der Abweichungen und die Besonderheiten insgesamt beschrieben werden. Es unterliegt keinem Zweifel, daß man bei den gesteigerten Formen der Einwirkung des mensuellen Zyklus auf den Körper die Berechtigung hat, in Analogie zu den Graviditätstoxikosen von einer mensuellen Toxikose zu sprechen; handelt es sich doch bei dem Zyklus um den prinzipiell gleichen Vorgang, eben der Beanspruchung des Körpers für Fortpflanzungsaufgaben, nur mit dem Unterschied, daß die Größe des Anspruchs mit der Größe des Funktionsobjektes wächst. Sehr bald nach Einsetzen der Menstruation hört in Analogie zu dem echten Abortus die mensuelle Toxikose auf und läßt sehr bald wieder normale Verhältnisse entstehen.

Außer diesen abnormen klinischen Zeichen, deren mannigfache Erscheinungsweisen im physiologischen Teil an den entsprechend speziellen Stellen beschrieben wurden, sind zunächst noch einige lokale, genitale Begleiterscheinungen zu nennen. Es handelt sich dabei um **abnorme Blutungen und Ausflüsse.**

1. Abnorme lokale Erscheinungen im Anschluß an die Regel.

a) Im Anschluß an die Regelblutung kommt ein abnormer Ausfluß zustande. Es wird vielfach von den Patienten angegeben, daß sie nur nach einer Regel eine zeitlang Ausfluß hätten. Die Erklärung für diese Erscheinung ist aus der Kenntnis der Scheidenbiologie zu entnehmen. Es ist schon früher mitgeteilt worden, daß durch den Menstrualfluß die saure Reaktion des Scheideninhalts abgeschwächt oder gar neutralisiert wird. Die Folge ist, daß, wie sich objektiv nachweisen läßt, selbst eine normale Stäbchenflora der Scheide in eine bunte Mischflora umschlägt. Innerhalb weniger Tage wird jedoch unter gesunden und normalen Bedingungen die normale Scheidensäure und damit auch die Bazillenflora wieder hergestellt. Liegt schon vor der Menstruation eine Mischflora vor, so kann durch die Menstruation die Scheidenbiologie so verändert werden, daß eine vorübergehende Wandschädigung der Scheide die Folge ist. Außer den neutralisierenden Einflüssen des Menstrualsekretes spielt auch eine vermehrte Zervixschleimsekretion für das Zustandekommen des Fluors eine Rolle. Gewöhnlich wird sie nicht bemerkt, weil die Scheidensäure den alkalischen Schleim innerhalb der Scheide durch chemische Umsetzung schon verschwinden läßt. Unter abnormen Bedingungen, wo die Neutralisation durch Abschwächung der Scheidensäure geringer ist,

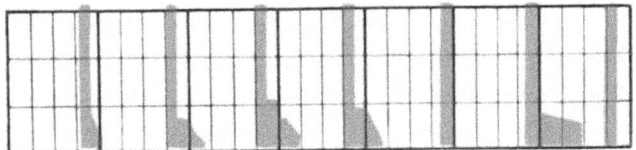

Abb. 190. Abnorme Postmenstruum-Blutungen.

kann der Ausfluß manifest werden. Er verschwindet aber, weil die Zervixhypersekretion und die zur Bildung der Scheidensäure notwendige Nährbodenproduktion der Scheidenwand schon in den ersten Tagen des Postmenstruums wieder normal wird. Mit diesen Störungen der Scheidenbiologie und Änderung der Flora hängt es auch zusammen, daß in einigen Fällen der Menstrualfluß einen unangenehmen, süßlichen, faulenden Geruch annimmt; die Art der sich ansiedelnden, fäulniserregenden Keime geben die Ursache. Desinfizierende, desodorierende Ausspülungen und Besserung des Scheidenmikrobismus in der blutungsfreien Zeit sind erfolgreiche therapeutische Maßnahmen.

b) Außer über Fluor wird über blutige Ausflüsse und leichte Blutungen im Anschluß an die Regel geklagt. Die Ätiologie dieser Dinge ist mannigfaltig. Wir haben bei den verschiedenen Unterabteilungen der abnormen Blutungen von Verlängerungen und Nichtaufhören der Regel berichtet. In vielen Fällen liegt eine anatomisch faßbare Besonderheit zugrunde. Ein Polyp des Korpus oder der Zervix, eine Erosion an der Portio oder eine Kapselverletzung bei einem submukös sitzenden Myom sind nicht selten als unmittelbare Ursache anzusprechen. Mit fortschreitender Neubildung der Funktionsschicht hört die Blutungsgelegenheit auf, bis sie unter günstigeren Bedingungen wieder deutlich wird. Bei Myomen ist das Nachbluten nach einer Regel ein nicht zu unterschätzender Fingerzeig für die Diagnose des submukösen Sitzes und für die Ersparung von Enttäuschungen bei der Strahlentherapie. Das Symptom der Nachblutung nach der Regel haben wir auch bei der eigentlichen Endometritis corporis kennen gelernt; besonders bei den leichteren Fällen ist in der Zeit der durch Entzündungsvorgänge gestörten Nidationsbettbildung der blutige Ausfluß verständlich. Er hört auf, wenn Funktionalisneubildung und Entzündungsabwehr genügend Fortschritte gemacht haben.

Aber abgesehen von derartig lokalen Blutungsgründen gibt es auch Fälle, bei denen Stauungen im Kreislauf genügen, um Diapedesisblutungen herbeizuführen. Selbstverständlich spielen auch alle diejenigen Erkrankungen, die zu abnormen Blutaustritten ins Gewebe überhaupt neigen, für die Ätiologie derartiger Symptome eine Rolle.

Nicht das einmalige Vorkommen derartiger Nachblutungen bedarf genauer Beachtung, denn vorübergehende derartige Ereignisse sind gewöhnlich in einer Störung der Regeneration durch entzündliche Prozesse zu erklären. Tritt aber dieses Nachbluten für 6—8 Tage oder noch länger in vielfacher oder mehrfacher Wiederholung nach einer Regel auf und läßt sich schon durch die Dauer dieser Zeit sagen, daß es sich nicht nur um das Herausfließen des in der Scheide zurückgehaltenen gewöhnlichen Menstrualblutes handelt, dann muß eine exakte Untersuchung Platz greifen. In welcher Richtung gefahndet werden muß, sagen die obigen ätiologischen Bemerkungen. Die Therapie ergibt sich daraus ja nach den für die einzelnen Abweichungen vorliegenden Regeln.

2. Beschwerden zwischen zwei Regeln.

Um die Zeit der Mitte zwischen zwei Regeln kommen in gar nicht seltenen Fällen eigenartige Beschwerden vor, die in Ziehen im Kreuz, leichter nervöser Unruhe und Reizbarkeit, etwas Ausfluß und vereinzelt auch in leichtem Blutabgang für 1—2 Tage bestehen. Man hat vielfach von einer intermenstruellen Dysmenorrhöe gesprochen, gelegentlich auch den Ausdruck „ovarielle Dysmenorrhöe" für diese Erscheinungen angewendet. Nachdem jedoch die Kenntnis der normalen Vorgänge im Zyklus herausgearbeitet und es aus verschiedenen Gründen klar wurde, daß um die Zeit der Mitte zwischen zwei Regeln der Vorgang der Ovulation sich abspiele, liegt es nahe, diese Erscheinungen mit der Ovulation in Beziehung zu bringen. Daß sich auch wissenschaftlich diese Ansicht begründen läßt, ist früher auseinandergesetzt worden. Es ist bei der Besprechung des Ovulationstermins und der zeitlichen Lage desselben eingehend über diese Ovulationserscheinungen gesprochen worden. Sie sind durch die deutliche Kennzeichnung des Termins auch für die Bestimmung des Ovulationstermins zu brauchen. Weiterhin ist bei den klinischen Zykluszeichen, die vom Genitale ausgehen, Genaueres über die Ovulationszeichen berichtet worden; es kann deshalb an dieser Stelle auf eine nochmalige Darstellung verzichtet werden und auf jene beiden Abschnitte verwiesen werden.

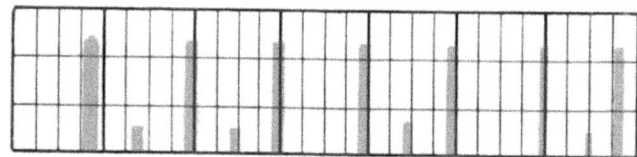

Abb. 191. Ovulationsblutungen.

3. Beschwerden in der letzten Woche des Zyklus.

In der letzten Woche des Zyklus kommen zahlreiche Erscheinungen verschiedenster Art zur Beobachtung. Soweit sie den Gesamtkörper betreffen, ist schon im Anfang dieses Abschnittes davon die Rede gewesen und auch hier mußte auf den physiologischen Teil im wesentlichen verwiesen werden. An dieser Stelle sollen nur 2 Symptome noch eine kurze besondere Erwähnung erfahren. Es sind das die gleichen Symptome, wie sie im Postmenstruum unter 1a und 1b diskutiert wurden, hier jedoch ätiologisch anders bedingt sind.

a) Auch im Prämenstruum wird vielfach über Fluor geklagt, aber gar nicht selten findet man objektiv kein eigentliches Zeichen dafür. Die Scheide hat einen weißen krümeligen oder auch etwas wässerig flüssigen Inhalt mit reichlichen Säuremengen, im mikroskopischen Bild Epithelien und reine Stäbchen; besondere Flecke sind auch in der Wäsche nicht zu sehen. Irgendwelche Folgeerscheinungen am äußeren Genitale fehlen. Man geht sicher nicht fehl, wenn man hier das Empfinden des Fluors auf die größere Succulenz und bessere Durchblutung, die Zunahme der Vulvadrüsensekretion und damit auf eine größere Feuchtung zurückführt. In anderen Fällen kann man eine erhöhte Zervixsekretion erkennen, die den Scheideninhalt vermehrt und evtl. auch verändert. Gewöhnlich aber finden Floraänderungen im Prämenstruum nicht statt, da offenbar ein vermehrter Zervixzufluß durch eine erhöhte Säureproduktion infolge erhöhten Zuckerangebotes seitens der Scheidenwand wieder wettgemacht wird. Erosionen und Schleimhautpolypen können infolge besserer Durchblutung ebenfalls eine erhöhte Flüssigkeitsabsonderung geben.

b) Auch Blutungen kommen vor der Menstruation zustande. Hier findet man nicht

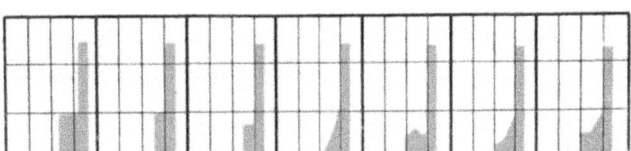

Abb. 192. Prämenstruelle Blutungen.

so häufig wie im Postmenstruum abnorme Genitalzeichen. Wohl kann es aus einer hyperämisierten Erosion und einem blutreich gewordenen Polypen bluten, vielfach hat man aber den Eindruck, als ob lediglich die prämenstruelle Blutfülle, evtl. verstärkt durch Blutstauungen, die Ursache dieser leichten Blutaustritte gibt. Es handelt sich zweifellos dann um Diapedesisblutungen. Es ist aber auch berichtet worden, daß prämenstruelle Blutaustritte ein charakteristisches klinisches Zeichen für eine akute Oberflächenendometritis sind, die durch den irgendwie bedingten Import von Keimen in das Cavum uteri während des Ablaufes des Zyklus veranlaßt war. Auch hier ist zu sagen, daß das einmalige Vorkommen dieses Symptoms keine nennenswerte Bedeutung hat, wenn der nächste Zyklus wieder normal abläuft. Kommt aber das Symptom häufiger, so muß der Ursache desselben durch eine exakte klinische Untersuchung nachgegangen werden. Als ein besonderer ätiologischer Faktor dieser prämenstruellen Blutungen können purpuraähnliche Blutaustritte, evtl. in Kombination mit Nasenbluten angesprochen werden, wie sie von Frank berichtet werden (s. später abnorme zyklische Organblutungen).

4. Blutungen während der ganzen Zykluszeit.

Blutungen während der ganzen Zeit eines Zyklus sind, wenn sie nur einmal auftreten, ebenfalls von nur geringer Bedeutung. Sie sind ätiologisch dann meistens durch eine prognostisch günstige Endometritis mit Zyklusstörung bedingt (von Pankow als Regenerationsstörung bezeichnet). Schon im nächsten Zyklus ist die Heilung so weit vorgeschritten, daß eine neue Funktionsschicht kommt und die Blutungen aufhören.

Kommen aber diese Zwischenblutungen über mehrere Zyklen hinaus, ohne daß die eigentliche Regelblutung wesentlich dabei verändert zu sein braucht, so liegen ernstere Regelwidrigkeiten häufig zugrunde. Als gutartige Störung kommen die Erosion, ein oder mehrere Polypen und das submuköse Myom in Frage. Zirkulationsstörungen oder oberflächliche Entzündungen sind gewöhnlich der unmittelbare Anlaß der Blutung. Besonders wichtig aber ist diese Anomalie deshalb, weil auch ein Karzinom des Collum oder Isthmus sich dahinter verstecken kann. Es ist deshalb unter allen Umständen notwendig, eine exakte gynäkologische Diagnose zu stellen und wenn nötig, eine Probe-Abrasio oder Probeexcisio zu machen.

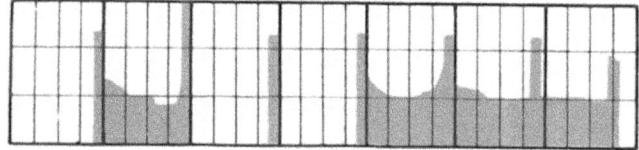

Abb. 193. Blutungen während der ganzen Zykluszeit.

Aber auch ohne daß ein lokaler Grund für derartige Blutungen vorliegt, kann unter der Wirkung abnormer Stauung eine Dauerblutung zwischen zwei Regeln auftreten. Deshalb ist eine genaue Beurteilung der Zirkulationsorgane wichtig.

5. Besondere Krankheitsbilder.

Außer den bisher beschriebenen allgemeinen oder lokalen abnormen Begleiterscheinungen des mensuellen Zyklus bedürfen noch folgende drei, voneinander zwar sehr verschiedenartige, aber besondere Krankheitsbilder einer eingehenden Besprechung: 1. Die akute Aszensionsperitonitis zur Regelzeit, 2. die zyklischen Organblutungen in mensueller Zeitfolge, 3. das klinisch und praktisch wichtige Symptom des Schmerzes bei der Regel.

a) Die akute Peritonitis intra menstruationem. Nothnagel beschreibt eine akute eitrige Peritonitis, für die eine Eingangspforte zunächst nicht gefunden wurde. Er bringt sie mit dem gerade vorhandenen Status menstrualis zusammen. Jaffé publiziert dann 4 Sektionsprotokolle von akuter Peritonitis im Status menstrualis. Schneider berichtet von einer Frau, die im Anschluß an die zweite Menstruation nach einem normalen Partus und glattem Wochenbett an einer allgemeinen Peritonitis zugrunde geht. Auch Adami beschreibt einen Fall foudroyanter menstrualer Peritonitis. Diese Fälle brauchen nichts damit zu tun zu haben, daß anderweitige schon im Abklingen begriffene, oft nur sehr einfache und leichte Eiterprozesse prämenstruell oder intermenstruell aufflackern und akut werden können, daß schon im Abklingen begriffene septische Erkrankungen wieder neu rezidivieren oder eine Verstärkung erfahren können, sondern es handelt sich hierbei um Gott sei Dank seltene Fälle, in denen Keime auf der menstrualen Wundfläche von der Scheide aus in die Bauchhöhle aszendieren und die Peritonitis bedingen. Für die Gonokokken ist eine derartige intramenstruelle Ascension eine gewöhnliche Sache und eine allgemein anerkannte Erfahrung. Für die Streptokokken und andere Eiterkeime ist die Gelegenheit offenbar zu kurz und deshalb zu ungünstig. Aber nichts charakterisiert den Menstrualvorgang so sehr als eine Analogie zum Puerperalvorgang wie gerade das Vorkommen dieser Peritonitiden. Es ist aber wohl wahrscheinlich, daß die Aszensionsbedingungen in den bekannt gewordenen Fällen besonders günstig gewesen sein und außerdem die Keime eine besondere Giftigkeit besessen haben müssen. Therapie s. Peritonitis.

b) Die zyklischen Organblutungen in menstrueller Zeitfolge (die sog. „vikariierende" resp. „komplementäre" Menstruation). In ziemlich regelmäßiger Wiederkehr findet man Jahr um Jahr in den Zeitschriften verstreut Mitteilungen über eigenartige Blutungen in oder aus verschiedenartigen Organen, die entweder mit der Menstruation zusammen oder statt ihrer auftreten und ebenso wie sie eine zyklische Wiederkehr zeigen. Am besten orientiert wohl zunächst eine Zusammenstellung mit gleichzeitiger Angabe über die Häufigkeit des Vorkommens. Roth hat in einer sehr fleißigen Arbeit 225 Einzelfälle von 1870—1919 gesammelt. Er bespricht das Bild gut und zeigt, daß derartige Blutungen meist kombiniert mit Konstitutionsanomalien vorkommen; Infantilismus, Asthenie, phthisischer Habitus, abnorme vagotonische Erregbarkeit, Psychopathien spielen eine Rolle. Dazu kommt, daß schwache seltene Regelblutungen evtl. mit starken Schmerzen dabei auf eine ovarielle Unterfunktion hindeuten. Die von Roth angegebenen Prozentzahlen können eine gute Orientierung über das Vorkommen geben. Er fand unter den 225 Einzelfällen, soweit sicher bekannt, beteiligt:

Blutungen aus der Nase	30,0%,
„ aus Fisteln an verschiedenen Stellen	18,0%,
„ unter die Haut, meist an bestimmte Regionen gebunden	10,0%,
„ aus der Lunge	8,0%,
„ aus der Mamille	5,0%,
„ aus dem Magen, Mund und Rachen	4,0%,
„ aus der Blase	3,5%,
„ aus den Ohren	2,5%,
„ ins Auge, in den Darm	1,3%,
„ aus Kehlkopf, Trachea und Niere	0,9%,
„ aus der Scheidenwand	0,4%.

Seither sind noch mehrfach Blutungen aus der Blase, aus der Niere, aus dem Magen, Nase, Lungen, Netzhaut bekannt geworden (Strauß, Cantoni, Lönne, Rolle, Kemkes, Dalché, Tidestörm, Auerbach). Zadik sah zyklisch-wiederkehrende Blutungen aus der Mamille, Keitler aus einer adenomatösen Wucherung am Nabel, Leise und Aldor nach Zahnextraktionen.

Charakteristisch für derartige Blutungen ist ein periodisches Auftreten und eine zeitliche Begrenzung, die natürlich nur da deutlich sein kann, wo die Blutung nach außen hin erfolgt und wo größere Resorptionsprozesse bei Gewebsblutungen nicht einzusetzen brauchen. Die Unterscheidung „vikariierend" von „komplementär" soll besagen, daß vikariierende Blutungen anstatt einer Regelblutung auftreten, während die komplementären zeitlich mit einer Regelblutung zusammenfallen. Speziell bei vikariierenden Blutungen, wo man also einen Anhaltspunkt durch den Zusammenhang mit mensuellen Vorgängen nicht hat, ist es sehr schwer, den mensuellen Charakter lediglich aus einer durch gewisse Zeitintervalle unterbrochenen Wiederkehr zu schließen. Es muß sich schon um solche Fälle handeln, in denen der ovarielle Zyklus abläuft, das Endometrium aber entweder nicht antworten kann, weil es durch Tumor oder schwere Entzündung zerstört ist, evtl. in ganzer Ausdehnung Verwachsungen zeigt oder das Endometrium wohl seine mensuelle Reaktion durchmacht, der Blutfluß aber nicht nach außen hin gelangt, weil ein Verschluß des Cavum uteri zur Scheide hin besteht. Über das Vorkommen eines ovariellen Zyklus nach Exstirpation des Uterus ist bei Amenorrhöe gesprochen worden. Es kommen sicher Einzelbeobachtungen vor, im allgemeinen ist jedoch der regelmäßige Ablauf eines ovariellen Zyklus unwahrscheinlich. Rein vikariierende Blutungen werden nach Roths Aufstellung nur in 20% der Fälle beobachtet.

Bei den komplementären Organblutungen ist der Zusammenhang zwischen der Blutung und der Menstruation besser erfaßbar. Hier handelt es sich also lediglich um eine Begleiterscheinung, die bei einzelnen Zyklen eintritt, bei anderen derselben Person aber wieder ausbleibt.

Den früheren Anschauungen lag die Auffassung zugrunde, daß irgendwelche Giftstoffe mit der Menstruation aus dem Körper heraus müßten („monatliche Reinigung"), daß also die vikariierenden Blutaustritte bei ungenügendem Funktionieren des physiologischen Ventils eines menstruierenden Uterus als Weg für die Eliminierung schädlicher Stoffe anzusehen seien. Wir haben schon im normalen Teil dieser Arbeit über die Ausscheidung der „Giftstoffe" gesprochen. Danach ist eine Ausscheidung von Giftstoffen nicht gerade wahrscheinlich. Wir haben aber auch die komplizierten mannigfachen Einwirkungen eines im Sinne einer Schwangerschaftsvorbereitung ablaufenden Zyklus auf die verschiedenartigsten Organe und Organsysteme kennen gelernt. Unter diesen Wirkungen finden wir ein Verständnis für das Auftreten der geschilderten Blutung. Wir haben festgestellt, daß das Endothelsymptom (Rumpel-Leede), d. h. die erhöhte Durchlässigkeit der Kapillarendothelien für Blut im Prämenstruum deutlich, wenn auch nicht mit absolut zuverlässiger Regelmäßigkeit positiv ist. Wir haben auch von Untersuchungen berichtet, die eine Senkung der Thrombozytenzahl mit Beginn der Regel allerdings nicht ohne Widerspruch feststellten. Es besteht also eine ausgesprochene Blutungsbereitschaft im reticulo-endothelialen Apparat um die Zeit des Zyklusendes. Kommt zu dieser Blutungsbereitschaft eine lokale Gewebsdisposition, wie sie in der gereizten Nasenschleimhaut, im Granulationsgewebe, z. B. bei Fisteln, dem Ulcus cruris oder in leicht entzündeten Gewebspartien bei Darmkatarrhen, im Magen, in den Harnwegen, an Hämorrhoidenknoten usw. gegeben ist, so ist eine kapilläre Blutung an diesen Stellen sehr wohl möglich und verständlich. Dieses Endothelsymptom, also die abnorme Blutungsbereitschaft des Kapillarsystems ist aber nicht nur im Prämenstruum, sondern nach Schrader und Stephan auch bei fehlender oder ungenügender Ovarialfunktion, bei verschiedenen bakteriologischen Toxinen, bei der Wirkung von Giften und Stoffwechselprodukten, bei Medikamenten, durch endokrine Störungen der Schilddrüse und auch der Nebenniere positiv. Wir wissen ja, daß auch bei allen diesen verschiedenen Störungen Gelegenheitsblutungen der beschriebenen Art vorkommen. Die hier in Rede stehenden Organblutungen gehören also mit den ebengenannten Blutungen toxischer, bakteriell septischer Art usw. auf eine Stufe.

Einer besonderen Erwähnung bedürfen derartige Blutungen in das Corpus luteum. Wir haben im normalen und auch im pathologischen Teil kennen gelernt, daß um die Regelzeit in den Kern eines in Degeneration gehenden Corpus luteum kapilläre Blutungen in 70% eintreten = sekundäres Corpus haemorrhagicum (Aschoff). Es ist sehr wahrscheinlich, daß die menstruelle Blutungsbereitschaft für das Vorkommen dieser fast physiologischen Blutungen verantwortlich zu machen ist.

Auch in den Endometriomherden treten um die Zeit der Menstruation Blutungen ins Stroma auf. Es liegen ja die Verhältnisse insofern etwas komplizierter, als wir oben hörten, daß die Endometriumdrüsen den zyklischen Wechsel im Sinne der Funktionalis mitmachen können; vielleicht kommt es auch zu einer richtigen Sequestration, so daß auch dadurch die Blutungen in diesen Endometriomherden zu erklären sind. Es kann aber auch sein, daß die Blutungen lediglich Kapillarblutungen ins Stroma hinein sind; sie wären dann unter dem gleichen Gesichtspunkt wie die hier zur Besprechung stehenden aufzufassen.

Die Fälle der sog. Tubenmenstruation sind, wie im normalen Teil ausgeführt, ebenfalls hier einzureihen.

In großem Stil können die hier geschilderten Verhältnisse bei der hämorrhagischen Diathese zum Ausbruch kommen. Es sind in der letzten Zeit eine Reihe von Fällen publiziert worden [Morawitz, Halban, Frank, Herrmann, Klemperer und ich selbst habe Fälle derart, zum Teil in der Med. Klinik Kiel (Prof. Schittenhelm) gesehen], in denen zur Regelzeit oder kurz vorher eine schwere hämorrhagische Diathese auftrat mit starken Genitalblutungen und Blutungen in die verschiedensten Organe, z. B. den Darm, die Haut, aus der Nase, ins Auge, in die Muskulatur, ins Gehirn, in die Lungen usw. Die genaue Untersuchung dieser Fälle hat stets eine starke Thrombopenie ergeben. Es handelte sich also um eine schwere thrombopenische Purpura. Wie weit hier eine Einwirkung des Prämenstruums und der die Blutungsbereitschaft steigernden Faktoren desselben vorliegt oder ein zufälliges Zusammentreffen von Genitalblutungen mit anderen Blutungen, ohne ursächliche Beziehung zum Genitale, ist bei der geringen Anzahl von Fällen noch nicht ersichtlich. Ein von mir in einem früheren Abschnitt geschilderter Fall läßt erkennen, daß man mit der Diagnose einer menstruellen Blutung vorsichtig sein muß; auch dort schien die schwere, tödlich endende hämorrhagische Diathese zur Zeit und mit einer Regel einzutreten; tatsächlich ließ jedoch die genaue histologische Untersuchung des Genitales erkennen, daß kein Funktionsstadium am Genitale, auch kein Status menstruationis vorlag, sondern daß die Genitalblutung den übrigen Organblutungen als Diapedesisblutung gleich zu achten war. Frank-Breslau beschreibt einen Typ von Fällen, „bei denen regelmäßig 6—8 Tage vor der Periode eine Purpura in Erscheinung tritt, heftiges Nasenbluten gesellt sich hinzu und schließlich entläd sich dieses unheimliche Wetterleuchten in eine profuse, nicht endenwollende Monatsblutung, die jedesmal das Individuum der Verblutungsgefahr nahe bringt. Häufiger ist der Sachverhalt so, daß die heftigen Monatsblutungen in unberechenbarer Weise einer kürzeren oder längeren Reihe gar nicht oder wenig von der Norm abweichender Menstruationen folgen."

Die Diagnose der genannten abnormen zyklischen Organblutungen außer der hämorrhagischen Diathese hat den Grund für die abnorme Blutungsneigung aufzuspüren und wird sie in einer kleinen Gruppe von Fällen gewiß in der prämenstruellen Erhöhung der Kapillardurchlässigkeit finden. Auch die lokale Disposition ist zu berücksichtigen. Jedoch ist es häufig schwer, den Zusammenhang zu erfassen. Man muß sich nur hüten, solche in bestimmten Zeitintervallen auftretenden Blutungen schon wegen dieser Zeitfolge als menstruell bedingt aufzufassen. Vikariierende Menstruation gibt es nicht, ebensowenig wie komplementäre. Die beschriebenen Fälle sind lediglich eine Gruppe unter den sonstigen Organblutungen auch. Ein genaues Blutbild unter Berücksichtigung auch der Thrombozytenzahl und der Blutgerinnungszeit wird in den vorliegenden Fällen nicht zu entbehren sein.

Die Prognose ist weitgehend von dem Sitz der Blutungen abhängig. Nasenbluten, Fistelblutungen, Mammablutungen können harmlos sein, blutiges Erbrechen bedarf ebenso wie das prämenstruell häufig etwas gesteigerte Bluthusten einer ernsteren Beachtung. Es ist für die anderen Spezialdisziplinen wichtig, daß in den verschiedensten Organen (z. B. Darm, Harnwege) solche funktionell bedingten Blutungen vorkommen, um einen diagnostischen Irrtum zu vermeiden; im Auge und im Gehirn ist wohl eine derartige Blutung am gefährlichsten.

Die Therapie hat im wesentlichen die gefährlcheren Fälle zu berücksichtigen. Bei den einfachen vorübergehenden Blutaustritten ist deshalb eine Therapie meist nicht vonnöten, weil in vielen Fällen derartige Anomalien von selbst verschwinden. Ein Faktor für die Besserung der Blutungsbereitschaft ist die Belebung der Ovarialfunktion; die gesteigerte Blutungsbereitschaft geht damit zurück. Also alle Ovarialanreizmittel kommen auch in diesen Fällen zur Anwendung (s. Amenorrhöebehandlung). Man hat von diesem Standpunkt aus vielfach Organpräparate gegeben. Es werden Erfolge davon gemeldet. Auf Grund der sonstigen Erfahrungen mit den Organpräparaten muß man annehmen, daß es sich wohl lediglich um eine Protoplasmaleistungssteigerung handelt. R. Stephan berichtet, daß Trypaflavinlösungen 1 : 80 000 bis 100 000 eine Herabsetzung der Blutungsbereitschaft im Kapillarsystem herbeiführen soll. Kalziumtherapie (Calcium lacticum 3,0 auf 100 mehrmals täglich einen Teelöffel) und Seruminjektion müßten versucht werden; größere Erfahrungen stehen bisher über keine der Therapiearten für die zyklischen Organblutungen zu Gebote. Wenn man die Erfahrungen bei der hämorrhagischen Diathese in ihrer thrombopenischen Form mit heranzieht, so kämen auch Bluttransfusionen und die Bestrahlung der Milz in Frage.

Bei der schweren thrombopenischen Form der hämorrhagischen Diathese soll man nach den Erfahrungen der Internisten für den Fall, daß Bluttransfusionen einen ungenügenden Erfolg haben, mit der Exstirpation der Milz nicht zögern (Kaznelson).

c) Die schmerzhafte Regel. Kaum ein Begleitsymptom der Regelblutung drängt die Patientin so stark zum Arzt wie Schmerzen bei der Regel. Die Art, wie diese Schmerzen auftreten, ist durchaus verschieden. Maria Tobler hat Erfahrungen über die Art und die Dauer des Regelschmerzes an 402 Fällen nulliparer Frauen gesammelt. Danach tritt der Schmerz auf

rein prämenstruell . . . . in 71 Fällen
in den ersten 24 Stunden der Blutung . . . . „ 150 „
während 2—3 Tage der Blutung dauernd . . . . . . „ 49   „
prämenstruell und am 1. Tage . . . . „ 70   „
prämenstruell und mehrere Tage . . . . „ 15   „
ohne festen Typus . . . . „ 47   „

Meist hört der Schmerz auf, wenn das Blut reichlicher fließt. Maria Tobler sagt, daß der Schmerz nicht so sehr wehenartig, sondern eher als ziehend, dumpf krampfartig angegeben wird. Die Patienten krümmen sich wie zur Entspannung. Verschiedene vasomotorische Begleiterscheinungen können sich mit dem Schmerz kombinieren. Die Bezeichnung für diese Symptome der schmerzhaften Regel ist im allgemeinen „Dysmenorrhöe", aber in wörtlicher Übersetzung der Bezeichnung werden vielfach als abnorme Symptome auch die früher genannten stärkeren Beschwerden in anderen Organen mit unter dem Namen Dysmenorrhöe zusammengefaßt. L. Seitz schlug deshalb zur klaren Hervorhebung des Symptoms die Bezeichnung „Algomenorrhöe" vor. Mir scheint, daß die Bezeichnung Dysmenorrhöe weitgehend verbreitet für die Bezeichnung des Regelschmerzes ist und deshalb dieses eingebürgerte Wort kaum auszurotten sein wird.

Über die Häufigkeit des Vorkommens der schmerzhaften Regel orientieren verschiedene Angaben. Sie weichen aber in ihren Zahlenangaben außerordentlich voneinander ab. Schon im ersten Teil haben wir über die Beschwerden bei der Regel auf Grund verschiedener Mitteilungen im ganzen berichtet. Hier mögen ein paar Zahlen über die schmerzhafte Regel allein folgen. Nach Block-Philadelphia sind 50—80% der amerikanischen Mädchen dysmenorrhöisch, Norris macht die Angabe, daß die Dysmenorrhöe in 75% vorkommt: Miller hält das für zu hoch und die englischen Angaben von 5,6—10,8% für zu niedrig. Es kommt offenbar darauf an, was man unter Schmerzen versteht. Man muß in leichte und schwere Menstruationsschmerzen unterscheiden. Van Duyne publiziert interessante Zahlen:

	Frauen der Industrie (2077 Fälle)	Kollegteilnehmerinnen		
		1900—1907 (533 Fälle)	1917—1923 (1516 Fälle)	1923—1924 (1023 Fälle)
Keine Beschwerden	65,0%	62,6%	74,0%	86,6%
Leichte Schmerzen	30,6%	30,3%	23,0%	13,1%
Starke Schmerzen	4,4%	7,1%	3,0%	0,3%

Sanderson gibt von 12000 jährlich untersuchten Mädchen im Alter von 9—21 Jahren an, daß starke Schmerzen in 2,4% kamen und 5,3% unfähig waren, ihre Arbeit zu machen.

Clow fand bei 2000 schulpflichtigen Mädchen in 22% schmerzhafte Menstruation.

Bei Chisholm findet man die Angaben, daß unter 100 Mädchen im Alter von 10 bis 20 Jahren 7,8% starke Beschwerden hatten.

Nach Herrmanns sollen in England 10—20% aller Frauen so starke Schmerzen bei der Regel haben, daß sie das Bett hüten müssen.

Gehen wir dann zu den Fällen über, die im Hospital untersucht werden, so sagt Holder, daß 1000 gynäkologische Fälle in 47% eine Dysmenorrhöe haben. Er fand diese Dysmenorrhöen folgendermaßen verteilt:

    Retroflexio und Retropositio uteri 41%,
    Entzündliche Prozesse 37%,
    Myome . . . . 11%.

Unter den nulliparen Retropositionen des Uterus, worunter wahrscheinlich in der Hauptsache spitzwinklige Anteflexionen zu verstehen sein werden, hatten 86% schmerzhafte Regel; unter den multiparen Retropositionen 25%, von den entzündlichen Beckenerkrankungen zeigten 31% eine schmerzhafte Regel und von den Myomen 20%. Kermauner erwähnt, daß nach Bürgers Angaben aus der Schautaschen Klinik 8,8% unter 34 000 Kranken schmerzhafte Regel hatten und er meint, daß etwa 10% der zur Behandlung kommenden Frauen an Schmerzen während der Periode leiden. Von diesen hatten $9/10$ einen lokalen Befund aufzuweisen, der mehr oder weniger die Schmerzen erklären konnte.

Legt man das ambulante Material einer Klinik zugrunde, so fand H. Hartmann an meiner Klinik an 12 096 ambulanten Zugängen (ohne Graviditäten) 387 Fälle, in denen Schmerzen bei der Regel als etwas besonderes angegeben waren, das macht etwa 3,2%. In der Privatsprechstunde geben 10% aller kommenden Frauen an, daß sie bei der Regel starke Schmerzen zu haben gewohnt wären. Die Verteilung der als schmerzhaft angegebenen Regel in meiner eigenen Sprechstunde ergab bei 171 Fällen:

    Entzündliche Genitalaffektion . . . . 62 = 36,0%,
    Myome . . . . 5 = 3,0%,
    Retroflexionen und Asthenien . . . . 27 = 15,0%,
    Genitalhypoplasien . . . . 54 = 31,5%,
    Einen palpatorisch normalen Genitalbefund . . . . . . 23 = 13,5%.

Die Ungleichheit der angegebenen Zahlen beruht mit größter Wahrscheinlichkeit auf der völlig ungleichen Bewertung der Stärke des Schmerzsymptoms. Immerhin geben sie wohl ein ungefähres Urteil über die Häufigkeit der höchst lästigen Begleiterscheinung.

Über die Ätiologie des Schmerzes läßt sich etwas Einheitliches nicht sagen. Es besteht kein Zweifel darüber, daß verschiedenartige Gründe Schmerzen herbeiführen können. Aus der Besprechung einzelner Gruppen ergibt sich die Mannigfaltigkeit der Gründe ohne weiteres. Die Einteilung in der Literatur zeugt davon, daß fast jeder Autor mit dem recht komplizierten Stoff um eine klare Gruppierung ringt. Es wird unterschieden in primäre und sekundäre Dysmenorrhöe, wobei gewöhnlich mit primärer Dysmenorrhöe diejenigen Fälle bezeichnet werden, die den Regelschmerz von der Menarche ab haben. Es wird aber auch mit ähnlicher Bezeichnung, und zwar sehr häufig, die Unterscheidung zwischen essentieller und symptomatischer Dysmenorrhöe oder auch die eigentliche (intrinsic) und die von außen hinzukommende sog. sekundäre Dysmenorrhöe (Blair-Bell) unterschieden. Andere Autoren gehen weiter und machen schon in ihrer Benennung gleichzeitig Angaben über die Ätiologie. So unterscheiden sehr viele die mechanische, die nervöse, die ovarielle Dysmenorrhöe; andere sprechen von obstruktiver und spasmodischer Dysmenorrhöe. Block und mit ihm eine Reihe von anderen amerikanischen Autoren sprechen von mechanischer, ovarieller und vagotonischer Dysmenorrhöe. Siredey betont die besonderen Schwierigkeiten in der Gruppierung, faßt ganz allgemein nur die uterine Dysmenorrhöe und die vom Ovarium ausgehende Dysmenorrhöe in Gruppen zusammen, wobei er im einzelnen sehr viele mannigfaltige Vorgänge registriert. Zur Übersicht über die Anschauung mögen diese Bemerkungen über die Einteilung der einzelnen Autoren genügen; sie sind natürlich keinesfalls vollständig. Für die eigene Darstellung möchte ich das Material über die schmerzhafte Regel überhaupt zugrunde legen, weil ich es nicht für richtig halte, willkürlich diejenigen Fälle abzutrennen, die palpatorisch eine deutliche Erkrankung nicht erkennen lassen; es kommt vielmehr nur darauf an, eine Klarheit über die Bewertung des Regelschmerzes im ganzen zu bekommen, wenn wir das gesamte Material der als schmerzhaft angegebenen Regel verwerten und nicht willkürlich nur die besonders starke Regel und die bei scheinbar normalem Genitalbefund herausheben. Gewiß sind diejenigen, bei denen sich ein Grund für den Regelschmerz nicht sofort und offensichtlich finden läßt, therapeutisch die am schwersten angreifbaren und deshalb auch für den Arzt die wichtigsten; aber gerade für diese oft unklaren Fälle wird man die Mannigfaltigkeit der Möglichkeiten um so besser erkennen, wenn wir besprechen, unter welchen Bedingungen eine schmerzhafte Regel überhaupt vorkommt. Ohne zusammenfassende Gesichtspunkte wird es natürlich auch hierbei nicht abgehen; sie sollen die Gruppe der begleitenden oder auch ätiologisch wichtigen Krankheitsbilder anzeigen resp. bestimmte, gemeinsam wirkende Faktoren in den Vordergrund schieben.

α) **Der Regelschmerz bei Entzündungen des Genitales.** Aus den weiter oben genannten Zahlen über das Vorkommen des Regelschmerzes überhaupt geht hervor, daß die Beteiligung der entzündlichen Affektionen am Genitale an dem Symptom der starken Regelschmerzen eine erhebliche ist. Aus dem Material meiner Privatsprechstunde konnte ich feststellen, daß 36% aller Regelschmerzen bei entzündlichen Genitalaffektionen vorkommen. Holder nennt für das klinische Material 37% entzündlicher Prozesse. An unserem poliklinischen Material zeigten unter 387 Dysmenorrhöefällen 252 Fälle entzündliche Krankheitszeichen; das macht fast zwei Drittel der gesamten ambulant beurteilten Dysmenorrhöefälle aus. Aus dem von H. Hartmann publizierten Material der in den Jahren 1923 und 1925 in die Universitätsfrauenklinik Kiel aufgenommenen entzündlichen Adnexerkrankungen ergibt sich folgendes:

Bei akut entzündlichen Prozessen war die Regel in 61% schmerzhaft geworden. Bei chronischen Erkrankungen klagten 59% über Regelschmerzen, dasselbe gilt auch von den Rezidivfällen ohne und mit akutem Schub. Bei den Fällen mit isoliertem Pyovarium hatten 63% starke Regelschmerzen; auch bei den Fällen mit chronischer schwartiger Pelveoperitonitis, die auf Ovarialhämatome zurückzuführen waren und vielfach endometrioide Wucherungen zeigten, kamen vielfach starke Regelschmerzen vor. Häufig läßt sich feststellen, daß die Beschwerden erst eintreten zur Zeit, wo auch die Entzündung deutlich wird. Um gleichzeitig auch noch eine Übersicht über den Regeltyp zu geben, seien folgende Zahlen genannt. Die Regel kam

	Schwach	Mittelstark	Stark
Regelmäßig	18 Fälle	92 Fälle	67 Fälle
Unregelmäßig, 2—4 wöchentlich	2 „	14 „	24 „
Unregelmäßig, 3—10 wöchentlich	1 Fall	5 „	18 „

Regelmäßig dreiwöchentlich in 11 Fällen.

Fast stets handelte es sich um entzündliche Adnexerkrankungen sowohl mit derberen Schwarten als auch einfacheren Adhäsionen; die Fixation war stets nachweisbar. Oft fanden sich auch größere Konglomerattumoren. In einigen Fällen konnte man das Bild der Parametritis posterior feststellen, die auf eine chronische Lymphangitis der Sakrouterinligamente, deren Eingangspforte eine eiternde Erosion war, zurückgeführt werden mußte. Opitz und einige andere meinen, daß es sich hierbei um spastische Kontrakturen der glatten Ligamentmuskulatur handeln könnte und glaubt, daß auch ohne Entzündung Sklerosierung, Narbenbildung, Schrumpfung und bindegewebiger Ersatz der Muskulatur zustande kommen kann.

Die Erklärung der Regelschmerzen bei diesen entzündlichen Affektionen verursacht im ganzen genommen keine Schwierigkeiten. Wir gehen in dieser Hinsicht davon aus, daß ja der Uterus zur Zeit der Regel sich wie ein gebärender Uterus kontrahiert resp. kontraktionsbereit ist und daß er durch Kontraktionen und Retraktionen den Uterusinhalt stoßweise nach außen befördert (Hinselmann). Es kann keinem Zweifel unterliegen, daß der Uterus bei diesen Kontraktionen gewisse Bewegungen macht und durch das Härterwerden sich aufbäumt; Zerrungen am Peritoneum sind bei diesen Bewegungen unvermeidlich. Zerrungen am parietalen Peritoneum können aber zweifellos Beschwerden herbeiführen, die um so stärker sind, wenn durch die prägravide Blutfülle noch eine Spannung und Schwellung in den Adhäsionen und dem entzündeten Gewebe zustande kommt. Jedoch nicht alle Entzündungen, sondern nur zwei Drittel der Fälle, die Adhäsionen und Infiltrate am Genitale zeigen, haben eine schmerzhafte Regel; es muß also zweifellos vielfach die Zerrung gering sein und an schmerzunempfindlichen Punkten angreifen, andererseits auch die Perzeptionsfähigkeit und die Bewertung seitens der Patienten erheblichen Unterschieden unterworfen sein. Mit dem Abheilen der akuteren Entzündungserscheinungen treten die Regelschmerzen häufiger etwas zurück, aber auf Druck und Zug an den Adnexen sind sie leicht auszulösen. Gewöhnlich stehen im Mittelpunkt der Genitalentzündungen die Tuben und man hat früher in diesem Zusammenhang auch von einer tubaren Dysmenorrhöe gesprochen. Ist das Ovarium, wie ebenfalls sehr häufig, am Entzündungsprozeß beteiligt, eventuell nur dadurch, daß es durch Adhäsionen eingehüllt wird, so können Schwankungen in der Ovarialgröße durch die bei Entzündungen gar nicht selten vermehrte Follikelreifung und -Untergang (sog. kleinzystische Degeneration) und Zystenbildung in atretischen Follikeln und Corpora lutea zustande kommen. Auch dadurch sind Zerrungsgelegenheiten gegeben, die durch die prägravide Hyperämie verstärkt werden. Diese Bilder zählt Siredey unter die ovarielle Dysmenorrhoe. Auch der Uterus allein kann beteiligt sein. Unter 71 von uns untersuchten Fällen echter Endometritis waren 18 Fälle, die die Entzündung lediglich auf den Uterus lokalisiert zeigten und zur Zeit der Regel starke Schmerzen hatten. Unter 47 Fällen von Endometritis post abortum hatten nur 4 eine schmerzhafte Regel. Diese Form würde vielfach unter die uterine Dysmenorrhöe mitgerechnet werden.

Ohne daß das Genitale direkt beteiligt ist, kann durch Adhäsionen und von der Appendix ausgehende Entzündungen, auch durch Entzündungen in der Nachbarschaft des Dickdarms und Rektums die Regel schmerzhaft werden. Die unmittelbar verursachenden Faktoren sind mit Wahrscheinlichkeit Zerrungen des sich bewegenden Uterusmuskels an peritonealen Adhäsionen, Narbenbildungen, Infiltraten, die durch die Entzündung verstärkte Hyperämie und durch sie bedingte größere Füllung und Spannung in dem Gewebe, vielleicht auch eine durch die Entzündung besonders verstärkte Empfindlichkeit der sensiblen Nerven.

β) Unter dem Gesichtspunkt einer Behinderung im Abfluß des Menstrualsekretes finden sich verschiedenartige Prozesse zusammen. Das für das Verständnis Einfachste ist, daß sich neben dem Uterus noch ein verschlossenes Nebenhorn findet. Dieses macht die mensuelle Reaktion, soweit überhaupt funktionsfähiges Endometrium in ihm vorhanden ist, genau so durch, wie das gesunde Horn; nur kann es seinen Inhalt infolge Stenosierung oder Atresie des Lumens nicht entleeren. Es können dadurch sehr starke Menstrualkoliken zustande kommen. Etwas Ähnliches können Narbenstenosen am Kollum oder Isthmus bewirken, die durch besondere Geburtstraumen, chirurgische Eingriffe (zu starke Abrasionen) Wundheilungsstörungen, Verbrennungen und Verbrühungen (Atmokausis), Verätzungen mittels der vielen therapeutischen Ätzmittel bedingt sind. Eine Wegverlegung für das sich sammelnde Menstrualsekret geben auch kleine, oberhalb des Os internum uteri sitzende Myome, ebenso Polypen des Korpus. Dicke funktionelle, aber gesunde Schleimhäute, die am Halskanal zu der mageren Isthmusschleimhaut hin stark abfallen, sind kaum geeignet, eine Wegverlegung zu geben, da sie ja um die Zeit der Menstruation zugrunde gehen. Wohl aber mögen Blutgerinnsel, die im Uterus bei reichlichem Blutfluß und ungenügendem Zerfall der Uterusschleimhaut sich bilden können, verstopfend für den Menstrualfluß wirken und ein Abflußhindernis geben.

Ein größeres „Geburtsobjekt", über das sich der menstruierende Uterus zurückziehen muß, kann entstehen dadurch, daß die Desquamation der Uterusschleimhaut in abnormer Weise vor sich geht. Wie bei einer Extrauteringravidität ein voller Ausguß der Uterusschleimhaut abgehen kann, so kann auch bei einem normalen Zyklus die Funktionalis sich in toto im unteren Teil der Spongiosa kurz oberhalb der Basalis lösen und statt durch Leukozytose und fermentative Prozesse völlig zu zerfallen, als Ganzes erhalten bleiben. Über das Zustandekommen dieser Anomalie wissen wir bisher relativ wenig. An der Leukozytose fehlt es offenbar nicht, wie die Untersuchung solcher Membranen zeigte. Weshalb der Zerfall in kleine Stückchen und Fetzen wie sonst nicht eintritt, läßt sich zunächst nicht feststellen. Wir wissen, daß diese Dysmenorrhoea membranacea vielfach bei Frauen mit etwas hypoplastischen Genitalien vorkommt, jedoch nicht ausschließlich. Wir wissen auch, daß solche Membranen bei derselben Frau nicht regelmäßig ausgestoßen werden, sondern nur bei einzelnen Zyklen und daß vielfach diese Membranen ohne jedes Zeichen von Schmerz abgehen können. Kommt, wie bei den hypoplastischen Genitalien häufig, zu dem großen Geburtsobjekt der dysmenorrhoischen Membran ein enger und langer Zervikalkanal hinzu, so kann die Abflußbehinderung und der erhöhte Widerstand durchaus plausibel sein.

Ein schwieriger Punkt in den Erörterungen über das Abflußhindernis, dessen Gruppen auch als mechanische Dysmenorrhöe vielfach zusammengefaßt werden, ist die Frage, ob eine Stenose am Os internum bestehe. Von Marion Sims stammt der Satz, daß ohne Wegverlegung keine Dysmenorrhöe bestände. Dem wird vielfach von anderen Autoren entgegengehalten, daß man gerade bei starken Dysmenorrhöen ein gestautes Sekret nicht immer nachweisen konnte. Die Erlebnisse bei der Dilatation des Zervikalkanals, daß insbesondere der Isthmusanteil sich nur schwer und langsam dilatieren lasse und vielfach schon einer dünnen Sonde einen erheblichen Widerstand entgegensetzt, hat die Ansicht von der Stenose des Os internum erheblich verstärkt; dazu kommt, daß der Erfolg, der wie später berichtet wird, durch die Dilatation des Zervikalkanals eventuell in Kombination mit einer Abrasio erzielt werden kann, ebenfalls in diesem Sinne spricht; schließlich wird auch die Beobachtung dafür angeführt, daß der Schmerz sich prämenstruell steigert, bis das Blut ordentlich fließt. Und doch will die Ansicht von der Stenose des Os internum nicht befriedigen. Es gibt Fälle, in denen man das gleiche Erlebnis bei der Dilatation haben kann, ohne daß eine Spur von Dysmenorrhöe bestände, und andere Fälle mit starker Dysmenorrhöe, in denen der Zervikalkanal relativ leicht zugänglich ist; man erlebt Fälle, in denen die Engigkeit des Zervikalkanals bei einigem Abwarten und vorsichtigem Vorgehen bei der Dilatation sich spontan, wie wenn ein Krampf aufhöre, löst. Alle diese Fälle, in denen eine Stenose des Os internum angenommen wird, gehören zum allergrößten Teil zu der sog. spitzwinkligen Anteflexio mit hypoplastischem Uterus, die wir im nächsten Abschnitt weiter besprechen werden. Stellt man weiterhin fest, daß sich histologisch eine Ringmuskulatur oder etwas Ähnliches am Isthmus anatomisch nicht feststellen läßt, so glaube ich, können wir das Vorkommen einer isolierten dauernden Stenose des Os internum in dem oft gemeinten Sinne stark bezweifeln, ja wohl mit Recht ablehnen.

Daß jedoch bei der rückwärts gelagerten mobilen Gebärmutter Abflußschwierigkeiten für das Menstrualsekret durch den Knickungswinkel entstehen können, erscheint mir nicht zu bezweifeln zu sein. Die Beobachtung lehrt, daß nach der Aufrichtung des Uterus gar nicht selten die Dysmenorrhöe verschwindet. Wieweit Gefäßfüllungszustände und damit Gewebsschwellungen mit in Frage kommen, ist hier nicht immer zu beurteilen.

γ) Ein hoher Prozentsatz betrifft infantile Patienten mit hypoplastischem Uterus. Bei meinem eigenen Material sind es fast ein Drittel der beobachteten Fälle; vielfach werden es mehr sein. So fand Hirsch, daß unter dem von ihm untersuchten Material 60% Hypoplasten waren, mit denen hauptsächlich genitale Hypoplasten gemeint sind. Bei Maria Tobler wird berichtet, daß 33% bei 700 Fällen eine primäre Dysmenorrhöe hatten und daß auch unter 466 erst wenige Jahre nach der Menarche aufgetretenen Dysmenorrhöen noch eine große Zahl Virgines waren, deren Geschlechtsentwicklung ihrem Alter nicht entsprach, die häufig unterernährt und chlorotisch waren. A. Mayer fand, daß unter 60 Hypoplasien des Genitales diejenigen, die überhaupt eine Regel hatten, zu über zwei Drittel an mehr oder weniger starken Regelschmerzen litten.

Zeichen der Hypoplasie zeigen sich deutlich in einem Schrumpfungszustand des Uterus, wodurch die abnorme Anteflexion, die sog. spitzwinkelige Anteflexion, zustande kommt. Gar nicht selten ist auch das Collum uteri im Verhältnis zum Korpus zu lang. Der stark geknickte Uterus liegt in toto etwas nach hinten retroponiert. Das im ganzen etwas kleine Organ ist derb und fest, die Ovarien liegen nicht selten etwas hoch am Beckeneingang, die Parametrien sind kurz, die Scheide eng, ihr Gewölbe flach, der Damm gewöhnlich etwas muldenförmig eingezogen. Es sind die Zeichen, die auf eine ungenügende Turgeszierung des Genitalschlauches zurückzuführen sind und somit der vegetativen Funktion des Ovariums, die ja für die gute Turgeszierung des Genitales Sorge zu tragen hat, zur Last fallen. Wir haben schon bei den Störungen im ovariellen Zyklus sowohl bei der Amenorrhöe wie auch bei den zyklischen Tempostörungen darauf aufmerksam gemacht, daß sich die vegetative Ovarialinsuffizienz wohl mit der generativen, die sich in zeitlichen Störungen oder Ausbleiben des Zyklus äußert, vereinigen kann, daß sie aber auch durchaus selbständig bei genügender generativer Funktion hervortritt. Es liegt in der Natur der Sache, daß Ovarialinsuffizienzen leicht bei Jugendlichen, wo der Körper noch wächst, angetroffen werden. Es ist deshalb verständlich, daß diese das größte Kontingent der genitalhypoplastischen Dysmenorrhöefälle liefern. In der Besprechung der generativen Ovarialinsuffizienz ist eingehend neben der primären Form auch auf die sekundäre Ovarialinsuffizienz, also auf die Ovarialschädigung hingewiesen. Es braucht deshalb an dieser Stelle nur darauf aufmerksam gemacht zu werden, daß z. B. durch schlechte Ernährung, ungenügende allgemeine Lebensbedingungen, zu schwere, den Körper überanstrengende körperliche und geistige Arbeit, chronische Infektionskrankheiten, vor allem die Lungentuberkulose selbst in ihren beginnenden Formen, endokrine Störungen, die schwere Basedowform, Myxödem, hypophysäre Stoffwechselstörungen, Rekonvaleszenzen nach schweren Infektionskrankheiten, schweren Wochenbetten usw. eine Schädigung des Keimplasmas sowohl in seiner vegetativen wie in seiner generativen Funktion einzeln oder zusammen herbeigeführt werden kann. Die Kombination zwischen der generativen und vegetativen Ovarialinsuffizienz läßt sich aus der Art der Regelstörungen bei ausgesprochener Hypoplasie ablesen. Unter 124 hypoplastisch dysmenorrhoischen Fällen der Ambulanz war die

Regel regelmäßig vierwöchentlich in 82 Fällen (darunter mittelstark 44 Fälle, stark 27 Fälle, schwach 11 Fälle), regelmäßig dreiwöchentlich in 6 Fällen, unregelmäßig zwei- bis vierwöchentlich in 13 Fällen und drei- bis sechswöchentlich in 23 Fällen, also über ein Drittel der Patienten hatte eine unregelmäßige Regel.

Unter diesen hypoplastischen Fällen sind sicher eine große Zahl derjenigen Fälle versteckt, die als essentielle Dysmenorrhöe angesprochen werden. Denn nicht immer sind die hypoplastischen Zeichen in aller Vollständigkeit vorhanden und nicht immer wird eine exakte Untersuchung durchgeführt, so daß leichtere Schrumpfungszustände übersehen werden können.

Die Erklärung, weshalb gerade bei den hypoplastischen Patienten häufig Regelschmerzen auftreten, wird verschiedenartig gegeben. Viele halten gerade hier an der Stenose des Os internum fest. Ich glaube vielmehr mit anderen, daß der abnorm lange und sehr enge Halskanal mit relativ harter Wand beim Zustandekommen des Schmerzes eine Rolle spielt. Auch der starke Knickungswinkel im Isthmus ist wahrscheinlich nicht ohne Bedeutung. Den Hauptgrund jedoch für die prämenstruell auftretenden, sich bis zum Beginn des Blutflusses steigernden Schmerzen sehe ich mit Schulz, Menge, Fritsch, auch Stolper u. a. darin, daß die harte, saftlose, hypoplastische Muskelwand der prämenstruellen Gefäßfüllung einen abnormen Widerstand entgegensetzt und dadurch Spannungen in der Muskelwand hervorruft.

Da es richtig ist, daß man aus der Beschaffenheit des Endometriums auf den ovariellen Zyklus einen Rückschluß ziehen kann, so hat Lahm mit Temesvary versucht, durch Untersuchungen der durch Abrasio gewonnenen Uteruschleimhaut auf diesem Wege der Dysmenorrhöefrage näher zu treten. Er hat gemeint, einige ovarielle Funktionsstörungen ablesen zu können. Aus der Publikation allein kann man sich ein endgültiges Urteil nicht machen. Über das mir selbst zur Verfügung stehende Abrasionsmaterial bei Dysmenorrhöe kann ich folgende Angaben machen:

Von den ganzen 156 Fällen hatten 133 eine normale zyklusgerechte Schleimhaut. In 10 Fällen stimmte der anamnestisch zu erhebende Regeltermin mit dem an sich normalen Zyklusbild nicht überein; 5mal hinkte die anatomische Phase hinter der anamnestisch eruierten hinterher, 5mal war sie ihr voraus. Da niemals Störungen der zeitlichen Zusammengehörigkeit der ovariellen und der endometranen Phase beobachtet worden sind, so ist es zweifellos, daß Umstimmigkeiten zwischen dem ovariellen Zyklus und der Anamnese aus dieser Feststellung abzulesen sind. Nach vielen Erfahrungen wissen wir, daß die Anamnese täuschen kann. Aber auch andere Einwirkungen mannigfaltiger Art können einmalige Beschleunigung oder Verzögerung im Eireifungstempo herbeiführen. Aus dem im übrigen normalen Zyklus der Fälle läßt sich die Einmaligkeit der Abweichung, die wahrscheinlich mit der Krankheitsaufnahme zusammenhängt, schließen. Etwas für die Dysmenorrhöe prinzipiell Wichtiges oder Charakteristisches ist darin natürlich nicht zu sehen. In 10 Fällen fand sich eine mittelstarke bis starke Endometritis, darunter zweimal tuberkulösen Charakters.

Man kann aus diesen Angaben ersehen, daß der mensuelle Zyklus sowohl im Ovarium wie auch im Endometrium, abgesehen von einigen wenigen belanglosen Ausnahmen und den echten Endometritisfällen, völlig normal abläuft.

Es gibt also eine ovarielle Dysmenorrhöe, wenn man darunter die vegetative Ovarialinsuffizienz versteht, als deren Folge entweder die ungenügende Entwicklung oder die Wiederschrumpfung des gut turgesziert gewesenen Genitales auftritt. Man spricht deshalb besser von **ovarialinsuffizienter Dysmenorrhoe**.

δ) Für die Funktion seines glatten Hohlmuskels steht der Uterus zweifellos unter der Einwirkung des vegetativen Nervensystems und durch dessen Vermittlung auch unter den seelischen und psychisch bewußten und unbewußten Einwirkungen des Zentralorgans. Wenn es auch entschieden zuweit geht, einen sehr großen Teil der Dysmenorrhöe als rein vegetativ-nervös oder psychisch bedingt anzusehen, so spielen diese Faktoren zweifellos doch eine nicht unbedeutende Rolle. Wir haben früher an verschiedenen Stellen kennen gelernt, daß das vegetative Nervensystem im Prämenstruum eine gewisse Erhöhung seiner Erregbarkeit, gewöhnlich im Sinne eines Vagotonus, erfährt. Es hat sich weiterhin als sehr wahrscheinlich gezeigt und durch exakte Funktionsprüfungen nachweisen lassen, daß die Erregbarkeit des vegetativen, insbesondere vasomotorischen Nervensystems bei ovarialinsuffizienten Personen gesteigert ist. Es ist deshalb sehr wohl verständlich und möglich, daß gerade bei den eben beschriebenen hypoplastischen Formen der Dysmenorrhöe eine abnorme Vasomotorenreaktion und damit eine abnorme Blutfülle im Genitale zustande kommt; da nun auch die glatte Muskulatur unter der Herrschaft der vegetativen Nerven steht, so ist eine abnorme Tätigkeit eventuell im Sinne lokaler Spasmen, wie wir sie am Uterus post partum bei unrichtig geleiteter Plazentarperiode kennen, durchaus nicht unwahrscheinlich. Es ist bekannt, daß gerade Frauen mit asthenischer Konstitution leicht vasomotorische und vegetative Reizerscheinungen zeigen und es ist daraus verständlich, daß gerade auch die Asthenischen in relativ großer Zahl unter den Fällen mit Dysmenorrhöe zu finden sind.

Darüber hinaus aber spielt auch die psychische Verarbeitung dieser körperlichen Vorgänge eine nicht unbedeutende Rolle. Man braucht nicht soweit zu gehen, sehr häufig eine Neurose anzunehmen, muß aber zugeben, daß die Bewertung der Uteruswehe durchaus verschieden sein kann, je nach der Wichtigkeit, die dem Erlebnis der Menstruation beigelegt wird. Steht die Muskulatur in Kontraktionsbereitschaft, so kann nach Meinung mancher Ärzte die Einmengung der Psyche einen Krampf hervorbringen. Bewirken Furchtvorstellungen vor etwas Ungewöhnlichem, dunkle, vielleicht eben erwachende Sexualempfindungen, mißverstandene Erlebnisse vermeintlich ähnlicher Zustände bei Verwandten oder Bekannten Angst und Furcht vor dem menstruellen Blutabgang und hat das Mädchen häufig erlebt, daß mit dem Blutabgang Schmerzen verbunden sind, so kann leicht der Vorstellungskomplex entstehen, daß stets Schmerzen mit solchen Blutungen sich verbinden; die Suggestion hat den Schmerz hervorgebracht. Abwehr und Wunschvorstellungen auf sexuellem Gebiet können ebenfalls einen psychopathischen Komplex um das Menstruationserlebnis weben. Aber auch Unterernährung, Überanstrengung auf körperlichem und geistigem Gebiet, chronische Erkrankungen und mancherlei anderes können den Boden für psychisch überwertige Vorstellungen und Empfindungen bereiten. Die so entstandenen Schmerzen sind dann lediglich eine abnorme Reaktion auf seelischem Gebiet bei einem an sich völlig normalen Vorgang.

In den Rahmen der Auffassung einer Dysmenorrhöe als Neurose gehört wahrscheinlich auch die sog. nasale Dysmenorrhöe im Sinne einer Reflexneurose. Vor allem Fließ, außerdem Schiff, Koblank, Siegmund haben Fälle beschrieben, in denen es gelingt, durch Betupfen der Nasenschleimhaut mit wenigen Tropfen einer 20%igen Kokainlösung den Schmerz zu beheben und durch Verätzung der unteren Muschel und des Tuberkulum septi mit Trichloressigsäure und Galvanokaustik die Dysmenorrhöe dauernd zu beseitigen. Kuttner und Schaeffer haben sich eingehend um die Nachprüfung bemüht: es sei zweifellos, daß es gelingt, mit Kokain von der Nase aus einen dysmenorrhoischen Anfall zu kupieren, aber es gelinge auch von anderen Stellen aus. Kuttner berichtet, daß auch die Rhinologen keine Erfahrung über Dysmenorrhöeheilung haben und doch können einzelne rhinologische Beobachter (Henkes) berichten, daß nach einer vorurteilslosen Nasenbehandlung die Dysmenorrhöe verschwunden sei, ohne daß Arzt und Patient von diesem Zusammenhang etwas wußten. Es gibt eine größere Reihe auch anderer nasaler Reflexneurosen, die von Jurasz eine Gruppierung erfahren haben. Unter ihnen spielen Asthma, Glottiskrämpfe, Kopfschmerzen und manches andere eine Rolle. Blau hat sich in einer kleinen Monographie, wo er die Literatur gut zusammenstellt, mit der Frage der nasalen Reflexneurosen beschäftigt und kommt in diesem Zusammenhang auch auf die nasale Dysmenorrhöe zu sprechen; es mag auf diese Arbeit verwiesen werden. In letzter Zeit hat neben wenigen anderen auch Mattaei günstige Beobachtungen über die nasale Kokainisierung berichtet. Für die Erklärung ist die Beziehung des Geruchorgans zum Sexualorgan als Perzeptionsstätte sexueller Reize herangezogen worden. Mir scheint, daß hier ein klarer Weg noch nicht sichtbar ist. Überzeugende Beobachtungen für Beziehungen der genannten Art zwischen Nase und Genitale scheinen mir in einwandfreier Weise, ohne daß eine andere Deutung möglich ist, nicht zu existieren.

Als klinische Begleiterscheinung der Dysmenorrhöe will Schmitt für manche Fälle eine Erhöhung des Grundumsatzes festgestellt haben und daraus auf die thyreogene Genese mancher Dysmenorrhöefälle schließen. Heyn hat an unserer Klinik diese Feststellung nicht bestätigen können, sondern findet eher eine Herabsetzung desselben, wie wir es früher bei den ovarialinsuffizienten Fällen beschrieben haben. Die von Schmitt angewandte Grundumsatzbestimmung ist sicher nicht einwandfrei, da ambulantes Material verwandt wurde.

Als weitere Begleiterscheinung wurde von Polland und Matzenauer ein angeblich typisches Krankheitsbild beschrieben, das er als Dermatosis dysmenorrhoica symmetrica bezeichnet. Es handelt sich dabei um Hyperämie der perifollikulären Gefäße, seröse und blutige Exsudation und blasige Abhebung der Epidermis; bei leichten Fällen tritt bald Heilung ein, bei schweren Nekrose und Narben. Wirz meint, daß eine Ähnlichkeit mit Chvosteks neurotischer Gangrän besteht. Um ein rein spezifisches dysmenorrhoeisches Bild handelt es sich offenbar nicht; denn es ist außer bei hypoplastischen dysmenorrhoischen Mädchen auch bei einem Manne beobachtet worden (Brauer). Im ganzen sind etwa 15 bis 20 Fälle bekannt.

Diagnose. Die Dysmenorrhöe als solche macht für die Diagnose ja nicht die geringsten Schwierigkeiten. Um so mühevoller kann es aber sein, den Grund für die schmerzhafte Regel zu erfassen. An der Hand der pathogenetischen Angaben wird man ja vielfach die Richtung, in der zunächst zu forschen ist, erkennen. Die entzündliche und die ovarialinsuffiziente Dysmenorrhöe heben sich gewöhnlich schon durch die Anamnese hervor. Größere Schwierigkeiten machen die durch Spasmen oder auf dem Boden psychischer Abweichungen entstandenen Dysmenorrhöen. In solchen Fällen bedarf es der eingehenden klinischen Untersuchung mit allen Feinheiten, auch der Kenntnis des Vasomotorensystems und der nervösen Erregbarkeit, um die eigentliche Ursache zu erfassen.

In den dazu geeigneten Fällen der psychisch bedingten Dysmenorrhöe sind psychoanalytische Erhebungen und Forschungen kaum zu umgehen. Nichts ist oberflächlicher als wahllos mit diesem oder jenem empfohlenen Mittel Dysmenorrhöe zu behandeln, sondern die exakte Ursachendiagnose muß die Grundlage geben, bestimmte therapeutische Wege zu verfolgen. Für die Fälle der ovarialinsuffizienten Dysmenorrhöe, die unmittelbar durch die konsekutive Hypoplasie des Uterus entstehen, ist es wichtig, den Grund auch für die Ovarialinsuffizienz zu erfassen. Schon oben sind an verschiedenen Stellen die Gründe, die für eine Schädigung des Ovariums in Betracht kommen, angeführt. Hier soll auf die besondere Bedeutung der chronischen Ernährungsschäden, geistigen und körperlichen Überanstrengung besonders bei schlechten hygienischen Verhältnissen (viele der pekuniär schlecht gestellten Studentinnen) und der chronischen Tuberkulose aufmerksam gemacht werden. Ebenso wie durch eine Amenorrhöe kann auch durch unregelmäßig werdende Regel und Auftreten des Regelschmerzes eine gerade beginnende Lungentuberkulose erkannt werden, die sich so häufig unter dem Bilde der „Bleichsucht" versteckt.

Prognose. Eine einheitliche Prognose der Dysmenorrhöe aufzustellen, ist schlechterdings unmöglich. So bunt wie das Bild der pathogenetischen Faktoren, die einzeln oder zusammen wirken, sich oft überlagern und sich gegenseitig steigern oder hemmen, ebenso mannigfach sind auch die Aussichten auf Heilung. Die entzündliche Dysmenorrhöe hängt von dem Verlauf der die Schmerzen bedingenden entzündlichen Produkte ab. Häufig ist durch eine Lösung der Adhäsionen das Bild zu bessern. Auch aus der Darstellung der Abflußhindernisse erkennt man die Aufgabe der Prognosenstellung, die sich ja im wesentlichen mit der Beseitigung des Hindernisses deckt. Das bedeutsamste Kontingent stellt die ovarialinsuffiziente Dysmenorrhöe dar. Für diese aber läßt sich feststellen, daß mindestens zwei Drittel derselben, wahrscheinlich noch mehr, durch Schwangerschaft, Geburt und Wochenbett, ja häufig schon durch geregelten Geschlechtsverkehr und geregelte Lebensbedingungen ausheilt. Es handelt sich gerade bei den Hypoplastischen häufig lediglich um eine Entwicklungsphase, die gar nicht selten durch spontane Weiterentwicklung von selber ausheilt. Jedoch darf man seine Erwartungen auf die Heilkraft der Gravidität nicht zu hoch schrauben, da immerhin eine erhebliche Zahl dieser hypoplastisch dysmenorrhoischen Frauen steril ist. Die Prognose der nervösen und psychopathischen Dysmenorrhöe ist eine Frage der Konstitution und der darauf basierenden therapeutischen Suggestibilität.

Therapie. Der Wunsch nach Beseitigung der oft starken und sehr quälenden Regelschmerzen hat eine große Zahl therapeutischer Bemühungen um dieses Symptom hervorgebracht. Es ist ganz unmöglich, im einzelnen die Vorschläge aufzuführen; es soll versucht werden, Richtlinien für die Stellungnahme zu diesbezüglichen therapeutischen Fragen anzugeben, damit auch spätere Vorschläge an ihnen geprüft werden können. Die Behandlung teilt sich notwendigerweise in zwei Teile. Das Dringlichste ist zweifellos der bei dem einzelnen Zyklus auftretende Schmerz, also der typische Regelschmerz. Der sorgsame Therapeut wird aber über die Beseitigung des Anfalles hinaus auch dem Grundleiden abzuhelfen versuchen. Die Besprechung hat diesen beiden Forderungen zu folgen.

a) **Die Behandlung des dysmenorrhoischen Anfalles.** Für alle dysmenorrhoischen Schmerzen gleichmäßig geltende Regeln lassen sich natürlich nicht aufstellen. Die peritonealen Zerrungsschmerzen der Entzündung sind nicht gleichbedeutend mit den spastischen Anfällen bei Asthenischen oder den Spannungsschmerzen infolge Gefäßfülle bei den Hypoplastischen. Bei den entzündlichen und den spastischen Dysmenorrhöen muß man durch Bettruhe während der besonders starken Schmerzen eine möglichste Ruhigstellung der Unterleibsorgane herbeiführen. Bei den Hypoplastischen dagegen ist es besonders auf Empfehlung von englischer Seite besser, nicht das Bett zu hüten, sondern durch Bewegung, Muskelbeanspruchung, Fortsetzung der täglichen Beschäftigung, kühle hydriatische Maßnahmen, Regelung des Stuhlganges und besondere Ableitung von Flüssigkeit in den Darm eine Ablenkung des Blutes vom Genitale herbeizuführen.

Leitet die asthenische Konstitution, der normale nichthypoplastische Genitalbefund und das Vorhandensein einer erhöhten Reizbarkeit im autonomen Nervensystem auf die spastische Dysmenorrhöe hin, so ist auf Empfehlung von verschiedenen Autoren (Drenkhahn, Novak, auch Kehrer, Ebeler, Opitz u. a.) die Medikation von Atropin in Form von Atropinpillen à 0,5 mg oder als Belladonna-Suppositorien einzuleiten. Zur Herabsetzung der erhöhten Erregbarkeit des vegetativen Nervensystems hat sich Kalzium gut bewährt.

Zwecks Beseitigung der schmerzhaften Muskelkontraktionen und der entzündlichen Zerrungen wird die Applikation von warmen Umschlägen auf den Unterbauch, heißen Sandsäcken, elektrischen Heizkissen geschätzt. Man wird aber ohne Antineuralgika nicht auskommen. Die vielfach angewandten Salizylpräparate, weiter das Phenazetin, Pyramidon, Laktophenin, Antipyrin, teils auch in Form gewisser Kombinationen, die dann mit einem Patentnamen versehen sind, haben sich vielfach gut bewährt. Eine Kombination von Aspirin und Phenazetin āā 0,5, Pyramidon 0,3 zwei bis drei Pulver pro die hat sehr häufig die erwünschte schmerzlindernde Wirkung. Die Valerianapräparate in der verschiedensten Form werden nicht selten bei Dysmenorrhöe empfohlen. Ich selber habe nicht viel Erfolg davon gesehen. In schwereren Fällen kommt man ohne stärkere Narkotika kaum aus: Brompräparate, das Papaverin (besonders von Ludwig empfohlen), weiterhin das Benzylbenzoat, Dionin und Heroin. Es muß aber dringend davor gewarnt werden, den Patienten solche nicht harmlose Mittel für länger in die Hand zu geben; diese sind meines Erachtens gut dafür, daß der Arzt in schweren Dysmenorrhöefällen mit ihnen den Schmerz kupieren kann, aber nicht dafür, daß die Patienten auf eigene Veranlassung hin es nehmen, wann es ihnen richtig scheint. Morphium und Kodein kommen nach Ludwigs Feststellungen deshalb überhaupt nicht in Betracht, weil sie eher einen erregenden Einfluß auf den Uterus haben. Nach verschiedenen Angaben, z. B. von Vogt, soll Novoprotin, 0,2 bis 0,5 intravenös langsam injiziert, schon nach einmaliger Injektion die Periode schmerzfrei machen; er meint, daß die Erregbarkeit des Sympathikus und die Spasmen der glatten Muskulatur in kurzer Zeit gelöst werden. Über eine große Menge von Patentpräparaten hat Kroemer (1916) eine zusammenhängende Darstellung gegeben. Auf sie mag hier verwiesen werden.

Unter den narkotischen Mitteln muß auch der Äther und das Kokain genannt werden. Eine Bepinselung der Nase am Septum und der unteren Muschel mit 20%igem Kokain hat, wie immer wieder berichtet wird, häufig den Erfolg, daß der dysmenorrhoische Schmerz aufhört. Wormser empfiehlt einen mit Äther getränkten Wattebausch in die Nase zu schieben und ihn dort auszudrücken. Vielfach hat er prompten Erfolg gesehen. Diese Maßnahme könnte die Patientin bei starken Schmerzen selbst ausführen.

Für die Fälle der psychischen neurasthenischen Dysmenorrhöe kommt selbstverständlich auch eine psychische Behandlung in Frage. Brandes und Dick, auch einige andere haben durch die Hypnose gute Erfolge erzielt. Es soll auch gelingen, durch entsprechende Leitung der Hypnose und Erzielung einer Selbstsuggestion einen Dauererfolg durch Beseitigung der Schmerzen herbeizuführen.

β) Neben der Beseitigung der jeweiligen Schmerzattacke ist es natürlich Pflicht des gewissenhaften Arztes, eine Therapie der Grundursachen der Dysmenorrhoe zu treiben. Er wäre ja sonst gezwungen, jedesmal wieder nur rein symptomatisch zu behandeln und käme, wenn nicht die Natur von selber hilft, therapeutisch nicht vom Fleck. Auch für die Beseitigung der Grundursachen der Dysmenorrhöe kann es ebensowenig ein Universalmittel geben wie für den dysmenorrhoischen Schmerzanfall. Das Bemühen um die kausale Erkenntnis des einzelnen Dysmenorrhöefalles wird aber vielfach die therapeutischen Wege leiten. Die Behandlung der entzündlichen Dysmenorrhöe, derjenigen, die durch ein verschlossenes Nebenhorn des Uterus, durch eine narbige oder entzündliche Stenose im Uteruskanal, durch einen Myomknoten, durch einen Polypen und anderes bedingt ist, ist nach der Erkennung der Sachlage eindeutig bestimmt. Auch an die versteckte chronische Appendizitis hat man nach obigen Angaben zu denken. Schwieriger schon ist die Behandlung der vasomotorischen Reizbarkeit Asthenischer; vorsichtige Bäderkuren, hydriatische Maßnahmen, Atropin- und Kalziummedikation sind bewährte Wege. Die auf endokrine Störungen beruhende Vasomotorenneurose bedarf der speziellen endokrinen Therapie. Soweit das sich allerdings auf das Ovarium bezieht, liegen die Verhältnisse nicht so günstig wie bei der Schilddrüse.

Im Mittelpunkt der Dysmenorrhöetherapie steht aber die ovarialinsuffiziente Form. Es gilt für sie, den Grund der Ovarialinsuffizienz zu erfassen. Gar häufig handelt es sich, wie wir oben auseinandergesetzt, um eine noch in Gang befindliche Entwicklung, die durch ungünstige äußere Faktoren, vielleicht auch durch Konstitutionsmomente Stillstände und Rückschritte erfahren hat. In anderen Fällen sind es Schäden, die sich im Körper etabliert haben und die Keimplasmafunktion ungünstig beeinflussen. Die Erkennung des Grundes der Ovarialinsuffizienz lenkt den therapeutischen Weg in bestimmte Richtung. Ein Blick in die Lebensweise des dysmenorrhoischen Mädchens, Überarbeitung in der Schule oder in der Universität, ungenügender Sport, fehlende frische Luft, schlechte Ernährung, ungenügender Schlaf läßt häufig erkennen, wo der Hebel für die Besserung anzusetzen ist. Es gilt, die Hindernisse für die Entwicklung wegzuräumen. Eine Änderung der Lebensweise kann hier sehr viel nützen. Die Erkennung der beginnenden Tuberkulose, der Unterernährung, der zu großen Beanspruchung in Wirtschaft und Beruf und vieles andere kann auch die Faktoren, die sekundär die Ovarialinsuffizienz herbeiführen, aufdecken und wird sich bemühen, sie zu beseitigen.

Häufig bedarf ein solcher Körper, auch wenn er äußerlich nicht die Zeichen der Unterentwicklung zeigt, wohl aber durch den Organbefund lokale Entwicklungshemmungen oder sekundäre Schrumpfungszustände erkennen läßt, einer Anreizung und Unterstützung zur besseren Erholung. Gute äußere Lebensbedingungen, genügende Ruhe und Schlaf, dosierter Sport und Gymnastik, frische Luft und Sonne sind hier bedeutende Helfer. Eine Kur mit hochwertigen Eiweißmitteln, Arsenkuren, Höhensonne können unterstützend wirken. Die Geduld darf man nicht verlieren.

Lassen sich aber wirksame Schäden im Körper nicht feststellen, sondern beschränkt sich die ungenügende Entwicklung oder die Wiederschrumpfung auf die Genitalorgane, wie in so manchen Fällen von leichten Ovarialinsuffizienzen mit Dysmenorrhöe und Sterilität, dann treten auch lokale Behandlungen in ihr Recht.

Es ist naheliegend, zunächst an Ovarialpräparate zu denken. Wir haben im Abschnitt über Amenorrhöe und Tempoanomalien des Zyklus die therapeutischen Gesichtspunkte über die Therapie mit Ovarialpräparaten nach unserem heutigen Standpunkt dargelegt; es sei hier darauf verwiesen.

Es ist wahrscheinlich, daß in absehbarer Zeit die ,,Röntgen-Reiztherapie" soweit vorgeschritten ist, daß man ihre Dosis bis in die Einzelheiten sicher beherrscht und ihre Bedeutung für die Nachkommenschaft genau kennt. Unter diesen Vorbedingungen könnte sie als Anreizmittel für die Ovarialtätigkeit einmal eine wichtige Unterstützung sein. Vorläufig ist sie aber für die Allgemeinheit nur sehr mit Vorsicht zu verwenden (siehe Amenorrhöe usw).

Immer wieder aber haben sich Operationen durchgesetzt, die diesen Fällen zu einem guten Erfolg zu helfen vermögen. Es handelt sich, abgesehen natürlich von den entzündlichen Fällen, hier um solche Mädchen, die eine lange derbe Zervix, einen etwas retroponierten spitzwinkelig anteflektierten Uterus, häufig ein flaches Scheidengewölbe und kurze Parametrien haben, also die typischen, leicht hypoplastischen Fälle. Man hatte diese Fälle zunächst in der Absicht operativ angegriffen, weil man eine vermeintliche Stenose des Os internum beseitigen wollte. Das Wesentliche ist also die Dilatation des Zervikalkanals, und da sie nicht immer gute Erfolge hat, fügen manche die plastische Eröffnung des Collum uteri durch verschiedenartige Operationen hinzu. Als Methoden kommen in Betracht:

Die Dilatation des Collum uteri mit Hegarstiften, eventuell auch Laminaria. Sie muß so ausgeführt werden, daß die Hegarstifte ganz langsam und vorsichtig in das sehr derbe und wenig nachgiebige Kollum vorgeschoben werden. Sehr notwendig ist, daß die Portio an beiden Lippen gefaßt gut nach abwärts gezogen wird und dadurch der Knickungswinkel des Uterus eine Ausgleichung erfährt. Dringend notwendig ist auch eine vorsichtige Sondierung, damit man vor Einführung der Hegarstifte genau über den Weg orientiert ist. Man kann gerade bei der Dilatation solcher engen Halskanäle Zerreißungen und Perforationen machen und dann wesentlich mehr schaden als nützen. Es genügt eine Dilatation bis zum Hegarstift 10.

In der Erkenntnis, daß die Dilatation allein nicht immer den gewünschten Erfolg hat, haben manche Autoren eine Dauerdilatation herbeigeführt. Sie haben entweder den Hegarstift für 6—8 Tage liegen lassen oder ein Glasstäbchen von 5 cm Länge und 4—6 mm Durchmesser eingeführt (Gänsbauer) oder einen in Öl getränkten Jodoformgazestreifen für 10 Tage in den Uterus eingelegt (Menge). Die Fehlingsche Dilatations- und Spülkur empfiehlt Dilatation des Zervikalkanals mit Hegarstiften, Abrasio mucosae, Einlegen einer gelochten und gebogenen Glaskanüle von 5 cm Länge, nach drei Tagen Wechseln der Kanüle, dabei Spülen mit 1 Liter 1%iger Formalinlösung, zwei- bis dreimalige Wiederholung der Prozedur. Die Leistungsfähigkeit dieser Operation wird auf 50 bis 60% im allgemeinen angegeben. Menge berichtet von 80% Erfolgen und 10% Besserung.

Vielfach wird der Dilatation die Abrasio mucosae angeschlossen. Eine kranke Schleimhaut zu entfernen, ist nicht die Absicht dabei. Ursprünglich mag ein derartiger Gedanke zugrunde gelegen haben, aber die Abrasio ist mit der Dilatation zusammen beibehalten worden, weil die Erfolge auch hinsichtlich der Sterilitätsbehandlung durchaus nicht schlecht sind. Man kann nach der Dilatation und der Abrasio erkennen, daß die vorher unregelmäßige Regel regelmäßig wird und daß auch der deutliche Schrumpfungszustand einer besseren Turgeszierung Platz macht. Es ist sehr wahrscheinlich und auch durchaus plausibel, daß die so festgestellte Funktionsverbesserung des Ovariums durch die Hyperämie, die angeregte Muskeltätigkeit und die Regenerationsprozesse im Uterus und kollateral auch im Becken bedingt ist. Wir haben also in dieser Operationsverletzung und Reparation ein ovariumanregendes Mittel; die starke Dilatation und gar die Offenhaltung des Kanals für einige Tage hat sicher einen erheblichen Anteil daran.

Für die Fälle mit spitzwinkliger Anteflexion schließt man zweckmäßigerweise die Alexander-Adamssche Korrektion an, die den Knickungswinkel des Uterus auszugleichen vermag und ihn aus seiner Retropositionsstellung hervorholt. In dieser Kombination: Dilatation, Abrasio mucosae und Alexander-Adams-Operation ist bei etwa zwei Drittel der Fälle auf Erfolg (Beseitigung der Regelschmerzen und der Sterilität) zu rechnen.

In der Absicht, einen so engen Zervikalkanal operativ zu erweitern, sind eine Reihe von plastischen Operationen angegeben worden.

a) Die Discissio. Mit einem gedeckt eingeführten schmalen Messer (Metrotom in verschiedener Ausführung) werden nach allen vier Seiten seichte Einschnitte längs in die Kollumwand gelegt und für 24 Stunden oder länger durch feste Tamponade offen gehalten. Das Os externum bleibt hier intakt.

b) Pozzis Methode. Sie wird empfohlen für alle Fälle der Stenose des Os externum, konischer Portio und überstarker Anteflexion. 1. Spaltung des Zervikalkanals 1—2 cm beiderseits, 2. Dilatation des Kollum mit Abrasio mucosae, 3. Ausschneiden eines keilförmigen Stückes aus jeder der vier Wundflächen, 4. quere Vernähung der Zervikalschleimhaut an den Überzug der Portio.

c) Dudleysche Operation. Dilatation der Zervix, Abrasio mucosae, Ausschneiden eines dreieckigen Stückes aus der hinteren Muttermundslippe und quere Vernähung derselben.

d) Auch Sturmdorf hat eine Plastik am Kollum angegeben. Coventry stellt für die von Sturmdorf angegebene Plastik die Indikationen und Resultate zusammen. Daraus kann man ersehen, daß sie hauptsächlich zur Rekonstruktion narbig zerrissener und vernarbter Uteruskanäle mit gutem Recht und gutem Erfolg angewandt wird.

Die genannten Plastiken des Kollums werden vielfach angewandt. Ich habe Gelegenheit gehabt, eine ganze Reihe von solchen Fällen später zu sehen. Die Dysmenorrhöe war in einem Teil der Fälle dauernd verschwunden, aber es war statt ihrer ein außerordentlich lästiges Symptom aufgetreten, nämlich ein hartnäckiger, durch nichts zu beseitigender Fluor. Nur in wenigen Fällen der von mir untersuchten Fälle fehlte der Fluor. Seine Genese ist so zu erklären, daß die ektropionierte resp. weit freigelegte Zervixschleimhaut sich in einem dauernden katarrhalischen Reizzustand befindet und abnorm viel Schleim absondert, der den Scheidenmikrobismus stark beeinträchtigt und schließlich eine sekundäre Vaginitis herbeiführt. Ich glaube, daß man ohne diese verstümmelnden Operationen auskommen kann. Ich persönlich lehne sie ab.

An Stelle der für wenige Tage nur durchgeführten Dauerdilatation mit der Fehlingschen Kanüle oder dem Mengeschen Xeroformölgazestreifen ist von vielen Seiten der

Intrauterinstift empfohlen worden. Er bleibt für 2—3 Monate liegen. Nur sehr gewissenhafte Ärzte, die sich auf sehr gewissenhafte Patienten verlassen können, können möglicherweise den Intrauterinstift verwenden. Man sieht aber viele Fälle, in denen der Intrauterinstift Entzündungen der Zervix- und Korpusschleimhaut macht, Salpingitis und Pelveoperitonitis herbeiführt oder gar zu großen parametranen Exsudaten führt. Man hat dann, sicher in der Absicht zu helfen, alles gründlich verdorben. Kein Mensch kann voraussehen, in welchen Fällen der Intrauterinstift reaktionslos vertragen wird oder wann er Schädigungen macht. Das Letztere ist das Wahrscheinlichere.

Nirgends muß man so scharf den Grundsatz des „Nil nocere" berücksichtigen, wie gerade bei der Dysmenorrhöebehandlung. Meistens kommt es ja darauf an, die Patientin nur über eine gewisse Entwicklungsperiode hinwegzubringen, bis sie die Möglichkeit hat, zu konzipieren. Mit den unschädlichen und einfachen Heilmitteln kommt man gewöhnlich aus. Wer bei der Behandlung der Dysmenorrhöe zur kastrierenden Röntgentherapie oder zur Uterusexstirpation greift, erkennt seine Unfähigkeit, mit dem Fall fertig zu werden, an; einige seltene Fälle, bei denen diese Behandlung allgemeine Billigung finden würde, soll es geben.

Literaturverzeichnis.

Die Literatur ist abschnittsweise und möglichst vollständig angeführt, sie umfaßt in der Hauptsache die Zeit von etwa 1908—31. XII. 1926; vorherige Literatur siehe erste und zweite Auflage des Handbuches, hier sind daraus nur die wichtigsten Arbeiten genannt.

Erster Teil.
Der normale Genitalzyklus.
I. Die zeitlichen Verhältnisse des Genitalzyklus.

Bolk, L., Untersuchungen über die Menarche bei der niederländischen Bevölkerung. Zeitschr. f. Geburtsh. u. Gynäkol. Bd. 89. — *Dietrich,* Die Menarche in ihrer Beziehung zur Menstruation und Fruchtbarkeit des Weibes. In.-Diss. Gießen 1920. — *Dietz, Franz,* Vorzeitiger Eintritt des Klimakteriums. Diss. Erlangen 1920. — *Doctor,* Über die Menstruation. Orvosi Hetilap 1891. Nr. 39—40. Ref. Zentralbl. f. Gynäkol. 1892. S. 800. — *Duprat,* Verspätete Pubertät in ihren Beziehungen zur Fruchtbarkeit und Menopause. Thèse de Paris 1911. Ref. Zentralbl. f. Gynäkol. Nr. 1. — *Elgood,* The age of onset of menstruation in egyptian girls. Journ. of obstetr. a. gynecol. of the Brit. Empire. Oktober 1909. — *Engelmann, G. J.,* Das Alter der ersten Menstruation am Pol und Äquator. IV. internat. Kongr. in Rom. Ref. Zentralbl. f. Gynäkol. 1902. S. 1225. — *Engström,* Till menstruationeus statistik. Finska läkaresällskapets handlinger 1894. Nr. 3. Ref. Zentralbl. f. Gynäkol. 1894. — *Grusdeff,* Eintritt der Geschlechtsreife. Verhandl. d. gynäkol. Sekt. d. V. Kongr. russ. Ärzte. Ref. Zentralbl. f. Gynäkol. 1894. — *Heinricius,* Eintritt der Menstruation in Finnland. Ref. Zentralbl. f. Gynäkol. Bd. 7, S. 72. 1883. — *Krieger, Eduard,* Die Menstruation. 1869. — *Lorenz, Walter,* Über Beziehungen zwischen Auftreten der ersten Menstruation und engem Becken. Inaug.-Diss. Jena 1915. — *Malmio, H. R.,* Über das Alter der Menopause in Finnland. Acta societatis medicorum Fenniae „Duodecim". Bd. 3, H. 1/2. 1921. Ref. Jahresberichte 1921. — *Derselbe,* Über das Alter der Menarche in Finnland. Acta societatis medicorum Fennicae „Duodecim". Bd. 1, H. 1. — *Nilsson, Ada,* Der Zeitpunkt des Eintretens der Menstruation bei Mädchen der Volksschulen. Stockholm Hygiea 1917. Ref. Zentralbl. f. Gynäkol. 1917. H. 30. — *Ploß* und *Bartels,* Das Weib in der Natur- und Völkerkunde. Grieben 1905 und 11. Aufl. 1927. Berlin: Neufeld & Henius. — *Rossi, Doria,* Über das Alter der ersten Menstruation in Italien und über das Verhältnis, welches zwischen demselben und der Entwicklung des Beckens besteht. Studie zur Hygiene. Arch. f. Gynäkol. Bd. 86. 1908. — *Sanes,* Statistik über Menstruation an 4500 Fällen. Americ. assoc. of obstetr. a. gynecol. Med. Rec. 23. 10. 1915. — *Schaeffer,* Über Beginn, Dauer und Erlöschen der Menstruation. Monatsschr. f. Geburtsh. u. Gynäkol. 1906. — *Derselbe,* Über das Alter des Menstruationsbeginnes. Arch. f. Gynäkol. Bd. 84. 1908. —

Schilling, Jahresgrenzen des Einsetzens und Versiegens der Menstruation. Med. Bl. 1918. S. 135. — *Schlichting*, Statistisches über den Eintritt der ersten Menstruation und über Schwangerschaftsdauer. Arch. f. Gynäkol. Bd. 16. — *Stratz*, Menarche und Tokarche. 12. Vers. dtsch. Gynäkol. Dresden 1907. — *Tilt*, On diseases of menstruation and ovarian inflammation. London 1850. — *Warén*, Zur Kenntnis der Menstruation in Finnland. Mitt. a. d. gynäkol. Klinik des Prof. Engström in Helsingfors. Bd. 11, H. 3. Berlin: S. Karger 1918. — *Weißenberg*, Menarche und Menopause bei Jüdinnen und Russinnen in Südrußland. Zentralbl. f. Gynäkol. Nr. 11. 1909. — *Yamasaki, M.*, Über den Beginn der Menstruation bei den Japanerinnen mit einem Anhang über die Menarche bei den Chinesinnen, den Rinkin- und Ainofrauen in Japan. Zentralbl. f. Gynäkol. 1909. Nr. 37.

II. Das Entwicklungsstadium des Körpers beim ersten Auftreten des Zyklus.

1. Der Körper im Allgemeinen.

Bondi, Oskar, Die Geburt in den Entwicklungsjahren. Zeitschr. f. Geburtsh. u. Gynäkol. Bd. 69, S. 213. 1911. — *Friedenthal*, Beiträge zur Naturgeschichte des Menschen. Lief. III. Geschlechts- und Rassenunterschiede der Behaarung. Jena 1908. — *Derselbe*, Über Wachstum. 3. Teil. Ergebn. d. inn. Med. u. Kinderheilk. Bd. 11. — *Göttche*, Gasstoffwechseluntersuchungen im Kindesalter. Die Pubertätsreaktion. Monatsschr. f. Kinderheilk. Bd. 32. — *Grosser, Paul*, Körperliche Geschlechtsunterschiede im Kindesalter. Ergebn. d. inn. Med. u. Kinderheilk. Bd. 22. — *Gundobin*, Die Besonderheiten des Kindesalters. Berlin 1912. — *Hofstätter*, Unser Wissen über die sekundären Geschlechtscharaktere. (2324 Literaturangaben.) Zentralbl. f. d. Grenzgeb. d. inn. Med. u. Chirurg. Bd. 16. 1913. — *Jaffé*, Pathologisch-anatomische Veränderungen der Keimdrüsen bei Konstitutionskrankheiten, insbesondere bei der Pädatrophie. Frankf. Zeitschr. f. Pathol. Bd. 26. 1921. — *Key, Axel*, Die Pubertätsentwicklung und deren Verhältnis zu den Krankheitserscheinungen der Schuljugend. 1890. — *Konikow*, Zur Lehre von der Entwicklung des Beckens und seiner geschlechtlichen Differenzierung. Arch. f. Gynäkol. Bd. 45. 1894. — *Oppenheimer, C.*, Über Organgewichte bei Kindern. Zeitschr. f. Biol. Bd. 25. 1889. — *Ploß-Bartels*, Das Weib in der Natur- und Völkerkunde. 8. Aufl. Leipzig 1905 u. 11. Aufl. 1927. Berlin: Neufeld & Henius. — *Postma*, Die Kopfgröße bei Mädchen in den Pubertätsjahren. Kinderstudie Bd. 7. 1925. Ber. über d. ges. Gynäkol. u. Geburtsh. Bd. 9. — *Specht*, Über die Geburt bei Minderjährigen. Zentralbl. f. Gynäkol. Nr. 3. 1916. — *Stratz*, Der Körper des Kindes und seine Pflege. 5. u. 6. Aufl. Stuttgart 1921. — *Vierordt*, Das Massenwachstum der Körperorgane. Arch. f. Anat. u. Physiol., Anat. Abtl. Supplements-Band. 1890. — *Derselbe*, Anatomische, physiologische und physikalische Daten und Tabellen. 3. Aufl. Jena 1906. — *Weißenberg*, Das Wachstum des Menschen nach Alter, Geschlecht und Rasse. Stuttgart 1911.

2. Die Genitalorgane im Kindesalter bis zur Geschlechtsreife.

Das Ovarium vor der Pubertät.

Athias, Recherches sur les cellules interstitielles de l'ovaire des cheiroptires. Arch. de biol. Tom. 30. 1919. — *Benthien*, Über Follikelatresie im kindlichen Ovarium. Arch. f. Gynäkol. Bd. 91. — *Derselbe*, Gibt es eine interstitielle Eierstocksdrüse. Arch. f. Gynäkol. Bd. 120. — *Derselbe*, Die sog. Pubertätsdrüse. Ref. Dtsch. med. Wochenschr. Nr. 51, S. 1565. 1923. — *Bouin*, Les deux glandes à sécrétion interne de l'ovaire; la glande interstitielle et le corps jaune. Rev. méd. de l'Est. 1902. — *Böshagen*, Über die ver-verschiedenen Formen der Rückbildungsprodukte der Eierstocksfollikel und ihre Beziehungen zu Gefäßveränderungen des Ovariums. Zeitschr. f. Geburtsh. u. Gynäkol. Bd. 53. — *Brill, W.*, Untersuchungen über die Nerven des Ovariums. Arch. f. mikroskop. Anat. Bd. 86, S. 338. — *Cohn*, Über das Corpus luteum und den atretischen Follikel des Menschen und deren zystische Derivate. Arch. f. Gynäkol. Bd. 87. 1909. — *Dahl, W.*, Die Innervation der weiblichen Genitalien. Zeitschr. f. Geburtsh. u. Gynäkol. Bd. 78, H. 3. — *Donaldson, H.*, On changes in the relative weights of the viscera and other organs from birth to maturity. Americ. journ. of physiol. Vol. 67, Nr. 1. 1923. — *Eisler, Bela*, Über die Farbstoffspeicherung im Ovarium der weißen Maus in verschiedenen Alterszuständen. Zeitschr. f. Zellen- u. Gewebslehre. Bd. 1. 1924. — *Fraenkel, L.*, Die interstitielle Eierstocksdrüse. Berlin. klin. Wochenschr. 1911. Nr. 2. — *Grohe*, Über den Bau und das Wachstum des menschlichen Eierstocks und über einige krankhafte Störungen desselben. Virchows Arch. f. pathol. Anat. u. Physiol. Bd. 26. 1863. — *Guggisberg, Hans*, Klinische und experimentelle Untersuchungen über das Wachstum der Genitalorgane. Ref. Ber. üb. d. ges. Gynäkol. u. Geburtsh. Bd. 8, H. 9/10. 1925. — *Harms*, Über die interstitielle Eierstocksdrüse beim Tier. Ref. Klin. Wochenschr. Nr. 7, S. 300. 1924. — *Hartmann, H.*, Über Bildung und Reifung von Follikeln bei Neugeborenen. Arch. f. Gynäkol. Bd. 128. — *v. Hansemann, S.*, Über den Kampf der Eier in den Ovarien. Arch. f. Entwicklungsmech. d. Organismen. Bd. 35, H. 2. 1912. — *v. Herff*, Zur Frage des Vorkommens von Follikelnerven im Eierstock des Menschen. Zentralbl. f. Gynäkol. 1895. — *Derselbe*, Gibt es ein sympathisches Ganglion im menschlichen Eierstock? Arch. f. Gynäkol. Bd. 51. 1896. — *Derselbe*, Über den feinen Verlauf der Nerven im Eierstocke des Menschen. Zeitschr. f. Geburtsh. u. Gynäkol. Bd. 24. 1892. — *His, W.*, Beobachtungen über den Bau des Säugetiereierstockes. Arch. f. mikroskop. Anat. Bd. 1. 1865. — *Hofbauer*, Mikroskopische Studien zur Biologie der Genitalorgane im Fötalalter. Arch. f. Gynäkol. Bd. 77. — *Hörmann*, Über das Bindegewebe des weiblichen Genital. Arch. f. Gyn. Bd. 83. — *Kohn, A.*, Der Bauplan der Keimdrüsen. Arch. f. Entwicklungsmech. d. Organismen. Bd. 47. 1920. — *Kohn* (Prag), Der Bauplan der Keimdrüsen. Ref. Med. Klinik 1919. Nr. 12. — *Lahm, W.*, Zur Entwicklung der interstitiellen Drüse im Hoden und Ovarium. Monatsschr. f. Geburtsh. u. Gynäkol. Bd. 58. 1922. — *Derselbe*, Zur Entwicklung der interstitiellen Geschlechtsdrüse. Ref. Klin. Wochenschr. 1922. Nr. 6. — *Mandl*, Über Anordnung und Endigungsweise der Nerven im Ovarium. Arch. f. Gynäkol. Bd. 48. 1894. — *Matsuno, J.*, Die interstitielle Eierstocksdrüse beim Neugeborenen. Zeitschr. f. Geburtsh. u. Gynäkol. Bd. 85, S. 523. 1923. — *Meyer, H.*, Über die Entwicklung der menschlichen Eierstöcke. Arch. f. Gynäkol. Bd. 23. 1884. — *Meyer, Rob.*, Ein Mahnwort zum Kapitel „interstitielle Drüse". Zentralbl. f. Gynäkol. Nr. 17. 1921. *v. Mikulicz-Radecki*, Über die Lipoide im menschlichen Ovarium. Arch. f. Gynäkol. Bd. 116, H. 2. — *Rabl*, Beitrag zur Histologie des Eierstocks des Menschen und der Säugetiere. Anat. Hefte. Bd. 11. — *Schaeffer, A.*, Vergleichend histologische Untersuchungen über die interstitielle Eierstocksdrüse. Arch. f. Gynäkol. Bd. 94, S. 491. 1911. — *Schottlaender*, Über den Graafschen Follikel, seine Entstehung beim Menschen und seine Schicksale bei Mensch und Säugetieren. Arch. f. mikroskop. Anat. Bd. 41. — *Derselbe*, Beitrag zur Kenntnis der Follikelatresie nebst einigen Bemerkungen über die unveränderten Follikel in den Eierstöcken der Säugetiere. Arch. f. mikroskop. Anat. Bd. 37. — *Shaw, W.*, The intestinal Cells of the human Ovary. Journ. of obstetr. a. gynecol. of the Brit. Empire. Vol. 33, H. 2. 1926. — *Simon, M.*, Etude histologique et histogénique de la glande interstitielle de l'ovaire. Arch. d'anat. microscop. V. fax. II. 1902. — *Slaviansky*, Zur normalen und pathologischen Histologie des Graafschen Bläschens beim Menschen. Virchows Arch. f. pathol. Anat. u. Physiol. Bd. 51. — *Straßmann, Erwin*, Warum platzt der Follikel? Arch. f. Gynäkol. Bd. 119, S. 168. 1923. — *Waldeyer*, Eierstock und Ei. Leipzig: Engelmann 1870. — *Derselbe*, Geschlechtszellen. O. Hertwig, Handbuch I, Die Entwicklungsgeschichte. — *Wallart*, Untersuchungen über die interstitielle Eierstocksdrüse beim Menschen. Arch. f. Gynäkol. Bd. 81. 1907. — *Derselbe*, Studien über die Nerven des Eierstocks mit besonderer Berücksichtigung der interstitiellen Drüsen. Zeitschr. f. Geburtsh. u. Gynäkol. Bd. 76. — *Wallart, J.*, Untersuchungen über das Corpus luteum und die interstitielle Eierstocksdrüse während der Schwangerschaft. Zeitschr. f. Geburtsh. u. Gynäkol. Bd. 63, S. 520. 1908. — *Walter, H.*, Über Beziehungen der weiblichen Keimdrüsen zu Nebennieren und Thymus. Frankf. Zeitschr. f. Pathol. Bd. 27. — *Wehefritz, E.*, Systematische Gewichtsuntersuchungen an Ovarien mit Berücksichtigung anderer Drüsen mit innerer Sekretion, sowie über ihre Beziehungen zum Uterus. Zeitschr. f. d. ges. Anat. Bd. 9, S. 161. 1923. — *Wilkerson, W. N.*, Atretic follicles in the ovary of the rat, mouse and rabbit with special reference to the significance of the basement membrane in determining the source of origin of the interstitielle cells. Bull. of Johns Hopkins hosp. Vol. 38, Nr. 5. S. Ber. üb. d. ges. Gynäkol. u. Geburtsh. Bd. 10, S. 865. — *de Winiwarter, H.*, Les débuts de l'atrésie folliculaire. Cpt. rend. des séances de la soc. de biol. Tom. 89, p. 960. 1923. — *Derselbe*, A propos des cellules sympathicotropes de l'ovaire humain. Cpt. rend. des séances de la soc. de biol. Tom. 89, Nr. 28, p. 830. 1923. — *Winterhalter, Elisabeth*, Ein sympathisches Ganglion im menschlichen Ovarium. Arch. f. Gynäkol. Bd. 51. 1896. — *Wolz*, Untersuchungen zur Morphologie der interstitiellen Eierstocksdrüse des Menschen. Arch. f. Gynäkol. Bd. 97, S. 131. 1912.

Der Genitalschlauch (Tube, Uterus, Scheide) bei Kindern bis zur Pubertät.

Björkenheim, E. A., Zur Kenntnis der Schleimhaut im Uterovaginalkanal des Weibes in den verschiedenen Altersperioden. Anat. Hefte, 105. H., Bd. 35, H. 1, S. 1. 1907. — *Daels, Fr.*, Beitrag zur Kenntnis der Myofibrillen im Uterus und in den Uterusgeschwülsten. Arch. f. Gynäkol. Bd. 94, S. 664. — *Frankenstein*, Zum Bau der normalen Uterusschleimhaut. Diss. München 1900. — *Freund, R.*, Die Lehre von den Blutgefäßen der normalen und kranken Gebärmutter. Jena: G. Fischer, 1904. — *Hoermann*, Über das Bindegewebe der weiblichen Geschlechtsorgane. Arch. f. Gynäkol. Bd. 86. 1908. — *Königsberger*, Über die Uterusschleimhaut, speziell deren Epithel, bei Föten und Neugeborenen. Inaug.-Diss. München 1898. — *Mayer, A.*, Über den Einfluß des Eierstockes auf das Wachstum des Uterus in der Fötalzeit und in der Kindheit und über die Bedeutung des Lebensalters zur Zeit der Kastration. Zeitschr. f. Geburtsh. u. Gynäkol. Bd. 77. — *Meyer, Rob.*, Die fötale Uterusschleimhaut. Zeitschr. f. Geburtsh. u. Gynäkol. Bd. 38. 1898. — *Moericke*, Die Uterusschleimhaut in den verschiedenen Altersperioden und zur Zeit der Menstruation. Zeitschr. f. Geburtsh. u. Gynäkol. Bd. 7. — *Ogata* (Japan), Über Altersveränderungen des Uterus. Hegars Beitr. Bd. 13. — *Natanson*, Zur Kenntnis des Epithels im kindlichen Uterus. Anat. Anz. Bd. 29. Monatsschr. f. Geburtsh. u. Gynäkol. Bd. 26. — *Wolff*, Über das Flimmerepithel der Uterusschleimhaut. Diss. Berlin 1895. — *Wyder*, Beiträge zur normalen und pathologischen Histologie der menschlichen Uterusschleimhaut. Arch. f. Gynäkol. Bd. 13. 1878.

Frommel, Beitrag zur Histologie der Eileiter. Verhandl. d. dtsch. gynäkol. Ges. München 1886. — *Grusdeff, W.*, Zur Histologie der Fallopiaschen Tuben. Zentralbl. f. Gynäkol. 1897. — *Hörmann* Die Bindegewebsfasern in der Tube. Arch. f. Gynäkol. Bd. 84. — *Schaffer, J.*, Über Bau und Funktion des Eileiterepithels beim Menschen und beim Säugetier. Monatsschr. f. Geburtsh. u. Gynäkol. Bd. 28.

III. Anatomie der am Zyklus unmittelbar beteiligten Gewebe.

1. Die zyklischen Veränderungen des Ovariums.

Ancel et *Bouin*, Zur Frage der biologischen Tätigkeit des Corpus luteum. Gynécol. et obstétr. Tom. 13, Nr. 6, p. 401. — *Andersen, Dorothy*, Lymphatics and blood. Vessels of the ovary of the sow. Ref. Ber. üb. d. ges. Geburtsh. u. Gynäkol. Bd. 10. — *Arndt, Walther*, Über das physiologische und pathologische Vorkommen morphologisch darstellbarer Lipoide in den Geschlechtsorganen des Weibes. Monatsschr. f. Geburtsh. u. Gynäkol. Bd. 49. — *Aschner*, Über Morphologie und Funktion des Ovariums unter normalen und pathologischen Verhältnissen. Arch. f. Gynäkol. Bd. 102. — *Aschoff, L.*, Zur Nomenklatur des Corpus luteum. Oberrhein. Ges. f. Gynäkol. u. Geburtsh. Freiburg i. B., 8. 3. 1925. Ref. Zentralbl. f. Gynäkol. Nr. 21. 1926. — *Derselbe*, Die Menstruations- und Ovulationssklerose der Ovarialgefäße nach Untersuchungen von Dr. Sohma. Naturforsch. Ges. in Freiburg i. B., 28. 1. 1908. Ref. Monatsschrift f. Geburtsh. u. Gynäkol. Bd. 27. 1908. — *Bertolini, G.*, Studien über die normale und pathologische Morphologie und Physiologie des Corpus luteum. Ref. Zentralbl. f. Gynäkol. Nr. 48. 1926. — *Derselbe*, Beitrag zum Studium des menschlichen Corpus luteum. Folia gyn. Bd. 21. Ref. Ber. üb. d. ges. Geburtsh. u. Gynäkol. Bd. 10. — *Bellini*, Die Lipoide des Endometriums vor, während und nach der Menstruation. Riv. ital. di ginecol. Vol. 4. — *Benckiser*, Zur Entwicklungsgeschichte des Corpus luteum. Arch. f. Gynäkol. Bd. 23. 1884. — *Bosell*, Untersuchungen über die Bildung des Corp. lut. und der Follikelatresie bei Tieren mit Hilfe der „vitalen Färbung". Beitr. z. pathol. Anat. u. z. allg. Pathol. Bd. 65. — *Bouin*, Neue Beobachtungen über die Histophysiologie des Ovariums bei Nichtschwangeren. Ref. Ber. üb. d. ges. Geburtsh. u. Gynäkol. Bd. 9. — *Brugnatelli*, Über die Natur der Gelbkörperzelle und der interstitiellen Zelle des Eierstockes. Folia gynecol. Vol. 13, H. 20. 1920. Ref. Monatsschr. f. Geburtsh. u. Gynäkol. Bd. 57. — *Bruni, A. C.*, Beobachtungen und Betrachtungen über die Gefäße des Corpus luteum beim Rinde. Ref. Ber. üb. d. ges. Geburtsh. u. Gynäkol. Bd. 10. — *Chin, Wenchi*, Über die Oberflächenveränderungen des Eierstockes in zunehmendem Alter. Zeitschr. f. Geburtsh. u. Gynäkol. Bd. 88. — *Chydenius, J. J.*, Über die Struktur in den Corpus luteum-Zellen des Menschen und ihre Veränderungen während des Menstruationszyklus und bei Gravidität. Arbeiten aus d. Pathol. Institut Helsingfors. Neue Folge. Bd. 4. 1926. Ref. Ber. üb. d. ges. Geburtsh. u. Gynäkol. Bd. 10. — *Clark, J. G.*, Ursprung, Wachstum und Ende des Corp. luteum. Arch. f. Anat. u. Physiol. Anat. Abt. 1898. — *Cohn*, Zur Histologie und Histogenese des Corpus luteum und des interstitiellen Ovarialgewebes. Arch. f. mikroskop. Anat. Bd. 62. 1903. — *Cornil*, Notes sur l'histologie des corps jaunes de la femme. Ann. de gynécol. Tom. 52. 1899. — *Dogliotti, G. C.*, Über die Wachstumsgeschwindigkeit der Granulosazellen des Ovariums bei den Säugetieren. Monitore zool. ital. Nr. 6. 1926. Ref. Ber. üb. d. ges. Geburtsh. u. Gynäkol. Bd. 11. — *Escher, Heinr.*, Die Farbe des Corpus luteum. Arch. f. Gynäkol. Bd. 119. — *Eufinger* und *Bader*, Lipoiduntersuchungen am Ovarium der Schwangeren sowie die Atresie des Corpus luteum menstruationis während der Gravidität. Arch. f. Gynäkol. Bd. 124. — *Fellner, O.*, Neuere Ergebnisse aus den Forschungen über das Corpus luteum. Med. Klinik 1906. Nr. 42. — *Flemming*, Über die Bildung von Richtungsfiguren in Säugetiereiern beim Untergang Graafscher Follikel. Arch. f. Anat. u. Physiol. 1885. — *Fornero*, Interstitielle Zellen mit endokriner Funktion im Uterus. Ref. Ber. üb. d. ges. Geburtsh. u. Gynäkol. Bd. 9. — *Geller, Fr. Chr.*, Das Corpus luteum. Ber. üb. d. ges. Geburtsh. u. Gynäkol. Bd. 4, S. 413. — *Girardin*, Recherches chimiques sur la teneur du corps jaune en cholestérine. Gynécol. et obstétr. Tom. 12. — *Hallion*, Die innere Sekretion der Ovarien. Ref. Ber. üb. d. ges. Geburtsh. u. Gynäkol. Bd. 9. — *Harms*, Keimdrüsen und Alterszustand. Fortschr. d. naturwiss. Forschung. Bd. 11, S. 110. 1922. — *Hauswaldt*, Zur Frage der Entstehung des Corpus haemorrhagicum. Monatsschr. f. Geburtsh. u. Gynäkol. Bd. 35. 1912. — *Hegar*, Studien zur Histogenese des Corpus luteum und seiner Rückbildungsprodukte. Arch. Bd. 91. — *Hermstein*, Untersuchungen über den Lipoidgehalt des Corpus luteum. Monatsschr. f. Geburtsh. u. Gynäkol. Bd. 69. 1925 und Arch. f. Gynäkol. Bd. 124. — *Hinselmann*, Zur Deutung der subpelluzidären Zellen der menschlichen Eizelle. Zentralbl. f. Gynäkol. Nr. 48. 1922.

— *Jaffé*, Lipoidstoffwechsel und Ovarium. Zentralbl. f. Gynäkol. 1924. S. 2414. — *Derselbe*, Lipoidstoffwechsel und Keimdrüsen. Fortschr. d. Med. Jg. 42. 1924. — *Derselbe*, Bau und Funktion des Corpus luteum. Zentralbl. f. Gynäkol. 1924. S. 1122. — *Jayle*, Le corps scléreux du corps jaune. Journ. med. franç. Tom. 14. — *Kaltner*, Studien über das Corpus luteum graviditatis beim Rind. Zentralbl. f. Gynäkol. Jg. 36. 1923. — *Karoliny*, Histologische Beiträge zur inneren Sekretion der Eierstöcke. Ref. Ber. üb. d. ges. Geburtsh. u. Gynäkol. Bd. 9, H. 6. — *Kaufmann* und *Lehmann*, Sind die in der histologischen Technik gebräuchlichen Fettdifferenzierungsmethoden spezifisch. Virchows Arch. f. pathol. Anat. u. Physiol. Bd. 261. — *Kennedy*, The occurence of polyovular Graafian follicles. Journ. of anat. Vol. 58, p. 328. 1924. — *Kitahara, Yoshitaka*, Über die Entstehung der Zwischenzellen der Keimdrüsen des Menschen und der Säugetiere und über deren physiologische Bedeutung. Arch. f. Entwicklungsmech. d. Organismen. Bd. 52/97. H. 3/4. 1923. — *Kreis*, Die Entwicklung und Rückbildung des Corpus luteum spez. beim Menschen. Arch. f. Gynäkol. Bd. 58. — *Kremer* Studien zur Oogenese der Säugetiere nach Untersuchungen bei der Ratte und Maus. Arch. f. mikroskop. Anat. u. Entwicklungsmech. Bd. 102. 1924. — *Lahm, W.*, Ovarium, Uterus, Scheide, Klitoris, Plazenta und Brustdrüse als innersekretorische Drüsen vom Standpunkt der Embryologie u. Mophologie. Handb. d. inn. Sekretion. Leipzig: Kabitzsch 1926. — *Lipschütz*, Die Pubertätsdrüse und ihre Wirkungen. Bern: Ernst Bircher 1919. — *Marcotty*, Über Corpus luteum menstruationis und graviditatis. Arch. Bd. 103. — *Mey, R.*, Untersuchungen über das Vorkommen einer interstitiellen Eierstocksdrüse beim Rind im intra- und extrauterinen Leben. Arch. f. Gynäkol. Bd. 128. — *Meyer, Rob.*, Lipoide und Ovarialfunktion. Zentralbl. f. Gynäkol. 1924. Nr. 29. — *Derselbe*, Lipoidstoffwechsel und Ovarium. Zentralbl. f. Gynäkol. 1925. Nr. 2. — *Derselbe*, Über Corpus luteum-Bildung beim Menschen. Arch. Bd. 93. — *v. Mikulicz-Radecki*, Über die Lipoide im menschlichen Ovarium. Arch. Bd. 116. — *Derselbe*, Über die Bedeutung der Ovariallipoide. Münch. med. Wochenschr. 1922. Nr. 23. — *Derselbe*, Noch einmal zur Frage der Ovariallipoide. Zentralbl. f. Gynäkol. 1925. Nr. 2. — *Miller*, Die Rückbildung des Corpus luteum. Arch. Bd. 91. — *Mjassojedoff, S. W.*, Zur Frage über die Struktur des Eifollikels bei den Säugetieren. Arch. f. mikroskop. Anat. Bd. 97. 1923. — *v. Möllendorff, Wilhelm*, Beiträge zur Kenntnis der Stoffwanderungen bei wachsenden Organismen. III. Eisler, Über die Farbstoffspeicherung im Ovarium der weißen Maus in verschiedenen Alterszuständen. Zeitschr. f. wiss. Biol. Abt.: Zeitschr. f. Zellen- u. Gewebslehre. Bd. 1, H. 5. 1924. — *v. Möllendorff*, Über die Verarbeitung kolloider saurer Farbstoffe durch das Darmepithel. Sep. — *Momigliano*, Über die Lipoide des Corpus luteum. Zentralbl. f. Gynäkol. Jg. 49, S. 684. 1925. — *Derselbe*, Ein Beitrag zur Histologie und Mikrochemie des Lipoidgehaltes im Corpus luteum der Frau. Ref. Ber. üb. d. ges. Geburtsh. u. Gynäkol. Bd. 9, S. 478. — *Derselbe*, Anal' e il vero prodotto di secrezione delle cellula luteinica? Arch. di ostetr. e ginecol. Vol. 12. — *Moulonguet-Doléris*, Die Drüse mit innerer Sekretion des menschlichen Ovariums. Gynécologie 1923. März. Ref. Zentralbl.. f. Gynäkol. 1924. Nr. 7a. Außerdem über Corpus luteum-Genese. Arch. internat. de méd. experim. Tom. 2, H. 2. 1926. — *Ostrcil* und *Bittmann*, Unterschied zwischen Corpus luteum menstruationis und graviditatis. Ref. Ber. üb. d. ges. Geburtsh. u. Gynäkol. Bd. 9. — *Pankow*, Graviditätsmenstruations- und Ovulationssklerose der Uterus- und Ovarialgefäße. Arch. f. Gynäkol. Bd. 80. — *Prénant*, De la valeur morphologique du corps jaune son action physiologique et thérapeutique possible. Pérue gén. d. science 1898. — *Reusch*, Frühstadien der Corpus luteum-Bildung beim Menschen. Arch. f. Gynäkol. Bd. 105. — *Riquier, Joseph Karl*, Der innere Netzapparat in den Zellen des Corpus luteum. Arch. f. mikroskop. Anat. u. Entwicklungsgesch. Bd. 75, H. 4. 1910. — *Rühl, A.*, Regelmäßigkeit im Wechsel der Ovarialfunktion. Arch. f. Gynäkol. Bd. 124. — *Runge, H.*, Untersuchungen über Ovarialhämatome. Arch. f. Gynäkol. Bd. 116. — *Schickelé*, Action biologique du corps jaune et de la glande interstitielle de l'ovaire. Gynécol. et obstétr. Tom. 12. — *Derselbe*, Das biologische Verhalten des Corpus luteum und der interstitiellen Eierstocksdrüse. Ref. Zentralbl. f. Gynäkol. 1926. Nr. 48. — *Schochet, S. S.*, The physiology of ovulation. Surg., gynecol. a. obstetr. Vol. 31, Nr. 2. — *Seitz*, Die Follikelatresie während der Schwangerschaft. Arch. Bd. 77. — *Serdjukow*, Über morphologische und inkretorische Verwandtschaft des Corpus luteum und der interstitiellen Eierstocksdrüse und über ihre funktionellen Besonderheiten. Ref. Ber. üb. d. ges. Geburtsh. u. Gynäkol. Bd. 10. — *Shaw, W.*, The fate of the Graafian follicle in the human ovary. Journ. of obstetr. a. gynecol. of the Brit. Empire. Vol. 32. Nr. 4. — *Derselbe*, The origin of the lutein cells of the corpus luteum. Proc. of the roy. soc. of med. Vol. 19. — *Skrobansky*, Zentralbl. f. Gynäkol. 1904. S. 657. — *Sobotta*, Über die Bildung des Corpus luteum beim Kaninchen. Anat. H. Bd. 8. 1897. — *Derselbe*, Über die Bildung des Corpus luteum bei der Maus. Anat. Anz. Bd. 10. 1895. — *Sohma*, Über die Histologie der Ovarialgefäße in den verschiedenen Lebensaltern, mit besonderer Berücksichtigung der Menstruations- und Ovulationssklerose. Arch. Bd. 84. — *Stieve*, Die regelmäßigen Veränderungen der Muskulatur und des Bindegewebes in der menschlichen Gebärmutter in ihrer Abhängigkeit von der Follikelreife und der Ausbildung eines gelben Körpers nebst

Beschreibung eines menschlichen Eies im Zustand der ersten Reifeteilung. Zeitschr. f. mikroskop.-anat. Forschung. Bd. 4, H. 2. Ref. Ber. üb. d. ges. Geburtsh. u. Gynäkol. Bd. 11. — *Strakosch*, Das Schicksal der Follikelsprungstelle. Inaug.-Diss. Rostock, außerdem Arch. Bd. 104. — *Theilhaber* und *Meier*, Die physiologischen Variationen im Bau des normalen Ovariums und die chronischen Oophoritis. Arch. Bd. 78. — *Togari*, Über den Ursprung des Corpus luteum der Maus. Aichi journ. of exp. med. Vol. 1 u. 2. — *Wallart*, Über Frühstadien und Abortivformen der Corpus luteum-Bildung. Arch. Bd. 103. — *Watrin, M.*, Der gelbe Körper der Frau. Arch. internat. de méd. exp. Tom. 2. — *Derselbe*, Etude histochimique et biologique du corps jaune de la femme. Arch. internat. de méd. Vol. 1. Ref. Ber. üb. d. ges. Geburtsh. u. Gynäkol. Bd. 9. — *Warwick*, Intrauterine Wanderung der Eier beim Schwein. Anat. record. Vol. 33. — *Westmann* (Stockholm), Bildung der Corpora lutea. Hygiea Bd. 81. Ref. Dtsch. med. Wochenschr. 1920. — *Weishaupt, Elisabeth*, Lipoide im menschlichen Ovarium. Monatsschr. f. Geburtsh. u. Gynäkol. Bd. 56. 1921. — *Wiscynski, Th.*, Zur Bedeutung der Ovariallipoide. Zentralbl. f. Gynäkol. 1925. Nr. 2. — *Derselbe*, Mikrochemische Studien über die Art und Verteilung der Lipoide im menschlichen Ovarium. Lemberg 1920 (Habilitationsschrift). — *Derselbe*, Zur Bedeutung des Corpus luteum für den weiblichen Organismus. Zentralbl. f. Gynäkol. Nr. 51. 1922. — *de Winiwarter*, Histologie du corps jaune de l'ovaire humain. Cpt. rend. des séances de la soc. de biol. Tom. 87. 1922.

2. Die zyklischen Veränderungen am Endometrium corporis uteri.

Aschheim, Zur Histologie der Uterusschleimhaut. (Über das Vorkommen von Fettsubstanzen.) Zeitschr. f. Geburtsh. u. Gynäkol. Bd. 77, H. 3. — *Derselbe*, Über den Glykogengehalt der Uterusschleimhaut. Zentralbl. f. Gynäkol. 1915. — *Derselbe*, Mikroskopische Demonstration des menstruellen Zyklus an Endometrium und Ovarium. Hufelandsche Ges. Berlin, 27. 4. 1922. Ref. Klin. Wochenschr. Nr. 25. 1922. — *Aschoff*, Das untere Uterinsegment. Zeitschr. f. Geburtsh. u. Gynäkol. Bd. 58. — *Derselbe*, Die Dreiteilung des Uterus, das untere Uterinsegment (Isthmussegment) und die Placenta praevia. Berlin. klin. Wochenschr. 1907. Nr. 31. — *Derselbe*, Über die Berechtigung und Notwendigkeit des Begriffes Isthmus uteri. Verhandl. d. dtsch. pathol. Ges. Kiel 1908. — *Beljajeva*, Über den Glykogengehalt des Endometriums. Ref. Ber. üb. d. ges. Geburtsh. u. Gynäkol. Bd. 10. — *Ten Berge, B. S.*, Untersuchungen über den Bau und die Bedeutung des Bindegewebes. Veränderungen im Stroma der Uterusschleimhaut im Zusammenhang mit dem menschlichen Cyklus. Nederlandsch tijdschr. v. verlosk. en gynäkol. 1924. H. 4 (holländisch). — *Björkenheim*, Zur Kenntnis der Schleimhaut im Uterovaginalkanal des Weibes in den verschiedenen Altersperioden. Anat. Hefte. Bd. 35, H. 105. 1907. — *Bohnen, P.*, Wie weit wird das Endometrium bei der Menstruation abgestoßen. Arch. f. Gyn. Bd. 129. — *Büttner*, Untersuchungen über die Endometritis. Arch. f. Gynäkol. Bd. 92. — *Derselbe*, Zur Frage des Isthmus uteri. Hegars Beitr. Bd. 16. — *Derselbe*, Die Gestationsveränderungen der Uterusgefäße. Arch. f. Gynäkol. Bd. 94. — *Call* und *Exner*, Zur Kenntnis des Graafschen Follikels und des Corpus luteum beim Kaninchen. Sitzungsber. d. k. Akad. d. Wiss. z. Wien. Bd. 71, Abt. III. — *Cheval*, L'anatomie microscopique de la muqueuse utérine avant, pendant et après la menstruation. Soc. de anat. pathol. de Brucelle, 18. April 1912. — *Christ*, Das Verhalten der Uterusschleimhaut während der Menstruation. Diss. Gießen 1892. — *Christides* und *Besse*, Le cycle de la muqueuse utérine. Korresp.-Blatt f. Schweiz. Ärzte 1915. Nr. 50. — *Cohn*, Die klinische Bedeutung der normalen Eierstockstätigkeit. Münch. med. Wochenschr. 1914. S. 1368. — *Decio*, Über den feineren Bau des Uterinepithels. Bull. della soc. med.-chirurg. di Pavia. 1910. Nr. 3. — *Drießen, L. F.*, Über die Bedeutung des Glykogens in der normalen Uterusschleimhaut. Monatsschr. f. Geburtsh. u. Gynäkol. Bd. 56. — *Derselbe*, Glykogenproduktion, eine physiologische Funktion der Uterusdrüsen. Zentralbl. f. Gynäkol. 1911. S. 1308. — *Derselbe*, Die Uterusschleimhaut während der Menstruation. Niederländ. gynäkol. Ges. Amsterdam, 12. 10. 13. Sitzung. — *Eicke*, Läßt sich mikroskopisch eine Decidua menstrualis von einer Decidua graviditatis unter allen Umständen unterscheiden? Zeitschr. f. Geburtsh. u. Gynäkol. Bd. 65, 1910. Küstner. — *Ellerbrock*, Zur Lehre von der chronischen Endometritis. Zentralbl. f. Gynäkol. 1909. Nr. 20. — *Feis*, Untersuchungen über die elastischen Fasern des Uterus. Arch. Bd. 89. — *Freund* (Halle), Praktische Folgerungen aus der modernen Lehre der Endometritis. Freie Vereinigung mitteldtsch. Gynäkol. 17. Januar 1909. Halle. S. Zentralbl. 1909. S. 388. — *Froboese*, Die Verfettungen des Endometriums. Virchows Arch. f. pathol. Anat. u. Physiol. Bd. 250. — *Gebhardt*, Über das Verhalten der Uterusschleimhaut bei der Menstruation. Berlin. Ges. f. Geburtsh. u. Gynäkol. 25. 1. 1895. — *Geist, S. H.*, Untersuchungen über die Histologie der Uterusschleimhaut. Freiburg. pathol. Inst. Arch. f. mikroskop. Anat. Bd. 81. — *Gentili*, Histochemische Untersuchungen über die Funktion der Dezidua. Ann. di obstetr. e ginecol. Februar 1916. — *Goldschmied, K.*, Decidua menstrualis. Zentralbl. f. Gynäkol. Nr. 44. 1922. — *Gräsel*, Beiträge zur Frage des sog. unteren Uterinsegments. Inaug.-Diss. Preisschrift Göttingen 1911. — *Gruber, G. B.*, Die Diagnose am Ausschabungsmaterial der Gebärmutter. Münch. med. Wochenschr. Nr. 47. 1923. — *Guttmacher*, Anatomische und physiologische Untersuchungen über die Muskulatur des reifen Graafschen Follikels beim Schwein. Bull. of Johns Hopkins hosp. Vol. 32, Nr. 371. 1921. — *Häggström*, Über degenerative parthenogenetische Teilungen von Eizellen im normalen Ovarium des Menschen. Acta gynecol. scandinav. Vol. 1, H. 2. — *Hartje*, Über die Beziehungen der sog. papillären Uterindrüsen zu den einzelnen Menstruationsphasen. Monatsschr. f. Geburtsh. u. Gynäkol. Bd. 26. — *Hegar*, Praktische Ergebnisse der Geburtshilfe und Gynäkologie (Franz u. Veit). Zentralbl. 1910. — *Derselbe*, Anatomische Untersuchungen an nulliparen Uteris mit besonderer Berücksichtigung der Entwicklung der Isthmus. Hegars Beitr. Bd. 13. — *Herlitzka*, Beitrag zum Studium der Innervation des Uterus. Zeitschr. f. Geburtsh. u. Gynäkol. Bd. 37. — *Hermstein*, Über den intramuralen Tubenteil. Monatsschr. f. Geburtsh. u. Gynäkol. Bd. 67. — *Hitschmann*, Menstruation. Wien. med. Wochenschr. Jg. 73, Nr. 15 u. Nr. 23 u. Nr. 27. 1923. — *Hitschmann* und *Adler*, Der Bau der Uterusschleimhaut des geschlechtsreifen Weibes mit besonderer Berücksichtigung der Menstruation. Monatsschr. f. Geburtsh. u. Gynäkol. Bd. 27. — *Dieselben*, Ein weiterer Beitrag zur Kenntnis der normalen und entzündeten Uterusmukosa. Die Klinik der Endometritis mit besonderer Berücksichtigung der unregelmäßigen Gebärmutterblutungen. Arch. Bd. 100. — *van der Hoeven*, Die Schleimhaut der Gebärmutter. Arch. Bd. 95. — *Hoehne*, Vorläufige Mitteilung über das bisherige Ergebnis einer systematischen Untersuchung der Flimmerung im Gebiete des weiblichen Genitalapparates. Zentralbl. f. Gynäkol. 1908. S. 121. — *Hörmann*, Über das Bindegewebe der weiblichen Geschlechtsorgane. III. Bindegewebsfasern in der Schleimhaut des Uterus. Arch. Bd. 86. — *Iwase, Y.*, Über die zyklische Umwandlung der Uterusschleimhaut. Zeitschr. f. Geburtsh. u. Gynäkol. Bd. 63. — *Derselbe*, Zyklische Veränderungen des Uterus. Med. Ges. in Tokio. 5. 6. 1910. Ref. Dtsch. med. Wochenschr. 1911. Nr. 1. — *Keilmann, A.*, Zur Klärung der Zervixfrage. Zeitschr. f. Geburtsh. u. Gynäkol. Bd. 22. 1891. Preisschrift Dorpat. — *Kolster, Rud.*, Weitere Beiträge zur Kenntnis der Embryotrophe bei Indeziduaten. Anat. Hefte. Bd. 20. — *Kon* und *Karaki*, Über das Verhalten der Blutgefäße in der Uteruswand. V. A. 191. 1908. — *Kundrat* und *Engelmann*, Untersuchungen über die Uterusschleimhaut. Wien. med. Jahrbücher 1873. — *Labhardt*, Das Verhalten der Nerven in der Substanz des Uterus. Arch. Bd. 80. — *Lahm*, Demonstration zur funktionellen Schleimhautdiagnostik. Gynäkol. Ges. Dresden. 15. 3. 1923. Ref. Zentralbl. 1923. S. 1428. — *Derselbe*, Das histologische Bild der Uterusschleimhaut und seine Beziehung zur gynäkologischen Erkrankung. Gynäkol. Ges. Dresden. 20. 10. 1921. Monatsschr. f. Geburtsh. u. Gynäkol. Bd. 57. — *Derselbe*, Zur Morphologie und Biologie des Menstruationsvorganges in der Uterusschleimhaut. Zentralbl. f. Gynäkol. Nr. 42. 1926. — *League* und *Hartmann*, Anovular Graafian follicles. in mammalian ovaries. Anat. record. Vol. 30. 1925. — *Leopold*, Die Lymphgefäße des normalen nichtschwangeren Uterus. Arch. Bd. 6. — *Derselbe*, Studien über die Uterusschleimhaut während Menstruation, Schwangerschaft und Wochenbett. Arch. Bd. 11. — *v. d. Leyen, E.*, Zur normalen und pathologischen Anatomie der Menstrualabgänge. Zeitschr. f. Geburtsh. u. Gynäkol. Bd. 59. 1907. — *Liedig*, Das Flimmerepithel und die dadurch erzeugte Strömungsrichtung. Inaug.-Diss. Würzburg 1893. — *Lindner, Käthe*, Histologische Untersuchungen der physiologischen Menstruationsabgänge. Monatsschr. f. Geburtsh. u. Gynäkol. Bd. 57. — *Lubosch*, Über den gegenwärtigen Stand der Lehre von der Eireifung. Verhandl. d. anat. Ges. München 1912. — *Mandl*, Über das Epithel im geschlechtsreifen Uterus. Zeitschr. f. Gynäkol. 1908. — *Derselbe*, Flimmerndes und sezernierendes Uterusepithel. Monatsschr. f. Geburtsh. u. Gynäkol. Bd. 34. 1911. — *Mauthner*, Das Verhalten des Kapillarsystems bei der zyklischen Wandlung der Uterusmucosa. Monatsschr. f. Geburtsh. u. Gynäkol. Bd. 54. 1921. — *Meyer, Rob.*, Über Drüsen, Zysten und Adenome im Myometrium bei Erwachsenen. Zeitschr. f. Geburtsh. u. Gynäkol. Bd. 43. — *Meyer-Ruegg*, Die Vorgänge in der Uterusschleimhaut während der Menstruation. Arch. Bd. 110. — *Moericke*, Die Uterusschleimhaut in den verschiedenen Altersperioden und zur Zeit der Menstruation. Zeitschr. f. Geburtsh. u. Gynäkol. Bd. 7. — *Mönch, G.*, Über Rundzellenknötchen im Endometrium. Arch. Bd. 108. — *Moritz, Eva*, Zur Frage des Epithels im Isthmus uteri. Zentralbl. f. Gynäkol. 1912. H. 5. — *Nagel*, Zur Anatomie des menschlichen Eierstocks. Arch. Bd. 37. — *Derselbe*, Beitrag zur Anatomie gesunder und kranker Ovarien. Arch. Bd. 31. — *Novak* und *te Linde*, Das Endometrium des menstruierenden Uterus. Journ. of the Americ. med. assoc. Vol. 83, Nr. 12. — *Nürnberger*, Zur Biologie des Isthmus uteri. Zeitschr. f. Geburtsh. u. Gynäkol. Bd. 85. 1923. — *Derselbe*, Zur Anatomie und Physiologie des Isthmus uteri. Monatsschr. f. Geburtsh. u. Gynäkol. Bd. 58. — *Pick*, Über das elastische Gewebe der normalen und pathologischen Gebärmutter. Samml. klin. Vorträge. Neue Folge. Gynäkol. Bd. 104. 1900. — *Posch, W.*, Über den Nachweis von Hämosiderin im Endometrium. Arch. f. Gynäkol. Bd. 123. — *Rühl, Arthur*, Regelmäßigkeit im Wechsel der Ovarialfunktion. Arch. Bd. 124. — *Saito*, Über die Amylase in der Uterusschleimhaut. Okayama-Igakkai-Zasshi, n. dtsch. Zusammenfassung. 1926. Ref. Ber. üb. d. ges. Geburtsh. u. Gynäkol. Bd. 11. — *Salazar, L.*, En quoi consiste latypie des cinèses de la granulosa ovarienne et pourquoi cette atypie doit etre considérée comme le prèlude de l'atrésie. Cpt. rend. des séances de la soc. de biol. Tom. 90. 1924. — *Derselbe*, Sur une constitution particulière de la thèque interne des follicules de la Graaf. Cpt. rend. des séances de la soc. de biol. Tom. 92. — *Schickelé*, Die Lehre der Endometritis. Hegars Beitr. Bd. 13. — *Derselbe*, Die Beziehungen der Menstruation zu allgemeinen und organischen Erkrankungen. Ergebn. d. inn. Med. u. Kinderheilk. 2. Teil, Bd. 15. 1917. — *Derselbe*, Die periodischen Veränderungen der Uterusschleimhaut. Hegars Beitr. Bd. 17. — *Schickelé* und *Keller*, Die glanduläre Hyperplasie der Uterusschleimhaut, ihre Beziehungen zu den Uterusblutungen. Arch. Bd. 95. — *Schmidt, H. R.*, Das Verhalten des interstitiellen Tubenabschnittes insbesondere des internen Tubenostiums in der Schwangerschaft. Zeitschr. f. Geburtsh. u. Gynäkol. Bd. 86. — *Derselbe*, Anatomische Untersuchungen zur Frage des unteren Uterinsegmentes. Zeitschr. f. Geburtsh. u. Gynäkol. Bd. 85. — *Schröder, Rob.*, Die Drüsenepithelveränderungen im Intervall und Praemenstruum. Arch. Bd. 88. — *Derselbe*, Anatomische Studien zur normalen und pathologischen Physiologie des Menstruationszyklus. Arch. Bd. 104. — *Derselbe*, Der normale Menstruationszyklus. Atlas und Text. A. Hirschwald 1913. — *Schwab*, Zur Histologie der chronischen Endometritis. Zentralbl. f. Gynäkol. 1907. Nr. 29. — *Sekiba, D.*, Zur Morphologie und Histologie des Menstruationszyklus. Arch. Bd. 121. — *Snyder* und *Corner*, Beobachtung über die Verteilung und Funktion des uterinen Flimmerepithels beim Schwein, mit Beziehung auf verschiedene kleine Hypothesen. Americ. journ. of obstetr. a. gynecol. April 1922. — *Straßmann*, jun., Wie platzt de Follikel? Ref. Klin. Wochenschr. 1923. Nr. 49. — *Stscherbakow*, Zur Frage von den Nervenganglien in der Gebärmutter. Inaug.-Diss. Berlin 1906. — *Szüle, Dénes*, Der Glykogengehalt des Epithels der Gebärmutterdrüsen unter normalen und pathologischen Verhältnissen. Magyar orvosi arch. Bd. 25. 1924. Ref. Ber. über die ges. Geburth. u. Gynäkol. Bd. 7. — *Szymanowicz, Joseph*, Beobachtungen über die Ursachen der Proliferation der uterinen Drüsen. Gynécol. et obstétr. Tom. 5. 1922. — *Terruhn, Erich*, Über die morphologische Zellstruktur des Endometriums. Zeitschrift f. Geburtsh. u. Gynäkol. Bd. 89. — *Theilhaber*, Die Variationen im Bau des normalen Endometriums und die chronische Endometritis. Verhandl. d. dtsch. Ges. f. Geburtsh. u. Gynäkol. Dresden 1907. — *Trapl, J.*, Zur Endometriumsfrage. Rohzledy v. chirurg. a. gynecol. Jg. 2. 1923. — *van Tussenbroek* und *de Leon*, Zur Pathologie der Uterusmukosa. Arch. Bd. 47. — *Watanabe, Hitoshi*, Studium über Flimmerbewegung, gleichzeitig eine neue Paraffineinbettungsmethode. Zeitschr. f. Anat. u. Entwicklungsgesch. Bd. 75. — *Wegelin*, Der Glykogengehalt der menschlichen Uterusschleimhaut. Zentralbl. f. allg. Pathol. u. pathol. Anat. Bd. 22. — *Wendeler*, Berlin. Ges. f. Geburtsh. u. Gynäkol. Sitzung 22. 2. 1895. — *Wermbter, Ferdinand*, Über die Bindegewebsfibrillen der Uterusschleimhaut mit besonderer Berücksichtigung der Hyperplasia glandularis. Virchows Arch. f. pathol. Anat. u. Physiol. Bd. 253. 1924. — *Westphalen*, Zur Physiologie der Menstruation. Arch. Bd. 52. — *Wyder*, Das Verhalten der Mucosa uteri während der Menstruation. Zeitschr. f. Geburtsh. u. Gynäkol. Bd. 9. — *William*, On the structure of the membran of the uterus and its periodical changes. The obstetr. Journ. of Great Britain and Ireland. Februar 1875. — *Woltke*, Beiträge zur Kenntnis des elastischen Gewebes in der Gebärmutter und im Eierstock. Beitr. z. pathol. Anat. u. z. allg. Pathol. Bd. 27. — *Young, James*, Reproduktion in the human female; the uterine mucosa in the resting, menstrual and pregnant states and the function of the decidua, incorporating an account of an early human ovum. Edinburgh and London 1911. Zeitschr. f. Geburtsh. u. Gynäkol. Bd. 69. Ref. Meyer, Rob. — *Zule, D.*, Der Glykogengehalt des Epithels der Gebärmutterdrüsen unter normalen und pathologischen Verhältnissen. Ref. Zentralbl. f. Gynäkol. 1925. Nr. 42.

3. Die Teilnahme der Tube am Zykluswechsel.

Czyzewicz, Zur Tubenmenstruation. Arch. f. Gynäkol. Bd. 85. — *Delporte, Fr.*, Untersuchungen über die Tubenmenstruation. Zentralbl. 1910. S. 1081. — *Holzbach*, Vergleichend-anatomische Untersuchungen über die Tubenbrunst und die Tubenmenstruation. Zeitschr. f. Geburtsh. Bd. 61. 1908. — *Derselbe*, Studien über den feineren Bau des sezernierenden Uterus- und Tubenepithels. Hegars Beitr. Bd. 13. — *Hora*, Über die sekretorische Funktion des Tubenepithels. 13. Kongr. d. ital. geburtsh. u. gynäkol. Ges. Ann. di obstetr. e ginecol. 1907. Nr. 12. — *Jägerroos*, Zur Kenntnis der Veränderungen der Eileiterschleimhaut während der Menstruation. Zeitschr. f. Geburtsh. u. Gynäkol. Bd. 72, S. 28. — *Koso, Toshimara*, Morphologische Studien über die Eileiter bei physiologischen und pathologischen Zuständen. Experimentelle Studien über die resorbierende und ausscheidende Wirkung der Tubenschleimhaut. Taisho Fujnikwa Gak. K. Kyoho 1921. — *Lehmann*, Zur Anatomie der Tube. Zentralbl. f. Gynäkol. 1909. S. 1566. — *Mandl*, Über den feineren Bau der Eileiter während und außerhalb der Schwangerschaft. Monatsschr. f. Geburtsh. u. Gynäkol. V. Ergänz.-Heft 1897. — *Merletti*, Sezerniert das Tubenepithel der Frau? Klin.-therap. Wochenschr. 1907. Nr. 48. — *Moreaux, René*, Sur les éléments épithéliaux ciliés et glandulaires de la trompe utérine chez les mammifères. Bibliogr. Anat. Bd. 19, H. 5. 1918. — *Orthmann*, Beiträge zur normalen Histologie und zur Pathologie der Tuben. V. A. Bd. 108. 1881. — *Schaffer, J.*, Über Bau und Funktion des Eileiterepithels beim Menschen und bei Säugetieren. Monatsschrift f. Geburtsh. u. Gynäkol. Bd. 28. — *Schmidt*, Über das Verhalten der Tubenecken insbesondere der uterinen Tubenmündungen in der Schwangerschaft. Mittelrhein. Ges. f. Geburtsh. u. Gynäkol. Ref. Monatsschr. f. Geburtsh. u. Gynäkol. Bd. 63, S. 175. — *Schridde*, Die eitrigen Entzündungen des Eileiters. Histologische Untersuchungen. Jena: Gustav Fischer 1910. — *Snyder, Franklin*, Veränderungen in der Tube während Ovulation und früher Schwangerschaft. Bull. of Johns Hopkins hosp. Vol. 34, Nr. 386. Ref. Zentralbl. f. Gynäkol. 1924. Nr. 7a. — *Derselbe*, Veränderungen im menschlichen Eileiter während Schwangerschaft und Menstruation. Bull. of Johns Hopkins hosp. Vol. 35, Nr. 399. Ref. Zentralbl. f. Gynäkol. 1924. Nr. 42. — *Spirito, Francesco*, Sul contenuto in lipoide morfologicamente dimostrabili della tuba umana. Arch. di obstetr. e ginecol. Jg. 17, Nr. 1. 1923. Ref. Ber. üb. Geburtsh. u. Gynäkol. Bd. 1. S. 95. — *Stojanow, Wassil*, Die Tubenmenstruation. Inaug.-Diss. Kiel 1923. — *Tröscher*, Über den Bau und die Funktion des Tubenepithels beim Menschen. Monatsschr. f. Geburtsh. u. Gynäkol. 45. — *Vogt*, Zur Frage der Tubenmenstruation. Zentralbl. f. Gynäkol. 1911. S. 719. Dresdner gynäkol. Ges.

Zur Phylogenese des Genitalzyklus.

A. Die Genitalfunktion bei Fischen, Amphibien, Reptilien und Vögeln.

Arnold, A. F., Beiträge zur Kenntnis des Reptilienorganismus. Inaug.-Diss. Waldshut 1892. — *Böhi, U.*, Beiträge zur Entwicklungsgeschichte der Leibeshöhle und die Genitalanlage der Salmoniden. Morphol. Jahrb. Bd. 32. 1904. — *Bronns, H. G.*, Klassen und Ordnungen des Tierreiches. Wintersche Verlagsbuchhandlung, Leipzig 1890. — *Boveri*, Über die Bildungsstätte der Geschlechtsdrüsen und die Entwicklung der Genitalkammern beim Amphioxus. Anat. Anz. Jg. 7. 1892. — *Bühler, A.*, Rückbildung der Eifollikel bei Wirbeltieren I. Morph. Jahrb. Bd. 30. 1902. — *Derselbe*, Rückbildung der Eifollikel bei Wirbeltieren II. Morph. Jahrb. Bd. 31. 1903. — *Cunningham*, On the structure and development of the reproductive elements in Myxine glutinosa. Quart. journ. of microscop. science. Vol. 27. 1887. — *Derselbe*, On the histology of the ovary and of the ovarian ova in certain Marine fishes. Quart. journ. of microscop. science. Vol. 11. 1897. — *Duschak, F.*, Zur Corpus luteum-Frage bei den Anuren. Zeitschr. f. d. ges. Anat. Abt. 1. Bd. 74, H. 4/6. 1924. — *Gegenbauer*, Bemerkungen über die Abdominalporen der Fische. Morphol. Jahrb. Bd. 10. 1885. — *Derselbe*, Vergleichende Anatomie der Wirbeltiere. Leipzig: W. Engelmann 1901. — *Giacomini*, Contributo all'istologica del ovario dei Selaciote. Richercha Lab. anat. Roma e altri Lab. Biol. Vol. 5. 1897. — *Derselbe*, Sui corpi lutei veri degli Anfibi con una breve appendice sui corpi lutei veri degli Ulcelli (Galleus domesticus). Monit. Zool. Ital. A. 7. — *Giersberg, H.*, Eihüllenbildung der Vögel sowie Entstehung der Färbung der Vogeleier. Biochem. Zentralbl. 1921. — *Derselbe*, Eihüllebildung bei Reptilien nebst einer Untersuchung über die Entstehung von Bindegewebsfasern und Faserstrukturen. Biol. Zentralbl. Bd. 41. 1921. — *Harms, J. W.*, Körper und Keimzellen. Monographien aus dem gesamten Gebiet der Physiologie der Pflanzen und der Tiere. Berlin: Julius Springer 1926. — *Derselbe*, Untersuchungen über das Biddersche Organ der männlichen und weiblichen Kröten. I. Mitteilung. Die Morphologie des Bidderschen Organs. Zeitschr. f. ges. Anat. Abt. 1. Bd. 62. 1921. — *Hertwig, Oskar*, Elemente der Entwicklungsgeschichte. Jena: G. Fischer 1915. — *Hertwig, R.*, Lehrbuch der Zoologie. Jena: Gustav Fischer 1919. — *Hesse-Doflein*, Tierleben und Tierbau. Leipzig-Berlin: B. G. Teubner 1910. — *Hett, J.*, Das Corpus luteum der Zanneidechse (Lacerta agilis). Zeitschr. f. mikroskop.-anat. Forschung. Bd. 1. — *Derselbe*, Das Corpus luteum der Dohle (Colaeus monedula). Arch. f. mikroskop. Anat. Festschr. f. Maximow. Bd. 97. 1923. — *Derselbe*, Das Corpus luteum des Molches (Triton vulgaris). Zeitschr. f. Anat. u. Entwicklungsgesch. Bd. 68. 1923. — *His, W.*, Untersuchungen über das Ei und Eientwicklung bei Knochenfischen. Leipzig 1873. — *Hoepke, H.*, Das Biddersche Organ von Bufo vulg. Zeitschr. f. d. ges. Anat. Abt. 1. Bd. 68. — *Krause*, Mikroskopische Anatomie der Wirbeltiere. Berlin-Leipzig. 1921. Vereinigung wissensch. Verl. — *Korschelt* und *Heider*, Lehrbuch der vergl. Entwicklungsgeschichte der wirbellosen Tiere. Jena 1902. 1909. Allgemeiner Teil. Jena 1900. Spezieller Teil. — *Meisenheimer, Johannes*, Geschlecht und Geschlechter im Tierreiche. Fischer 1921. — *Neidert, L. N.* und *Leiber*, Über Bau und Entwicklung der weiblichen Geschlechtsorgane des Amphioxus lanceolatus. Zool. Jahrb. Abt. f. Anat. usw. Bd. 18, H. 2. 1903. — *Novak* und *Duschak*, Die Veränderungen der Follikelhüllen beim Haushuhn nach dem Follikelsprung. Zeitschr. f. Anat. u. Entwicklungsgesch. Bd. 69. 1923. — *Oppel, A.*, Lehrbuch der vergleichenden mikroskopischen Anatomie der Wirbeltiere. Jena 1900. — *Owsiannokow, Ph.*, Studien über das Ei, hauptsächlich bei Knochenfischen. Mém. acad. sciences Pétersburg. Tom. 33. 1885. — *Pearl* und *Boring*, Sey studies X; the Corp. lut. in the ovary of the Domertic

Fowl. Americ. journ. of anat. Vol. 23. 1918. — *Ruge, G.*, Vorgänge am Eifollikel der Wirbeltiere. Morphol. Jahrb. Bd. 15. 1889. — *Rubaschkin*, Zur Lehre von der Keimbahn bei Säugetieren über die Entwicklung der Keimdrüsen. Anat. Hefte. Abt. 1, Bd. 46. 1912. — *Schneider, A.*, Lehrbuch der vergleichenden Histologie der Tiere. Jena 1902. — *Schreiner, K. E.*, Über die Generationsorgane von Myxine glutinosa. Biol. Zentralbl. Bd. 24. 1903. — *Semon, R.*, Studien über den Bauplan des Urogenitalsystems der Wirbeltiere. Jena 1891. — *Semper*, Die Stammesverwandtschaft der Wirbeltiere und Wirbellosen. Arb. Zool.-Zootom. Institut. Würzburg. Bd. 2. 1874. — *Sobotta*, Reifung und Befruchtung des Eies von Amphioxus lanceolatus. Arch. f. mikroskop. Anat. Bd. 30. 1897. — *Stieve*, Über experimentelle durch veränderte äußere Bedingungen hervorgerufener Rückbildungserscheinungen am Eierstock des Haushuhnes (Gallus domesticus). Arch. f. Entwicklungsmech. d. Organismen Bd. 44. 1918. — *Derselbe*, Anatomische Untersuchungen über die Fortpflanzung des Grottenmollus (Proteus anguineus Laur). Anat. Hefte. Abt. 1. Bd. 56. 1918—19. — *Derselbe*, Beobachtungen über den rechten Eierstock und den rechten Legdarm des Hühnerhabichts (Falco Pahanbarius Kl.) und einiger anderer Raubvögel. Gegenbauers Morphol. Jahrb. Bd. 54. 1924. Ref. Ber. üb. d. ges. Geburtsh. u. Gynäkol. Bd. 8. 1925. — *Derselbe*, Über den Einfluß der Umwelt auf die Eierstöcke der Tritonen. Arch. f. Entwicklungsmech. d. Organismen. Bd. 49. 1921. — *Waldeyer*, Hertwigs Handbuch der Entwicklungslehre der Wirbeltiere. Die Geschlechtszellen. Jena 1906. Eierstock und Ei. Leipzig 1870. — *Winterstein*, Handbuch der vergleichenden Physiologie. Jena 1913. — *Wiedersheim*, Vergleichende Anatomie der Wirbeltiere. Fischer 1906. — *Zarnick*, Über die Geschlechtsorgane von Amphioxus. Zool. Jahrb. Abt. f. Anat. u. Ontog. Bd. 21. 1904.

B. Der Genitalzyklus bei Säugetieren.

Assheton, The development of the pig during the first ten days. Quart. journ. of microscop. science. Vol. 41. 1898. — *Beiling*, Beiträge zur makroskopischen und mikroskopischen Anatomie der Vagina und des Uterus der Säugetiere. Arch. f. mikroskop. Anat. u. Entwicklungsgesch. Bd. 67. 1906. — *Bouin et Ancel*, Rut et corps jaune chez la chienne. Cpt. rend. des séances de la soc. de biol. Paris 1908. Vol. 165. — *Derselbe*, Sur la fonction du corps jaune. Ibid. Vol. 166. 1909. — *Derselbe*, Recherches sur les fonctions du corps jaune gestatif. Ibid. Vol. 13. 1911. — *Camus-Gley*, Action coagulante du liquide prostatique sur le contenu des vésicules séminales. Mém. de la soc. Vol. 48, p. 787. 1896. — *Corner*, Ovulation and Menstruation in Macacus rhesus. Publ. 332 of the Carnegie Inst. Washington. — *Derselbe*, Americ. journ. of anat. Philadelphia 1923. Nr. 32, S. 345. — *Derselbe*, Cyclic changes in the ovaries and the uterus of the sow and their relation to the mechanism of implantation. Publ. 276 of the Carnegie Inst. of Washington. — *Corner* and *Amsbaugh*, Oestrous and ovulation in swine. Anat. record Philadelphia. Vol. 12. 1917. — *Courrier*, Contributions à l'étude morph. et fonct. de l'épithelium du pavillon de l'oviducte chez les mammifères. Cpt. rend. des séances de la soc. de biol. Vol. 84. — *Derselbe*, Über das Bestehen einer Sekretion des Uterusepithels bei der Fledermaus während des Winterschlafes und ihre Bedeutung. Cpt. rend. des séances de la soc. de biol. Vol. 83, Nr. 8. 1920. — *Drahn*, Die anatomischen Veränderungen am Geschlechtsapparat unserer Haustiere bei der Brunst mit besonderer Berücksichtigung der Hündin. Diss. Hannover 1913. — *Ellenberger-Günther*, Grundriß der vergleichenden Histologie der Haussäugetiere 1908. — *Evans-Long*, The oestrous cycle in the rat. Memoirs of the university of California. Vol. 6. 1922. — *Geist*, Untersuchungen über die Histologie der Uterusschleimhaut. Arch. f. mikroskop. Anat. Bd. 81, Abt. 1. — *Gerlinger*, Le cycle oestrien de l'uterus chez la chienne et ses rapports chronologiques avec le cycle oestrien de l'ovaire. Cpt. rend. des séances de la soc. de biol. Vol. 89. 1923. — *Grosser*, Die physiologische bindegewebige Atresie des Genitalkanales bei Vesperugo noctula nach erfolgter Kohabitation. Verhandl. d. anat. Ges. 17. Vers. Heidelberg 1903. — *Haldemann*, The method of opening of the vagina in the rat. — *Hamilton*, A study of sexual tendencies in monkeys and baboons. Journ. Anim. Behaviour. Vol. 4. — *Hammond*, Reproduction in the rabbit. London 1925. — *Hartmann*, The oestrous cycle in the opossum. Journ. of anat. Vol. 32. — *Heape*, The sexual season of mammals and the relation of the prooestrum to menstruation. Quart. journ of microscop. science. London 1900. — *Derselbe*, The menstruation and ovulation of macacus rhesus. Phil. trans. roy. soc. London. Vol. 188 B. — *Derselbe*, The menstruation of Semnopithecus entellus. Phil. trans. roy. soc. London. Vol. 185 B. — *van Herwerden*, Beitrag zur Kenntnis des menstruellen Zyklus. Monatsschr. f. Geburtsh. u. Gynäkol. Vol. 24. — *Hill-Donoghue*, Quart. journ. of microscop. science. Vol. 59. — *Hitschmann* und *Adler*, Der Bau der Uterusschleimhaut des geschlechtsreifen Weibes mit besonderer Berücksichtigung der Menstruation. Monatsschr. f. Geburtsh. u. Gynäkol. Bd. 27. — *Ischii*, Observations on the sexual cycle of the guinea pig. Biol. Bull. Woods-Hole. Vol. 38. — *Keller*, Über den Bau des Endometriums beim Hunde. Anat. Hefte. Bd. 39, H. 2. — *Derselbe*, Vergleichende Physiologie der weiblichen Sexualorgane bei den Säugetieren. In „Biologie und Pathologie des Weibes". Berlin u. Wien: Urban u. Schwarzenberg 1922. — *Königstein*, Die Veränderungen der Genitalschleimhaut während der Gravidität und Brunst bei einigen Nagern. Arch. f. Physiol. Bd. 119. Leipzig 1907. — *Küpfer*, Beiträge zur Morphologie der weiblichen Geschlechtsorgane bei den Säugetieren. Über das Auftreten gelber Körper am Ovarium des domestizierten Rindes und Schweines. Vierteljahrsschr. d. Naturforsch.-Ges. in Zürich. Bd. 65. 1920. — *Lams*, Étude de l'oeuf de cobaye aux premiers stades de l'embryo-genèse. Arch. de biol. Vol. 28. Liège et Paris 1913. — *Landwehr*, Über den Eiweißkörper (fibrinogene Substanz) der Vesicula seminalis der Meerschweinchen. Arch. f. Physiol. Bd. 23. Leipzig 1880. — *Lataste*, Sur le bouchon vag. des rongeurs. Zool. Anz. Bd. 6. Leipzig 1883. — *Derselbe*, Matière du bouchon vag. des rongeurs. Mém. de la soc. de biol. Vol. 40. 1888. — *Derselbe*, Enveloppe du bouchon vaginal des rongeurs. Ibid. — *Derselbe*, Transf. périodique de l'épithelium du vagin des rongeurs. Ibid. Vol. 44. 1892. — *Leuckart*, Zur Morphologie und Anatomie der Geschlechtsorgane. Göttinger Studien 1847. — *Lewis*, The vitality of reproduction cells 1911. Bull. Nr. 96 of agric. exp. station of Oklahoma. — *Loeb*, Types of mammalian ovary. Proc. of the soc. f. exp. biol. a. med. Vol. 20. 1923. — *Derselbe*, Corpus luteum and the pereodicity in the sexual cycle Sciene. New York and Lancaster 1918. — *Derselbe*, The correlation between the cyclic changes in the uterus and the ovaries of the Guinea-Pig. Biol. bull. Woods-Hole. Vol. 27. 1914. — *Marshall*, Physiology of reproduction. London: Longmanns, Green a. Co. 1910. — *Derselbe*, The oestrous cycle and the formation of the corpus luteum in the sheep. Proc. of the roy. soc. of med. Vol. 71. 1903. — *Derselbe*, The oestrous in the common ferret. Quart. journ. of microscop. science. Vol. 48. — *Marshall* and *Halnan*, On the post-oestrous Changes occuring in the generative organs and mammary glands of the non-pregnant dog. Proc. of the roy. soc. of London (series B). Vol. 89. — *Marshall* and *Jolly*, The oestrous cycle in the dog. Philosoph. transact. of the roy. soc. of London (series B). 1906. — *Morau*, Des transformations epithéliales de la muqueuse du vagin de quelques rongeurs. Journ. de l'anat. et de la physiol. Vol. 25. Paris 1889. — *Noll*, Beiträge zur Kenntnis des Raubtieruterus nach dem Wurf. Anat. Hefte. Bd. 5. 1895. — *Pocock*, Notes upon menstruation, gestation and parturition of some monkeys that have lived in the society's garden. Proc. zool. soc. London. — *Retterer*, Sur la morph. et l'évolution de l'épithelium au vagin des mammifères. Cpt. rend. Vol. 44. Paris 1892. — *Derselbe*, Evolution de l'épithelium du vagin. Ibid. — *Derselbe*, Sur les modifications de la muqueuse utérine à l'époque du rut. Ibid. — *Sandes*, The corpus luteum of Dasyurus viverrinus with observations on the growth and atrophy of the graafian follicle. Proc. Linnean soc. New South Wales Sydney. Vol. 28. 1903. — *Schmaltz*, Struktur der Geschlechtsorgane der Haussäugetiere. Berlin: Parey 1911. — *Derselbe*, Geschlechtsleben der Haussäugetiere. I. Teil des Lehrbuches für tierärztliche Geburtshilfe. Berlin. — *Seckinger*, Bull. of Johns Hopkins hosp. July 1923. p. 236. — *Selenka*, Studien über die Entwicklungsgeschichte der Tiere. Das Opossum. 1887. H. 4. — *Selle, R.*, Changes in the vaginal epithelium of the guinea-pig. during the oestrous cycle. Americ. journ. of anat. Vol. 30. — *Snyder*, Changes in the fallopian tube during the ovulation cycle and early pregnancy. Bull. of Johns Hopkins hosp. Vol. 34, p. 121. 1923. — *Spack, A.*, Le cycle oestrien dans l'oviducte de la truie. Ref. i. d. Ber. üb. d. ges. Gynäkol. u. Geburtsh: 1923. S. 170. — *Stockard-Papanicolaou*, The vaginal closure-membrane, copulation and the vaginal plug in the guinea-pig with further considerations of the oestrous-rhytm. Biol. bull. Woods-Hole. Vol. 37. — *Derselbe*, The existence of a typical oestrous cycle in the guinea-pig with a study of its histological and physiological changes. Americ. journ. of anat. Vol. 22. 1917. — *Strahl*, Der puerperale Uterus der Hündin. Anat. Hefte. Bd. 5. 1895. — *Struve*, Die Perioden der Brunst bei Rindern, Schweinen und Pferden. Fühlings landwirtschaftl. Zeitung. Jg. 60. 1911. — *Derselbe*, Brunstperioden bei den Haussäugetieren. Dtsch. landwirtschaftl. Zeitung. Bd. 26, S. 303. — *Tsu-Zong-Yung*, Le rhytme vaginal chez la lapine et ses relations avec le cycle oestrien de l'ovaire. Strasbourg: Med.-Verlag 1924. — *Walker*, The nature of the secretion of the vesiculae seminales and of an adjacent glandular structure in the rat and the guinea-pig, with special reference to the occurrence of histone in the former. Bull. of Johns Hopkins hosp. Baltimore. Vol. 21, p. 185. 1910. — *Weber*, Untersuchungen über die Brunst des Rindes. Habilitationsschrift Berlin. Arch. f. wissensch. u. prakt. Tierheilk. Bd. 37. — *Wiesner, B.*, Die Phasen des Sexualzyklus. Biologie generalis. Wien: Haim u. Co. 1926. — *Williams*, Veterany obstetrics, including the disease of breeding animals and the newborn. Ithaka N. Y. 1909. — *Zietschmann*, Über Funktionen des weiblichen Genitales bei Säugetier und Mensch. Vergleichendes über die zyklischen Prozesse der Brunst und Menstruation. Arch. f. Gynäkol. Bd. 115. 1921. — *Derselbe*, Berl. tierärztl. Wochenschr. 1921. S. 37, 38, 44.

Zeitliche und ursächliche Zusammenhänge im Ablauf des Zyklus.

Adler, L., Über den Antagonismus zwischen Follikel und Corpus luteum. Zentralbl. f. Gynäkol. 1916. Nr. 30. — *Ahlfeld, F.*, Zeitpunkt der Konzeption und die Dauer der Schwangerschaft. Zentralblatt f. Gynäkol. 1915. — *Allen, Edgar*, The time of ovulation in the menstrual cycle of the monkey, Macasus rhesus. Ref. Ber. üb. d. ges. Geburtsh. u. Gynäkol. Bd. 10. 1926. — *Derselbe*, The menstrual cycle in the monkey; effect of double ovariectomy and injury to large follicles. Proc. of the soc. f. exp. biol. a. med. Vol. 23. 1926. — *Allen* und *Doisy*, Ein Eierstockshormon. Journ. of the Americ. med. assoc. Bd. 81, Nr. 10. 1923. — *Ancel* und *Bouin*, De la date de la fécondation chez la femme. Ann. de gynécol. et d'obstétr. 1917. — *Dieselben*, Biologische Wirkung des gelben Körpers. Gynécol. et obstétr. Tom. 13, p. 401. — *Arrhenius*, Scand. Arch. f. Physiol. Bd. 8. 1898. — *Mc Arthur*, Removal of Both Ovaries and percistence of menstruation. The med. journ. of Australia 1924. — *Aschner*, Über brunstartige Erscheinungen (Hyperämie und Hämorrhagia am weiblichen Genitale) nach subkutaner Injektion von Ovarial- oder Plazentarextrakt. Arch. f. Gynäkol. Bd. 49. 1913. — *Derselbe*, Die Blutdrüsenerkrankungen des Weibes und ihre Beziehungen zur Gynäkologie und Geburtshilfe. Wiesbaden, J. F. Bergmann 1918. — *Derselbe*, Praktische Folgerungen der Lehre von der inneren Sekretion. Prakt. Ergebn. d. Geburtsh. u. Gynäkol. Jg. 7. H. 1. — *Aschoff*, Ovulation und Menstruation. Vorträge in Japan 1924. — *Bab*, Diskussion zu dem Vortrag von Ogorek: Über funktionierendes Ovarium bei nie menstruierender Frau. Geburtsh.-gynäkol. Ges. in Wien, 13. Juni 1911. Gynäkol. Rundschau. — *Barth, O.*, Über das Vorkommen menstrueller Blutungen nach restloser Entfernung beider Ovarien. Inaug.-Diss. Straßburg 1915. — *Basombrio, Llambias, Guillermo do Paola*, Physiologie des Ovars. Semana méd. Jg. 31. Nr. 25. 1924. — *Below*, Glandula lutea und Ovarium in ihrem Verhalten zu den normalen physiologischen und pathologischen Vorgängen im weiblichen Organismus. Monatsschr. f. Geburtsh. u. Gynäkol. Bd. 36. — *Derselbe*, I. Über Periodizität der Funktionen des weiblichen Organismus. II. Einleitung in die Lehre über die innere Sekretion der weiblichen Genitalien. Ein Versuch der Charakteristik der Hormone des Eierstocks. Charboro. 1912. Ref. Zentralbl. f. Gynäkol. Nr. 4. — *Benthien*, Ovarium und innere Sekretion. Therapie d. Gegenw. Jg. 55, H. 5. — *Berberich* und *Jaffé*, Der Lipoidstoffwechsel der Ovarien mit besonderer Berücksichtigung des Menstruationszyklus nebst Untersuchungen an Nebennieren und Mamma. Zeitschr. f. d. ges. Anat. Bd. 10, H. 1. 1924. — *Bertolini*, Untersuchungen über die normale und pathologische Morphologie und Physiologie des Corpus luteum. IV. Über den zeitlichen Zusammenhang der Entwicklung des Corpus luteum und monatlichen Zyklus. Ref. Ber. üb. d. ges. Geburtsh. u. Gynäkol. Bd. 11, S. 304. — *Bischoff*, Beiträge zur Lehre von der Menstruation und Befruchtung. Zeitschr. f. rationelle Med. Bd. 4. 1853. — *Blumenfeld, Ernst*, Zur Frage von Kohabitationstermin und Kindsgeschlecht auf Grund eines im Kriege gewonnenen Geburtenmaterials. Dtsch. med. Wochenschr. Jg. 51. 1925. — *Bondi*, Der Einfluß des Geschlechtsverkehrs auf den Eierstock. Zentralbl. f. Gynäkol. 1919. Nr. 14. — *Brown, Alex*, Normale Menstruation bei Fehlen des Uteruskörpers. Lancet 4437. 22. Mai. — *Bucura*, Beiträge zur inneren Funktion des weiblichen Genitales. Zeitschr. f. Heilk. Bd. 28. 1909. — *Derselbe*, Zur Theorie der inneren Sekretion des Eierstockes. Zentralbl. f. Gynäkol. 1913. — *Derselbe*, Über die Bedeutung der Eierstöcke. Sammlg. klin. Vorträge Gynäkol. Bd. 10. 1909. — *Carlini, Pericle*, Una hunova ipotesi sulla causa della menstruatione. Ann. di obstetr. e ginecol. Jg. 46. 1924. — *Carmichael* and *Marshall*, The correlation of the ovarian and uterine functions. Brit. med. journ. 1907. Nr. 30. — *Ceresoli, Adriano*, I principii aivi degli estrathi placentari e loro azione sugli organi genitali femminili. Rif. med. Jg. 40. 1924. — *Chazan*, Über die Beziehung der Konzeption zur Menstruation. Zentralbl. f. Gynäkol. 1911. Nr. 17. — *Ciulla*, Beitrag zur Kenntnis der Beziehungen zwischen Corpus luteum und Menstruation. Atti della soc. ital. di obstetr. e ginecol. 1915. — *Dal Collo*, Modificazioni istologiche indotte da estrathi dei genitali interni femminiti sull ovario e sull utero. Riv. ital. di ginecol. Vol. 2. 1924. — *Cotte*, Sur les rapports du corps jaune et de la menstruation. Gynécol. et obstétr. Tom. 8. 1923. — *Courrier*, Le cycle sexuel chez la femelle des mammifères. Etude de la phase folliculaire. Arch. de biol. Tom. 34. 1924. — *Courrier* und *Oberling*, Spontane Pathogenese im Eierstock des Meerschweinchens. Bull. et mém. de la soc. anat de Paris 1923. — *Derek, Stefan*, Das zeitliche Verhalten von Ovulation und Menstruation. Diss. Breslau 1923. — *Drießen*, Der Einfluß der Röntgenstrahlen auf die Menstruation. Nederlandsch tijdschr. v. geneesk. S. Frommels Jahresbericht 1915. — *Dyroff, Rud.*, Zur Frage der Tubenperistaltik. Zentralbl. f. Gynäkol. 1925. Nr. 34. — *Derselbe*, Neues zur Physiologie der weiblichen Geschlechtsorgane. Ärztl. Bezirksverein Erlangen, 12. 1. 1920. Ref. Münch. med. Wochenschr. 1926. Nr. 8. — *Edmunds*, Die Pharmakologie der Ovariumspräparate. Journ. Americ. med. assoc. 20. 12. — *Faust, E. St.*, Über weibliche Sexualhormone. Ref. Münch. med. Wochenschr. 1925. Nr. 30. — *Fellner*, Über die Tätigkeit des Ovariums in der Schwangerschaft. Arch. f. Gynäkol. Bd. 87. — *Derselbe*, Die innere Sekretion des Ovariums. Arch. f. Gynäkol. Bd. 120. — *Derselbe*, Die wechselseitigen Beziehungen der innersekretorischen Organe, insbesondere zum Ovarium Volkmanns Sammlg. klin. Vortr. f. Gynäkol. Nr. 185. Neue Folge. — *Derselbe*, Über Menstruationstheorien. Sitzg. d. Ges. d. Ärzte in Wien, 8. Mai 1908. — *Derselbe*, Experimentell erzeugte Wachstumsveränderungen am weiblichen Genitale der Kaninchen. Zentralbl. f. allg. Pathol. u. pathol. Anat. Bd. 13. 1912.

— *Derselbe*, Weitere Beiträge zur Lehre von der inneren Sekretion der weiblichen Genitalien. Gynäk. Rundschau 1917. — *Derselbe*, Bemerkungen zu dem Aufsatz von Hermann und Stein: „Ist die aus Corpus luteum bzw. Plazenta hergestellte wirksame Substanz geschlechtsspezifisch". Zentralbl. f. Gynäkol. 1921. Nr. 16. — *Derselbe*, Über die wirksamen Substanzen des Corpus luteum und der Placenta. Dtsch. med. Wochenschr. Jg. 50. 1924. — *Derselbe*, Vorkommen des feminellen Sexuallipoids in Vogeleiern und Eierstöcken der Fische. Ref. Münch. med. Wochenschr. 1925. Nr. 37. — *Derselbe*, Berichtigung zu dem Aufsatz von S. Fränkel und N. Fonda. Über das Hormon der Plazenta und des Corpus luteum sowie die Lipoide des Corpus luteum in Band 141 dieser Zeitschr. Biochem. Zeitschr. Bd. 147. 1924. — *Findley*, Menstruation ohne Ovarien. Americ. journ. of obstetr. a gynecol. and Dis. of wom. and childr. July 1912. — *Fischer*, Menstruation und Ovulation. Wien. med. Wochenschr. 1923. Nr. 42. — *Fließ*, Archiv für Frauenkunde und Neugenetik. Bd. 4. — *Fraenkel, L.*, Die Funktion des Corpus luteum. Arch. f. Gynäkol. Bd. 68. — *Derselbe*, Neue Experimente zur Funktion des Corpus luteum. Arch. Bd. 91. — *Derselbe*, Die physiologischen und pathologischen Beziehungen zwischen Ovarien und Uterus. Zeitschr. f. ärztl. Fortbildung. Jg. 6. 1909. — *Derselbe*, Zusammenfassender Bericht über innere Sekretion des Ovariums. Zeitschr. f. Geburtsh. u. Gynäkol. Bd. 64. 1909. — *Derselbe*, Ovulation. Med. Sektion der schlesischen Ges. f. vaterländ. Kultur zu Breslau. Sitzg. 12. 6. 1914. — *Derselbe*, Das zeitliche Verhalten von Ovulation und Menstruation. Zentralbl. f. Gynäkol. 1911. Nr. 46. — *Fraenkel* und *Cohn*, Experimentelle Untersuchungen über den Einfluß des Corpus luteum auf die Insertion des Eies. Anat. Anz. Bd. 20. 1901. — *Fraenkel* und *Tschirdewahn*, Diskussion zu Triepels Vortrag über Ovulationstermin und Brunst. Anat. Anz. Bd. 52. — *Frank*, Funktion des Ovars. Americ. journ. of obstetr. a. gynecol. Bd. 8. — *Frankl, Oskar*, Menstruation and Ovulation. Dublin Journ. of med. science. 1921. — *Frankl* und *Aschner*, Zur quantitativen Bestimmung des tryptischen Ferments in der Uterusmucosa. Gynäkol. Rundschau 1911. — *Freund*, Der palpatorische Nachweis des ovariellen Zyklus und die Frühdiagnose der Schwangerschaft. Zentralbl. f. Gynäkol. 1925. Nr. 31. — *Füth*, Menstruation und Ovulation und ihre gegenseitigen Beziehungen. Med. wissensch. Ges. an der Univ. Köln. S. Münch. med. Wochenschr. 1921. S. 931. — *Gardlund*, Stützt unsere jetzige Kenntnis über den Bau und die Funktion der Ovarien die Theorie der inneren Sekretion des Corpus luteum und der interstitiellen Drüse. Zentralbl. f. Gynäkol. Nr. 38. 1918. — *Gaßmann*, Das Schicksal des unbefruchteten Eies beim Menschen. Inaug.-Diss. Göttingen 1923. — *Gatenby*, Ovulation, menstruation and related phenomena, with special reference to the woman. Ref. Ber. üb. d. ges. Geburtsh. u. Gynäkol. Bd. 10. — *Geist* und *Harris*, Experimental Investigation of the value of the various commercial ovarion extracts. Endocrinology 1923. — *Geller, Fr. Chr.*, Das Corpus luteum. Ber. über d. ges. Geburtsh. u. Gynäkol. Bd. 4, H. 8. — *Gellhorn*, Menstruation ohne Ovarien. Zentralbl. f. Gynäkol. 1907. Nr. 40. — *Gerson*, Die Menstruation, ihre Entstehung und Bedeutung. Zeitschr. f. Sexualwissenschaft. Bd. 7. — *Gilles*, Wiederholte zystische Degeneration von Ovarialresten nach vollständiger Kastration. Zentralbl. f. Gynäkol. Nr. 35. 1925. — *Goldenberg-Bayler*, Endokrine Funktion des Ovariums. Gyn. si obstetr. Vol. 2. 1923. — *Gottschalk*, Über die Beziehung der Konzeption zur Menstruation und über die Einbettung bei Menschen. Arch. f. Gynäkol. Bd. 91. — *Greil, Alfred*, Veto gegen die ovarielle temporäre Sterilisation. Erwiderung an L. Haberlandt. Zentralbl. f. Gynäkol. 1925. Nr. 16. — *Derselbe*, Ist die Born-Fraenkel-Schrödersche Menstruationstheorie im Sinne nach Greil zu verwerfen? Erwiderung an R. Grosz. Zentralbl. f. Gynäkol. 1926. Nr. 32. — *Grosser*, Altersbestimmung bei jungen menschlichen Embryonen. Verhandl. d. anat. Ges. auf der 33. Vers. Halle 1924. — *Derselbe*, Die Beziehungen zwischen Ovulation und Menstruation. Med. Klinik 1924. Nr. 42. — *Derselbe*, Die Aufgaben des Eileiters der Säugetiere. Anat. Anz. Bd. 50. 1918. — *Derselbe*, Ovulation und Implantation und die Funktion der Tube beim Menschen. — *Grosser, Otto*, Junge menschliche Embryonen. Zeitschr. f. d. ges. Anat. Abt. III. Bd. 25. 1924. — *Grosz, R.*, Ist die Born-Fraenkel-Schroedersche Menstruationstheorie im Sinne von Greil zu verwerfen? Zentralbl. f. Gynäkol. 1926. Nr. 11. — *Guggenberger*, Untersuchungen über die Lebensfähigkeit der menschlichen Spermien in vitro. Monatsschr. f. Geburtsh. u. Gynäkol. Bd. 59. — *Guggisberg*, Die Arbeitsteilung im Eierstock. Zentralbl. f. Gynäkol. 1922. H. 11. — *Derselbe*, Klinische und experimentelle Untersuchungen über das Wachstum der Genitalorgane. Münch. med. Wochenschr. 1925. S. 493. — *Haberlandt*, Über hormonale Sterilisierung weiblicher Tiere durch subkutane Transplantation von Ovarien trächtiger Weibchen. Pflügers Arch. f. d. ges. Physiol. Bd. 194. 1922. — *Halban*, Innersekretorische Fragen in der Gynäkologie. Münch. med. Wochenschr. 1921. Nr. 41. — *Derselbe*, Zur Symptomatologie der Corpus luteum-Zysten. Zentralbl. f. Gynäkol. 1915. Nr. 24. — *Derselbe*, Zur Lehre von der Menstruation (protektive Wirkung der Keimdrüsen auf Brunst und Menstruation). Zentralbl. f. Gynäkol. 1911. — *Halban* und *Frankl*, Zur Biochemie der Uterusmukosa. Gynäkol. Rundschau 1910. — *Halban* und *Köhler*, Die Beziehungen zwischen Corpus luteum und Menstruation. Arch. f. Gynäkol. Bd. 103. — *Dieselben*,

Über das Auftreten von Blutungen nach Eingriffen am Follikelapparat. Wien. klin. Wochenschr. Jg. 38. 1925. — *Handtke*, Die innere Sekretion des Ovariums. Monatsschr. f. Geburtsh. u. Gynäkol. Bd. 35. — *Harms*, Das Wesen der Inkretion und ihre Bedeutung für das normale und experimentell beeinflußte Geschehen innerhalb der Lebensphasen der Tiere. Dtsch. med. Wochenschr. 1925. Nr. 16. — *Hart, C. P., S. E. de Jongh, E. Laqueur, J. A. Wysenbeck*, Über das Hormon des ovariellen Zyklus. Dtsch. med. Wochenschr. 1925. Nr. 40/41 u. 45/50. — *Hartmann*, Hysterectomie and the oestrous cycle in the opossum. Americ. journ. of anat. Vol. 35. 1925. — *Derselbe*, Observations on the viability of the mammalian ovum. Americ. journ. of obstetr. a. gynecol. Vol. 7. — *Hartmann, C.*, Relation of the ovary to the Gravid uterus in the aplacentae grossum. Americ. journ. of physiol. Vol. 63, p. 423. — *Henry*, Physiologie du corps jaune. Gaz. des hôp. civ. et milit. Jg. 96. 1923. — *Henry, J. Robert*, Les théories de la menstruation. Gynécol. et obstétr. Tom. 7. 1923. — *Herrmann*, Über die innere Sekretion der weiblichen Keimdrüse. Militärarzt 1917. — *Derselbe*, Hormontherapie in der Gynäkologie und Geburtshilfe. Wien. med. Wochenschrift. 1923. Nr. 45. — *Herrmann, Edmund*, Über eine wirksame Substanz im Eierstock und in der Plazenta. Monatsschr. f. Geburtsh. u. Gynäkol. Bd. 41. — *Herrmann* und *Marianne Stein*, Ist die aus Corpus luteum bzw. Plazenta hergestellte Substanz geschlechtsspezifisch? Zentralbl. f. Gynäkol. 1920. Nr. 51. — *Hertwig*, Das Sexualitätsproblem. Biol. Zentralbl. 1921. — *Heß* (Bern), Die Sterilität des Rindes und ihre Beziehungen zu den ansteckenden Krankheiten der Geschlechtsorgane. 9. Internat. tierärztl. Kongreß. Haag 1909. — *Hoehne* und *Behne*, Über die Lebensdauer homologer und heterologer Spermatozoen im weiblichen Genitalapparat und in der Bauchhöhle. Zentralbl. f. Gynäkol. 1914. — *Hofbauer*, Der hypophysäre Faktor beim Zustandekommen menstrueller Vorgänge und seine Beziehungen. zum Corpus luteum. Zentralbl. f. Gynäkol. 1924. — *Hofmeier*, Über die Superfetatio beim Menschen. Monatsschr. f. Geburtsh. u. Gynäkol. Bd. 67. 1923. — *Hofstätter*, Über das Primat der Eizelle. Wien. med. Wochenschr. 1925. S. 1328. — *Derselbe*, Spontane und artefizielle Änderungen des Menstruationsrhythmus. Wien. klin. Wochenschr. 1925. Nr. 23. — *Holzschuh*, Die Beziehungen des Entwicklungsgrades der intrauterinen Frucht zum Ovulations- und Menstruationstermin. Gynäkol. Ges. zu Dresden. 19. 3. 1925. — *Hüssy*, Neuere Anschauungen über das Wesen und den Zusammenhang der Menstruation und Ovulation. Korresp.-Blatt f. Schweiz. Ärzte 1916. — *Derselbe*, Zur Physiologie der Menstruation. Gynäkol. Ges. d. dtsch. Schweiz. 2. 5. 1920. — *Mc Ilroy*, The ovum as an internal secretory organ. New York med. journ. 1922. — *Jacoby, Adolph*, The effect of the placenta on menstruation. New York med. journ. a. med. record. Vol. 118. 1923. — *Jaeger, Franz*, Krieg und Geburtshilfe. Zentralbl. f. Gynäkol. 1917. Nr. 35. — *Jakobsohn*, Zustand der Eierstöcke nach Uterusexstirpation. Journ. f. Geburtsh. u. Gynäkol. 1914. — *Jankowski*, Beitrag zur Entstehung des Corpus luteum der Säugetiere. Arch. f. mikroskop. Anat. Bd. 64. — *Joachimowicz*, R., Beitrag zur Physiologie des inneren weiblichen Genitales. Wien. biol. Ges. 11. 1. 1926. Ref. Klin. Wochenschr. 1926. Nr. 17. — *Joelsohn*, Über die Ursachen der Menstruation. Physiol.-anat. und statistische Theorie und Untersuchungen. Bern: Akad. Buchh. von Drechsel. — *Klein*, Über Ursache und Bedeutung der menstruellen Blutung. Münch. gynäkol. Ges. 29. 1. und Münch. med. Wochenschr. 1911. Nr. 19. — *Kleinhans*, Menstruationszyklus und Röntgenamenorrhöe. Inaug.-Diss. Frankfurt a. M. 1924. — *Kleinhans* und *Schenk*, Experimentelles zur Frage nach der Funktion des Corpus luteum. Zeitschr. f. Geburtsh. u. Gynäkol. Bd. 61. 1907. — *Knaus, Hermann*, Über hormonale Sterilisierung weiblicher Tiere. Pflügers Arch. f. d. ges. Physiol. Bd. 203. — *Kohlbrügge*, Das bei der Menstruation ausgestoßene Ei. Zeitschr. f. Morphol. u. Anthropol. Bd. 12. 1918. — *Derselbe*, De spermatozoiden in de wrouwelyke Gesslachtswegen. Courant. Bd. 64. 1910. — *Kok*, Experimentelle Beiträge zur Tubenbewegung und deren Einfluß auf die Eiwanderung. Arch. f. Gynäkol. Bd. 125. 1925. — *Kok, F.*, Bewegungen des muskulösen Rohres der Fallopischen Tube. Arch. f. Gynäkol. Bd. 127. — *Königstein*, Über das Schicksal der Spermatozoen, welche nicht zur Befruchtung gelangen. Wien. klin. Wochenschr. 1908. Nr. 27. — *Kreis*, Salpingo-ovarectomie bilatérale et persistance de la menstruation Relap. Bull. de la soc. d'obstétr. et de gynécol. 1924. — *Kroll*, Der normale Menstruationszyklus der Uterusschleimhaut, die Vorgänge am Eierstock und die verschiedenen Formen der Endometritis. Med. Ges. zu Chemnitz. 19. 1. 1921. — *Kroß*, Degeneration nach Hysterektomie konservierter Eierstöcke; eine experimentelle Studie. Americ. journ. of obstetr. a. gynecol. 1922. — *Kroß, Isidor*, Menstruation an in quiry into its etiology. Americ. journ. of obstetr. a. gynecol. Vol. 5. 1923. — *Kufferath*, Die Menstruation, die Konzeption. Brüssel: Henri Lamertin 1908. — *Labhardt*, Über das Verhalten des Corpus luteum zur Menstruation. Zentralbl. f. Gynäkol. 1920. Nr. 8. — *Derselbe*, Die Rolle des Ovariums im weiblichen Organismus. Schweiz. med. Wochenschr. 1920. Nr. 19. — *Labhardt* und *Hüssy*, Menstruation und Wellenbewegung. Zeitschr. f. Geburtsh. u. Gynäkol. Bd. 84. — *Leopold*, Untersuchungen über Menstruation und Ovulation. I. anat. Teil. Arch. Bd. 21. — *Leopold* und *Mironow*, Beitrag zur Lehre von der Menstruation und Ovulation. Arch. Bd. 45. — *Leopold* und *Ravano*, Neuer Beitrag zur Lehre von der Menstruation und Ovulation. Arch. Bd. 83. — *Liegner,* Überzählige und akzessorische Ovarien und ihre Geschwülste. Zentralbl. f. Gynäkol. 1921. Nr. 28. — *Lindig,* Funktionsäußerung und -bedingungen des isolierten Eierstockes. 17. Gynäkol.-Kongr. Innsbruck 1922. — *Derselbe,* Weitere experimentelle Untersuchungen über Uterus und Ovarium als innersekretorisches System. Arch. Bd. 120. — *Lipschütz,* Bemerkungen zur Arbeit von Prof. S. Loewe: Über einige Wirkungsbedingungen eines Ovarialhormons. Z Zentralbl. f. Gynäkol. 1925. S. 2621. — *Lipschütz* und *Mitarbeiter,* Experimenteller Hermaphroditismus und der Antagonismus der Geschlechtsdrüsen. 1.—5. Mitteilung. Pflügers Arch. f. d. ges. Physiol. Bd. 207/208. — *Loeb, Jacques,* Auf welche Weise rettet die Befruchtung das Leben des Eies? Arch. f. Entwicklungsmech. d. Organismen. Bd. 31. 1911. — *Loeb, L.,* Weitere Untersuchungen über die künstl. Erzeugung der mütterlichen Plazenta und über die Mechanik des sexuellen Zyklus des weiblichen Säugetierorganismus. Zentralbl. f. Physiol. Bd. 24. — *Derselbe,* Über die Bedeutung des Corpus luteum für die Periodizität des sexuellen Zyklus beim weiblichen Säugetierorganismus. Dtsch. med. Wochenschr. 1911. 3, 1. — *Derselbe,* The mechanism of the sexual cycle and the specifity of growth substances. Proc. of the soc. f. exp. biol. a. med. Vol. 20. 1923. — *Loeb, W.,* Milz- und Ovarialenzyme. Physiol. Ges. zu Berlin. Sitzg. v. 15. 12. 1911. — *Loewe,* Über einige Wirkungskennzeichen und Wirkungsbedingungen eines Ovarialhormons. Zentralbl. f. Gynäkol. 1925. Nr. 31. — *van de Loo, Carl,* Zur Frage der Bedeutung überzähliger Ovarien. Inaug.-Diss. Würzburg 1922. — *Macht* und *Scago,* The effekt of corpus luteum an behaviour of rats. Proc. of the soc. f. exp. biol. a. med. Vol. 21. 1924. — *Madero, Juan* und *Julio, Pyneyro Sorondo,* Physiologie der Menstruation. Pressa méd. argentia. Jg. 10. 1923. — *Mandl* und *Bürger,* Die biologische Bedeutung der Eierstöcke nach Entfernung der Gebärmutter. Wien. 1904. — *Matthes,* Der Infantilismus, die Asthenie. Berlin 1912. — *Maxwell, Alice,* Schicksal und Funktion der Eierstöcke nach Hysterektomie. Journ. of the Americ. med. assoc. 30. 8. 1924. — *Mayer, A.,* Über die blutstillende Wirkung des Follikelsaftes. Oberrhein. Ges. f. Geburtsh. u. Gynäkol. und Mittelrhein. Ges. 20. 10. 1918. Monatsschr. f. Geburtsh. u. Gynäkol. Bd. 49. — *de Meuron,* Über die Folgen der Uterusexstirpation mit und ohne Entfernung der Ovarien. Diss. Bern 1905. — *Meyer, Rob.,* Über die Beziehung der Eizelle und des befruchteten Eies zum Follikelapparat sowie des Corpus luteum zur Menstruation. Arch. Bd. 100. — *Derselbe,* Beiträge zur Lehre von der normalen und krankhaften Ovulation und der mit ihr in Beziehung gebrachten Vorgänge am Uterus. Arch. Bd. 113. — *Derselbe,* Zur Lehre von der Ovulation und der mit ihr in Beziehung stehenden normalen und pathologischen Vorgänge am Uterus nebst Bemerkung zur Hormonlehre. Zentralbl. f. Gynäkol. 1920. Nr. 19. — *Derselbe,* Gibt es bei Menschen oder Affen Menstruation ohne Ovulation? Arch. Bd. 122. 1924. — *Derselbe,* Über den Zusammenhang der ovariellen und uterinen Funktion, unter besonderer Berücksichtigung des aus jungen Schwangerschaften sich ergebenden Ovulationstermins beim Menschen. Zentralbl. f. Gynäkol. 1925. H. 25. — *Meyer, Rob.* und *Carl Ruge II,* Über Corpus luteum-Bildung und Menstruation und ihrer zeitlichen Zusammengehörigkeit. Zentralbl. f. Gynäkol. 1913. — *Meyer-Ruegg,* Die chronische Endometritis. Schweiz. Rundschau d. Med. 24. 2. 1916. — *Derselbe,* Über die innere Sekretion der Ovarien und die funktionellen Uterusblutungen. Schweiz. med. Wochenschr. 1920. Nr. 13. — *v. Mikulicz-Radecki,* Experimentelle Untersuchungen über Tubenbewegungen. Arch. f. Gyn. Bd. 128 und Dtsch. med. Wochenschr. 1926. Nr. 18. — *Miller,* Corp. lut., Menstruation und Gravidität. Arch. f. Gynäkol. Bd. 101. — *Mönch,* Ein Fall vom dritten Ovarium. Berl. klin. Wochenschr. 1918. S. 857. — *Mulon, Clothilde,* Sur les Roles du corps jaune. Anal. de gyn. et d'obstetr. Jan.-Febr. 1917. — *Nidden,* Überfruchtbarkeit und Überfruchtung. La presse méd. 1920. Nr. 61. — *Nissen,* Mehrfache Corpora lutea bei einfacher Schwangerschaft. Zentralbl. f. Gyn. 1924. Nr. 17. — *Norris* und *Vogt,* Endometrium und Ovarialfunktion. Surg. Gyn. Obst. Jan. 24. — *Novak,* Wege und Ziele auf dem Gebiete der inneren Sekretion vom gynäkologischen Standpunkt. Monatsschr. f. Geburtsh. u. Gynäkol. Bd. 40. — *Derselbe,* Praktische Ergebnisse aus der Lehre von der inneren Sekretion der Ovarien. Wien. med. Wochenschr. 1923. Nr. 26. — *Derselbe,* Zur Frage der Bildung und Funktion des Corpus luteum. (Bemerkungen z. gleichnamigen Arb. v. Siebers Zentralbl. 1921. Nr. 10). Zentralbl. f. Gynäkol. 1921. Nr. 27. — *Derselbe,* Die Beziehungen zwischen Ovulation und Menstruation, sowie die daraus sich ergebenden Folgerungen über die Altersbestimmungen von Föten und über die wahre Schwangerschaftsdauer. Biol. Zentralbl. 1921. 1. — *Derselbe,* Dysmenorrhöe, Mittelschmerz und Kreuzschmerz. Wien. klin. Wochenschr. 1923. — *Derselbe,* Mittelschmerz und ovarielle Dysmenorrhöe. Zentralbl. f. Gynäkol. 1924. — *Derselbe,* An appraisal of ovarian therapy. Endocrinology 1922. — *Derselbe,* Le corps jaune, son cycle de dévolypement son role dans des trubles de la menstruation. Ann. de gynécol. et d'obstétr. 1917. — *Novak, J.,* Zur Theorie der Corpus luteum-Funktion und der ovariellen Blutungen. Zentralbl. f. Gynäkol. 1916. H. 43. — *Novak* und *Eisinger,* Über künstlich bewirkte Teilung des unbefruchteten Säugetieres. Arch. f. mikroskop. Anat. Bd. 98. 1923. — *Dieselben,* Untersuchungen über den Mechanismus des Eitransportes. Zentralbl. f. Gynäkol.

1926. Nr. 12. — *Nürnberger*, Kriegszeugung und ihre wissenschaftliche Verwertung. Münch. gynäkol. Ges. 24. 5. 1917. — *Derselbe*, Klinische und experimentelle Untersuchungen über die Lebensdauer der menschlichen Spermatozoen. Monatsschr. f. Geburtsh. u. Gynäkol. Bd. 53. — *Ogorek*, Funktionierendes Ovarium bei nie menstruierter Frau. Zentralbl. f. Gynäkol. 1911. Nr. 35. — *Olivet*, Über den angeborenen Mangel beider Eierstöcke. Frankf. Zeitschr. f. Pathol. Bd. 29. — *Ostrcil* und *Bittmann*, Zyklus der Uterusschleimhaut und Corpus luteum. Sbornik lékarsky. Jg. 24. 1923. — *Pankow*, Welchen Einfluß hat die Entfernung des Uterus auf den Gesamtorganismus der Frau. 80. Versammlg. dtsch. Naturf. u. Ärzte zu Köln. September 1908. — *Papanicolaou*, The production of certain dustinct types of reactions by the use of ovarain extracts. Proc. of the soc. f. exp. biol. a. med. Vol. 22. 1924. — *Pazourck, J.*, Corpus luteum und Menstruationszyklus. Ref. Ber. üb. d. ges. Geburtsh. u. Gynäkol. Bd. 10. 1926. — *Peters*, Zum Kapitel Schwangerschaftsdauer. Geburtsh. u. gynäkol. Ges. Wien. 9. 6. 1914. — *Petit-Dutaillis, P.*, The endocrine factor in gynecological physiology. La gynécologie. November 1925. Ref. Journ. of obstetr. a. gynecol. Vol. 33, p. 108. — *Pfeiffer* und *Zacherl*, Über das Verhalten der Brunst bei der Parabiose der Ratte. Klin. Wochenschr. 1926. S. 1522. — *Pflüger*, Über die Bedeutung und Ursache der Menstruation. Untersuch. a. d. pathol. Lab. i. Bonn 1863. — *Pinard*, Die Menstruation in ihren Beziehungen zur Ovulation, der Befruchtung, Schwangerschaft und dem Nährgeschäft. Rev. prat. d'obstétr. et de péd. Dezember 1909. — *Pinner, Otto*, Experimentelle Untersuchungen über den Übergang in die Peritonealhöhle befindlichen Stoffe in die weiblichen Genitalien des Säugetieres. Zentralbl. f. Chirurg. 1880. Nr. 16. — *Pittler*, Das zeitliche Verhalten der Konzeption zur Ovulation und Menstruation. Inaug.-Diss. Breslau 1916. — *Pok, Josef*, Über menstruationsähnliche Blutungen in der Schwangerschaft. Gynäkol. Rundschau 1916. — *Prenger*, Über den Stand der Lehre von der Menstruation. Inaug.-Diss. Düsseldorf. Heidelberg 1920. — *Pyrll*, Zur Frage der Lebensdauer der Spermatozoen. Zeitschr. f. Geburtsh. u. Gynäkol. Bd. 79. — *Derselbe*, Kohabitationstermin und Kindsgeschlecht. Münch. med. Wochenschr. 1916. — *Puppel*, Wirkung der Plazentaoptone. Arch. Bd. 116. — *Pychlau*, Über Blutungen und Adnexoperationen (mit bes. Berücksichtigung der sog. „Pseudomenstruation". Inaug.-Diss. Heidelberg 1910. — *Ramirez, Eliseo*, Ovaries und Menstruation. Endocrinology. Vol. 8. 1924. — *Randerath*, Über einen Fall von angeborenem Mangel beider Eierstöcke. Virchow Arch. f. pathol. Anat. u. Physiol. Bd. 254. — *Ravano*, Über die Frage nach der Tätigkeit des Eierstockes in der Schwangerschaft. Arch. f. Gynäkol. Bd. 83. — *Reischel, Herbert*, Gibt es eine Menstruation ohne Ovulation und eine Ovulation ohne Menstruation. Inaug.-Diss. Kiel 1924. — *Rheinboldt, Meta*, Kohabitationstermin und Geschlecht des Kindes. Inaug.-Diss. Heidelberg 1918. — *Ricker* und *Dahlmann*, Beiträge zur Physiologie des Weibes. Volkmanns Klin. Beitr. Gynäk. Nr. 236/38. — *Riebold*, Der Nachweis des Vorhandenseins somatischer Perioden im weiblich. Organismus und ihrer Abhängigkeit von kosmischen Perioden. Arch. Bd. 84. — *Robinsohn* und *Zondek*, Experimentelle Untersuchungen, das uterine Wachstum anzuregen. Americ. journ. of obstetr. a. ginecol. Vol. 8. 1924. — *Rogers, John*, Ovarian feeding. Med. journ. a. record. Vol. 119. 1924. — *Ruge II, Carl*, Follikelsprung und Befruchtung. Arch. Bd. 109. — *Derselbe*, Ovulation, Konzeption und willkürliche Geschlechtsbestimmung. Verhandl. d. Berlin. Ges. f. Geburtsh. u. Gynäkol. 22. 2. 1918. — *Derselbe*, Schwangerschaftsdauer und gesetzliche Empfängniszeit. Sitz. d. Berlin. gynäkol. Ges. 12. 12. 1919. — *Derselbe*, Über Geschlechtsbildung und Nachempfängnis. Zentralbl. f. Gynäkol. 1918. Nr. 29. — *Samson*, Konzeption und Menstruation. Dtsch. med. Wochenschr. Nr. 38. 1908. — *Sauerbrei, Ernst*, Zur Periodizität der Menstruation. Marburg 1918. Inaug.-Diss. — *Schauta*, Die Frau von 50 Jahren. — *Schatz*, Menstruelle und menstruationsähnliche Blutungen nach der Empfängnis und nach der Entbindung in der ersten Zeit der Schwangerschaft und des Wochenbettes. Sammlg. klin. Vortr. Nr. 518. Gynäkol. 191. Leipzig: Barth 1909. — *Derselbe*, Arch. f. Gynäkol. Bd. 72 u. 80. — *Schickelé*, Innere Sekretion. Dtsch. med. Wochenschr. Nr. 40. 1912. — *Derselbe*, Die Funktion der Ovarien. Gynécol. et obstétr. Tom. 5. 1922. — *Derselbe*, Biochemische Untersuchungen über Uterus und Ovarium. Verhandl. d. dtsch. Ges. f. Gynäkol. Bd. 14. 1911. — *Derselbe*, Wehenerregende Substanzen und ihre Beziehung zur inneren Sekretion. 15. Vers. d. dtsch. Ges. f. Gynäkol. Halle 1913. — *Derselbe*, Die Rolle des Ovariums unter den innersekretorischen Drüsen. 28. dtsch. Kongr. f. inn. Med. 22. 4. 1911. — *Derselbe*, Untersuchungen über die innere Sekretion der Ovarien. Biochem. Zeitschr. Bd. 38. 1912. — *Derselbe*, Physiologie und Pathologie der Ovarien. Arch. Bd. 97. — *Derselbe*, Die Lehre der Menstruation. Vortr. a. d. 83. Vers. dtsch. Naturf. u. Ärzte in Karlsruhe. — *Derselbe*, Wirksame Substanzen in Uterus und Ovarium. Naturwiss.-med. Verein zu Straßburg. Sitzg. v. November. — *Derselbe*, Die sog. Wellenbewegung im Leben des Weibes. 84. Vers. dtsch. Naturf. u. Ärzte zu Münster i. W. — *Derselbe*, Etudes sur la fonction des ovaires. Il n'y a pas de rapport entre la glande thécale et la menstruation normale ou anormale. Gynécol. et obstétr. Tom. 9. 1924. — *Schiller, Heliodor*, Reguliert das Ei oder das Corpus luteum den ovariellen oder uterinen Zyklus. Americ. journ. of obstetr. a. gynecol. Dezember 1922. — *Schmidt*, Beiträge zur Physiologie der

Brunst beim Rinde. Diss. an physiol. Instit. d. veterinär. Fakultät d. Univ. Zürich 1902. — *Schröder, Rob.*, Anatomische Beiträge zur normalen und pathologischen Physiologie des Menstruationszyklus. Arch. Bd. 104. — *Derselbe,* Der Ovulationstermin. Zentralbl. f. Gynäkol. Nr. 37. 1918. — *Derselbe,* Einige Bemerkungen zur Corpus luteum-Funktion. Zentralbl. f. Gynäkol. 1918. Nr. 35. — *Schröder, Rob.* und *Goerbig,* Über Substanzen, die das Wachstum des Genitales wirksam anregen. Berlin. Ges. f. Geburtsh. u. Gynäkol. 13. 2. 1920. Zeitschr. f. Geburtsh. u. Gynäkol. Bd. 83. 1921. — *Schwab,* Überbefruchtung, röntgenologisch diagnostiziert. La presse méd. 1920. Nr. 69. — *Schwemling, Elis,* Über den Intermenstrualschmerz. Inaug.-Diss. München 1922. — *Seitz,* Über die Follikelreifung und Ovulation in der Schwangerschaft. Zentralbl. f. Gynäkol. Bd. 32. 1908. — *Derselbe,* Über die Ursachen der zyklischen Vorgänge im weiblichen Genitale. Zentralbl. f. Gynäkol. 1918. Nr. 42. — *Derselbe,* Primat der Eizelle, Corpus luteum, Menstruationszyklus und Genese der Myome. Arch. Bd. 115. — *Seitz, A.,* Der heutige Stand der Lehre von der Menstruation. Med. Klinik 1922. Nr. 32. — *Seitz* und *Wintz,* Über die Beziehungen des Corpus luteum zur Menstruation. Monatsschr. f. Geburtsh. u. Gynäkol. Januar 1919. — *Dieselben,* Die Abhängigkeit der Röntgenamenorrhöe vom Menstruationszyklus sowie von der Größe und Verteilung der Dosis. Münch. med. Wochenschr. 1919. Nr. 18. — *Seitz, Wintz* und *Fingerhut,* Über die biologische Funktion des Corpus luteum, seine chemischen Bestandteile und deren therapeutische Verwendung bei Unregelmäßigkeiten der Menstruation. Münch. med. Wochenschr. 1914. H. 30. — *Sellheim,* Zyklische Entwicklungswiederholung als weiblicher Geschlechtscharakter. Zentralbl. f. Gynäkol. 1925. Nr. 37. — *Sfameni, P.,* Die Uterus-Eierstockfunktion. Folia gynaecol. Vol. 15. 1922. — *Shaw, W.,* The fate of the Graafian Follikel in the human ovary. Journ. of obstetr. a. gynecol. of the Brit. Empire. Vol. 32. — *Sieber,* Zur Frage der Bildung und Funktion des Corpus luteum. Zentralbl. f. Gynäkol. 1921. H. 10. — *Siegel,* Wann ist der Beischlaf befruchtend. Dtsch. med. Wochenschr. 1915. Nr. 42. — *Derselbe,* Zur willkürlichen Geschlechtsbestimmung. Münch. med. Wochenschr. 1916. Nr. 51. — *Derselbe,* Bedeutung des Kohabitationstermines für die Befruchtungsfähigkeit der Frau und für die Geschlechtsbestimmung des Kindes. Münch. med. Wochenschr. 1916. Nr. 21. — *Derselbe,* Zur Frage der Superfoecundatio und Superfoetatio bei Zwillingen. Zentralbl. 1918. Nr. 18. — *Derselbe,* Beiträge zur menschlichen Schwangerschaftsdauer. Zentralbl. 1921. Nr. 28. — *Sigismund,* Ideen über das Wesen der Menstruation. Berlin. klin. Wochenschr. 1871. H. 52. — *Sippel,* Corpus luteum und Menstruation. Zentralbl. f. Gynäkol. 1918. H. 22. — *Sobotta,* Was wird aus den in den Uterus ejakulierten und nicht zur Befruchtung verwandten Spermatozoen? Arch. f. mikroskop. Anat. Bd. 94. — *Derselbe,* Zur Frage der Wanderung des Säugetiereies durch den Eileiter. Anat. Anz. Bd. 47. 1914. — *Derselbe,* Über den Mechanismus der Wanderung des Eies durch den Eileiter. Niederrh. Ges. f. Gynäkol. in Bonn. 13. 3. 1922. — *Derselbe,* Fortbewegung des Eies in der Tube durch den Flimmerstrom. Sitzg. v. 13. März 1922. — *Derselbe,* Die Funktion des Eileiters bei Mensch und Säugetiren in Beziehung zu den Erscheinungen der Aufnahme, Befruchtung und Wanderung des Eies. Med. germano-hispano-americ. 1924. — *Derselbe,* Über den Mechanismus der Aufnahme der Eier der Säugetiere in den Eileiter und des Transportes durch diesen in den Uterus. Nach Untersuchungen bei Nagetieren (Maus, Ratte, Kaninchen, Meerschweinchen). Anat. Hefte. Bd. 54. 1917. — *Spruck,* Über menstruelle Blutungen während der Schwangerschaft. Diss. Marburg 1920. — *Stickel* und *Bernh. Zondek,* Klinische Untersuchungen über den Wert der Organotherapie bei ovariellen Blutungen. Zeitschr. f. Geburtsh. u. Gynäkol. Bd. 85. — *Stieve,* Das Schwangerschaftswachstum und die Geburtserweiterung der menschlichen Scheide. Zeitschr. f. mikr.-anat. Forschung. Bd. 3, H. 3. 1925. — *Stone, Calvin,* Preliminary note on the maternal behaviour of rats living in parabiosis. Endocrinology. Vol. 9. — *Stratz, C. H.,* Mittelschmerz und ovarielle Dysmenorrhöe. Zentralbl. f. Gynäkol. Jg. 48, Nr. 18. — *Takakusu,* Untersuchungen über die gegenseitige Beeinflussung des Ovariums und des Uterus. Arch. f. mikroskop. Anat. u. Entwicklungsgesch. Mech. Bd. 102. — *Terebinskaja-Popowa,* Die Wechselbeziehung der Ovulation und der Menstruation. Ref. Ber. üb. d. ges. Geburtsh. u. Gynäkol. Bd. 8, H. 1/2. — *Theilhaber,* Zur Pathologie und Therapie des sog. Mittelschmerzes. Arch. f. Gynäkol. Bd. 93. — *Trapl,* Ovarial- und Uterinzyklus bei Mensch und Tier. Casopis lékaruv ceskych 1924. Nr. 16. — *Triepel,* Betrachtungen über Ovulationstermin und Brunst. Anat. Anz. Bd. 52. Nr. 13. — *Derselbe,* Alter menschlicher Embryonen und Ovulationstermin. Anat. Anz. 1914 u. 1915. — *Trifaud,* La menstruation est — elle d'origine endocrinienne ou anaphylactique? Ref. Ber. üb. d. ges. Geburtsh. u. Gynäkol. Bd. 9. — *Tschirdewahn,* Über Ovulation, Corpus luteum und Menstruation. Zeitschr. f. Geburtsh. u. Gynäkol. Bd. 83. — *van de Velde,* Über den Zusammenhang zwischen Ovarialfunktion, Wellenbewegung und Menstrualblut und über die Entstehung des sog. Mittelschmerzes. Jena: Gust. Fischer 1905. — *Villemin,* Le corps jaune considéré comme glande a sécrétions irtune de l'ovaire. Paris 1908. — *Volkmann, Karl,* Die Beziehungen zwischen Menstruation, Ovulation und Konzeption auf Grund von Altersbestimmungen junger menschlicher Embryonen. Monatsschr. f. Geburtsh. u. Gynäkol. Bd. 73. — *Wachsern,* Über die Bestimmung des Ovulationstermins mittels der einzeitigen Röntgenkastration. Inaug.-Diss. Breslau 1921. — *Walthard*, Über die histologischen Veränderungen des Ovariums während der Gravidität. Zeitschr. f. Geburtsh. u. Gynäkol. Bd. 86. — *Walther*, Die klinischen Zeichen des Ovulationstermins. Inaug.-Diss. Rostock 1921. — *Watkins*, Postoperative Ovulation und Menstruation. Americ. gynecol. Ges. 4. 6. 1921. — *Westman*, Beitrag zur Kenntnis des Mechanismus des Eitransportes bei Kaninchen. Münch. med. Wochenschr. 1926. Nr. 43. — *Whitehouse, Beckwith*, The influence of the corpus luteum upon menstruation. The journ. of obstetr. a. gynecol. of the Brit. Empire. Vol. 33, Nr. 3. — *Wieczynsky*, Neueres über die Menstruation. Polska gazeta lekarska. Jg. 2, Nr. 44. 1923. — *Derselbe*, Zur Frage der Wechselbeziehungen zwischen dem Ovarial- und Menstruationszyklus. Zentralbl. f. Gynäkol. 1925. S. 419. — *Wintz*, Die physiologisch-chemische Wirkung des Follikelsaftes. Arch. f. Gynäkol. Bd. 113. — *Derselbe*, Experimentelle Untersuchungen zur inneren Sekretion von Corpus luteum und Plazenta. Dtsch. med. Wochenschr. 1924. Nr. 3. — *Derselbe*, Weitere Ergebnisse meiner Untersuchungen über die innere Sekretion von Corpus luteum und Plazenta. Zentralbl. f. Gynäkol. Nr. 22. 1925. — *Derselbe*, Gibt es eine echte Menstruation nach Eintritt der Schwangerschaft? Monatsschr. f. Geburtsh. u. Gynäkol. Bd. 69. 1925. — *Zangemeister*, Studien über die Schwangerschaftsdauer und die Fruchtentwicklung. Arch. Bd. 107. — *Zondek*, Experimentelle Versuche, den Uterus zum Wachstum anzuregen. Arch. Bd. 120. — *Derselbe*, Experimentelle Untersuchungen über den Wert der Organotherapie. Zeitschr. f. Geburtsh. u. Gynäkol. Bd. 86. — *Zondek* und *Aschheim*, Experimentelle Untersuchungen über die Funktion und das Hormon des Ovariums. Klin. Wochenschr. 1925. Nr. 29. — *Zweifel*, Über die chemischen Bestandteile des Corpus luteum und seine Bedeutung für das Leben des Fötus. Ref. Monatsschr. f. Geburtsh. u. Gynäkol. Bd. 75, S. 305.

Ergänzung zu Abschnitt V.

Literatur über das Ovarialhormon.

Abderhalten, Probleme der Inkretwirkungen. Ergebn. d. Physiol. Bd. 24. 1925. — *Allen*, The ovarian follicular hormone: a study of variation in pig, cow and human ovaries. Ref. Endocrinology. Vol. 10, Nr. 2. — *Allen* und *Doisy*, Continuation of secretion of the ovarian follicular hormone by the human corpus luteum. Ref. Ber. üb. d. ges. Geburtsh. u. Gynäkol. Bd. 9, H. 3. — *Dieselben*, Ein Eierstockshormon. Journ. of the Americ. med. assoc. Vol. 81. 1923. Ref. Zentralbl. f. Gynäkol. 1924. Nr. 27. — *Allen, Pratt* und *Doisy*, Das Hormon der Ovarienfollikel und seine Verteilung in den menschlichen Genitalorganen. Journ. of Americ. med. assoc. Vol. 85, p. 399. 1925. Ref. Münch. med. Wochenschr. 1926. Nr. 16. — *Altzinger*, Der Einfluß von Organextrakten im besonderen von Corpus luteum-Extrakten auf die Blutgerinnungszeit. Pflügers Arch. f. d. ges. Physiol. Bd. 213. — *Aschheim*, Hormon und Schwangerschaft. Ref. Münch. med. Wochenschr. 1926. Nr. 49. — *Derselbe*, Über die Funktion des Ovariums. Zeitschr. f. Geburtsh. u. Gynäkol. Bd. 90. — *Badino, Pavlo*, Der Einfluß des Uterushormons auf das Ovarium durch Transplantation festgestellt. Folia gynaecol. Vol. 22. — *Beck, H.*, The therapeutic indication for the use of anterior pituitary lobe substance. Endocrinology. Vol. 10, Nr. 3. — *Beresin, Petrowsky, Malow*, Zur Frage der physiologischen Eigenschaften des Ovarialliquors. Vracebuoe dela Nr. 10/11. 1925. — *Blotevogel, W., M. Dohrn* und *H. Poll*, Über den Wirkungswert weiblicher Sexualhormone. Med. Klinik 1926. H. 35. — *Broucha* et *Simmonnet*, Effets de l'injection d'extrait de liquide folliculaire chez les femmes impubères. Cpt. rend. des séances de la soc. de biol. Tom. 93. — *Bugbee* and *Simond*, Standardization of preparations of ovarian follicular hormone. Endocrinology. Vol. 10, Nr. 2. — *Cartland* and *Hart*, Chemische Untersuchungen am Corpus luteum. IV. Das azetonlösliche Fett. Ref. Ber. üb. d. ges. Geburtsh. u. Gynäkol. Bd. 11. — *Champy, Ch.*, Einige Tatsachen über die Wirkung des Sexualhormons auf den Kamm des Hahnes. Cpt. rend des séances de la soc. de biol. Tom. 94. — *Clark, Knaus, Parkes*, Oestrous variations of uterine activity in the rat. Journ. of pharmacol. a. exp. therapeut. Vol. 26. — *Courrier*, Les hormones ovariennes. Rev. franç. d'endocrinol. 1925. Nr. 2. — *Derselbe*, The sexual cycle in the female of mammaes. The follicular phase. Arch. de biol. Tom. 34. 1924/25. Ref. Endocrinology. Vol. 10, Nr. 2. — *Derselbe*, Über die quantitative Wirkung des Follikelkormons. Ref. Ber. üb. d. ges. Geburtsh. u. Gynäkol. Bd. 11. — *Danilewsky, Prichodkowa, Sczawinskaja*, Die Wirkung des Spermols und Ovarins auf das isolierte Herz. — Zur Physiologie der Genitalhormone. Zeitschr. f. d. ges. exp. Med. Bd. 44. — *Dickens, Dodds* and *Wright*, Observations upon the preparation and standardization of the ovarian hormone. The biochemical journal. Vol. 6, Nr. 5. 1925. — *Doisy, Ralls* and *Jordan*, Some chemical and physiological properties of the hormone of the liquor folliculi. Endocrinology. Vol. 10, Nr. 3. — *Durrant*, Studies on vigor. VIII. The effect of subcutaneous injection of corpus luteum extract on voluntary activity in the female albino rat. Endocrinology. Vol. 10, Nr. 3. — *Esch*, Über die Erfolge und das wirksame Prinzip der Organextrakttherapie bei Menstruationsstörungen. Zentralbl. f. Gynäkol.

1920. Nr. 22. — *Faust*, Über weibliche Sexualhormone. Schweiz. med. Wochenschr. 1925. Nr. 25. — *Fellner, O.*, Experimentell erzeugte Wachstumsveränderungen am weiblichen Genitale der Kaninchen. Zentralbl. f. allg. Pathol. u. pathol. Anat. Bd. 13. 1912. — *Derselbe*, Vorkommen des feminellen Sexuallipoids in Vogeleiern und Eierstöcken der Fische. Ref. Münch. med. Wochenschr. 1925. Nr. 37. — *Derselbe*, Bemerkungen zu der Arbeit von Faust: Über weibliche Sexualhormone in Nr. 25 dieser Wochenschr. Schweiz. med. Wochenschr. Nr. 43. 1925. — *Derselbe*, Über die wirksamen Substanzen des Corpus luteum und der Plazenta. Dtsch. med. Wochenschr. 1924. Nr. 40. — *Derselbe*, Bemerkungen zu der Arbeit von Prof. S. Loewe: Über einige Wirkungszeichen und Wirkungsbedingungen eines Ovarialhormons. Zentralbl. f. Gynäkol. Nr. 50. 1925. — *Derselbe*, Krebs, Eierstock und Plazenta. Arch. f. Gynäkol. Bd. 124. — *Derselbe*, Bemerkungen zu dem Aufsatz von S. Loewe: Qualitative und quantitative Analyse in Anwendung auf weibliche Inkretzubereitungen. Dieses Zentralbl. 1926. Nr. 9. Zentralbl. f. Gynäkol. 1926. Nr. 25. — *Fels*, Fortschritte der Ovarialhormonforschung durch ein neues spezifisches Testobjekt. Ref. Klin. Wochenschr. 1926. Nr. 37. — *Derselbe*, Ovarialhormon im Blute Gravider und Nichtgravider. Klin. Wochenschr. 1926. Nr. 50. — *Frank, R.*, Ovarium und Endokrinologie. Journ. of the Americ. med. assoc. Vol. 78, Nr. 3. Ref. Zentralbl. f. Gynäkol. 1923. Nr. 2. — *Derselbe*, Die Funktion des Ovariums IV. Mitt.: Fortschritte von 1911—1924. Ref. Zentralbl. f. Gynäkol. 1926. Nr. 48. — *Derselbe*, Americ. journ. of obstetr. a. gynecol. Vol. 12, Nr. 4. — *Frank, Bonham* and *Gustavson*, A new method of assaying the potenca of the female sex hormone based upon its effect on the spontaneous contraction of the uterus of the white rat. Americ. journ. of physiol. Vol. 74. — *Frank, Rob., Frank, Marie-Luise, Gustavson, Weyerts*, Demonstration of the female sex hormone in the circulating blood. Journ. of the Americ. med. assoc. Vol. 85. — *Frank* und *Goldberger*, The female sex hormone: IV Its occurence in the circulating and menstrual blood of the human female; preminary report. Ref. Journ. of obstetr. a. gynecol. Vol. 33, Nr. 3. — *Frank* und *Gustavson*, Das Hormon des weiblichen Geschlechts und die Gestationsdrüse. Journ. of the Americ. med. assoc. Vol. 84, Nr. 23. Ref. Zentralbl. f. Gynäkol. 1926. Nr. 24. — *Frank, Rob., Kingery, Gustavson*, The female sex hormone. II. An analysis of factors producing puberty. Journ. of the Americ. med. assoc. Vol. 85. — *Gaifami*, Appunti sulla opoterapie ovarica in ginecologia. Clin. ostetr. 1925. Nr. 8. — *Guggisberg, H.*, Klinische und experimentelle Untersuchungen über das Wachstum der Genitalorgane. Schweiz. med. Wochenschr. 1925. Nr. 6. Ref. Münch. med. Wochenschr. 1925. — *Gutherz, S.*, Zur Frage nach der Spezifität der Sexualhormone. Arch. f. Frauenkunde u. Eugenetik. Bd. 12. 1926. — *Hart, M. C.* and *Heyl*, The chemical investigations of corpus luteum. V. The lippoids of the acetone extract. Journ. of biochem. Vol. 66. — *Hart, Jough, Laqueur, Wysenbeck*, Über das Hormon des ovariellen Zyklus. Dtsch. med. Wochenschr. 1925. Nr. 41. — *Hartmann*, Ovarialhormon. Klin. Wochenschr. 1926. Nr. 46. — *Hartmann, Dupre* and *Allen*, The effect of follicular and placental hormones upon the mammary glands and genital tract of the opposum. Endocrinology. Vol. 10, Nr. 3. — *Hartmann* und *Isler*, Zur Kenntnis des Ovarialhormons. Biochem. Zeitschr. Bd. 175. 1926. — *Herrmann, E.*, Über das spezifische Ovarialsekret. Zentralbl. f. Gynäkol. 1921. — *Derselbe*, Über eine wirksame Substanz im Eierstock und in der Plazenta. Monatsschr. f. Geburtsh. u. Gynäkol. Bd. 41, Nr. 1. — *Derselbe*, Der Einfluß eines Corpus luteum-resp. Plazentarlipoids auf Blutungen, menstr. Zyklus und Ausfallserscheinungen. Monatsschrift f. Geburtsh. u. Gynäkol. Bd. 54. — *Derselbe*, Über die innere Sekretion der weiblichen Keimdrüse. Militärarzt 1917. Nr. 4/5. Ref. Zentralbl. f. Gynäkol. 1917. Nr. 28. — *Derselbe*, Ergebnisse der Hormontherapie in der Gynäkologie und Geburtshilfe. Fortbildungskurs d. Wiener med. Fakultät. 1926. H. 78. — *Herrmann, E.* und *Marianne Stein*, Ist die aus Corpus luteum bzw. Plazenta hergestellte wirksame Substanz geschlechtsspezifisch. Zentralbl. f. Gynäkol. 1920. Nr. 51. — *Heyn, A.*, Ovarnon (Ovowop), ein neues Ovarialtrockenpräparat. Med. Klinik 1926. Nr. 38. — *Derselbe*, Über die spezifische Funktion des Ovariums und die Aussichten der organotherapeutischen Verwendung von Ovarialpräparaten. Med. Ges. Kiel, 18. 2. 1926. Ref. Dtsch. med. Wochenschr. 1926. Nr. 17. — *Hofbauer, J.*, Ovarialtherapie klimakterischer Toxikodermien. Zentralbl. f. Gynäkol. 1922. Nr. 14. — *Iscovesco, H.*, Aktion d'un lipoide extract de l'ovaire sur l'organisme. Cpt. rend des séances de la soc. de biol. Tom. 75. 1913. — *Derselbe*, Lipoides homo-stimulants de l'ovaire et du corps jaune. Etude physiologique et thérapeutique. Rev. de gynécol. et de chirurg. abdom. Tom. 22, Nr. 3. 1914. — *Jaffé* und *Raußweiler*, Experimentelle Untersuchungen über künstliche Beeinflussung des Uteruswachstums. Frankf. Zeitschr. f. Pathol. Bd. 33. 1926. Ref. Ber. üb. d. ges. Geburtsh. u. Gynäkol. Bd. 10. — *Johnston* and *Gould*, The corpus luteum as the source of the follicle hormone. Surg., gynecol. a. obstetr. 1926. Nr. 4. — *Kauders, O.*, Experimentelle und klinische Untersuchungen zur Dosierungsfrage der Keimdrüsentherapie. Wien. klin. Wochenschr. 1925. Nr. 32/33. — *Kennedy*, Corpus luteum extracts and ovulation in the rabbit. Quart. journ. of exp. physiol. Vol. 15. 1925. — *Köhler, Rob.*, Beitrag zur Organotherapie der Amenorrhöe. Zentralbl. f. Gynäkol. 1915. Nr. 38. — *Korenchevsky*, Der Einfluß von Injektionen von Hoden- bzw. Eierstocksemulsionen auf den Stickstoffumsatz und den Gaswechsel von Hunden und Kaninchen. Brit. journ. of exp. pathol. Vol. 6. 1925. — *Laqueur, Hart* und *de Jough*, Über weibliches Sexualhormon (Menformon), das Hormon des östrischen Zyklus. III. Bemerkungen zur Eichung, reaktivierender Einfluß auf senile Mäuse; antimaskuline Wirkung. Dtsch. med. Wochenschr. 1926. Nr. 30. — *Dieselben*, Über das weibliche Sexualhormon, das Hormon des östrischen Zyklus (Menformon). IV. Einfluß auf den Stoffwechsel, Widerstandsvermögen gegen physikalische und andere Eingriffe. Dtsch. med. Wochenschr. 1926. Nr. 32. — *Lee, M. O.* Studies on the oestrous cycle in the rat. I. The effect of thyroidextomy. Endocrynology. Vol. 9. — *Lipschütz*, Bemerkungen zur Arbeit von Prof. S. Loewe: Über einige Wirkungskennzeichen und Wirkungsbedingungen eines Ovarialhormons. Zentralbl. f. Gynäkol. 1925. Nr. 46. — *Lipschütz, Vesnjakov, Tuisk* et *Adamberg*, Versuche zur Reindarstellung eines Eierstockhormons mit morphogenetischer Wirkung. Ref. Ber. üb. d. ges. Geburtsh. u. Gynäkol. Bd. 11, H. 4. — *Loewe*, Nachweis brunsterzeugender Stoffe im weiblichen Blute. Klin. Wochenschr. 1925. —.*Derselbe*, Über einige Wirkungszeichen und Wirkungsbedingungen eines Ovarialhormons. Zentralbl. f. Gynäkol. 1925. Nr. 31. — *Derselbe*, Zur Pharmakologie des Ovarialhormons. Med. Ges. Göttingen, 23. 7. 1925. Ref. Klin. Wochenschr. 1925. Nr. 42. — *Derselbe*, Zur Pharmakologie des Ovarialhormons. Ges. f. Geburtsh. u. Gynäkol. Berlin, 22. 1. 1926. — *Derselbe*, Über weibliche Sexualhormone. VI. Mitt. Lange: Ermittlungen über die Grundlagen einer Verwertbarkeit der Brunstreaktion der Maus zur biologischen Wertbestimmung des Zyklushormons. Zeitschr. f. d. ges. exper. Med. Bd. 51. Ref. Ber. üb. d. ges. Geburtsh. u. Gynäkol. Bd. 11, H. 3. — *Derselbe*, Berichtigung zu A. Lipschütz: Bemerkungen zur Arbeit von Prof. S. Loewe usw. Zentralbl. f. Gynäkol. 1926. Nr. 5. — *Derselbe*, Weibliche Geschlechtshormone im Pflanzenreiche? I. Internat. Kongr. f. Sexualforschung. Berlin, Oktober 1926. — *Loewe, Lange, Faure*, Über weibliche Sexualhormone. Dtsch. med. Wochenschr. 1926. Nr. 8. — *Dieselben*, Messungen der Brunstreaktion in Körperflüssigkeiten. Dtsch. med. Wochenschr. 1926. Nr. 14. — *Loewe* und *Lange*, Gehalt des Frauenharnes an brunsterzeugenden Stoffen in Abhängigkeit vom ovariellen Zyklus. Klin. Wochenschr. 1926. Nr. 23. — *Dieselben*, Über weibliche Sexualhormone. Dtsch. med. Wochenschr. 1926. Nr. 31. — *Massazza, Mario*, Über die Wirkung des Follikelhormons. Ann. di obstetr. e ginecol. 1926. Nr. 5. — *Mayer, A.*, Über die blutstillende Wirkung des Follikelsaftes. Oberrhein. Ges. f. Geburtsh. u. Gynäkol. und Mittelrhein. Ges. 20. 10. 1918. Zentralbl. f. Gynäkol. 1919. Nr. 4 und Monatsschr. f. Geburtsh. u. Gynäkol. Bd. 49. — *Muraoka, C.*, Morphological changes in the female organs of rabbits by feeding with lipos and lipoid substances. I. Study of animals fed with fat substances containing cholesterin. II. Study of animals with neutral fatty food. Kinki fujiukwa Gaggwai Zassi. 1925. Nr. 2. — *Papanicolaou*, Specific inhibitora hormone of corpus leteum. Its contrast with the female sex (follicular) hormone. Ref. Journ. of obstetr. a. gynecol. Vol. 33, Nr. 3. — *Parhon, C.*, Sur la teneur encholestérine du liquide folliculaire de l'ovaire. Cpt. rend. des séances de la soc. de biol. Vol. 93. — *Popielski, L.*, Über die spezifischen, gerinnungshemmenden und blutdruckherabsetzenden Substanzen des weiblichen Genitalapparates. Biochem. Zeitschr. Bd. 49. 1913. — *Pratt* and *Allen*, Clinical tests of the ovarian follicular hormone, with a note on experimental work on monkeys. Ref. Journ. of obstetr a. gynecol. Vol. 33, Nr. 3. — *Riddle* und *Masaharn Tange*, Einige Einschränkungen der Wirkung des sog. Follikelhormons bei Vögeln. Proc. of the soc. f. exp. biol. a. med. Vol. 23, Nr. 8. Ref. Ber. üb. d. ges. Geburtsh. u. Gynäkol. Bd. 11. — *Robinson* und *Zondek*, Experimentelle Untersuchungen, das uterine Wachstum anzuregen. Americ. journ. of obstetr. a. gynecol. Vol. 8. 1924. Ref. Zentralbl. f. Gynäkol. 1925. Nr. 42. — *Schickelé, G.*, Wirksame Substanzen in Uterus und Ovarium. Naturw.- und med. Verein zu Straßburg. November 1910. Münch. med. Wochenschr. 1911. Nr. 3. — *Derselbe*, Biochemische Untersuchungen über Uterus und Ovarium. Verhandl. d. dtsch. Ges. f. Gynäkol. Bd. 14. 1911. — *Derselbe*, Die Rolle des Ovariums unter den innersekretorischen Drüsen. 28. Dtsch. Kongr. f. inn. Med. April 1911. — *Derselbe*, Untersuchungen über die innere Sekretion der Ovarien. Biochem. Zeitschr. Bd. 38, H. 3/4. 1912. — *Schröder, R.* und *Goerbig*, Über Substanzen, die das Genitale wirksam zum Wachstum anregen. Zeitschr. f. Geburtsh. u. Gynäkol. Bd. 83. 1921. — *Seitz* und *Wintz*, Darstellung stickstoffhaltiger Verbindungen aus Corpus luteum. D.R.P. 320857. Ausgeg. 29. 4. 1920. Ref. Therap. Halbmonatshefte 1920. H. 12. — *Seitz, Wintz* und *Fingerhut*, Über die biologische Funktion des Corpus luteum, seine chemischen Bestandteile und deren therapeutische Verwendung bei Unregelmäßigkeiten der Menstruation. Münch. med. Wochenschr. 1914. Nr. 30/31. — *Sharlit, Corscaen* und *Lyle*, Desiccated ovary; its use, preparation and a suggestion as to a method of standardization. Americ. journ. of obstetr. a. gynecol. Vol. 6, Nr. 1. 1923. Ref. Ber. üb. d. ges. Geburtsh. u. Gynäkol. Bd. 2. 1923. — *Steinach, Heinlein* und *Wiesner*, Auslösung des Sexualzyklus, Entwicklung der Geschlechtsmerkmale, reaktivierende Wirkung auf den senilen weiblichen Organismus durch Ovar und Plazentaextrakt. Versuche an Ratten und Meerschweinchen. Pflügers Arch. f. d. ges. Physiol. Bd. 210. — *Stickel* und *Zondek*, Klinische Untersuchungen über den Wert der Organotherapie bei ovariellen Blutungen. Zeitschr. f.

Geburtsh. u. Gynäkol. Bd. 85. — *Vignes, H.*, Sécrétion interne de l'ovaire et opothérapie ovarienne. Rev. franç. d'endocrinol. Jg. 3, Nr. 6. 1925. Ref. Ber. üb. d. ges. Geburtsh. u. Gynäkol. Bd. 10. — *Vintenberger*, Action des injections de liquide folliculaire sur la glande mammaire. Arch. d. biol. Tom. 35. — *Wagner, W.*, Über das Oestrushormon. Ref. Münch. med. Wochenschr. 1926. Nr. 37. — *Wiesner, B. P.*, Verwendung des Sexualzyklus als Test bei der Prüfung von Organextrakten. Klin. Wochenschr. 1926. Nr. 28. — *Wintz, H.*, Die physiologisch-chemische Wirkung des Follikelsaftes. Arch. f. Gynäkol. Bd. 113. — *Zondek*, Experimentelle Versuche, den Uterus zum Wachstum anzuregen. Arch. f. Gynäkol. Bd. 120. — *Derselbe*, Klinische und experimentelle Untersuchungen über den Wert der Organotherapie bei ovariellen Blutungen. Ges. f. Geburtsh. u. Gynäkol. Berlin, 11. 3. 1921. Ref. Monatsschr. f. Geburtsh. u. Gynäkol. Bd. 55. — *Derselbe*, Experimentelle Untersuchungen über den Wert der Organotherapie. Zeitschr. f. Geburtsh. u. Gynäkol. Bd. 86. — *Derselbe*, Ovarialhormon und seine klinische Anwendung. Klin. Wochenschr. 1926. Nr. 27. — *Derselbe*, Das Hormon des Ovariums und des Hypophysenvorderlappens. Ref. Münch. med. Wochenschr. 1926. Nr. 49. — *Derselbe*, Ovarialhormon. 1. Internat. Kongr. f. Sexualforschung. Berlin, Oktober 1926. — *Derselbe*, Über die Funktion des Ovariums. Zeitschr. f. Geburtsh. u. Gynäkol. Bd. 90. — *Derselbe*, Über die Funktion des Ovariums, Lokalisation des Hormons im Ovarium; die funktionelle Bedeutung der interstitiellen Zellen; die Beziehungen der endokrinen Drüsen zur Ovarialfunktion. Zentralblatt f. Gynäkol. 1926. Nr. 31. — *Zondek* und *Aschheim*, Zur Funktion des Ovariums. Klin. Wochenschrift 1926. Nr. 10. — *Dieselben*, Experimentelle Untersuchungen über die Funktion und das Hormon des Ovariums, geprüft am biologischen Testobjekt. Arch. f. Gynäkol. Bd. 125. — *Dieselben*, Experimentelle Untersuchungen über die Funktion und das Hormon des Ovariums. Arch. f. Gynäkol. Bd. 127. — *Dieselben*, Ovarialhormon, Wachstum der Genitalien, sexuelle Frühreife. Klin. Wochenschr. 1926. Nr. 47. — *Zondek* und *Brahn*, Über Darstellung des Ovarialhormons in wäßriger Lösung. Klin. Wochenschr. 1925. Nr. 51.

VI. Die klinischen Zeichen und Begleiterscheinungen des mensuellen Zyklus: die Diätetik während des Zyklus.

Adler, Physiologie und Pathologie der Ovarialfunktion. Arch. f. Gynäkol. Bd. 95. 1911. — *Akimova-Woronkova*, Über funktionelle Beziehungen zwischen Ovarium und Epithelkörperchen. Ref. Ber. üb. d. ges. Geburtsh. u. Gynäkol. Bd. 10. — *Albrecht*, Zur inneren Sekretion der Mamma. Verhandl. d. dtsch. Ges. f. Gynäkol. Halle 1913. — *Alsberg*, Brustdrüse und Eierstock. Zentralbl. f. Gynäkol. 1907. Nr. 51. — *Amersbach*, Über die Gerinnungsfähigkeit des Blutes während der Menstruation. Inaug.-Diss. Heidelberg 1911. — *Amos, Samuel*, A note on variations of blood pressure during menstruation. Lancet. Vol. 203. 1922. — *Aschner, B.*, Über die Beziehungen zwischen Hypophysis und Genitale. Arch. f. Gynäkol. Bd. 97. 1912. — *Derselbe*, Der Einfluß der Hypophyse auf die weiblichen Geschlechtsorgane. Med. Klinik 1924. S. 1681. — *Derselbe*, Praktische Folgerungen der Lehre von der inneren Sekretion. Prakt. Ergebn. d. Geburtsh. u. Gynäkol. Jg. 7, H. 1. — *Derselbe*, Die Blutdrüsenerkrankungen des Weibes und ihre Beziehungen zu Gynäkologie und Geburtshilfe. Wiesbaden: J. F. Bergmann 1918. — *Derselbe*, Über die blutreinigende Bedeutung des Uterus und der Menstruation und ihre praktischen Folgen (Notwendigkeit weitgehendster Erhaltung des Uterus und der Menstruation bei Operationen und Bestrahlungen). 17. Gynäkol. Kongr. Innsbruck 1922. — *Askanazy*, Die Zirbel und ihre Tumoren in ihrem funktionellen Einfluß. Frankf. Zeitschr. f. Pathol. Bd. 24, H. 1. — *Bab, Hans*, Bemerkungen zur hyperphysären Pathologie und Therapie in der Gynäkologie. Münch. med. Wochenschr. 1916. Nr. 12. — *Bab*, Die Beziehungen der inneren Sekretion zur Sexualität und Psyche. Jahreskurse f. ärztl. Fortbildung. Januar 1920. — *Bailey, P.*, Die Funktion der Hypophysis cerebri. Ergebn. d. Physiol. Bd. 20. 1922. — *Baillod, Charles*, De l'influence de l'ovaire sur les variations de la glycérine après l'injection d'Adrenalin. Korresp.-Blatt f. Schweiz. Ärzte 1919. Nr. 50. — *Balard, P.* und *J. Sidaine*, Über die Veränderungen des Pulses und des Blutdruckes während der Menstruation. Arch. mens d'obstetr. Tom. 8, p. 59. — *Barth, Ernst*, Geschlecht und Stimme. Zeitschr. f. Ohrenheilk. Bd. 4. 1923. — *Bauer, K. H.* und *Wehefritz*, Gibt es eine Hämophilie beim Weibe? Arch. f. Gynäkol. S. 121. — *Bell, W. Blair*, Funktionelle Beziehungen zwischen den einzelnen Organen, mit besonderer Berücksichtigung der endokrinen Drüsen und des Genitalsystems. Brit. med. journ. 1920. Nr. 3102. — *Derselbe*, The pathology of uterine caste passed during Menstruation. Surg. gynecol. a. obstetr. Vol. 16. 1913. — *Bell, W. B.* und *P. Hick*, Die Menstruation. Brit. med. journ. 6. März 1909. — *de Bella*, Il tasso colesterinico nel sangue delle donne dopo la cashazione utero ovarica. Riv. ital. di ginecol. Vol. 2. 1923. — *Benda*, Über die Permeabilität der Meningen während der Menstruation und während der Schwangerschaft. Ref. Zentralbl. f. Gynäkol. 1925. Nr. 31. — *Benthien*, Konstitution und innere Sekretion. Verhandl. d. dtsch. Ges. f. Gynäkol. Wien 1925. Ref. Zentralbl. f. Gynäkol. 1925. Nr. 31. — *Derselbe*, Ovarium und innere Sekretion. Therap. d. Gegenwart. Jg. 55.

H. 5. — *Berberich*, Über die Beziehungen zwischen Ovarium, Nebenniere und Mamma. Ref. Monatsschrift f. Geburtsh. u. Gynäkol. Bd. 66. Juni 1924. — *Berberich* und *Jaffé*, Der Lipoidstoffwechsel der Ovarien mit besonderer Berücksichtigung des Menstruationszyklus nebst Untersuchungen an Nebennieren und Mamma. Zeitschr. f. d. ges. Anat. Bd. 10. 1924. — *Berblinger*, Zur Frage der Hypophysenfunktion. Mes. Ges. Jena 16. 1. 1924. Ref. Münch. med. Wochenschr. 1924. Nr. 8. — *Berblinger* und *Muth*, Das histologische Bild der Adenohypophyse bei Krebs und Sarkomleidenden im Vergleich zur Schwangerschaftshypophyse. Zentralbl. f. Gynäkol. 1923. S. 1713. — *Bezde, K.*, Fall von Toxicoderma menstruale mit erysipelartigen Erscheinungen. Orvosi Hetilap. 1924. Nr. 14. — *Biach* und *Hulles*, Über die Beziehungen der Zirbeldrüse (Glandula pinealis) zum Genitale. Wien. klin. Wochenschr. 1912. Nr. 10. — *Biedl, Artur*, Physiologie und Pathologie der Hypophyse. München-Wiesbaden 1922. — *Birnbaum* und *Osten*, Untersuchungen über die Gerinnung des Blutes während der Menstruation. Arch. f. Gynäkol. Bd. 80. 1907. — *Blair, Edward*, The contraction rate of the excised rat uterus with reference to the oestrous cycle. Americ. journ. of physiol. Vol. 65. 1923. — *Blair Bell W.*, The cause of the non Coagula bilding of menstrual fluid and of pathological clotting. Journ. of pathol. a. bacteriol. Vol. 18, Nr. 4. — *Blum, F.*, Studien über die Epithelkörperchen, ihr Sekret, ihre Bedeutung für den Organismus die Möglichkeit ihres Ersatzes. Ref. Münch. med. Wochenschr. 1925. Nr. 38. — *Blum, R.*, Menstruelle Herpesrezidive. Zentralbl. f. Gynäkol. 1926. Nr. 9. — *Blumenthal*, Ergebnisse der Blutuntersuchung in der Geburtshilfe und Gynäkologie. Beitrag zur Geburtsh. u. Gynäkol. Bd. 11. 1907. — *Boas, Hugo*, Zur forensischen Bedeutung und Behandlung der mit psychischen Störungen einhergehenden Menstruationszustände. Arch. f. Kriminalpsychologie. Bd. 53. 1913. — *Bockelmann* und *Rother*, Zum Problem der extragenitalen Wellenbewegung im Leben des Weibes. Zeitschr. f. Geburtsh. u. Gynäkol. Bd. 87. 1924. — *Boehme*, Zirbeldrüsenteratom und genitale Frühreife. Frankf. Zeitschr. f. Pathol. Bd. 22. 1919. — *Böhm*, Hämophilie und Menstruation. Inaug.-Diss. Breslau 1909. — *Bokelmann II*, Zur Frage der extragenitalen Wellenbewegung im Leben der Frau. Ges. f. Geburtsh. u. Gynäkol. Berlin, 11. 4. 1924. — *Bompiani*, A proposito di correlaziono naso-genitali nella donna. Importanza del fattore endocrino costituzionale. Ref. Ber. üb. d. ges. Gynäkol. u. Geburtsh. Bd. 9, S. 111. — *Bond*, A note on the „ammonia coefficient" in menstruation. Lancet. Vol. 203. 1922. — *Borchardt, L.*, Die vegetativen und somatischen Funktionsveränderungen der Organe als Ursache von Konstitutionsanomalien. Ref. Med. Klinik 1925 H. 36. — *Bottermund*, Die Beziehungen der weiblichen Sexualorgane zu den oberen Luftwegen. Monatsschr. f. Geburtsh. u. Gynäkol. Bd. 4. 1896. — *Bovis, de*, La douleur intermenstruelle. Sam. méd. 1911. Nr. 26. Ref. Theilhabers Arbeit. — *Bucura*, Über Hämophilie beim Weibe. Wien-Leipzig: Hölder 1920. — *Burger, Alex*, Beiträge zur Kasuistik des sogen. menstruellen Irrseins. Inaug.-Diss. Bonn 1902. — *Callenberg*, Über das Verhältnis der Urticaria chronica periodica zum Serumkalkspiegel bei ovarieller Dysfunktion. Klin. Wochenschr. 1924. Nr. 13. — *Caminer, Lotte*, Über das Verhalten des weißen Blutbildes während der Menstruation. Zentralbl. f. Gynäkol. Jg. 45, Nr. 44. — *Cantoni*, Über die Blutveränderungen während der Menstruation. Arch. f. Gynäkol. Bd. 99. 1913. — *Carnot* und *Deflandre*, Variations du nombre des hématies chez la femme pendant da periode menstruelle. Soc. de biol. 1909. — *Chisholm*, Menstrual milimina. Journ. of obstetr. a. gynecol. of the Brit. Empire. Vol. 23. — *Chvostek*, Die menstruelle Leberhyperämie. Wien. klin. Wochenschr. 1909. — *Cohn*, Die innersekretorischen Beziehungen zwischen Mamma und Ovarium. Monatsschr. f. Geburtsh. u. Gynäkol. Bd. 37. 1913. — *Cordier*, Des variations de la pression artérielle dans les rapports avec menstruation. Thèse de Paris 1905. — *Clow. Dr. S.*, Einfluß körperlicher Übungen auf die Menstruation. Schulärztl. Verein in London. Ref. Dtsch. med. Wochenschr. 1924. Nr. 11. — *Crawfurd, R.*, Notes on the superstitions of menstruation, read before the Historical Section of the royal of med. on Dec. 15. Lancet. No. 4816. 18. Dec. — *Cremer*, Pemphigus menstrualis. Nederlandsch tijdschr. v. verlosk. en gynäkol. 1922. — *Cristea* und *Denk*, Über Blutgerinnung während der Menstruation. Wien. klin. Wochenschr. 1910. Nr. 7. — *Cullis, Oppenheimer* und *Ross-Johnson*, Observations on temperature and other changes in women during the menstrual cycle. Lancet 1922. p. 954. — *Curschmann*, Zur Korrelation zwischen Thyreoidea und dem weiblichen Genitale. Münch. med. Wochenschrift 1923. Nr. 28. — *Curschmann, H.*, Über die endokrinen Grundlagen des Bronchialasthmas. Dtsch. Arch. f. klin. Med. Bd. 132. — *Czyborra, A.*, Über Hämophilie bei Frauen. Fortschr. d. Med. Bd. 32. Nr. 19. — *Dahlmann*, Pharmakodynamische Untersuchungen des vegetativen Nervensystems im Intervall und während der Menstruation. Zeitschr. f. Geburtsh. u. Gynäkol. Bd. 80. — *Dalché*, Intermenstruelle Dysmenorrhöe. Journ. de méd. de chirurg. 1912. Nr. 1. — *Derselbe*, Le molimen cataménial; hygiène et therapeutique. Journ. des praticiens. 1924. Ref. Ber. üb. d. ges. Geburtsh. u. Gynäkol. Bd. 7. — *Dastres*, Sur un mémoire de M. C. Dr. Stapfer, intitulé: Les vagues utéro-ovariennes, les jours fatidigues de la femme, l'aspect protécforme des Lésions génitales. Bull. de l'acad. de méd. Tom. 69. 1913. — *Davidowitsch, J.*, Über den Einfluß der Menstruation auf das Blutbild bei gynäkologischen Erkrankungen. Inaug.-Diss. Straßburg 1914. — *Decio, C.*, Der Einfluß der ovariellen Kastration auf gewisse Bestandteile der Nebennierenrinde. Ref. Zentralbl. f. Gynäkol. 1925. S. 1994. — *Demel, R., Jatrou, Wallner*, Beziehungen der Ovarien, Nebennieren und des Thymus zur thyreoidea bei Ratten. Experimentelle Studie. Mitt. a. d. Grenzgeb. d. Med. u. Chirurg. Bd. 36. 1923. — *Demme* und *Baltzer*, Der Scheidenmikrobismus während und nach der Menstruation. Arch. f. Gynäkol. Bd. 129. — *Dibailoff, S. J.*, Vergrößerung der Leber während der Menstruation. Wratschebnaja Gaseta 20, p. 439. — *Diekmann, H.*, Über die Histologie der Brustdrüse bei gestörtem und ungestörtem Menstruationsablauf. Virchows Arch. f. pathol. Anat. u. Physiol. Bd. 256. 1925. — *Dienst, A.*, Die Ursache für die Gerinnungsfähigkeit des Blutes bei der Menstruation. Münch. med. Wochenschr. 1912. Nr. 51. — *Dirks*, Über Veränderungen des Blutbildes bei der Menstruation. Arch. f. Gynäkol. Bd. 97. 1912. — *Djerassi, J.*, Zahnaffektionen, Menstruation, Laktation und Menopause. Dtsch. zahnärztl. Wochenschr. 1925. Nr. 21. Ref. Zentralbl. f. Gynäkol. 1926. — *Shoji Doji*, Über Exanthema menstruale. Japan. Zeitschr. f. Dermatol. u. Urolog. 1919. — *Dunn, Hub.*, Das Verhalten der Menstruation bei Morbus Basedowii. Dissert. München 1914. — *Dyroff*, Die Bedeutung der Gerinnungsbestimmung für die gynäkol. Diagnose. Bayr. Ges. f. Geburtsh. u. Gynäkol. 18. 12. 1921. — *Dyrenfurth, Felix*, Zum Nachweis des Menstrualblutes durch die Glykogenjodreaktion. Zeitschr. f. Medizinalbeamte. Jg. 26, Nr. 12. — *v. Dziembowski, C.*, Die Vagotonie. Berlin. klin. Wochenschrift 1917. Nr. 1. — *Eckelt, R.*, Die Beziehungen zwischen Leber und Genitale. Halban-Seitz: Biologie und Pathologie des Weibes. Bd. 5. — *Derselbe*, Die Beziehungen zwischen Niere und Genitale. Halban-Seitz: Biologie und Pathologie des Weibes. Bd. 5. — *Ehrismann*, Beziehungen zwischen Menstruation und epileptischem Anfall. Diss. Greifswald 1922. — *Ehrström*, Über die Bedingungen einer gestörten Funktion der Hormone. Klin. Wochenschr. 1924. Nr. 18. — *Eisenhardt, W.*, Schwankungen im Chlorid-Stoffwechsel unter dem Einfluß der menstruellen Vorgänge. Biochem. Zeitschr. Bd. 118, S. 34. 1921. — *Elpermann, H.*, Kasuistischer Beitrag zur Lehre von den Menstrualpsychosen. Inaug.-Diss. Kiel 1910. — *Elsner*, Der Einfluß der Menstruation auf die Tätigkeit des Magens. Arch. f. Verdauungskrankh. Bd. 5. 1899. — *Endres, G.*, Die spezifisch-dynamische Eiweißwirkung und die Regulation des Stoffwechsels nach Blutentziehungen. Klin. Wochenschr. 1926. Nr. 25. — *Ernst, Max*, Die physiologischen Rückbildungserscheinungen in der weiblichen Brustdrüse nach Gravidität und Menstruation. Frankf. Zeitschr. f. Pathol. Bd. 31, S. 500. 1925. — *Erythropel, Gisela*, Beitrag zur Frage der physiologischen Schwankungen des Blutzuckergehaltes während des normalen Menstruationszyklus und bei Menstruationsanomalien. Inaug.-Diss. Kiel 1925. — *Eufinger, H.*, Die Veränderungen der Serumstruktur durch den monatlichen Zyklus. Zentralbl. f. Gynäkol. 1926. Nr. 36. — *Everke, Carl*, Über ovarielle Epilepsie. Monatsschr. f. Geburtsh. u. Gynäkol. Bd. 61, S. 256. 1923. — *Ewald*, Bestrahlungsergebnis einer menstruell rezidivierenden Psychose. Ärztl. Bezirksverein Erlangen, 21. 2. 1922. — *Derselbe*, Fraktionierte Kastration mittels Röntgenstrahlen und Operation bei einer menstruell rezidivieren en Psychose. Münch. med. Wochenschr. 1924. Nr. 11. — *Falco*, Der Eierstock und der Austausch der Kohlehydrate. Ann. di ostetr. e ginecol. Jg. 38, Nr. 5. 1916. — *Falta*, Über die Funktion der Nebennierenrinde. Wien. klin. Wochenschr. 1925. Nr. 45. — *Fellner*, Über die Ursache der Ungerinnbarkeit des Menstrualblutes. Zentralbl. f. Gynäkol. 1924. Nr. 50. — *Derselbe*, Menstruelle Leberhyperämie. Schwangerschaftsleber. Med. Klinik 1909. Nr. 21. 1910. — *Fenstermann, R.*, Beitrag zur Kenntnis der Generationspsychosen. Inaug.-Diss. Kiel 1922. — *Fleck, D.*, Periodical haematemesis and Menstruation. The brit. med. journ. Dezember 23. 1911. — *Fließ, W.*, Über den ursächlichen Zusammenhang von Nase und Geschlechtsorgan, zugleich ein Beitrag zur Nervenphysiologie. Halle: C. Marhold 1910. 2. Aufl. — *Flinker*, Die strafrechtliche Verantwortlichkeit des Weibes. Vierteljahrsschr. f. gerichtl. Med. u. öffentl. Sanitätswesen. 1913. H. 1. — *Frank, A.*, Einfluß der Zirbeldrüsenextrakte auf dem Genitaltrakt. Journ. of the Americ. med. assoc. 6. 12. 1919. p. 1764. — *Frank, M.*, Menotoxine in der Frauenmilch. Monatsschr. f. Kinderheilk. 1921. — *Franke, M.*, Untersuchungen über das Verhalten des vegetativen Nervensystems während der Menstruation, nebst Bemerkungen über den Zusammenhang zwischen der „inneren Sekretion" und Menstruation. Zeitschr. f. klin. Med. Bd. 84, H. 1 u. 2. — *Fraenkel, M.*, Beziehungen zwischen Schilddrüse und Genitale bei beiden Geschlechtern. Dtsch. med. Wochenschr. 1924. Nr. 4. — *Fraenkel, L.*, Beziehung der inneren Sekretion der Keimdrüsen zu dem ges. endokrinen System. Dtsch. med. Wochenschr. 1924. — *Freund, H. W.*, Die Beziehungen der weiblichen Geschlechtsorgane in ihren physiologischen und pathologischen Veränderungen zu anderen Organen. Ergebn. d. allg. Pathol. u. pathol. Anat. der Menschen u. der Tiere. 1897. — *Derselbe*, Der palpatorische Nachweis des ovariellen Zyklus und die Frühdiagnose der Schwangerschaft. Ref. Zentralbl. f. Gynäkol. 1925. Nr. 31. — *Frey, E.*, Menstruationsstudien. I. Zuckerstoffwechsel. Bemerkungen zu der gleichnamigen Arbeit v. Heilig i. Nr. 14 der Wochenschrift. Klin. Wochenschr. 1924. Nr. 29. — *Foges*, Beiträge zu den Beziehungen zwischen Mamma und Genitale. Wien. klin. Wochenschr. 1908. Nr. 4. — *Frommer, Viktor*, Das Vorkommen des Arsens in menschlichen Organen, mit besonderer

Berücksichtigung des weiblichen Organismus. Arch. f. Gynäkol. Bd. 103, H. 2. 1915. — *Fürbringer*, Zur Frage der Sexualperiodizität beim weiblichen Geschlecht. Monatsschr. f. Geburtsh. u. Gynäkol. Bd. 47, H. 1. — *Gali, Geza*, Über den Einfluß der Menstruation auf Temperatur und Allergieänderung der Tuberkulösen. Therapia. Jg. 2, S. 6. 1925. Ref. Ber. üb. d. ges. Geburtsh. u. Gynäkol. Bd. 8, H. 11/12. 1925. — *Ganter, G.*, Über sog. vagotonische und sympathikotonische Symptome. Münch. med. Wochenschr. 1925. Nr. 34. — *Garling, K.*, Über das leukozytäre Blutbild während der Menstruation. Diss. Rostock 1921. — *Geber, Hans*, Einige Daten zur Pathologie der Urticaria menstrualis. Dermatol. Zeitschr. Bd. 32. 1921. — *Gengenbach, A.*, Menotoxin oder Menstruationszustand? Zeitschr. f. Geburtsh. u. Gynäkol. Bd. 89. 1925. — *Glaser, F.*, Psychische Beeinflussung des Blutserumkalkspiegels. Klin. Wochenschr. 1924. S. 1492. — *Gluzinski* und *Grek*, Einfluß der Menstruation auf den Temperaturverlauf in verschiedenen Krankheitszuständen. Nowing 1910. Nr. 1. — *Goetsch, E.*, Der Einfluß der Verfütterung von Hypophysenextrakt auf das Wachstum und die geschlechtliche Entwicklung. Bull. of Johns Hopkins hosp. Februar 1916. — *Goodal* und *Boner*, Die Beziehungen der Schilddrüse zu den weiblichen Zeugungsorganen. Surg., gynecol. a. obstetr. Nr. 5. Chicago 1911. — *Goffe, Riddle*, Über die biologische und biochemische Funktion des Endometriums. 17. internat. med. Kongr. London. Sektion f. Geburtsh. u. Gynäkol. 1913. — *Götte, Ch. A.*, Der Einfluß von Menstruation und Schwangerschaft auf den Blutdruck. Inaug.-Diss. Leiden. 1910. — *Gräfenberg*, Die zyklischen Schwankungen des Säuretiters im Scheidensekret. Arch. f. Gynäkol. 108. H. 2 u. 3. — *Derselbe*, Über die Abhängigkeit der Scheidensekretion vom Ovarium. Ärztl. Ges. f. Sexualwissensch. u. Eugenik in Berlin 1920. S. Arch. f. Frauenkunde. Bd. 7. — *Graubner, W.*, Die hypophysäre Kachexie. Zeitschr. f. klin. Med. Bd. 100, S. 249. — *Groß, G.* und *S. Heully*, Des hémorrhagies intra-péritonéales d'orignes genitale, mais non gravidique. Arch. mens. d'olst. et de gyn. Nr. 5. — *Gruner, E.*, Die Beziehungen der Menstruation, der Schwangerschaft, der Geburt, des Wochenbettes und des Klimakteriums zu Erkrankungen der Zähne. Leipzig: Georg Thieme 1915. — *Grünzweig*, Bemerkung zu dem Aufsatz: Ein Fall von menstrualer Urticaria haemorrhagica mit Berücksichtigung des Blutbildes von Dr. Weitgasser und Cafasso. Med. Klinik 1925. Nr. 11, S. 405. — *Gumprich, Grete*, Der Einfluß der Menstruation auf das Blutbild bei gesunden Individuen. Beitr. z. Geburtsh. u. Gynäkol. Bd. 19. H. 3. — *Gutmann, Jakob*, A study of high blood pressure in women from the endocrine point of view. New York med. journ. Vol. 114. 1921. — *Hafkesbring, R.* und *M. E. Collet*, Day to day variations in basal metabolism of women. Americ. journ. of physiol. 1924. S. 73. — *Hagemann, I. A.*, Die Korrelation zwischen Riech- und Genitalregion bei der Frau. Med. record. Vol. 88, Nr. 26. 1915. — *Hanse, A.*, Beitrag zur Frage der menstruellen Neurosen und Psychosen. Arch. f. Psychiatrie. Bd. 71. — *Derselbe*, Frauenkrankheiten und Nervensystem. Arch. f. Psychiatrie. Bd. 72, H. 5. — *Derselbe*, Zur Frage der ovariellen Epilepsie. Zentralbl. f. Gynäkol. 1925. — *Hansen*, Über prämenstruelle Temperatursteigerung. Brauers Beitr. zur Klinik d. Tuberkul. Bd. 27, H. 3. — *Harrop*, Der Einfluß der Menstruation auf die Azidosis beim Diabetes mellitus. Bull. of Johns Hopkins hosp. Vol. 29, Nr. 329. — *Hartinger, Ludw.*, Die Veränderungen des Blutbildes im Menstruationszyklus und das Blutbild des ausgeschiedenen Menstrualblutes. Diss. München 1920. — *Hauptmann, A.*, Menstruation und Psyche. Arch. f. Psychiatrie u. Nervenkrankh. Bd. 71, S. 1. — *Heermann*, Über die Lehre der Beziehungen der oberen Luftwege zu der weiblichen Genitalsphäre. Bresgens Samml. zwangl. Abhandl. a. d. Geb. d. Nasen- usw. Krankheiten. Bd. 8. — *Heidler, H.*, Hygiene der Menstruation. — *Heilig*, Menstruationsstudien. I. Zuckerstoffwechsel. Klin. Wochenschr. 1924. Nr. 14. — *Derselbe*, Menstruationsstudien. II. Wasser- und Kohlesalzhaushalt. Klin. Wochenschr. 1924. Nr. 25. — *Heilig* und *Hoff*, Über Beziehungen zwischen Hautreaktivität und Ovarialfunktion. Klin. Wochenschr. Jg. 4, S. 868. 1925. — *Dieselben*, Menstruation und Liquor. Klin. Wochenschr. 1924. Nr. 45. — *Heimann, Fritz*, Innersekretorische Funktion der Ovarien und ihre Beziehungen zu den Lymphozyten. Zeitschr. f. Geburtsh. u. Gynäkol. Bd. 73. — *Heinrich, Richard*, Hautveränderungen während der Menstruation. Inaug.-Diss. Göttingen 1919. — *Heinlein, F.*, Über zyklische Schwankungen des Säuretiters im Scheidensekret Schwangerer. Zentralbl. f. Gynäkol. 1925. Nr. 39. — *Hellmuth, Karl*, Übt die Menstruation einen Einfluß auf die Hämolyse der Scheidenkeime aus? Inaug.-Diss. Halle 1915. — *Derselbe*, Liquorzuckerspiegel und Menstruationszyklus. Zentralblatt f. Gynäkol. 1926. Nr. 43. — *Hellwig, Alex* und *Neuschloß*, Zur funktionellen Schilddrüsendiagnostik. Klin. Wochenschr. 1922. Nr. 40. — *Henning, Norbert*, Über Beziehungen der Thrombozyten zur inneren Sekretion. Dtsch. med. Wochenschr. 1924. S. 1078. — *Henkel, M.*, Konstitution und Menstruation. Zeitschr. f. d. ges. Anat., Abt. 2: Zeitschr. f. Konstitutionslehre. Bd. 11, S. 337. 1925. — *Hermstein*, Über Lipoide des Menstrualblutes. Ref. Monatsschr. f. Geburtsh. u. Gynäkol. Bd. 75, S. 294. — *Herrmann* und *Kornfeld*, Über den Fermentgehalt des Serums in und außerhalb der Schwangerschaft. Wien. Arch. f. inn. Med. Bd. 12. — *Heß* und *Faltit-Schek*, Studien über Motilität und Sekretion des Magens. II. Teil: Die Funktionen des Magens intra menses. Wien. klin. Wochenschr. 1925. Nr. 16. —

Heyn und *Haase*, Über die Beziehungen der Ovarialfunktion zum Kalkgehalt des Blutserums. Arch. f. Gynäkol. Bd. 26, H. 2/3. — *Heyn, A.*, Über Menstruation, Haarfärbung, Libido und ihre gegenseitigen Beziehungen. Zeitschr. f. Geburtsh. u. Gynäk. Bd. 82. — *Heyn, Albrecht*, Der Einfluß der Ovarialfunktion auf den Grundumsatz des Weibes unter normalen und pathologischen Verhältnissen. Arch. f. Gynäkol. Bd. 129. — *Hirsch* und *Hartmann*, Thrombozytenzahl und Menstruation. Zentralbl. f. Gynäkol. 1926. Nr. 45. — *Hirschberg, A.*, Über die Beziehungen der Menstruation zur Haut. Zentralbl. f. Gynäkol. 1924. Nr. 36. — *Hofbauer, J.*, Der hypophysäre Faktor beim Zustandekommen menstrueller Vorgänge und seine Beziehungen zum Corpus luteum. Zentralbl. f. Gynäkol. 1924. Nr. 3. — *Derselbe*, Atemapparat und Sexualsphäre. Jahreskurse f. ärztl. Fortbild. Jg. 16, S. 24. 1925. — *Hoffmann*, Die Toleranz gegen Galaktose in der Norm und während der Menstruation. Zeitschr. f. exper. Pathol. u. Therapie. Bd. 16, H. 3. — *Hofstätter*, Zur hypophysären Therapie des Morbus Basedowii. Zeitschr. f. Geburtsh. u. Gynäkol. Bd. 80. — *Hofstätter, R.*, Ergebnisse und Aussichten der experimentellen Zirbelforschung. Jahresber. f. Psychiatrie u. Neurol. Bd. 37. — *Derselbe*, Über Versuche der therapeutischen Verwendung von Pinealextrakten. Monatsschr. f. Geburtsh. u. Gynäkol. Bd. 45, Nr. 4. — *Derselbe*, Spontane und artifizielle Änderungen des Menstruationsrhythmus. Wien. klin. Wochenschr. 1925. Nr. 23. — *Hofstetter, A.*, Blutbild und Menstruation. Inaug.-Diss. Basel 1920. — *Hoefnagels, I. P. A.*, Experimentelles über den Einfluß der Menstruation auf die Gerinnungsfähigkeit des Blutes. Inaug.-Diss. Amsterdam 1910/1911. — *Holler, G., H. Melicher* und *N. Reiter*, Menstruation und peripheres Blutbild. Zeitschr. f. klin. Med. Bd. 100. 1924. — *Hosaka*, On the coagulation time of circulating blood during the menstruation period. Japan med. World. Vol. 5. — *Hürzeler, O.*, Beitrag zur Frage der Beeinflussung des Blutzuckers durch das Ovar. Monatsschr. f. Geburtsh. u. Gynäkol. Bd. 54, H. 4. — *Hüffmann, Minnie*, Zur Bestimmung des Gesamtcholesterins im Blute an geburtshilflichen und gynäkologischen Fällen. Zentralbl. f. Gynäkol. 1915. Nr. 3. — *Hüssy*, Zur Physiologie der Menstruation. Gynäkol. Ges. d. dtsch. Schweiz. 2. 5. 1920. — *Ichmanitzky-Ries, M.* und *J. Ries*, Die arsenspeichernde Funktion der Uterindrüsen als Ursache der Menstruation. Münch. med. Wochenschr. 1912. Nr. 20. — *Jack*, Über den Einfluß des Corpus luteum und Hypophyse auf den Stoffwechsel. Inaug.-Diss. Heidelberg 1917. — *Jaffé, R.*, Lipoidstoffwechsel und Konstitution. Arch. f. Frauenkunde u. Eugenetik. Bd. 12, H. 4. — *Derselbe*, Einiges über Keimdrüsen und Gesamtorganismus. Zeitschr. f. Konstitutionslehre. Bd. 11. — *v. Jagic*, Erkrankung des Zirkulationsapparates in Beziehung zur Biologie und Pathologie des Weibes. Halban-Seitz: Biol. u. Pathol. d. Weibes. Bd. 5. — *Jakobi, Elisabeth*, Menstruation und Tod. Inaug.-Diss. Mai 1916. — *Jakoby, Ad.*, The effect of the thymus and mammary on menstruation. New York med. journ. Vol. 113. 1921. Ref. Jahresberichte 1921. — *Jansen, J. L. M.*, Über die Flüssigkeit des Menstrualflusses. Rev. franç. d. gynécol. et d'obstétr. September 1921. Ref. Zentralbl. f. Gynäkol. 1922. Nr. 48. — *Jastram*, Über die Einwirkung von Jod auf die Ovarien. Mitt. a. d. Grenzgeb. d. Med. u. Chirurg. Bd. 32, H. 3. — *v. Jaworsky, J.*, Über den Einfluß der Menstruation auf die neuropsychische Sphäre der Frau. Wien. klin. Wochenschr. 1910. Nr. 46. — *Jolly, Ph.*, Menstruation und Psychose. Habilitationsschrift Halle,. Februar 1915. — *Kahler, H.*, Über den Einfluß der Menstruation auf den Blutzuckergehalt. Wien. klin. Wochenschr. Jg. 27, Nr. 15. — *Keiffer*, Recherches sur l'appareit hémostatique de l'utérus de femme. Arch. mens. d'obstetr. et de gynécol. Tome 8. 1919. — *Keller*, Blutgerinnungszeit und Ovarialfunktion. Arch. f. Gynäkol. Bd. 97. 1912. — *Keller, R.*, Über Funktionsprüfungen d. Ovarialtätigkeit. Münch. med. Wochenschr. 1913. — *Kern*, Umbau der Nebennieren im extrauterinen Leben. Dtsch. med. Wochenschr. 1911. Nr. 21. — *Kernbach*, Der follikulo-luteine Apparat der Eierstöcke bei Selbstmörderinnen in der Menstruationszeit. Spitalul. Jg. 45. 1925. Ref. Ber. üb. d. ges. Geburtsh. u. Gynäkol. Bd. 8. — *Keye, John D.*, Periodische Schwankungen der spontanen Muskelkontraktionen des Uterus mit Bezug auf Brunstperiode und frühe Schwangerschaft. Bull. of Johns Hopkins hosp. Vol. 34 u. 384. Ref. Ber. üb. d. ges. Geburtsh. u. Gynäkol. Bd. 3. 1924. — *King, Jessie*, Concerning the periodic cardiovascular and temperature variations in women. Americ. journ. of physiol. Vol. 34, Nr. 2. — *Klaar*, Zur Kenntnis des weiblichen Axillarorgans beim Menschen. Wien. klin. Wochenschr. 1926. Nr. 5. — *Klaus, Karl*, Serumkalk und -kalium im Menstruationszyklus. Stornik lékarsky. Jg. 27, H. 3. Ref. Ber. üb. d. ges. Geburtsh. u. Gynäkol. Bd. 11, H. 7. — *Derselbe*, Biochemische Vorgänge bei der Menstruation. Ref. Ber. üb. d. ges. Geburtsh. u. Gynäkol. Bd. 10. — *Klemperer*, Diskussion auf dem 25. Internisten Kongreß in Wien. 1908. — *Klinkert*, Kurze Bemerkungen zur Menstruationseosinophilie. Zeitschr. f. klin. Med. 1920. H. 1/2. — *Knaus, H.*, Die Beziehungen der Schilddrüse zu den weiblichen Genitalorganen und zur Schwangerschaft. Arch. f. klin. Chirurg. Bd. 131. — *Derselbe*, Zur Korrelation zwischen Thyreoidea und dem weiblichen Genitale. Münch. med. Wochenschr. Jg. 70, Nr. 21. 1923. — *Koblanck, A.*, Über einige Beziehungen zwischen dem Verdauungskanal und dem weiblichen Genitalzyklus. Arch. f. Verdauungskrankh. m. Einschluß der Stoffwechselpathol. u. d. Diätetik. Bd. 37. — *Koch* und *Klein*, Zur Therapie der weiblichen Hämophilie.

Gynäkol. Rundschau. Jg. 6. 1912. — *Kok*, Experimentelle Beiträge zur Tubenbewegung. Klin. Wochenschrift 1925. S. 1543 u. Arch. f. Gynäkol. Bd. 125. — *Kowitz, H. L.*, Die Funktion der Schilddrüse und die Methoden ihrer Prüfung. Ergebn. d. inn. Med. u. Kinderheilk. Bd. 27. — *Köller*, Experimentelle Beiträge zur Blutkalkfrage nach biologischer Methode. Arch. f. exper. Pathol. u. Pharmakol. Bd. 102. — *König*, Beiträge zur forensisch-psychischen Bedeutung der Menstruation. Arch. f. Psychiatrie u. Nervenkrankh. Bd. 153. — *Krabbe*, Histologische und embryologische Untersuchungen über die Zirbeldrüse des Menschen. Anat. Hefte. Bd. 54. 1917. — *Kraul*, Über die Ungerinnbarkeit des Menstrualblutes. 88. Vers. dtsch. Naturforscher u. Ärzte. Ref. Monatsschr. f. Geburtsh. u. Gynäkol. Bd. 68. — *Kraul* und *Halter*, Die Beziehungen des weiblichen Genitales zum Grundumsatz. Zeitschr. f. Geburtsh. u. Gynäkologie. Bd. 87. — *Dieselben*, Über den Einfluß des weiblichen Genitales auf den Grundumsatz. Wien. klin. Wochenschr. Jg. 36, Nr. 30. 1923. — *Kreis*, Untersuchungen über den Tonus des Sympathikus und Parasympathikus in Beziehung zur Menstruation besonders der Amenorrhoe. Gynécol. et obstétr. Tom. 5. — *Derselbe*, Menstruation et système nerveux. Essai sur les problèmes physiol. et pathol. Bull. de la soc. d'obstétr. et de gynécol. de Paris. Jg. 11. 1922. — *Kritzler*, Über Giftbildung im Blut der Menstruierenden. Med. Klinik 1920. Nr. 42. — *Kroß*, Wirkung der Injektion des Extrakts der Vorderlappen der Hypophyse auf die Generationsorgane. Americ. journ. of obstetr. a. gynecol. Vol. 4. — *Kroß, Isidor*, Uterine Sekretion — eine Experimentalstudie über ihre Wirkung auf die Blutgerinnung. Surg. gynecol. a. obstetr. Vol. 36, Nr. 2. Ref. Zentralbl. f. Gynäkol. 1924. Nr. 14. — *Küstner, H.*, Schwangerschafts- und Menstruationsglykosurie. Vorläufige Mitteilung. Klinische Wochenschrift 1922. Nr. 7. — *Derselbe*, Die Bedeutungen der Funktionen der weiblichen Genitalorgane für den renalen Diabetes. Verhandl. d. dtsch. Ges. f. Gynäkol. 12. Kongreß 1922. — *Kylin* und *Silverswärd*, Blut-Kalk-Studien. IV. Mitt. Über die Einwirkung der Ca-Atropin-Medikation auf den Blutkalkgehalt. Zeitschr. f. d. ges. exper. Med. Bd. 43. 1924. — *Labhardt*, Zur Frage des Menstruationsgiftes. Zentralbl. f. Gynäkol. 1924. Nr. 48. — *Labhardt* und *Hüssy*, Menstruation und Wellenbewegung. Zeitschr. f. Geburtsh. u. Gynäkol. Bd. 84. — *Lahille*, Über den Blutverlust bei der Regel der Frauen. Ann. de gynécol. et obstétr. Tom. 42. — *Laiguel-Labastine*, The menstrual rhythm and intermittent mélancholia. La Gynécologie. März 1926. — *Landau, M.*, Die Nebennierenrinde. Gustav Fischer 1915. — *Langley*, Das autonome Nervensystem. Klin. Wochenschr. 1923. Nr. 33. — *Lanz, W.*, Untersuchungen über den Einfluß der Menstruation auf den Gasstoffwechsel der Frau. Zeitschr. f. Geburtsh. u. Gynäkol. Bd. 89. 1925. — *Lawaese-Delhaye*, La pression sanguine et la période menstruelle: recherches cliniques à l'oscillomètre de Pachon. Scalpel. Jg. 78, Nr. 37. 1925. — *Leicher*, Über den Ca-Gehalt des menschlichen Blutserums und seine Beeinflussung durch Störungen der inneren Sekretion. Med.-biol. Abend d. Univ. Frankfurt, 7. 2. 1922. — *Lemke, Hermann*, Ein Beitrag zu: Über die Beziehungen zwischen Menstruation und Gesamtorganismus. Diss. Jena 1920. — *Leonardi*, Innersekretorische Verhältnisse zwischen Eierstock und Leber. Ref. Ber. üb. d. ges. Geburtsh. u. Gynäkol. Bd. 4. 1924. — *Leschke*, Hypophyse, Zwischenhirn und Genitale. Ärztl. Ges. f. Sexualwiss. u. Eugenet. in Berlin 1920. S. Arch. f. Frauenk. u. Eugenetik. Bd. 7. — *Leupold*, Beziehungen der Nebennieren und männlichen Keimdrüsen. Jena: G. Fischer 1920. — *Leupold* und *Seißen*, Experimentelle Untersuchungen über die Bedeutung des Cholesterinstoffwechsels für die weiblichen Keimzellen. Arch. f. Gynäkol. Bd. 119. — *v. d. Leyen*, Zur normalen und pathologischen Anatomie der Menstrualabgänge. Zeitschr. f. Geburtsh. u. Gynäkol. Bd. 59. 1907. — *Leynen, F.*, Ovarium und neuro-glanduläres System des organovegetativen Lebens. Gynécol. 1923. Ref. Zentralbl. f. Gynäkol. 1924. Nr. 41. — *Lichter, Armin*, Experimentelle Urticaria hervorgerufen mit Krankenserum eines Falles von Urticaria menstrualis. Dermatol. Wochenschr. 1924. Nr. 29. — *Liebesney, Paul*, Der Einfluß der Hypophyse auf den Energiestoffwechsel. Wien. klin. Wochenschr. 1925. Nr. 28. — *Lindemann, Walter*, Beiträge zur biologischen Bedeutung der Lipoide für die Sexualfunktion des Weibes. Habilitationsschrift. Halle 1915. — *Linder, Marie Luise*, Über das Verhalten von Blutdruck, Temperatur und Puls in den menstruellen Phasen. Inaug.-Diss. Basel 1921. — *Lindner, Käthe*, Histologische Untersuchungen der physiologischen Menstruationsabgänge. Monatsschr. f. Geburtsh. u. Gynäkol. Bd. 57. — *Linke*, Beitrag zur Frage der Nachblutung nach Zahnextraktionen. Zahnärztl. Rundschau 1925. Nr. 42. Ref. Zentralbl. f. Gynäkol. 1926. Nr. 27. — *Lipschütz, Bormann, Brunow* und *Savary*, Sur la question des différences de temperature entre les deux sexes. Cpt. rend. des séances de la soc. de biol. Tom. 88. 1923. Ref. Ber. üb. d. ges. Geburtsh. u. Gynäkol. Bd. 2. 1924. — *Litten, L.*, Die histologischen Grundlagen der Sekretion nichtgravider Mammae. Virchows Arch. f. pathol. Anat. u. Physiol. Bd. 259. H. 1. — *Loeb* und *Gutmann*, Ovarialenzyme. Biochem. Zeitschr. Bd 41. 1912. — *Loeschke, H.*, Über zyklische Vorgänge in den Drüsen des Achselhöhlenorgans und ihre Abhängigkeit vom Sexualzyklus des Weibes. Virchows Arch. f. pathol. Anat. u. Physiol. Bd. 255. — *Loewy, A.*, Gaswechsel während der Menstruation und der Gravidität. Handb. d. Biochem. Bd. 6. — *Loewy* und *Kaminer*, Gaswechsel bei Tieren. Berlin.

klin. Wochenschr. Nr. 41. — *Loewy* und *Richter*, Sexualfunktion und Stoffwechsel. Arch. f. Physiol. 1899. — *Lommen*, Een geval van dermatitis dysmenorrhoica symmetrica. Nederlandsch tijdschr. v. geneesk. 2. Hälfte, Nr. 7. Ref. Frommels Jahresbericht 1915. — *Louros Nicolas*, Zur Frage der Blutplättchenfrage bei der Frau. Arch. f. Gynäkol. Bd. 119. — *Lublin, A.*, Klinische Bedeutung der Gaswechselbestimmung. Klin. Wochenschr. 1926. Nr. 28. — *Ludin, M.*, Röntgenologische Beobachtungen. Fortschritte a. d. Geb. d. Röntgenstr. Bd. 23. — *Ludlum* und *E. Mc Donald*, Studie über Menstruation. Surg., gynecol. a. obstetr. 1925. S. 569. — *Luithlen, Fr.*, Die Beeinflussung der inneren Sekretion als ätiologische Therapie bei Dermatosen der Pubertät und des Klimakteriums. Med. Klinik 1921. Nr. 8. — *Macht* und *Elvers*, Effect of menotoxin on the viability spermatozoa. Proc. of the soc. f. exp. biol. a. med. Vol. 21. Ref. Ber. üb. d. ges. Geburtsh. u. Gynäkol. Bd. 7. — *Macht* und *Lubin*, A phyto-pharmacological study of menstrual toxin. Journ. of pharmacol. a. exp. therapeut. Vol. 22. 1924. Ref. Ber. üb. d. ges. Geburtsh. u. Gynäkol. Bd. 4. — *Macht* und *Lubin, Dorothy*, A phyto-pharmacological study of a menotoxin of menstrual toxin. Pharmacol. laborat. John Hopkins univ. Baltimore. Ref. Ber. üb. d. ges. Geburtsh. u. Gynäkol. Bd. 1. — *Malamud*, Calcèmie et cycle menstruel. Cpt. rend des séances de la soc. de biol. Tom. 19. 1924. Ref. Ber. üb. d. ges. Geburtsh. u. Gynäkol. Bd. 6. — *Marx, H.*, Ovulation und Schwangerschaft in ihrer Bedeutung für die forensische Psychiatrie. Berlin. klin. Wochenschr. 1908. Nr. 39. — *Matsuyama*, Experimentelle Untersuchungen mit Rattenparabiose. III. Teil. Frankf. Zeitschr. f. Pathol. Bd. 25. — *Matthes, P.*, Der Infantilismus, die Asthenie. — *Mayer, C.*, Über die Beziehungen zwischen Keimdrüsen und Hypophysis. Arch. f. Gynäkol. Bd. 90. 1911. — *Meyer, Mac*, Zur Frage der Beziehungen zwischen Ovarium und Epithelkörperchen. Bruns Beitr. z. klin. Chirurgie. Bd. 94. — *v. Mikulicz-Radecki*, Experimentelle Untersuchungen über Tubenbewegungen. Arch. f. Gynäkol. Bd. 125. — *Mochizuki, Kanichi*, Die Funktion des Ovariums für Adrenalin-Hyperglykämie. Ni. Fujinkwa Gak. z. Tokyo. 16. 1921. — *Mohr*, Beziehungen zwischen Speicheldrüsen und Genitalorganen. Verhandl. d. dtsch. Ges. f. Gynäkol. Halle 1912. — *Morawitz, P.*, Über einige Beziehungen des Blutes zu den weiblichen Genitalien. Zeitschr. f. Geburtsh. u. Gynäkol. Bd. 87. — *v. Molnar*, Der diagnostische Wert der Senkungsgeschwindigkeit der roten Blutkörper in der Gynäkologie. Zentralbl. f. Gynäkol. 1923. Nr. 21. — *Moore, Lillian* and *Cooper*, Monthly variations in cardio-vascular activitird and in respiratory rate in women. Americ. journ. of physiol. Vol. 64. 1923. Ref. Ber. üb. d. ges. Geburtsh. u. Gynäkol. Bd. 2. 1923. — *Moskowicz*, Sexualzyklus und Geschwulstwachstum der Mamma. 50. Vers. d. dtsch. Ges. f. Chirurgie. Berlin, 7.—10. 4. 1926. — *Derselbe*, Über den monatlichen Zyklus der Mamma. Ges. d. Ärzte in Wien, 26. 3. 1926. Ref. Münch. med. Wochenschr. 1926. Nr. 17. — *Müller, L. R.*, Die Lebensnerven. Berlin: Julius Springer. — *Neßmelowa, S. N.*, Beiträge zu den Veränderungen des Blutes durch die Menstruation. Diss. Tomsk. 1913. — *Niedermeyer, A.*, Menstruelle Herpesrezidive. Zentralbl. f. Gynäkol. 1925. Nr. 48. — *Noonan*, The hygiene of menstruation. Canadian journ. of med. a. surg. Vol. 59. — *Novak, J.*, Periodische, vom Ovarialzyklus abhängige Schwankungen des Blutgehaltes der Bauchdecken. Zentralbl. f. Gynäkol. 1924. Nr. 42. — *Derselbe*, Über Ursache und Bedeutung des physiologischen Aszites beim Weibe. Zentralbl. f. Gynäkol. 1922. Nr. 21. — *Derselbe*, Mittelschmerz und ovarielle Dysmenorrhoe. Zentralbl. f. Gynäkol. 1924. Nr. 27. — *Derselbe*, Über die Beziehungen zwischen Sinnesorganen und weiblichem Genitale. Wien. med. Wochenschr. 1924. Nr. 14. — *Derselbe*, Nebennieren und Genitale. Verhandl. d. dtsch. Ges. f. Gynäkol. Halle 1913. — *Derselbe*, Die Rolle der Brustdrüsen in der Lehre von der inneren Sekretion. Zentralbl. f. d. ges. Gynäkol. u. Geburtsh. Bd. 4. — *Derselbe*, Beziehungen zwischen Augenkrankheiten und Genitale. Halban-Seitz: Biologie und Pathologie des Weibes. Bd. 5. — *Derselbe*, Zur Kenntnis der Gynäkomastie und zur innersekretorischen Theorie der Brustdrüse. Zentralbl. f. Gynäkol. 1919. Nr. 14. — *Odermatt, W.*, Die epiphysäre Frühreife. Schweiz. med. Wochenschr. 1925. Nr. 22. Ref. Klin. Wochenschr. 1925. — *Offergeld, H.*, Weibliches Sexualleben und Asthma in seiner gegenseitigen Beeinflussung. Zeitschr. f. Geburtsh. u. Gynäkol. Bd. 90. — *Olivet, Jeannot*, Die sekundäre weibliche Behaarung ein Hypophysenmerkmal. Zeitschr. f. d. ges. Anat. Bd. 10. 1924. — *Opel*, Über Menstrualexantheme. Inaug.-Diss. Leipzig, März 1908. — *Oppenheimer*, Das Verhalten des Blutbildes und der Gerinnungsdauer bei Uterusblutungen. Inaug.-Diss. Breslau 1918. — *Orita, Inav*, Experimentelle Studien über den Einfluß der Ovarien auf den Stickstoff-Stoffwechsel. Arch. f. Gynäkol. Bd. 123. — *Osten*, Untersuchungen über die Gerinnung des Blutes während der Menstruation. Inaug.-Diss. Göttingen, Juli 1907. — *Pankow*, Die Bedeutung der psychogenen Kriegskomponente bei der Bewertung gynäkologischer Leiden. Dtsch. med. Wochenschr. 1918. — *Pariser*, Menstruation und Magenfunktion. 25. Internisten Kongreß. Wien 1908. — *Patzschke* und *Sieburg*, Zur Ätiologie der Menstrualexantheme. Arch. f. Dermatol. u. Syphilis. Bd. 146. 1923. Ref. Klin. Wochenschr. 1924. Nr. 16. — *Peritz*, Hypophysis und Genitale. S. Arch. f. Frauenkunde u. Eugenetik. Bd. 7. — *Derselbe*, Einführung in die Klinik der inneren Sekretion. Berlin: Karger 1923. — *Petényi, G.*, Zusammenhang zwischen Ovarial- und Schilddrüsenfunktion. Therapie. 1926. Nr. 2. — *Pfeiffer* und *Hoff*, Blutplättchenkurve und Menstruation. Zentralbl. f. Gynäkol. 1922. Nr. 44. — *Piccione*, Einfluß der inneren Ovariensekretion auf das Blut. S. Münch. med. Wochenschr. 1915. — *Pichler, J.*, Epilepsie und Menstruation. Wien. klin. Wochenschr. 1923. Nr. 47. — *Piganeau*, Affections ovulaires dues a la suppression de la menstruation. Thèse de Bordeaux. Ref. La Gynécol. September 1911. — *Plaut, A.*, Die Stellung der Pars intermedia im Hypophysensystem des Menschen. Zentralbl. f. Gynäkol. 1923. — *Plaut* und *Timm*, Über den Einfluß der Keimdrüsen auf den Stoffwechsel. Klin. Wochenschr. 1924. Nr. 37. — *Platz*, Zur Wirkung des Atropins, Adrenalins und Pilokarpins. Med. Ges. Magdeburg, 6. 4. 1922. S. Münch. med. Wochenschr. 1922. Nr. 19. — *Derselbe*, Die pharmakologische Prüfung des vegetativen Nervensystems. Klin. Wochenschr. 1923. Nr. 30. — *Polano*, Untersuchungen über die zyklischen Veränderungen der weiblichen Brust während der Geschlechtsreife. Zeitschr. f. Geburtsh. u. Gynäkol. Bd. 87. — *Polano* und *Dietl*, Hautsekretion und Hefegärung, ein Beitrag zur Frage des Menstruationsgiftes. Ärztl. Verein München, 16. 7. 1924. Ref. Klin. Wochenschr. 1924. Nr. 38. — *Dieselben*, Die Einwirkung der Hautabsonderung bei den Menstruierenden auf die Hefegärung. Münch. med. Wochenschr. 1924. Nr. 40. — *Pölzl, Anna*, Über menstruelle Veränderungen des Blutbefundes. Wien. klin. Wochenschr. 1910. Nr. 7. — *Poor, Ferene*, Die durch Störungen im weiblichen Genitalsystem hervorgerufenen Hautleiden. Orvosi Hetilap. 1924. Nr. 33. Ref. Ber. üb. d. ges. Geburtsh. u. Gynäkol. Bd. 7. — *Pulay*, Die sich aus dem Einfluß der endokrinen Drüsen ergebenden Gesichtspunkte bei Erkrankungen der Haut. Therap. Halbmonatsh. 1920. H. 11. — *Derselbe*, Erythema majocchi m. Menstruationsstörungen. Geburtsh.-gynäkol. Ges. Wien, 14. 6. 1922. Ref. Klin. Wochenschr. 1922. Nr. 42. — *Pulvermacher, L.*, Hautveränderungen bei der Menstruation und in der Gravidität in ihrem Zusammenhange mit der innersekretorischen Tätigkeit der Keimdrüsen. Ärztl. Ges. f. Sexualwiss. und Eugenetik in Berlin 1920. S. Arch. f. Frauenkunde u. Eugenetik. Bd. 7. — *Rabinowitch, J. M.*, The effect of thyreoidectomy upon the calcium contentof the blood serum. Journ. of laborat. a chir. med. Vol. 9. 1924. Ref. Ber. üb. d. ges. Geburtsh. u. Gynäkol. Bd. 7. — *Rebaudi, S.*, Eierstock, Corpus luteum und Langerhanssche Zellinseln. Zentralbl. f. Gynäkol. Bd. 32. 1908. — *Reprieff*, Die weibliche Geschlechtsfunktion in ihrer Beziehung zum Gesamtorganismus. Arch. f. Frauenkunde u. Konstitutionsforschung. Bd. 11. — *Revelli, G.*, La durata della mestruazione e lo soiluppo fetale. Note statistiche. Rass. d'ostetr. e ginecol. Jg. 32. 1923. Ref. Ber. üb. d. ges. Geburtsh. u. Gynäkol. Bd. 3. 1924. — *Derselbe*, Menstruationsdauer und fötale Entwicklung. Rass. d'obstetr. e ginecol. anna 32. 1923. Ref. Zentralbl. f. Gynäkol. 1924. Nr. 17. — *Richter*, Ein eigenartiger Fall von Menstruation. Wissensch. Verein f. Ärzte zu Stettin, 6. 12. 1910. Ref. Berlin. klin. Wochenschr. 1911. Nr. 7. — *Riddle*, Die biochemische Funktion des Endometriums bei der Ätiologie von Metrorrhagie und Menorrhagie. New York med. Journ. Vol. 100. 1914. Ref. Zentralbl. f. Gynäkol. Nr. 43. S. 759. — *Derselbe*, Ein noch unbekannter Einfluß der Nebennieren auf die Ovulation. Proc. of the soc. f. exp. biol. a med. Vol. 19. 1922. — *Riddle* and *Honeywell*, Studies on the physiology of reproduction in birds. 17. Blood sugar and ovulation under inactivity or close confinement. Americ. journ. of physiol. Vol. 167. Ref. Ber. üb. d. ges. Geb. u. Gynäkol. Bd. 7. — *Rißmann*, Gibt es eine den Frauen eigentümliche Gelbsucht? Zeitschr. f. Geburtsh. u. Gynäkol. Bd. 65. — *Rittmann*, Blutkalziumspiegel und Menstruation. Wien. Arch. f. inn. Med. Bd. 8. Ref. Münch. med. Wochenschr. 1924. Nr. 36. — *Ronnaux*, Neuritis optica menstruellen Ursprungs. Recheil d'ophth. 1910. Ref. Zentralbl. f. Gynäkol. 1911. — *Rosenberg, Albert*, Über menstruelle, durch das Corpus luteum bedingte Mammaveränderungen. Frankf. Zeitschr. f. Pathol. Bd. 27. 1922. — *Rosenberg, Maximilian*, Dysovarielle Depressionen und ihre Behandlung. Klin. Wochenschr. 1923. Nr. 7. — *Rosenbloom*, Einfluß der Menstruation auf die Nahrung. Toleranz bei Diabetes. Journ. Americ. med. assoc. 1921. Ref. Zentralbl. f. Gynäkol. 1922. — *Rosenburg, A.*, Die menstruellen Mammaveränderungen. Zentralbl. f. Gynäkol. 1923. Nr. 3. — *Rosenthal* und *Schwenk*, Über die Wechselwirkung von Schilddrüse und Geschlechtsdrüsen im Stoffwechsel. Intern. Beitr. z. Pathol. u. Therapie d. Ernährungsstörungen. Bd. 1. Ref. Zentralbl. f. Gynäkol. 1910. — *Rosenmann* und *Braun*, Über eine fermentative Eigenschaft des Menstrualblutes. Geburtsh.-gynäkol. Ges. Wien, 14. 2. 1922. S. Monatsschr. f. Geburtsh. u. Gynäkol. Bd. 61. — *Roßmann, Rudolf*, Menstruation und Aberglaube. Diss. München 1921. — *de Rouville* and *Sappey*, The action of the lutein cells of the ovary in cerlain uterine hemorrhages. Gynécol. et obstétr. 1922. Ref. Americ. journ. of obstetr. a. gynecol. Vol. 7. — *Rucker, M. Pierce*, Contractions of a nonpregnant multiparous human uterus. Americ. journ. of obstetr. a. gynecol. Vol. 9. 1925. — *Rumpf*, Die Verwendung der Bestimmung der Blutkörperchensenkungsgeschwindigkeit in der Gynäkologie. Zentralblatt f. Gynäkol. 1922. Nr. 20. — *Runge, E.*, Gynäkologie und Geburtshilfe in ihren Beziehungen zur Ophthalmologie. Leipzig: Barth 1908. — *Derselbe*, Augenkrankheiten in ihren Beziehungen zur Gynäkologie. Berlin. klin. Wochenschr. 1909. Nr. 15. — *Saenger*, Gibt es ein Menstruationsgift? Zentralbl. f. Gynäkol. 1921. Nr. 23. — *Sanderson*, Menstruation im Schulleben. Brit. med. journ. 1920. Nr. 3118. —

Sahler, Über zyklische, endokrin bedingte Schwankungen der Erythrozytenzahl. Wien. klin. Wochenschr. 1924. Nr. 27. — *Sawadowskaja-Nesmelowa*, Zur Frage über die Veränderungen des Blutes gesunder Frauen während der Menstruation. Ssibirskaja Wratsch. Ges. 1912. Nr. 52. — *Sawrieff*, Ein seltener Fall von „weißer" Menstruation bei einem 10jährigen Mädchen. Protokol. der Haubas. Med. Ges. April-Oktober 1909. — *Scheuer*, Hautkrankheiten sexuellen Ursprunges bei Frauen. Berlin-Wien: Urban & Schwarzenberg 1911. — *Schick*, Das Menstruationsgift. Wien. klin. Wochenschr. 1920. Nr. 19. — *Schickelé*, Die sog. Wellenbewegung im Leben des Weibes. 84. Vers. d. Naturf. u. Ärzte zu Münster i. Westf. Monatsschr. f. Geburtsh. u. Gynäkol. Bd. 36. — *Derselbe*, Wirksame Substanzen in Uterus und Ovarium. Naturw. med. Verein zu Straßburg. Münch. med. Wochenschr. 1911. Nr. 3. — *Derselbe*, Die Lehre der Menstruation. Vortr. a. d. 83. Vers. d. Naturf. u. Ärzte i. Karlsruhe. Ref. Zentralbl. f. Gynäkol. 1911. Nr. 45. — *Derselbe*, Die Beziehungen der Menstruation zu allgemeinen und organischen Erkrankungen. Ergebn. d. inn. Med. u. Kinderheilk. Bd. 12. 1913. — *Schenk*, Keimdrüse und Hypophyse. Arch. f. Gynäkol. Bd. 125. — *Schlimpert*, Untersuchungen auf Cholesterin im Blut von geburtshilfl.-gynäkol. Fällen. Dtsch. med. Wochenschr. Nr. 39, S. 583. — *Schmauch*, Die Schilddrüse der Frau und ihr Einfluß auf Menstruation und Schwangerschaft. Monatsschr. f. Geburtsh. u. Gynäkol. Bd. 38. — *Schmitt, Walter*, Über die Ursachen des Menstruationsschmerzes. Zentralbl. f. Gynäkol. 1924. Nr. 29. — *Schmotkin*, Menstruation bei gesunden Individuen. Arch. f. Gynäkol. Bd. 97. — *Schneider, E.*, Zur Therapie der Menstrualpsychosen. Allg. Zeitschr. f. Psychiatrie u. psychiatr.-gerichtl. Med. Bd. 81. 1925. Ref. Ber. üb. d. ges. Geburtsh. u. Gynäkol. Bd. 8. — *Schröder, Hinrichs, Keßler*, Uterus und Scheide als Quelle des Fluor genitalis. Arch. f. Gynäkol. Bd. 128. — *Schubert*, Die Menstruationsfrage. Zentralbl. f. Gynäkol. 1926. Nr. 30. — *Schubert, G.* u. *Stending, Olga*, Die Menstrualgiftfrage. Monatsschr. f. Geburtsh. u. Gynäkol. Bd. 72. — *Schuchardt*, Menstruationspsychosen. Med. Ges. in Jena, 2. 2. 1921. Ref. Münch. med. Wochenschr. 1921. Nr. 14. — *Schultze, K. F.*, Ovarialtätigkeit, Kalium-Kalziumgehalt des Blutserums und vegetatives System. Arch. f. Gynäkol. Bd. 126. — *Schwemling, Elis.*, Über den Intermenstrualschmerz. Inaug.-Diss. München 1922. — *Scipiades*, Über die innere Sekretion des Eierstockes. Arch. f. Gynäkol. Bd. 108. — *Sekiba, D.*, Zur Morphologie und Histologie des Menstruationszyklus. Arch. f. Gynäkol. Bd. 121. — *Sellin, R.* (Hamburg), Menstruationshose. D.P.R. 317142. S. Therap. Halbmonatsh. 1920. H. 5. — *Sicilia*, Die Dermatosen, die auf Veränderungen des weiblichen Genitalapparates beruhen. Med. Ibera. Bd. 16. 1922. — *Sieburg* und *Patzschke*, Menstruation und Cholinstoffwechsel. Zeitschr. f. d. ges. exp. Med. Bd. 36. 1923. — *Siegert, Friedrich*, Die Funktion der glatten Muskulatur und ihr Einfluß auf die Schmerzentstehung. Arch. f. Gynäkol. Bd. 123. — *Sieven, Fr.*, Über Hämophilie bei Frauen. Zentralbl. f. Gynäkol. 1919. Nr. 22. — *Simmonds*, Zwergwuchs bei Atrophie des Hypophysenvorderlappens. Dtsch. med. Wochenschr. 1919. Nr. 18. — *Derselbe*, Atrophie des Hypophysenvorderlappens und hypophysäre Kachexie. Dtsch. med. Wochenschr. Nr. 31. 1918. — *Simpson*, The effect of pituitary feeding on egg production in the domestic fowl. Ref. Ber. üb. d. ges. Geb. u. Gynäkol. Bd. 4. — *Singer, Kurt*, Menstruation und Seelenleben. Monatsschr. f. Geburtsh. u. Gynäkol. Bd. 50. — *Singer, G.*, Endokrine Drüsen und Verdauungsapparat. Wien. klin. Wochenschr. 1923. Nr. 14/15. — *Smilanerova-Pelikanova*, Einfluß der Menstruation auf die Magensekretion. Sbonil lekarsky. Bd. 24. Ref. Zentralbl. f. Gynäkol. 1924. Nr. 50. — *Sonnenberg, A.*, Zur Lehre von den menstruellen Psychosen. Inaug.-Diss. Kiel 1922. — *Spehlmann*, Über Nebennierenrinde und Geschlechtsbestimmung. Zentralbl. f. Gynäkol. 1925. S. 672. — *Spielmann, Josef*, Über prämenstruelle Temperatursteigerungen. Diss. Erlangen 1921. — *Sserdjukoff*, Zur Frage der funktionellen Beziehungen zwischen dem Drüsenparenchym des Ovariums und der Nebennierenrinde. Virchows Arch. f. pathol. Anat. u. Physiol. Bd. 237. 1922. — *Sserdjukoff, M.*, Zur Frage der funktionellen Wechselwirkung zwischen der Drüse des Ovariums und der Nebennierenrinde. Ref. Jahresberichte. 1921. S. 126. — *Steiger*, Beiträge zur Frage der hypophysärem Fettsucht, Dystrophie adiposo-genitalis. Zentralbl. f. inn. Med. 1916. Nr. 49. — *Stephan*, Über das Endothelsymptom. Berlin. klin. Wochenschr. 1921. Nr. 14. — *Stephan, R.*, Über die Funktion der Nebennierenrinde. Münch. med. Wochenschr. 1922. Nr. 10. — *Sternberg, H.*, Die Nebenniere bei physiologischer (Schwangerschaft) und artefizieller Hypercholesterinämie. Beitr. z. pathol. Anat. u. z. allg. Pathol. Bd. 4. X. — *Stickel* und *Zondek*, Das Menstrualblut. Zeitschr. f. Geburtsh. u. Gynäkol. Bd. 83. — *Stieve, H.*, Die regelmäßigen Veränderungen der Muskulatur und des Bindegewebes in der menschlichen Gebärmutter in ihrer Abhängigkeit von der Follikelreife und der Ausbildung eines gelben Körpers, nebst Beschreibung eines menschlichen Eies im Zustand der ersten Reifeteilung. Zeitschr. f. mikr.-anatom. Forschung. Bd. 4. — *Stolper, Julius*, Über den Einfluß der weiblichen Keimdrüse auf den Zuckerstoffwechsel. Gynäkol. Rundschau Bd. 7. 1913. — *Stolper, Lucius*, Menstruation und vegetatives Nervensystem. Wien. med. Wochenschr. Jg. 73, Nr. 20 u. 23. — *Stratz, C. H.*, Mittelschmerz und ovarielle Dysmenorrhöe. Zentralbl. f. Gynäkol. Jg. 48,

Nr. 18. 1924. — *Strecker, Josef*, Übersichtsreferat über physikalische und morphologische Blutfragen in der Gynäkologie. Monatsschr. f. Geburtsh. u. Gynäkol. Bd. 66. 1924. — *Strong*, Gerinnungsfähigkeit des Menstrualblutes. Jahresbericht des Frauenhospital in New York. Januar 1917. — *Szegö, Paul*, Über Hauterkrankungen bei Störungen der Ovarialfunktion. Zentralbl. f. Gynäkol. Jg. 49. 1925. — *Szenes* und *Mondré*, Menstruationsdauer und fötale Entwicklung. Zentralbl. f. Gynäkol. 1924. Nr. 39. — *Tamagawa, Zawara*, Über die zyklischen Veränderungen der weiblichen Brustdrüsen. Kinki Fujinkwa Gakkwai Zassi. Bd. 8. 1925. Ref. Ber. üb. d. ges. Geburtsh. u. Gynäkol. Bd. 10. — *Taussig*, Anatomische, physiologische und pathologische Beziehungen zwischen Magen und Uterus. Americ. med. assoc. Section of gynecol. a. abdom. surgery. Sitzg. am 1. 6. 1908. — *Taschenberg*, v. Mikuliczscher Symptomenkomplex und innere Sekretion. Münch. med. Wochenschr. 1921. Nr. 11. — *Theilhaber, A.*, Zur Pathologie und Therapie des sog. Mittelschmerzes. Arch. f. Gynäkol. Bd. 93. — *Derselbe*, Zur Lehre der Entstehung der Menstruation. Münch. med. Wochenschr. 1911. Nr. 9. — *Thumim, L.*, Beziehungen zwischen Eierstock und Zirbeldrüse. Berlin. med. Ges. 17. III. Ref. Münch. med. Wochenschr. 1909. — *Derselbe*, Beziehungen zwischen Hypophysis und Eierstöcken. Berlin. klin. Wochenschr. 1909. Nr. 14. — *Tobler, Maria*, Über den Einfluß der Menstruation auf den Gesamtorganismus der Frau. Monatsschr. f. Geburtsh. u. Gynäkol. Bd. 22. 1905. — *Toulouse, E.* et *Marchand*, Influenze de la menstruation sur l'épilépsie. Rev. de psychiatrie. Tom. 17. — *Trendelenburg*, Über den Gehalt des Hypophysenhinterlappen-Extraktes an uteruserregenden Substanzen. Münch. med. Wochenschr. 1922. Nr. 4. — *Derselbe*, Die Sekretion des Hypophysenhinterlappens in die Cerebrospinalflüssigkeit. Klin. Wochenschr. 1924. Nr. 18. — *Tschirdewahn*, Über Ovulation, Corpus luteum und Menstruation. Zeitschr. f. Geburtsh. u. Gynäkol. Bd. 83. — *Tsubura*, Beiträge zur Kenntnis der inneren Sekretion der Keimdrüsen. II. Mitteilung. Keimdrüsen und respiratorischer Gaswechsel. Biochem. Zeitschr. Bd. 143. 1923. Ref. Ber. üb. d. ges. Geburtsh. u. Gynäkol. Bd. 4. — *Tuszkay, Ö.*, Über den Zusammenhang zwischen Uterus und Magenleiden. Monatsschrift f. Geburtsh. u. Gynäkol. Bd. 12. — *Tuttle*, Changes of irritability in women during the menstrual cycle. Journ. of laborat. a. clin. med. Vol. 11. 1925. — *Tyler, Marg.* and *Underhill*, Does menstruation influence blood concentration? Americ. journ. of obstetr. a. gynecol. Bd. 5. — *Veil*, Vagotonie und Sympathikotonie. Dtsch. med. Wochenschr. 1924. Nr. 16. Ref. Ber. über die gesamte Geburtsh. u. Gynäkol. Bd. 5. — *Veil, H.*, Über das Verhalten der genitalen Funktionen beim Myxödem des Weibes. Arch. f. Gynäkol. Bd. 107. — *Veit, B.*, Ein Beitrag zur pathologischen Anatomie der Hypophyse. Frankf. Zeitschr. f. Pathol. Bd. 28. — *Velasco, Pérez*, Zur Bildung des Corpus luteum und seine Beziehungen zur Menstruation. Rev. méd. de Hamburgo. Jg. 6. 1925. — *van de Velde*, Über den Zusammenhang zwischen Ovarialfunktion, Wellenbewegung und Menstrualblut und über die Entstehung des sog. Mittelschmerzes. Jena: Gust. Fischer 1905. — *Vignes, H.*, Mechanism of menstruation. Americ. journ. of obstetr. a. gynecol. Januar-März 1916. S. Frommels Jahresber. 1916. — *Viville*, Die Beziehungen der Menstruation zum Allgemeinorganismus bei gynäkologischen Erkrankungen. Arch. f. Gynäkol. Bd. 97. — *Vogt, E.*, Zur Theorie und praktischen Verwendbarkeit des Endothelsymptoms. Verhandl. d. dtsch. Ges. f. Gynäkol. 17. Kongreß. Innsbruck 1923. — *Derselbe*, Liquor cerebrospinalis und Blutzucker. Klin. Wochenschr. Jg. 4. Nr. 13. 1925. — *v. Volkmann*, Sekretionsvorgänge in der Zirbeldrüse. Med. Ges. in Jena, 31. 1. 1923. Ref. Klin. Wochenschr. Nr. 14. 1923. — *Wakeham, Glen.*, Basal metabolism and the menstrual cycle. Journ. of biol. chem. Vol. 56. 1923. Ref. Ber. üb. d. ges. Gynäkol. u. Geburtsh. Bd. 3. — *Wallich*, Sur la cause de l'hémorrhagie menstruelle. Presse méd. 1919. Nr. 27. — *Walter, H.*, Über Beziehungen der weiblichen Keimdrüsen zu Nebennieren und Thymus. Zeitschr. f. Pathol. Bd. 27. 1922. — *Walthard, M.*, Der Einfluß des Nervensystems auf die Funktionen der weiblichen Genitalien. Prakt. Ergebn. d. Geburtsh. u. Gynäkol. Jg. 2. 1911. — *Derselbe*, Psychoneurose und Gynäkologie. Monatsschr. f. Geburtsh. u. Gynäkol. Bd. 36. — *Weidemann, Martina*, Thyreoidea und Menstruation. Zeitschr. f. Geburtsh. u. Gynäkol. Bd. 80. — *Weinberg*, Über das Vorkommen von Jod und Äther in den menschlichen Ovarien. Beitr. z. Geburtsh. Bd. 19. — *Weißmann-Netter, R.*, Säure-Basen-Gleichgewicht und Menstruation. Ber. üb. d. ges. Geburtsh. u. Gynäkol. Bd. 8. — *Weitgasser* und *Cafasso*, Ein Fall von menstrualer Urticaria haemorrhagica mit Berücksichtigung des Blutbildes. Med. Klinik 1924. Nr. 27. — *Wermbter*, Über den Umbau der Uterusgefäße in verschiedenen Monaten der Schwangerschaft erst- und mehrgebärender Frauen unter Berücksichtigung des Verhaltens der Zwischensubstanz der Arterienwände. Virchows Arch. f. pathol. Anat. u. Physiol. Bd. 257. — *Wesselink, D. G.*, Over menstruatie. Nederlandsch maandschr. v. verlosk. Vol. 8. Nr. 4 u. 5. — *Westheide*, Psychologie und Psychopathologie der Menstruation in gerichtlich-medizinischer Hinsicht. Dtsch. Zeitschr. f. d. ges. gerichtl. Med. Bd. 1. 1922. — *Wiltshire*, Stoffwechsel während der Menstruation. Lancet. Vol. 201. — *Winter*, Menstruation und Epilepsie. Arch. f. Gynäkol. Bd. 120. — *Wintz, H.* und *L. Fingerhut*, Corpus luteum und Blutgerinnungszeit mit Demonstration eines neuen

Apparates zur Blutgerinnungsbestimmung. Bayer. Ges. f. Geburtsh. u. Gynäkol. 25. 1. 1914 in Nürnberg. S. Zentralbl. f. Gynäkol. 1914. — *Wislocki, G. B.* und *Guttmacher*, Spontaneous peristaltik of the excised whole uterus and fallopian tubes of the sow with reference to the ovulation cycle. Bull. of Johns Hopkins hosp. Vol. 35. Ref. Ber. üb. d. ges. Geburtsh. u. Gynäkol. Bd. 7. — *Witt*, Verblutung bei der Menstruation. Ärztl. Verein Hamburg 11. 11. 1924. Ref. Klin. Wochenschr. Nr. 1. 1925. — *Wolffenstein*, Über die Epilepsie der Pubertätszeit. Inaug.-Diss. Leipzig 1911. — *Wolpe, J. M.*, Über Steigerung der Sekretion und der Azidität des Magensaftes während der Menstruation. Dtsch. med. Wochenschrift 1908. Nr. 51. — *Wolter*, Zur Lehre von den menstrualen Psychosen. Inaug.-Diss. Kiel 1911. — *Wormtych*, Zur Frage der menstruellen Schilddrüsenvergrößerung. Wien. klin. Wochenschr. 1914. Nr. 26. — *Würzburger*, Untersuchungen über das Blutbild und die Blutkörperchensenkungsgeschwindigkeit in der Gynäkologie und Geburtshilfe. Zentralbl. f. Gynäkol. 1925. Nr. 26. — *Zoeppritz, B.*, Der Jodgehalt menschlicher Ovarien. Münch. med. Wochenschr. 1912. Nr. 35. — *Zondek, H.*, Hypophyse und Keimdrüsen. Arch. f. Frauenkunde u. Konstitutionsforsch. Bd. 11. 1925. — *Zondek, H.* und *Bernhardt*, Zur Frage des inkretorischen Antagonismus. Klin. Wochenschr. 1925. Nr. 31. — *Zuntz, L.*, Weitere Untersuchungen über den Einfluß der Ovarien auf den respiratorischen Stoffwechsel. Arch. f. Gynäkol. Bd. 96. — *Derselbe*, Über den Einfluß der Kastration auf den respiratorischen Stoffwechsel. Dtsch. Zeitschr. f. Chirurg. Bd. 95. — *Derselbe*, Betr. Gaswechsel bei Tieren. Arch. f. Gynäkol. Bd. 96 u. Zeitschr. f. Geburtsh. u. Gynäkol. Bd. 53. — *Derselbe*, Über den Einfluß der Menstruation auf den Stoffwechsel. Arch. f. Gynäkol. Bd. 78 u. Zeitschr. f. Geburtsh. u. Gynäkol. Bd. 52. — *Derselbe*, Ist die Brünstigkeit von Einfluß auf die Haltbarkeit des Fleisches? Epidermiologischer Monatsbericht der Hygienesektion des Völkerbundes 15. 8. 1926. Ref. Münch. med. Wochenschr. 1926. Nr. 38.

VII. Das Klimakterium. (Die natürliche Menopause.)

Adler, Physiologie und Pathologie der Ovarialfunktion. Arch. f. Gynäkol. Bd. 95. 1911. — *Bailey, P.*, Die Funktion der Hypophysis cerebri. Ergebn. d. Physiol. Bd. 20. 1922. — *Bauer, G.*, Das Endometrium in der ersten Zeit der Menopause. Inaug.-Diss. Rostock 1920. — *Bauer, I.*, Über Fettansatz. Klin. Wochenschr. 1922. Nr. 40. — *Bauer, J.*, Rheumatismus des Klimakteriums. Wien. klin. Wochenschr. 1926. Nr. 26. — *Bauer, R.*, Hautaffektionen der Wechseljahre und ihre Therapie. Zentralbl. f. Gynäkol. 1923. Nr. 5. — *Berblinger*, Klimakterische Gesichtsbehaarung und endokrine Drüsen. Ges. f. Geburtsh. u. Gynäkol. zu Leipzig 18. 5. 1924. — *Biedl, Artur*, Physiologie und Pathologie der Hypophyse. Internisten-Kongreß. München-Wiesbaden 1922. — *Blamoutier*, Goitre exophthalmique et kraurosis de la vulve survenant après la ménopause. Étude pathogénique et thérapeutique. Paris méd. Jg. 12. 1922. — *Blanchetière, A.*, Teneur du sang en sodium potassium et calcium après ovariotomie et à la ménopause. Cpt. rend. des séances de la soc. de biol. Tom. 92. 1925. — *Bockelmann, O.* und *J. Rother*, Zum Problem der extragenitalen Wellenbewegung im Leben des Weibes. Zeitschr. f. Geburtsh. u. Gynäkol. Bd. 87. 1924. — *Borack, J.*, Über die Behandlung klimakterischer Ausfallserscheinungen mit Bestrahlung der Hypophyse und Thyreoidea. Therapie d. Gegenw. Jg. 4. 1925. — *Derselbe*, Die Röntgenbestrahlung der Hypophyse, eine wirksame Behandlung ovarieller Ausfallserscheinungen. Ges. d. Ärzte in Wien 28. 3. 1924. — *Borak, J.*, Die Röntgentherapie und die Organotherapie bei innersekretorischen Erkrankungen. 3. Teil. Wechselbeziehungen der Drüsen mit innerer Sekretion im Klimakterium. Strahlentherapie. Bd. 21. H. 1. — *Calbertson, Carey*, Eine Studie über die Menopause mit besonderer Berücksichtigung ihrer vasomotorischen Störungen. Surg., gynecol. a. obstetr. Vol. 23. Nr. 6. 1916. — *Castelle, G.*, Menopause ed apparato circolatorio. Riv. critica di clin. med. Nr. 35 u. 36. — *Cecil, Russell* and *Archer*, Arthritis of the menopause. A study of fifty cases. Journ. of the Americ. med. assoc. Vol. 84. Nr. 2. 1925. — *Curschmann*, Klimax und Myxödem. Zeitschr. f. d. ges. Neurol. u. Psychiatrie. Bd. 41. H. 1/3. — *Derselbe*, Über die endokrinen Grundlagen des Bronchialasthmas. Dtsch. Arch. f. klin. Med. Bd. 132. — *Derselbe*, Zur Korrelation zwischen Thyreoidea und dem weiblichen Genitale. Münch. med. Wochenschr. 1923. Nr. 28. — *Danisch, F.*, Die menschlichen Epithelkörperchen im Senium. Frankfurt. Zeitschr. f. Pathol. Bd. 30. 1924. — *Dyroff*, Die Bedeutung der Gerinnungsbestimmung für die gynäkologische Diagnose. Bayer. Ges. f. Geburtsh. u. Gynäkol. Nürnberg 18. 12. 1921. — *v. Dziembowski, C.*, Die Vagotonie. Berl. klin. Wochenschr. 1917. Nr. 1. — *Decio, C.*, Klinische und biologische Studien über das Klimakterium. Fol. gynaecol. Vol. 14. 1921. — *Deusch*, Klimax und Myxödem. Münch. med. Wochenschr. 1919. Nr. 22. — *Dietrich*, Über den Einfluß der Hypophyse auf die Dysfunktion der Genitalorgane. 17. Kongreß d. Dtsch. Ges. f. Gynäkol. Innsbruck 1922. — *Dubois*, Zur Frage der sog. Ausfallserscheinungen. Monatsschr. f. Geburtsh. u. Gynäkol. Bd. 37. — *Dunn, Hub.*, Das Verhalten der Menstruation bei Morbus Basedowii. Inaug.-Diss. München 1914. — *Ehrström*, Über die Bedingungen einer gestörten Funktion der Hormone. Klin. Wochenschr. 1924.

Nr. 18. — *Engelhorn*, Zur Behandlung der Ausfallserscheinungen. Münch. med. Wochenschr. 1915. Nr. 45. — *Falco*, Der Eierstock und der Austausch der Kohlenhydrate. Ann. di ostetr. e ginecol. 1916. Nr. 5. — *Falta*, Über die Funktion der Nebennierenrinde. Wien. klin. Wochenschr. 1925. Nr. 45. — *Fliegel, O.* und *R. Strauß*, Zur Athropathia ovaripriva. Menges Zentralbl. f. Gynäkol. 1925. — *Franz* und *Zondek*, Beziehungen der Geburtshilfe und Gynäkologie zur inneren Medizin. In Kraus und Brugsch, Spezielle Pathologie und Therapie innerer Krankheiten. Berlin u. Wien: Urban u. Schwarzenberg. — *Freese, Wilh.*, Über die Anwendung von Cardiotonie bei Herzbeschwerden im Klimakterium. Med. Klinik 1925. Nr. 45. — *Gabschuß*, Die Wechseljahre. Der Arzt als Erzieher. H. 54. München: Otto Gmelin 1926. — *Ganter*, Über sog. vagotonische und sympathikotonische Symptome. Münch. med. Wochenschr. 1925. Nr. 34. — *Giles, A.*, The menopause. Lancet Febr. 12. — *Giroux* et *Yacoel*, L'hypertension de la ménopause. Pronostie et traitement. Bull. méd. Jg. 38. Nr. 26. 1924. — *Glaser, F.*, Die Bedeutung des vegetativen Nervensystems bei dem Einfluß der Umwelt auf den Organismus. Klin. Wochenschr. 1925. Nr. 33. — *Gluzinski*, Das klinische Bild als Übergangszeit beim Weibe im Zusammenhang mit Störungen der inneren Sekretion der Drüsen ohne Ausführungsgang. Gazeta lebarska 1910. Nr. 46. — *Derselbe*, Einige Bemerkungen zum klinischen Bilde des Klimakteriums. Wien. klin. Wochenschrift 1909. Nr. 48. — *Gonzalez, J.*, Augenkongestionen in der Menopause. Med. ibera. Bd. 16. 1922. — *Graff, E.*, Zur Kenntnis der Fettsucht der Frauen. Wien. med. Wochenschr. 1925. Nr. 23. — *Derselbe*, Über klimakterische Erscheinungen bei Senkungen und Myom. Zentralbl. f. Gynäkol. 1925. — *Derselbe*, Klimakterische Beschwerden. Sonderbeilage d. Wien. klin. Wochenschr. Jg. 37. H. 40. — *Groedel, Fr.*, Die Röntgenbehandlung klimakterischer Erscheinungen. Frankfurter ärztl. Verein 16. 1. 1922. — *Grüner, E.*, Die Beziehungen der Menstruation, der Schwangerschaft, der Geburt, des Wochenbettes und des Klimakteriums zu Erkrankungen der Zähne. Leipzig: Georg Thieme 1915. — *Gutmann, J.*, A study of high blood pressure in women from the endocrine point of view. New York med. journ. a. med. record. Vol. 114. 1921. — *Halban, J.*, Zur Klinik des Klimakteriums. Münch. med. Wochenschr. 1923. Nr. 4. — *Derselbe*, Zur Therapie der klimakterischen Kongestionen. Münch. med. Wochenschr. 1922. Nr. 30. — *Halban-Richter*, Hormonale und medikamentöse Behandlung klimakterischer Störungen. Moderne Behandlung der Eclampsia gravidarum. Med. Klinik 1924. Nr. 16. — *Hartmann, Heinz*, Über Endometriumverfettungen außerhalb der Geschlechtsreife. Zentralbl. f. Gynäkol. 1926. Nr. 23. — *Haub, Fr.*, Untersuchungen über Hypertonien im Klimakterium. Münch. med. Wochenschr. 1922. Nr. 34. — *Heddäus*, Klimakton, ein neues Mittel zur Bekämpfung der Beschwerden der Wechseljahre. Münch. med. Wochenschr. 1924. Nr. 34. — *Henkel*, Über die klinische Bewertung klimakterischer Blutungen. Dtsch. med. Wochenschr. 1925. Nr. 13. — *Heyn, A.*, Ovarialfunktion und vegetatives Nervensystem. Zentralbl. f. Gynäkol. 1926. H. 7. — Über die Beziehungen der Ovarialfunktion zum Kalkgehalt des Blutserums. Zentralbl. f. Gynäkol. 1925. Nr. 34. — *His, W.*, Die Gelenkerkrankungen während der Klimax. Monatsschr. f. Geburtsh. u. Gynäkol. Bd. 75. — *Hofbauer, J.*, Der hypophysäre Faktor beim Zustandekommen menstrueller Vorgänge und seine Beziehungen zum Corpus luteum. Zentralblatt 1924. Nr. 3. — *Izquierdo*, Zum Studium der Blutformel bei der Eierstocksinsuffizienz. Siglo méd. Bd. 71. Nr. 3620. 1923. — *v. Jagic*, Erkrankungen des Zirkulationsapparates in Beziehung zur Biologie und Pathologie des Weibes. Halban-Seitz, Biologie und Pathologie des Weibes. Bd. 5. — *Jagic* und *Spengler*, Zur Klinik des Klimakteriums. Wien. klin. Wochenschr. 1921. — *Jaschke*, Der klimakterische Symptomenkomplex in seinen Beziehungen zur Gesamtmedizin. Prakt. Ergebn. d. Geburtsh. u. Gynäkol. 1913. — *Jolly, Ph.*, Menstruation und Psychose. Habilitationsschrift. Halle 1915. — *Jung, P. H.*, Die Behandlung der klimakterischen Beschwerden des Weibes. Dtsch. med. Wochenschr. 1912. Nr. 15. — *Kayser, C.*, Über eine neue Methode der Behandlung klimakterischer Beschwerden und verwandter Zustände. Berl. klin. Wochenschr. 1920. Nr. 36. — *Keller*, Blutgerinnungszeit und Ovarialfunktion. Arch. f. Gynäkol. Bd. 97. 1912. — *Kisch, Fr.*, Untersuchungen über Hypertonien im Klimakterium. Münch. med. Wochenschr. 1922. Nr. 29. — *Derselbe*, Über rhythmisch auftretende pathologische Symptome in der Menarche und Menopause des Weibes und deren Balneotherapie. Berl. klin. Wochenschr. 1906. Nr. 19. — *Derselbe*, Marienbad in der Saison 1909 nebst Bemerkungen über die physikalische Therapie der Störungen der Menopause. Prag: Anton Renn. — *Koch, E.*, Klimakton bei Beschwerden in den Wechseljahren. Münch. med. Wochenschr. 1925. Nr. 28 u. Dtsch. med. Wochenschr. 1925. Nr. 25. — *Koslowsky*, Über Transannon. Fortschr. d. Med. Jg. 43. Nr. 9. 1925. — *Kowitz, H. L.*, Die Funktion der Schilddrüse und die Methoden ihrer Prüfung. Ergebn. d. inn. Med. u. Kinderheilk. Bd. 27. — *Krabbe*, Histologische und embryologische Untersuchungen über die Zirbeldrüse des Menschen. Anat. Hefte 1917. Bd. 54. — *Kraul, L.* und *G. Halter*, Über den Einfluß des weiblichen Genitales auf den Grundumsatz. Wien. klin. Wochenschr. 1923. Nr. 30. — *Kraus*, Die Therapie der klimakterischen Ausfallserscheinungen. Inaug.-Diss. Freiburg 1914. — *Küstner, H.*, Untersuchungen über die innersekretorischen Veränderungen nach Uterusexstirpation, operative Kastration, Röntgenkastration und im normalen Klimakterium. Monatsschr. f. Geburtsh. u. Gynäkol. Bd. 70. 1925. — *Kylin, E.* und *Silversvärd,* Blut-Kalk-Studien. Über die Einwirkung der Ca-Atropin-Medikation auf den Blutkalkgehalt. Zeitschr. f. d. ges. exp. Med. Bd. 43. 1924. — *Landau, M.,* Die Nebennierenrinde. Jena: Gustav Fischer 1915. — *Landecker,* Organ- und Strahlentherapie in ihrem Einfluß auf die genitalen Hypofunktionen und Hypoplasien des Weibes. Strahlentherapie. Bd. 14. 1922. — *Langley,* Das autonome Nervensystem. Klin. Wochenschr. 1923. Nr. 33. — *Lehfeldt,* Klimakterium und Blutdruck. Zentralbl. f. Gynäkol. 1926. Nr. 45. — *Lehmann, F. A.,* Beitrag zur Behandlung klimakterischer Beschwerden. Münch. med. Wochenschr. 1925. Nr. 33. — *Leicher,* Über den Ca-Gehalt des menschlichen Blutserums und seine Beeinflussung durch Störungen der inneren Sekretion. Med.-biolog. Abend der Univ. Frankfurt 7. 2. 1922. — *Leupold* und *Seißer,* Experimentelle Untersuchungen über die Bedeutung des Cholesterinstoffwechsels für die weiblichen Keimzellen. Arch. f. Gynäkol. Bd. 119. — *Lorenzetti,* Der Augenhintergrund der Frau in Beziehung zu den Hauptphasen des Geschlechtslebens (Kindheit, Menstruation, Schwangerschaft, Geburt, Wochenbett, Stillperiode, Menopause, Genitalerkrankungen. Ann. di obstetr. e ginecol. Jg. 44. 1922. — *Macnaughton-Jones,* The relation of puberty and the menopause to neurasthenie. Lancet 1913. — *Malamud, Th.* et *P. Mazzoco,* La calcémie des femmes réglées ou en ménopause. Cpt. rend des séances de la soc. de biol. Tom. 88. Nr. 5. 1923. — *Maranon, G.,* Der Hyperthyrcoidismus im Klimakterium. Rev. espanola de obstetr. y ginecol. 1922. Nr. 7. — *Maresch, R.,* Hochgradige senile Involution des weiblichen Genitales mit vollständiger Obliteration des Uterus und der Vagina. Geburth.-gynäkol. Ges. Wien 20. 1. 1914. — *Martin, A.,* Die sog. Ausfallserscheinungen. Berl. klin. Wochenschr. 1912. Nr. 37. — *Matthes,* Pathogenese und Erscheinungsform der Herzneurosen. Klin. Wochenschr. 1926. Nr. 10. — *Meier,* Über die klimakterische Blutdrucksteigerung. Med. Klinik 1920. Nr. 27. — *Menge,* Kurze Mitteilungen über Arthritis ovaripriva. Zentralbl. f. Gynäkol. 1924. Nr. 37. — *Mosbacher, E.* und *Erwin Meyer,* Klinische und experimentelle Beiträge zur Frage der sog. Ausfallserscheinungen. Monatsschr. f. Geburtsh. u. Gynäkol. 1913. Bd. 37. — *Müller, L. R.,* Die Lebensnerven. Berlin: Springer. — *Müller, Otfried,* Über Blutdruckkrankheit. Med. naturwiss. Verein Tübingen 11. 1. 1926. — *Munk,* Über die genuine insbesondere die klimakterische Hypertonie. Zentralbl. f. Gynäkol. 1926. Nr. 34. — *Derselbe,* Pathologie und Klinik der genuinen klimakterischen Hypertonie. Ges. f. Geburtsh. u. Gynäkol. Berlin 12. 2. 1926. Ref. Klin. Wochenschr. 1926. Nr. 15. — *Neumann, F.,* Über Beziehungen von Gelenkkrankheiten zur klimakterischen Lehensperiode. Med. Klinik 1908. Nr. 12. — *Neumann, J.* und *C. Herrmann,* Biologische Studien über die weibliche Keimdrüse. Wien. klin. Wochenschr. 1911. Nr. 12. — *Novak,* Welche Veränderungen beobachtet man im Klimakterium an den Beckenorganen und wie werden die durch sie hervorgerufenen Störungen behandelt? Wien. klin. Wochenschrift 1926. Nr. 35. — *Novak, J.,* Über Arthropathia ovaripriva. Zentralbl. f. Gynäkol. 1924. Nr. 41. — *Nürnberger, L.,* Zur Kenntnis des Drüsenschwundes im Endometrium. Virchows Arch. f. pathol. Anat. u. Physiol. Bd. 254. H. 2. 1925. — *Nußbaum,* Zur Therapie des Klimakteriums. Dtsch. med. Wochenschr. 1925. Nr. 44. — *Oppenheim, Hans,* Die Behandlung klimakterischer Störungen mit Adamon. Dtsch. med. Wochenschr. 1913. Nr. 23. — *Derselbe,* Die Behandlung klimakterischer Wallungen mit Neo-Bornyval. Med. Klinik 1918. Nr. 7. — *Pelnarz, J.,* Über die sog. klimakterische Neurose. Zeitschr. f. klin. Med. Bd. 82. H. 3 u. 4. 1917. — *Peters, Hubert,* Die klimakterischen Beschwerden und ihre Behandlung. Wien. med. Wochenschr. 1926. — *Poor, Ferenc,* Die durch Störungen im weiblichen Genitalsystem hervorgerufenen Hautleiden. Orvosi Hetilap 1924. Nr. 33. — *Popoff, P. M.,* Frauenherz und Klimax. Therapie d. Gegenw. Oktober 1908. — *Potter, J. H.,* Blutdruck im Klimakterium. Brit. med. journ. 1911. — *Pineles, Fr.,* Über Jod-Basedow im Klimakterium. Wien. med. Wochenschr. 1923. Nr. 14. — *Retterer, S.* und *S. Voronoff,* Die senile Involution der Uterusschleimhaut. Rev. mens. gynécol. et d'obstétr. Tom. 9. Nr. 4. 1924. — *Rittmann, R.,* Blutkalziumspiegel und Menstruation. Wien. Arch. f. inn. Med. Bd. 8. H. 2. — *Rosin, H.,* Über den Arthritismus des Klimakteriums und seine Behandlung. Therapie d. Gegenw. 1917. — *Rößle,* Wachstum und Altern. Zur Physiologie und Pathologie der postfötalen Entwicklung. J. F. Bergmann 1923. — *Derselbe,* Das Verhalten der menschlichen Hypophyse nach Kastration. Virchows Arch. f. pathol. Anat. u. Physiol. Bd. 216. — *Ruhemann,* Die Wechseljahre der Frau. Berlin: Steinitz 1920. — *Runge, C.,* Augenkrankheiten in ihren Beziehungen zur Gynäkologie. Berl. klin. Wochenschr. 1909. Nr. 15. — *Savini,* E. et *M. Garofeano,* Quelques recherches sur le sang à la menopause. Cpt. rend des séances de la soc. de biol. Tom. 88. Nr. 7. 1923. — *Schauta,* Die Frau von fünfzig Jahren. Wien: Pertes 1917. — *Scheunemann,* Über klimakterische Beschwerden. Wiss. Verein der Ärzte zu Stettin 4. 4. 1925. — *Schickelé, G.,* Die nervösen Ausfallserscheinungen der normalen und frühzeitigen Menopause in ihren Beziehungen zur inneren Sekretion. Handbuch der Neurologie. Bd. 4. Berlin: Springer 1913. — *Derselbe,* Die sog. Ausfallserscheinungen. Mittelrhein. Ges. f. Geburtsh. u. Gynäkol. 14. 5. 1912. — *Schlesinger, O.*, Klimakterische Blutdrucksteigerung. Berl. med. Ges. 2. 3. 1921. — *Schultze, K.F.*, Ovarialtätigkeit, Kalium-Kalziumgehalt des Blutserums und vegetatives System. Arch. f. Gynäkol. Bd. 126. — *Schuster*, Über klimakterische resp. präklimakterische Atherosklerose, eine Folge innersekretorischer Störungen. Fortschr. d. Med. 1910. Nr. 9. — *Schwarzkopf, E.*, Unsere Erfahrungen mit Ovo-Transannon bei Ausfallserscheinungen nach operativer und nach Röntgenkastration. Zentralbl. f. Gynäkol. 1924. Nr. 36. — *Singer*, Klimakterium und innere Medizin. 25. Internisten-Kongreß Wien 1908. — *Derselbe*, Darmerkrankungen im Klimakterium. Med. Klinik 1908. Nr. 18. — *Speyer*, Zur Behandlung der Beschwerden des Klimakteriums. Fortschr. d. Med. 1923. Nr. 3. — *Sserdjukoff, M.*, Zur Frage der funktionellen Wechselwirkung zwischen der Drüse des Ovariums und der Nebennierenrinde. Vorläufige Mitt. Wretschebuoje Djelo 1921. Nr. 16. — *Steinberg*, Klimakterium und Balneologie. 38. Balneologen-Kongreß Berlin. S. Klin. Wochenschrift 1922. Nr. 19. — *Stolper, J.*, Über den Einfluß der weiblichen Keimdrüse auf den Zuckerstoffwechsel. Gynäkol. Rundschau. Bd. 7. 1913. — *Straßmann, E.*, Die Kreislaufänderung durch Klimakterium und Kastration. Arch. f. Gynäkol. Bd. 125. — *Striepecke, G.*, Transannon gegen die Ausfallserscheinungen der Frauen. Med. Klinik 1921. Nr. 33. — *Sudakoff, J. W.*, Die Blutgefäße des Uterus in der Menopause. Monatsschr. f. Geburtsh. u. Gynäkol. Bd. 28. H. 4. — *Szegö, P.*, Über Hauterkrankungen bei Störungen der Ovarialfunktion. Zentralbl. f. Gynäkol. 1925. — *Szenes, A.*, Die Diathermiebehandlung der Hypophysengegend bei ovariellen Ausfallserscheinungen. Wien. klin. Wochenschr. 1925. Nr. 12. — *Szenes* und *Palugyay*, Ergebnisse der Röntgenbestrahlung der Hypophysengegend bei ovariellen Ausfallserscheinungen. Wien. klin. Wochenschr. 1925. — *Tilt*, On uterine and ovarian inflammation and on the physiology and diseases of menstruation. London 1862. — *Turan, F.*, Klimakterium und Gicht. Wien. med. Wochenschr. 1922. Nr. 18. — *Veil*, Vagotonie und Sympathikotonie. Dtsch. med. Wochenschr. 1924. Nr. 16. — *Derselbe*, Über das Verhalten der genitalen Funktionen beim Myxödem des Weibes. Arch. f. Gynäkol. Bd. 107. — *Walthard*, Psychoneurose und Gynäkologie. Monatsschrift f. Geburtsh. u. Gynäkol. Bd. 36. — *Derselbe*, Der Einfluß des Nervensystems auf die Funktionen der weiblichen Genitalien. Prakt. Ergebn. d. Geburtsh. u. Gynäkol. 1911. — *Weber*, Die Histologie des Eierstockes im Klimakterium. Monatsschr. f. Geburtsh. u. Gynäkol. Bd. 20. 1904. — *Weidemann, Martin*, Thyreoidea und Menstruation. Zeitschr. f. Geburtsh. u. Gynäkol. Bd. 80. H. 1. — *Weiße, R. F.*, Psychoneurotische Störungen im Klimakterium. Beiträge zur Lehre von der endokrinen Neurose. Therap. d. Gegenw. 1924. — *Wermbter*, Über den Umbau der Uterusgefäße in verschiedenen Monaten der Schwangerschaft erst- und mehrgebärender Frauen unter Berücksichtigung des Verhaltens der Zwischensubstanz der Arterienwände. Virchows Arch. f. pathol. Anat. u. Physiol. Bd. 257. — *Werner*, Ergänzende Betrachtungen zur Einführung des Klimaktons. Münch. med. Wochenschr. 1924. Nr. 34. — *Wieden*, Zur Therapie klimakterischer Beschwerden. Dtsch. med. Wochenschr. 1926. Nr. 19. — *Wiener*, Die Beziehungen der Genitalorgane zu Hautveränderungen. Abhandl. a. d. Geb. d. Dermatol. u. Syphilidologie. Halle: Marhold 1924. — *Wiesel, J.*, Gelenksveränderungen bei Pubertät und Klimakterium. 35. Kongreß d. Dtsch. Ges. f. inn. Med. 10. 4. 1923. — *Derselbe*, Innere Klinik des Klimakteriums. Halban-Seitz, Biologie und Pathologie des Weibes. Bd. 3. — *Derselbe*, Über Vasalgien und Hypertonien im Klimakterium. Med. Klinik 1924. Nr. 37. — *Wintz*, Untersuchungen über klimakterische Ausfallserscheinungen. Arch. f. Gynäkol. Bd. 125. — *v. Wolff, G.*, Traumatische Neurose im Klimakterium nach Perityphlitis. Zentralbl. f. Gynäkol. 1926. Nr. 32. — *Wolff, P.*, Die Beeinflussung der sog. Ausfallserscheinungen durch Hypnose. Zentralbl. f. Gynäkol. 1922. Nr. 7. — *Wollstein*, Zur Klinik des Klimakteriums. Dtsch. med. Wochenschr. Nr. 1. S. 13. 1923. — *Zénope*, Arterieller Hochdruck als Folge von Keimdrüseninsuffizienz. Rev. franç. de gynécol. et d' obstétr. 1922. — *Derselbe*, Die kleinen Zeichen ovarieller Insuffizienz. Zentralbl. f. Gynäkol. 1925. Nr. 35. — *Zlaczower, Alb.*, Einfluß von Hypophysenpräparaten auf Grundumsatz und Blutzucker. Zeitschr. f. d. ges. exp. Med. 1924. Nr. 37. — *Zöckler*, Zur Therapie klimakterischer Beschwerden. Münch. med. Wochenschr. 1926. Nr. 5. — *Zondeck*, Vasomotorische Störungen im Klimakterium. Zeitschr. f. Geburtsh. u. Gynäkol. Bd. 82. — *Zweig, A.*, Zur Hydrotherapie des Klimakteriums. Dtsch. med. Wochenschr. 1907. Nr. 11.

Zweiter Teil.

Die Störungen des mensuellen Zyklus.

I. Der mensuelle Zyklus bei krankhaften Zuständen des Körpers.

Aschern, J., Das Verhalten des Endometriums bei den Myomen des Uterus. Inaug.-Diss. Rostock 1920. — *Aschner, B.*, Die konstitutionelle Bedeutung der Amenorrhöe und ihre Behandlung. Wien. klin. Wochenschr. 1923. Nr. 51. — *Derselbe*, Die Konstitution der Frau und ihre Beziehungen zur Geburtshilfe und Gynäkologie. Allgemeine Konstitutionslehre. Bd. 1. München: Bergmann. — *Derselbe*, Der Einfluß der Hypophyse auf die weiblichen Geschlechtsorgane. Med. Klinik 1924. S. 1681. — *Derselbe*, Über die Beziehungen zwischen Hypophysis und Genitale. Arch. f. Gynäkol. Bd. 97. 1912. — *Askanazy*, Die Zirbel und ihre Tumoren in ihrem funktionellen Einfluß. Frankfurt. Zeitschr. f. Pathol. Bd. 24. H. 1. — *Bailey, P.*, Die Funktion der Hypophysis cerebri. Ergebn. d. Physiol. Bd. 20. S. 162. 1922. — *Bandelier-Roepke*, Die Klinik der Tuberkulose. Würzburg: Kabitzsch 1912. — *Bartel* und *Herrmann*, Über die weibliche Keimdrüse bei Anomalie der Konstitution. Monatsschr. f. Geburtsh. u. Gynäkol. Bd. 33. — *Barthel*, Über das Verhalten der Menstruation bei den verschiedenen Typhusformen. Arch. f. klin. Med. Bd. 32. 1882. — *Bauer, Julius*, Vorlesungen über allgemeine Konstitutions- und Vererbungslehre für Studierende und Ärzte. Berlin: Springer. — *Derselbe*, Über Fettansatz. Klin. Wochenschr. 1922. Nr. 40. — *Bauer, K. H.* und *E. Wehefritz*, Gibt es eine Hämophilie beim Weibe? Arch. f. Gynäkol. Bd. 129, S. 462. — *Beckey*, Menstruations- und Schwangerschaftsstörungen nach Unfall (Verbrennung). Zeitschr. f. Geburtsh. u. Gynäkol. Bd. 82. — *Benthien*, Konstitution und innere Sekretion. Verhandl. d. dtsch. Ges. f. Gynäkol. Wien 1925. Ref. Zentralbl. f. Gynäkol. 1925. Nr. 31. — *Berblinger*, Zur Frage der Hypophysenfunktion. Med. Ges. Jena 16. 1. 1924. Ref. Med. Klinik 1924. S. 295. — *Berchmann, Israel*, Über den Zusammenhang zwischen Halsinfektion und Menstruation. Diss. Halle 1913. — *Biach, P.* und *Hulles*, Über die Beziehungen der Zirbeldrüse (Glandula pinealis) zum Genitale. Wien. klin. Wochenschr. 1912. Nr. 10. — *Biedl, A.*, Physiologie und Pathologie der Hypophyse. Internisten-Kongreß München-Wiesbaden 1922. — *Birnbaum, R.*, Die Basedowsche Krankheit und das Geschlechtsleben des Weibes. Prakt. Ergebn. d. Geburtsh. u. Gynäkol. Bd. 4, H. 1. 1912. — *Boehm*, Zirbeldrüsenteratom und genitale Frühreife. Frankfurt. Zeitschr. f. Pathol. Bd. 22, H. 1. 1919. — *Boenheim*, Hypofunktion der Nebennieren. Klin. Wochenschr. 1925. S. 1159. — *Böhm, L.*, Hämophilie und Menstruation. Inaug.-Diss. Breslau 1909. — *Bondi, J.*, Der Einfluß des Geschlechtsverkehrs auf den Eierstock. Zentralbl. f. Gynäkol. 1919. Nr. 14. — *Borchardt*, Über Abgrenzung und Entstehungsursachen des Infantilismus. Dtsch. Arch. f. klin. Med. Bd. 138. — *Derselbe*, Die vegetativen und somatischen Funktionsänderungen der Organe als Ursache von Konstitutionsanomalien. Med. Klinik 1925. Nr. 36, S. 1347. — *Derselbe*, Die thyreosexuelle Insuffizienz, eine besondere Form der multiplen Blutdrüsensklerose. Dtsch. Arch. f. klin. Med. Bd. 143, S. 35. 1923. — *Derselbe*, Über Hypogenitalismus und seine Abgrenzung vom Infantilismus. Berl. klin. Wochenschr. 1918. Nr. 15. — *Bosse, Hugo*, Über Menstruation und Menstruationsbeschwerden bei tuberkulösen Frauen. Diss. Greifswald 1921. — *Brack, E.*, Über unspezifische Keimdrüsenveränderungen bei verstorbenen Tuberkulösen. Beitr. z. Klin. d. Tuberkul. Bd. 60, S. 579. 1925. — *Brandes*, Über seelisch bedingte Störungen der Menstruation. Stuttgart: Püttmann 1925. — *Bucura*, Über Hämophilie beim Weibe. Wien-Leipzig: Hölder 1920. — *Bürger, M.*, Sekundäre Anämie, Chlorose. Handbuch der Krankheiten des Blutes von Schittenhelm. — *Cohn*, Zur Kasuistik der Amenorrhoe bei Diabetes mellitus und insipidus. Zeitschr. f. Geburtsh. u. Gynäkol. Bd. 14. S. 194. — *Cornet, G.*, Die Tuberkulose. Nothnagels spezielle Pathologie und Therapie. Bd. 14. 2. 2. — *Cotte*, Dysmenorrhoe. Gaz. des hôp. civ. et milit. Nr. 116. Ref. Dtsch. med. Wochenschr. 1909. Nr. 45. — *Curschmann, H.*, Hunger und Krankheit. Münch. med. Wochenschr. 1923. Nr. 46/47. — *Derselbe*, Klimax und Myxödem. Zeitschr. f. d. ges. Neurol. u. Psychiatrie. Bd. 41, H. 1/3. — *Derselbe*, Zur Korrelation zwischen Thyreoidea und dem weiblichen Genitale. Münch. med. Wochenschr. 1923. Nr. 28, S. 912. — *Derselbe*, Vasomotorische und trophische Neurosen. Münch. med. Wochenschr. 1924. Nr. 29. — *Dalché, P.*, Obésité et métrorrhagies. Semaine gynécol. Jg. 18, p. 2. — *Derselbe*, Metrorrhagien bei Herzkrankheiten. Abeille méd. 1897. Nr. 25. — *Daniel, C.*, Tuberculose du corps de l'uterus. Gynécol. et obstétr. Tom. 11, Nr. 3. 1925. — *Deneke, Th.*, Über die auffallende Abnahme der Chlorose. Dtsch. med. Wochenschr. 1924. Nr. 27, S. 902. — *Depken, H.*, Der Menstruationszyklus bei tuberkulösen Adnexerkrankungen, gleichzeitig ein Beitrag zur Pathogenese der Uterustuberkulose. Diss. Rostock 1920. — *Deusch*, Klimax und Myxödem. Münch. med. Wochenschr. 1919. Nr. 22. — *Diek, W.*, Die psychogene Form der Dysmenorrhoe und ihre Behandlung mit Suggestion. Ref. Ber. üb. d. ges. Gynäkol. u. Geburtsh. Bd. 9, H. 5. — *Diepgen, P.* und *M. Schröder*, Über das Verhalten der weiblichen Geschlechtsorgane bei Hysterie, Herzleiden und Chlorose. Zeitschr. f. klin. Med. Bd. 59, Nr. 2 u. 4. — *Dietrich, H. A.*, Über eine Forme fruste der Dystrophia adiposogenitalis und ihre experimentelle Begründung. Zeitschr. f. Geburtsh. u. Gynäkol. Bd. 87., S. 146. 1924. — *Derselbe*, Über die Beziehungen der Fettleibigkeit zur Sterilität. Ref. Zentralbl. f. Gynäkol. 1923. S. 139. — *Derselbe*, Über den Einfluß der Hypophyse auf die Dysfunktion der Genitalorgane. Arch. f. Gynäkol. Bd. 117. 1922. — *Dunn, Hub.*, Das Verhalten der Menstruation bei Morbus Basedowii. Diss. München 1914. — *v. Dziembowski, C.*, Die Vagotonie. Berl. klin. Wochenschr. 1917. Nr. 1. — *Ebeler*, Über Menstruationsverhältnisse nach gynäkologischen Operationen. Zentralbl. f. Gynäkol. 1915. Nr. 8/9. — *Eckstein, A.*, Einfluß qualitativer

Unterernährung auf die Funktion der Keimdrüsen. Pflügers Arch. f. d. ges. Physiol. Bd. 201. 1923. — *Edelberg* und *Galant*, Über die psychotraumatische Form der Dysmenorrhoe. Münch. med. Wochenschr. 1925. Nr. 8. — *Egorov, Ivan P.*, Über Menstruationsstörungen bei weiblicher Genitaltuberkulose. Lijecnicki vjesnik Jg. 45. Nr. 9, S. 348—355. 1923. Ref. Ber. üb. d. ges. Gynäkol. u. Geburtsh. Bd. 4, H. 5. 1924. — *Eick*, Über chronische Appendizitis, insbesondere über ihren Zusammenhang mit der Dysmenorrhoe. Monatsschr. f. Geburtsh. u. Gynäkol. Bd. 61. — *Derselbe*, Corpus luteum-Blutung unter dem Bilde der Appendizitis. Zentralbl. f. Chirurgie. Jg. 51, Nr. 10. 1924. — *Eisenhardt*, Die Wechselbeziehungen zwischen internen und gynäkologischen Erkrankungen. Stuttgart 1895. — *Eisenstein, K.* und *J. Hollos*, Tuberkulose und Menstruation. Durch Tuberkulinbehandlung nach Karl Spengler geheilte Fälle von Dysmenorrhoe und Amenorrhoe. Zentralbl. f. Gynäkol. 1908. Nr. 44. — *Emdin*, Über die Schädlichkeit der Arbeit der weiblichen Straßenbahnschaffner während der Menstruation. Ref. Ber. üb. d. ges. Gynäkol. u. Geburtsh. Bd. 9, H. 10/11. — *Engel*, Einfluß der Influenza auf die weiblichen Genitalien. Wien. med. Presse 1896. Nr. 43. — *Esch, I.* Über den Einfluß der Influenza auf die Funktionen der weiblichen Genitalorgane in und außerhalb der Gestationsperiode und II. Über Influenza beim Neugeborenen (mit Berücksichtigung des diaplazentaren Infektionsweges). Zentralbl. f. Gynäkol. 1919. Nr. 9. — *Eufinger*, Verblutungstod durch Polymenorrhoe bei schwerem Diabetes mellitus. Monatsschr. f. Geburtsh. u. Gynäkol. Bd. 58. — *Falta*, Über die Funktion der Nebennierenrinde. Wien. klin. Wochenschr. 1925. Nr. 45. — *Firgan*, Über das häufige Auftreten des basedowoiden Krankheitsbildes beim weiblichen Geschlecht in der Nachkriegszeit und seine Erklärung. Verein f. wiss. Heilkunde Königsberg 4. 1. 1926. — *Flury*, Die geburtshilfliche und gynäkologische Bedeutung der Grippe. Monatsschr. f. Geburtsh. u. Gynäkol. Bd. 53. — *Frankl*, Über Blutungen bei Myoma uteri. Verhandl. d. dtsch. Ges. f. Gynäkol. 1911. — *Derselbe*, Über die Ovarialfunktion bei Morbus Basedowii. 15. Vers. d. Dtsch. Ges. f. Gynäkol. Halle. Gynäkol. Rundschau 1913. — *Franz, R.*, Einfluß der Grippe auf die weiblichen Geschlechtsorgane. Ges. f. inn. Med. u. Kinderheilk. Wien 28. 11. 1918. Wien. klin. Wochenschr. 1919. Nr. 36. — *Franz* und *Zondek*, Beziehungen der Geburtshilfe und Gynäkologie zur inneren Medizin. In Kraus und Brugsch, Spezielle Pathologie und Therapie innerer Krankheiten. Berlin u. Wien: Urban u. Schwarzenberg. — *Fraenkel, L.*, Der Genitalbefund bei Dementia praecox nebst physiologischen Betrachtungen über den Infantilismus genitalium. Monatsschr. f. Geburtsh. u. Gynäkol. Bd. 50. 1919. — *Freund, H. W.*, Die Beziehungen der weiblichen Geschlechtsorgane in ihren physiologischen und pathologischen Veränderungen zu anderen Organen. Wiesbaden: Bergmann 1898. In Lubarsch-Ostertags Ergebn. d. allg. Pathol. u. pathol. Anat. d. Menschen u. d. Tiere 1896. — *Füth, H.*, Über den Einfluß unlustbetonter Affekte auf die Entstehung uteriner Blutungen. Festschrift zur Feier des 10jährigen Bestehens der Akademie für praktische Medizin in Köln. Bonn: A. Marcus u. E. Weber 1915. — *Ganter, G.*, Über sog. vagotonische und sympathikotonische Symptome. Münch. med. Wochenschr. 1925. Nr. 34, S. 1411. — *Geller*, Über die Eierstocksfunktion bei Dementia praecox auf Grund anatomischer Untersuchungen. Arch. f. Gynäkol. Bd. 120. — *v. Grabe-Jakob*, Ärztlicher Verein Hamburg 27. 3. 1923. — *Gräfenberg*, Dysmenorrhoe und Tuberkulose. Münch. med. Wochenschr. 1910. Nr. 10. — *Graff, E.*, Zur Kenntnis der Fettsucht der Frauen. Wien. med. Wochenschr. 1925. Nr. 23. — *v. Graff, E.* und *J. Novak*, Basedow und Genitale. Arch. f. Gynäkol. Bd. 102, Nr. 1. — *Graubner, W.*, Die hypophysäre Kachexie. Zeitschr. f. klin. Med. Bd. 100. — *Greenberg, J. P.*, Tuberkulöse Salpingitis, eine klinische Studie an 200 Fällen. Ref. Zentralbl. f. Gynäkol. Nr. 3, S. 126. 1922. — *Gross*, Endometrioide Heterotopie am Colon sigmoideum im Stadium klimakterischer Rückbildung. Frankfurt. Zeitschr. f. Pathol. Bd. 33, H. 2. — *Gudin-Lewkowitsch*, Uterusblutungen in Verbindung mit der hämorrhagischen Diathese und der Dysfunktion des Eierstockes. Ref. Zentralbl. f. Gynäkol. Nr. 42. 1925. — *Guérin-Valmale*, Le rythme menstrual dans les annexites. Bull. de la soc. d'obstétr. et de gynécol. 1926. Nr. 1. Ref. Ber. üb. d. ges. Geburtsh. u. Gynäkol. Bd. 10. — *Guggisberg, H.*, Die Chlorose. Halban-Seitz Bd. 3, S. 255. — *Guilmard*, Über Menstruationsstörungen bei Herzfehler. Rev. internat. de méd. et de chirurg. prat. 1897. Nr. 18. — *Guth, Ernst*, Über Menstruationsstörungen bei lungenkranken Frauen. Med. Klinik 1922. S. 622. — *Halban*, Milzexstirpation bei Menorrhagia thrombopenica. 17. Gynäkologen-Kongreß Innsbruck 1922. — *Hanse, A.*, Frauenkrankheiten und Nervensystem. Arch. f. Psychiatrie u. Nervenkrankh. Bd. 72. Nr. 5. — *Derselbe*, Über Ammenorrhöe bei Nerven- und Geisteskrankheiten und ihre Behandlung mit Menolysin. Arch. f. Psychiatrie u. Nervenkrankh. Bd. 68. 1923. — *Hartmann, H.*, Der mensuelle Zyklus bei entzündlichen Adnexerkrankungen. Monatsschr. f. Geburtsh. u. Gynäkol. Bd. 76. — *Derselbe*, Ovarialveränderungen bei Menstruationsanomalien, hervorgerufen durch chronische Infektionskrankheiten. Zentralbl. f. Gynäkol. 1926. Nr. 21, S. 1368. — *Hartmann-Keppel*, Die metrorrhagische Form der tuberkulösen Adnexerkrankungen. Rev. mens. gynécol. et d'obstétr. Tom. 8. 1923. — *Haute*, Gynäkologische Untersuchungen bei Schizophrenen. Monatsschr. f. Psychiatrie u. Neurol Bd. 27. — *Heimann, Fr.*, Tuberkulose des

Genitalapparates. Ber. üb. d. ges. Gynäkol. u. Geburtsh. Bd. 7, H. 1/2. — *Derselbe*, Die Behandlung der Amenorrhöe. Berl. klin. Wochenschr. 1917. — *Held*, Zur Frage der pluriglandulären Insuffizienz. Med. Ges. Kiel 4. 2. 1926 u. Virchows Arch. f. pathol. Anat. u. Physiol. Bd. 261. — *Henkel, E.*, Über Anatomie und Histogenese der Schleimhautpolypen des Corpus uteri. Inaug.-Diss. Rostock 1920. — *Herbich, W.*, Über die Häufigkeit der Amenorrhöe. Aus den Jahren 1. 4. 1912 bis 1. 10. 1920. Inaug.-Diss. Breslau 1921. — *Herrmann, Ed.*, Bau und Wesen des hypoplastischen Ovars. Wien. med. Wochenschrift 1925. — *Derselbe*, Organische Veränderungen des Ovars als Grundlage für Funktionsstörungen. Wien. med. Wochenschr. 1924. — *Derselbe*, Letale Genitalblutung bei Purpura haemorrhagica. (Die Milzexstirpation blieb erfolglos.) Geburtsh.-gynäkol. Ges. Wien 14. 6. 1922. — *Hirsch*, Zur Begründung und Abgrenzung der puriglandulären Insuffizienz. Münch. med. Wochenschr. 1923. Nr. 49, S. 1449. — *Derselbe*, Dysmenorrhöe und Sterilität in Beziehung zum Körperbau. Arch. f. Gynäkol. Bd. 120. — *Hirschfeld, Magnus*, Die intersexuelle Konstitution. Jahrb. f. sexuelle Zwischenstufen. Jg. 23, S. 3. 1923. — *Hofmann, W.*, Nierentuberkulose und Menstruation. Berl. klin. Wochenschr. 1916. Nr. 45/46. — *Derselbe*, Sekundäre Atrophie der Ovarien bei Diabetes mellitus. Berl. klin. Wochenschr. 1883. Nr. 42. — *Hofstätter, R.*, Die rauchende Frau. Eine klinische psychologische und soziale Studie. Ref. Ber. üb. d. ges. Geburtsh. u. Gynäkol. Bd. 5. 1922. — *Derselbe*, Über spontane und provozierte Ovulation und über Menstruationswellenverschiebung. Arch. f. Gynäkol. Bd. 126, S. 350. — *Derselbe*, Über Versuche der therapeutischen Verwendung von Pinealextrakten. Monatsschr. f. Geburtsh. u. Gynäkol. Bd. 45, Nr. 4. — *Derselbe*, Die Rolle der Hypophyse beim Morbus Basedowii. Mitt. a. d. Grenzgeb. d. Med. u. Chirurg. Bd. 31, H. 1/2. — *Derselbe*, Spontane und artifizielle Änderungen des Menstruationsrhythmus. Wien. klin. Wochenschr. 1925. Nr. 23. — *Derselbe*, Konstitutionelle Gesichtspunkte bei der Prognose der Menstruationsstörungen. Zeitschr. f. d. ges. Anat., Abt. 2: Zeitschr. f. Konstitutionslehre Bd. 11, H. 2/5, S. 350. 1925. — *Holland-Cunz*, Über den Einfluß nicht gynäkologischer Operationen auf die Menstruation. Inaug.-Diss. Marburg 1920. — *Hollos, J.*, L'origine tuberculaux des troubles menstruel. Gaz. des hôp. civ. et milit. 12. 10. 1912 u. Gynécologie Jg. 16. — *Izquierdo y de Hernandez, M.*, Myxödem mit Uterusblutungen. Anales de la acad. med.-quirúrg. espanola. Bd. 10, S. 463. 1923. — *Jacobi*, Beiträge zur Kenntnis der Epiphysentumoren. Dtsch. Zeitschr. f. Nervenheilk. Bd. 71, H. 4/6. 1921. — *Jaeger, F.*, Über den Eintritt der Menstruation nach Abrasio. Zentralbl. f. Gynäkol. 1911. Nr. 38. — *v. Jagic*, Erkrankungen des Zirkulationsapparates in Beziehung zur Biologie und Pathologie des Weibes. Halban-Seitz, Biologie und Pathologie des Weibes. Bd. 5. — *v. Jagic* und *Hickl*, Pathologie, Klinik und Therapie der Erkrankungen der blutbildenden Organe und des Blutes in Beziehung zur Gynäkologie. Halban-Seitz Bd. 5, S. 419. 2. Hälfte. — *v. Jaschke*, Einiges über die Bedeutung der Konstitution für die praktische Gynäkologie. Med. Klinik 1918. S. 1027. — *Derselbe*, Die Beziehungen zwischen Herzgefäßapparat und weiblichem Genitalsystem. v. Frankl-Hochwart, v. Noorden, v. Strümpell, Die Erkrankungen des weiblichen Genitales. Bd. 1. — *Joachimowits, Rob.*, Gibt es eine Beeinflussung der Funktion des inneren weiblichen Genitales durch Wetterfaktoren? Menstruationsstörungen bei Heufieber, eine Studie über anaphylaktisches Geschehen am Uterus. Med. Klinik 1926. Nr. 8 u. Wien. med. Wochenschrift 1926. Nr. 6. — *Joachimowits* and *Wilder*, Störungen im Bereiche des weiblichen Genitales bei multipler Sklerose. Wien. med. Wochenschr. 1925. Nr. 23. — *Jolly, Ph.*, Menstruation und Psychose. Habilitationsschrift Halle 1915. — *Kalledey, Lajos*, Über die Tuberkulose der weiblichen Genitalien. Therapie d. Gegenw. Jg. 2, Nr. 1, S. 20. 1925. — *Kiesel, Fritz*, Die Veränderung des Menstruationstermines durch gynäkologische Operationen. Inaug.-Diss. Marburg 1918. — *Kisch, H.*, Fettleibigkeit und weibliche Sexualtätigkeit in ihren Wechselbeziehungen. Zeitschr. f. Sexualwissensch. Bd. 1. — *Klemperer*, Diskussion auf dem 25. Internisten-Kongreß in Wien 1908. — *Knaack* und *Neumann*, Beiträge zur Ödemfrage. Dtsch. med. Wochenschr. 1917. — *Knaus, H.*, Zur Korrelation zwischen Thyreoidea und dem weiblichen Genitale. Münch. med. Wochenschr. 1923. Nr. 21, S. 669. — *Kowitz, H. L.*, Die Funktion der Schilddrüse und die Methoden ihrer Prüfung. Ergebn. d. inn. Med. u. Kinderheilk. Bd. 27. — *Kraul, L.* und *Halter*, Die Beziehungen des weiblichen Genitales zum Grundumsatz. Zeitschr. f. Geburtsh. u. Gynäkol. Bd. 87, S. 606. — *Kraus, E. J.*, Zur Pathogenese der Dystrophia adiposogenitalis. Med. Klinik 1924. S. 1290. — *Kräuter, R.*, Schilddrüse und essentielle Uterusblutungen. Zentralbl. f. Gynäkol. 1923. S. 942. — *Kritzler*, Beobachtung von Genitalblutungen bei cholerakranken Frauen. Zentralbl. f. Gynäkol. 1920. Nr. 7. — *Kron, N.*, Die Basedowsche Krankheit und das Geschlechtsleben des Weibes. Berl. klin. Wochenschr. 1907. Nr. 50—51. — *Kundrat*, Über Genitaltuberkulose des Weibes. Arch. f. Gynäkol. Bd. 114, S. 51. — *Kurtz*, Alimentäre Amenorrhöe. Monatsschr. f. Geburtsh. u. Gynäkol. Bd. 52. — *Küstner*, Hypoplasie der weiblichen Genitalien durch Unterernährung in den Entwicklungsjahren. Monatsschr. f. Geburtsh. u. Gynäkol. Bd. 75. — *Landau, L.*, Über Myxödem. Berl. klin. Wochenschrift 1887. Nr. 11. — *Länsimäki*, Amenorrhoea ex inanitione. Duodecim. Vol. 35. S. Monatsschr.

f. Geburtsh. u. Gynäkol. Bd. 54. — *Latzko, W.*, Ein Fall von rudimentärer Hämophilie. Geburtsh.-gynäkol. Ges in Wien 14. 3. 1916. — *Derselbe*, Menstruationshämophilie. Med. Klinik 1916. Nr. 40. — *Lenhartz*, Die Beziehungen der weiblichen Geschlechtsorgane zu inneren Erkrankungen. 25. Internisten-Kongreß Wien 1908. — *Leschke*, Hypophyse, Zwischenhirn und Genitale. Ärztl. Ges. f. Sexualwiss. in Berlin 1920. — *Leuret* et *Caussimon*, Les fièvres menstruelles dans la tuberculose pulmonaire. Rev. de la tubercul. Tom. 6. — *Leynen, F.*, Ovarium und neuro-glanduläres System des organovegetativen Lebens. Gynécologie 1923. Ref. Zentralbl. f. Gynäkol. 1924. Nr. 41. — *Liebesney, Paul*, Der Einfluß der Hypophyse auf den Energiestoffwechsel. Wien. klin. Wochenschr. 1925. Nr. 28. — *Liepmann, W.*, Zur Ätiologie der Metropathia uteri. Beiträge z. Problemen der Gynäkol. u. d. Karzinoms 1925. S. 113. — *Derselbe*, Festschrift für Theilhaber. Ref. Zentralbl. f. Gynäkol. 1925. Nr. 42. — *Lieven, Fr.*, Über Hämophilie bei Frauen. Zentralbl. f. Gynäkol. 1919. Nr. 22. — *Lublin*, Neuere Untersuchungen über den respiratorischen Stoffwechsel bei der Fettsucht. Schles. Ges. f. vaterl. Kultur 20. 6. 1924. Ref. Klin. Wochenschr. 1924. Nr. 34. — *Marsch, Fr.*, Der Einfluß der Herz- und Lungenkrankheiten auf den mensuellen Zyklus. Inaug.-Diss. Kiel 1924. — *Mathes, P.*, Die Konstitutionstypen in der Gynäkologie. Klin. Wochenschr. 1923. S. 291. — *Derselbe*, Über Ätiologie und Therapie der Dysmenorrhoe. Monatsschrift f. Geburtsh. u. Gynäkol. Bd. 28, Nr. 8. — *Mayer, A.*, Ein Beitrag zur Lehre von der Hypoplasie der Genitalien und vom Infantilismus auf Grund von klinischen Beobachtungen. Hegars Beitr. z. Geburtsh. u. Gynäkol. 1908. Bd. 12. — *Derselbe*, Die Bedeutung des Infantilismus in Geburtshilfe und Gynäkologie. Gynäkol. Rundschau 1913. — *Derselbe*, Geschlechtsunterschiede in der Reaktion auf die Ehe. Münch. med. Wochenschr. 1926. Nr. 9. — *Mazal* und *Borek*, Ovarialbefunde bei Myom. Casopis lékaruv ceskych 1924. Nr. 5. Ref. Ber. üb. d. ges. Geb. u. Gynäkol. Bd. 4. — *Meyen, T. A.*, Über den Einfluß der Ovarialtumoren auf den mensuellen Zyklus. Inaug.-Diss. Rostock 1921. — *Meyerdierks, Armin*, Über den mensuellen Zyklus bei der Basedowschen Krankheit. Inaug.-Diss. Kiel 1924. — *Michaelis*, Über Blutungen im Beginn der Pubertät. Inaug.-Diss. Freiburg 1911. — *Mohnheim, Maria*, Menstruation bei Herzfehlern. Inaug.-Diss. München 1911. — *Molnar*, jun., Über die Beziehungen zwischen der Gallensteinkrankheit und der Funktion der Geschlechtsorgane. Dtsch. med. Wochenschr. 1926. S. 798. — *Morawitz, P.*, Über einige Beziehungen des Blutes zu den weiblichen Genitalien. Zeitschr. f. Geburtsh. u. Gynäkol. Bd. 87, S. 278. — *Morawitz* und *Deneke*, Blut und Blutkrankheiten. Handbuch der inneren Medizin. Bd. 4, Teil 1. — *Mouchotte, J.*, Spätsyphilis des Uterus und Metrorrhagien. Rev. franç. de gynécol. et d'obstétr. 1923. Nr. 1. Ref. Zentralbl. f. Gynäkol. 1924. — *Mühling, Adolf*, Menstruation bei aszendierter Gonorrhöe. Diss. München 1921. — *Müller, P.*, Die Krankheiten des weiblichen Körpers in ihren Wechselbeziehungen zu den Geschlechtsfunktionen. Stuttgart 1888. — *Naegeli*, Über den Antagonismus von Chlorose und Osteomalazie als Hypogenitalismus und Hypergenitalismus. Münch. med. Wochenschr. 1918. Nr. 23. — *Derselbe*, Über die Konstitutionslehre in ihrer Anwendung auf das Problem der Chlorose. Dtsch. med. Wochenschr. 1918. Nr. 31. — *Navarro, Alfredo*, Uterusblutungen bei Diabetes. Anales de la fac. de med. Vol. 8. 1923. Ref. Ber. üb. d. ges. Geburtsh. u. Gynäkol. Bd. 1, S. 453. — *Neu, Otto*, Über das Auftreten der Menstruation nach gynäkologischen Operationen. Diss. Gießen 1922. — *Nilsson, Adda*, Über sog. Kriegsamenorrhoe. Zentralbl. f. Gynäkol. 1920. Nr. 32. — *Noel, P.*, Menstruation et fécondité dans la lèpre. Ann. de dermatol. et de syphiligr. Tom. 2, Nr. 10. 1921. — v. *Noorden* und *Jagic*, Die Bleichsucht. Wien: Hölder 1912. — *Nothhaft, Alfred*, Über Menstruationsstörungen im Zusammenhang mit geistigen Störungen. Diss. München 1920. — *Novak, E.*, Hämatom des Ovariums, mit Einschluß von Corpus luteum. Bull. of Johns Hopkins hosp. Vol. 28. Nr. 321. — *Derselbe*, Infantilism and other hypoplastic conditions of the uterus. — *Novak, J.*, Über die psychotraumatische Form der Dysmenorrhoe. Münch. med. Wochenschr. 1925. Nr. 15. — *Derselbe*, Über die Beziehungen von Infektionskrankheiten zu normalen und krankhaften Veränderungen des weiblichen Genitales. Biol. u. Path. d. Weibes. Bd. 5, T. 3. — *Derselbe*, Beziehungen zwischen Haut und weiblichem Genitale. Biol. u. Path. d. Weibes. Bd. 5, T. 3. — *Derselbe*, Pathologie und Therapie der Tuberkulose des weiblichen Genitalapparates. Handb. d. ges. Tuberkulose-Therapie. — *Odermatt, W.*, Die epiphysäre Frühreife. Schweizer med. Wochenschr. 1925. Nr. 22. — *Offergeld*, Wechselbeziehungen zwischen der multiplen Sklerose und den geschlechtlichen Funktionen der Frau. Niederrhein. Ges. f. Natur- u. Heilkunde in Bonn 14. 11. 1910. Arch. f. Gynäkol. Bd. 93. 1911. — *Olshausen*, Über Amenorrhöe und Dysmenorrhöe. Zeitschr. f. Geburtsh. u. Gynäkol. Bd. 51, S. 226. — *Ostrcil*, Operation und nachfolgende Menses. Ref. Ber. üb. d. ges. Geburtsh. u. Gynäkol. Bd. 9. — *Oswald*, Die verschiedenen Formen der endokrinen und zerebralen Fettsucht. Schweizer med. Wochenschr. 1925. Nr. 46. — *Pankow*, Die Bedeutung der psychogenen Kriegskomponente bei der Bewertung gynäkologischer Leiden. Dtsch. med. Wochenschr. 1918. — *Pariser*, Menstruation und Magenfunktion. 25. Internisten-Kongreß Wien 1908. — *Payer, Adolf*, Krankheiten des Blutes und der blutbildenden Organe. v. Frankl-Hochwart, v. Noorden,

v. Strümpell, Die Erkrankungen des weiblichen Genitales. Bd. 1, S. 402. — *Peters*, Über einen eigentümlichen Fall von weiblicher Hämophilie. Wien. klin. Wochenschr. 1919. Nr. 35. — *Phillips, Leonard*, The treatment of Dysmenorrhea. An analysis of 100 cases. Proc. of the roy. soc. of med. Vol. 16, Nr. 11. 1923. Ref. Ber. üb. d. ges. Geburtsh. u. Gynäkol. Bd. 3. 1924. — *Pierra, L.*, Sur quelques particularités de la menstruation chez les neuro arthritiques. Grenzgebiete Bd. 1, H. 15. — *Piyadé*, Der Einfluß der Ovarialtumoren auf die Menstruation. Inaug.-Diss. Basel 1919. — *Plaut, Rahel*, Gaswechseluntersuchung bei Fettsucht und Hypophysiserkrankungen. Dtsch. Arch. f. klin. Med. Bd. 139, S. 285. — *Plönies*, Die gegenseitigen Beziehungen der Menstruation und der Magenkrankheiten und ihre Bedeutung für die Diagnose und Therapie. 25. Kongreß f. innere Med. Wien 1908. Ref. Münch. med. Wochenschr. 1908. S. 870. — *Pölzl* und *Wagner*, Über Veränderungen in den Ovarien bei Dementia praecox. Zeitschr. f. d. ges. Neurol. u. Psychiatrie Bd. 88. 1924. — *Raab, W.*, Klinische und röntgenologische Beiträge zur hypophysären und zerebralen Fettsucht und Genitalatrophie. Wien. Arch. f. inn. Med. Bd. 7, H. 3. 1924. — *Reye*, Das klinische Bild der Simmondsschen Krankheit (hypophysäre Kachexie) in ihrem Anfangsstadium und ihre Behandlung. Münch. med. Wochenschr. 1926. Nr. 22, S. 902. — *Rona, D.*, Appendizitis und Dysmenorrhöe. Arch. f. klin. Chirurg. Bd. 97. 1912. — *Rosenblatt, D. J.*, Über den Einfluß von Operationen im Bereich der Adnexe auf den Verlauf der Menstruation. Diss. Straßburg 1914. — *Sandsteiner, C.* und *A. Edelmann*, Beitrag zur Kenntnis der anatomischen Befunde bei polyglandulärer Erkrankung. Frankfurt. Zeitschr. f. Pathol. Bd. 24, H. 2. — *Salzmann, S.*, Hypothyreoidismus als Ursache mancher Formen von Metrorrhagien. Americ. journ. of obstetr. a. gynecol. Vol. 74, Nr. 5. 1916. — *Sehlbach, A.*, Ein typischer Fall von plötzlichem Aufhören der Menses bei Angina. Münch. med. Wochenschr. 1908. Nr. 13. — *Sehrt*, Zur thyreogenen Ätiologie der hämorrhagischen Metropathien. Münch. med. Wochenschr. 1923. Nr. 18. — *Seitz*, Der konstitutionelle Faktor in der Pathogenese gynäkologischer Blutungen. Arch. f. Gynäkol. Bd. 120. — *Sellheim*, Über die Beziehungen der Tuberkulose zu den weiblichen Genitalien. Münch. med. Wochenschr. 1911. Nr. 31. — *Serner, S.*, Die inneren Erkrankungen und ihre Beziehungen zur Menstruation. Inaug.-Diss. Straßburg 1903. — *Siemens, H. W.*, Gibt es eine Hämophilie beim Weibe? Arch. f. Gynäkol. Bd. 124, S. 375. — *Simmonds*, Zwergwuchs bei Atrophie des Hypophysisvorderlappens. Dtsch. med. Wochenschr. 1919. Nr. 18. — *Derselbe*, Atrophie des Hypophysisvorderlappens und hypophysäre Kachexie. Dtsch. med. Wochenschr. 1918. Nr. 31. — *Simon, Felix*, Über die Symptome der offenen Gebärmuttertuberkulose. Inaug.-Diss. Gießen 1920. — *Singer, Kurt*, Menstruation und Seelenleben. Monatsschr. f. Geburtsh. u. Gynäkol. Bd. 50. — *Sommer, Marie Paula*, Über die Ovarialveränderungen bei Mäusen und Kaninchen nach Cholininjektion. Inaug.-Diss. Freiburg 1915. — *Sommerfeld, Hans*, Die Beziehungen und Einflüsse der Chlorose auf das Wachstum des weiblichen Organismus während der Entwicklungsperiode. Zeitschr. f. angew. Anat. u. Konstitutionslehre Bd. 7. 1921. — *Schäffer, Karl*, Über die Beeinflussung der Menstruation durch gynäkologische Operation. Diss. München 1912. — *Schenk*, Über die angeblich sterilisierende Wirkung des Cholins. Dtsch. med. Wochenschr. 1910. Nr. 24. — *Scherer, A.*, Beiträge zur Kenntnis der Beziehungen zwischen den Lebensvorgängen des Weibes und Tuberkulose. I. Menarche und Tuberkulose. Beitr. z. Klin. d. Tuberkul. Bd. 49, S. 7. 1921. — *Schickele, G.*, Die Beziehungen der Menstruation zu allgemeinen und organischen Erkrankungen. Ergebn. d. inn. Med. u. Kinderheilk. Bd. 12. 1913. — *Schornack, Ernst*, Der Einfluß des Kollum-Karzinoms des Uterus auf das Endometrium. Inaug.-Diss. Rostock 1920. — *Schröder, R.*, Endometrium und Genitaltuberkulose. Nordwestd. Ges. f. Gynäkol. u. Geburtsh. Hamburg 2. 10. 1920. — *Derselbe*, Über die Pathogenese der Uterustuberkulose. Monatsschr. f. Geburtsh. u. Gynäkol. Bd. 55. — *Derselbe*, Die klinischen Zeichen der Funktionsanomalien des Ovariums. Monatsschrift f. Geburtsh. u. Gynäkol. Bd. 51. — *Schröder-Blumenfeld*, Chronische Lungenschwindsucht. Leipzig: I. A. Barth 1904. — *Schröder* und *Neuendorff-Viek*, Der mensuelle Zyklus bei akut- und chronischentzündlicher Adnexerkrankung (zugleich ein Bild vom Verlauf der akuten und chronischen Endometritis interstitialis). Arch. f. Gynäkol. 1922. — *Schultze, W. H.*, Tödliche Menorrhagie in einem Falle von Thyreoaplaxie mit Hauptzellenadenom der Hypophyse. Virchows Arch. f. pathol. Anat. u. Physiol. Bd. 216. — *Stengel, A.*, Modifikationen im klinischen Verlauf des Typhus unter dem Einfluß der Menstruation und der folgenden Menstruationszeiten nebst Bemerkungen zur Behandlung. Unio of Pama. med. bull. 1909. Nr. 10. Ref. Zentralbl. f. Gynäkol. Bd. 33. 1911. — *Stieve*, Unfruchtbarkeit als Folge unnatürlicher Lebensweise. Grenzfrag. d. Nerv.- u. Seelenleb. H. 126. München: J. F. Bergmann 1926. — *Stolz, M.*, Die Beziehungen der akuten Infektionskrankheiten zu den weiblichen Geschlechtsorganen. Klin.-therapeut. Wochenschr. Jg. 20. — *Stravoskiadis*, Über die Veränderungen des Uterus bei akuten Infektionskrankheiten. Monatsschr. f. Geburtsh. u. Gynäkol. Bd. 17. — *Stuhl, C.*, Studien über die Bedeutung der Pubertätsamenorrhoe im Verlaufe der Tuberkulose. Zeitschr. f. Tuberkul. 1924. S. 189. — *Thorn*, Beiträge zur Atrophia uteri. Zeitschr. f. Geburtsh. u. Gynäkol. Bd. 16, S. 57.

— *Tobler, Maria,* Über den Einfluß der Menstruation auf den Gesamtorganismus der Frau. Monatsschr. f. Geburtsh. u. Gynäkol. Bd. 22. 1905. — *Derselbe,* Über primäre und sekundäre Dysmenorrhöe. Monatsschrift f. Geburtsh. u. Gynäkol. Bd. 26. 1907. — *Turban,* Beziehungen der Menstruation zur Lungentuberkulose. 25. Internisten-Kongreß Wien 1908. — *Tuszkai, Edm.,* Die gynäkologischen Erscheinungen bei Fettsucht. Zentralbl. f. Gynäkol. 1926. — *Tuszkay, Ö.,* Über den Zusammenhang zwischen Uterus und Magenleiden. Monatsschr. f. Geburtsh. u. Gynäkol. Bd. 12. 1900. — *Veil, H.,* Über das Verhalten der genitalen Funktionen beim Myxödem des Weibes. Arch. f. Gynäkol. Bd. 107, H. 2. — *Vogel, W.,* Über den Einfluß von Lageveränderungen des Uterus und von entzündlichen Adnexerkrankungen auf die Menstruation. Arch. f. Gynäkol. Bd. 123. 1924. — *Vogt, E.,* Über die Zusammenhänge zwischen der Gonorrhöe und den gynäkologischen Symptomen des Fluors, der Blutungen und der Schmerzen. Klin. Wochenschr. Nr. 27. 1925. — *Völter, Elisabeth,* Menstruation bei Erkrankungen des Rückenmarks. Diss. Heidelberg 1922. — *van Waßbergen, G. H.,* Die prognostische Bedeutung des Zeitpunktes der ersten Menstruation bei tuberkulösen Mädchen. Nederlandsch maandschr. v. geneesk. Jg. 12, Nr. 2. 1923. Ref. Ber. üb. d. ges. Geburtsh. u. Gynäkol. Bd. 6. 1923. — *Wadler, W.,* Über die Ursachen der Amenorrhöe. Inaug.-Diss. München 1911. — *Waehneldt, V.,* Der mensuelle Zyklus bei Lageveränderungen der Gebärmutter. Inaug.-Diss. Rostock 1922. — *Walthard,* Gynäkologie und Allgemeinerkrankung. Schweizer med. Wochenschr. 1922. — *Derselbe,* Der Einfluß von Allgemeinerkrankungen des Körpers auf die weiblichen Genitalorgane. Münch. med. Wochenschr. 1918. — *Weidemann, Martina,* Thyreoidea und Menstruation. Zeitschr. f. Geburtsh. u. Gynäkol. Bd. 80, H. 1. — *Weinberger, M.,* Beziehungen zwischen Erkrankungen der Atmungsorgane und den weiblichen Generationsorganen. Biologie und Pathologie des Weibes. Bd. 5, Teil 3. — *Weißenberg, S.,* Über den Einfluß des Fleck- und Rückfallfiebers auf die Menstruation, Schwangerschaft, Geburt und Laktation. Zentralbl. f. Gynäkol. 1923. S. 904. — *Derselbe,* Der Einfluß der Unterernährung auf die Verrichtungen des weiblichen Körpers. Zeitschr. f. Sexualwiss. Bd. 10, H. 11. 1924. — *West,* Appendizitis and menstrual dysfunction. Internat. journ. of med. a. surg. Vol. 37, Nr. 9. 1924. Ref. Ber. üb. d. ges. Geburtsh. u. Gynäkol. Bd. 7, S. 460. — *Wieber, Karl,* Die Menstruationsverhältnisse bei einseitigen Ovarialtumoren und nach einseitigen Ovariotomien. Inaug.-Diss. München 1910. — *Winterbauer,* Über Menstruation bei Ovarialtumoren. Diss. München 1921. — *Wintz, H.,* Adipositas und Ovarium. Zentralbl. f. Gynäkol. 1926. Nr. 14. — *Witt,* Verblutung bei der Menstruation. Ärztl. Verein Hamburg 11. 11. 1924. Ref. Klin. Wochenschr. 1925. S. 43. — *Wolff, Bruno,* Zur Begriffsbestimmung des Infantilismus. Arch. f. Kinderheilk. Bd. 57. — *Zacharias,* Die geburtshilflich-gynäkologische Bedeutung der Grippe. Arch. f. Gynäkol. Bd. 112. — *Zondek, H.,* Hypophyse und Keimdrüsen. Arch. f. Frauenkunde u. Konstitutionsforsch. Bd. 11, S. 4. 1925.

II. Die Störungen im ovariellen Zyklus.

A. Das Auftreten des Zyklus in außerphysiologischen Zeiten.

Allaria, G. B., Stillgeschäft und Menstruation. Ref. üb. d. ges. Gynäkol. u. Geburtsh. Bd. 8, H. 5/6, S. 285. 1925. — *Askanazy,* Die Zirbel und ihre Tumoren in ihrem funktionellen Einfluß. Frankfurt. Zeitschr. f. Pathol. Bd. 24, H. 1. — *Aßmann, Gerhard,* Klimax tarda. Inaug.-Diss. Breslau 1916. — *Beckmann, F.,* Frühzeitige Reife bei Mädchen, mit Bericht über einen einschlägigen Fall. Arch. of pediatr. Vol. 32, Nr. 4. 1915. — *Boehm,* Zirbeldrüsenteratom und genitale Frühreife. Frankfurt. Zeitschr. f. Pathol. Bd. 22, H. 1. 1919. — *Bulloch and Sequeira,* On the relation of the suprarenal capsula to the sexual organs. Transact. pathol. soc. London. 56. 1905. — *Canelli, Adolfo,* Menstruations et allaitement. Nourisson. Jg. 12, Nr. 2, S. 92. 1924. Ref. Ber. üb. d. ges. Geburtsh. u. Gynäkol. Bd. 7, S. 67. — *Chapotin, A.,* Menstruation tardive et fécondité. Thèse de Paris. Ref. Zentralbl. f. Gynäkol. 1907. S. 196. — *Delfourd et Lucien,* Tumeur ovarienne à type cortico-surrénal chez une fillette à puberté précox. Bull. de la soc. d'obstétr. et de gynécol. Jg. 14, S. 423. 1925. Ref. Ber. üb. d. ges. Geburtsh. u. Gynäkol. Bd. 8, H. 13/14. 1925. — *Descamps, J.,* Sur la prétendue menstruation des femmes pendant la grossesse. Bull de la soc. belge de gynécol. Tom. 18. 1908. — *Ecsedi, M.,* A menstruatio praecox egy vitha exte. Gyogyaszat 1910. Nr. 34. Ref. Zentralbl. f. Gynäkol. 1911. — *Ehrenfest, Hugo,* Das Wiedererscheinen der Menstruation nach der Geburt. Americ. journ. of obstetr. a. gynecol. Vol. 74, Nr. 4. 1915. — *Engel,* Laktation und Menstruation. Monatsschr. f. Kinderheilk. Bd. 22, S. 545. 1922. — *Falta,* Die Erkrankungen der Brustdrüsen. S. 293. Berlin: Julius Springer 1913. — *Fein, A.,* Ein Fall von kindlichem Riesenwuchs mit vorzeitiger Geschlechtsreife (Erkrankung der Zirbeldrüse). Münch. med. Wochenschr. 1923. S. 772. — *Fiebag, F.,* Klimax praecox. Inaug.-Diss. Breslau 1911. — *Fonareff, G.,* Ein Fall von frühzeitigem Auftreten der Menstruation. Wratschebnaja Gaseta Nr. 22. — *Gaudier,* Menstruatio praecox, Hypernephroma ovarii. Echo méd. du nord. 1908. Ref. Brit. med. journ. February

1909. — *Gengenbach, F. P.*, Precocious menstruation. Journ. of the Americ. med. assoc. Vol. 61, Nr. 8. *Glaß*, Die Menstruationsverhältnisse der Stillenden. Freie Vereinig. mitteldtsch. Gynäkologen 28. 4. 1912. Ref. Zentralbl. f. Gynäkol. 1912. Nr. 29. — *Grillo*, Ein Fall von frühzeitiger Menstruation. Dtsch. med. Wochenschr. 1925. Nr. 45, S. 1871. — *Heiden, Hans*, Über das Vorkommen der Menstruation während der Laktation. Inaug.-Diss. Erlangen 1920. — *Herzog, W.*, Ein Fall von allgemeiner Behaarung mit heterologer Pubertas praecox bei 3jährigem Mädchen (Hirsutismus?). Münch. med. Wochenschr. 1915. S. 184. — *Hirschberg*, Gravidität im Klimakterium. Ges. f. Geburtsh. u. Gynäkol. in Berlin, Sitzung vom 27. 5. 1910. Zeitschr. f. Geburtsh. u. Gynäkol. — *Hörmann, J.*, Über Menstruatio praecox. Inaug.-Diss. Leipzig 1918. — *Huebschmann*, Sektionsbefund bei Pubertas praecox. Geburtsh.-gynäkologische Ges. in Leipzig 15. 6. 1920. Ref. Münch. med. Wochenschr. 1921. S. 220. — *Jacobi*, Beitrag zur Kenntnis der Epiphysentumoren. Dtsch. Zeitschr. f. Nervenheilk. Bd. 71, H. 4/6. 1921. — *Juda, Ad.*, Über Uterusblutungen Neugeborener. Med. Klinik 1913. Nr. 15. — *Klemperer, G.*, Klin. Wochenschr. 1923. Nr. 2, S. 100. — *Komensky*, Maturitas praecox bei einem 5jährigen Mädchen. Wratschebnaja Gaseta. 1908. Nr. 27. — *Krasemann*, Über einen Fall von Menstruatio praecox. Ärztl. Demonstrationsabend Rostock 8. 7. 1920. Ref. Med. Klinik 1920. Nr. 41. — *Derselbe*, Zur Kenntnis der Menstruatio praecox. Monatsschr. f. Kinderheilk. Bd. 19, Nr. 4. 1921. — *Labhardt, A.*, Menstruatio praecox. Med. Ges. Basel 6. 5. 1920. Ref. Schweiz. med. Wochenschr. 1920. Nr. 41. — *Lenz, J.*, Vorzeitige Menstruation, Geschlechtsreife und Entwicklung (Menstruatio, Pubertas et Evolutio praecox) mit besonderer Berücksichtigung d. Skelettentwicklung. Arch. f. Gynäkol. Bd. 99. 1913. — *Levy, S.*, Auftreten der Menstruation im Klimakterium. Dtsch. med. Wochenschr. 1913. Nr. 52. — *Mayer, L.*, Infantile Menstruation. Pediatrics. Vol. 26, Nr. 1. — *Münzer, A.*, Pubertas praecox und psych. Entwicklung. Berl. klin. Wochenschr. 1914. — *Nacke*, Menstruatio praecox. Zentralbl. f. Gynäkol. 1908. Nr. 34. — *Neurath, R.*, Die Geschlechtsreife und ihre Pathologie. Wien. klin. Wochenschr. 1922. Nr. 36/37. — *Derselbe*, Die vorzeitige Geschlechtsentwicklung. Ergebn. d. inn. Med. u. Kinderheilk. 1909. Nr. 4. — *Odermatt, W.*, Die epiphysäre Frühreife. Schweiz. med. Wochenschr. Nr. 22, S. 474. 1925. Ref. Klin. Wochenschr. 1925. S. 2081. — *Olow, J.*, Ein Fall von Menstruatio praecox. Allm. Sv. Lakrit. S. 751. Ref. Zentralbl. f. Gynäkol. 1917. Nr. 30. — *Philipp, H. H.*, Pubertas praecox. Inaug.-Diss. Leipzig 1921. — *Pok, J.*, Über menstruationsähnliche Blutungen in der Schwangerschaft. Gynäkol. Rundschau 1916. H. 1/6. — *Polano*, Ovarialkarzinom beim Kinde. Arch. f. Gynäkol. Bd. 120. S. 308. — *Rafaelli, M.*, Un cas de Menstruation précox. Pediatria. Aug. 1911. Ref. Presse méd. 1912. — *Riggles, J. L.*, Premature menopause. Virginia med. semi-monthly. Vol. 18, Nr. 12. 1913. *Rouche*, Un cas de menstruation tardivement apparue. Journ. de méd. de Bordeaux. 22. 8. 1909. — *Sachs, Ferd.*, Hypergenitalismus durch Nebennierentumoren. Arch. f. Kinderheilk. Bd. 74. 1924. — *Schatz*, Die erste Menstruation nach der Entbindung. Wien. klin. Wochenschr. 1908. Nr. 52. — *Derselbe*, Menstruelle und menstruationsähnliche Blutungen nach der Empfängnis und nach der Entbindung in der ersten Zeit der Schwangerschaft und des Wochenbettes. Samml. klin. Vorträge. Nr. 518. Gynäkologie Nr. 191. Leipzig: Barth 1909. — *Schiff, Fr.*, Jahrb. f. Kinderheilk. Bd. 87, Nr. 6. 1918. — *Schneider, Paul*, Pubertas praecox bei Hypernephrom. Zentralbl. f. allg. Pathol. u. pathol. Anat. Bd. 33. 1924. *Sokoloff, F.*, Menstruatio praecox bei einem Neugeborenen. Geburtsh.-gynäkol. Ges. in Kiew. Nov. 1913. — *Spruck, G. W.*, Über menstruelle Blutungen während der Schwangerschaft. Inaug.-Diss. Marburg 1920. — *Sundin, Ossian*, Zur Frage von der Menstruation während des Stillens. Zentralbl. f. Gynäkol. 1909. Nr. 7. — *Stark, M.M.*, Premature menopause. Americ. journ. of obstetr. a. gynecol. April 1910. — *Stein*, Eine 3jährige Virgo. Dtsch. med. Wochenschr. Nr. 6. 1907. — *Stoeltzner, W.*, Menstruatio praecox. Med. Klinik 1908. Nr. 1. — *Stransky*, Pubertas praecox. Klin. Wochenschr. 1926. Nr. 50. — *Teleky*, Pubertas praecox. Zentralbl. f. Gynäkol. 1926. Nr. 46. — *Termeer*, Ovarialgeschwülste im Kindesalter und Pubertas praecox. Arch. f. Gynäkol. Bd. 127. S. 431. — *Thadewald, P.*, Über Ovarialtumoren bei Jugendlichen. Inaug.-Diss. Königsberg 1922. — *Thaler, H.*, Menstruatio praecox und Pseudohermaphrotitismus geminus bei einem 5jährigen Mädchen. Geburtsh.-gynäkol. Ges. in Wien 20. 6. 1916. Ref. Zentralbl. f. Gynäkol. 1916. Nr. 30. — *Thiemich*, Die Amenorrhöe der Stillenden und ihr Einfluß auf die Neukonzeption. Med. Klinik. Jg. 9, S. 2065. — *Thoms, H.* und *Hershmann*, A case of sexual precocita. Americ. journ. of obstetr. a. gynecol.. Vol. 6, p. 349. 1923. — *Thorn, W.*, Die Amenorrhöe der Stillenden. Gynäkol. Rundschau 1907. — *Vogt, E.*, Über das familiäre Vorkommen typisch menstrueller Blutungen während der Gravidität. Zentralbl. f. Gynäkol. 1909. — *Volhard*, Ärzteverein Halle 2. 7. 1919. — *Wehefritz, E.*, Pubertas praecox und Gravidität. Monatsschr. f. Geburtsh. u. Gynäkol. Bd. 63. S. 237. — *Weigeldt*, Pubertas praecox, dabei Rindenepilepsie. Geburtsh.-gynäkol. Ges. Leipzig 15. 6. 1920. Ref. Münch. med. Wochenschr. 1921. — *Weil*, 9jähriges Mädchen mit Pubertas praecox und Knochenbrüchigkeit. Med. Sektion d. schles. Ges. f. vaterl. Kultur zu Breslau. Ref. Klin. Wochenschr. 1922. Nr. 42. — *Weinberg, W.*, Der Einfluß des Stillens auf Menstruation und Befruchtung. Zeitschr. f.

Geburtsh. u. Gynäkol. Bd. 50, S. 7. — *Wheelon*, Precocious menstruation. Observations on two cases of pubertas precox. Endocrinology. Vol. 9, Nr. 5.

B. Das Ausbleiben des Zyklus in der geschlechtsreifen Zeit.

1. s. Amenorrhöe unter 3.

2. Kastation.

Abraham, Karl, Äußerungsformen des weiblichen Kastrationskomplexes. Internat. Zeitschr. f. Psychoanalyse. Jg. 7, H. 4, S. 422. — *Adler*, Physiologie und Pathologie der Ovarialfunktion. Arch. f. Gynäkol. Bd. 95. 1911. — *Alterthum*, Die Folgezustände nach Kastration und die sekundären Geschlechtscharaktere. Heg. Beitr. Bd. 2. — *Antonelli*, Über den Einfluß der Ovarioektomie auf das Blut. Experimentelle Untersuchungen. Il policlinico, S. M. 1914. Nr. 3. — *Aschner, B.*, Über schädliche Spätfolgen nach Uterusexstirpation sowie operativer und radiotherapeutischer Kastration. Arch. f. Gynäkol. Bd. 124, S. 113. 1925. — *Derselbe*, Über die exkretorische (blutreinigende) Bedeutung des Uterus und der Menstruation und ihre praktischen Folgen (Notwendigkeit weitgehendster Erhaltung des Uterus und der Menstruation bei Operationen und Bestrahlungen). 17. Gynäkol.-Kongreß Innsbruck 1922. Was ist von den Aschnerschen Vorstellungen über die Folgen der Röntgenbestrahlung bei gynäkologischen Blutungen zu halten. Wien. klin. Wochenschr. Nr. 37. S. 1015. 1925. — *Derselbe*, Untersuchungen über die Wirkung der Uterusexstirpation und der künstlichen Menopause. Wien. klin. Wochenschrift 1926. Nr. 24. — *Asher, Leon*, Beiträge zur Physiologie der Drüsen. Experimentelle Untersuchungen über den Einfluß der Drüsen mit innerer Sekretion auf die Wachstumsvorgänge, zugleich Beiträge zum Konstitutionsproblem. I. Mitt. Der Einfluß des Ovariums und der Schilddrüse auf die Regeneration der weißen und der roten Blutkörperchen. Biochem. Zeitschr. Bd. 147, H. 5/6. — *Baillod, Charles*, De l'influenca de l'ovaire sur les variations de la glycémie après l'injection d'Adrenalin. Korresp.-Blatt f. schweizerische Ärzte 1919. Nr. 50. — *Barth, O.*, Über das Vorkommen menstrueller Blutungen nach restloser Entfernung beider Ovarien. Inaug.-Diss. Straßburg 1915. — *Baruch, D.*, Schilddrüsen- und Ovarieninsuffizienz nach Kastration. Journ. d. Bruxelles. Nr. 48. Ref. Dtsch. med. Wochenschr. 1913. Nr. 1, S. 38. — *Baumgart* und *Beneke*, 4jährige Amenorrhöe nach Atmokausis, ausgetragene Gravidität, Geburtsbeendigung durch Entfernung des graviden Uterus. Monatsschr. f. Geburtsh. u. Gynäkol. Bd. 38. 1913. — *Béclére, A.*, Étude radiobiologique de l'activité ovarienne dans ses rapports avec la menstruation et les troubles vaso-moteurs de la ménopause. Bull. de l'acad. de méd. Tom. 92, Nr. 38, p. 1174. 1924. Ref. Ber. üb. d. ges. Geburtsh. u. Gynäkol. Bd. 7, H. 13/14. 1925. — *de Bella, E.*, Il tasso colesterinico nel sangue delle donne dopo la castrazione utero ovarica. Riv. ital. di ginecol. Vol. 2, H. 1, p. 5. 1923. Ref. Ber. üb. d. ges. Geburtsh. u. Gynäkol. Bd. 3, H. 3/4. 1924. — *Beuttner, O.*, Experimentelle Untersuchungen zur Frage der Kastrationsatrophie des Uterus. Zeitschr. f. Geburtsh. u. Gynäkol. Bd. 78. — *Biach* und *Hulles*, Über die Beziehungen der Zirbeldrüse (Glandula pinealis) zum Genitale. Wien. klin. Wochenschr. 1912. Nr. 10. — *Blanchetière, A.*, Teneur du sang en sodium potassium et calcium après ovariotomie et à la ménopause. Cpt. rend. des séances de la soc. de biol. Vol. 92. 1925. Ref. Ber. üb. d. ges. Geburtsh. u. Gynäkol. Bd. 8, S. 791. — *Braun*, Histologische Veränderungen am radiumbestrahlten Ovar bei direkter Applikation. Gynäkol. Ges. in Breslau 1921. — *Brown, Alex*, Normale Menstruation bei Fehlen des Uteruskörpers. Lancet 4437. 22. May. Ref. Berl. klin. Wochenschr. 1909. Nr. 27. — *Buchholz, Leo*, Die Röntgenkastration der Myome und hämorrhagischen Metropathien an der Kieler Univ.-Frauenklinik in den Jahren 1920—22. Inaug.-Diss. Kiel 1923. — *Caminer, Lotte*, Über das Verhalten des weißen Blutbildes während der Menstruation. Zentralbl. f. Gynäkol. Jg. 45, Nr. 44, S. 1601. — *Cordua*, Über das Erlöschen der Ovarialfunktion nach Röntgenkastration. Zentralbl. f. Gynäkol. 1926. — *Crainicianu, Al.*, Recherches sur les relations entre la sécretion interne de l'ovaire et le tonus du système nerveux végétativ. Bull. et mém. de la soc. méd. des hôp. de Bucarest. 1924. Nr. 5, p. 123. Ref. Ber. üb. d. ges. Geburtsh. u. Gynäkol. Bd. 6, S. 272. — *Curschmann*, Zur Korrelation zwischen Thyreoidea und dem weiblichen Genitale. Münch. med. Wochenschr. 1923. Nr. 28, S. 912. — *Dalché*, La ménopause chirurgicale. Progr. méd. 1921. Jg. 48, Nr. 47, p. 545. Ref. Jahresber. 1921. S. 118. — *Dalsace* et *Guillaumin*, Influence de la castration ovarienne sur le métabolisme du calcium et du phosphore. Cpt. rend. des séances de la soc. de biol. Tom. 93. — *Decio, C.*, Der Einfluß der ovariellen Kastration auf gewisse Bestandteile der Nebennierenrinde. Ref. Zentralbl. f. Gynäkol. 1925. Nr. 35, S. 1994. — *Demel, Rud, Jatrou* und *Wallner*, Beziehungen der Ovarien, Nebennieren und des Thymus zur Thyreoidea bei Ratten. Experimentelle Studie. Mitt. a. d. Grenzgeb. d. Med. u. Chirurg. Bd. 36, H. 2/3. 1923. — *Dittler, R.*, Die Sterilisierung des weiblichen Tierkörpers durch parenterale Spermazufuhr. Münch. med. Wochenschr. 1920. Nr. 52. — *Doleris*, De la conservation des ovaires dans l'hysterectomie. Soc. d'obstétr. de gynécol. et de paed. Paris. Ann. de gynécol. 1907. p. 641. — *Doleris*, Aménorrhée d'origine tératologique. Semaine gynécol. Tom. 18, p. 9. — *Dyroff*, Die Bedeutung der Gerinnungsbestimmung für die gynäkologische Diagnose. Bayer. Ges. f. Geburtsh. u. Gynäkol. 18. 12. 1921, Nürnberg. — *Falco*, Der Eierstock und der Austausch der Kohlehydrate. Ann. di ostetr. e ginecol. Anno 38, Nr. 5. 1916. Ref. Monatsschr. f. Geburtsh. u. Gynäkol. Bd. 57. — *Fellner, O. O.*, Der Einfluß der Kastration und der Hysterektomie auf das spätere Befinden der operierten Frauen. Bemerk. z. d. Aufs. d. H. Dr. Pankow in Nr. 6 dieser Wochenschrift. Münch. med. Wochenschr. 1909. S. 720. — *Fliegel, O.* und *R. Strauß*, Zur Atropathia ovaripriva Menges. Zentralbl. f. Gynäkol. 1925. S. 633. — *Frommberger, Erich*, Über die praktische Bedeutung der postoperativen Ausfallserscheinungen. Inaug.-Diss. Rostock 1915. — *Gans, M.* und *Hoskins*, Die Ermüdbarkeit von kastrierten Ratten. Endocrinology 1923. — *Geist* und *Goldberger*, Eine Untersuchung über den Grundumsatz, das Gewicht und die Chemie des Blutes nach beiderseitiger Entfernung der Ovarien. Americ. journ. of obstetr. a. gynecol. Vol. 12, Nr. 2. — *Gilles*, Wiederholte zystische Degeneration von Ovarialresten nach vollständiger Kastration. Ref. Zentralbl. f. Gynäkol. 1925. Nr. 35. — *Glaevecke*, Körperliche und geistige Veränderungen im weiblichen Körper nach künstlichem Verluste der Ovarien einerseits und des Uterus andererseits. Arch. f. Gynäkol. Bd. 35. — *Gluzinski*, Einige Bemerkungen zum klinischen Bilde des Klimakteriums. Wien. klin. Wochenschr. 1909. Nr. 48. — *Graves, William*, The ovarian function. Americ. journ. of obstetr. a. gynecol. Bd. 3, S. 583. 1922. — *Guggisberg, H.*, Die Arbeitsteilung im Eierstock. Zentralbl. f. Gynäkol. 1922. — *Haberlandt*, Über hormonale Sterilisierung weiblicher Tiere durch subcutane Transplantation von Ovarien trächtiger Weibchen. Pflügers Arch. f. d. ges. Physiol. Bd. 194. 1922. — *Derselbe*, Über hormonale Sterilisierung des weiblichen Tierkörpers. Münch. med. Wochenschr. 1921. Nr. 49. — *Derselbe*, Über hormonale Sterilisierung weiblicher Tiere. Klin. Wochenschr. 1923. Nr. 42. — *Halban* und *Köhler*, Die Beziehungen zwischen Corpus luteum und Menstruation. Arch. f. Gynäkol. Bd. 103. — *Hartill*, Operation bei behinderter Menstruation. Brit. med. journ. Jan. 8. Ref. Dtsch. med. Wochenschr. 1910. Nr. 4. — *Heimann, Fritz*, Die Röntgen- und konservative Behandlung der gutartigen Erkrankungen der weiblichen Sexualorgane. Strahlentherapie 1924. Bd. 17. — *Heymanns, C.*, Influence de la castration sur les échanges respiratoires, la nutrition et le jeun. Journ. de physiol. et de pathol. gén. Tom. 19, Nr. 3, p. 323. 1921. Ref. Jahresber. 1921. S. 128. — *Heyn, Albrecht*, Ovarialfunktion und vegetatives Nervensystem. Ref. Zentralbl. f. Gynäkol. 1926. H. 7. — *Derselbe*, Über die Beziehungen der Ovarialfunktion zum Kalkgehalt des Blutserums. Ref. Zentralbl. f. Gynäkol. 1925. Nr. 34. — *Derselbe*, Der Einfluß der Ovarialfunktion auf den Grundumsatz des Weibes unter normalen und pathologischen Verhältnissen. Arch. f. Gynäkol. Bd. 29. — *Heyn* und *Haase*, Über die Beziehungen der Ovarialfunktion zum Kalkgehalt des Blutserums. Arch. f. Gynäkol. Bd. 126. — *Holzbach*, Die Funktion der zurückgelassenen Ovarien. Arch. f. Gynäkol. Bd. 80. — *Hueck, W.*, Referat über den Cholesterinstoffwechsel. Zentralbl. f. allg. Pathol. u. pathol. Anat. Bd. 36, S. 18. — *Hürzeler, O.*, Beitrag zur Frage der Beeinflussung des Blutzuckers durch das Ovar. Monatsschr. f. Geburtsh. u. Gynäkol. Bd. 54, H. 4. — *Izquierdo*, Zum Studium der Blutformel bei der Eierstocksinsuffizienz. Siglo méd. Vol. 71, Nr. 3620. 1923. Ref. Ber. üb. d. ges. Geburtsh. u. Gynäkol. Bd. 1, H. 10, S. 416. 1923. — *Jakobsohn, W. L.*, Zustand der Eierstöcke nach Uterusexstirpation. Journ. f. Geburtsh. u. Gynäkol. 1914. S. 709. Ref. Zentralbl. f. Gynäkol. 1914. S. 1014. — *Keitler*, Über das anatomische und funktionelle Verhalten der belassenen Ovarien nach Exstirpation des Uterus. Monatsschr. f. Geburtsh. u. Gynäkol. Bd. 20. — *Keller*, Blutgerinnungszeit und Ovarialfunktion. Arch. f. Gynäkol. Bd. 97. 1912. — *Derselbe*, Über Funktionsprüfungen der Ovarialtätigkeit. Münch. med. Wochenschr. 1913. S. 2162. — *Khoor, Ö.*, Über einen geheilten Fall von Hyperthyreoidismus nach operativer Kastration. Zentralbl. f. Gynäkol. 1926. S. 343. — *Kleinhaus, M.*, Menstruationszyklus und Röntgenamenorrhöe. Diss. Frankfurt a. M. 1924. — *Knaus, H.*, Über hormonale Sterilisierung weiblicher Tiere. Pflügers Arch. f. d. ges. Physiol. Bd. 203, S. 394. 1924. — *v. Korenchevsky*, The sexual glands and metabolism. I. Influence of castration on nitrogen and gaseous metabolism. Brit. journ. of exp. pathol. Vol. 6, p. 21. 1925. — *Kraul, K.*, Untersuchungen über die Wirkung der Uterusexstirpation und der künstlichen Menopause. Wien. klin. Wochenschrift 1926. Nr. 11. — *Derselbe*, Untersuchungen über die Wirkung der Uterusexstirpation und der künstlichen Menopause. Wien. klin. Wochenschr. 1926. Nr. 24. — *Kraul, L.* und *Halter*, Die Beziehungen des weiblichen Genitales zum Grundumsatz. Zeitschr. f. Geburtsh. u. Gynäkol. Bd. 87, S. 606. — *Derselbe*, Über den Einfluß des weiblichen Genitales auf den Grundumsatz. Wien. klin. Wochenschr. 1923. Nr. 30, S. 538. — *Kreis*, Klinische Untersuchungen über den Tonus des Sympathikus und Parasympathikus in Beziehung zur Menstruation, besonders der Amenorrhöe. Gynécol. et obstétr. Tom. 6, p. 543. — *Kroß, Isidor*, Degeneration der Eierstöcke nach konservativer Hysterektomie; eine experimentelle Studie. Americ. journ. of obstetr. a. gynecol. 1922. — *Küstner, H.*, Untersuchungen über die innersekretorischen Veränderungen nach Uterusexstirpation, operativer Kastration, Röntgenkastration und im normalen Klimakterium. Monatsschr. f. Geburtsh. u. Gynäkol. Bd. 70, S. 284. 1925. — *Derselbe*, Serologische Veränderungen nach Kastration und Uterusexstirpation. Dtsch. med. Wochenschr. 1924. — *Derselbe*, Serologische Untersuchungen nach Uterusexstirpation, operativer und Röntgenkastration. Ref. Monatsschr. f. Geburtsh. u. Gynäkol. Bd. 70. 1925. — *Derselbe*, Die Beziehungen der weiblichen Keimdrüsen zum renalen Diabetes. Arch. f. Gynäkol. Bd. 122, S. 282. — *Derselbe*, Die Bedeutungen der Funktionen der weiblichen Genitalorgane für den renalen Diabetes. Verhandl. d. dtsch. Ges. f. Gynäkol. 17. Kongreß 1922. — *Landau, Th.*, Amenorrhöe und Gynäkologie. Berl. klin. Wochenschr. 1912. Nr. 34. — *Leicher*, Über den Ca-Gehalt des menschlichen Blutserums und seine Beeinflussung durch Störungen der inneren Sekretion. Med.-biol. Abend der Univ. Frankfurt 1922. — *Levy, Magnus*, Einfluß sexueller Vorgänge auf den Stoffwechsel. v. Noordens Handbuch der Stoffwechselkrankh. Bd. 2. 1907. — *Liegner*, Überzählige und akzessorische Ovarien und ihre Geschwülste. Zentralbl. f. Gynäkol. 1921. Nr. 28. — *Lindig*, Funktionsäußerungen und -bedingungen des isolierten Eierstockes. 17. Gynäkologen-Kongreß Innsbruck 1922. — *Derselbe*, Weitere experimentelle Untersuchungen über Uterus und Ovarium als innersekretorisches System. Arch. f. Gynäkol. Bd. 120. — *van de Loo, Carl*, Zur Frage der Bedeutung überzähliger Ovarien. Inaug.-Diss. Würzburg 1922. — *Macomber*, Experimental studies on ovarian function. I. The relation of blood supply to ovarian function in the rabbit. Boston med. a. surg. journ. Vol. 194. — *Malamud, Th.* und *Mazzoco*, La calcémie des femmes réglées en ménopause. Cpt. rend. des séances de la soc. de biol. Tom. 88, Nr. 5. 1923. Ref. Ber. üb. d. ges. Geburtsh. u. Gynäkol. Bd. 1, S. 354. — *Mandl* und *Bürger*, Die biologische Bedeutung der Eierstöcke nach Entfernung der Gebärmutter. Wien 1904. — *Marie, R.*, Betrachtungen über den operativen Verlust der Ovarien. Gynécologie 1922. Ref. Zentralbl. f. Gynäkol. 1923. S. 1438. — *Martin, A.*, Die sog. Ausfallserscheinungen. Berl. klin. Wochenschr. 1912. — *Maxwell, Alice*, Schicksal und Funktion der Eierstöcke nach Hysterektomie. Journ. of the Americ. med. assoc. 30. 8. 1924. p. 662. — *Menge*, Kurze Mitteilungen über Arthritis ovaripriva. Zentralbl. f. Gynäkol. 1924. S. 1617. — *de Meuron*, Über die Folgen der Uterusexstirpation mit und ohne Entfernung der Ovarien. Diss. Bern 1905. — *Mönch*, Ein Fall von drittem Ovarium. Berl. klin. Wochenschr. 1918. — *Monsiorski, Zygmunt*, Die Obliterationen der Gebärmutter. Ref. Zentralbl. f. Gynäkol. 1925. Nr. 42, S. 2373. — *Mosbacher, E.* und *Erwin Meyer*, Klinische und experimentelle Beiträge zur Frage der sog. Ausfallserscheinungen. Monatsschr. f. Geburtsh. u. Gynäkol. Bd. 37. 1913. — *Müller, O.*, Über Blutdruckkrankheit. Med.-naturwiss. Verein Tübingen 11. 1. 1926. Ref. Münch. med. Wochenschr. 1926. Nr. 8. — *Münzer*, Über die innere Sekretion der Keimdrüse. Berl. klin. Wochenschrift 1910. S. 2052. — *Neumann, J.* und *Herrmann*, Biologische Studien über die weiblichen Keimdrüse. Wien. klin. Wochenschr. 1911. Nr. 12. — *Nürnberger*, Zur Kenntnis des Drüsenschwundes im Endometrium. Virchows Arch. f. pathol. Anat. u. Physiol. Bd. 254, S. 525. — *Derselbe*, Histologische Untersuchungen über die Einwirkung der Röntgenstrahlen auf das Zellprotoplasma. Virchows Arch. f. pathol. Anat. u. Physiol. Bd. 246. — *Olivet, J.*, Über den angeborenen Mangel beider Eierstöcke, zugleich ein Beitrag zur Frage der Kastration und der Behaarung. Frankfurt. Zeitschr. f. Pathol. Bd. 29. 1923. — *Opitz, E.*, Uterusexstirpation oder Kastration? Münch. med. Wochenschr. 1924. — *Ozita, J.*, Experimentelle Studien über den Einfluß der Ovarien auf den Stickstoff-Stoffwechsel. Arch. f. Gynäkol. Bd. 123. 1924. — *Paillard, H.*, Blutdruckerhöhung bei kastrierten Frauen. Ref. Ber. üb. d. ges. Geburtsh. u. Gynäkol. Bd. 9, H. 9. — *Pankow*, Der Einfluß der Kastration und der Hysterektomie auf das spätere Befinden der operierten Frauen. Münch. med. Wochenschr. 1909. — *Derselbe*, Welchen Einfluß hat die Entfernung des Uterus auf den Gesamtorganismus der Frau. 80. Vers. d. Naturforsch. u. Ärzte von Köln. Sept. 1908. — *Plaut, R.* und *H. A. Timm*, Über den Einfluß der Keimdrüsen auf den Stoffwechsel. Klin. Wochenschr. 1924. Nr. 37. — *Prochownik*, Beiträge zur Kastrationsfrage. Arch. f. Gynäkol. Bd. 29. — *Pychlau*, Über Blutungen und Adnexoperationen (unter bes. Berücksichtigung der sog. Pseudomenstruation). Inaug.-Diss. Heidelberg 1910. — *Reifferscheid, K.*, Histologische Studien über die Beeinflussung menschlicher und tierischer Ovarien durch Röntgenstrahlen. Zentralbl. f. Gynäkol. 1920. — *Derselbe*, Experimentelle Untersuchungen über die Regeneration durch Röntgenstrahlen geschädigter Ovarien. Dtsch. med. Wochenschr. 1911. Nr. 51. — *Rieck*, Mechanische Amenorrhöe durch angeborene Atresie im Corpus uteri. Ärzte-Verein in Hamburg, März 1908. Ref. Dtsch. med. Wochenschr. 1908. Nr. 31. — *Rößle, R.*, Das Verhalten der menschlichen Hypophyse nach Kastration. Virchows Arch. f. pathol. Anat. u. Physiol. Bd. 216. — *v. Rosthorn*, Die Beziehungen der weiblichen Geschlechtsorgane zu inneren Erkrankungen. 25. Kongreß f. inn. Med. zu Wien, April 1908. — *Schenk*, Keimdrüse und Hypophyse. Arch. f. Gynäkol. Bd. 125. — *Derselbe*, Veränderungen der Nebennieren nach Kastration. Dtsch. med. Wochenschr. 1910. Nr. 37. — *Schickele*, Die sog. Ausfallserscheinungen. Mittelrhein. Ges. f. Geburtsh. u. Gynäkol. 14. 5. 1912. Ref. Monatsschr. f. Geburtsh. u. Gynäkol. Bd. 36. — *Derselbe*,

Die nervösen Ausfallserscheinungen der normalen und frühzeitigen Menopause in ihren Beziehungen zur inneren Sekretion. Handbuch der Neurologie. Bd. 4. 1913. — *Schiffmann, J.*, Tuberkulose, Uterusatresie und Amenorrhöe. Arch. f. Gynäkol. Bd. 103. — *Schultze, K. F.*, Ovarialtätigkeit, Kalium-Kalziumgehalt des Blutserums und vegetatives System. Arch. f. Gynäkol. Bd. 126. — *Segmüller, H.*, Über Ausfallserscheinungen und Folgezustände nach doppelseitiger Ovariotomie. Inaug.-Diss. Erlangen 1914. — *Seitz* und *Wintz*, Über die Beziehungen des Corpus luteum zur Menstruation. Monatsschr. f. Geburtsh. u. Gynäkol. Jan. 1919. — *Derselbe*, Die Abhängigkeit der Röntgen-Amenorrhöe von Menstruationszyklus von der Größe und Verteilung der Dosis. Münch. med. Wochenschr. 1919. — *Sellheim*, Uterusexstirpation oder Kastration? Münch. med. Wochenschr. 1924. S. 720. — *Siegel, P.*, Radiumkastration und Radiumdosierung. Dtsch. med. Wochenschr. 1923. Nr. 2. — *Smitt*, Das artefizielle Klimakterium. Inaug.-Diss. Amsterdam 1910. — *Spencer, W. G.*, Fehlen der Tuben und Amenorrhöe. Brit. med. journ. Oct. 1910. — *Sserdjukoff*, Zur Frage der funktionellen Beziehungen zwischen dem Drüsenparenchym des Ovarium und der Nebennierenrinde. Virchows Arch. f. pathol. Anat. u. Physiol. Bd. 237. 1922. — *Steiger, M.*, Über die Seitz-Wintzsche Myombestrahlung in einer Sitzung. Schweiz. med. Wochenschr. 1922. Nr. 25. Ref. Zentralbl. f. Gynäkol. 1925. — *Stieve, H.*, Kastration durch Hitze mit nachfolgender Wucherung des Keimepithels. Jahrb. f. Morpholog. u. mikroskop. Anat. Bd. 1, S. 191. 1924. — *Stolper, J.*, Über den Einfluß der weiblichen Keimdrüse auf den Zuckerstoffwechsel. Gynäkol. Rundschau Bd. 7. 1913. — *Straßmann, E.*, Die Kreislaufänderung durch Klimakterium und Kastration. Arch. f. Gynäkol. Bd. 125, S. 568. — *Takakusu*, Beiträge zur Physiologie der Drüsen. 52. Mitt. Untersuchungen über zentral bedingte Veränderung des Blutzuckergehaltes und über den Einfluß des inneren Sekretes des Ovariums auf diese Reaktion, zugleich ein neuer Nachweis der inneren Sekretion des Ovariums. Biochem. Zeitschr. Bd. 128. — *Takechi*, Das morphologische Verhalten der Nebennierenrinde nach Kastration, künstlichem Kryptorchismus und Implantation heterologer Keimdrüsen beim Meerschweinchen. Ref. Ber. üb. d. ges. Geburtsh. u. Gynäkol. Bd. 11, H. 4. — *Tandler* und *Groß*, Die biologischen Grundlagen der sekundären Geschlechtscharaktere. Berlin: Julius Springer 1913. — *Tsubura*, Beiträge zur Kenntnis der inneren Sekretion der Keimdrüsen. II. Mitt. Keimdrüsen und respiratorischer Gaswechsel. Biochem. Zeitschr. Bd. 143. — *Varaldo*, Experimentelle Untersuchungen über Eierstocksveränderungen infolge wiederholter Adrenalineinspritzungen. Zentralbl. f. Gynäkol. 1913. Nr. 37. — *Vertés, Oskar*, Der unmittelbare Einfluß der Ovariotomie auf die Menstruation, gleichzeitig Beiträge zur Frage der Ovulation und Menstruation. Gynäkol. Rundschau 1912. Nr. 8 u. 9. — *Vogt, E.*, Über die Beziehungen zwischen Psyche und Röntgentherapie. Strahlentherapie. Bd. 20, S. 84. — *Wada, Hideo*, Beobachtungen über das Verhalten des Hämoquotienten C : N, nach der Kastration, während der Schwangerschaft und nach Zufuhr von Ovarialsubstanzen. Biochem. Zeitschr. Bd. 174. — *Walthard*, Psychoneurose und Gynäkologie. Monatsschr. f. Geburtsh. u. Gynäkol. Bd. 36. — *Derselbe*, Der Einfluß des Nervensystems auf die Funktionen der weiblichen Genitalien. Prakt. Ergebn. d. Geburtsh. u. Gynäkol. 1911. — *Wastl, H.*, Einige Beobachtungen über den Einfluß der Kastration auf die Suspensionsstabilität des Blutes. Pflügers Arch. f. d. ges. Physiol. Bd. 200, H. 5/6. — *Weis, H.*, Beitrag zum Studium der Wirkung des Radiums auf Kaninchenovarien. Surg., gynecol. a. obstetr. Vol. 36, Nr. 3. Ref. Zentralbl. f. Gynäkol. 1924. Nr. 7a. — *Weyrauch*, Kastration und Antikörperbildung. Ref. Münch. med. Wochenschr. 1925. Nr. 34, S. 1437. — *Wintz*, Untersuchungen über klimakterische Ausfallserscheinungen. Arch. f. Gynäkol. Bd. 125, S. 570. — *Derselbe*, Experimentelle Kastration durch Cholin. Arch. f. Gynäkol. Bd. 110. 1919. — *Derselbe*, Adipositas und Ovarium. Zentralbl. f. Gynäkol. 1926. Nr. 14. — *Wolmershäuser*, Kastration und Ausfallserscheinungen. Monatsschr. f. Geburtsh. u. Gynäkol. Bd. 70, S. 63. — *Zénope*, Arterieller Hochdruck als Folge von Keimdrüseninsuffizienz. Rev. franç. de gynécol. et d'obstétr. Jg. 17, S. 401. 1922. — *Zondek, H.*, Hypophyse und Keimdrüsen. Arch. f. Frauenkunde und Konstitutionsforsch. Bd. 11, S. 4. 1925. — *Zuckerl, H.*, Über Röntgenbestrahlungen von Myomen und Metropathien. Strahlentherapie. Bd. 16, H. 5. 1924. — *Zuntz, L.*, Über den Einfluß der Kastration auf den respiratorischen Stoffwechsel. Dtsch. Zeitschr. f. Chirurg. Bd. 95. 1908. — *Derselbe*, Weitere Untersuchungen über den Einfluß der Ovarien auf den respiratorischen Stoffwechsel. Arch. f. Gynäkol. Bd. 96. 1912.

3. Die echte Amenorrhöe.

Abel, G., Amenorrhöe und Krieg. Zeitschr. f. ärztl. Fortbild. Jg. 18, Nr. 23. 1918. — *Adler*, Physiologie und Pathologie der Ovarialfunktion. Arch. f. Gynäkol. Bd. 95. 1911. — *Derselbe*, Über den Einfluß des Krieges auf die Frauenheilkunde. Med. Klinik 1919. Nr. 19. — *Albrecht*, Eierstocksfunktion und krankhafte Reaktion. Ref. Monatsschr. f. Geburtsh. u. Gynäkol. Bd. 70, S. 347. 1925. — *Alexander*, Das Auftreten äußerer heterosexueller Geschlechtsmerkmale bei Hypogenitalismus. Berl. klin. Wochenschrift 1918. Nr. 40. — *Amann, A.*, Uterustuberkulose (tuberkuloser Uteruswandabszeß) kombiniert mit Amenorrhöe. Münch. med. Ges. 16. 12. 1915. Ref. Zentralbl. f. Gynäkol. 1916. Nr. 18. — *Aschner, B.*, Über die Beziehungen zwischen Hypophysis und Genitale. Arch. f. Gynäkol. Bd. 97. 1912. — *Derselbe*, Der Einfluß der Hypophyse auf die weiblichen Geschlechtsorgane. Med. Klinik. 1924. S. 1681. — *Derselbe*, Die konstitutionelle Bedeutung der Amenorrhöe und ihre Behandlung. Wien. klin. Wochenschr. 1923. Nr. 51. — *Derselbe*, Typen der Amenorrhöe. 35. Kongreß d. Dtsch. Ges. f. inn. Med., Sitzung 10. 4. 1923. — *Bab, Hans*, Die Pathologie der infantilistischen Sterilität und ihre Therapie auf alten und neuen Wegen. Samml. klin. Vorträge 1909. — *Derselbe*, Diskussion zu dem Vortrag von Ogorek: Über funktionierendes Ovarium bei nie menstruierter Frau. Geburtsh.-gynäkol. Ges. in Wien 13. 6. 1911. — *Bakofen*, Kriegserscheinungen in Geburtshilfe und Gynäkologie. Dtsch. med. Wochenschr. 1919. Nr. 8. — *Bartel* und *Herrmann*, Über die weibliche Keimdrüse bei Anomalie der Konstitution. Monatsschr. f. Geburtsh. u. Gynäkol. Bd. 33. — *Barthel*, Über das Verhalten der Menstruation bei den verschiedenen Typhusformen. Arch. f. klin. Med. Bd. 32. 1882. — *Bauer*, Über Fettsucht. Wien. klin. Wochenschr. 1926. Nr. 9, S. 233. — *Bauer, J.*, Über Fettansatz. Klin. Wochenschr. 1922. Nr. 40. — *Beckey*, Menstruations- und Schwangerschaftsstörungen nach Unfall (Verbrennung). Zeitschr. f. Geburtsh. u. Gynäkol. Bd. 82. — *Bell, W. Blair*, Funktionelle Beziehungen zwischen den einzelnen Organen, mit besonderer Berücksichtigung der endokrinen Drüsen und des Genitalsystems. Brit. med. journ. 1920. Nr. 3102. Ref. Ber. üb. d. ges. Physiol. Bd. 6, S. 259. — *Birnbaum*, Basedowsche Krankheit und das Geschlechtsleben des Weibes. Prakt. Ergebn. d. Geburtsh. u. Gynäkol. Bd. 4. 1912. — *Blank, Walter*, Ein Beitrag zur Lehre vom Infantilismus mit besonderer Berücksichtigung der Rolle der Schilddrüsen. Inaug.-Diss. Bonn 1914. — *Boas, Kurt*, Über die Kriegspsychosen der Frauen im Lichte der Kriegsamenorrhöe. Zentralbl. f. Gynäkol. 1919. Nr. 24. — *Boenheim*, Hypofunktion der Nebennieren. Klin. Wochenschr. 1925. S. 1159. — *Borchardt, L.*, Die thyreosexuelle Insuffizienz, eine besondere Form der multiplen Blutdrüsensklerose. Dtsch. Arch. f. klin. Med. Bd. 143, S. 35. 1923. — *Derselbe*, Über Abgrenzung und Entstehungsursachen des Infantilismus. Dtsch. Arch. f. klin. Med. Bd. 138. — *Derselbe*, Über Hypogenitalismus und seine Abgrenzung vom Infantilismus. Berl. klin. Wochenschr. 1918. Nr. 15. — *Brandeß, Theo*, Über seelisch bedingte Störungen der Menstruation. Stuttgart: Püttmann 1925. — *Carli, G.*, Il potere opsonica del siero di sangue in donne amenorrhoiche. La Ginecologia moderna Genova. Anno 2, fax. 3, p. 180. 1909. — *Cohn*, Zur Kasuistik der Amenorrhöe bei Diabetes mellitus und insipidus. Zeitschr. f. Geburtsh. u. Gynäkol. Bd. 14, S. 194. — *Collier, C. M.*, Menstrualdisturbance following administration of diphtheria antitoxin. Journ. of the Americ. med. assoc. 1910. — *Cordes, Franziska*, Beitrag zur Kriegsamenorrhöe. Frauenarzt 1917. H. 9. — *Czernemka, R.*, Über Kriegsamenorrhöe. Zentralbl. f. Gynäkol. 1917. Nr. 52. — *Dietrich, H. A.*, Kriegsamenorrhöe. Zentralbl. f. Gynäkol. 1917. Nr. 6. — *Derselbe*, Über den Einfluß der Hypophyse auf die Dysfunktion der Genitalorgane. Arch. f. Gynäkol. Bd. 117. 1922. — *Derselbe*, Über eine Forme fruste der Dystrophia adiposogenitalis und ihre experimentelle Begründung. Zeitschr. f. Geburtsh. u. Gynäkol. Bd. 87, S. 146. 1924. — *Derselbe*, Über die Beziehungen der Fettleibigkeit zur Sterilität. Ref. Zentralbl. f. Gynäkol. 1923. S. 139. — *Dolisi, Leo*, Über Kriegsamenorrhöe. Inaug. Diss. Straßburg 1918. — *Dunn, Hubert*, Das Verhalten der Menstruation bei Morbus Basedowii. Inaug.-Diss. München 1914. — *Ebeler*, Die Kriegsamenorrhöe. Sammelreferat in Schmidts Jahrbüchern 1918. — *Derselbe*, Zur Kriegsamenorrhöe. Zentralbl. f. Gynäkol. 1917. Nr. 28. — *Eckstein, A.*, Einfluß qualitativer Unterernährung auf die Funktion der Keimdrüsen. Pflügers Arch. f. d. ges. Physiol. Bd. 201. 1923. — *Eckstein, E.*, Über erworbene Amenorrhöe. Zentralbl. f. Gynäkol. 1917. H. 14. — *Eisenstein, K.* und *J. Hollos*, Tuberkulose und Menstruation. Durch Tuberkulinbehandlung nach Karl Spengler geheilte Fälle von Dysmenorrhöe und Amenorrhöe. Zentralbl. f. Gynäkol. 1908. Nr. 44. — *Eisler, M. J.*, Über hysterische Erscheinungen am Uterus. Internat. Zeitschr. f. Psychoanalyse. Jg. 9. H. 3, S. 266. 1923. — *Ekstein*, Über Kriegsamenorrhöe. Zentralbl. f. Gynäkol. 1919. H. 30. — *Erythropel, Gisela*, Beitrag zur Frage der physiologischen Schwankungen des Blutzuckergehaltes während dem normalen Menstruationszyklus und bei Menstruationsanomalien. Inaug.-Diss. Kiel 1925. — *Esch, I.* Über den Einfluß der Influenza auf die Funktionen der weiblichen Genitalorgane in- und außerhalb der Gestationsperiode und II. Über Influenza beim Neugeborenen (mit Berücksichtigung des diaplazentaren Infektionsweges). Zentralbl. f. Gynäkol. 1919. Nr. 9. — *Fischer*, Zur Kriegsamenorrhöe. Zentralbl. f. Gynäkol. 1917. Nr. 41. — *Derselbe*, Psychopathologie des Eunuchoidismus und dessen Beziehungen zur Epilepsie. Zeitschr. f. d. ges. Neurol. u. Psychiatrie. Bd. 50, S. 11. 1919. — *Fraenkel, L.*, Der Genitalbefund bei Dementia praecox nebst physiologischen Betrachtungen über den Infantilismus genitalium. Monatsschr. f. Geburtsh. u. Gynäkol. Bd. 50. 1919. — *Frankl, Oskar*, Über die Ovarialfunktion bei Morbus Basedowii. 15. Vers. d. Ges. f. Gynäkol. Halle u. Gynäkol. Rundschau 1913. — *Freund, H.*, Blutungen, Amenorrhöe. Dtsch. med. Wochenschr. 1922. S. 699. — *Friedrich, Marg.*, Amenorrhöe und Phthise, eine klinische und experimentelle Studie. Arch. f. Gynäkol. Bd. 101. — *Geller*,

Über die Eierstocksfunktion bei Dementia praecox auf Grund anatomischer Untersuchungen. Arch. f. Gynäkol. Bd. 120. — *Geßner, W.,* Langjährige Amenorrhöe, kompliziert mit Diabetes und knapper Kriegskost. Zentralbl. f. Gynäkol. 1918. H. 15. — *Giesecke, A.,* Zur Kriegsamenorrhöe. Zentralbl. f. Gynäkol. 1917. Nr. 35. — *Graefe, M.,* Über Kriegsamenorrhöe. Münch. med. Wochenschr. 1917. H. 18. — *Graff, E.,* Zur Kenntnis der Fettsucht der Frauen. Wien. med. Wochenschr. 1925. Nr. 23. — *v. Graff, E.* und *Josef Novak,* Basedow und Genitale. Arch. f. Gynäkol. Bd. 102. H. 1. — *Derselbe,* Regressive Drüsenveränderungen der Corpusschleimhaut bei Kriegsamenorrhöe. Zeitschr. f. Geburtsh. u. Gynäkol. Bd. 83. 1921. — *Graubner, W.,* Die hypophysäre Kachexie. Zeitschr. f. klin. Med. Bd. 100, S. 249. — *Graves, William,* The ovarian function. Americ. journ. of obstetr. a. gynecol. Vol. 3, p. 583. 1922. — *Green-Armytage,* Disorders of menstruation. Indian med. gaz. Vol. 60, Nr. 5. 1915. Ref. Ber. üb. d. ges. Geburtsh. u. Gynäkol. Bd. 8, S. 790. — *Grünebaum,* Zur Frage der Entstehung der Kriegsamenorrhöe. Dtsch. med. Wochenschr. 1917. S. 1166. — *Guggisberg, H.,* Die Chlorose. Halban-Seitz, Die Biologie und Pathologie des Weibes. Bd. 3, S. 255. — *Haaß, Erich,* Über Kriegsamenorrhöe. Inaug.-Diss. Erlangen 1920. — *Halban,* Keimdrüse und Geschlechtsentwicklung. Arch. f. Gynäkol. Bd. 114, S. 289. — *Hamm, A.,* Geburtshilflich-gynäkologische Kriegsfragen. Zentralbl. f. Gynäkol. 1918, Nr. 5. — *Hannes, W.,* Kriegsamenorrhöe. Dtsch. med. Wochenschr. 1917. Nr. 32. — *Hanse, A.,* Über Amenorrhöe bei Nerven- und Geisteskrankheiten und ihre Behandlung mit Menolysin. Arch. f. Psychiatrie u. Nervenkrankh. Bd. 68. 1923. — *Hartmann, Heinz,* Ovarialveränderungen bei Menstruationsanomalien, hervorgerufen durch chronische Infektionskrankheiten. Zentralbl. f. Gynäkol. 1926. Nr. 21. — *Hancher* and *Rogers,* The diagnosis and treatment of hypoovarianism. Endocrinology. Vol. 9, p. 21. 1925. Ref. Ber. üb. d. ges. Geburtsh. u. Gynäkol. Bd. 8, H. 13/14. 1925. — *Haute,* Gynäkologische Untersuchungen bei Schizophrenen. Monatsschr. f. Psychiatrie u. Neurol. Bd. 27. — *Heimann, Fritz,* Innersekretorische Funktion der Ovarien und ihre Beziehungen zu den Lymphozyten. Zeitschr. f. Geburtsh. u. Gynäkol. Bd. 73. — *Derselbe,* Die Behandlung der Amenorrhöe. Berl. klin. Wochenschr. 1917. — *Held,* Zur Frage der pluriglandulären Insuffizienz. Med. Ges. Kiel 4. 2. 1926. — *Herbich, Wilhelm,* Über die Häufigkeit der Amenorrhöe. Aus den Jahren 1. 4. 1912 bis 1. 10. 1920. Inaug.-Diss. Breslau 1921. — *Herrmann, E.,* Bau und Wesen des hypoplastischen Ovars. Wien. med. Wochenschr. 1925. Nr. 22 u. 24. — *Derselbe,* Organische Veränderungen des Ovars als Grundlage für Funktionsstörungen. Wien. med. Wochenschr. 1924. Nr. 33 u. 34. — *Heyn* und *Haase,* Über die Beziehungen der Ovarialfunktion zum Kalkgehalt des Blutserums. Arch. f. Gynäkol. Bd. 126, H. 2/3. — *Heyn, A.,* Der Einfluß der Ovarialfunktion auf den Grundumsatz des Weibes unter normalen und pathologischen Verhältnissen. Arch. f. Gynäkol. Bd. 129. — *Derselbe,* Ovarialfunktion und vegetatives Nervensystem. Ref. Zentralbl. f. Gynäkol. 1926. H. 7. — *Hilferding,* Zur Statistik der Amenorrhöe. Wien. klin. Wochenschr. 1917. Nr. 27. — *Hirsch,* Zur Begründung und Abgrenzung der puriglandulären Insuffizienz. Münch. med. Wochenschr. 1923. Nr. 49, S. 1449. — *Hoffmann, G.,* Anatomische Befunde bei Amenorrhöe während der Kriegszeit. Inaug.-Diss. Breslau 1920. — *Hofmeier,* Sekundäre Atrophie der Ovarien bei Diabetes mellitus. Berl. klin. Wochenschr. 1883. Nr. 42. — *Houssay, Fr.,* Conception dans l'aménorée. Rev. mens. de gynécol., d'obstétr. et de pédiatr. Tom. 8, p. 26. — *Hofstätter, R.,* Über die Mukosa des amenorrhoischen Uterus. Wien. klin. Wochenschr. 1918. Nr. 27. — *Derselbe,* Die rauchende Frau. Eine klinische psychologische und soziale Studie. Ref. Ber. üb. d. ges. Geburtsh. u. Gynäkol. Bd. 5, H. 9. 1924. — *Derselbe,* Konstitutionelle Gesichtspunkte bei der Prognose der Menstruationsstörungen. Zeitschr. f. d. ges. Anat. Abt. 2: Zeitschr. f. Konstitutionslehre. Bd. 11. 1925. — *Derselbe,* Spontane und artifizielle Änderungen des Menstruationsrhythmus. Wien. klin. Wochenschr. 1925. Nr. 23. — *Derselbe,* Über spontane und provozierte Ovulation und über Menstruationswellenverschiebung. Arch. f. Gynäkol. Bd. 126. — *Hürzeler, O.,* Beitrag zur Frage der Beeinflussung des Blutzuckers durch das Ovar. Monatsschr. f. Geburtsh. u. Gynäkol. Bd. 54, H. 4. — *Izquierdo,* Zum Studium der Blutformel bei der Eierstocksinsuffizienz. Siglo med. Vol. 71. 1923. Ref. Ber. üb. d. ges. Geburtsh. u. Gynäkol. Bd. 1. 1923. — *Jaschke, Th.,* Die praktische Bedeutung verschiedener Formen chronischer Herzmuskelinsuffizienz für die Gynäkologie. Prakt. Ergebn. d. Geburtsh. u. Gynäkol. Bd. 4. 1912. — *Joachimovits* und *Wilder,* Störungen im Bereiche des weiblichen Genitales bei multipler Sklerose. Wien. med. Wochenschr. Nr. 23. 1925. — *Jolly, Ph.,* Menstruation und Psychose. Habilitationsschrift Halle 1915. — *Karlin,* Zwei Fälle von mit langandauernder Amenorrhöe komplizierter Uterusatrophie nach der Geburt. Zentralbl. f. Gynäkol. 1924. — *Kisch, H.,* Fettleibigkeit und weibliche Sexualtätigkeit in ihren Wechselbeziehungen. Zeitschr. f. Sexualwiss. Bd. 1, H. 12. 1915. — *Klaften,* Zur Kenntnis der hypophysären Amenorrhöe. Monatsschr. f. Geburtsh. u. Gynäkol. Bd. 74. — *Knipping, H. W.,* Hypophyse und Fettsucht. Dtsch. med. Wochenschrift 1923. Nr. 1. — *Köhler, R.,* Ovarialbefund bei Kriegsamenorrhöe. Geburtsh.-gynäkol. Ges. in Wien 13. 11. 1917. Ref. Zentralbl. f. Gynäkol. 1918. — *Köhler, H.,* Über Kriegsamenorrhöe. Zentralbl.

f. Gynäkol. 1919. Nr. 19. — *Köhler* und *Revesz*, Zur Wertung der Beschwerden Amenorrhoischer. Zentralbl. f. Gynäkol. 1926. Nr. 47. — *Knaus, H.*, Zur Korrelation zwischen Thyreoidea und dem weiblichen Genitale. Münch. med. Wochenschr. 1923. Nr. 21. — *Koslowski*, Die Ursache der Kriegsamenorrhöe. Dtsch. med. Wochenschr. 1919. — *Kraul, L.* und *G. Halter*, Über den Einfluß des weiblichen Genitales auf den Grundumsatz. Wien. klin. Wochenschr. 1923. Nr. 30. — *Kraus, E. J.*, Zur Pathogenese der Dystrophia adiposogenitalis. Med. Klinik 1924. S. 1290. — *Kreis, J.*, Menstruation et systéme nerveux. Essai sur les problémes physiologiques et pathologiques. Bull. de la soc. d'obstétr. et de gynécol. de Paris. Jg. 11. 1922. — *Derselbe*, Tuberkulose der Adnexe; primäre Amenorrhöe; Sterilität; Differentialdiagnose. Bull. de la soc. d'obstétr. et de gynécol. de Paris. 1923. Nr. 5. Ref. Zentralbl. f. Gynäkol. 1924. Nr. 42. — *Derselbe*, Klinische Untersuchungen über den Tonus des Sympathikus und Parasympathikus in Beziehung zur Menstruations- bes. der Amenorrhöe. Gynécol et obstétr. Tom. 5, p. 543. — *Krisch*, Die psychischen Erscheinungen der Eunuchoiden. Zeitschr. f. d. ges. Neurol. Bd. 45, H. 1 u. 2. — *Kron, N.*, Die Basedowsche Krankheit und das Geschlechtsleben des Weibes. Berl. klin. Wochenschr. 1907. Nr. 50. — *Kuhlmann*, Ein Beitrag zur Differentialdiagnose zwischen rudimentärem Myxödem und Hypovariismus. Münch. med. Wochenschr. 1921. — *Kurtz*, Alimentäre Amenorrhöe. Monatsschr. f. Geburtsh. u. Gynäkol. Bd. 52. — *Küstner, H.*, Die Bedeutungen der Funktionen der weiblichen Genitalorgane für den renalen Diabetes. Verhandl. d. dtsch. Ges. f. Gynäkol. 17. Kongreß 1923. — *Derselbe*, Die Beziehungen der weiblichen Keimdrüsen zum renalen Diabetes. Arch. f. Gynäkol. Bd. 122. 1924. — *Kylin, E.*, Über den K-Ca-Gehalt und K-Ca-Quote im Blutserum bei physiologischen und gewissen pathologischen Zuständen. Zugleich X. Mitteilung: Zur Frage der Adrenalinreaktion. Dtsch. Arch. f. klin. Med. Bd. 149. — *Labbé, M., Stévenin, H.* et *Ludo van Bogaert*, Le métabolisme basal dans le syndrome adiposo-génital. Cpt. rend. des séances de la soc. de biol. Tom. 88, Nr. 17, p. 1285. 1923. Ref. Ber. üb. d. ges. Geburtsh. u. Gynäkol. Bd. 2, H. 7. 1924. — *Landau, Th.*, Amenorrhöe und Gynäkologie. Berl. klin. Wochenschr. 1912. Nr. 37. — *Länsimäki*, Amenorrhoe ex inanitione. Duodecim. Vol. 35. Ref. Monatsschr. f. Geburtsh. u. Gynäkol. Bd. 54. — *Leicher*, Über den Ca-Gehalt des menschlichen Blutserums und seine Beeinflussung durch Störungen der inneren Sekretion. Med.-biolog. Abend der Univ. Frankfurt 7. 2. 1922. — *Liebesney, Paul*, Der Einfluß der Hypophyse auf den Energiestoffwechsel. Wien. klin. Wochenschr. 1925. Nr. 28. — *Lindemann, W.*, Untersuchungen zur Lipoidchemie des Blutes bei Schwangerschaft, Amenorrhöe und Eklampsie. Zeitschr. f. Geburtsh. u. Gynäkol. Bd. 74. — *Derselbe*, Quantitative Gesamtfett-, Cholesterin- und Cholesterinesterbestimmungen bei Eklampsie und Amenorrhöe. 15. Vers. d. dtsch. Ges. f. Gynäkol. in Halle 1913. — *Lenhartz*, Die Beziehungen der weiblichen Geschlechtsorgan zu inneren Erkrankungen. 25. Internat. Kongreß Wien 1908. — *Loewy, A.* und *H. Zondek*, Über endokrine Fettsucht. Zeitschr. f. klin. Med. Bd. 95. — *Lortat, Jakob* et *P. Legrain*, Eczéma chronique des seins et aménorrhoée chez une jeune fille. Bull. de la soc. franç. de dermatol. et de syphiligr. Jg. 1923, Nr. 3, p. 133. 1923. Ref. Ber. üb. d. ges. Geburtsh. u. Gynäkol. Bd. 2, S. 21. 1923. — *Lublin*, Neuere Untersuchungen über den respiratorischen Stoffwechsel bei der Fettsucht. Schles. Ges. f. vaterl. Kultur, 20. 6. 1924. Ref. Klin. Wochenschr. 1924. Nr. 34. — *Maas, H.*, Die in der Heidelberger Klinik von 1902—1906 beobachteten Fälle von Amenorrhöe (nach ätiologischen Gesichtspunkten zusammengestellt). Inaug.-Diss. Heidelberg 1908. — *Malamud, Thérèse* et *P. Mazzoco*, La calcémie des femmes réglées ou en ménopause. Cpt. rend, des séances de la soc. de biol. Tom. 88. Nr. 5. 1923. Ref. Ber. üb. d. ges. Geburtsh. u. Gynäkol. Bd. 1, S. 354. — *Marsch, Friedrich*, Der Einfluß der Herz- und Lungenkrankheiten auf den mensuellen Zyklus. Inaug.-Diss. Kiel 1924. — *Mathes, P.*, Die Bedeutung der Sexualkonstitution für die Gynäkologie. Arch. f. Frauenkunde u. Eugenetik. Bd. 9. 1923. — *Mayer, A.*, Über die Beziehungen der Geburtshilfe und Gynäkologie zum Krieg und zu den Kriegsverhältnissen. Med. Klinik 1922. S. 749. — *Derselbe*, Ein Beitrag zur Lehre von der Hypoplasie der Genitalien und vom Infantilismus auf Grund von klinischen Beobachtungen. Hegars Beiträge z. Geburtsh. u. Gynäkol. Bd. 12, H. 3. 1908. — *Derselbe*, Die Bedeutung des Infantilismus in Geburtsh. u. Gynäkol. 15.Vers. d. dtsch. Ges. f. Gynäkol. Halle 1912. — *Mayer, Karl*, Krieg und Frauenkrankheiten. Inaug.-Diss. Nor. 1916. — *Meirowsky* und *Frankenstein*, Amenorrhöe und tertiäre Syphilis. Dtsch. med. Wochenschrift 1910. — *Meyer, Rob.*, Zum Mangel der Geschlechtsdrüsen mit und ohne zwittrige Erscheinungen. Virchows Arch. f. pathol. Anat. u. Physiol. Bd. 255. — *Meyerdierks, Armin*, Über den mensuellen Zyklus bei der Basedowschen Krankheit. Inaug.-Diss. Kiel 1924. — *Mohnheim, Maria*, Menstruation bei Herzfehlern. Diss. München 1911. — *Mosbacher, E.* und *Erwin Meyer*, Klinische und experimentelle Beiträge zur Frage der sog. Ausfallserscheinungen. Monatsschr. f. Geburtsh. u. Gynäkol. Bd. 37. 1913. — *Münzer*, Über die innere Sekretion der Keimdrüsen. Berl. klin. Wochenschr. 1910. Nr. 45. — *Naegeli*, Über den Antagonismus von Chlorose und Osteomalazie als Hypogenitalismus und Hypergenitalismus. Münch. med. Wochenschr. 1918. — *Derselbe*, Über die Konstitutionslehre in ihrer Anwendung auf das Problem der Chlorose. Dtsch. med. Wochenschr. 1918. — *Neumann, J.* und *E. Herrmann*, Biologische Studien über die weibliche Keimdrüse. Wien. klin. Wochenschr. 1911. Nr. 12. — *Nilsson, Adda*, Über sog. Kriegsamenorrhöe. Zentralbl. f. Gynäkol. 1920. — *Nothhaft, Alfred*, Über Menstruationsstörungen im Zusammenhang mit geistigen Störungen. Diss. München 1920. — *Novak, E.*, Infantilism and other hypoplastic conditions of the uterus. — *Novak* und *Graff*, Beitrag zur Klinik und pathologischen Anatomie der Amenorrhöe. Zeitschr. f. Geburtsh. u. Gynäkol. Bd. 83. — *Nürnberger*, Zur Kenntnis des Drüsenschwundes im Endometrium. Virchows Arch. f. pathol. Anat. u. Physiol. Bd. 254, S. 525. 1925. — *Ogorek, M.*, Funktionierendes Ovarium bei nie menstruierter Frau. Zentralbl. f. Gynäkol. 1911. Nr. 35. — *Olivet*, Über den angeborenen Mangel beider Eierstöcke. Frankfurt. Zeitschr. f. Pathol. Bd. 29. 1923. — *Olshausen*, Über Amenorrhöe und Dysmenorrhöe. Zeitschr. f. Geburtsh. u. Gynäkol. Bd. 51. S. 226. — *Orita, J.*, Experimentelle Studien über den Einfluß der Ovarien auf den Stickstoff-Stoffwechsel. Arch. f. Gynäkol. Bd. 123. 1924. — *Oswald*, Die verschiedenen Formen der endokrinen und zerebralen Fettsucht. Schweiz. med. Wochenschr. 1925. Nr. 46. — *Ottow, B.*, Funktionelle Amenorrhöe. Petersburg. med. Zeitschr. Ref. Dtsch. med. Wochenschr. 1912. Nr. 46. — *Petri*, Ovarialfunktion und Menstruation. Zentralbl. f. Gynäkol. 1912. — *Pfaffenberger, H.*, Gibt es eine regelmäßige Ovulation bei Amenorrhöe? Inaug.-Diss. Erlangen 1925. — *Plaut, Rahel*, Gaswechseluntersuchung bei Fettsucht und Hypophysiserkrankungen. Dtsch. Arch. f. klin. Med. Bd. 139, S. 285. 1922. — *Plaut, R.* und *H. A. Timm*, Über den Einfluß der Keimdrüsen auf den Stoffwechsel. Klin. Wochenschr. 1924. Nr. 37. — *Plönies*, Die gegenseitigen Beziehungen der Menstruation und der Magenkrankheiten und ihre Bedeutung für die Diagnose und Therapie. 25. Kongreß f. inn. Med. Wien. Ref. Münch. med. Wochenschr. 1908. S. 870. — *Pok, J.*, Über Kriegsamenorrhöe. Zentralbl. f. Gynäkol. 1917. H. 20. — *Raab, W.*, Klinische und röntgenologische Beiträge zur hypophysären und zerebralen Fettsucht und Genitalatrophie. Wien. Arch. f. inn. Med. Bd. 7, H. 3. 1924. — *Derselbe*, Zur röntgenologischen Beurteilung der zerebralen Fettsucht und Genitaldystrophie. Klin. Wochenschr. 1923. S. 1984. — *Randerath*, Über einen Fall von angeborenem Mangel beider Eierstöcke. Virchows Arch. f. pathol. Anat. u. Physiol. Bd. 254, S. 798. 1925. — *Reye*, Das klinische Bild der Simmondsschen Krankheit (hypophysäre Kachexie) in ihrem Anfangsstadium und ihre Behandlung. Münch. med. Wochenschr. 1926. Nr. 22, S. 902. — *Riddle, O.* and *H. E. Honeywell*, Studies on the physiology of reproduction in birds. Bloodsugar und ovulation under inactivity or close confinement. Americ. journ. of physiol. Vol. 67, p. 33. Ref. Ber. üb. d. ges. Geburtsh. u. Gynäkol. Bd. 7, S. 71. — *Rosenberger, F.*, Zur Ätiologie der Amenorrhöe. Zentralbl. f. Chirurg. 1911. Ref. Zentralbl. f. Gynäkol. 1911. Nr. 33. — *Sandsteiner, Carl* und *Adolf Edelmann*, Beitrag zur Kenntnis der anatomischen Befunde bei polyglandulärer Erkrankung. Frankfurt. Zeitschr. f. Pathol. Bd. 24, H. 2. — *Schack*, Zum Krankheitsbild der Dystrophia adiposogenitalis. Dtsch. med. Wochenschr. 1924. S. 434. — *Scheffzeck*, Die Auswirkung der Kriegsernährung auf die weibliche Genitalfunktion. Monatsschr. f. Geburtsh. u. Gynäkol. Bd. 69. 1925. — *Schelterna, M. W.*, De afwijkingen in het bloedbeeld der zieklin unt inwendige afscheiding. Nederlandsch tijdschr. v. geneesk. 1. Hälfte, Nr. 21, S. 1767. Ref. Frommels Jahresber. 1915. — *Schilling, Th.*, Kriegsamenorrhöe. Zentralbl. f. inn. Med. 1917. Nr. 31. — *Schlesinger*, Blutdruck, Blutzucker und Hämoglobingehalt bei Kriegsamenorrhöe. Arch. f. Gynäkol. Bd. 110. — *Schnock*, Ein Fall von Schwangerschaft bei primärer Amenorrhöe und vikariierender nasaler Menstruation. Inaug.-Diss. Gießen 1914. — *Schröder*, Die klinischen Zeichen der Funktionsanomalien des Ovariums. Monatsschr. f. Geburtsh. u. Gynäkol. Bd. 51. — *Schultze, K. F.*, Ovarialtätigkeit, Kalium-Kalziumgehalt des Blutserums und vegetatives System. Arch. f. Gynäkol. Bd. 126. — *Schweitzer, B.*, Kriegsamenorrhöe. Münch. Med. Wochenschr. 1917. Nr. 17. — *Schwenger, Herbert*, Über Kriegsamenorrhöe. Inaug.-Diss. Halle 1920. — *Schwermann*, Die Amenorrhöe — ein Frühsymptom der Frauentuberkulose. Med. Klinik 1919. Nr. 17. — *Sehrt, E.*, Blockade und innere Sekretion. Münch. med. Wochenschr. 1921. — *Sellheim*, Über die Beziehungen der Tuberkulose zu den weiblichen Genitalien. Münch. med. Wochenschr. 1911. Nr. 31. — *Siegel*, Zur Kriegsamenorrhöe. Zentralbl. f. Gynäkol. 1917. — *Simmonds*, Zwergwuchs bei Atrophie des Hypophysisvorderlappens. Dtsch. med. Wochenschr. 1919. Nr. 18. — *Derselbe*, Atrophie des Hypophysisvorderlappens und hypophysärer Kachexie. Dtsch. med. Wochenschr. 1918. Nr. 31. — *Singer, Kurt*, Menstruation und Seelenleben. Monatsschr. f. Geburtsh. u. Gynäkol. Bd. 50. — *Spaeth, F.*, Zur Frage der Kriegsamenorrhöe. Zentralbl. f. Gynäkol. 1917. — *Sserdjukoff*, Zur Frage der funktionellen Beziehungen zwischen dem Drüsenparenchym des Ovariums und der Nebennierenrinde. Moskau 1924. — *Sternberg, H.*, Die Nebenniere bei physiologischer (Schwangerschaft-) und artifizieller Hypercholesterinämie. Zieglers Beitr. z. pathol. Anat. u. z. allg. Pathol. Bd. 60, H. 1. — *Stickel, M.*, Zur Amenorrhöefrage. Zentralbl. f. Gynäkol. 1917. — *Stieve, H.*, Über experimentell durch veränderte äußere Bedingungen hervorgerufene Rückbildungsvorgänge am Eierstock des Haushuhns. Arch. f. Entwicklungsmech. d. Organismen. Bd. 44. — *Derselbe*, Unfruchtbarkeit als

Folge unnatürlicher Lebensweise. Grenzfragen d. Nerven- u. Seelenlebens. München: Bergmann 1926.
— *Stuhl, C.*, Studien über die Bedeutung der Pubertätsamenorrhöe im Verlaufe der Tuberkulose. Zeitschr. f. Tuberkul. 1924. S. 189. — *Szegö, Paul*, Über Hauterkrankungen bei Störungen der Ovarialfunktion. Zentralbl. f. Gynäkol. 1925. S. 1018. — *Taitza*, Experimentelle und therapeutische Studien über Amenorrhöe und ovarielle Blutungen. Prakt. Ergebn. d. Geburtsh. u. Gynäkol. Jg. 7, H. 1. — *Thorn*, Beiträge zur Atrophia uteri. Zeitschr. f. Geburtsh. u. Gynäkol. Bd. 16, S. 57. — *Turban*, Beziehungen der Menstruation zur Lungentuberkulose. 25. Internat. Kongreß Wien. April 1908. — *Vaerting, M.*, Kriegsamenorrhöe und Sterilität. Zentralbl. f. Gynäkol. 1918. — *Veil*, Vagotonie und Sympathikotonie. Dtsch. med. Wochenschr. Nr. 16. 1924. — *Derselbe*, Über das Verhalten der genitalen Funktionen beim Myxödem des Weibes. Arch. f. Gynäkol. Bd. 107, H. 2. — *Vignali, A.*, Il tifo abdominale nella patogenesi dell'utero piccolo. Nota clinica. Atti d. accad. d. scienze med. e nat. in Ferrara. Vol. 97. Ref. Ber. üb. d. ges. Geburtsh. u. Gynäkol. Bd. 7, S. 287. — *Wereschinski, A. O.*, Zur Frage der Korrelationsstörungen zwischen Nebenniere und Eierstock und ihre Bedeutung für die chirurgische Pathologie. Arch. f. klin. Chirurg. Bd. 129. 1924. — *Wermbter*, Fibrillengehalt in den Uterusschleimhäuten bei klinisch diagnostizierter Genitalunterfunktion. Zentralbl. f. Gynäkol. 1926. Nr. 25. — *Weidner*, Hysteriformes Zustandsbild bei ovarieller Dysfunktion und seine therapeutische Beeinflussung durch temporäre Röntgensterilisierung. Zeitschr. f. d. ges. Neurol. u. Psychiatrie. Bd. 97. S. 725. — *Weidemann, Martina*, Thyreoidea und Menstruation. Zeitschr. f. Geburtsh. u. Gynäkol. Bd. 80, H. 1. — *Weißenberg, S.*, Der Einfluß der Unterernährung auf die Verrichtungen des weiblichen Körpers. Zeitschr. f. Sexualwiss. Bd. 10, H. 11. 1924. — *Wiener, S.*, Prolonged amenorrhea with bilateral ovarian dermoid cysts. Americ. journ. of obstetr. a. diseas. of women a. children. Vol. 68, Nr. 4. — *Wolff, B.*, Zur Kenntnis der Entwicklungsanomalien bei Infantilismus und bei vorzeitiger Geschlechtsreife. Arch. f. Gynäkol. Bd. 94. 1912. — *Wolff, Bruno*, Zur Begriffsbestimmung des Infantilismus. Arch. f. Kinderheilk. Bd. 57, H. 1/3. — *Zénope, P.*, Erhöhung des Blutdrucks durch Insuffizienz der Keimdrüsen. Rev. franç. de gynécol. et d'obstétr. 1922. Ref. Zentralbl. f. Gynäkol. 1923. Nr. 2. — *Zikmund, Emil*, Beitrag zur Amenorrhöe. Ref. Ber. üb. d. ges. Geburtsh. u. Gynäkol. Bd. 10. — *Zondek, H.*, Die Behandlung der endokrinen Fettsucht. Klin. Wochenschr. 1922. — *Zuntz, L.*, Über den Einfluß der Kastration auf den respiratorischen Stoffwechsel. Dtsch. Zeitschr. f. Chirurg. Bd. 95. 1908. — *Derselbe*, Weitere Untersuchungen über den Einfluß der Ovarien auf den respiratorischen Stoffwechsel. Arch. f. Gynäkol. Bd. 96. 1912.

Die Therapie der Amenorrhöe.

Allgemeines.

Arndt, Georg, Über Erfahrungen mit Eumenol. Inaug.-Diss. Jena 1915. — *Asch*, Diskussion auf dem 17. Gynäkologen-Kongreß in Innsbruck 1922. — *Aschner*, Über die exkretorische (blutreinigende) Bedeutung des Uterus und der Menstruation und ihre praktischen Folgen (Notwendigkeit weitgehendster Erhaltung des Uterus und der Menstruation bei Operationen und Bestrahlungen. 17. Gynäkologen-Kongreß Innsbruck 1922. — *Dalché*, Aménorrhée pubérale, bains de mer, hydrothérapie, climatologie. Gaz. des hôp. civ. et milit. 1913. Nr. 59. Ref. Frommel 1913. — *Desfosses, P.*, Kinésithérapie de l'aménorrhée juvénile. Presse méd. Nr. 36, Suppl., S. 676. — *Deutsch, A.*, Die Behandlung der Adoleszentenblutungen mit Pituglandol. Zentralbl. f. Gynäkol. 1914. Nr. 15. — *Engelhorn, Ernst*, Zur Behandlung der Ausfallserscheinungen. Münch. med. Wochenschr. 1915. Nr. 45. — *Esch*, Über intra-muskuläre Aolan, Frauenmilch- und Kaseosaninjektionen bei Menstruationsanomalien. Ein Beitrag zur Proteinkörpertherapie. Zentralbl. f. Gynäkol. 1920. — *Guggisberg*, Die Gefahren des Intrauterinpessars. Korresp.-Blatt f. Schweiz. Ärzte 1917. Nr. 37. — *Hall*, Amenorrhoea und Dysmenorrhea. Texas state journ. of med. Vol. 9. Nr. 11. — *Hanse, A.*, Über Amenorrhöe bei Nerven- und Geisteskrankheiten und ihre Behandlung mit Menolysin. Arch. f. Psychiatrie u. Nervenkrankh. Bd. 68. — *Hofstätter, R.*, Zur Behandlung der Amenorrhöe. Zentralbl. f. Gynäkol. 1912. — *Derselbe*, Hypophysenmedikation bei Pubertätsblutungen. Gynäkol. Rundschau 1914. — *Derselbe*, Über die Verwendung von Hypophysensubstanz bei der Behandlung der Amenorrhöe. Zentralbl. f. Gynäkol. 1920. Nr. 3. — *Hübner*, Suggestionsbehandlung von neurotischen Menstruationsstörungen und Genitalneurosen. Dtsch. med. Wochenschr. 1920. Nr. 25. — *Jaffe* und *Raußweiler*, Experimentelle Untersuchungen über künstliche Beeinflussungen des Uteruswachstums. Frankfurt. Zeitschr. f. Pathol. Bd. 33, H. 3. — *Kaboth*, Die Bedeutung der Gymnastik für die gesunde und kranke Frau. Dtsch. med. Wochenschr. 1926. Nr. 3. — *Kirchberg*, Saug- und Druckbehandlung in der Gynäkologie. Berl. klin. Wochenschr. 1920. Nr. 30. — *Kroenig*, Moderne Behandlungsmethoden der Blutungen in der Geburtshilfe und Gynäkologie. Therapie d. Gegenw. 1911. Nr. 1. — *Landecker*, Organ- und Strahlentherapie in ihrem Einfluß auf die genitalen Hypofunktionen und Hypoplasien des Weibes. Strahlentherapie Bd. 14. 1922. — *Martin, A.*, Der intrauterine Stift. Monatsschr. f. Geburtsh. u. Gynäkol. Bd. 40. — *Mischin*, Zur Behandlung der Amenorrhöe. Wratschebnaja Gaseta. Nr. 46 u. Sitzungsber. d. Vereins russ. Ärzte zu Odessa. — *Richter*, Innere Sekretion und Sexualität (beim Manne). Berl. klin. Wochenschr. 1920. Nr. 48. — *Rieck, A.*, Zur Therapie der Amenorrhöe. Ein Wort für den Intrauterinstift. Zentralbl. f. Gynäkol. 1914. Nr. 30. — *Schücking*, Zur Behandlung der Amenorrhöe. Ges. f. Geburtsh. u. Gynäkol. in Berlin 8. 3. 1907. Ref. Zeitschr. f. Geburtsh. u. Gynäkol. — *Seeligmann*, Apparat zur Bierschen Saugmethode in der Gynäkologie. Ärztl. Verein in Hamburg, Sitzung vom 20. 10. 1908. Münch. med. Wochenschr. 1908. — *Seitz, L.*, Über eine thermische Uterussonde. Zentralbl. f. Gynäkol. 1910. Nr. 50. — *Selhorst*, De behandeling van dysmenorrhoe, sterilitait in amenorrhoe mit incubatic van de baarmoeder (Intrauterinstift). Nederlandsch tijdschr. v. geneesk. 1. Hälfte, Nr. 12. *Talia, Ferdinando*, L'actino — e diatermo — terapia nell'amenorrea costituzionale. Clin. ostetr. Jg. 28, H. 5. 1926. Ref. Ber. üb. d. ges. Gynäkol. u. Geburtsh. Bd. 10, S. 810. — *Theilhaber*, Die Anwendung der Blutentziehung (Aderlaß, Skarifikationen usw.) bei gynäkologischen Erkrankungen und bei Neurosen. Gynäkol. Ges. in München, Sitzung v. 13. 12. 1907. Münch. med. Wochenschr. 1908. — *Derselbe*, Einige Indikationen der Aderlaßbehandlung. Berl. klin. Wochenschr. 1916. Nr. 2. — *Szenes, A.*, Die Diathermiebehandlung der Hypophysengegend bei ovariellen Ausfallserscheinungen. Wien. klin. Wochenschr. 1925. Nr. 12. — *Turan*, Die kombinierte aktive und passive Hyperämie in der Behandlung des chronischen Gebärmutterkatarrhs. Wien. med. Wochenschr. 1912. Nr. 18. — *Vogt, E.*, Über Diätkuren, besonders über Mastkuren mit Insulinpillen. Med. Klinik 1926. Nr. 25. — *West, James N.*, The pernicious effects of the use of stems in the uterus and the danger of introducing sounds and other foreign bodies without praeparation. Americ. journ. of obstetr. a. gynecol. Vol. 5. 1923. Ref. Ber. üb. d. ges. Geburtsh. u. Gynäkol. Bd. 2. 1923. — *Zangemeister*, Die Verwendung kalter Spülungen in der Geburtshilfe und Gynäkologie. Nordostdeutsche Ges. f. Gynäkol. Königsberg 27. 2. 1926. Ref. Monatsschr. f. Geburtsh. u. Gynäkol. Bd. 74.

a) Eierstocksersatztherapie.

Abderhalden, E. und *W. Brammertz*, Studien über die von einzelnen Organen hervorgebrachten Substanzen mit spezifischer Wirkung. Pflügers Arch. f. d. ges. Physiol. Bd. 186. — *Abderhalden, E.* und *E. Gellhorn*, Studien über die von einzelnen Organen hervorgebrachten Substanzen mit spezifischer Wirkung. 5. Mitt. Pflügers Arch. f. d. ges. Physiol. Bd. 187. — *Bab, Hans*, Zur medikamentösen Behandlung der innersekretorischen Ovarialinsuffizienz. Med. Klinik 1915. Nr. 15. — *Barach, Friedr.*, Beitrag zur Organotherapie in der Frauenheilkunde. Wien. med. Wochenschr. 1923. Nr. 37/38. — *Below*, Glandula lutea und Ovarium in ihrem Verhalten zu den normalen physiologischen und pathologischen Vorgängen im weiblichen Organismus. Monatsschr. f. Geburtsh. u. Gynäkol. Bd. 36. — *Bonaretti*, Die Wirkung der Mammaextrakte auf die Uterusmuskulatur. Arch. di ostetr. e ginecol. Serie 2, Nr. 2. 1922. Ref. Zentralbl. f. Gynäkol. 1923. — *Borchardt, L.*, Über die allgemeinen Grundlagen organotherapeutischer Wirkungen. Therapeut. Halbmonatshefte 1920. — *Braun*, Über Ovarialhormone unter besonderer Berücksichtigung von Sistomensin und Agomensin. Dtsch. med. Wochenschr. 1926. Nr. 40. — *Brugsch* und *Rothmann*, Die Bedeutung der Keimdrüsenpräparate für die Klinik. Med. Klinik 1926. Nr. 8. — *Bucura*, Zur Therapie der klimakterischen Störungen und der Dyspareunie. Münch. med. Wochenschr. 1909. Nr. 43. — *Derselbe*, Beiträge zur inneren Funktion des weiblichen Genitale. Zeitschr. f. Heilkunde. Bd. 28. 1909. — *Burckhardt-Socin*, Beitrag zur organotherapeutischen Behandlung von Menstruationsstörungen. Korresp.-Blatt f. Schweiz. Ärzte 1918. H. 43. — *Caffier* und *Kunhardt*, Zur Frage der ovariellen Substitutionstherapie per os (Erfahrungen mit Ovarialhormon). Zentralbl. f. Gynäkol. 1926. Nr. 45. — *Dalché, P.*, Dysovarie. Gynécologie 1922. Ref. Zentralbl. f. Gynäkol. 1923. — *Dannreuther, Walter*, Corpus luteum organotherapy in clinical practice with report of a case of bilateral salpingo-oophorectomy in which the administration of corp. lut. extract was followed by the reestablishement of menstruation. Journ. of the Americ. med. assoc. Vol. 62. 1914. — *Esch*, Über die Erfolge und das wirksame Prinzip der Organotherapie bei Menstruationsstörungen. Zentralbl. f. Gynäkol. 1920. Nr. 22. — *v. Fekete, A.*, Die Störungen der Menstruation und der Einfluß von Organextrakten auf dieselben. Monatsschr. f. Geburtsh. u. Gynäkol. Bd. 64. — *Fekete, Sandor*, Die Störungen der Menstruation und die Wirkung von Organextrakten auf dieselben. Orvosi Hetilap. Jg. 67, Nr. 34. 1923. Ref. Ber. üb. d. ges. Geburtsh. u. Gynäkol. Bd. 2. 1924. — *Flechtner, H.*, Klinische Erfahrungen ovarieller Substitutionstherapie mit Ovowop (Ovarnon), einem neuen, biologisch geprüften Ovarialpräparat. Münch. med. Wochenschr. 1926. Nr. 8. — *Floris, M.*, Zur Beurteilung der Wirkung von Eierstockspräparaten. Wien. klin. Wochenschr. 1923. S. 814. — *Fogel, H.*, Die Behandlung der ovarialen Hypofunktionen. Ref. Ber. üb. d. ges. Geburtsh. u. Gynäkol. Bd. 11. — *Frank, R. T.*, Die Funktion des

Ovariums. 4. Mitt: Fortschritte von 1911—1924. Ref. Zentralbl. f. Gynäkol. 1926. Nr. 48. — *Geist* and *William Harris*, Experimental investigation of the value of the various commercial ovarian extracts. Endocrinology. Vol. 7. 1923. Ref. Ber. üb. d. ges. Geburtsh. u. Gynäkol. Bd. 1. — *Girol*, L'homo organo thérapie dans le traitement de quelques gynécopathies. Journ. de méd. internat. Nr. 3. — *Gram, H. C.*, Behandlung funktioneller Meno- und Metrorrhagien mit Sistomensin (Luteolipoid. Ugeskrift f. laeger 1926. Nr. 29). Ref. Ber. üb. d. ges. Geburtsh. u. Gynäkol. Bd. 11. — *Guggisberg*, Die Wehensubstanzen in der Plazenta. Monatsschr. f. Geburtsh. u. Gynäkol. Bd. 54. — *Derselbe*, Klinische und experimentelle Untersuchungen über das Wachstum der Genitalorgane. Schweiz. med. Wochenschr. 1925. Ref. Münch. med. Wochenschr. 1925. S. 493. — *Hannes*, Zur Organotherapie der Gebärmutterblutungen. Monatsschr. f. Geburtsh. u. Gynäkol. Bd. 50. — *Derselbe*, Klinische Erfahrungen ovarieller Substitutionstherapie mit einem neuen biologisch geprüften Präparat. Dtsch. med. Wochenschr. 1925. Nr. 46. — *Hautke*, Zur Pathologie der menstruellen Blutung. Monatsschr. f. Geburtsh. u. Gynäkol. Bd. 36. Sammelreferat 1912. — *Hermann*, Der Einfluß eines Corpus luteum- resp. Plazentarlipoids auf Blutungen, menstrueller Zyklus und Ausfallserscheinungen. Monatsschr. f. Geburtsh. u. Gynäkol. Bd. 54. — *Herrmann, E.*, Hormontherapie in der Gynäkologie und Geburtshilfe. Wien. med. Wochenschr. 1923. Nr. 45. — *Derselbe*, Ergebnisse der Hormontherapie in der Gynäkologie und Geburtshilfe. Fortbildungskurs der Wiener med. Fakultät 1926. H. 78. — *Heyn, A.*, Über die spezifische Funktion des Ovariums und die Aussichten der organotherapeutischen Verwendung von Ovarialpräparaten. Med. Ges. Kiel 18. 2. 1926. — *Derselbe*, Ovarnon (Ovowop), ein neues Ovarialtrockenpräparat. Med. Klinik 1926. Nr. 38. — *Hirsch, J.*, Über die Behandlung von Störungen der inneren Sekretion der Ovarien mit Glanduovin. Berl. klin. Wochenschr. Jg. 50. 1913. — *Derselbe*, Behandlung der Amenorrhöe und Oligomenorrhöe mit Glanduovin unter gleichzeitiger Arsenbehandlung. Leipzig 1916. Reichs-Medizinal-Anzeiger 1916. — *Hirschberg, A.*, Beitrag zur Behandlung mit Oophorin. Münch. med. Wochenschr. 1908. Nr. 29. — *Hirst, John Cooke*, The comparative value of whole ovarian extract, corpus luteum extract, and ovarian residue in menstrual disorders. New York med. journ. a. med. record. Vol. 114. 1921. Ref. Jahresberichte 1921. S. 138. — *Höhne, O.*, Über Ursachen und Therapie, speziell Organotherapie der Menorrhagien. Jahreskurse f. ärztl. Fortbild. 1915. — *Jaeger, A. S.*, Der Wert des Corpus luteum-Extrakts. Therapeut. Gaz. Nr. 7, 15. 7. 1912. — *Kalledey*, Zur Lehre von der Ätiologie und Organotherapie der Uterusblutungen. 15. Vers. d. dtsch. Ges. f. Gynäkol. Halle 1913. — *Derselbe*, Über die Rolle der inneren Sekretionsdrüsen und ihre gynäkologische Anwendung. Wien. med. Wochenschr. 1914. — *Derselbe*, Die Organotherapie in der Gynäkologie. Ärztl. Ges. f. Sexualwissenschaft u. Eugenetik in Berlin 1920. Ref. Arch. f. Frauenkunde u. Eugenetik. Bd. 7. 1920. — *Kauders, Otto*, Experimentelle und klinische Untersuchungen zur Dosierungsfrage der Keimdrüsentherapie. Wien. klin. Wochenschr. 1925. Nr. 33. — *Köhler, Rob.*, Beitrag zur Organotherapie der Amenorrhöe. Zentralbl. f. Gynäkol. 1915. — *Derselbe*, Organextrakte als Wehenmittel. Monatsschr. f. Geburtsh. u. Gynäkol. Bd. 52. — *Koslowsky*, Über die Wirkung des Ovaradentriferrin. Dtsch. med. Wochenschr. 1919. — *Kühn*, Beeinflussung der Tätigkeit der Ovarien durch innenspezifische Hormone. Monatsschr. f. Geburtsh. u. Gynäkol. Bd. 59. 1922. — *Kuhnow, A.*, Über Ovaradentriferrin „Knoll". Der Frauenarzt 1911. Nr. 10. — *Labhardt, A.*, Eisen-Ovoglandol. Ein neues Eierstockspräparat. Schweiz. Korresp.-Blatt 1919. Nr. 7. — *Laqueur, Hart* und *de Jongh*, Über das weibliche Sexualhormon, das Hormon des östrischen Zyklus (Menformon). IV. Einfluß auf den Stoffwechsel, Widerstandsvermögen gegen physikalische und andere Eingriffe. Dtsch. med. Wochenschr. 1926. Nr. 32. — *Derselbe*, Weitere Mitteilungen über Menformon, das Hormon des östrischen Zyklus. Reaktivierender Einfluß auf senile Mäuse, antimaskuline Wirkung, Einfluß auf den Stoffwechsel. Ref. Ber. üb. d. ges. Geburtsh. u. Gynäkol. Bd. 11. — *Lindemann, W.*, Zur Physiologie des Corpus luteum. Zentralbl. f. Gynäkol. 1916. — *Loewy, A.* und *Richter*, Zur wissenschaftlichen Begründung der Organtherapie. Berl. klin. Wochenschr. 1899. Nr. 50. — *Löhnberg*, Klinische Erfahrungen über Thelygan. Med.-wiss. Vereinigung an der Univ. Köln, 20. 7. 1920. Ref. Münch. med. Wochenschr. 1920. Nr. 39. — *Mastermann-Wood*, Ductless glandtherapy: The corpus luteum. Practioner. Vol. 110, Nr. 5. 1923. Ref. Ber. üb. d. ges. Geburtsh. u. Gynäkol. Bd. 1. S. 356. — *Mekerttschiank, A.*, Über die Anwendung von Ovarinum-Poehl bei Amenorrhöe. Gynäkol. Rundschau 1910. H. 7. — *Nawrath*, Ein Beitrag zur Behandlung ovarieller Krankheitsbilder mit Corpus luteum-Präparaten. Inaug.-Diss. Breslau 1919. — *von Noorden*, Schilddrüsentherapie der Fettsucht. Klin. Wochenschr. 1926. — *Offergeld, H.*, Klinische Versuche mit Ovarialsubstanz. Dtsch. med. Wochenschr. 1911. Nr. 25. — *Ohrenstein, J.*, Beitrag zur Behandlung der Amenorrhöe. Wien. med. Wochenschr. Nr. 36. — *Olbrich*, Wirkung von Plazentarextrakten. Gynäkol. Ges. in Breslau 16. 5. 1922. — *Pierra* et *A. Jouve*, L'opothérapie spermatogénétique chez la femme. Rev. franç. de gynécol. et d'obstétr. 1924. Nr. 21. Ref. Ber. üb. d. ges. Geburtsh. u. Gynäkol. Bd. 7. 1925. — *Pineles, F.*, Praktische Organotherapie. Fortbildungskurse der Wiener med. Fakultät.

H. 69. — *Posner*, Sexualhormone, Lipoide und Organpräparate. Arch. f. Frauenkunde u. Konstitutionsforschung. Bd. 11, H. 3. — *Derselbe*, Zur Beurteilung der Keimdrüsenpräparate. Monatsschr. f. Geburtsh. u. Gynäkol. Bd. 75. — *Prochownik, L.*, Über Ovaradentriferrin. Zentralbl. f. Gynäkol. 1909. Nr. 46. — *Puppel*, Diskussion auf dem 17. Kongreß der dtsch. Ges. f. Gynäkol. Innsbruck 1922. — *Derselbe*, Wirkung der Plazentaoptone. Arch. f. Gynäkol. Bd. 116. — *Recasens*, Organtherapie in der Gynäkologie. 17. Internat. med. Kongreß London. Sektion f. Geburtsh. u. Gynäkol. 6.—12. 8. 1911. — *Robinson* und *Zondek*, Experimentelle Untersuchungen, das uterine Wachstum anzuregen. Americ. journ. of obstetr. a. gynecol. Vol. 8. 1924. Ref. Zentralbl. f. Gynäkol. 1925. S. 2368. — *Rübsamen*, Über Behandlung mit Corpus luteum-Extrakt (Corluten). Gynäkol. Ges. in Dresden 22. 11. 1923. Ref. Zentralbl. f. Gynäkol. 1924. Nr. 30. — *Scaglione, S.*, Untersuchungen über den Einfluß der Extrakte innersekretorischer Drüsen auf den isolierten menschlichen Uterus. Zentralbl. f. Gynäkol. 1923. S. 942. — *Schiffmann*, Über die Wirkungsweise von Mammaextrakten. Arch. f. Gynäkol. Bd. 111. 1919. — *Schwarz, A.*, Verwendungsmöglichkeiten des Sistomensins und Agomensins in der Gynäkologie. Schweiz. med. Wochenschr. 1926. Nr. 33. — *Scipiades*, Über die innere Sekretion des Eierstocks. Arch. f. Gynäkol. Bd. 108, H. 1. — *Sharlit*, Getrocknetes Ovarium. Präparation zum Gebrauch und Anregung zu einer Musterbestimmung. New York academy of med. Geburtshilfliche Sektion 27. 1. 1923. — *Sharlit, Corscaden* und *Lyle*, Wirkung der Ovarialtherapie auf Symptome, die mit dem Menstrualzyklus zusammenhängen. Americ. journ. of obstetr. a. gynecol. Vol. 10. 1925. Ref. Ber. üb. d. ges. Geburtsh. u. Gynäkol. Bd. 9. — *Singer, H.*, Beiträge zur gynäkologischen Organotherapie. Magyar orvosi arch. 1923. Nr. 11/12. Ref. Zentralbl. f. Gynäkol. 1925. Nr. 30. — *Soli*, Osservazione sull'opoterapia ovarica nella pratica ginecologica. Riv. d'ostetr. e ginecol. prat. Jg. 5. Nr. 4. 1923. Ref. Ber. üb. d. ges. Geburtsh. u. Gynäkol. Bd. 1. — *Sonnenfeld, J.*, Ovaradentriferrin und Dürkheimer Maxquelle für die gynäkologische Praxis. Dtsch. med. Wochenschr. 1912. Nr. 50. — *Steiner, H.*, Sistomensin und Agomensin in der Therapie unregelmäßiger Blutungen. Med. Klinik 1926. Nr. 2. — *Stickel* und *Zondek*, Klinische Untersuchungen über den Wert der Organotherapie bei ovariellen Blutungen. Zeitschr. f. Geburtsh. u. Gynäkol. Bd. 85. 1923. — *Taitza*, Experimentelle und therapeutische Studien über Amenorrhöe und ovarielle Blutungen. Prakt. Ergebn. d. Geburtsh. u. Gynäkol. Jg. 7, H. 1. — *Tassy, Ivan*, Die Direktiven der inneren Sekretion in der gynäkologischen und geburtshilflichen Praxis. Orvosi Hetilap. Jg. 67. 1923. Ref. Ber. üb. d. ges. Gynäkol. u. Geburtsh. Bd. 2. 1923. — *Tissot, J.*, Un cas d'hyperovarie et un cas d'hypoovarie traités par les extraits lipoïdique et protéidique de l'ovaire. Progr. méd. Jg. 50, Nr. 13. 1923. Ref. Ber. üb. d. ges. Geburtsh. u. Gynäkol. Bd. 4. — *de Veer, A.*, Über die Wirkung von Ovarialextrakten unter besonderer Berücksichtigung des gasförmigen Stoffwechsels bei Ratten. Zeitschr. f. d. ges. exp. Med. Bd. 44. 1924. — *Vogel, Fr.*, Über Blutstillung bei Menstruationsanomalien auf hormonaler Grundlage. Wien. klin. Wochenschr. 1926. Nr. 47. — *Vollmer, H.*, Beitrag zur Wirkung der Hormone. Arch. f. exp. Pathol. u. Pharmakol. Bd. 96, H. 6. 1923. Ref. Klin. Wochenschr. 1923. — *Walther*, Ovaradentriferrin in der gynäkologischen Praxis. Münch. med. Wochenschr. 1911. Nr. 48. — *Wiju, C. L.*, Über Organtherapie bei Menstruationsstörungen und Fibromyometra uteri. Nederlandsch tijdschr. v. geneesk. Nr. 12, 1. Hälfte. — *Wintz*, Experimentelle Untersuchungen zur inneren Sekretion von Corpus luteum und Plazenta. Dtsch. med. Wochenschr. 1924. Nr. 3. — *Derselbe*, Weitere Ergebnisse meiner Untersuchungen über die innere Sekretion von Corpus luteum und Plazenta. Zentralbl. f. Gynäkol. 1925. Nr. 22. — *Zikmund, Emil*, Über die innere Sekretion des Eierstockes. Sbornik lakarsky. Jg. 21. 1920. Ref. Ber. üb. d. Physiologie. Bd. 4, S. 408. Berlin: Julius Springer 1920. — *Zoeppritz*, Zur Behandlung der Amenorrhöe. Vers. d. dtsch. Ges. f. Gynäkol. Halle 1913. — *Zondek, B.*, Experimentelle Untersuchungen über den Wert der Organotherapie Zeitschr. f. Geburtsh. u. Gynäkol. Bd. 86. — *Derselbe*, Experimentelle Versuche, den Uterus zum Wachstum anzuregen. Arch. f. Gynäkol. Bd. 120. — *Zondek* und *Brahn*, Über Darstellung des Ovarialhormons in wässeriger Lösung. Klin. Wochenschr. 1925. Nr. 51.

b) Ovarialtransplantation.

Arthur, Mc. and *A. Norman*, Autogenous transplantation of ovaries. Med. journ. of Australia. Vol. 2, Nr. 5. 1924. Ref. Ber. üb. d. ges. Geburtsh. u. Gynäkol. Bd. 8. 1925. — *Bainbridge, W. S.*, Transplantation menschlicher Ovarien. Gegenwärtiger Stand und Zukunftsmöglichkeiten. Americ. journ. of obstetr. a. gynecol. 1923. Ref. Zentralbl. f. Gynäkol. 1924. Nr. 7a. — *Bell*, Ovarian grafting. Surg. gynecol. a. obstetr. 1925. Ref. Endocrinology. Vol. 10, Nr. 2. — *Bumm*, Transplantation. Verhandl. d. Ges. f. Geburtsh. u. Gynäkol. Berlin. Ref. Zeitschr. f. Geburtsh. u. Gynäkol. Bd. 84. — *Chalfant, S. A.*, Die subkutane Transplantation von Ovarialgewebe. Surg., gynecol. a. obstetr. Vol. 21, Nr. 5. — *Colombino*, Über Transplantation der Ovarien beim Menschen. Gynäkol. Rundschau 1914. H. 21—24. —

Cramer, Transplantation der Ovarien. Dtsch. med. Wochenschr. 1910. Nr. 6. — *Derselbe*, Erfahrungen über Ovarientransplantationen bei Menschen und Tieren. Niederrhein. Ges. f. Natur- u. Heilkunde in Bonn, Sitzung 10. 2. 1919. Ref. Dtsch. med. Wochenschr. 1919. Nr. 17. — *Engel, Emil*, Kann die Ovarialtransplantation als erfolgreiche Behandlung der Ausfallserscheinungen kastrierter Frauen angesehen werden? Berl. med. Ges., Sitzung 20. 3. 1912. Ref. Berl. klin. Wochenschr. 1912. Nr. 21. — *Derselbe*, 10 Jahre beobachteter Fall einer homoioplastischen vaginalen Ovarientransplantation. Dtsch. med. Wochenschr. 1924. — *Estes, W. L.*, Ovarian-implantation. The preservation ovarian function after operation for disease of the pelvic viscera. Surg., gynecol. a. obstetr. Vol. 38. 1924. — *Estes*, Further results with ovarian implantation. Journ. of the Americ. med. assoc. Vol. 83. 1924. Ref. Ber. üb. d. ges. Geburtsh. u. Gynäkol. Bd. 7. — *Fleischmann*, Ovarientransplantation. Ges. d. Ärzte in Wien 9. 12. 1921. Ref. Münch. med. Wochenschr. 1922. H. 3. — *Foster, G. S.*, Ovarientransplantation. Americ. journ. of surg.. 1925. — *Derselbe*, Ovarian graft Ananalysis of fifty cases. Americ. journ. of surg. Vol. 39, Nr. 8. 1925. — *Fullerton, W.*, Ovarientransplantation. Cleveland med. journ. 1916. — *Grigorieff, W.*, Die Schwangerschaft bei der Transplantation der Eierstöcke. Zentralbl. f. Gynäkol. 1897. S. 663. — *Hallauer*, Zur Frage der Eierstockstransplantation. Verhandl. d. ärztl. Ges. f. Geburtsh. u. Gynäkol. Berlin 11. 7. 1924. Ref. Klin. Wochenschr. 1924. Nr. 38. — *Hartmann, Henri*, L'implantation de l'ovaire dans l'uterus. Gynécol. et obstétr. Tom. 11, Nr. 1. 1925. Ref. Ber. üb. d. ges. Geburtsh. u. Gynäkol. Bd. 7, S. 911. — *Hartog*, Klinische Ergebnisse der Eierstocksüberpflanzung. Verhandl. d. 16. Gynäkologen-Kongresses zu Berlin 1920. — *Hartung*, Beitrag zur Homoiotransplantation der Ovarien. Monatsschr. f. Geburtsh. u. Gynäkol. Bd. 69. — *Heimann*, Ovarialtransplantation. Dtsch. med. Wochenschr. 1925. Nr. 21. — *Derselbe*, Berliner mikrobiologische Gesellschaft, Sitzung 12. 3. 1926. Ref. Klin. Wochenschr. 1926. S. 1157. — *Kawasoye, M.*, Kann ein transplantiertes Ovarium sich ebensogut entwickeln wie ein in loco gebliebenes? Zeitschr. f. Geburtsh. u. Gynäkol. Bd. 71. 1912. — *Köhler*, Autotransplantation von Ovarien im Netz. Nordwestdeutsche Ges. f. Gynäkol. Hamburg 2. 10. 1920. — *Kross, Isidor*, Ovarian transplantation. An experimental study of transplantation of immature rat, ovaries into sexually mature castrated rats. Americ. journ. of obstetr. a. gynecol. Vol. 9. 1925. — *Kulinke, Walter*, Über Ovarientransplantation. Inaug.-Diss. Breslau 1920. — *De Lee*, Über Autotransplantation des Corpus luteum. Surg., gynecol. a. obstetr. Vol. 22, Nr. 1. — *Loeser, A.*, Die Wirkung der Eierstocksüberpflanzung auf die infantile, innersekretorisch kranke und alternde Frau. Med. Klinik 1926. Nr. 43. — *Lyston, Frank, G.*, Geschlechtsdrüsenimplantation. Journ. of the Americ. med. assoc. Vol. 66. Nr. 20. — *Mandelstamm*, Bemerkungen zur Ovarientransplantation. Zentralbl. f. Gynäkol. 1925. Nr. 50. — *Mansfeld, O. P.*, Autoplastische oder homoioplastische Transplantation der Eierstöcke. Klin. Wochenschr. 1925. Nr. 24. — *Martin, F. H.*, Über Ovarientransplantation. Surg., gynecol. a. obstetr. Vol. 21, Nr. 15. — *Derselbe*, Ovarientransplantation. Surg., gynecol. a. obstetr. Vol. 35, Nr. 5. Ref. Zentralbl. f. Gynäkol. 1923. Nr. 35. — *Mattaei*, Erfolge nach Ovarialtransplantation. Nordwestdeutsche Ges. f. Gynäkol. Hamburg 24. 5. 1924. — *Mauclaire*, Autoplatische und homoioplastische Transplantation der Ovarien in den unteren Rand des Netzes. Ann. de gynécol. et d'obstétr. Tom. 72. 1917. Ref. Zentralbl. f. Gynäkol. 1920. S. 1035. — *Mitchell, L. A.*, Einfluß der Peptone auf die Toleranz des Körpers gegen homogene Ovarialtransplantation. Journ. of the Americ. med. assoc. Vol. 11. 1915. — *Norton, W. A.*, Tuffiers Ovarialverpflanzung. Americ. journ. of obstetr. a. gynecol. Vol. 72, Nr. 4. — *Ortega, F. E.*, Ein Fall von Ovariumeinpflanzung. Rev. española de obstetr. y ginecol. 1924. Nr. 97. Ref. Zentralbl. f. Gynäkol. 1924. — *Pankow*, Über die Reimplantation der Ovarien beim Menschen. Beitr. z. Geburtsh. u. Gynäkol. Bd. 12. 1907. — *Perazzi, Piero*, Beitrag zum Studium der Ovarialtransplantationen. Folia gynecol. Vol. 20. 1924. — *Pestalozza*, Über die Einpflanzung der Ovarien. La clinica ostet. Jan. 1925. p. 4. — *Pettinari*, Innesti di ovaia in animali vecchi. Boll. d. soc. med.-chirurg. di Pavia. Jg. 36, H. 2. 1924. Ref. Ber. üb. d. ges. Geburtsh. u. Gynäkol. Bd. 6. 1924. — *Derselbe*, La greffe ovarienne sur les mammifères. Cpt. rend. des séances de la soc. de biol. Tom. 92. 1925. — *Derselbe*, Phénomènes régénératifs dans les ovaires d'une vieille chienne après greffe ovarienne (avec présentation de matériel). Cpt. rend. des séances de la soc. de biol. Tom. 92. 1925. — *Derselbe*, La greffe ovarienne et ses applications à la thérapie humaine. Gynécol. et obstétr. Nr. 1. 1926. Ref. Ber. üb. d. ges. Geburtsh. u. Gynäkol. Bd. 10. — *Plötzl* und *Wagner*, Zur Frage der Beeinflußbarkeit von Schizophrenie durch Keimdrüsentransplantation. Med. Klinik 1925. Nr. 10. — *Rhéaume, Pierre*, Endresultate der Ovarientransplantation. Surg., gynecol. a. obstetr. Vol. 42, Nr. 3. 1926. — *Rouffart, Thiriar*, Transplantation de l'ovaire dans l'uterus. Arch. franço-belges de chirurg. 1925. Nr. 5. Ref. Ber. üb. d. ges. Geburtsh. u. Gynäkol. Bd. 10, H. 1/2. — *Rychliuski*, Ein Beitrag zur Transplantation bzw. Transferierung der Eierstöcke bei Kaninchen. Ref. Zentralbl. f. Gynäkol. 1926. Nr. 48. — *Serdjukov*, Zur Frage der Transplantation der Ovarien in den Uterus. Ref. Ber. üb. d. ges. Geburtsh. u. Gynäkol. Bd. 10,

H. 3/4. — *Sippel, Paul*, Die Ovarientransplantation bei herabgesetzter und fehlender Genitalfunktion. Arch. f. Gynäkol. Bd. 118. 1923. — *Derselbe*, Schwangerschaft nach homoioplastischer Ovarientransplantation bei Hypovarismus. Zentralbl. f. Gynäkol. 1924. H. 1/2. — *Derselbe*, Die homoioplastische Ovarientransplantation bei Schizophrenie. Klin. Wochenschr. 1925. Nr. 9. — *Derselbe*, Das Transplantationsmaterial bei der homoioplastischen Ovarientransplantation. Klin. Wochenschr. 1926. Nr. 7. — *Derselbe*, Zur Technik der Ovarientransplantation. Münch. med. Wochenschr. 1926. Nr. 4. — *Derselbe*, Die Behandlung ovarieller Blutungen durch Ovarientransplantation. Zentralbl. f. Gynäkol. 1926. Nr. 2. — *Stocker* (Luzern), Über die Reimplantation der Keimdrüsen beim Menschen. Korresp.-Blatt f. Schweiz. Ärzte 1911. H. 7. — *Stoxer*, Über ovarielle Transplantation. Boston med. a. surg. journ. 1915. Nr. 2. Ref. Zentralbl. f. Gynäkol. 1915. — *Thorek*, Studies in the technic and chlinical application of sex gland transplantation. Journ. of the Michigan state med. soc. 1924. Nr. 12. Ref. Ber. üb. d. ges. Geburtsh. u. Gynäkol. Bd. 10, H. 1/2. — *Torre Blanco*, Ovarialautotransplantation. Ref. Ber. üb. d. ges. Geburtsh. u. Gynäkol. Bd. 10, H. 5/6. — *Truffi*, Über die Regeneration des Ovariums. Boll. d. soc. med.-chirurg. di Pavia. Jg. 37, H. 5. 1925. — *Tschernikoff, A.*, Die Eierstocksüberpflanzung speziell bei Säugetieren. Zugleich ein Beitrag zur Frage der Transplantationsimmunität. Zieglers Beitr. z. pathol. Anat. u. z. allg. Pathol. Bd. 59, H. 1. — *Tuffier*, Transposition of the ovary with its vascular pedicle into the uterus after salpingectomy. Surg., gynecol. a. obstetr. Oct. 1924. — *Tuffier et Bour*, Fécondation et grossesse après greffes ovariennes ou ovulaires. Bull. de l'acad. de méd. Tom. 92. 1924. Ref. Ber. üb. d. ges. Geburtsh. u. Gynäkol. Bd. 7, S. 178. — *Derselbe*, Überimpfung von Eierstöcken, experimentelle und klinische Resultate bzgl. Menstruation, Befruchtung und Schwangerschaft. Presse méd. 1925. N. 64. — *Tuffier, Th.* und *Chopmann*, Ovarienüberpflanzung und Menstruation. Brit. med. journ. Nr. 2582. Ref. Berl. klin. Wochenschr. 1918. Nr. 30. — *Tuffier* and *M. Letulle*, Transposition de l'ovaire porvu deson pédicule vasculaire dans l'uterus après ablation du salpingitis. Ber. üb. d. ges. Geburtsh. u. Gynäkol. Bd. 5. 1924. — *Unterberger*, Die Transplantation der Ovarien. Arch. f. Gynäkol. Bd. 110. — *Voronoff, S.*, Organüberpflanzung und ihre praktische Verwertung beim Haustier. Leipzig: Klinkhardt 1925. Ref. Ber. üb. d. ges. Geburtsh. u. Gynäkol. Bd. 10, H. 16/17. 1926. — *Wolff* und *Zondek*, Transplantation konservierter menschlicher Ovarien. Zentralbl. f. Gynäkol. 1924. S. 2195.

c) Stimulationsbestrahlung des Eierstockes.

Baisch, K., Behandlung der funktionellen Störungen der weiblichen Geschlechtsorgane. Handb. d. modernen Therapie von Penzoldt und Stinzing. 4. Aufl. Bd. 7. 1912. — *Blumberg*, Über Hypophysenbestrahlungen bei Hypophysentumoren und bei gynäkologischen Erkrankungen hypophysären Ursprungs. Zentralbl. f. Gynäkol. 1923. S. 943. — *Bolaffio*, Zur Heilung der ovariellen Insuffizienz durch Röntgenstrahlen. La clinica obstetr. Jan. 1926. p. 2. — *Borak, J.*, Die Röntgentherapie und die Organtherapie bei innersekretorischen Erkrankungen. II. Teil. Die Ovarien. Strahlentherapie. Bd. 20, S. 441. — *Esch*, Diskussion auf dem 17. Gynäkologen-Kongreß Innsbruck 1922. — *Flaskamp*, Zur Frage der Schädigung der Nachkommenschaft durch Röntgenstrahlen. Ref. Monatsschr. f. Geburtsh. u. Gynäkol. Bd. 75. — *Flatau*, Die Röntgenreizbehandlung der Oligo- und Amenorrhöe. 17. Kongreß d. dtsch. Ges. f. Gynäkol. Innsbruck 1922. — *Derselbe*, Über Reizbestrahlung bei Hypofunktion der Eierstöcke. Zentralbl. f. Gynäkol. 1922. Nr. 40. — *Derselbe*, Weitere Erfahrungen über Reiztherapie vermittels Röntgenstrahlen. Monatsschr. f. Geburtsh. u. Gynäkol. Bd. 69. 1925. — *Fraenkel, M.*, Die Bedeutung der zellfunktionssteigernden Strahlenwirkung in bezug auf Zeitsterilisation und zur Frage der Schädigung von Nachkommenschaft durch Röntgenstrahlen. Strahlentherapie Bd. 16, H. 5. 1924. — *Fries*, Behandlung der Amenorrhöe. Dtsch. med. Wochenschr. 1913. Nr. 39. — *Gal*, Über die sog. Reizbestrahlung und über einige Fragen der Eierstocksfunktion. Strahlentherapie. Bd. 18. — *Gal, Rusznyak* und *Dach*, Strahlenbehandlung der im jugendlichen Alter vorkommenden Menstruationsanomalien mit Berücksichtigung der innersekretorischen Korrelationen. Arch. f. Gynäkol. Bd. 122. 1924. — *Gauß*, Kann man planmäßig eine temporäre Röntgenamenorrhöe erzielen? Zeitschr. f. Geburtsh. u. Gynäkol. Bd. 87, H. 2. — *Geller*, Über Hypophysenbestrahlungen. Inaug.-Diss. Breslau 1920. — *Derselbe*, Zur Frage der Eierstocksreizbestrahlung auf Grund tierexperimenteller Untersuchungen. Zentralbl. f. Gynäkol. 1924. — *Derselbe*, Wirkung der Röntgenstrahlen auf jugendliche Organismen. Klin. Wochenschr. 1924. Nr. 14. — *Derselbe*, Die Ergebnisse der experimentellen Eierstocksbestrahlung. Ergebn. d. med. Strahlenforschung. Bd. 2. — *Derselbe*, Kritische Bemerkungen zur sog. Eierstocksreizbestrahlung. Zentralbl. f. Gynäkol. 1925. S. 1013. — *Derselbe*, Experimentelle Studien über die Wirkungen schwacher Eierstocksbestrahlungen. 88. Vers. d. Naturforscher u. Ärzte. Ref. Monatsschr. f. Geburtsh. u. Gynäkol. Bd. 68. — *Groedel*, Die Röntgenbehandlung klimakterischer Erscheinungen. Frankfurt. ärztl. Verein, 16. 1. 1922. Ref. Klin. Wochenschr. 1922. — *Heimann, F.*, Über Schwachbestrahlung. Klin. Wochenschr. 1925.

Nr. 38. — *Derselbe*, Die Fortschritte der Strahlentherapie in der Frauenheilkunde. Dtsch. med. Wochenschrift. 1925. Nr. 41/42. — *Hirsch, H.*, Die Röntgenbehandlung gynäkologischer Blutungen. Zentralbl. f. Gynäkol. 1922. Nr. 49. — *Derselbe*, Weitere Erfahrungen mit der Hypophysenbestrahlung. Zentralbl. f. Gynäkol. 1924. Nr. 3. — *Hofbauer*, Ein neues Prinzip gynäkologischer Bestrahlung. Arch. f. Gynäkol. Bd. 117, S. 230. — *Hofstätter, R.*, Die Anwendung der Hypophysensubstanzen in der inneren Medizin und Gynäkologie. Wien. med. Wochenschr. — *Holfelder, H.*, Kritische Übersicht über die Grundlagen der modernen Röntgentherapie. Beihefte z. Med. Klinik 1926. H. 7. — *Holzknecht, G.*, Gibt es eine Reizwirkung der Röntgenstrahlen? Münch. med. Wochenschr. 1923. S. 761. — *Derselbe*, Gibt es eine indirekte Reizwirkung der Röntgenstrahlen? Wien. med. Wochenschr. 1925. Nr. 3. — *Holzknecht* und *Pordes*, Zur Erkenntnis des Wesens der Röntgenwirkung. Wien. klin. Wochenschr. 1925. Nr. 41. — *Kaznelson* und *Lorant*, Allgemeine Leistungssteigerung als Fernwirkung therapeutischer Röntgenbestrahlungen. Münch. med. Wochenschr. 1921. Nr. 5. — *Kosminski, E.*, Zur Behandlung der Amenorrhöe mit Hypophysenextrakten. Dtsch. med. Wochenschr. 1914. Nr. 33. — *Mansfeld, O.*, Die Eingriffe zwecks Erhaltung, Ersatz und Beeinflussung der Ovarialtätigkeit. Ref. Zentralbl. f. Gynäkol. 1925. Nr. 35. — *Martius, H.*, Die sog. Reizbestrahlungen in der Gynäkologie. Strahlentherapie. Bd. 21. — *Derselbe*, Ovarialbestrahlungen und Nachkommenschaft. Vers. d. Ges. dtsch. Naturforscher u. Ärzte in Düsseldorf 19. 9. 1926. — *Marum, G.*, Erfahrungen mit der Ovarialschwachbestrahlung bei Frauen in nochfortpflanzungsfähigem Alter. Strahlentherapie 1924. Ref. Ber. üb. d. ges. Geburtsh. u. Gynäkol. Bd. 7. — *Nürnberger*, Keimschädigung und Röntgenstrahlen. Arch. f. Gynäkol. Bd. 125. — *Nürnberger, L.*, Ovarienbestrahlung und Nachkommenschaft. Strahlentherapie. Bd. 24. 1927. — *Penzoldt*, Temporäre Sterilisation und Keimschädigung. Strahlentherapie. Bd. 21, S. 625. — *Recasens*, Strahlentherapie bei endokrinen Störungen des Sexualapparates. Med. Klinik 1924. Nr. 24. — *Reifferscheid, K.*, Histologische Studien über die Beeinflussung menschlicher und tierischer Ovarien durch Röntgenstrahlen. Zentralbl. f. Gynäkol. 1920. Nr. 34. — *Derselbe*, Experimentelle Untersuchungen über die Regeneration durch Röntgenstrahlen geschädigter Ovarien. Dtsch. med. Wochenschr. 1911. Nr. 51. — *Derselbe*, Zur Frage der temporären Kastration. Med. Ges. Göttingen 28. 1. 1926. Ref. Münch. med. Wochenschr. 1926. Nr. 17. — *Risse*, Über Amenorrhöe und ovarielle Reizbestrahlung. Oberrhein. Ges. f. Geburtsh. u. Gynäkol. 1923. Nr. 35. Zentralbl. f. Gynäkol. — *v. Rooy*, Erfahrungen mit Reizbestrahlung. Ber. d. niederländ. Gynäkologen-Vereinigung 1925. — *Schmidt, W.*, Ist mit einer Schädigung der Nachkommenschaft infolge einer vor der Befruchtung erfolgten Keimdrüsenbestrahlung der Mutter zu rechnen? Strahlentherapie. Bd. 18. — *Schönholz*, Das Problem der temporären Strahlenkastration der Frau. Münch. med. Wochenschr. 1925. Nr. 22. — *Seitz*, Stimulierende Reizbestrahlung bei Frauenleiden. Strahlentherapie. Bd. 24. 1926. — *Derselbe*, Lokale oder allgemeine Wirkung der Röntgenstrahlen? Strahlentherapie. Bd. 15. — *Szenes* und *Palugyay*, Ergebnisse der Röntgenbestrahlung der Hypophysengegend bei ovariellen Ausfallserscheinungen. Wien. klin. Wochenschr. Jg. 38. 1925. — *Szenes* und *Stecher*, Die Beeinflussung des Grundumsatzes durch Röntgen- und Diathermiebehandlung der Hypophysengegend. Zeitschr. f. d. ges. exp. Med. Bd. 48. 1925. — *Thaler, H.*, Über Röntgenbehandlung der Amenorrhöe und anderer auf Unterfunktion der Ovarien beruhender Störungen. Zentralbl. f. Gynäkol. 1922. Nr. 51. — *Derselbe*, Beeinflussung der Ovarien durch kleine Röntgendosen. Ges. d. Ärzte in Wien 13. 10. 1922. Ref. Münch. med. Wochenschr. 1922. Nr. 44. — *Derselbe*, Röntgenschwachbestrahlung. Zentralbl. f. Gynäkol. 1922. Nr. 51. — *Wagner*, Über die Wirkungsweise der Stimulationsbestrahlung der Ovarien. Zentralbl. f. Gynäkol. 1926. Nr. 39. — *Wagner* und *Schoenhof*, Experimentelle und histologische Untersuchungen zum Studium des Wirkungsmechanismus kleinster Röntgendosen auf die weiblichen Keimdrüsen. Strahlentherapie. Bd. 22, H. 1. 1926. — *Werner, P.*, Über die Beeinflußbarkeit einiger gynäkologischer Krankheitsbilder durch Röntgenbestrahlung der Hypophysengegend. Zentralbl. f. Gynäkol. 1923. Nr. 31. — *Derselbe*, Weitere Beobachtungen an Röntgenkindern. Arch. f. Gynäkol. Bd. 129. — *Wieloch, J.*, Beitrag zur Röntgenreizbestrahlung der Ovarien. Zeitschr. f. Geburtsh. u. Gynäkol. Bd. 87. — *Wintz*, Die Wirkung der Ovarialbestrahlung auf das innersekretorische System. Verhandl. ärztl. Ges. in Leipzig 21. 9. 1922. Ref. Klin. Wochenschr. 1922. Nr. 47. — *Zweifel*, Gibt es eine Reizdosis? Fortschr. a. d. Geb. d. Röntgenstr. Bd. 32, Kongreßheft 2. 1925.

C. Abweichungen im Zyklustempo.

Adler, Physiologie und Pathologie der Ovarialfunktion. Arch. f. Gynäkol. Bd. 95. 1911. — *Albrecht*, Eierstocksfunktion und krankhafte Reaktion. — Ref. Monatsschr. f. Geburtsh. u. Gynäkol. Bd. 70. 1925. — *Amann, A.*, Uterustuberkulose (tuberkulöser Uteruswandabszeß), kombiniert mit Amenorrhöe. Münch. med. Ges. 16. 12. 1915. Ref. Zentralbl. f. Gynäkol. 1916. Nr. 18. — *Bartel* und *Herrmann*, Über die weibliche Keimdrüse bei Anomalie der Konstitution. Monatsschr. f. Geburtsh.

u. Gynäkol. Bd. 33. — *Beckey*, Menstruations- und Schwangerschaftsstörungen nach Unfall (Verbrennung). Zeitschr. f. Geburtsh. u. Gynäkol. Bd. 82. — *Benthien, Walter*, Der Blutzuckergehalt bei genital bedingten Blutungen und bei Psychoneurosen. Zeitschr. f. Geburtsh. u. Gynäkol. Bd. 71. — *Birnbaum, R.*, Die Basedowsche Krankheit und das Geschlechtsleben des Weibes. Prakt. Ergebn. d. Geburtsh. u. Gynäkol. Bd. 4. 1912. — *Borchardt, L.*, Über Hypogenitalismus und seine Abgrenzung vom Infantilismus. Berl. klin. Wochenschr. 1918. Nr. 15. — *Dietrich, H. A.*, Über eine Forme fruste der Dystrophia adiposogenitalis und ihre experimentelle Begründung. Zeitschr. f. Geburtsh. u. Gynäkol. Bd. 87. 1924. — *Dunn, Hubert*, Das Verhalten der Menstruation bei Morbus Basedowii. Diss. München 1914. — *Erythropel, Gisela*, Beitrag zur Frage der physiologischen Schwankungen des Blutzuckergehaltes während des normalen Menstruationszyklus und bei Menstruationsanomalien. Inaug.-Diss. Kiel 1925. — *v. Fekete, A.*, Beiträge zu den Funktionsstörungen des Pubertätsalters. Arch. f. Gynäkol. Bd. 128. — *Frankl, Oskar*, Über die Ovarialfunktion bei Morbus Basedowii. 15. Vers. d. Dtsch. Ges. f. Gynäkol. Halle. Gynäkol. Rundschau 1913. — *Freund, H.*, Blutungen, Amenorrhöe. Dtsch. med. Wochenschr. 1922. S. 699. — *Graff, Erwin*, Zur Kenntnis der Fettsucht der Frauen. Wien. med. Wochenschr. 1925. Nr. 23. — *Henkel, M.*, Die Behandlung der durch Funktionsstörung der Eierstöcke bedingten uterinen Blutungen durch Resektion und Drosselung der Ovarien. Zentralbl. f. Gynäkol. 1926. Nr. 14. — *Herrmann, E.*, Bau und Wesen des hypoplastischen Ovars. Wien. med. Wochenschr. 1925. Nr. 22. — *Derselbe*, Organische Veränderungen des Ovars als Grundlage für Funktionsstörungen. Wien. med. Wochenschr. 1924. Nr. 33/34. — *Heyn, A.*, Der Einfluß der Ovarialfunktion auf den Grundumsatz des Weibes unter normalen und pathologischen Verhältnissen. Arch. f. Gynäkol. Bd. 129. — *Derselbe*, Ovarialfunktion und vegetatives Nervensystem. Zentralbl. f. Gynäkol. 1926. H. 7. — *Derselbe*, Über die Ursachen der zu starken und zu häufigen Regelblutungen. Arch. f. Gynäkol. Bd. 127. S. 496. — *Heyn* und *Haase*, Über die Beziehungen der Ovarialfunktion zum Kalkgehalt des Blutserums. Arch. f. Gynäkol. Bd. 126. — *Hofstätter, R.*, Die Prognose der Funktionsschwäche der Ovarien mit besonderer Berücksichtigung der Amenorrhöe. Arch. f. Gynäkol. Bd. 127. — *Derselbe*, Über spontane und provozierte Ovulation und über Menstruationswellenverschiebung. Arch. f. Gynäkol. Bd. 126. — *Derselbe*, Spontane und artefizielle Änderungen des Menstruationsrhythmus. Wien. klin. Wochenschr. 1925. Nr. 20. — *Derselbe*, Konstitutionelle Gesichtspunkte bei der Prognose der Menstruationsstörungen. Zeitschr. f. d. ges. Anat., Abt. 2: Zeitschr. f. Konstitutionslehre. Bd. 11. 1925. — *Derselbe*, Die rauchende Frau. Eine klinische psychologische und soziale Studie. Ref. Ber. üb. d. ges. Geburtsh. u. Gynäkol. Bd. 5, H. 9. — *Hürzeler, O.*, Beitrag zur Frage der Beeinflussung des Blutzuckers durch das Ovar. Monatsschr. f. Geburtsh. u. Gynäkol. Bd. 54, H. 4. — *Jaffé, Rud.* und *Rauhsweiler*, Experimentelle Untersuchungen über künstliche Beeinflussung des Uteruswachstums. Frankfurt. Zeitschr. f. Pathol. Bd. 33. 1926. — *Keller, R.*, Über Funktionsprüfungen der Ovarialtätigkeit. Münch. med. Wochenschr. 1913. — *Knaus, Hermann*, Zur Korrelation zwischen Thyreoidea und dem weiblichen Genitale. Münch. med. Wochenschr. 1923. S. 669. — *Kron, N.*, Die Basedowsche Krankheit und das Geschlechtsleben des Weibes. Berl. klin. Wochenschr. 1907. Nr. 50. — *Kuhlmann*, Ein Beitrag zur Differentialdiagnose zwischen rudimentärem Myxödem und Hypovariismus. Münch. med. Wochenschr. 1921. Nr. 18. — *Kraul, L.* und *G. Halter*, Über den Einfluß des weiblichen Genitales auf den Grundumsatz. Wien. klin. Wochenschr. 1923. Nr. 30. — *Kreis*, Klinische Untersuchungen über den Tonus des Sympathikus und Parasympathikus in Beziehung zur Menstruation, bes. der Amenorrhöe. Gyn. obstetr. Bd. 5, S. 543. — *Lenhartz*, Die Beziehungen der weiblichen Geschlechtsorgane zu inneren Erkrankungen. 25. Internisten Kongreß in Wien 1908. — *Marsch, Friedrich*, Der Einfluß der Herz- und Lungenkrankheiten auf den mensuellen Zyklus. Inaug-Diss. Kiel 1924. — *Mayer, A.*, Die Bedeutung des Infantilismus in Geburtshilfe und Gynäkologie. 15. Vers. d. Dtsch. Ges. f. Gynäkol. Halle 1913. Gynäkol. Rundschau Jg. 7. — *Meyerdierks, Armin*, Über den mensuellen Zyklus bei der Basedowschen Krankheit. Inaug.-Diss. Kiel 1924. — *Mohnheim, Maria*, Menstruation bei Herzfehlern. Inaug.-Diss. München 1911. — *Naegeli*, Über die Konstitutionslehre und deren Anwendung auf das Problem der Chlorose. Dtsch. med. Wochenschr. 1918. — *Derselbe*, Über den Antagonismus von Chlorose und Osteomalazie als Hypogenitalismus und Hypergenitalismus. Münch. med. Wochenschr. 1918. Nr. 23. — *Natvig, Harald*, Menorrhagien und Metrorrhagien bei jungen Mädchen. Ref. Ber. üb. d. ges. Geburtsh. u. Gynäkol. Bd. 10, S. 547. — *Nothhaft, Alfred*, Über Menstruationsstörungen im Zusammenhang mit geistigen Störungen. Diss. München 1920. — *Novak, E.*, Infantilism and other hypoplastic conditions of the uterus. — *Ogorek, M.*, Funktionierendes Ovarium bei nie menstruierter Frau. Zentralbl. f. Gynäkol. 1911. — *Plaut, Rahel*, Gaswechseluntersuchung bei Fettsucht und Hypophysiserkrankungen. Dtsch. Arch. f. klin. Med. Bd. 139. — *Plaut, R.* und *H. A. Timm*, Über den Einfluß der Keimdrüsen auf den Stoffwechsel. Klin. Wochenschr. 1924. — *Plönies*, Die gegenseitigen Beziehungen der Menstruation und der Magenkrankheiten und ihre Bedeutung für die

Diagnose und Therapie. 25. Kongreß f. innere Med. Wien 1908. Ref. Münch. med. Wochenschr. 1908. — *Schickele, G.*, Die Beziehungen der Menstruation zu allgemeinen und organischen Erkrankungen. Ergebn. d. inn. Med. u. Kinderheilk. II. Teil. Bd. 15. 1917. — *Schröder*, Die klinischen Zeichen der Funktionsanomalien des Ovariums. Monatsschr. f. Geburtsh. u. Gynäkol. Bd. 51. — *Schultze, K. F.*, Ovarialtätigkeit, Kalium-Kalziumgehalt des Blutserums und vegetatives System. Arch. f. Gynäkol. Bd. 126. — *Turban*, Beziehungen der Menstruation zur Lungentuberkulose. 25. Internisten-Kongreß Wien 1908. — *Veil*, Vagotonie und Sympathikotonie. Dtsch. med. Wochenschr. 1924. Nr. 16. — *Derselbe*, Über das Verhalten der genitalen Funktionen beim Myxödem des Weibes. Arch. f. Gynäkol. Bd. 107. — *Vogel, Walter*, Über den Einfluß von Lageveränderungen des Uterus und von entzündlichen Adnexerkrankungen auf die Menstruation. Arch. f. Gynäkol. Bd. 123, S. 168. — *Weidemann, Martina*, Thyreoidea und Menstruation. Zeitschr. f. Geburtsh. u. Gynäkol. Bd. 80. — *Wermbter*, Fibrillengehalt in den Uterusschleimhäuten bei klinisch diagnostizierter Genitalunterfunktion. Zentralbl. f. Gynäkol. 1926. Nr. 25.

D. Die morphologischen Besonderheiten der Zyklusformation im Ovar.
1—5. (Follikelzyste, Atresie, Corpus luteum-Zyste usw.)

Bartel und *Herrmann*, Über die weibliche Keimdrüse bei Anomalie der Konstitution. Monatsschrift f. Geburtsh. u. Gynäkol. Bd. 33. — *Bulius* und *Kretschmar*, Angiodystrophia ovarii. Monographie. — *Curtis*, Persistent Corpus lut. cyst cause of hypertrophy of lining of uterus. Surg., gynecol. a. obstetr. Vol. 35. 1922. — *Dignani, Onorato* und *Piccardo*, Pathologie des Corpus luteum. Rev. española de obst. y gin. 1924. Nr. 104. Ref. Ber. üb. d. Geburtsh. u. Gynäkol. Bd. 6, S. 449. — *Forgue, E.* et *Massabuan*, Les lésions et la pathogénie de la dégénérescence microcystique des ovaries. Presse méd. 1910. Nr. 45. — *Fournier*, Kyste de l'ovaire d'origine luténique. Avortement. Ablation de la lumeur. Syndrome de virilisme avec hypertrichose avant et après l'operation. Bull. de la soc. d'obstétr. et de gynécol. 1923. Nr. 6. Ref. Ber. üb. d. ges. Geburtsh. u. Gynäkol. Bd. 3. 1924. — *Fränkel, E.*, Über Corpus luteum-Zysten. Arch. f. Gynäkol. Bd. 57. — *Fraenkel, L.*, Corpus luteum-Zyste und Corpus luteumpersistenz. Zentralbl. f. Gynäkol. 1922. — *Gronzdew*, Zur Frage der Zysten des Corpus luteum des Ovars. Arch. f. Gynäkol. Bd. 79. — *Halban, J.*, Zur Symptomatologie der Corpus luteum-Zysten. Zentralbl. f. Gynäkol. 1915. — *Herrmann, E.*, Organische Veränderungen des Ovars als Grundlage für Funktionsstörungen. Wien. med. Wochenschr. 1924. — *Derselbe*, Bau und Wesen des hypoplastischen Ovars. Wien. med. Wochenschr. 1925. — *Iseki, H.*, Zur Kenntnis der zystischen Corpus luteum und der zystischen Follikelbildung. Arch. f. Gynäkol. Bd. 122. — *v. Kahlden, C.*, Über die kleinzystische Degeneration der Ovarien und ihre Beziehungen zu dem sog. Hydrops folliculi. Jena: Fischer 1902. — *Keller, R.*, Lutein-Zysten. Gynécol. et obstétr. Tom. 5. 1922. — *Derselbe*, Cysts of the corpus luteum and their clinical importance. Gynécol. et obstétr. 1925. Nr. 4. — *Klinker, Alma*, Die Diagnose der Corpus luteum-Zyste. Inaug.-Diss. München 1917. — *Mathes, P.*, Zur Pathologie des Corpus luteum. Arch. f. Gynäkol. Bd. 119. 1923. — *Mc Glinn, John, A.*, Endresultate der Resektion der Ovarien wegen mikroskopischer Degeneration. Americ. journ. of obstetr. a. gynecol. Vol. 73. 1916. — *Meyer, Rob.*, Über die Beziehung der Eizelle und des befruchteten Eies zum Follikelapparat sowie des Corpus luteum zur Menstruation. Arch. f. Gynäkol. Bd. 100. — *Derselbe*, Beiträge zur Lehre von der normalen und krankhaften Ovulation und der mit ihr in Beziehung gebrachten Vorgänge am Uterus. Arch. f. Gynäkol. Bd. 113. — *Derselbe*, Zur Lehre von der Ovulation und den mit ihr in Beziehung stehenden normalen und pathologischen Vorgängen am Uterus nebst Bemerkungen zur Hormonlehre. Zentralbl. f. Gynäkol. 1920. Nr. 19. — *Mueller, A.*, Corpus luteum-Zysten und physiologischer Aszites beim Weibe. Zentralbl. f. Gynäkol. 1922. Nr. 41. — *Novak, E.*, Menstruation and its disorders. D. Appleton & Co., New York 1921. — *Derselbe*, Hematomata of the ovary, including corp. lut. Cysts. Bull. of Johns Hopkins hosp. Vol. 28. 1917. — *Novak, E.* and *Telinde*, The pathological anatomy of the Corpus luteum. Bull. of Johns Hopkins hosp. 1923. — *Novak, J.*, Erwiderung auf den Artikel von A. Müller: Corpus luteum-Zysten und physiologischer Aszites beim Weibe in Nr. 41 dieses Zentralblattes. Zentralbl. f. Gynäkol. 1922. — *v. Oettingen, K.*, Zur Frage der Luteinzysten. Zentralbl. f. Gynäkol. 1924. — *Orthmann*, Zur Pathologie des Corpus luteum. Zentralbl. f. Gynäkol. 1897. — *Ossiakjna, A. J.*, Zur Frage der Corpus luteum-Zysten. Ref. Ber. üb. d. ges. Geburtsh. u. Gynäkol. Bd. 8. 1925. — *Rohdenburg* und *Hellman*, A contribution to the etiology of the cystic ovary. Ref. Ber. üb. d. ges. Gynäkol. u. Geburtsh. Bd. 8. 1925. — *Rubin*, The simulation of Corpus luteum and retention Cysts of the ovary with ectopic pregnancy and early uterine abortion. Surg., gynécol. a. obstétr. Vol. 24. 1917. — *Santi*, Die Pathologie des Corpus luteum. Monatsschr. f. Geburtsh. u. Gynäkol. Bd. 20. — *Schaller* und *Pförringer*, Zur Kenntnis der vom Corpus luteum ausgehenden Neubildungen. Hegars Beiträge. Bd. 2. — *Scheidegger*, Die Sterilität des Rindes, ihre Ursachen und ihre Behandlung. Bern 1914. — *Schmid*, Beiträge zur Physiologie der Brunst beim Rinde. Diss. am physiolog. Inst. d.

veterinärmed. Fakult. d. Univ. Zürich 1902. — *Schöttler*, Sterilität bei Pferd und Rind. Monatsschr. f. Geburtsh. u. Gynäkol. Bd. 74. — *Schröder, Rob.*, Corpus luteum-Zysten oder zystische Corpora lutea? Monatsschr. f. Geburtsh. u. Gynäkol. Bd. 69. — *Schwarz, E.*, Cysts fo the Corp. lut. Americ. journ. of obstetr. a. gynecol. Vol. 79. 1919. — *Soimaru*, Ruptur intra-péritonéale de kyst luténique de l'ovaire. Bull. de la soc. d'obstétr. et de gynécol. 1925. Nr. 9. — *v. Stephanowitsch, K.*, Die klinische Diagnostik der Corpus luteum-Zysten und die Bedeutung dieser für den Organismus. Monatsschr. f. Geburtsh. u. Gynäkol. Bd. 65. — *Vogt, E.*, Zur Pathogenese der Corpus luteum-Zysten. Zentralbl. f. Gynäkol. 1923.

6. Follikelpersistenz und glanduläre Hyperplasie (Metrop. haem.)

a) Pathogenese und Klinik.

Adachi, S., Histologische Untersuchungen an Ovarien bei sog. metritischen Blutungen. Monatsschrift f. Geburtsh. u. Gynäkol. Bd. 35. — *Adler, L.*, Über die Zweckmäßigkeit des Namens Metropathie. Wien. klin. Wochenschr. 1925. S. 605. — *Derselbe*, Die Uterusschleimhaut bei Blutungen. 85. Verhandl. dtsch. Naturforscher u. Ärzte in Wien 1913. — *Derselbe*, Über Ursachen und Behandlung von Uterusblutungen. Med. Klinik 1914. Nr. 5. — *Derselbe*, Über den Antagonismus zwischen Follikel und Corpus luteum. Zentralbl. f. Gynäkol. 1916. Nr. 30. — *Derselbe*, Zur Frage der ovariellen Blutungen. Gynäkol. Rundschau 1916. H. 13 u. 14. — *Derselbe*, Meno- und Metrorrhagien. Wien. klin. Wochenschr. 1921. Nr. 31. — *Albrecht, H.*, Zur Kritik der neuen Lehre von der Endometritis. Frankf. Zeitschr. f. Pathol. Bd. 2. 1909. — *Derselbe*, Zur Lehre der chronischen Endometritis. Gynäkol. Ges. München, 12. Mai 1910. Ref. Zentralbl. f. Gynäkol. 1910. — *Derselbe*, Die Lehre von der Endometritis. Frankf. Zeitschr. f. Pathol. Bd. 7. 1911. — *Derselbe*, Die pathologische Anatomie der Endometritis. Monatsschr. f. Geburtsh. u. Gynäkol. Bd. 34. — *Ambrocewicz* und *Wojcieclowski*, Ein Fall einer übermäßigen Wucherung der Gebärmutterschleimhaut. Ref. Zentralbl. f. Gynäkol. 1925. Nr. 42. — *Arndt*, Physiologie und Pathologie der Menstruation. Wiss. Vereinigung der Bremer Ärzte VII. wissensch. Abend. 12. 1. 1920. Bremer Ärzteblatt. Nr. 9, Jg. 2. — *Aymerisch, G.*, Relation of anatomical Alterations of the Ovaries and essential Metrorrhagia. Americ. journ. of obstetr. a. gynecol. Vol. 71, p. 521. Ref. Frommels Jahresbericht 1915. — *Babes, A.*, Über die ovarielle Uterusschleimhauthyperplasie. Zentralbl. f. Gynäkol. 1926. S. 2639. — *Derselbe*, Zur Ätiologie der uterinen Schleimhauthyperplasie. Arch. f. Gynäkol. 1924. S. 448. — *v. Bardeleben*, Die klinischen Formen und die Behandlung der Endometritis. Therapie der Gegenwart. Oktober 1907. — *Bauer, K. H.* und *E., Wehefritz*, Gibt es eine Hämophilie beim Weibe. Arch. f. Gynäkol. Bd. 121. — *Bischoff*, „Die sog. Endometritis fungosa". Korresp.-Blatt f. Schweiz. Ärzte 1878. — *Böhm, L.*, Hämophilie und Menstruation. Inaug.-Diss. Breslau 1909. — *Bollmann*, Über Menstruationsanomalien bei Jugendlichen mit näherer Beschreibung der Pubertätsblutungen. Inaug.-Diss. Erlangen 1912. — *Brennecke*, Zur Ätiologie der „Endometritis fungosa" speziell der „chronischen hyperplasierenden Endometritis Olshausens". Arch. f. Gynäkol. Bd. 20. 1882. — *Derselbe*, Ein Beitrag zur Klärung der Ätiologie der „Endometritis fungosa". Berlin. klin. Wochenschr. 1885. — *Brooksher*, Pathological uterine hemorrhages. Journ. of the arkansas Med. Soz. Vol. 9, Nr. 11. — *Brinckmann, Hans*, Erfolge der Abrasio wegen Endometritis haemorrhagica. Inaug.-Diss. Marburg 1920. — *Brown*, Menstruation and its disorders at puberty and early adolescense. Journ. of the Michigan, state med. soc. Vol. 23, Nr. 1. 1924. — *Bucura*, Über Haemophilie beim Weibe. Wien-Leipzig: Hölder 1920. — *Burkart, Josef*, Histologie des Endometriums bei der klimakterischen Metropathia haemorrhagica. Inaug.-Diss. München 1920. — *Büttner*, Zur Endometritisfrage. Gynäkol. Rundschau. Bd. 3. — *Calhown*, The report of a case of optic atrophy caused by uterine hemorrhage. Ophthalmic. Rec. Vol. 22, Nr. 7. — *Cameron* and *Hewitt*, Uterine Haemorrhage. London: Edwart Arnold & Co. 1926. — *Castano, C. A.*, Metropathia haemorrhagica. Ref. Ber. üb. d. ges. Geburtsh. u. Gynäkol. Bd. 1, S. 125. — *Curtis*, Der Einfluß der Ovarialsekretion auf Neigung zu Blutungen. Gynäkol. Ges. in Chicago, 16. 12. 1921. Surg., gynecol. a. obstetr. Ints. p. 119. — *Doederlein, W.*, Die physiologischen und pathologischen Blutungen aus den weiblichen Genitalien, ihre Entstehung und Behandlung. Therapie d. Gegenw. 1920. — *Donay, E.*, Ménorragies des jeunes filles. Gynécol. et obstétr. Tom. 7. 1923. Ref. Ber. üb. d. ges. Geburtsh. u. Gynäkol. Bd. 3. — *Drießen, L. F.*, Endometritis, Folge abnormaler Menstruation. Ursache profuser Blutungen. Zentralbl. f. Gynäkol. 1914. — *Emile-Weil*, Les hémorrhagies utérines post ménopausiques. Journ. méd. franç. Tom. 14. — *Feigin, Malka*, Das Verhalten der Uterusschleimhaut bei Blutungen junger Individuen. Inaug.-Diss. Straßburg 1914. — *v. Fekete, Alex*, Beiträge zu den Funktionsstörungen des Pubertätsalters. Arch. f. Gynäkol. Bd. 128. — *Fischer, J.*, Über Blutungen am Beginne der Pubertät. Monatsschr. f. Geburtsh. u. Gynäkol. Bd. 25. 1907. — *Derselbe*, Verblutung infolge chronischer Metritis. Geburtsh.-gynäkol. Ges. Wien, 8. 2. 1916. Ref. Zentralbl. f. Gynäkol. 1916. Nr. 12. — *Frank, M.*, Über den Zusammenhang von Uterusblutungen mit Vorgängen der inneren Sekretion. Therapie der Gegenw. 1922. H. 6. — *Franz, K.*, Ein Beitrag zur Kenntnis der Endometritis hyperplastica ovarialis. Arch. f. Gynäkol. Bd. 56. — *Freudenthal, P.*, Über die präklimakterischen und klimakterischen Metrorrhagien und ihre Behandlung mit Röntgenstrahlen. Acta obst. et gyn. skandinavica. Vol. 5. fasc. 2. — *Forgne* und *Massabuan*, Die Metrorrhagien der Menopause, Metrorrhagien ovariellen Ursprungs. Presse méd. Nr. 79. Ref. Zentralbl. f. Gynäkol. 1912. Nr. 51. — *Freund, R.*, Praktische Folgerungen aus der modernen Lehre der Endometritis. Zentralbl. f. Gynäkol. 1909. — *Froboese*, Die Verfettungen des Endometriums. Beitrag zur normalen und pathologischen Anatomie der Uterusschleimhaut. Virchows Arch. f. pathol. Anat. u. Physiol. Bd. 250. — *Fuß, E. M.*, In welchen Fällen von Uterusblutungen ist von der lokalen Behandlung ein Erfolg zu erwarten und in welchen Fällen nicht? Zentralbl. f. Gynäkol. 1925. S. 404. — *Grad, H.*, The pathology of uterine bleeding in 100 analyzed cases. Americ. journ. of obstetr. a. gynecol. Vol. 5. 1923. Ref. Ber. üb. d. ges. Geburtsh. u. Gynäkol. Bd. 1. — *Gudin-Lewkowitsch*, Uterusblutungen in Verbindung mit der hämorrhagischen Diathese und der Dysfunktion des Eierstockes. Beitr. z. Problem d. Gynäkol. u. d. Karzinoms. Festschr. f. A. Theilhaber 1925. — *Henkel*, Endometritis. Zentralbl. f. Gynäkol. 1909. — *Derselbe*, Über die Wechselbeziehungen zwischen Uterus und Ovarien, ein Beitrag zur Behandlung gynäkologischer Blutungen. Münch. med. Wochenschr. 1911. — *Derselbe*, Die Störungen der Menstruation und ihre Behandlung. Dtsch. med. Wochenschr. 1924. — *Derselbe*, Über die klinische Bewertung klimakterischer Blutungen. Dtsch. med. Wochenschr. 1925. — *Hesse, W.*, Über den diagnostischen Wert der Revision des Cavum uteri bei Blutungsanomalien. Münch. med. Wochenschr. 1923. — *Heyn, A.*, Ätiologie und Therapie der Meno- und Metrorrhagien. Ber. üb. d. ges. Geburtsh. u. Gynäkol. Bd. 7. S. 577. — *Heynemann, Th.*, Uterine Blutungen unter ovariellem Einfluß. Verhandl. d. freien Vereinigung mitteldtsch. Gynäkol. Sitzg. vom 16. 1. 1910. Ref. Zentralbl. f. Gynäkol. Bd. 34, S. 350. 1910. — *Himmelheber*, Zur Bedeutung der glandulären Hyperplasie und Hypertrophie des Endometriums. Monatsschr. f. Geburtsh. u. Gynäkol. Bd. 30. — *Hirsch*, Die sog. chronische Metritis. Virchows Arch. f. pathol. Anat. u. Physiol. Bd. 196. — *Hitschmann* und *Adler*, Ein weiterer Beitrag zur Kenntnis der normalen und entzündeten Uterusmukosa. Die Klinik der Endometritis mit besonderer Berücksichtigung der unregelmäßigen Gebärmutterblutungen. Arch. f. Gynäkol. Bd. 100. 1913. — *van der Hoeven*, Die Schleimhaut der Gebärmutter. Arch. f. Gynäkol. Bd. 95. — *Hornung, R.*, Das Verhalten der Thrombozyten bei klimakterischen Blutungen und ihre Beeinflussung durch Kalkmedikation. Arch. f. Gynäkol. Bd. 120. 1923. — *Kaji*, Zur ovariellen Ätiologie uteriner Blutungen. Monatsschr. f. Gynäkol. Bd. 32. 1910. — *Keller*, Die Lehre von der Endometritis. Zeitschr. f. Geburtsh. u. Gynäkol. Bd. 65. 1909. — *Kermauner, Fr.*, Über Pubertätsblutungen. Med. Klinik 1920. Nr. 37. — *Kjaegaard, S.*, Endometrie under sögelser. De histologiske forandrin ger red benigne Lidelser af endometrium corporis. Ref. Zentralbl. f. d. ges. Gynäkol. u. Geburtsh. u. deren Grenzgeb. Bd. 1. — *Küstner*, Lehre von der Endometritis. Korresp.-Blatt f. Schweiz. Ärzte 1878. — *Kramer, Anna*, Das anatomische Verhalten der Uterusschleimhaut bei klimakterischen Blutungen. Inaug.-Diss. Straßburg 1914. — *Lahm*, Pathologisch-anatomische Grundlagen gynäkologischer Uterusblutungen. Gynäkol. Ges. zu Dresden, 20. 3. 1918. Ref. Zentralbl. f. Gynäkol. 1919. — *Derselbe*, Das histologische Bild der Uterusschleimhaut und seine Beziehung zur gynäkologischen Erkrankung. Gynäkol. Ges. Dresden, 20. 10. 1921. Ref. Monatsschr. f. Geburtsh. u. Gynäkol. Bd. 57. — *Derselbe*, Die Schleimhauthypertrophie und Endometritis glandularis des Uterus als gynäkologisches Krankheitsbild. Zentralbl. f. Gynäkol. 1925. — *Latzko, W.*, Ein Fall von rudimentärer Hämophilie. Geburtsh.-gynäkol. Ges. in Wien, 14. 3. 1916. — *Lauth, Gustav*, Über das Verhalten des Uterus bei ovariellen Blutungen. Inaug.-Diss. Halle 1915. — *Lieven, Fr.*, Über Hämophilie bei Frauen. Zentralbl. f. Gynäkol. 1919. — *Löfquist, R.*, Die Anatomie der Endometritiden. 9. Versamml. d. nord. Chirurgenvereins. August 1911. Ref. Zentralbl. f. Gynäkol. 1911. — *Meyer, R.*, Zur Lehre von der Ovulation und den mit ihr in Beziehung stehenden normalen und pathologischen Vorgängen am Uterus. Zentralbl. f. Gynäkol. 1920. — *Meyer* und *Kaufmann*, Über den Wert der Stückchendiagnose. Zentralbl. f. Gynäkol. 1926. — *Meyer-Rüegg*, Die chronische Endometritis. Schweiz. Rundschau d. Med. 27. 2. 1916. — *Derselbe*, Über die innere Sekretion der Ovarien und die funktionellen Uterusblutungen. Schweiz. med. Wochenschr. 1920. Nr. 13. — *Michaelis*, Über Blutungen im Beginn der Pubertät. Inaug.-Diss. Freiburg 1911. — *Novak, E.*, Eine Studie über die Beziehungen zwischen dem Grad der menstr. Reaktion des Endometriums und dem klinischen Charakter der Menstruation. Surg., gynecol. a. obstetr. Vol. 21, Nr. 3. — *Derselbe*, Hyperplasia of the Endometrium. Americ. journ. of obstetr. a. diseases of women a. children. Vol. 75. 1917. — *Derselbe*, Relation of hyperplasia of Endometrium to So-called functional bleeding. Journ. of Americ. med. assoc. Vol. 75. 1920. — *Novak, E.* und *Martzloff*, Hyperplasia of the endometrium: a clinical a. pathological study. Americ. journ. of obstetr. a. gynecol. Vol. 8. 1924. — *Novak, J.*, Zur Theorie der Corpus luteum-Funktion und der ovariellen Blutungen. Zentralbl. f. Gynäkol. 1916. Nr. 43. — *Derselbe*, Wege und Ziele auf dem Gebiete der inneren Sekretion vom gynäkologischen Standpunkt. Monatsschr. f. Geburtsh. u. Gynäkol. Bd. 40. — *Novak*, Pathologie und Therapie der ovariogenen Blutungen. Med. Klinik 1926. Nr. 23. — *Olshausen*, Über chronische, hyperplasierende Endometritis des Corpus uteri (Endometritis fungosa). Arch. f. Gynäkol. Bd. 8, S. 97. — *Oppenheimer*, Über mäßige Hyperplasie des Endometriums. Frankf. Zeitschr. f. Pathol. Bd. 26, H. 2. — *Pankow*, Metropathia haemorrhagica. Zeitschr. f. Geburtsh. u. Gynäkol. Bd. 65. — *Derselbe*, Über die ovarielle Ursache uteriner Blutungen. Monatsschr. f. Geburtsh. u. Gynäkol. Bd. 33. 1911. — *Perazzi*, Über die Funktion des Eierstockes auf die Menstruation und Metrorrhagie. Folia gynecol. Vol. 12, H. 1. — *Peters*, Über einen eigentümlichen Fall von weiblicher Hämophilie. Wien. klin. Wochenschr. 1919. Nr. 35. — *Pincus*, Über die gutartigen Veränderungen des Endometriums. Zeitschr. f. Geburtsh. u. Gynäkol. Bd. 33. — *Pischzek, Fr.*, Ein Fall von glandulärer Hyperplasie des Endometriums bei vereiterter Dermoidzyste und persistierendem Corpus luteum. Inaug.-Diss. Breslau. 1923. — *Pölzl, Anna*, Kleinzystische Degeneration der Ovarien als wahrscheinliche Ursache unstillbarer Genitalblutungen. Wien. klin. Wochenschr. 1912. Nr. 17. — *Priesmeyer, Karl*, Über Pubertätsblutungen und ihre Behandlung. Inaug.-Diss. Köln 1921/22. — *Puppel, Ernst*, Sehstörungen nach Genitalblutungen. Monatsschr. f. Geburtsh. u. Gynäkol. Bd. 65, H. 6. — *Quisling, N.*, Menorrhagie bei jungen Mädchen. Tidschr. for klin. norsk. Lagef. Jg. 36. — *Retzlaff, O.*, Über Erblindung und Genitalblutungen. Zentralbl. f. Gynäkol. 1923. — *Rouville* et *Sappey*, Die Bedeutung der ovariellen Luteinzellen für bestimmte Uterusblutungen. Gynecol. a. obstetr. Vol. 5. — *Rudolph*, Genitalblutungen außer Gravidität- oder Wochenbettsblutungen. Ärztl. Bezirksverein Zittau. Sitzg. 12. 10. 1922. — *Ruge, Karl*, Zur Ätiologie und Anatomie der Endometritis. Zeitschr. f. Geburtsh. u. Gynäkol. Bd. 5. — *Runge, Hans*, Anatomie und Klinik der Metropathia haemorrhagica. Arch. f. Gynäkol. Bd. 119. — *Schauta, F.*, Die Frau von 50 Jahren. — *Schickele*, Die Lehre der Endometritis. Hegars Beiträge. Bd. 13. — *Derselbe*, Physiologie und Pathologie der Ovarien. Arch. f. Gynäkol. Bd. 97. — *Derselbe*, Die Ätiologie und kausale Therapie der Uterusblutungen. Monatsschr. f. Geburtsh. u. Gynäkol. Bd. 39. — *Derselbe*, Zur Kasuistik der Pubertätsblutungen. Oberrhein. Ges. f. Geburtsh. u. Gynäkol. 8. 3. 1914. — *Schickele* und *Keller*, Die glanduläre Hyperplasie der Uterusschleimhaut, ihre Beziehungen zu den Uterusblutungen. Arch. f. Gynäkol. Bd. 95. — *Schil, L.*, Les métrits hèmorrhagiques vraises et leur traitement. Journ. de méd. de Paris 1923. Nr. 25. — *Schönberg*, Zur pathologisch-anatomischen Diagnose der Endometritis. Korresp.-Blatt f. Schweiz. Ärzte 1916. H. 5. — *Schröder, Robert*, Die normale und pathologische Anatomie des Endometriums. Arch. f. Gynäkol. Bd. 98. — *Derselbe*, Anatomische Beiträge zur normalen und pathologischen Physiologie des Menstruationszyklus. Arch. f. Gynäkol. Bd. 104. — *Derselbe*, Die Pathogenese der Meno- und besonders der Metrorrhagien. Arch. f. Gynäkol. Bd. 110. — *Derselbe*, Die Pathogenese und Therapie der die chronische Endometritis charakterisierenden Symptome: Blutungen, Fluor und Schmerzen. Monatsschr. f. Geburtsh. u. Gynäkol. Bd. 50. 1919. — *Derselbe*, Der anatomische und klinische Begriff der Metropathia haemorrhagica. Zentralbl. f. Gynäkol. 1920. Nr. 49. — *Derselbe*, Zur Analyse der genitalen Blutungen bei nicht schwangeren Frauen. Klin. Wochenschr. 1922. Nr. 39. — *Schwartz, Anselme*, Uterusblutungen ovariellen Ursprungs. Paris méd. 1926. Nr. 25. — *Schultze, W. H.*, Tödliche Menorrhagie in einem Falle von Thyreoaplasie mit Hauptzellenadenom der Hypophyse. Virchows Arch. f. pathol. Anat. u. Physiol. Bd. 216. — *Seitz, A.*, Beiträge zur Pathogenese der Meno- und Metrorrhagien. Arch. f. Gynäkol. Bd. 116. — *Derselbe*, Der konstitutionelle Faktor in der Pathogenese gynäkologischer Blutungen. Arch. f. Gynäkol. Bd. 120. — *Seligmann, Elis*, Beitrag zur Ätiologie und Klinik der Pubertätsblutungen. Inaug.-Diss. Frankfurt a. M. 1924. — *Sellheim*, „Metroendometritis" und „Metropathie". 1. Teil. Dtsch. med. Wochenschr. 1923. Nr. 22. — *Seymour*, Endoscopy of the uterus. Brit. med. journ. Dezember 1925. — *Derselbe*, Method of endoscopic examination of the uterus with its indications. Royal soc. of med. 4. 3. 1926. — *Siredey* und *Lemaire*, Les métrorrhagies virginales. Étude histol. de la muqueuse utérine dans me forme particulaire de métrorrhagie abservée chez des jeunes filles. Rev. de gynecol. 1911. Nr. 2. — *Siredey*, Les métrorrhagies des jeune filles. Gynécologie. Jg. 24. 1925. — *Sohma*, Über die Histologie der Ovarialgefäße in den verschiedenen Lebensaltern, mit besonderer Berücksichtigung der Menstruations- und Ovulationssklerose. Arch. f. Gynäkol. Bd. 84. — *Stickel*, Zur Behandlung ovarieller Blutungen. 17. Gynäkol.-Kongreß Innsbruck 1922. — *Sturmdorf*, The functional metrorrhagies, their nature and control. Journ. of the Americ. med. assoc. Vol. 62, p. 7. — *Theilhaber* und *Meier*, Die physiologischen Variationen im Bau des normalen Ovariums und die chronische Oophoritis. Arch. f. Gynäkol. Bd. 78. — *Veit*, Die Behandlung der Gebärmutterblutungen. Dtsch. med. Wochenschr. 1911. Nr. 43. — *Vital Aza*, Metrorrhagien vom Eierstock aus. Progr. de la clin. Vol. 25, Nr. 4. — *Voigt*, Zur Endometritisfrage. Zentralbl. f. Gynäkol. 1909. — *Volpe, C.*, Hämorrhagische Gebärmutterleiden. Arch. di ost. e. gyn. Serie 2, Bd. 6. — *Wagner, G. A.*, Zur Behandlung der Genitalblutungen der Frau. Therap. Monatsschr. 1915. H. 8. — *Wermbter, Ferd.*, Über die Bindegewebsfibrillen der Uterusschleimhaut mit besonderer Berücksichtigung der Hyperplasia glandularis. Virchows Arch. f. pathol. Anat. u. Physiol. Bd. 253, H. 3. — *Derselbe*, Fibrillengehalt in der Uterusschleimhaut bei klinisch diagnostizierter Genitalunterfunktion. Zentralbl. f. Gynäkol. 1926. Nr. 25. — *Wieber, Karl*, Die Menstruationsverhältnisse nach einseitigen Ovariationen. Inaug.-Diss. München 1910. — *Winterbauer*, Über Menstruation bei Ovarialtumoren. Diss. München 1921. — *Witt*, Verblutung bei der Menstruation. Ärztl. Verein Hamburg 11. 11. 1924. — *Derselbe*, Über tödliche Metrorrhagie. Virchows Arch. f. pathol. Anat. u. Physiol. Bd. 254, H. 2. — *Young, James*, Uterine haemorrhage of ovarian origin. Including a discussion on the physiology and pathology of the Corp. lut. Transact. of the Edinburgh obstetr. soc. Vol. 38. 1913.

b) Die Therapie der juvenilen Metrophatia haemorrhagica.

(Röntgentherapie s. Therapie, Amenorrhöe, resp. den einschlägigen Abschnitt dieses Handbuches.)

Abel, Karl, Die Tampovagan-Therapie in der gynäkologischen Praxis. Zugleich ein Beitrag zur wirtschaftlichen Behandlungsweise. Therapie d. Gegenw. Bd. 7, Jg. 65. — *Asch*, Über die medikamentöse Behandlung uteriner Blutungen. Der Frauenarzt 1918. H. 8. — *Aschner, B.*, Erwiderung auf die vorstehenden Ausführungen des Herrn Dr. J. Borak. Wien. med. Wochenschr. 1926. — *Derselbe*, Konservative und operative Therapie der Gebärmutterblutungen. Wien. med. Wochenschr. 1926. — *Bab*, Pituitrin als gynäkologisches Styptikum. Münch. med. Wochenschr. 1911. — *Derselbe*, Die Verwendung des Hypophysenpräparates „Coluitrin" in der gynäkologischen Therapie. Med. Klinik 1917. — *Baisch, K.*, Behandlung der funktionellen Störungen der weiblichen Geschlechtsorgane. Handbuch der modernen Therapie von Penzoldt und Stinzing. 4. Aufl. Bd. 7. 1912. — *Bakscht, G.*, Beitrag zur Therapie der Metropathia haemorrhagica. Zentralbl. f. Gynäkol. 1926. — *Bauereisen, A.*, Die Formalinbehandlung der chronischen Endometritis nach Menge. Monatsschr. f. Geburtsh. u. Gynäkol. Bd. 67. — *Baumgärtner*, Die Ursachen und Behandlung der Menorrhagien. Die Heilkunde 1902. H. 8. — *Beuttner, O.*, Histologische Studien über einen Fall von künstlich durch Atmokausis herbeigeführter Obliteratio cavi uteri. Hegars Beitr. z. Geburtsh. u. Gynäkol. Bd. 11. 1907. — *Bieling, R.*, Die unspezifische Reizwirkung der Proteinkörper. Klin. Wochenschr. 1923. — *Bock, A.*, Calcophysin, ein neues Mittel zur Bekämpfung von Uterusblutungen. Zentralbl. f. Gynäkol. 1923. — *Boldt, H. J.*, Chlorzinkspülung bei uterinen Blutungen, besonders wenn dieselbe durch kleine interstitielle Myome, Metro-Endometritis oder Fibromi uteri entstanden sind. Monatsschr. f. Geburtsh. u. Gynäkol. Bd. 47. — *Bombach, Carl*, Vorteile und Nachteile der Probe-Abrasio der Mucosa uteri. Diss. Gießen 1920. — *Bonney*, On the diagnosis and treatment of haemorrhage from an un enlarged uterus. Med. soc. of London Febr. 1919. Brit. med. journ. 1919. — *Borak, J.*, Über die Behandlung klimakterischer Ausfallserscheinungen mit Bestrahlung der Hypophyse und Thyreoidea. Therapie. d. Gegenw. Jg. 4. 1925. — *Derselbe*, Zur konservativen Therapie der Uterusblutungen. Bemerkungen zu Aschners Aufsatz: Konservative und operative Therapie der Gebärmutterblutungen. Wien. med. Wochenschr. 1926. — *Borcea, Lucie*, Beiträge zur Behandlung der Metrorrhagien durch Injektion von Pferdeserum. Ref. Ber. üb. d. ges. Gynäkol. u. Geburtsh. Bd. 4. 1924. — *Bovée, Wesley*, Warnung gegen die wahllose uterine Kurettage. Surg., gynecol. a. obstetr. Vol. 30, Nr. 6. — *Burckhard*, Klinische und experimentelle Untersuchungen über die Wirkung einiger Ätzmittel auf die Uterusschleimhaut. Zeitschr. f. Geburtsh. u. Gynäkol. Bd. 61. 1907. — *Busse, W.*, Die Behandlung von Gebärmutterblutungen mit Serum. Zentralbl. f. Gynäkol. 1909. Nr. 7. — *Derselbe*, Zur Behandlung der sog. Endometritis. Prakt. Ergebn. d. Geburtsh. u. Gynäkol. Bd. 2. 1910. — *Carstens, J. H.*, Remove the uterus instead of the ovaries for incurable cases of menstrual disorders. Americ. journ. of obstetr. a. gynecol. Nov. 1915. — *Cesare, Licini*, Trattamento chirurgico delle endometriti e cerviciti. L'arte ostetr. Jg. 1923, Nr. 7. Ref. Ber. üb. d. ges. Geburtsh. u. Gynäkol. Bd. 3. 1924. — *Cholodny*, Über Pubertätsblutungen und ihre Behandlung, insbesondere mit Seruminjektionen. Inaug.-Diss. Leipzig 1922. — *Chrobak*, Zur Frage der Erweiterung der Gebärmutter. Zentralblatt f. Gynäkol. 1908. — *Cleland, F. A.*, Uterine hemorrhage at and after the Menopause. Can. med. assoc. journ. V. Ref. Americ. journ. of obstetr. a. gynecol. Aug. — *Coe, H. C.*, Uterine Blutungen junger Mädchen. Med. record. 1914. — *Cohn*, Keilresektion des Corpus uteri wegen chronischer Metritis, insbesondere bei der Prolapsoperation. Arch. f. Gynäkol. Bd. 84. — *Cukor*, Können Gebärmutterblutungen durch Moorbäder geheilt werden? Med. Klinik 1914. — *Dalch*, Aménorrhée pubérale, bains de mer, hydrothérapie, climatologie. Gaz. des hôp. civ. et milit. 1913. Nr. 59. Ref. Frommel 1913. — *David*, Beitrag zur Atmocausis uteri. Inaug.-Diss. Freiburg 1908. — *Desfosses, P.*, Kinésithérapie de l'amenorrhée juvénile. Presse méd. Nr. 36, Suppl., p. 676. — *Deutsch, A.*, Die Behandlung der Adoleszentenblutungen mit Pituglandol. Zentralbl. f. Gynäkol. 1914. — *Do Amaral, A.*, Hyperovarianism and its specific treatment. Endocrinology. Bd. 8. 1924. — Ref. Ber. üb. d. ges. Geburtsh. u. Gynäkol. Bd. 7. — *Dommel, J.*, Über die Behandlung von Menorrhagien junger Mädchen ohne tastbare Genitalveränderungen. Inaug.-

Diss. Berlin 1917. — *Dührssen*, Die Keilresektion des Corpus uteri wegen chronischer Metritis. Arch. f. Gynäkol. Bd. 85. — *Ebeler*, Die Beeinflussung klimakterischer Blutungen durch Radium. Med. Klinik 1920. — *Derselbe*, Zur Behandlung genitaler Blutungen mit Tampospuman. Frauenarzt 1915. Nr. 4. — *Eerland*, Behandlung von Pubertätsblutungen. Ref. Ber. üb. d. ges. Gynäkol. u. Geburtsh. Bd. 9. — *Engl*, Beitrag zur Frage der Therapie der Metropathia haemorrhagica mittels Ovarienresektion. Zentralblatt f. Gynäkol. 1925. Nr. 40. — *Esch*, Über intramuskuläre Aolan, Frauenmilch- und Casoesaninjektionen bei Menstruationsanomalien. Ein Beitrag zur Proteinkörpertherapie. Zentralbl. f. Gynäkol. 1920. — *Essen-Möller, Elis*, Einige Erfahrungen über Radiumbehandlung bei myomatösen und klimakterischen Blutungen. Monatsschr. f. Geburtsh. u. Gynäkol. Bd. 36. 1912. — *Eymer*, Behandlung gutartiger gynäkologischer Blutungen mit radioaktiven Substanzen. Strahlentherapie. Krönig-Gedenkband. S. 905. — *Feuchtwanger, J.*, Verwachsung in der Cervix uteri nach Kurettage. Zentralbl. f. Gynäkol. 1926. Nr. 29. — *Flatau*, Die Vaporisation bei klimakterischen Blutungen. Fränk. Ges. f. Geburtsh. und Frauenheilkunde, Sitzung vom 24. 10. 1908. Ref. Monatsschr. f. Geburtsh. u. Gynäkol. 1909. — *Derselbe*, Über Gebärmutterblutungen und ihre Beziehungen zur inneren Sekretion. Ärztl. Verein in Nürnberg, 20. 3. 1919. Ref. Münch. med. Wochenschr. 1919. Nr. 37. — *Flechtenmacher*, Gegen das ambulante Kürettement des Uterus. Zentralbl. f. Gynäkol. 1926. Nr. 44. — *Fleischmann*, Sind Quellstifte notwendig? Zentralbl. f. Gynäkol. 1908. — *Frankenstein*, Klinische Erfolge der Atmokausis. Monatsschr. f. Geburtsh. u. Gynäkol. Bd. 28. — *Derselbe*, Über klinische Erfahrungen mit Vaporisation. Monatsschr. f. Geburtsh. u. Gynäkol. Bd. 28. — *Fuchs, H.*, Röntgentherapie oder Vaporisation bei hämorrhagischen Metropathien. Monatsschr. f. Geburtsh. u. Gynäkol. Bd. 37. — *Fühner*, Die Hypophyse und ihre wirksamen Bestandteile. Therapeut. Halbmonatshefte 1920. Nr. 16. — *Fürst, W.*, Zur Indikationsstellung der Strahlentherapie in der Gynäkologie. Schweiz. med. Wochenschr. 1925. Nr. 32. — *Füth, H.*, Über die Behandlung unkomplizierter Blutungen, insbesondere über die radikale Beseitigung der klimakterischen und präklimakterischen mittels vaginaler Korpusamputation. Arch. f. Gynäkol. Bd. 92. 1910. — *Geber, Martha*, Zur Vaporisation des Uterus. Inaug.-Diss. Kiel 1917. — *Geist, S. H.*, Konservatismus in der Behandlung der essentiellen uterinen Blutung. Surg., gynecol. a. obstetr. Vol. 36. 1924. — *Geller*, Über Hypophysenbestrahlungen. Inaug.-Diss. Breslau 1920. — *Gellert*, Über die Vaporisation des Uterus. Inaug.-Diss. München 1911. — *Gerstenberg, E.*, Konzentriertes Formalin, das am schnellsten und sichersten wirkende chemische Mittel zur Behandlung klimakterischer Blutungen. Zentralbl. f. Gynäkol. 1914. — *Girvin, J. H.*, The after results of curetment of the uterus. Americ. journ. of obstetr. a. gynecol. Vol. 72. — *Glaevecke, Karl*, Der Wert der Mengeschen intrauterinen Formalinpinselung für die Behandlung der Sterilität des Weibes. Monatsschr. f. Geburtsh. u. Gynäkol. Bd. 67. — *Greinert, E.*, Koagulen in der Gynäkologie. Monatsschr. f. Geburtsh. u. Gynäkol. Bd. 43. — *Grunow*, Die Wildbader Thermalbadekur bei inneren Sekretionsstörungen. Berl. klin. Wochenschr. 1920. — *Halban*, Atresia uteri nach Kurettagen. Geburtsh.-gynäkol. Ges. in Wien, Sitzung 12. 12. 1916. Ref. Zentralbl. f. Gynäkol. 1917. — *Hannes*, Revision der Adnexe und operative Korrektur der Ovarien bei Störungen der menstruellen Funktion. Zentralbl. f. Gynäkol. 1926. — *Hellendall*, Zur Behandlung der uterinen Blutungen mit Chlorzink. Zentralbl. f. Gynäkol. 1919. — *Henkel, M.*, Die Behandlung der durch Funktionsstörung der Eierstöcke bedingten uterinen Blutungen durch Resektion und Drosselung der Ovarien. Zentralbl. f. Gynäkol. 1926. — *Herrmann*, Hypophysenpräparate. Klin. Wochenschr. 1925. — *Hirsch, H.*, Die Röntgenbehandlung gynäkologischer Blutungen. Zentralbl. f. Gynäkol. 1922. — *Derselbe*, Weitere Erfahrungen mit der Hypophysenbestrahlung. Zentralbl. f. Gynäkol. 1924. S. 76. — *Hobbs*, Akute Infektionen des Endometriums. Brit. med. journ. 1920. Nr. 3158. — *Hofbauer*, Ein neues Prinzip gynäkologischer Bestrahlung. Arch. f. Gynäkol. Bd. 117. — *Hofstätter, R.*, Zur Behandlung der Amenorrhöe. Zentralbl. f. Gynäkol. 1912. — *Derselbe*, Hypophysenmedikation bei Pubertätsblutungen. Gynäkologische Rundschau 1914. — *Derselbe*, Über die Verwendung von Hypophysensubstanz bei der Behandlung der Amenorrhöe. Zentralbl. f. Gynäkol 1920. — *Derselbe*, Zur hypophysären Therapie des Morbus Basedowi. Zeitschr. f. Geburtsh. u. Gynäkol. Bd. 80. — *v. d. Hütten*, Zur Blutgerinnung nach Milz- und Leberbestrahlung. Münch. med. Wochenschr. 1921. — *Jakobi, Adolph*, Hypophysenextrakt bei uterinen Blutungen. Med. record. Vol. 87. 1915. Ref. Zentralbl. f. Gynäkol. 1915. — *Judd, A.*, Der Gebrauch abgesetzten Blutserums nach schweren Hämorrhagien und bei Hämophilie. Med. record. Vol. 87. Ref. Zentralbl. f. Gynäkol. 1915. — *Kaboth*, Die Bedeutung der Gymnastik für die gesunde und kranke Frau. — *Kaiser, K. F. L.*, Een hardnekkig geval von metrorrhagie. Nederlandsch tijdschr. v. geneesk. 1913. Nr. 18. — *Keith, D.*, Uterine hemorrhage in the adolescent patient treated by irradiation. Ref. Ber. üb. d. ges. Geburtsh. u. Gynäkol. Bd. 5. — *Kelly*, Amputation of the uterus in the corpus to preserve the menstrual function. Americ. journ. of obstetr. a. gynecol. 1909. — *Kiehne*, Unterschiede im Blutbild ausgebluteter Frauen nach Röntgenkastration und nach Uterusexstirpation. Klin. Wochenschr.

1923. — *Kirchberg*, Saug- und Druckbehandlung in der Gynäkologie. Berl. klin. Wochenschr. 1920.
— *Koch*, Zur Behandlung schwerer Menorrhagien bei akut entzündlichen Adnexerkrankungen durch Portioinjektionen. Arch. f. Gynäkol. Bd. 98. 1912. — *Köhler, Rob.*, Beeinflussung der Menstruation durch Reduktion der Ovarien. Zentralbl. f. Gynäkol. 1923. — *Kreis, J.*, Clinical researches of the sympathetic and parasympathetic system in relation to menorrhagica. Gynécol. et obstétr. 1922. Ref. Americ. journ. of obstetr. a. gynecol. Vol. 7. 1924. — *Kroemer*, Gelatinebehandlung von Menorrhagien. Ges. f. Geburtsh. Berlin 12. 6. 1908. Ref. Dtsch. med. Wochenschr. 1908. Nr. 50. — *Kroenig*, Moderne Behandlungsmethoden der Blutungen in der Geburtshilfe und Gynäkologie. Therapie d. Gegenw. 1911. Nr. 1. — *Krüger*, Die Ätzungen des Uterus und ihre Gefahren. Inaug.-Diss. Greifswald 1911. — *Lahm, W.*, Funktionelle Diagnosen an der Uterusschleimhaut. Klin. Wochenschr. 1924. — *Landecker*, Organ- und Strahlentherapie in ihrem Einfluß auf die genitalen Hypofunktionen und Hypoplasien des Weibes. Strahlentherapie. Bd. 14. 1922. — *De Langenhagen, R.*, Einige Beobachtungen über die Scheidenausspülungen in der Gynäkologie. Journ. de méd. de Paris. 1914. Ref. Zentralbl. f. Gynäkol. 1914. Nr. 23. — *Leon*, Calcophysin bei Uterusblutungen. Zentralbl. f. Gynäko.l 1925. — *Loebel, H.*, Verwachsungen in der Cervix uteri nach Kurettagen. Zentralbl. f. Gynäkol. 1926. — *Löhnberg*, Erfahrungen mit der vaginalen Korpusamputation. Ges. f. Geburtsh. u. Gynäkol. zu Köln 5. 11. 1913. Ref. Monatsschr. f. Geburtsh. u. Gynäkol. Bd. 41. — *Luchsinger, H.*, Über Metrorrhagien. Petersburger med. Zeitschr. Jg. 38. 1913. — *Mackenrodt*, Indikationen bei Uterusblutungen. Berl. klin. Wochenschr. 1912. — *Maier, Otto*, Die Röntgenbestrahlung der Milz, ein zu wenig gewürdigtes Mittel gegen Blutungen. Wien. med. Wochenschrift 1924. — *Majo, W. J.*, Erhaltung der menstruellen Funktion. Journ. of the Americ. med. assoc. Vol. 74. 1920. — *Mandl, D.*, Intravenöse Anwendung des Kalziums in der Gynäkologie. Ref. Zentralbl. f. Gynäkol. 1924. Nr. 17. — *Mansfeld, O. P.*, Bemerkungen zu R. Köhler, Beeinflussung der Menstruation durch Reduktion des Ovariums. Zentralbl. f. Gynäkol. 1923. Nr. 44 u. 1924. Nr. 6. — *Masson* and *Olding Foucar*, The use of zinc chloride in gynecology. Americ. journ. of obstetr. a. gynecol. Vol. 10. 1925. — *Mathejeff, Boris*, Die Geschichte und Erfolge der Abrasio mucosae uteri. Inaug.-Diss. Kiel 1923. — *Matthews, H. B.*, The effects of radium rays upon the ovary: an experimental, pathological and clinical study. Transact. of the Americ. gynecol. soc. Vol. 45. Ref. Ber. üb. d. ges. Geburtsh. u. Gynäkol. Bd. 7. — *Menge*, Behandlung der chronischen Endometritis. Therapie d. Gegenw. 1908. Nr. 1. — *v. Mikulicz-Radecki*, Ambulante Kurettage in Lokalanästhesie bei klimakterischen Blutungen. Dtsch. med. Wochenschr. 1926. Nr. 49. — *Mosse, S.* and *M. Fabre*, Extract of Hypophysis in Metrorrhagica. Gynécol. et obstétr. 1922. Ref. Americ. journ. of obstetr. a. gynecol. 1924. — *Natvig*, Menorrhagien und Metrorrhagien bei jungen Virgines. Ref. Münch. med. Wochenschr. 1926. Nr. 47. — *Neuffer*, Über Milzbestrahlung bei Hämophilie. Münch. med. Wochenschr. 1921. — *Nilsson, Ada*, Über die Behandlung der Endometritis. Allm. Svenska läkartidningen 1908. — *Novak*, Behandlung von chronischen Zirkulationsstörungen des Genitale mit wechselwarmen Duschen. Zeitschr. f. physikal. u. diätet. Therapie u. Balneologie 1920. — *Nürnberger, L.*, Milzbestrahlungen bei gynäkologischen Blutungen. Zentralbl. f. Gynäkol. 1923. — *Opitz*, Über die Auffassung und Behandlung von Uterusblutungen und Zervikalkatarrhes. Münch. med. Wochenschr. 1910. — *Derselbe*, Über die Bewertung der Strahlenbehandlung von Myomen und funktionellen Uterusblutungen. Münch. med. Wochenschr. 1924. — *Ottiker*, Beeinflussung der uterinen Blutungen durch Radium. Zentralbl. f. Gynäkol. 1917. — *Pamboukis*, Abgeänderte Kurettage der Gebärmutterschleimhaut mit einer neuen Kurette mit vier Flächen mit abgestumpften Kanten. Gaz. des hôp. civ. et milit. Tom. 20. p. 79. — *Pfeilsticker, W.*, Operative Behandlung der Uterusblutungen. Zentralbl. f. Gynäkol. 1923. — *Pierra*, Les instillations intra-utérines de solution de chlorure de zinc (méthode de Delbet) dans le traitement des métrorragies. Evolution méd.-chirurg. 1925. Nr. 10. — *Pinkus, A.*, Weitere Erfahrungen über die konservative Behandlung der Uterusblutungen und Myome mit Mesothorium-Radium. Dtsch. med. Wochenschr. 1916. — *Derselbe*, Die Mesothoriumbehandlung bei hämorrhagischen Metropathien und Myomen. Dtsch. med. Wochenschr. 1913. — *Derselbe*, Die Praxis der Atmokausis. Volkmanns klin. Vortr. 1911. Nr. 628. — *Derselbe*, Indikationen, Erfolge und Gefahren der Atmokausis und Zestokausis. Samml. klin. Vortr., Gynäkologie 1899. Nr. 238. — *Phlicgues, A. F.*, Les métrorrhagies virginales leurs causes et leur traitement. Bull. méd. Tom. 27. — *Pulvermacher*, Die Therapie der Menorrhagien. Med. Klinik 1916. — *Puppel*, Zur Keilresektion des Corpus uteri. Mittelrhein. Ges. f. Gynäkol. 13. 11. 1918. Monatsschr. f. Geburtsh. u. Gynäkol. Bd. 33. — *Pust*, Zur intrauterinen Behandlung. Münch. med. Wochenschr. 1924. — *Recasens*, Radiothérapie des troubles génitaux d'origine endocrinienne. Clinique. Jg. 19. 1924. Ref. Ber. üb. d. ges. Geburtsh. u. Gynäkol. Bd. 8. 1925. — *Reh, Hans*, Zur intrauterinen Blutstillung mit Alkohol nach Reh. Münch. med. Wochenschr. 1922. — *Rieck, A.*, Zur Therapie übermäßig starker menstrueller Blutungen. Dtsch. med. Wochenschr. Bd. 39. — *Runge, H.*, Die Indikationen der Formalinätzung des Endometriums nach

Menge, Zentralbl. f. Gynäkol. 1924. — *Sahler, J.*, Erfahrungen über therapeutische Erfolge mit Milzbestrahlung bei gynäkologischen Blutungen. Wien. klin. Wochenschr. 1924. — *Schäfer, P.*, Die Behandlung klimakterischer und metritischer Blutungen mit Radium. Ges. f. Geburtsh. u. Gynäkol. Berlin 1916. Ref. Zentralbl. f. Gynäkol. 1917. — *Schaller*, Die Leistungsfähigkeit der Vaporisation in der Praxis und ihre Erfolge. Dtsch. med. Wochenschr. 1908. — *Scholten, G.* und *Fr. Voltz*, Unsere Milzbestrahlungen bei Menorrhagien und Metrorrhagien. Monatsschr. f. Geburtsh. u. Gynäkol. Bd. 62. — *Schönwitz, W.*, Über Tampospuman in der gynäkologischen Praxis. Therapie d. Gegenw. 1915. — *Schwartz, Anselme*, Arret d'hémorrhagies utérinies par le citrate de soude. Gynécologie 1924. Ref. Ber. üb. d. ges. Geburtsh. u. Gynäkol. Bd. 7. — *Seeligmann*, Apparat zur Bierschen Saugmethode in der Gynäkologie. Ärztl. Verein in Hamburg 20. 10. 1908. Münch. med. Wochenschr. 1910. — *Sigwart, W.*, Zur Frage der Ätzbehandlung des Uterus. Münch. med. Wochenschr. 1923. — *Slivinski, R.*, A propos du traitement des ménorrhagies par le choc anaphylactique. Ref. Ber. üb. d. ges. Geburtsh. u. Gynäkol. Bd. 5. — *Steiger, A.*, Über die Behandlung der Gebärmutterschleimhaut. Dtsch. med. Wochenschr. 1923. — *Stolz*, Zur intrauterinen Therapie. Gynäkol. Rundschau 1910. — *Szenes, Alfred*, Der Phosphatidgehalt des Blutes nach Milzbestrahlung. Zeitschr. f. d. ges. exp. Med. Bd. 33. — *Szenes* und *Palugyay*, Ergebnisse der Röntgenbestrahlung der Hypophysengegend bei ovariellen Ausfallserscheinungen. Wien. klin. Wochenschr. 1925. — *Szenes* und *Stecher*, Die Beeinflussung des Grundumsatzes durch Röntgen- und Diathermiebehandlung der Hypophysengegend. Zeitschr. f. d. ges. exp. Med. Bd. 48. — *Thaler*, Über Fernresultate konservativer Operationen an den Eierstöcken behufs Regelung ihrer Funktion. Arch. f. Gynäkol. Bd. 120. — *Theilhaber*, Zur Behandlung der essentiellen Uterusblutungen und des uterinen Fluors. 17. Gynäkologen-Kongreß Innsbruck 1922. — *Toth*, Über Blutungen junger Frauen. Ref. Ber. üb. d. ges. Gynäkol. u. Geburtsh. Bd. 9. — *Trendelenburg, P.* und *Borgmann*, Titrierung von Hypophysenextrakten am ausgeschnittenen Uterus. Biochem. Zeitschr. Bd. 106. — *Turan, Bodog*, Uterusblutungen und Moorbäder. Ref. Ber. üb. d. ges. Geburtsh. u. Gynäkol. Bd. 2. — *Varley, G.*, Treatment of uterine haemorrhage not due to pregnanca on new growth. Brit. med. journ. 1924. Nr. 3295. — *Vogt, E.*, Über Diätkuren, besonders über Mastkuren mit Insulinpillen. — *Wanner*, Zur Behandlung der klimakterischen und präklimakterischen Blutungen und Hypersekretionen. Monatsschr. f. Geburtsh. u. Gynäkol. Bd. 36. — *Weil*, Le traitement des hémorrhagies génitales de la femme par les sérums sanguins. Gynécologie. Jg. 17, Nr. 5. — *Weißwange, G.*, Beitrag zur Frage der Atmokausis. Zentralbl. f. Gynäkcl. 1908. — *Werner, P.*, Über die Beeinflußbarkeit einiger gynäkologischer Krankheitsbilder durch Röntgenbestrahlung der Hypophysengegend. Zentralbl. f. Gynäkol. 1923. — *Wolff*, Verwachsungen der Cervix uteri nach Kurettage. Zentralbl. f. Gynäkol. 1926. Nr. 19. — *Wolmershäuser* und *Eufinger*, Die Milzbestrahlung bei Genitalblutungen. Münch. med. Wochenschr. 1922. — *Zangemeister*, Die Verwendung kalter Spülungen in der Geburtshilfe und Gynäkologie. Nordostdeutsche Ges. f. Gynäkol. Königsberg 27. 2. 1926. Ref. Monatsschr. f. Geburtsh. u. Gynäkol. Bd. 74. — *Zulsaga, P.*, Die diagnostische Bedeutung der Metrorrhagien in der Menopause. Ref. Zentralbl. f. d. ges. Geburtsh. u. Gynäkol. Bd. 3. — *Zweifel*, Die Gefahren und der Nutzen der intrauterinen Injektionen. Arch. f. Gynäkol. Bd. 86. — *Derselbe*, Über Milzreizbestrahlung. Fortschr. a. d. Geb. d. Röntgenstr. Bd. 31. 1923.

7. Vom Keimplasma ausgehende Tumoren.

Aschner, Über einen eigenartigen Ovarialtumor aus der Gruppe der Follikulome. Arch. f. Gynäkol. Bd. 115. — *Derselbe*, Seltener Ovarialtumor (Follikulom) mit eigenartigen Menstruationsstörungen. Zentralbl. f. Gynäkol. 1920. — *Derselbe*, Über einen Fall von Ovarialkarzinom mit Menstruationsstörungen und Verblutung in den Tumor (Operation, Bluttransfusion, Heilung). Zentralbl. f. Gynäkol. 1926. Nr. 46. — *Blau, Albert*, Folliculoma ovarii. Arch. f. Gynäkol. Bd. 128. — *Glynn, E.*, A comparison between ovarian hypernephroma and luteoma with comments on suprarenal vivilism. Journ. of obstetr. a. gynecol. of the Brit. Empire. Vol. 28. 1921. — *Isbruch*, Über Granulosazelltumoren der Ovarien, insbesonders bei älteren Frauen mit gleichzeitiger Schleimhauthypertrophie des Uterus. Zentralbl. f. Gynäkol. 1926. Nr. 2. — *Konschegg*, Onkogener Riesenwuchs des Uterus. Virchows Arch. f. pathol. Anat. u. Physiol. Bd. 242. 1923. — *Krompecher*, Über Granulosazellgeschwülste des Ovariums. Ref. üb. d. ges. Geburtsh. u. Gynäkol. Bd. 9. — *Lino, G.*, Über einen gutartigen Luteinzellentumor des Ovariums. Ref. Zentralbl. f. Gynäkol. 1924. — *Meyer, Rob.*, Über Keimdrüsentumoren bei Scheinzwittern und Zwittern. 1. Tubulöse Tumoren, 2. Eine besondere Form solider Tumoren. die als großzelliges, alveoläres Sarkom, Karzinom, Epithelioma chorioectodermale, Granulazelltumoren und Endotheliome beschrieben sind. Zentralbl. f. Gynäkol. 1925. — *Derselbe*, Über Carcinoma ovarii folliculoides et cylindromatosum. Zeitschr. f. Geburtsh. u. Gynäkol. Bd. 77. — *Derselbe*, Pathologische Hypertrophie der Uterusschleimhaut im Gefolge von Ovarialtumoren, insbesondere in der Menopause. Zentralbl. f. Gynäkol. 1925. Nr. 30. — *Moulonguet-*

Doléris, Les métrorragies après la ménopause causées par les tumeurs et les kystes de l'ovaire. Le phénomène de la réactivation utérine sénile d'origine ovarienne. Gynécologie et obstétr. Tom. 9. 1924. — *Neumann, H. O.*, Die Pathologie und Klinik der benignen Ovarialblastome. Ber. üb. d. ges. Gynäkol. u. Geburtsh. Bd. 10. — *Derselbe*, Störungen des menstruellen Zyklus und pathologische Schleimhauthypertrophie bei Granulosazellkarzinomen. Zentralbl. f. Gynäkol. 1925. — *Schiffmann, J.*, Postklimakterische Blutung und Ganulosazelltumor des Ovariums. Zentralbl. f. Gynäkol. 1926. — *Schröder, Rob.*, Granulosazelltumor des Ovars mit glandulär-zystischer Hyperplasie des Endometriums und beginnendem Karzinom auf diesem Boden. Nordwestdeutsche Ges. f. Geburtsh. u. Gynäkol. 12. 11. 1921. Bremen. Ref. Monatsschr. f. Geburtsh. u. Gynäkol. Bd. 58. — *Wehse, A.*, Verhalten der Uterusschleimhaut bei malignen Ovarialtumoren. Inaug.-Diss. Breslau 1924.

8a—c. Pathologisches vom Corpus luteum (Granulosadrüsen).

Aumont, Starke intraabdominale Blutung aus einer Corpus luteum-Zyste. Bull. et mém. de la soc. anat. de Paris. Jg. 92. 1923. Ref. Zentralbl. f. Gynäkol. 1923. S. 1438. — *Beck, F.*, Ein Beitrag zu den intraabdominellen Blutungen aus den Ovarien (Corpus luteum). Zentralbl. f. Gynäkol. 1925. — *Berecz*, Über Eierstockblutungen. Orvosi Hetilap. 1925. Nr. 40. — *Berg, P.*, Zwei Fälle von außerordentlich starken Corpus luteum-Blutungen in die Bauchhöhle. Inaug.-Diss. Breslau 1920. — *Bertoloni, G.*, Untersuchungen über die normale und pathologische Morphologie und Physiologie des Corpus luteum. Folia gynecol. Vol. 21. Ref. Ber. üb. d. ges. Geburtsh. u. Gynäkol. Bd. 10. — *Bochkor, A.*, Tod durch Verblutung infolge einer Corpus luteum-Zyste. Kgl. Ges. f. Ärzte, Budapest, Dezember 1924. Ref. Klin. Wochenschr. 1924. S. 425. — *Bonneau, Raymond*, L'ovariopexie contre la ponte ovulaire hémorrhagique. Ref. Ber. üb. d. ges. Geburtsh. u. Gynäkol. Bd. 3. 1924. — *v. Brunn*, a) Corpus luteum-Blutungen in die Bauchhöhle bei 26 jähr. Frau. Klin. Wochenschr. 1922. Nr. 30. — *Cohn, Franz*, Die klinische Bedeutung der Follikelsprungstellen im Ovarium. Greifswalder med. Verein. 26. 1. 1912. Ref. Dtsch. med. Wochenschr. 1912. S. 780. — *Dolynskyj* und *Benzion*, Ein Fall von lebensbedrohlicher Corpus luteum-Blutung bei gleichzeitig bestehender intrauteriner Gravidität. Zentralbl. f. Gynäkol. 1926. Nr. 2. — *Eick, E.*, Corpus luteum-Blutung unter dem Bilde der Appendizitis. Zentralbl. f. Chirurgie 1924. — *Feiner*, Intraabdominale Blutungen ovariellen Ursprunges. Surg., gynecol. a. obstetr. Mai 1926. p. 671. — *Forssner*, Können große intraperitoneale Blutungen aus Graafschen Follikeln oder Corpus luteum-Bildungen ohne Vorhandensein von Schwangerschaft bestehen? Arch. f. Gynäkol. Bd. 105. — *Gerenrot*, Zur Frage der lebensbedrohenden Blutungen aus dem gelben Körper des Eierstockes. Ref. Ber. üb. d. ges. Gynäkol. u. Geburtsh. Bd. 9. — *Gudim-Levkovic, D.*, Zur Frage über Blutungen aus dem Eierstock. Zurnal akuserstva i zenskisch bolezney. 1925. Nr. 6. — *Hadden, David*, Abdominal hemorrage from ruptured graafian follicle cyst. Americ. journ. of obstetr. a. gynecol. Vol. 7. 1924. — *Hellendall, H.*, Beitrag zur Klinik der Corpus luteum-Blutungen. Zentralbl. f. Gynäkol. 1926. Nr. 11. — *Hesselberg, T.*, Kann eine beträchtliche intraperitoneale Blutung aus einem Corpus lut. menstruationis entstehen? Ref. Ber. üb. d. ges. Geburtsh. u. Gynäkol. Bd. 2. 1924. — *Hornung, R.*, Das Ovarium als Quelle intraperitonealer Blutungen. Münch. med. Wochenschr. 1923. Nr. 19. — *Kaboth, Georg*, Lebensbedrohliche Blutung aus dem Corpus luteum. Arch. f. Gynäkol. Bd. 121. 1923. — *Klein*, Über lebensbedrohliche intraperitoneale Blutung aus dem Eierstock. Zentralbl. f. Gynäkol. 1926. Nr. 2. — *Korach*, Appendizitis und Ovarialblutungen. Münch. med. Wochenschr. 1925. — *Kranzfeld*, Intraabdominale Blutungen aus dem Corpus luteum. Schweiz. med. Wochenschr. 1923. Nr. 30. — *Kreis*, Les troubles de la menstruation au dehors des rapports ovariens. Gynecol. et obstétr. Tom. 12. — *Lunzer*, Vorgetäuschte Extrauteringravidität, gleichzeitig ein Beitrag zur Corpus luteum-Zystenblutung. Zeitschr. f. Heilk. Bd. 28. — *Lindig, Paul*, Eine histologische Studie über das Wesen ovarieller Blutungen. Zentralblatt f. Gynäkol. 1922. Nr. 33. — *Louros, Nic. C.*, Über Corpus luteum-Blutungen. Arch. f. Gynäkol. Bd. 118. — *Lüttge, W.*, Lebensbedrohliche Ovarialblutungen. Zentralbl. f. Gynäkol. 1924. — *Novak, E.*, Haematomatra of the ovary includ. corp. lut. Cysts. Bull. of Johns Hopkins hosp. Vol. 28. 1917. — *Novak, E.* und *Telinde*, Die pathologische Anatomie des Corpus luteum. Bull. of Johns Hopkins hosp. Vol. 34. — *Novak, J.*, Über ovarielle Blutungen. Ars. medizi. 1922. Nr. 10. — *Nyström, B.*, Beitrag zur Kenntnis der Ätiologie der Ovarialblutungen im Anschluß an einen Fall von Blutzystenbildung im Ovarium bei tuberkulöser Salpingo-osophoritis. Acta gynecol. scandinav. Vol. 3. Ref. Zentralbl. f. Gynäkol. 1924. — *Odermatt, W.*, Intraabdominale Blutungen aus geplatztem Corpus luteum unter den Symptomen einer akuten Appendizitis. Bruns Beitr. z. klin. Chirurg. Bd. 129. 1923. — *Schumann*, Beobachtungen über Blutungen ovariellen und tuberkulösen Ursprungs ohne ektopische Schwangerschaft. Journ. Americ. med. assoc. 1921. Ref. Zentralbl. f. Gynäkol. 1922. S. 679. — *Stolper*, Expulsio corp. lutei. Geburtsh.-gynäkol. Ges. Wien, 14. 2. 1922. Ref. Klin. Wochenschr. 1922. Nr. 18. — *Strauß, A.*, Hämoperitoneum nach einem geplatzten Corpus luteum. Journ. of the Americ. med. assoc. Vol. 80. 1923. Ref. Zentralbl. f. Gynäkol. 1924. Nr. 7a. — *Suppow*, Zur Frage über Vorfall der Corpora lutea. Journ. — *Zacherl, Hans*, Innere Blutungen infolge Ruptur eines Corpus luteum. Arch. f. Gynäkol. Bd. 119.

8d. Die Hämatome des Ovariums (darunter auch einiges über Endometriom).

Aschheim, Über das sog. Endometrioma ovarii. Ges. f. Geburtsh. u. Gynäkol. 11. 1. 1924. Ref. Dtsch. med. Wochenschr. 1924. Nr. 9. — *Cordua, R.*, Die Möglichkeit des Transportes intrauterinen Materials in die Tube. Zentralbl. f. Gynäkol. 1926. Nr. 12. — *Derselbe*, Zur Frage der epitheltragenden Hämatome sowie endometrioider Bildungen im Ovar. Arch. f. Gynäkol. Bd. 128. — *Fellner, O.*, Zur Frage der Genese der Ovarialhämatome. Arch. f. Gynäkol. Bd. 129. — *Frankl, Oskar*, Über Endometrioma ovarii. Monatsschr. f. Geburtsh. u. Gynäkol. Bd. 62. — *v. Franqué*, Vom Ovarium unabhängige retrouterine Teerzysten nebst Bemerkungen zur Sampsonschen Theorie. Monatsschr. f. Geburtsh. u. Gynäkol. Bd. 71. — *Haeuber, A.*, Die heterotope endometroide Epithelwucherung am weiblichen Genitale in dem anglo-amerikanischen Schrifttum. Monatsschr. f. Geburtsh. u. Gynäkol. Bd. 68. — *Halban*, Hysteroadenosis metastatica. Die lymphogene Genese der sog. Adenofibromatosis heterotopica. Arch. f. Gynäkol. Bd. 124. — *Heidler, Hans*, Haematoma ovarii interstitiale. Monatsschr. f. Geburtsh. u. Gynäkol. Bd. 63. — *de Josselin, R., de Jong et K., de Snoo*, Über die Endometriosen des weiblichen Genitalapparates. Ein Beitrag zur Kenntnis der heterotopen Wucherungen vom Bau der Uterusschleimhaut. Virchows Arch. f. pathol. Anat. u. Physiol. Bd. 257. 1925. — *Lauche, Arnold*, Über die heterotopen Wucherungen vom Bau der Uterusschleimhaut. Monatsschr. f. Geburtsh. u. Gynäkol. Bd. 68. — *Derselbe*, Die extragenitalen heterotopen Epithelwucherungen vom Bau der Uterusschleimhaut. Virchows Arch. f. pathol. Anat. u. Physiol. Bd. 243. 1923. — *Derselbe*, Zur Frage der Entstehung der heterotopen Wucherungen vom Bau der Uterusschleimhaut. Zentralbl. f. allg. Pathol. u. pathol. Anat. Bd. 35. — *Meyer, Rob.*, Zur Frage der heterotopen Epithelwucherung, insbesondere des Peritonealepithels und in den Ovarien. Virchows Arch. f. pathol. Anat. u. Physiol. Bd. 250. — *Derselbe*, Die Bedeutung der heterotopen Epithelwucherung im Ovarium und am Peritoneum. Zentralbl. f. Gynäkol. 1924. S. 722. — *Meyer, Rob.* und *J. Kitai*, Bemerkungen über endometrane Adenomyosis uteri in anatomischer Beziehung und insbesondere über die histologische Wirkung der heterotopen Zellwucherung mit kurzer Bemerkung zur Theorie von Sampson. Zentralbl. f. Gynäkol. 1924. S. 2449. — *Novak, E.*, Hämatom des Ovariums, mit Einschluß von Corpus luteum. Bull. of Johns Hopkins hosp. Vol. 28. — *Novak, E.* and *R. Telinde*, The pathological anatomy of the corpus luteum. Bull. of Johns Hopkins hosp. Vol. 34. — *Nyström*, Zur Frage von der Entstehung sog. Teerzysten der Eierstöcke. Acta gynecol. scandinav. Vol. 2. 1924. — *v. Oettingen*, Die Entstehung von Schokoladenzysten aus heterotopen Epithelwucherungen des Ovars. Zentralbl. f. Gynäkol. 1924. S. 1129. — *v. Oettingen* und *H. Linden*, Über die heterotopen Epithelwucherungen vom Bau der Uterusschleimhaut im Ovarium und ihre Beziehungen zu den Teer- und Schokoladenzysten. Arch. f. Gynäkol. Bd. 122. — *Pischzek, F.* und *P. Schmidt*, Über Schokoladenzysten. Monatsschr. f. Geburtsh. u. Gynäkol. Bd. 73. — *Polster, K. O.*, Beiträge zur Kenntnis der heterotopen Wucherungen vom Bau der Uterusschleimhaut. Virchows Arch. f. pathol. Anat. u. Physiol. Bd. 259. — *Robinson*, A critique on the histogenesis of heterotopic endometrial proliferations. Surg., gynecol. a. obstetr. Vol. 41. — *Runge, Hans*, Untersuchungen über Ovarialhämatome. Arch. f. Gynäkol. Bd. 116. — *Sampson, J. A.*, Die Lebensgeschichte der Eierstockshämatome vom endometrischen Typ. Americ. journ. of obstetr. a. gynecol. 1922. — *Straßmann, P.*, Eierstocksblutungen. Zeitschr. f. Geburtsh. u. Gynäkol. Bd. 80. — *Stübler* und *Haeuber*, Die heterotope endometroide Epithelwucherung im weiblichen Genitalapparat insbesondere im Ovarium. Arch. f. Gynäkol. Bd. 124. — *Tobler, Th.*, Über tumorartige uterindrüsenähnliche entzündliche Wucherung des Peritonealepithels in Laparotomienarben und über ebensolche Spontanwucherungen im Nabel. Frankf. Zeitschr. f. Pathol. Bd. 29. — *Vogt, E.*, Das Krankheitsbild der heterotopen endometriumähnlichen Epithelwucherungen nach der Theorie von Sampson und Lauche. Zentralbl. f. Gynäkol. 1924. Nr. 34.

8e. Corpus luteum-Abszesse.

Cohn, Zur Pathologie der Ovarialtuberkulose. Arch. f. Gynäkol. Bd. 96. — *Derselbe*, Die klinische Bedeutung der Follikelsprungstellen im Ovarium. Arch. f. Gynäkol. Bd. 99. — *Frank* und *Orthmann*, Ein Fall von Tuberkulose der Eileiter und Eierstöcke. Berlin. klin. Wochenschr. 1898. Nr. 6. — *Kehrer*, Über Corpus luteum-Abszesse. Arch. f. Gynäkol. Bd. 90. — *Rosthorn*, Corpus luteum-Abszesse. Verhandl. d. dtsch. Ges. f. Gynäkol. 7. Kongreß. Leipzig 1897. — *Schottlaender*, Tuberkulose des Eierstocks. Monatsschrift f. Geburtsh. u. Gynäkol. Bd. 5. — *Wätjen*, Beitrag zur Histologie des Pyovariums. Hegars Beitr. Bd. 16. — *Wertheimer, E.*, Zur Genese der menschlichen Eierstockstuberkulose. Arch. f. Gynäkol. Bd. 118, S. 136.

III. Die Störungen des uterinen Zyklus.

A. Die funktionellen Störungen: Abnorme mensuelle Blutung.

Adler, L., Die Uterusschleimhaut bei Blutungen. 85. Verhandl. dtsch. Naturforscher und Ärzte in Wien 1913. — *Derselbe*, Meno- und Metrorrhagien. Wien. klin. Wochenschr. 1921. Nr. 31. — *Ahreiner*, Über die Blutungen bei der sog. chronischen Metritis. Arch. f. Gynäkol. Bd. 85. 1908. — *Albrecht, H.*, Zur Kritik der neuen Lehre von der Endometritis. Frankfurt. Zeitschr. f. Pathol. Bd. 2. 1909. — *Derselbe*, Zur Lehre der chronischen Endometritis. Zentralbl. f. Gynäkol. 1910. S. 1598. — *Derselbe*, Die pathologische Anatomie der Endometritis. Monatsschr. f. Geburtsh. u. Gynäkol. Bd. 34. 1911. — *Aschern, Josef*, Das Verhalten des Endometriums bei den Myomen des Uterus. Inaug.-Diss. Rostock 1920. — *Assereto, L.*, Contributo alla patologie della metrite parenchymatosa cronica. Floia gynaecol. Pavia. Vol. 3, fasc. 1. 1910. — *Aymerich, G.*, Relation of anatomical alterations of the ovaries and essential Metrorrhagia. Americ. journ. of obstetr. a. gynecol. Vol. 71. Ref. Frommels Jahresbericht 1915. — *v. Bardeleben*, Die klinischen Formen und die Behandlung der Endometritis. Therapie d. Gegenwart, Oktober 1907. — *Bauer, K. H.* und *Wehefritz*, Gibt es eine Hämophilie beim Weibe? Arch. f. Gynäkol. Bd. 121. — *Beckey*, Menstruations- und Schwangerschaftsstörungen nach Unfall (Verbrennung). Zeitschr. f. Geburtshilfe u. Gynäkol. Bd. 82. — *Benzel, F.*, Die Behandlung von Uterusblutungen mit Sodalösung. Med. Klinik. Nr. 11. 1926. — *Birnbaum*, Therapie der akuten und chronischen Endometritis. Therapeutische Monatshefte 1910. Nr. 12. — *Birnbaum, R.*, Die Basedowsche Krankheit und das Geschlechtsleben des Weibes. Prakt. Ergebn. d. Geburtsh. u. Gynäkol. Bd. 4. 1912. — *Böhm, L.*, Hämophilie und Menstruation. Inaug.-Diss. Breslau 1909. — *Bollmann*, Über Menstruationsanomalien bei Jugendlichen mit näherer Beschreibung der Pubertätsblutungen. Inaug.-Diss. Erlangen 1912. — *Borchardt, L.*, Über Hypogenitalismus und seine Abgrenzung vom Infantilismus. Berlin. klin. Wochenschr. 1918. Nr. 15. — *Branch, I. R. B.*, Normale und abnormale Menstruation. Americ. journ. of obstetr. a. dis. of women and Children. 1912. Ref. Zentralbl. f. Gynäkol. 1912. Nr. 51. — *Briggs* and *Hendry*, Unstillbare Uterusblutungen. Journ. of obstetr. a. gynecol. of the Brit. Empire. 1914. — *Brown*, Menstruation and its disorders at puberty and early adolescense. Journ. of the Michigan. State med. soc. Vol. 23. 1924. — *Bublitschenko*, Versuche der Bestimmung der Abnutzung des weiblichen Organismus im Zusammenhang mit der Geburt und der allgemeinen Konstitution. Arch. f. Frauenkunde u. Eugenetik. 1923. — *Bucura*, Über Hämophilie beim Weibe. Wien-Leipzig: Hölder 1920. — *Bukojemsky*, Die Gebärmuttersklerose (Arteriosklerosis uteri) und deren Zusammenhang mit den Uterusblutungen. Arch. f. Gynäkol. Bd. 99. — *Burkart, J.*, Histologie des Endometriums bei der klimakterischen Metropathia haemorrhagica. Inaug.-Diss. München 1920. — *Büttner*, Anatomische und klinische Untersuchungen über die Endometritis. Arch. f. Gynäkol. Bd. 92. 1910. — *Calhown*, The report of a case of optic atrophy caused by uterine hemorrhage. Ophthalmic. Rec. Vol. 22, Nr. 7. — *Cameron* and *J. Hewitt*, Uterine haemorrhage. London: Edwart Arnold & Co. — *Chalfaut*, Hemorrhage of advanced menstrual life not due to malignanca. Atlantic. med. journ. Vol. 29. — *Cotte, H.* und *Vachey*, Sur le rôle des cellules lutéenigues de l'ovaire dans les hémorrhagies utérines. Rev. franç. de gynécol. et d'obstétr. Jg. 20. 1925. — *Dalché*, Métrorrhagien bei Herzkrankheiten. Abeille méd. 1897. Nr. 25. — *Derselbe*, Le molimen cataménial; hygiène et therapeutique. Journ. des praticiens. 1924. — *Derselbe*, Maladies de l'ovulation. Paris. Vigot frères 1925. — *Derselbe*, Obésité et métrorrhagies. Sem.-gyn. Jg. 18, p. 2. — *Daniel*, Die wahre Metritis und die Pseudometritis. Münch. med. Wochenschr. 1907. Nr. 22. — *Delché*, Metroraggia di crescenza. Gazz. d. osp. e. d. chin. Jg. 42. 1921. Ref. Jahresberichte 1921. S. 216. — *Delporte* et *Keiffer*, Modifications de l'ovaire pendant la menstruation chez le femme atteinte d'endometrites congestives. Presse méd. 1909. Nr. 88. — *Diepgen, P.* und *M. Schröder*, Über das Verhalten der weiblichen Geschlechtsorgane bei Hysterie, Herzleiden und Chlorose. Zeitschr. f. klin. Med. Bd. 59. — *Doederlein, A.*, Die physiologischen und pathologischen Blutungen aus den weiblichen Genitalien, ihre Entstehung und Behandlung. Therap. der Gegenwart 1920. — *Doléris, J. A.*, Métrite et fausses Métrites. 1902. Paris a. Maloine. — *Donay, E.*, Ménorragies des jeunes filles. Gynécol. et obstétr. Tom. 7. 1923. — *Drießen*, Endometritis, Folge abnormaler Menstruation, Ursache profuser Blutungen. Zentralbl. f. Gynäkol. 1914. — *Dunn, H.*, Das Verhalten der Menstruation bei Morbus Basedowii. Inaug.-Diss. München 1914. — *Dyroff*, Die Bedeutung der Gerinnungsbestimmung für die gynäkologische Diagnose. Bayr. Ges. f. Geburtsh. u. Gynäkol. Nürnberg, 18. 12. 1921. — *Ehrmann*, Beitrag zur Kenntnis fettiger Gewebsveränderungen der Uterusmuskulatur. Zeitschr. f. Geburtsh. u. Gynäkol. Bd. 69. 1911. — *Erös*, Die Arteriosklerose der Gefäße der Gebärmutterschleimhaut. Ref. Ber. üb. d. ges. Geburtsh. u. Gynäkol. Bd. 9. — *Essig*, Die Ursache der Menorrhagien. Inaug.-Diss. München 1913. — *Eufinger*, Verblutungstod durch Polymenorrhoe bei schwerem Diabetes mellitus. Monatsschr. f. Geburtsh. u. Gynäkol. Bd. 58. — *Feigin, Malka*, Das Verhalten der Uterusschleimhaut bei Blutungen junger Individuen. Inaug.-Diss. Straßburg 1914. — *Fischer, J.*, Über

Blutungen am Beginne der Pubertät. Monatsschr. f. Geburtsh. u. Gynäkol. Bd. 25. 1907. — *Derselbe*, Verblutung infolge chronischer Metritis. Geburtsh.-gynäkol. Ges. Wien, 8. 2. 1916. Ref. Zentralbl. f. Gyn. 1916. Nr. 12. — *Fleischmann, P.*, Der hohe Blutdruck. Entstehung, Prognose und Behandlung. Dtsch. med. Wochenschr. 1925. — *Forssner, H.*, Die chronischen sog. Endometritiden und ihre Behandlung. Allm. Sv. läkartidningen. 1911. Nr. 45. — *Frankl*, Über Blutungen bei Myoma uteri. Verhandl. d. dtsch. Ges. f. Gynäkol. 1911. — *Derselbe*, Über die Ovarialfunktion bei Morbus Basedowii. 15. Vers. d. dtsch. Ges. f. Gynäkol. Halle 1913. Ref. Gynäkol. Rundschau 1913. — *Franz, R.*, Über den Einfluß der Grippe auf die weiblichen Geschlechtsorgane. Wien. med. Wochenschr. 1919. — *Freund, H.*, Neuere Anschauungen und Behandlung uteriner Blutungen und Myome. Ref. Zentralbl. f. Gynäkol. 1925. Nr. 42. — *Freund, R.*, Praktische Folgerungen aus der modernen Lehre der Endometritis. Zentralbl. f. Gynäkol. 1910. S. 388. — *Fuß*, In welchen Fällen von Uterusblutung ist von der lokalen Behandlung ein Erfolg zu erwarten und in welchen nicht? Zentralbl. f. Gynäkol. 1925. S. 404. — *Füth, H.*, Über den Einfluß unlustbetonter Affekte auf die Entstehung uteriner Blutungen. Festschrift z. Feier d. 10jährigen Bestehens d. Akademie f. prakt. Med. in Köln. Bonn: A. Marcus u. E. Weber 1915. — *Gardner*, Hypertrophies of the Endometrium. Journ. of Americ. med. assoc. Jg. 19, p. 1831. 1915. — *Geist*, Konservativismus in der Behandlung essentieller Uterusblutungen. Surg., gynecol. a. obstetr. März 1923. S. 383. — *Derselbe*, The relation of Endometrium and ovary to haemorrhage from Myomatous uteri. Surg., gynecol. a. obstetr. Vol. 23. 1916. — *Goffe, J. Riddle*, Menorrhagie und Metrorrhagie, was bedeuten sie? Med. Record. Vol. 84. 1913. — *Derselbe*, Die biochemische Funktion des Endometriums bei der Ätiologie von Metrorrhagie und Menorrhagie. New York med. Journ. Vol. 100. 1914. — *Grad, Hermann*, The pathology of uterine bleeding in 100 analyzed cases. Americ. journ. of obstetr. a. gynecol. Vol. 5. 1923. — *Gudim-Lewkowitsch*, Uterusblutungen in Verbindung mit der hämorrhagischen Diathese und der Dysfunktion des Eierstockes. Beitr. z. Problem der Gynäkol. u. d. Karzinoms. Festschrift f. A. Theilhaber 1925. S. 148. — *Guilmard*, Über Menstruationsstörungen bei Herzfehler. Rev. internat. de méd. et de chirurg. prat. 1897. Nr. 18. — *Hartmann, H.*, Über Endometriumverfettungen außerhalb der Geschlechtsreife. Zentralblatt f. Gynäkol. 1926. Nr. 23. — *Hartje*, Zur Lehre von den hyperplastischen Veränderungen der Uterusschleimhaut. Zentralbl. f. Gynäkol. 1907. Nr. 47. — *Have*, Menorrhagia in virgins. A medicinal treatment. Brit. med. journ. 1911. Ref. Zentralbl. f. Gynäkol. 1912. — *Henkel*, Endometritis. Zentralbl. f. Gynäkol. 1909. — *Derselbe*, Die Störungen der Menstruation und ihre Behandlung. Dtsch. med. Wochenschr. 1924. Nr. 7. — *Henry,* La menstruation. Ref. Ber. üb. d. ges. Geburtsh. u. Gynäkol. Bd. 9. — *Hesse, Willy*, Über den diagnostischen Wert der Revision des Cavum uteri bei Blutungsanomalien. Münch. med. Wochenschr. 1923. — *Heyn, Albrecht*, Ätiologie und Therapie der Meno- und Metrorrhagien. Ber. üb. d. ges. Geburtsh. u. Gynäkol. Bd. 7, S. 577. — *Derselbe*, Über die Ursachen der zu starken und zu häufigen Regelblutungen. Arch. f. Gynäkol. Bd. 127. — *Himmelheber*, Zur Bedeutung der glandulären Hyperplasie und Hypertrophie des Endometriums. Monatsschr. f. Geburtsh. u. Gynäkol. Bd. 30. — *Hinselmann, H.*, Die Registrierung der Kontraktionen des nichtschwangeren menschlichen Uterus. Klin. Wochenschr. 1925. — *Hinselmann* und *Korallus*, Nachweis und Registrierung aktiver Bewegungen der Portio. Münch. med. Wochenschr. 1926. S. 1577. — *Dieselben*, Aktive Bewegungen der Portio. Münch. med. Wochenschr. 1926. Nr. 38. — *Hirsch*, Zur Lehre von der Ätiologie und Therapie der Uterusblutungen. Monatsschr. f. Geburtsh. u. Gynäkol. Bd. 37. — *Derselbe*, Die sog. chronische Metritis. Virchows Arch. f. pathol. Anat. u. Physiol. Bd. 196. — *Hitschmann* und *Adler*, Ein weiterer Beitrag zur Kenntnis der normalen und entzündeten Uterusmukosa. Die Klinik der Endometritis mit besonderer Berücksichtigung der unregelmäßigen Gebärmutterblutungen. Arch. f. Gynäkol. Bd. 100. — *Hitzanidés, E.*, Deux cas de métrorrhagies pendant l'appendicite chronique. Gynécol. et obstétr. Tom. 10. 1924. — *van der Hoeven*, Die Schleimhaut der Gebärmutter. Arch. f. Gynäkol. Bd. 95. — *Hofstätter, R.*, Die rauchende Frau. Eine klinische psychologische und soziale Studie. Ref. Ber. üb. d. ges. Geburtsh. u. Gynäkologie. Bd. 5. 1921. — *Derselbe*, Konstitutionelle Gesichtspunkte bei der Prognose der Menstruationsstörungen. Zeitschr. f. ges. Anat., Abt. 2: Zeitschr. f. Konstitutionslehre. Bd. 11. 1925. — *Höhne, O.*, Über Ursachen und Therapie, speziell Organotherapie der Menorrhagien. Jahreskurs f. ärztl. Fortbildung. 1915. — *Hueter*, Über chronische Metritis. Arch. f. Gynäkol. Bd. 87. — *Izquierdo y de Hernandez, M.*, Myxödem mit Uterusblutungen. Ref. Ber. üb. d. ges. Geburtsh. u. Gynäkol. Bd. 3. 1924. — *Dieselben*, Ein Fall von Myxödem mit Metrorrhagien. Ref. Ber. üb. d. ges. Geburtsh. u. Gynäkol. Bd. 2. — *Jakobsohn*, Die Bedeutung der Gefäßveränderungen des Uterus und der Ovarien für die Entstehung uteriner Blutungen. Inaug.-Diss. Freiburg 1911. — *Jones, A. Th.*, Metrorrhagia due to atheroma of the uterine vessels. Americ. journ. of obstetr. a. gynecol. Vol. 67. — *Kehrer, E.*, Ursachen und Behandlung der Unfruchtbarkeit nach modernen Gesichtspunkten. Dresden: Steinkopf 1922. — *Keiffer*, Recherches sur l'appareil hémostatique de l'uterus de femme. Arch. med. d'obstétr. et de gynécol. Tom. 8. 1919. — *Keller*,

Die Lehre von der Endometritis. Zeitschr. f. Geburtsh. u. Gynäkol. Bd. 65. 1909. — *Derselbe*, Über Funktionsprüfungen der Ovarialtätigkeit. Münch. med. Wochenschr. 1913. — *Kermauner, Fritz*, Über Pubertätsblutungen. Med. Klinik 1920. Nr. 37. — *Kjaegaard, S.*, Untersuchungen des Endometriums. Die histologischen Veränderungen bei benignem Leiden des Endometrium corporis. Kopenhagen 1913. Ref. Zentralbl. f. Gynäkol. u. Geburtsh. u. Grenzgebiete. Bd. 1, S. 587. — *Klein, G.*, Zur Pathologie der menstruellen Blutung. Monatsschr. f. Geburtsh. u. Gynäkol. Bd. 35. 1912. — *Knaus, Hermann*, Zur Korrelation zwischen Thyreoidea und dem weiblichen Genitale. Münch. med. Wochenschr. 1923. — *Köhler, R.*, Das Verhalten des Arztes bei Unregelmäßigkeiten der Menstruation. Wien. med. Wochenschrift 1922. — *Kon* und *Karaki*, Über das Verhalten der Blutgefäße in der Uteruswand. Virchows Arch. f. pathol. Anat. u. Physiol. Bd. 191. 1908. — *Kräuter, R.*, Schilddrüse und essentielle Uterusblutungen. Zentralbl. f. Gynäkol. 1923. — *Kritzler*, Beobachtung von Genitalblutungen bei cholerakranken Frauen. Zentralbl. f. Gynäkol. 1920. Nr. 7. — *Kroß, Isidor*, Uterine Sekretion — eine Experimentalstudie über ihre Wirkung auf die Blutgerinnung. Surg., gynecol. a. obstetr. Vol. 36, Nr. 2. Ref. Zentralbl. f. Gynäkol. 1924. Nr. 14. — *Kylin, Eskil*, Die Hypertoniekrankheiten. Berlin: Julius Springer 1926. — *Labhard*, Die Rolle des Ovariums im weiblichen Organismus. Schweiz. med. Wochenschr. 1920. Nr. 19. — *Lahm*, Pathologisch-anatomische Grundlagen gynäkologischer Uterusblutungen. Gynäkol. Ges. zu Dresden, 20. 3. 1918. Ref. Zentralbl. f. Gynäkol. 1919. — *Derselbe*, Das histologische Bild der Uterusschleimhaut und seine Beziehung zur gynäkologischen Erkrankung. Gynäkol. Ges. Dresden, 20. 10. 1921. Ref. Monatsschrift f. Geburtsh. u. Gynäkol. Bd. 57. — *Derselbe*, Die Schleimhauthypertrophie und Endometritis glandularis des Uterus als gynäkologisches Krankheitsbild. Zentralbl. f. Gynäkol. 1925. — *Latzko*, Ein Fall von rudimentärer Hämophilie. Geburtsh.-gynäkol. Ges. in Wien, 14. 3. 1916. — *Lenhartz*, Die Beziehungen der weiblichen Geschlechtsorgane zu inneren Erkrankungen. 25. Intern. Kongreß, Wien 1908. — *Letulle* und *Delater*, Eine die uterine Muskulatur durchsetzende Veränderung der Uterusschleimhaut. Bull. et mém. de la soc. anat. de Paris. Ref. Zentralbl. f. Gynäkol. 1924. Nr. 14. — *Lieven, Fr.*, Über Hämophilie bei Frauen. Zentralbl. f. Gynäkol. 1919. — *Lintz*, The endocrines in uterine hemorrhage. Ref. Ber. üb. d. ges. Geburtsh. u. Gynäkol. Bd. 1, H. 9. — *Loeser*, Die Grippe von 1918 in der Geburtshilfe und Gynäkologie. Arch. f. Gynäkol. Bd. 111. — *Löfquist, R.*, Die Anatomie der Endometritiden. 9. Vers. d. nord. Chirurgenvereins. 3.–5. Aug. 1911. Ref. Zentralbl. f. Gynäkol. 1911. Nr. 40. — *Mansfeld*, Über Metrasthenie, Tonisierung der Gebärmutter und halbseitige Röntgenkastration. Zentralbl. f. Gynäkol. 1920. — *Marsch, Fr.*, Der Einfluß der Herz- und Lungenkrankheiten auf den mensuellen Zyklus. Inaug.-Diss. Kiel 1924. — *Mayer, A.*, Ein Beitrag zur Lehre von der Hypoplasie der Genitalien und vom Infantilismus auf Grund von klinischen Beobachtungen. Hegars Beitr. z. Geburtsh. u. Gynäkol. Bd. 12. 1908. — *Derselbe*, Die Bedeutung des Infantilismus in Geburtshilfe und Gynäkologie. 15. Vers. d. dtsch. Ges. f. Gynäkol. Halle 1913. u. Gynäkol. Rundschau. Jg. 7. — *Derselbe*, Über Störungen von Menstruation und Schwangerschaft durch psychische Alteration. Zentralbl. f. Gynäkol. 1917. — *Mazal* und *Borek*, Ovarialbefunde bei Myom. Ref. Ber. üb. d. ges. Geburtsh. u. Gynäkol. Bd. 4. — *Meyer, E.*, Über Uterusblutungen bei Kreislaufstörungen und ihre Behandlung. Arch. f. Gynäkol. Bd. 107. — *Meyer, Rob.*, Über Drüsen, Zysten und Adenome im Myometrium bei Erwachsenen. Zeitschr. f. Geburtsh. u. Gynäkol. Bd. 43. — *Derselbe*, Zur Lehre von der Ovulation und den mit ihr in Beziehung stehenden normalen und pathologischen Vorgängen am Uterus. Zentralbl. f. Gynäkol. 1920. — *Derselbe*, Über Blut- und Lymphgefäßwucherungen in der Uterusmuskulatur (Teleangiektasie und Hämangiome, Angiohyperplasie und Angioadenomyohyperplasie und Lymphangiozystofibrom des Uterus). Arch. f. Gynäkol. Bd. 126. — *Meyer* und *Kaufmann*, Über den Wert der Stückchendiagnose. Zentralbl. f. Gynäkol. 1926. Nr. 1. — *Meyer, R.* und *J. Kitai*, Bemerkungen über endometrane Adenomyosis uteri in anatomischer Beziehung und insbesondere über die histologische Wirkung der heterotopen Zellwucherung, mit kurzer Bemerkung zur Theorie von Sampson. Zentralbl. f. Gynäkol. 1924. — *Meyer-Ruegg*, Die chronische Endometritis. Schweiz. Rundschau der Med. 24. 2. 1916. — *Meyerdierks, A.*, Über den mensuellen Zyklus bei der Basedowschen Krankheit. Inaug.-Diss. Kiel 1924. — *Michaelis*, Über Blutungen im Beginn der Pubertät. Inaug.-Diss. Freiburg 1911. — *Mironow*, Zur Behandlung der Gebärmutterblutungen bei Jungfrauen und Mädchen. Journ. akusch. iskensk. bolesn. 1911. — *Mohnheim, M.*, Menstruation bei Herzfehlern. Diss. München 1911. — *Mykertcjanz* und *Kellat*, Eine neue Behandlungsmethode der Gebärmutterblutungen mit Automammin. Ref. Ber. üb. d. ges. Geburtsh. u. Gynäkol. Bd. 11. — *Naegeli*, Über den Antagonismus von Chlorose und Osteomalacie als Hypogenitalismus und Hypergenitalismus. Münch. med. Wochenschr. 1918. Nr. 23. — *Derselbe*, Über die Konstitutionslehre in ihrer Anwendung auf das Problem der Chlorose. Dtsch. med. Wochenschr. 1918. — *Natvig, H.*, Menorrhagien und Metrorrhagien bei jungen Mädchen. Ref. Ber. üb. d. ges. Geburtsh. u. Gynäkol. Bd. 10. — *Navarro, A.* Uterusblutungen bei Diabetes. Ref. Ber. üb. d. ges. Geburtsh. u. Gynäkol. Bd. 1. — *Nobécourt*, Meno- und Metrorrhagien in der Pubertät. Clinique. 1926. Nr. 66. — *Nothhaft, A.*, Über Menstruationsstörungen im Zusammenhang mit geistigen Störungen. Inaug.-Diss. München 1920. — *Novak, E.*, Die pathologische Physiologie der uterinen Blutung. Journ. of the Americ. med. assoc. August 1914. Ref. Zentralbl. f. Gynäkol. 1915. — *Derselbe*, Menstruation and its disorders. New York: D. Appleton & Co. 1921. — *Derselbe*, Infantilism and other hypoplastic conditions of the uterus. Journ. of the Americ. med. assoc. Vol. 71. 1918. — *Derselbe*, Eine Studie über die Beziehungen zwischen dem Grad der menstruellen Reaktion des Endometriums und dem klinischen Charakter der Menstruation. Surg., gynecol. a. obstetr. Vol. 21, Nr. 3. — *Novak, J.*, Zur Theorie der Corpus luteum-Funktion und der ovariellen Blutungen. Zentralbl. f. Gynäkol. 1916. — *Pankow*, Metropathia haemorrhagica. Zeitschr. f. Geburtsh. u. Gynäkol. Bd. 65. — *Derselbe*, Die Bedeutung der psychogenen Kriegskomponente bei der Bewertung gynäkologischer Leiden. Dtsch. med. Wochenschrift 1918. — *Derselbe*, Graviditäts-, Menstruations- und Ovulationssklerose der Uterus- und Ovarialgefäße. Arch. f. Gynäkol. Bd. 80. — *Perazzi*, Über die Funktion des Eierstockes auf die Menstruation und Metrorrhagie. Folia gynecol. Vol. 12. 1917. — *Peters*, Über einen eigentümlichen Fall von weiblicher Hämophilie. Wien. klin. Wochenschr. 1919. — *Pincus, A.*, Über die gutartigen Veränderungen des Endometrium. Zentralbl. f. Gynäkol. Bd. 33. 1895. — *Plönies*, Die gegenseitigen Beziehungen der Menstruation und der Magenkrankheiten und ihre Bedeutung für Diagnose und Therapie. 25. Kongr. f. inn. Med. in Wien. Ref. Münch. med. Wochenschr. 1908. — *Polano*, Über die sog. Apoplexia uteri. Verhandl. d. dtsch. Ges. f. Gynäkol. 17. Kongr. 1923. — *Porosz, M.*, Eine luetische Metrorrhagie. Gyósgyászat 1909. Nr. 31. Ref. Zentralbl. f. Gynäkol. 1910. Nr. 33. — *Priesmeier, Karl*, Über Pubertätsblutungen und ihre Behandlung Inaug.-Diss. Köln 1921. — *Puppel, E.*, Sehstörungen nach Genitalblutungen. Monatsschr. f. Geburtsh. u. Gynäkol. Bd. 65. — *Retzlaff, O.*, Über Erblindung und Genitalblutungen. Zentralbl. f. Gynäkol. 1923. — *Ridella*, Utero-ovarielle Insuffizienz bei essentiellen Genitalblutungen im geschlechtsreifen Alter und nach der Menopause. Ref. Ber. üb. d. ges. Gynäkol. u. Geburtsh. Bd. 9. — *De Rouville* and *Sappey*, The action of the lutein cells of the ovary in certain uterine hemorrhages. Gynécol. et obstétr. 1922. — *Ruge, K.*, Zur Ätiologie und Anatomie der Endometritis. Zeitschr. f. Geburtsh. u. Gynäkol. Bd. 5. — *Saito, O.*, Beiträge zum Studium der Uterusgefäße. Ref. Ber. üb. d. ges. Geburtsh. u. Gynäkol. Bd. 10. — *Salus, H.*, Moderne Ehemetritis. Zentralbl. f. Gynäkol. 1919. — *Salzmann, S.*, Hypothyreoidismus als Ursache mancher Formen von Menorrhagien. Americ. journ. of obstetr. a. gynecol. Vol. 74. — *Schickele*, Die Lehre der Endometritis. Hegars Beitr. Bd. 13. — *Derselbe*, Physiologie und Pathologie der Ovarien. Arch. f. Gynäkol. Bd. 97. — *Derselbe*, Zur Kasuistik der Pubertätsblutungen. Oberrhein. Ges. f. Geburtsh. u. Gynäkol. 8. 3. 1914. Ref. Beitr. f. Geburtsh. u. Gynäkol. Bd. 19. — *Schickele* und *Keller*, Die glanduläre Hyperplasie der Uterusschleimhaut, ihre Beziehungen zu den Uterusblutungen. Arch. f. Gynäkol. Bd. 95. 1911. — *Schickele, G.*, Die Beziehungen der Menstruation zu allgemeinen und organischen Erkrankungen. Ergebn. d. inn. Med. u. Kinderheilk. Teil II, Bd. 15. 1917. — *Derselbe*, Die Ätiologie und kausale Therapie der Uterusblutung. Monatsschr. f. Geburtsh. u. Gynäkol. Bd. 39. — *Schiller*, Über endometrioide Bildungen in den Parametrien. Arch. f. Gynäkol. Bd. 129. — *Schornack, E.*, Der Einfluß des Kollum-Karzinoms des Uterus auf das Endometrium. Inaug.-Diss. Rostock 1920. — *Schröder, Rob.*, Die Pathogenese und Therapie der die chronische Endometritis charakterisierenden Symptome: Blutungen, Fluor und Schmerzen. Monatsschr. f. Geburtsh. u. Gynäkol. Bd. 50. 1919. — *Derselbe*, Endometrium und Genitaltuberkulose. Nordwestdtsch. Ges. f. Geburtsh. u. Gynäkol. Hamburg, 2. 10. 1920. — *Derselbe*, Die klinischen Zeichen der Funktionsanomalien des Ovariums. Monatsschr. f. Geburtsh. u. Gynäkol. Bd. 51. — *Derselbe*, Zur Analyse der genitalen Blutungen bei nicht schwangeren Frauen. Klin. Wochenschr. 1922. Nr. 39. — *Derselbe*, Die Pathogenese der Meno- und besonders der Metrorrhagien. Arch. f. Gynäkol. Bd. 110. — *Derselbe*, Anatomische Beiträge zur normalen und pathologischen Physiologie des Menstruationszyklus. Arch. f. Gynäkol. Bd. 104. — *Derselbe*, Die normale und pathologische Anatomie des Endometriums. Arch. f. Gynäkol. Bd. 98. — *Schwab*, Chronische Endometritis. Zentralbl. f. Gynäkol. 1907. S. 900. — *Sehrt*, Zur thyreogenen Ätiologie der hämorrhagischen Metropathien. Münch. med. Wochenschr. 1913. Nr. 18. — *Seidler*, Ursachen und Behandlung der Gebärmutterblutungen. Ref. Ber. üb. d. ges. Geburtsh. u. Gynäkol. Bd. 9. — *Seitz, A.*, Der konstitutionelle Faktor in der Pathogenese gynäkologischer Blutungen. Arch. f. Gynäkol. Bd. 120. — *Derselbe*, Über anatomische Befunde am Endometrium bei Meno- und Metrorrhagien. Zeitschr. f. Geburtsh. u. Gynäkol. Bd. 83. 1921. — *Derselbe*, Die Ursachen und die Behandlung der gynäkologischen Blutungen (Meno- und Metrorrhagien). Klin. Wochenschr. 1925. Nr. 40. — *Derselbe*, Beiträge zur Pathogenese der Meno- und Metrorrhagien. Arch. f. Gynäkol. Bd. 116. — *Seitz, L.*, Über die Benennung der Menstruationsunregelmäßigkeiten. Zentralbl. f. Gynäkol. 1922. Nr. 2. — *Seligmann, Elis*, Beitrag zur Ätiologie und Klinik der Pubertätsblutungen. Inaug.-Diss. Frankfurt a. M. 1924. — *Sellheim, Hugo*, „Metroendometritis" und „Metropathie". I. Teil. Dtsch. med. Wochenschr. 1923. S. 707. — *Derselbe*, „Metroendometritis" und „Metropathie". Diskussion Landecker, Novak, Benthin, Aschner, Schröder, Mathes, v. Jaschke. Arch. f. Gynäkologie. Bd. 120. — *Seymour, H.*, Endoscopy of the uterus with a description of a hysteroscope. Brit. med. journ. 1925. Nr. 3391. — *Derselbe*, Method of endoscopic examination of the uterus with its indications. Royal society of med. 4. 3. 1926. — *Shaw, W. F.*, Subdivisions of chronic Metritis. Journ. of obstetr. a. gynecol. of the Brit. Empire. Vol. 26. 1914. — *Siredey*, Des métrorrhagies des jeunes filles. Gynécologie. Jg. 24. 1925. — *Siredey* et *Lemaire*, Les métrorrhagies virginales. Etude histologique de la muqueuse utérine dans une forme particulaire de métrorrhagie observée chez des jeunes filles. Rev. de gynécol. 1911. Nr. 2. — *Sohma*, Über die Histologie der Ovarialgefäße in den verschiedenen Lebensaltern, mit besonderer Berücksichtigung der Menstruations- und Ovulationssklerose. Arch. f. Gynäkol. Bd. 84. 1908. — *Solowij*, Die Sklerose der Gebärmutter als Ursache von unstillbaren Blutungen. Monatsschrift f. Geburtsh. u. Gynäkol. Bd. 25. 1907. — *Stickel*, Zur Behandlung ovarieller Blutungen. 17. Gynäkol.-Kongr. Innsbruck 1922. — *Sturmdorf*, The functional metrorrhagies their nature and control. Journ. of the Americ. med. assoc. Vol. 62. Nr. 7. — *v. Swiecicki*, Gynäkol.-Kongreß 1895 in Wien. — *Taglialatela, G.*, Korpusmetritis. Habilitationsschrift Catania 1921. Ref. Zentralbl. f. Gynäkol. 1924. Nr. 14. — *Tedenat*, Métrorrhagies dans l'artério-sclérose utérine. Gynécologie. Jg. 23, Nr. 5. 1924. — *Theilhaber, A.*, Der Einfluß von geschlechtlichen Erregungen auf die Entstehung von Uterusblutungen und anderen Unterleibsbeschwerden. Arch. f. Gynäkol. Bd. 107. — *Derselbe*, Die klinischen Symptome und die Therapie der chronischen Endometritis. Gynäkol. Ges. München. Ref. Münch. med. Wochenschr. 1908. Nr. 10. — *Derselbe*, Die Ursachen und die Behandlung der essentiellen Uterusblutungen und des Ausflusses. Arch. f. Gynäkol. Bd. 102. — *Derselbe*, Die Rolle der Ovarien und der Uterusmuskulatur bei der Entstehung und dem Verlaufe der Uterusblutungen. Arch. f. Gynäkol. 94. — *Derselbe*, Insufficientia uteri, Atonia uteri, Hyperplasia uteri und Uterusblutungen. Monatsschr. f. Geburtsh. u. Gynäkol. Bd. 31. 1910. — *Derselbe*, Blutungen und Ausfluß aus dem Uterus. München 1909. — *Derselbe*, Die Variationen im Bau des normalen Endometrium und die chronische Endometritis. Münch. med. Wochenschrift 1907. — *Theilhaber* und *Meier*, Chronische Endometritis. Arch. f. Gynäkol. Bd. 86. — *Turban*, Beziehungen der Menstruation zur Lungentuberkulose. 25. Internisten-Kongreß. Wien 1908. — *Unterberger*, Über das Auftreten von Fetttröpfchen in den Muskelzellen des Myometriums bei der sog. Metritis chronica. Arch. f. Gynäkol. Bd. 90. 1910. — *Vogel, W.*, Über das Verhalten der Blutplättchen bei gynäkologischen Blutungen. Zentralbl. f. Gynäkol. 1924. Nr. 3. — *Derselbe*, Über den Einfluß von Lageveränderungen des Uterus und von entzündlichen Adnexerkrankungen auf die Menstruation. Arch. f. Gynäkol. Bd. 123. 1924. — *Waehneldt, V.*, Der mensuelle Zyklus bei Lageveränderungen der Gebärmutter. Inaug.-Diss. Rostock 1922. — *Wagner, G. A.*, Zur Behandlung der Genitalblutungen der Frau. Therapeut. Monatshefte. 1915. H. 8. — *Wallin*, Thyreogene Menorrhagien. Journ. of the Americ. med. assoc. Nr. 25. Ref. Dtsch. med. Wochenschr. 1909. Nr. 3. — *Watson-Smith, L.*, Metrorrhagien bei gleichzeitiger Hypertrophie und Sklerose der uterinen Gefäße. Americ. journ. of obstetr. a. gynecol. a. dis. of Wom. a. children. 1914. — *Weidemann, Martina*, Thyreoidea und Menstruation. Zeitschr. f. Geburtsh. u. Gynäkol. Bd. 80. — *Weil*, Menorrhagies et troubles de coagulation sanguine. Bull. et mém. de la soc. méd. des hôp. de Paris. Tom. 29, p. 532. — *Wermbter*, Fibrillengehalt in den Uterusschleimhäuten bei klinisch diagnostizierter Genitalunterfunktion. Zentralbl. f. Gynäkol. 1926. Nr. 25. — *Derselbe*, Über den Umbau der Uterusgefäße in verschiedenen Monaten der Schwangerschaft erst- und mehrgebärender Frauen unter Berücksichtigung des Verhaltens der Zwischensubstanz der Arterienwände. Virchows Arch. f. pathol. Anat. u. Physiol. Bd. 257. — *Derselbe*, Über die Bindegewebsfibrillen der Uterusschleimhäute mit besonderer Berücksichtigung der Hyperplasia glandularis. Virchows Arch. f. pathol. Anat. u. Physiol. Bd. 253. — *Whitehouse, B.*, Physiologie und Pathologie der Uterusblutungen. Lancet 1914. — *Derselbe*, The pathology and treatment of uterine haemorrhage. Practitioner. Vol. 90. Nr. 6. — *Wiesel, J.*, Endokrine Störungen in der Pubertät. Klin. Wochenschr. 1923. — *Willey, E. F.*, Menstruation und Menorrhagia. Journ. of obstetr. a. gynecol. of the Brit. Empire. 1909. — *Winkel*, Die Ätiologie der Endometritis. Kongreß d. dtsch. Ges. f. Gynäkol. Wien 1895. — *Witt*, Verblutung bei der Menstruation. Ärztl. Verein Hamburg, 11. 11. 1924. Ref. Klin. Wochenschr. 1925. — *Wittek*, Die sklerotischen Gefäßveränderungen des Uterus bei Nulli- und multiparen und die klimakterischen Blutungen. Monatschr. f. Geburtsh. u. Gynäkol. Bd. 23. 1906.

b) Therapie der starken Regelblutung.

Abel, K., Uteramin-Zymin, ein synthetischer Ersatz der Mutterkornpräparate. Dtsch. med. Wochenschr. 1914. Nr. 17. — *Abel, John* und *Kubota*, Über die Anwesenheit von Histamin in der Hypophysis cerebri und anderen Geweben des Körpers, sowie über sein Vorkommen unter den hydrolytischen Spaltprodukten der Proteine. Journ. of pharmacol. a. exp. therapeut. Vol. 13. 1919. Ref. Zentralbl. f. Gynäkol. 1921. Nr. 20. — *Abel, G.*, Über die Verwendbarkeit des Siccostypt in der gynäkologischen

Praxis. Zentralbl. f. Gynäkol. 1921. Nr. 18. — *Abelin*, Die biologische Bedeutung von tiefen Eiweißabbauprodukten, besonders von Aminen, für den Organismus. Med. Bezirksverein Bern 19. 6. 1919. Ref. Schweiz. med. Wochenschr. 1920. Nr. 9. — *Bab*, Pituitrin als gynäkologisches Styptikum. Münch. med. Wochenschr. 1911. Nr. 29. — *Derselbe*, Organotherapeutische Erfahrungen und Anwendung von Aphrodisiaen in der Gynäkologie. Klin.-therapeut. Wochenschr. 1913. Nr. 51. — *Derselbe*, Die Verwendung des Hypophysenpräparates Coluitrin in der gynäkologischen Therapie. Med. Klinik 1917. Nr. 2. — *Barger* und *Dale*, Ergotoxin und einige andere Bestandteile des Mutterkorns. Biochem. journ. Vol. 2. 1907. Ref. Schmidts Jahrb. 1909. — *Bigler*, Über Secalopan, ein neues Secalepräparat, gleichzeitig ein Beitrag zur Kenntnis des Secale cornutum. Schweiz. med. Wochenschr. 1920. Nr. 6. — *Boruttau*, Metrotonin, ein stärkstwirkendes Secale-Ersatzpräparat zur Injektion. Dtsch. med. Wochenschr. 1920. Nr. 3. — *Derselbe*, Siccostypt, ein Präparat aus Hirtentäschelkraut. Dtsch. med. Wochenschr. 1920. Nr. 8. — *Boruttau* und *Davidsohn*, Über ein Haselnußpräparat Mensan. Münch. med. Wochenschr. 1909. Nr. 48. — *Böwing, Karl*, Gynergen zur Bekämpfung der Atonie. Münch. med. Wochenschr. 1922. Nr. 8. — *Braun, Alfred*, Zur Auswertung von Mutterkornpräparaten. Arch. f. exp. Pathol. u. Pharmakol. Bd. 108. 1925. — *Braun, Walter*, Über die Verwendbarkeit des Menostaticum in der gynäkologischen Praxis. Med. Klinik 1923. Nr. 29. — *Derselbe*, Vergleichende pharmakologische Untersuchungen von Clavipurin und anderen Mutterkornpräparaten. Münch. med. Wochenschr. 1924. S. 1641. — *Derselbe*, Beiträge zur Kalziumtherapie in der gynäkologischen Praxis unter besonderer Berücksichtigung des Hämosistan. Monatsschr. f. Geburtsh. u. Gynäkol. Bd. 74, S. 160. — *Cushny*, Mutterkorn. Heffters Handbuch der experimentellen Pharmakologie. Bd. 2, H. 2. — *van Dongen, J. A.*, Pharmacologische en klinische onderzoeckinen over erodium cicutarium, een Stypticum by uterusbloedingen. Inaug.-Diss. Amsterdam 1915. Ref. Frommels Jahresberichte 1915. — *Dührssen*, Über synthetisches Hydrastinin hydrochlor. Berl. klin. Wochenschr. Bd. 50. 1913. — *Ekstein*, Über medikamentöse Uterustonisierung. Gynäkol. Rundschau 1914. H. 5. — *Engelhard*, De werking van baarmoeder-extracten op den overlevenden konijnenuterus. Nederlandsch tjidschr. v. verlosk. en gynäkol. Vol. 27, H. 1—3. 1919. — *Derselbe*, De werking van extract hydrastis en siju bestanddeelen op de baarmoeder der kat. Nederlandsch tjidsch. v. verlosk. en gynäkol. 1919. H. 1—3. — *Este, F.*, Zur medikamentösen Behandlung der benignen Metrorrhagien. Klin.-therapeut. Wochenschr. 1915. Nr. 5b. — *Feldmann, M.*, Über Erystypticum Roche. Therap. Monatshefte 1914. H. 4. — *Felice la Torre*, Über die histologischen Veränderungen der Gewebe des Uterus unter der Wirkung von als uteruskontraktionserregend betrachteten Substanzen. Gynäkol. Rundschau 1912. H. 10. — *Forst, Walter*, Hyberbin, ein neues Haemostypticum. Dtsch. med. Wochenschr. 1923. — *Derselbe*, Über die uteruswirksamen Substanzen im Mutterkorn. Naunyn-Schmiedebergs Arch. Bd. 114. 1926. — *Forst* und *Wiese*, Über die uteruswirksamen Substanzen im Mutterkorn. II. Teil: Histamin. Naunyn-Schmiedebergs Arch. Bd. 117. — *Franz, Th.*, Erodium cicuterium als Stypticum. Wien. klin. Wochenschr. 1917. — *Derselbe*, Über den Wert der Capsella bursae pastoris als Sekaleersatz. Klin. Wochenschr. 1922. Nr. 46. — *Freund, H.*, Liquor hydrastis Bayer, ein synthetisch hergestelltes Hydrastinin. Therapeut. Monatsschr. Juni 1912. — *v. Frey*, Zur Wirkung des Gynergen. Schweiz. med. Wochenschr. 1922. H. 1. — *Fritz, A.*, Präparate für die geburtsh.-gynäkol. Praxis. Med. Klin. 1924. Nr. 26. — *Fühner, Hermann*, Über die Wirkung von Pituitrin und Histamin an der isolierten Gebärmutter. Therapeut. Monatshefte 1913. Bd. 27. — *Derselbe*, Die Hypophyse und ihre wirksamen Bestandteile. Therapeut. Halbmonatshefte 1920. Nr. 16. — *Guggisberg*, Neue Ergebnisse der Sekaleforschung. Monatsschr. f. Geburtsh. u. Gynäkol. Bd. 50. 1919. — *Derselbe*, Über Gynergen. Schweiz. med. Wochenschr. 1924. Nr. 4. — *Gyr, E.*, Klinische Erfahrungen mit dem Gynergen-Sandoz. Schweiz. med. Wochenschr. 1921. Nr. 39. — *Haskell, C.* und *Rucker*, Wirkung von Ergotin und Hypophysenlösung auf die Gebärmutter. Americ. journ. of obstetr. a. gynecol. 1922. Ref. Zentralbl. f. Gynäkol. 1924. S. 58. — *Heffter* und *S. G. Zondek*, Über die Wirkungsursache des Hirtentäschelkrautes. Klin. Wochenschr. 1922. Nr. 10. — *Hermann*, Hypophysenpräparate. Klin. Wochenschr. 1925. S. 238. — *Heubner, W.*, Über Mutterkornpräparate. Klin. Wochenschr. 1922. Nr. 29. — *Hoffmann, Klaus*, Zur Frage der Mutterkornpräparate. Arch. f. Gynäkol. Bd. 120. 1923. — *Impens*, Über Tenosin. Dtsch. med. Wochenschr. 1920. Nr. 7. — *Jacobi, C.*, Zur Frage der Mutterkornwirkung. Med.-naturwiss. Verein Tübingen, Sitzung 18. 2. 1924. Ref. Klin. Wochenschr. 1924. Nr. 18. — *Jäger*, Ein neuer, für die Praxis brauchbarer Sekaleersatz. Münch. med. Wochenschr. 1913. Nr. 31. — *Derselbe*, Vergleichende tierexperimentelle und klinische Versuche mit Sekaleersatz. Münch. gynäkol. Ges. 25. 3. 1920. Ref. Münch. med. Wochenschr. 1921. Nr. 5. — *Derselbe*, Vergleichende tierexperimentelle und klinische Versuche mit Sekaleersatz. Arch. f. Gynäkol. Bd. 114 u. Zentralbl. f. Gynäkol. 1920. Nr. 43. — *Joachimoglu*, Die Pharmakologie der Wehenmittel. Monatsschr. f. Geburtsh. u. Gynäkol. Bd. 50. 1919. — *Joachimovits, Rob.*, Studien über ein Salz des Pyridons und einiger Nikotinsäurederivate in ihrer Wirkung auf den

Uterus. Arch. f. Gynäkol. Bd. 123. — *Kaminskaja, L. A.*, Extr. fluid. polygoni hydropiperas und seine styptische Wirkung. Wratschebnaja Gaseta. Nr. 14. — *Katz, Georg,* Zur medikamentösen Behandlung der Gebärmutterblutung. Med. Klinik . Jg. 9, Nr. 17. — *Kehrer, H. C.,* Experimentelle Untersuchungen über die Wirkung der Mutterkornpräparate. Der überlebende Uterus als Testobjekt für deren Wirksamkeit. 12. Dtsch. Gynäkologen-Kongreß zu Dresden am 21. 5. 1907. — *Derselbe,* Die medikamentöse Therapie der Uterusblutungen und der jetzige Stand der Mutterkornfrage. Med. Klinik 1908. Nr. 22. — *Kochmann,* Zur Wirkung des Hirtentäschels, Capsella bursae pastoris, auf den Uterus. Münch. med. Wochenschr. 1920. Nr. 45. — *Koerting, Walter,* Ist Gynergen unschädlich? Klin. Wochenschr. 1923. Nr. 25. — *Derselbe,* Entgegnung auf die Arbeit von Guggisberg, Über Gynergen. Schweiz. med. Wochenschr. 1924. Nr. 29. — *Kosminski,* Über die Anwendung des Tenosins in der Gynäkologie. Dtsch. med. Wochenschr. 1919. Nr. 30. — *Kroeber,* Über Capsella bursa pastoris-Hirtentäschel. Münch. med. Wochenschr. 1920. Nr. 26. — *Krummacher,* Die Behandlung der profusen Menses mit Styptysatum. Monatsschr. f. Geburtsh. u. Gynäkol. Bd. 49. — *Derselbe,* Styptysatum Bürger bei profusen Menses. II. Mitt. Monatsschr. f. Geburtsh. u. Gynäkol. Bd. 52. — *Lévy-du Pau,* Medikamentöse Blutstillung des Uterus. Rev. méd. de la Suisse romande 1922. Nr. 9. Ref. Zentralbl. f. Gynäkol. 1924. Nr. 11. — *Macht,* The action of so-called emmenagogue oils on the isolated uterus. Journ. of the Americ. med. assoc. Vol. 61. — *Mandler,* Uteramin in der Praxis. Berl. klin. Wochenschr. 1914. Nr. 43. — *Marchionneschi, O.,* Mestruazione e metranodina. Rass. di clin., terap. e sciens aff. Jg. 12. 1913. Ref. Zentralbl. f. d. ges. Geburtsh. u. Gynäkol. — *Martin, Karl,* Kleine Versuche mit Ergotitrin. Klin. Wochenschr. 1924. Nr. 7. — *v. Mikulicz-Radecki,* Über Gynergen. Zentralbl. f. Gynäkol. 1924. S. 1953. — *Müller, Fr.,* Kritisches Sammelreferat über die neuen Arzneimittel des Jahres 1923. Über Mutterkornpräparate. Ref. Dtsch. med. Wochenschr. 1924. Nr. 12. — *Offergeld, Heinrich,* Über synthetisches Hydrastinin und seine Anwendung. Berl. klin. Wochenschr. 1913. — *Oppenheim, Hans,* Über ein neuartiges konstantes Mutterkornpräparat. Dtsch. med. Wochenschr. 1916. Nr. 42. — *Derselbe,* Das Erystyptikum bei gynäkologischen Blutungen. Med. Klinik 1916. S. 852. — *Derselbe,* Bemerkungen über ein neues Blutstillungsmittel. Frauenarzt. Jg. 31, H. 11 u. 12. — *Derselbe,* Styptysat, ein neues Uterinum. Med. Klinik 1920. Nr. 35. — *Pick, J.,* Meine Erfahrungen mit Styptol. Gynäkol. Rundschau 1913. Nr. 22. — *Prerovaky,* Hämastyptika. Zentralbl. f. Gynäkol. 1926. Nr. 31. — *Roseno, Alfred,* Über Clavipurin in der Gynäkologie. Med. Klinik 1924. Nr. 14. — *Rothlin, E.,* Über die spezifisch wirksamen Substanzen des Mutterkornes. Klin. Wochenschr. 1922. Nr. 46. — *Derselbe,* Über das Ergotamin, ein spezifisch wirksames Alkaloid aus dem Mutterkorn. Schweiz. med. Wochenschr. 1922. Nr. 40. — *Rothlin* und *Schegg,* Über den heutigen Stand des Mutterkornproblems. Wien. med. Wochenschr. 1925. Nr. 36/38. — *Rübsamen,* Klinisch-experimentelle Untersuchungen (externe Hysterographie) zur Frage des synthetischen Mutterkornersatzes. Münch. med. Wochenschr. 1921. Nr. 11. — *Derselbe,* Zur Frage des synthetischen Mutterkornersatzes. Verhandl. des 16. Gynäkologen-Kongresses zu Berlin 1920. — *Samter,* Behandlung gynäkologischer Blutungen mit Secalysat. Bürger. Med. Klinik 1916. Nr. 44. — *Schegg,* Experimenteller Beitrag zur Methodik für den Nachweis der Spezifität der Mutterkornpräparate. Zeitschr. f. d. ges. exp. Med. Bd. 45. 1925. — *Schultheiß, Hans,* Pharmakologische Untersuchungen am Uterus. Zeitschr. f. Geburtsh. u. Gynäkol. Bd. 87. — *Seel, Hans,* Über die Wirksamkeit des Hirtentäschels (Capsella bursa pastoris). Münch. med. Wochenschr. 1924. Nr. 21. — *Spiro, K.,* Die wirksamen Alkaloide des Mutterkorns. Klin. Wochenschr. 1923. Nr. 27. — *Stratz, C. H.,* Die Anwendung wehenerregender und blutungsstillender Mittel. Zentralbl. f. Gynäkol. 1924. Nr. 1/2. — *Trebing, Joh.,* Erystypticum Roche bei Blutungen der weiblichen Genitalorgane. Zeitschr. f. Gynäkol. 1914. — *Derselbe,* Secalysatum (Bürger), ein deutsches, verstärktes Mutterkornpräparat. Zentralbl. f. Gynäkol. 1917. Nr. 19. — *Trendelenburg,* Über den Gehalt der Hypophysenhinterlappen-Extrakte an uteruserregenden Substanzen. Münch. med. Wochenschr. 1922. Nr. 4. — *Derselbe,* Die Sekretion des Hypophysenhinterlappens in die Zerebrospinalflüssigkeit. Klin. Wochenschr. 1924. Nr. 18. — *Derselbe,* Der Gehalt der Hypophysenauszüge des Handels an uteruserregender Substanz. Klin. Wochenschr. 1925. Nr. 1. — *Trendelenburg* und *Borgmann,* Titrierung von Hypophysenextrakten am ausgeschnittenen Uterus. Biochem. Zeitschr. Bd. 106. — *Tschetschulin,* Zur Frage der Wertbestimmung von Secale cornutum. Naunyn-Schmiedebergs Arch. f. exp. Pathol. u. Pharmakol. Bd. 112. 1926. — *Walther, H.,* Hydrastopon, ein neues Antidysmenorrhoika. Med. Klinik 1914. — *Derselbe,* Synthetisches Hydrastinin-Bayer, ein Ersatz für Extr. hydrastis canadensis fluidum. Münch. med. Wochenschr. 1913. — *Derselbe,* Capsella bursa als Sekaleersatz. Med. Klinik 1920. Nr. 24. — *Wasicky,* Über Mutterkornersatz-Präparate. Geburtsh.-gynäkol. Ges. in Wien 9. 5. 1922. Ref. Monatsschr. f. Geburtsh. u. Gynäkol. Bd. 61. — *Derselbe,* Ist Capsella bursa pastoris Moench ein brauchbarer Mutterkornersatz? Apotheker-Zeitung 1920. S. 277. — *Derselbe,* Ein Beitrag zur Kenntnis von Erodium cicutarium (Reiterschnabel). Wien. klin.

Wochenschr. 1919. Nr. 1. — *Derselbe,* Über Mutterkornersatzmittel. Wien. med. Wochenschr. 1922. Nr. 29. — *Wendling, Henry,* Experimentelle Untersuchungen über die Einwirkung synthetischer Hydrastispräparate auf den Uterus. Inaug.-Diss. Bern 1915. — *Wiechowski* und *Halphen,* Die Uteruswirkung der Capsella bursae pastoris. Klin. Wochenschr. 1922. Nr. 16. — *Wood,* The drug treatment of uterine hemorrhages. Americ. journ. of obstetr. a. gynecol. Vol. 67. 1913. — *Zöllner,* Über Nebenerscheinungen, Dosierung und Ergebnisse bei Anwendung des Gynergens in der Geburtshilfe und Gynäkologie. Dtsch. med. Wochenschr. 1924. Nr. 36. — *Zondek, Bernh.,* Über synthetische Ersatzpräparate des Mutterkorns. Monatsschr. f. Geburtsh. u. Gynäkol. Bd. 57. 1922.

B. Die morphologisch faßbaren Störungen des uterinen Zyklus.
Die echte Endometritis.
a) *Eitrige Endometritis.*

(Weitere Literatur s. Kapitel über Gonorrhöe und Entzündung der Genitalorgane.)

Albrecht, Die chronische Endometritis. Diskussion zu Theilhabers Vortrag. Ärztl. Verein München 30. 10. 1907. Ref. Berl. klin. Wochenschr. 1907. Nr. 46. — *Derselbe,* Zur Kritik der neuen Lehre von der Endometritis. Frankfurt. Zeitschr. f. Pathol. Bd. 2. 1909. — *Derselbe,* Die Lehre von der Endometritis. Frankfurt. Zeitschr. f. Pathol. Bd. 7. 1911. — *Derselbe,* Die pathologische Anatomie der Endometritis. Monatsschr. f. Geburtsh. u. Gynäkol. Bd. 34. 1911. — *Amann,* jr., Über die Histogenese der Endometitis. Zeitschr. f. Geburtsh. u. Gynäkol. 1894. — *Birmbaum,* Therapie der akuten und chronischen Endometritis. Therapeut. Monatshefte 1910. Nr. 12. — *Büttner,* Zur Endometritisfrage. Gynäkol. Rundschau Bd. 3. — *Derselbe,* Anatomische und klinische Untersuchungen über die Endometritis. Arch. f. Gynäkol. Bd. 92. 1910. — *Cameron* and *John Hewitt,* Uterine haemorrhage. London: Edward Arnold & Co. 1926. — *Doléris, I. A.,* Métrite et fausses métrites. Paris: A. Maloine 1902. — *Drießen,* Endometritis, Folge abnormaler Menstruation. Ursache profuser Blutungen. Zentralbl. f. Gynäkol. 1914. — *Essen Möller,* Über die Endometritiden. Referatthema des 9. nord. Kongresses 1911. — *Fischer, M.,* Schleimhautkatarrhe unklarer Ätiologie. Klin. Wochenschr. 1924. — *Fischer, Max,* Über Pyometra. Inaug.-Diss. Greifswald 1920. — *Frank,* Interpretation of uterine curettins. Americ. journ. of obstetr. a. gynecol. Febr. 1912. — *Derselbe,* Recent views on inflammations of the endometrium and endometritis. New York med. journ. a. med. record. 1912. p. 627. — *Frankl, Oskar,* Plexus venosus varicosus endometrii. Monatsschr. f. Geburtsh. u. Gynäkol. Bd. 42. 1915. — *Derselbe,* Über Blutungen bei Myoma uteri. Verhandl. d. dtsch. Ges. f. Gynäkol. 1911. — *Freund, R.,* Praktische Folgerungen aus der modernen Lehre der Endometritis. Zentralbl. f. Gynäkol. 1909. — *Frey,* Über Plasmazellen und ihr Vorhandensein bei den Erkrankungen der weiblichen Geschlechtsorgane, speziell des Endometriums. Zeitschr. f. Geburtsh. u. Gynäkol. Bd. 65. 1910. — *Fromme, F.,* Die Lehre von der Endometritis. Med. Klinik 1910. Nr. 1. — *Gerich, O.,* Intermittierende Pyometra. Zentralbl. f. Gynäkol. 1923. — *Hitschmann* und *Adler,* Die Lehre von der Endometritis. Zeitschr. f. Geburtsh. u. Gynäkol. Bd. 60. — *Derselbe,* Ein weiterer Beitrag zur Kenntnis der normalen und entzündeten Uterusmukosa. Die Klinik der Endometritis mit besonderer Berücksichtigung der unregelmäßigen Gebärmutterblutungen. Arch. f. Gynäkol. Bd. 100. — *Kehrer, E.,* Zur sog. Endometritis decidua tuberosa. Arch. f. Gynäkol. Bd. 119. — *Keller,* Die Lehre von der Endometritis. Zeitschr. f. Geburtsh. u. Gynäkol. Bd. 65. 1909. — *Kiersnowski, A.,* Zur Regeneration des Uterusepithels nach der Geburt. Anat. Hefte 1894. — *Kjaegaard, S.,* Untersuchungen des Endometriums. Die histologischen Veränderungen bei benignen Leiden des Endometriums corporis. Kopenhagen 1913. Ref. Zentralbl. f. d. ges. Gynäkol. u. Geburtsh. u. Grenzgeb. Bd. 1, S. 587. — *Kroemer,* Senile Pyorrhöe und ihre Behandlung. Med. Verein Greifswald 20. 4. 1914. Ref. Dtsch. med. Wochenschr. 1914. Nr. 9. — *Kronke, O.,* Über Anatomie und Klinik der echten Endometritis. Inaug.-Diss. Rostock 1920. — *Lahm,* Pathologisch-anatomische Grundlagen gynäkologischer Uterusblutungen. Gynäkol. Ges. zu Dresden 20. 3. 1918. Ref. Zentralbl. f. Gynäkol. 1919. H. 27. — *Derselbe,* Die Endometritis post abortum als Ursache meno- und metrorrhagischer Uterusblutungen. Zentralbl. f. Gynäkol. 1920. H. 33. — *Derselbe,* Die mikroskopische Diagnose der Endometritis post abortum mit besonderer Berücksichtigung der Spätstadien. Zentralbl. f. Gynäkol. 1926. Nr. 37. — *Länsimäki,* Endometritis gonorhoica acuta, subacuta, chronica. Mitt. a. d. gynäkol. Klinik d. Prof. Dr. Engström-Helsingfors. S. Karter. Bd. 12, H. 1/2. — *Linnert,* Regeneration der Uterusschleimhaut nach der Geburt. Klin. Wochenschr. 1923. Nr. 31. — *Löfquist,* Über die Histologie der Endometritiden. Mitt. a. d. gynäkol Klinik d. Prov. Dr. Engström-Helsingfors. Bd. 10. 1912. — *Meyer, K.,* Über den Einfluß der Menstruation auf die Chronizität der eitrigen Endometritis. Schweiz. med. Wochenschr. 1921. — *Meyer-Ruegg,* Die chronische Endometritis. Schweiz. Rundschau d. Med. 1916. — *Mittelmann,* Über die Plasmazellen als Kriterium für die Diagnose der Endometritis. Inaug.-Diss. Halle 1910. — *Mönch, G.*, Über Rundzellenknötchen im Endometrium. Arch. f. Gynäkol. Bd. 108. 1918. — *Möller, R.*, Über Pyometra. Inaug.-Diss. Breslau 1924. — *Mundell*, Endometritis. Americ. journ. of obstetr. a. gynecol. April 1909. — *Pankow, O.*, Über Uterusblutungen, bedingt durch Regenerationsstörungen des Endometriums. Monatsschrift f. Geburtsh. u. Gynäkol. Bd. 67. — *Pforte*, Uterus mit einer Stahlfeder im Cavum wegen schwerer Blutungen exstirpiert. Nordostdeutsche Ges. f. Gynäkol. 1911. Ref. Monatsschr. f. Geburtsh. u. Gynäkol. Bd. 33. 1911. — *Rathke*, Zur Regeneration der Uterusschleimhaut, insbesondere der Uterusdrüse nach der Geburt. Virchows Arch. f. pathol. Anat. u. Physiol. Bd. 142. — *Reinhardt, R.*, Erfahrungen in der Behandlung der Sterilität der weiblichen Rinder. Monatsschr. f. prakt. Tierheilk. Bd. 25. — *Ruge, Karl*, Zur Ätiologie und Anatomie der Endometritis. Zeitschr. f. Geburtsh. u. Gynäkol. Bd. 5. 1880. — *Schick, G.*, Zur Kritik der Lehre von der Endometritis. Gynäkol. Rundschau. Jg. 2. 1908. — *Schickele*, Die Lehre der Endometritis. Beitr. z. Geburtsh. u. Gynäkol. Bd. 13. 1909. — *Derselbe*, Über Pyometra. Unterelsäss. Ärzteverein 28. 11. 1908. Ref. Dtsch. med. Wochenschr. 1909. Nr. 14. — *Schönberg*, Zur pathologisch-anatomischen Diagnose der Endometritis. Korresp.-Blatt f. Schweiz. Ärzte 1916. H. 5. — *Schornack, E.*, Der Einfluß des Kollumkarzinoms des Uterus auf das Endometrium. Inaug.-Diss. Rostock 1920. — *Schröder, Rob.*, Zur Analyse der genitalen Blutungen bei nicht schwangeren Frauen. Klin. Wochenschr. 1922. Nr. 39. — *Derselbe*, Anatomische Beiträge zur normalen und pathologischen Physiologie des Menstruationszyklus. Arch. f. Gynäkol. Bd. 104. — *Derselbe*, Die Pathogenese und Therapie der die chronische Endometritis charakterisierenden Symptome: Blutungen, Fluor und Schmerzen. Monatsschr. f. Geburtsh. u. Gynäkol. Bd. 50. 1919. — *Derselbe*, Die Pathogenese der Meno- und besonders der Metrorrhagien. Arch. f. Gynäkol. Bd. 110. — *Schröder* und *Neuendorff-Viek*, Der mensuelle Zyklus bei akut- und chronischentzündlicher Adnexerkrankung (zugleich ein Bild vom Verlauf der akuten und chronischen Endometritis interstitialis). Arch. f. Gynäkol. Bd. 115. 1921. — *Strahl, H.*, Vom Uterus post partum. Ergebn. d. allg. Pathol. u. pathol. Anat. Bd. 15. 1905. — *Theilhaber*, Die Variationen im Bau des normalen Endometriums und die chronische Endometritis. Münch. med. Wochenschr. 1907. — *Wagner, G. A.*, Zur Differentialdiagnose der Extrauteringravidität, zugleich ein Beitrag zur Frage der sog. ovariellen Blutungen. 16. Kongreß d. dtsch. Ges. f. Gynäkol. in Berlin 1920. — *Derselbe*, Gonorrhöe des weiblichen Geschlechtsapparates. Halban-Seitz Bd. 5. — *Weishaupt*, Zur Lehre von der Endometritis und der Bedeutung der Plasmazelle bei pathologischen Gewebsreaktionen. Zeitschr. f. Geburtsh. u. Gynäkol. Bd. 62. 1908. — *Winckel*, Die Ätiologie der Endometritis. Kongreß d. dtsch. Ges. f. Gynäkol. Wien 1895. — *Wolff, Albert*, Zur Kenntnis der Anatomie und Ätiologie der chronischen Endometritis. Inaug.-Diss. Heidelberg 1914. — *Wormser*, Die Regeneration der Uterusschleimhaut nach der Geburt. Arch. f. Gynäkol. Bd. 69. 1903.

b) Die tuberkulöse Endometritis.
(Weitere Literatur s. Kapitel über Genitaltuberkulose.)

Daniel, C., La tuberculose localisée au corps de l'uterus sans tuberculose des annexes. Rev. franç. de gynécol. et d'obstétr. 1925. Nr. 9. — *Derselbe*, Tuberkulose des Corpus uteri. Gynécol. et obstétr. Tom. 11, p. 161. — *Depken, H.*, Der Menstruationszyklus bei tuberkulösen Adnexerkrankungen, gleichzeitig ein Beitrag zur Pathogenese der Uterustuberkulose. Inaug.-Diss. Rostock 1920. — *Ferroni, E.*, Metrorrhagie delle vergini da tubercolosi del corpo uterine. Lucina. Jg. 18. 1913. Ref. Zentralbl. f. d. ges. Geburtsh. u. Gynäkol. u. deren Grenzgeb. Bd. 2. — *Fruhinholz* und *Feuillade*, Tuberkulose der Gebärmutter und deren Adnexe und Schwangerschaft. Gynécol. et obstétr. 1924. Nr. 5. Ref. Münch. med. Wochenschr. 1925. S. 705. — *Gerich, Ottokar*, Isolierte Uterustuberkulose. Monatsschr. f. Geburtsh. u. Gynäkol. Bd. 70. 1925. — *Ghon, A.*, Genese der Genitaltuberkulose der Frau. Wien. med. Wochenschr. 1922. Nr. 44/45. — *Gragert, Otto*, Über Genital- und Bauchfelltuberkulose beim Weibe. Beitr. z. Klin. d. Tuberkul. Bd. 63. 1926. — *Hartmann-Keppel, G. S.*, Die metrorrhagische Form der tuberkulösen Adnexerkrankungen. Rev. mens. gynécol. et obstétr. Tom. 8. 1923. Ref. Zentralbl. f. Gynäkol. 1924. Nr. 42. — *Mayer, A.*, Genitaltuberkulose des Weibes und Konstitution. Beitr. z. Klin. d. Tuberkul. Bd. 63. 1926. — *Schröder, R.*, Endometrium- und Genitaltuberkulose. Nordwestdeutsche Ges. f. Gynäkol. u. Geburtsh. Hamburg 2. 10. 1920. — *Derselbe*, Über die Pathogenese der Uterustuberkulose. Monatsschr. f. Geburtsh. u. Gynäkol. Bd. 55. — *Simon, Felix*, Über die Symptome der offenen Gebärmuttertuberkulose. Inaug.-Diss. Gießen 1920. — *Weibel, W.*, Tuberkulose des weiblichen Genitalapparates. Halban-Seitz. Bd. 5, S. 329.

c) Die syphilitische Endometritis.

v. Jaworsky, Uterine Blutungen syphilitischen Ursprungs. Wien. klin. Wochenschr. 1911. Nr. 29. — *Meyer, Rob.*, Zur Frage der Syphilis des Uterus und der Plazenta. Zeitschr. f. Geburtsh. u. Gynäkol.

Bd. 84. — *Mouchotte, J.*, Spätsyphilis des Uterus und Metrorrhagien. Rev. franç. de gynécol. et d'obstétr. 1923. Nr. 1. — *Norris, C. Charles*, Syphilis des Uterus. Surg., gynecol. a. obstetr. Vol. 23. 1916. — *Pavelescu*, Betrachtungen über Ätiologie und Behandlung der virginellen Menorrhagien. Gynecol. si obstetr. Vol. 4. — *Portis, B.*, Syphilis des Uterus und der Adnexe. Surg., gynecol. a. obstetr. 1923. Ref. Zentralbl. f. Gynäkol 1924. Nr. 7a. — *Séjournet, P.*, Les hémorragies de la syphilis tertiaire de l'uterus. Gynécologie. Jg. 22, H. 12. 1923. Ref. Ber. üb. d. ges. Geburtsh. u. Gynäkol. Bd. 5. — *Zubrzycki, J.*, Uterusblutungen bei Luetischen. Polska gazeta lekarska 1925. Nr. 14. Ref. Ber. üb. d. ges. Geburtsh. u. Gynäkol. Bd. 10, S. 702.

Korpuspolypen.
(Weitere Literatur s. Adenom und Karzinom des Uterus.)

Beuttner, Zur klinischen Bedeutung der Schleimhautpolypen des Uterus. Schweiz. med. Wochenschrift 1926. Nr. 29. — *Chisholm, A. E.*, Uterine cervical polypi. Practifioner. Vol. 110. Nr. 4. 1923. Ref. Ber üb. d. ges. Geburtsh. u. Gynäkol. Bd. 1, S. 175. — *Geist, S. H.*, Uteruspolypen. Histologie, Symptomatologie und eine vermutliche Ätiologie. Americ. journ. of obstetr. a. gynecol. 1922. Ref. Zentralblatt f. Gynäkol. 1924. Nr. 11. — *Henkel, Ernst*, Über Anatomie und Histogenese der Schleimhautpolypen des Corpus uteri. Inaug.-Diss. Rostock 1920. — *Herrmann*, Korpuspolyp von abnormer Länge; Portiomyom. Zentralbl. f. Gynäkol. 1926. Nr. 45. — *Iseki, H.*, Über karzinomatöse Polypen und polypöse Karzinome. Arch. f. Gynäkol. Bd. 122, S. 778. — *Kelley, H. A.*, Gebärmutterpolypen. Therap. gaz. 1921. Ref. Zentralbl. f. Gynäkol. 1924. Nr. 11. — *Menge, C.*, Das Korpusadenom der Matrone. Zentralbl. f. Gynäkol. 1922. S. 1. — *Meyer, Rob.*, Plattenepithelknötchen in hyperplastischen Drüsen der Korpusschleimhaut des Uterus und bei Karzinom. Arch. f. Gynäkol. Bd. 115. — *Derselbe*, Zur Kenntnis des Papilloma port. uteri, insbesondere das Papilloma verrucosum. Arch. f. Gynäkol. Bd. 115. — *Derselbe*, Angioma endometrii. Ref. Zeitschr. f. Geburtsh. u. Gynäkol. Bd. 87, H. 3. — *Derselbe*, Über Epidermoidalisierung an der Portio vaginalis uteri nach Erosion, an Zervikalpolypen und in der Zervikalschleimhaut. Ein Beitrag zur Frage der Stückchendiagnose und des präkanzerösen Stadiums. Zentralbl. f. Gynäkol. 1923. S. 946. — *Derselbe*, Über seltenere gutartige und zweifelhafte Epithelveränderungen der Uterusschleimhaut im Vergleich mit den ihnen ähnlichen Karzinomformen. 1. Endometritis, 2. Schleimhauthyperplasie, 3. Plattenepithelknötchen, 4. Polypen, 5. Papillome. Zeitschr. f. Geburtsh. u. Gynäkol. Bd. 85. — *Meyer, R.* und *J. Kitai*, Bemerkungen über endometrane Adenomyosis uteri in anatomischer Beziehung und insbesondere über die histologische Wirkung der heterotopen Zellwucherung mit kurzer Bemerkung zur Theorie von Sampson. Zentralbl. f. Gynäkol. 1924. — *Michon, L.*, Les polypes muqueux de l'uterus, leur valeur séméeologique. Lyon méd. Tom. 132. 1923. Ref. Ber. üb. d. ges. Geburtsh. u. Gynäkol. Bd. 2. — *Westphal*, Uterus mit hochgradiger Hyperplasie des ges. Endometrium. Zentralbl. f. Gynäkol. Bd. 44. 1923.

IV. Abnorme Begleiterscheinungen des Zyklus.
1. Mensuelle Peritonitis.

Adami, Ein Fall von fulminanter menstrueller Peritonitis: Beitrag zur Kenntnis des idiopathologischen Puerperalfiebers. Journ. of obstetr. et gynecol. of the Brit. Empire. Vol. 29, Nr. 1. 1922. — *Dickson, E. C.*, Acute streptococcal septicaemia occuring at the menstrual period. Brit. med. journ. Sept. 28 1907. — *Jaffé, Th.*, Die peritonitischen Erkrankungen im Menstruationsstadium. Arch. f. Gynäkologie. Bd. 82. — *Riebold*, Über die Wechselbeziehungen zwischen dem Ovulationsvorgang inkl. der Menstruation u. inneren Krankheiten. Münch. med. Wochenschr. 1907. Nr. 38. — *Derselbe*, Über periodische Fieberbewegungen mit rheumatischen Erscheinungen bei jungen Mädchen (sog. rekurrierendes rheumatoides Ovulationsfieber). Vers. dtsch. Naturf. u. Ärzte Dresden, Abt. f. inn. Med. 1907. — *Derselbe*, Über Menstruationsfieber, menstruelle Sepsis und andere während der Menstruation auftretende Krankheiten infektiöser resp. toxischer Natur. Dtsch. med. Wochenschr. 1906. Nr. 28 u. 29. 1907. — *Schneider, G. H.*, Allgemeine Peritonitis im Anschluß an eine Menstruation erst nach einem halben Jahr nach der Geburt. Zentralbl. f. Gynäkol. 1923. Nr. 30.

2. Abnorme zyklische Organblutungen.

Aldor, St., Vikariierende Menstruation nach Zahnextraktion. Zahnärztl. Rundschau Nr. 2. 1925. — *Antoniewicz, J.*, Über vikariierende Blutungen. Inaug.-Diss. Leipzig Juli 1912. — *Auerbach, Liesel*, Hämorrhoidalblutungen als vikariierende Menstruation. Arch. f. Verdauungskrankh. Bd. 38. — *Bab, H.*, Über menstruelles Nasenbluten und seine organotherapeutische Behandlung. Münch. med. Wochenschr. 1917. Nr. 45. — *Bernstein*, Ein neuer Fall von vikariierender Menstruation. Dtsch. Monatsschr. f. Zahnheilk. Jg. 31, H. 5. — *Bessesen*, Sammelreferat über Dysmenorrhöe. Surg., gynecol. a.

obstetr. April 1924. — *Bircher, E.*, Eine seltene Form der vikariierenden Menstruation. Zentralbl. f. Gynäkol. 1910. Nr. 29. — *Braun, Aswald*, Ein kritischer Beitrag zur Frage der vikariierenden Menstruation. Inaug.-Diss. Leipzig. Ref. Zentralbl. f. Gynäkol. 1924. Nr. 50. — *Cantonie, V.*, Klinische Bemerkungen über die vikariierende Menstruation. Riv. ital di ginecol. Vol. 1, fasc. 2. — *Condit, William*, Kompensatorische (vikariierende, atypische) Menstruation. Americ. journ. of obstetr. a. gynecol. Vol. 23. 1916. — *Dalché*, Les régles supplémentaires ou déviées. Prog. med. Jg. 50. 1922. — *Erdheim*, Über die klinische Bedeutung und die pathologische Grundlage der sog. blutenden Mamma (pathologische Sekretion aus der Brustwarze). Arch. f. klin. Chirurg. Bd. 139. — *Fabbris, Ugo*, Menstruazione vicariante rettale Ematometra secondaria per imemé impervio. Difterite latente della portio vaginalis. Osservazione clinica sperimentale. Ref. Ber. üb. d. ges. Geburtsh. u. Gynäkol. Bd. 10, S. 648. — *Frank*, Über die Bedeutung der hämorrhagischen Diathesen für die Frauenheilkunde. Zentralbl. f. Gynäkol. 1926. Nr. 39. — *Galloway*, A unique case of vicarious menstruation. Journ. of the Americ. med. assoc. Vol. 61. — *Greig* und *Kynock*, Vikariierende Menstruation. Journ. of obstetr. a. gynecol. of the Brit. Empire. March. 1912. — *Gudim-Lewkowitsch*, Uterusblutungen in Verbindung mit der hämorrhagischen Diathese und der Dysfunktion des Eierstocks. Ref. Zentralbl. f. Gynäkol. 1925. Nr. 42. — *Halban*, Milzexstirpation bei Menorrhagia thrombopenica. Arch. f. Gynäkol. Bd. 118. — *Hauptmann*, Vikariierende Menstruation in Form von Lippenblutungen. Münch. med. Wochenschr. 1909. Nr. 41. — *Hennig*, Menstrua cutana. Ref. Zentralbl. f. Gynäkol. 1908. Nr. 19. — *Hermann*, Letale Genitalblutung bei Purpura haemorrhagica. (Die Milzexstirpation blieb erfolglos.) Geburtsh.-gynäkol. Ges. Wien 14. 6. 1922. — *Hirschberg*, Über menstruierende Fisteln. Berl. klin. Wochenschr. 1912. — *Derselbe*, Über die vikariierende bzw. komplementäre Menstruation. Zentralbl. f. Gynäkol. 1914. Nr. 26. — *Hornung*, Das Verhalten der Thrombozyten bei klimakterischen Blutungen und ihre Beeinflussung durch Kalkmedikation. Arch. f. Gynäkol. Bd. 120. — *Jalcowitz*, Vikariierende Menstruation als Strumanachblutung. Dtsch. Zeitschr. f. Chirurg. Bd. 198. — *Keitler, Heinrich*, Über vikariierende Menstruation. Wien. klin. Wochenschr. 1918. Nr. 17. — *Derselbe*, Über einen Fall von Nabeladenom. Mit Bemerkung über vikariierende Menstruation. Monatsschr. f. Geburtsh. u. Gynäkol. Bd. 64. 1923. — *Kemkes, B.*, Vikariierende Menstruation in Form von periodisch auftretender Darmblutung. Inaug.-Diss. Frankfurt a. M. 1925. — *Klemperer, G.*, Metrorrhagien aus Thrombopenie und ihre Behandlung. Monatsschr. f. Geburtsh. u. Gynäkol. Bd. 75. — *Kreis*, Disturbances of menstruation apart from ovarian influences. Gynécol. et obstétr. 1925. Nr. 4. — *Lambinon*, Menstruelle Anomalien. Journ. d'accouch. 1908. — *Lauda*, Zur Kasuistik weiblicher Genitalblutungen bei Hämophilie. Wratschebnaja Gaseta. Nr. 45. — *Landecker*, Zum Kapitel der vikariierenden Menstruation. Allg. med. Zentralzeitung. Jg. 83, Nr. 20. — *Leise, R.*, Ein weiterer Beitrag zur vikariierenden Menstruation. Ref. Zentralbl. f. Gynäkol. 1926. Nr. 27. — *Lönne*, Eine zyklische Blutung aus Blase und Ureter bei fehlender Uterusblutung. Zentralbl. f. Gynäkol. 1925. — *Macht*, Vicarious epistaxis in the menopause. Americ. journ. of obstetr. a. gynecol. April 1910. — *Markarian*, Kasuistischer Beitrag zu den Krankheitsbildern „Vikariierende Blutungen". Inaug.-Diss. Berlin 1912. — *Morawitz, P.*, Über einige Beziehungen des Blutes zu den weiblichen Genitalien. Zeitschr. f. Geburtsh. u. Gynäkol. Bd. 87. — *Mutschlechner, Anton*, Vikariierende Menstruation als Nebenwirkung eines Arzneimittels. Med. Klinik 1924. — *Neulen*, Zentrale Netzhautblutung, zusammenfallend mit dem Einsetzen der Menstruation. Ref. Ber. üb. d. ges. Geburtsh. u. Gynäkol. Bd. 11. — *Patton*, A case of supplemental vicarious menstr. used by submucous resection of nasal septum. Laryngoscope. Vol. 24. — *Pulvermacher, D.*, Drei Fälle von vikariierender (komplementärer) Menstruation. Zentralbl. f. Gynäkol. 1916. Nr. 35. — *Rolle, H. A.*, Über vikariierende Menstruation. Inaugural-Diss. Gießen 1920. — *Roth*, Über vikariierende Menstruation. Monatsschr. f. Geburtsh. u. Gynäkol. Bd. 51. — *Sackur*, Diagnostische Irrtümer infolge vikariierender Menstruation. Berl. klin. Wochenschr. 1921. — *Sippel*, Gibt es eine vikariierende oder komplementierende Menstruation? Münch. med. Wochenschr. 1921. — *Spencer Stell*, Vikariierende Menstruation. Practitionen 1914. — *Stephan, R.*, Die diagnostische Bedeutung des Endothelsymptomes. Münch. med. Wochenschr. 1925. Nr. 52. — *Derselbe*, Über die Funktion der Nebennierenrinde. Münch. med. Wochenschr. 1922. Nr. 10. — *Derselbe*, Über das Endothel-Symptom. Berl. klin. Wochenschr. 1921. — *Straßmann, P.*, Differentialdiagnose der Kreuzschmerzen bei Frauen. Zeitschr. f. ärztl. Fortbild. 1923. Nr. 15. — *Strauß*, Über menstruelle und hypertonische Hämaturien. Nebst Bemerkungen über Krystallverklumpung. Zeitschr. f. urol. Chirurg. Bd. 12. 1923. — *Tidestörm*, Über Hämoptysen und Menstruationen. Svenska läkartidningen. Jg. 18. 1921. — *Vogt*, Zur Theorie und praktischen Verwendbarkeit des Endothelssymptoms. Verhandl. d. dtsch. Ges. f. Gynäkol. 17. Kongreß Innsbruck 1923. — *Weil, P. E.*, Les hèmorrhagies supplémentaires des règles et les règles déviées. Bull. méd. s. Frommel 1913. — *Zadik*, Eine seltene menstruelle Komplikation. Klin. Wochenschrift 1925. Nr. 47.

3. Die schmerzhafte Regel (Dysmenorrhöe).

Abraham, D., Über die Verwendung des Bornyvals in der gynäkologischen Praxis. Therapie d. Gegenw. 1907. — *Agrifoglio*, Corpo estraneo (sanguisuga) in vagina causante forte emorragie. Riv. d'obstetr. e ginecol. pract. 1925. Nr. 12. — *Ahlfeld*, Die Uterus-Zervikalkanüle. Monatsschr. f. Geburtsh. u. Gynäkol. Bd. 41. — *Albano*, Endokrinisch-morphologische Studie über andauernden menstruellen Singultus. Clin. obstetr. Bd. 27. — *Amann*, Über schwere Formen von Dysmenorrhöe. Gynäkol. Ges. zu München 12. 6. 1910. Ref. Med. Klinik 1910. Nr. 49. — *Ascheim*, Zur Anatomie der Endometritis exfoliativa menstr. nebst klinischem Anhang. Arch. f. Gynäkol. Bd. 80. 1906. — *Baldurin*, Dysmenorrhoea from inperfekt development of the uterus or malformation. Med. rec. Vol. 84, Nr. 11. — *Bandler, S. W.*, Constitutional dysmenorrhoea. New York med. journ. a. med. record. Vol. 99, Nr. 20. — *Barris, J. D.*, Dysmenorrhoea due to haematometra in the rudimentary horn of a uterus bicornis unicollis. Proc. of the roy. soc. of med. Vol. 17, Nr. 6. 1924. Ref. Ber. üb. d. ges. Geburtsh. u. Gynäkol. 1924. Bd. 5. — *Baum, F.*, Über Tuberkulosebehandlung mit lebenden Kaltblüter-Tuberkelbazillen. Dtsch. med. Wochenschr. 1918. Nr. 44. — *Bayer, H.*, Beitrag zur Behandlung der Dysmenorrhöe. Wien. klin. therap. Wochenschr. Ref. Münch. med. Wochenschr. 1911. Nr. 27. — *Blair-Bell*, Intrinsic dysmenorrhea. Journ. of obstetr. a. gynecol. of the Brit. Empire. Vol. 30, Nr. 2. Ref. Zentralbl. f. Gynäkol. 1924. Nr. 17. — *Blau, Albert*, Die nasalen Reflexneurosen und ihre Behandlung. Eine kurze kritische Studie 1915. Bonn: A. Marcus u. G. Weber. — *Derselbe*, Wesen und Behandlung der Dysmenorrhöe. Med. Klinik 1913. — *Block*, Einige Beobachtungen über die Behandlung der Dysmenorrhöe. Americ. journ. of obstetr. a. gynecol. Vol. 72, Nr. 6. 1915. — *Blumreich*, Beitrag zu den funktionellen Genitalerkrankungen. 16. Kongreß d. dtsch. Ges. f. Gynäkol. Berlin 1920. — *Bonifield, P.*, The psychic disorders of menstruation. Internat. jour. of med. a. surg. Vol. 39. — *Bosse, Hugo*, Über Menstruation und Menstruationsbeschwerden bei tuberkulösen Frauen. Diss. Greifswald 1921. — *Brandes*, Über seelisch bedingte Störungen der Menstruation. Stuttgart: Püttmann 1925. — *Brandeß, Theo*, Kritisches zur Behandlung der idiopathischen Dysmenorrhöe. Dtsch. med. Wochenschr. 1924. Nr. 19. — *Brauer*, Ein Fall von sog. Dermatitis symmetrica dysmenorrhoica beim Manne. Dermatol. Zeitschr. Bd. 26. 1918. — *Brettauer*, Further report of cases of dymenorrhoea relieved by nasal treatment. Americ. journ. of obstetr. a. gynecol. Vol. 68. — *Brunnschweiler*, Über Spasmalgin in der Therapie der Dysmenorrhöe. Schweiz. med. Wochenschr. 1921. Nr. 14. — *Burckhard, G.*, Appendix und Dysmenorrhöe. Zeitschr. f. Geburtsh. u. Gynäkol. Bd. 89 u. Physikal.-med. Ges. zu Würzburg 13. 2. 1925. — *Carstens*, Dysmenorrhea. Cleveland med. journ. Nr. 4. — *Cheinisse, L.*, La dysménorrhée et son traitement symptomatique. Presse méd. 1923. Nr. 20. Ref. Ber. üb. d. Geburtsh. u. Gynäkol. Bd. 1. — *Chisholm*, Menstrual molimina. Journ. of obstetr. a. gynecol. of the Brit. Empire. Vol. 23, Nr. 5. — *Cimbal*, Dysmenorrhöe als Organneurose. Zentralbl. f. Gynäkol. 1926. Nr. 38. — *Cleveland*, Die Behandlung schwerer Fälle von Dysmenorrhöe. Americ. journ. of obstetr. a. gynecol. Vol. 8. 1924. — *Clow, A. E.*, Discussion on dysmenorrhea in young women: Its incidener prevention and treatment. Brit. med. journ. 1924. p. 558. Ref. Ber. üb. d. ges. Geburtsh. u. Gynäkol. Bd. 7. — *Coley*, Pulsatilla bei Dysmenorrhöe. Brit. med. journ. 1922. Nr. 3184. — *Combie*, The cause of Dysmenorrhoea. The brit. med. journ. Oct. 1909. — *Cotte*, Sur le traitement des dysménorrhées rebelles par la sympathectomie hypogastrique périartérielle ou la section du nerf présacré. Lyon. méd. Tom. 135. 1925. — *Derselbe*, Dysmenorrhoe. Gaz. des hôp. civ. et milit. Nr. 116. Ref. Dtsch. med. Wochenschr. 1909. Nr. 45. — *Coventry, W. A.*, Indications for and the end-results of the Sturmdorf operation. Americ. journ. of obstetr. a. gynecol. Vol. 9, Nr. 6. 1925. — *Dahl, W.*, Die Innervation der weiblichen Genitalen. Zeitschr. f. Geburtsh. u. Gynäkol. Bd. 78, H. 3. — *Dalché, P.*, Maladies de l'ovulation. Paris: Vigot frères 1925. — *Derselbe*, Des dysménorrhées dites essentielles et leur traitement. Progr. méd. Nr. 25. — *Derselbe*, Dysménorée et opothérapie. Rev. mens. de gynécol., d'obstétr. et de pédiatr. 1913. — *Derselbe*, Opotherapie, Pubertät, endokrine Drüse. Gynécologie. Juni 1914. — *Derselbe*, Dysménorée; anaphylaxie. Rev. franç. de gynécol. et d'obstétr. 1924. Nr. 11. Ref. Ber. üb. d. ges. Geburtsh. u. Gynäkol. Bd. 6, S. 441. — *Deverre*, Behandlung gewisser Fälle von Dysmenorrhöe und Sterilität. Rev. mens. de gynécol., d'obstétr. et de pédiatr. 1911. Nr. 10. — *Diek*, Die psychische Form der Dysmenorrhöe und deren hypnotische Behandlung. Arch. f. Gynäkol. Bd. 124. — *Diek, W.*, Die psychogene Form der Dysmenorrhöe und ihre Behandlung mit Suggestion. Ref. Ber. üb. d. ges. Gynäkol. u. Geburtsh. Bd. 9, H. 5. — *Doederlein*, Dysmenorrhea essentialis. Surg., gynecol. a. obstetr. Vol. 19, Nr. 2. — *van Dongen*, Klinische und pharmakologische Untersuchungen über Dismenol, ein neues Mittel gegen Dysmenorrhöe. Ref. Ber. üb. d. ges. Geburtsh. u. Gynäkol. Bd. 9, H. 9. Nederlandsch. tijdschr. v. geneesk. 1925. H. 14. — *Drenkhahn*, Die Behandlung der Dysmenorrhöe. Zentralbl. f. Gynäkol. 1910. Nr. 47. — *Drevet, M. L.*, Effets thérapeutiques du corps jaune de l'ovaire. Thèse de Paris 1907. — *Drießen*, Dysmenorrhöe. Nederlandsch tijdschr. v. verlosk. en gynäkol. Vol. 23. — *van Duyne*,

Einige Beobachtungen über Dysmenorrhöe am Goucher college. Americ. journ. of obstetr. a. gynecol. Vol 9. 1924. — *Ebeler, F.*, Über Wesen und Behandlung der Dysmenorrhöe. Leipzig: Repertorien-Verlag 1916. — *Edelberg* und *Galant*, Über die psychotraumatische Form der Dysmenorrhöe. Münch. med. Wochenschr. 1925. Nr. 8. — *Ehrenfest*, Endometritis exfoliativa. 33. Jahresvers. amerik. gynäkol. Ges. Ref. Monatsschr. f. Geburtsh. u. Gynäkol. Bd. 28. — *Eick*, Über chronische Appendizitis, insbesondere über ihren Zusammenhang mit der Dysmenorrhöe. Monatsschr. f. Geburtsh. u. Gynäkol. Bd. 61. — *D'Erchia Florenzo*, Die endokrinen und mechanischen Faktoren beim Studium der weiblichen Sterilität und der Dysmenorrhöe. Ann. di ostetr. e ginecol. 1926. Nr. 4. — *Falk*, Phenoval bei gynäkologischen Erkrankungen. Berl. klin. Wochenschr. 1914. Nr. 20. — *Fékete*, A bossi-féle cervix dilatatio éntékerol dysmenorrhoe és stérilitas exeteiben. Orvosi Hetilap. Gyn. Nr. 2. — *Fließ, W.*, Der nasale Kreuzschmerz. Zeitschr. f. ärztl. Fortbild. 1923. Nr. 19. — *Fornero, A.*, Über das Wesen einer schweren klinischen Symptomengruppe, erzeugt durch Dysfunktion der Geschlechtsorgane. Folia gynaecol. Vol. 15. 1922. Ref. Zentralbl. f. Gynäkol. 1924. Nr. 17. — *Fränkel*, Klinische Beiträge zur Pathologie und Therapie der weiblichen Sterilität. Volkmanns Samml. klin. Vorträge 1909. — *Franke, O.* und *Sroggs*, Über Uterusausgüsse zur Zeit der Menstruation. Americ. journ. of obstetr. a. gynecol. and Dis. of women a. child. Sept. 1909. — *v. Franqué*, Kriegsfolgen auf gynäkologisch-geburtshilflichem Gebiet. Würzburger Abhandl. a. d. Gesamtgeb. d. prakt. Med. Bd. 17, H. 11. — *Freese, W.*, Über die Anwendung von Menstrualin bei Dysmenorrhöe. Monatsschr. f. Geburtsh. u. Gynäkol. Bd. 73. — *Freudenberg*, Dysmenorrhöe bei jugendlichen Individuen. Der Frauenarzt 1908. H. 2. — *Freund, H. W.*, Die Behandlung der Dysmenorrhöe von den Brüsten aus. Münch. med. Wochenschr. 1907. Nr. 43. — *Fromme*, Über die infantilen Störungen beim weiblichen Geschlecht. Med. Klinik. Bd. 41. 1910. — *Fuchs*, Ursachen und Behandlung der uterinen Dysmenorrhöe. Ost- u. westpreuß. Ges. f. Gynäkol. 1907. Ref. Monatsschr. f. Geburtsh. u. Gynäkol. Bd. 26. — *Fuhrmann*, Dysmenorrhöe. Übersichtsreferat. Med. Klinik 1914. — *Füth*, Wesen und Behandlung der Dysmenorrhöe. Allg. ärztl. Verein zu Köln, Sitzung 6. 6. 1921. Ref. Münch. med. Wochenschr. 1921. Nr. 34. — *Gallant, A. E.*, Ununterbrochene Gebärmutterdrainage. New York med. journ. a. med. record. 1914. Nr. 15. — *Gänßbauer, H.*, Therapie der Dysmenorrhöe durch Dilatation der Zervix und des Cavum uteri. Zentralbl. f. Gynäkol. 1922. Nr. 46. — *Ganter, G.*, Über sog. vagotonische und sympathikotonische Symptome. Münch. med. Wochenschr. 1925. Nr. 34. — *Gemmel*, Intrinsic Dysmenorrhea. Journ. of obstetr. a. gynecol. of the Brit. Empire 1923. Ref. Americ. journ. of obstetr. a. gynecol. Vol. 10, Nr. 1. 1925. — *Gibbons, R. A.*, Die Dysmenorrhöe. Brit. med. journ. 1910. Ref. Münch. med. Wochenschr. 1910. Nr. 25. — *Glücksmann, G.*, Kongestive Zustände in der weiblichen Sexualsphäre und Appendizitis. Berl. klin. Wochenschr. 1907. Nr. 34. — *Gohl*, Het opwekken van tijdelijke steriliteit door middel van Röntgenstralen bij haednekkiege vormen van dysmenorrhoea. Nederlandsch tijdschr. v. geneesk. 1913. — *Goldschmidt, M.*, Zur Therapie der Dysmenorrhöe. Fortschr. d. Med. Jg. 31, Nr. 20. — *Gottgetreu*, Über die Verwendbarkeit des Ervasin-Kalzium bei Menstruationsbeschwerden. Zentralbl. f. d. ges. Therap. 1915. — *Gottschalk*, Balneotherapie der Menstruationsstörungen. 31. Vers. d. Balneolog. Ges. Berlin. Ref. Dtsch. med. Wochenschr. 1910. Nr. 8. — *Gräfenberg*, Dysmenorrhöe und Tuberkulose. Münch. med. Wochenschr. 1910. Nr. 10. — *Greinert*, Yohimbin zur Behandlung der Dysmenorrhöe. Dtsch. med. Wochenschr. 1919. Nr. 10. — *Grubbe*, Treatment of dysmenorrhoea with faradie electricity. Med. brief. Vol. 41, Nr. 7. — *Grumme*, Versuch einer Erklärung des Weges der Jodwirkung bei Dysmenorrhöe. Berl. klin. Wochenschr. 1919. Nr. 50. — *Grunow*, Beseitigung dysmenorrhoischer Beschwerden und Regulierung des Menstruationstypus durch die Wildbader Thermalbäder. Zeitschr. f. physik.-diätet. Therapie einschließl. Balneologie und Klimatologie. 1921. H. 4. — *Grünwald, Georg*, Die Behandlung der Dysmenorrhöe. Diss. München 1920. — *Gutmann*, Die Behandlung der ovariellen Ausfallserscheinungen unter Anwendung des sedativen Organpräparates Ovobrol. Dtsch. med. Wochenschr. 1920. Nr. 45. — *Hamm*, A propos du traitement de la stérilité féminine et de la dysménorrhée par le tube intra-utérin. Bull. de la soc. d'obstetr. et de gynécol. Jg. 14, Nr. 8. 1925. — *Harris, M. L.*, Resection of the spermatic plexus for the relief of certain formes of dysmenorrhoea. Journ. of the Americ. med. assoc. April 1911. — *Harrower, H.*, Emetime bei schwerer Dysmenorrhöe, verbunden mit Erkrankung der Thyreoidea. Pacific. med. journ. 1916. — *Hartmann*, Das Uterusmyom als Ursache der Dysmenorrhöe. Ref. Monatsschr. f. Geburtsh. u. Gynäkol. Bd. 54. 1921. — *Hauk, L.*, Beitrag zur Dermatosis symmetrica dysmenorrhoica. Wien. med. Wochenschr. 1925. Nr. 6 u. 8. — *Hecht*, Schmerzlinderung bei Dysmenorrhöe. Wien. med. Wochenschr. 1917. — *Hein*, Resultate der Dysmenorrhöebehandlung mit Dilatation, Abrasio und Lagekorrektur. Diss. Freiburg 1913. — *Heitzler*, Der durch therapeutische Maßregeln erbrachte Nachweis der Beziehungen zwischen Dysmenorrhöe und interstitielle Thyreotoxikose. Americ. journ. of obstetr. a. gynecol. Vol. 9. — *Harkes*, Nasenkrankheiten und Dysmenorrhöe. Nederlandsch. tijdschr. v. geneesk. 1913. — *Hermann*, Die Dysmenorrhöe. Brit.

med. journ. Vol. 17. Ref. Münch. med. Wochenschr. 1909. Nr. 38. — *Hermann*, Über Dysmenorrhöe. Vortr. auf der 78. Jahresvers. d. Brit. med. assoc. Ref. Münch. med. Wochenschr. 1910. Nr. 37. — *Hertzler, A. E.*, Die durch therapeutische Maßnahmen bewiesenen Beziehungen von Dysmenorrhöe zu interstitieller Thyreotoxikose. Americ. journ. of obstetr. a. gynecol. 1925. — *Heyn, A.*, Über Grundumsatzbestimmung bei Dysmenorrhöe. Zentralbl. f. Gynäkol. 1926. Nr. 7. — *Derselbe*, Der Einfluß der Ovarialfunktion auf den Grundumsatz des Weibes unter normalen und pathologischen Verhältnissen. Arch. f. Gynäkol. Bd. 29. — *Hirsch, L.*, Zur operativen Behandlung der Dysmenorrhöe nach Theilhaber. Ref. Zentralbl. f. Gynäkol. 1925. Nr. 42. — *Hirsch, M.*, Dysmenorrhöe und Sterilität in Beziehung zum Körperbau. Arch. f. Gynäkol. Bd. 120. — *Derselbe*, Zur Klinik der Zervixstenose, der Dysmenorrhöe und Sterilität. Berl. klin. Wochenschr. 1920. Nr. 52. — *Hitschmann* und *Adler*, Die Dysmenorrhoea membranacea. Monatsschr. f. Geburtsh. u. Gynäkol. Bd. 27. 1908. — *Hofmann*, Dismenol zur Bekämpfung von Menstruations- und Blasenbeschwerden. Klin. Wochenschr. 1926. Nr. 23. — *Hofstätter*, Die Pathologie und Therapie der Dysmenorrhöe. Wien. med. Wochenschr. 1925. S. 1528. — *Hoke, Edmund*, Medikamentöse Behandlung der Dysmenorrhöe. Therapie d. Gegenw. 1915. Nr. 9. — *Holden, G. R.*, Dysmenorrhea. Southern med. journ. Vol. 5. 1912. Ref. Frommel 1913. — *Holden, Frederick*, The treatment of sterility by the Dudley-Reynolds operation. Americ. journ. of obstetr. a. diseas. of women a. children. Vol. 68, Nr. 6. — *Holder*, Dysmenorrhöe als Symptom einer Abnormität der Beckenorgane. Surg., gynecol. a. obstetr. Vol. 5. 1909. — *Hollos, J.*, L'origin tuberculeux des troubles menstruel. Gaz. des hôp. civ. et milit. Gynécologie. Jg. 16. — *Hollos* und *Eisenstein*, Die tuberkulöse Ätiologie der Dysmenorrhöe und ihre Behandlung mit Spenglers Tuberkulinpräparaten. Gynäkol. Rundschau 1907. H. 23. — *Hüssy, P.*, Über die therapeutische Verwendung von Papaverin in der Gynäkologie. Gynäkol. Rundschau 1914. H. 9. — *Johnstone*, The results of operative treatment of intrinsic dysmenorrhea. Journ. of obstetr. a. gynecol. of the Brit. Empire 1923. — *Jordan, Arth*, Dermatosis symmetrica dysmenorrhoica. Beitr. z. Problemen d. Gynäkol. u. des Karzinoms. 1925. — *Karsten*, Zur Elektrotherapie der Dysmenorrhöe. Acta radiologica. Vol. 7, p. 28. — *Kaufmann*, Zur Behandlung der Dysmenorrhöe mit dem Hefepräparat Menstrualin. Med. Klinik 1916. Nr. 27. — *Keilpfeng*, Die Wirkung des Mensans bei Dysmenorrhöe. Der Frauenarzt 1911. Nr. 6. — *Kennedy*, Dysmenorrhöe. Americ. journ. of obstetr. a. gynecol. Juli 1916. Ref. Zentralbl. f. Gynäkol. 1917. Nr. 13. — *Kermauner*, Über Ätiologie und Therapie der Dysmenorrhöe. Monatsschr. f. Geburtsh. u. Gynäkol. Bd. 26. 1907. — *Klein, G.*, Adrenalin und Pituitrin bei Dysmenorrhöe. Monatsschr. f. Geburtsh. u. Gynäkol. Bd. 37. — *Koblank*, Tierversuche über die Beeinflussung des Sexualsystems durch nasale Eingriffe. 84. Vers. d. Naturf. u. Ärzte zu Münster i. W. 1912. — *Kolischer, G.*, A type of operative dysmenorrhoea. Americ. journ. of obstetr. a. gynecol. April 1909. — *Kraul, L.* und *G. Halter*, Über den Einfluß des weiblichen Genitales auf den Grundumsatz. Wien. klin. Wochenschr. 1923. Nr. 30. — *Kroemer, P.*, Die medikamentöse Behandlung der Dysmenorrhöe. Zeitschr. f. ärztl. Fortbild. 1916. Nr. 4. — *Kuthe* und *Voswinkel*, Über ein neues Antidysmenorrhoicum. Med. Klinik 1918. Nr. 20. — *Kuttner*, Die nasale Dysmenorrhöe. Dtsch. med. Wochenschr. 1908. — *Landecker, A.*, Der Schmerz in der Gynäkologie; seine Entstehung, Deutung und Behandlung. Monatsschrift f. Geburtsh. u. Gynäkol. Bd. 68. — *Landon*, Über die Wirkung der epiduralen Injektionen bei der Behandlung der Dysmenorrhöe und Kreuzschmerzen. Inaug.-Diss. Freiburg 1913. — *Latis*, Beziehungen zwischen der Genitalsphäre und der Nasenschleimhaut und die Wichtigkeit der Rhinokokainisation. Med. orientale. Sept. 1906. — *Levy, A. L.*, Nasal dysmenorrhea. New York med. journ. a. med. record. Vol. 118. 1923. Ref. Ber. üb. d. ges. Geburtsh. u. Gynäkol. Bd. 3. 1924. — *Levy-Dupau*, Behandlung der Dysmenorrhöe mit Jodtropon. Korresp.-Blatt f. Schweiz. Ärzte 1914. Nr. 49. — *Lobligeois*, L'électrothérapie dans les troubles de la menstruation. Progr. méd. Nr. 16. — *Lommel*, Über Infantilismus und Störungen der Geschlechtsreifung. Berl. klin. Wochenschr. 1917. Nr. 34. — *Ludlum* and *Mc. Donald*, A study of menstruation. Surg., gynecol. a. obstetr. Vol. 41, Nr. 5. 1925. — *Ludwig*, Über die funktionelle Therapie der Dysmenorrhöe. Gynäkol. Ges. d. dtsch. Schweiz 14. 5. 1922. Ref. Zentralbl. f. Gynäkol. 1922. Nr. 48. — *Derselbe*, Über funktionelle Therapie der Dysmenorrhöe. Schweiz. med. Wochenschr. 1922. Nr. 49/50. — *Derselbe*, Concerning the functional therapy of Dysmenorrhea. Schweiz. med. Wochenschr. 1922. S. 1198. — *Macé de Lépinay*, Behandlung der Dysmenorrhöe. Ref. Ber. üb. d. ges. Geburtsh. u. Gynäkol. Bd. 11. — *Mandelbaum, R.*, Zur Frage der Dysmenorrhöe und deren Behandlung. Zentralbl. f. Gynäkol. 1925. — *Margoniner*, Die Behandlung der Dysmenorrhöe und essentieller Blutungen der weiblichen Geschlechtsorgane. Med. Klinik 1913. — *Massun* und *Anselim*, Über Dysmenorrhöe. Prensa méd. argentina. 1924. Nr. 5. — *Mathes, P.*, Über Ätiologie und Therapie der Dysmenorrhöe. Monatsschr. f. Geburtsh. u. Gynäkol. Bd. 28, Nr. 8. — *Mattaei*, Über nasale Reflexneurosen. Ref. Zentralbl. f. Gynäkol. 1923. Nr. 3. — *Matthes, P.*, Der Infantilismus, die Asthenie. — *Matthews*, Stenosis of cervix uteri; treatment by a new method. Journ. of the Michigan state med.

soc. Vol. 12. 1913. — *Mayer, A.*, Die Bedeutung der Infantilismen in Geburtshilfe und Gynäkologie. 15. Vers. d. dtsch. Ges. f. Gynäkol. Halle 1913 u. Gynäkol. Rundschau. Jg. 7. — *Mayer, E.*, The intranasal treatment of dysmenorrhoe with a report of ninety-three cases. Journ. of the Americ. med. assoc. Vol. 62, Nr. 1. — *Derselbe*, Ein Beitrag zur Lehre von der Hypoplasie der Genitalien und vom Infantilismus auf Grund von klinischen Beobachtungen. Hegars Beitr. z. Geburtsh. u. Gynäkol. Bd. 12. 1908. — *Meaker, S. R.*, The practical management of dysmenorrhea. 1923. — *Meilchen-Bitburg*, Dysmenorrhöe bei Uterus duplex. Zentralbl. f. Gynäkol. 1917. Nr. 48. — *Menge, C.*, Zur Therapie der Dysmenorrhöe. Zentralbl. f. Gynäkol. 1922. — *Derselbe*, Aussprache zur Dysmenorrhöe und ihrer Therapie. Mittelrhein. Ges. f. Geburtsh. u. Gynäkol. 8. 7. 1922. Ref. Monatsschr. f. Geburtsh. u. Gynäkol. Bd. 62. — *Meyer-Ruegg, H.*, Über Dysmenorrhöe. Schweiz. med. Wochenschr. 1924. Nr. 14. — *Miller, C. Jeff*, Some phases of dysmenorrhea. Americ. journ. of obstetr. a. gynecol. Vol. 9. 1925. Ref. Ber. üb. d. ges. Geburtsh. u. Gynäkol. Bd. 8. — *Morton*, Dysmenorrhoea. New York state journ. of med. 1915. — *Mosher*, A physiologic treatment of congestive dysmenorrhoea and kindred disorders associated with the menstr. function. Journ. of the Americ. med. assoc. Vol. 62, Nr. 17. — *Müller, L. R.*, Die Lebensnerven. Berlin: Julius Springer. — *Mündell*, Benzylsukzinat bei Dysmenorrhöe. Surg., gynecol. a. obstetr. Nov. 1922. p. 652. — *Nagel*, Zur Lehre von der Behandlung der Sterilität durch Discisio et Dilatatio cervicis. Monatsschrift f. Geburtsh. u. Gynäkol. Bd. 53. — *Noe, C. G. N.*, Dysmenorrhöe bei Uterus bicornis unicolliscum rudimento cornu alterius. Nederlandsch tijdschr. v. geneesk. 1924. Ref. Ber. üb. d. ges. Geburtsh. u. Gynäkol. Bd. 7. — *Norris* and *Barnard*, Dysmenorrhoea in nulliparous women without gross local pathological lesions. Report of seventy-three cases. Americ. journ. of obstetr. a. gynecol. May 1910. — *Novak, J.*, Zur Behandlung der Dysmenorrhöe. Zentralbl. f. Gynäkol. 1911. Nr. 15. — *Derselbe*, Über die psychotraumatische Form der Dysmenorrhöe. Bemerkungen zu dem Artikel von H. Edelberg und Galant. Münch. med. Wochenschr. 1925. — *Derselbe*, Dysmenorrhöe, Mittelschmerz und Kreuzschmerz. Wien. med. Wochenschr. 1923. Nr. 5. — *Novak, E.*, Infantilism and other hypoplastic conditions of the uterus. Journ. of the Americ. med. assoc. 1918. — *Olivet*, Painful menstruation. Practitioner. 1914. Nr. 1. — *Opitz, E.*, Die Übererregbarkeit der glatten Muskulatur der weiblichen Geschlechtsorgane. Zentralbl. f. Gynäkol 1922. Nr. 40. — *Oppenheim, Hans*, Ein Beitrag zur medikamentösen Behandlung der Dysmenorrhöe. Med. Klinik 1922. Nr. 28. — *Pahn, R.*, Erfahrungen mit Eumenol. Münch. med. Wochenschr. 1910. Nr. 1. — *Petit-Dutaillis*, Effekt einer keilförmigen doppelseitigen Exzision am Halsteil ohne Naht bei der Behandlung der Dysmenorrhöe und Sterilität bei angeborenen Uterusmißbildungen. Ref. Ber. üb. d. ges. Geburtsh. u. Gynäkol. Bd. 9. — *Derselbe*, Aperçu pratique des dysménorrhées et de leur traitement. Gynécologie 1914. Nr. 2. — *Phillips, L.*, The treatment of dysmenorrhea; an analysis of 100 cases. Proc. of the roy. soc. of med. Vol. 16, Nr. 11. 1923. Ref. Ber. üb. d. ges. Geburtsh. u. Gynäkol. Bd. 3. 1924. — *Polano*, Zur Behandlung der Dysmenorrhöe. Fränk. Ges. f. Geburtsh. 30. Mai. Ref. Münch. med. Wochenschr. 1907. Nr. 35. — *Derselbe*, Zur Behandlung der Dysmenorrhöe von den Brustdrüsen aus. Erwiderung auf den gleichnamigen Artikel des Prof. H. W. Freund in Straßburg. Münch. med. Wochenschr. 1907. Nr. 47. — *Polland, R.*, Dermatosis dysmenorrhoica symmetrica — ein selbständiger Krankheitstypus. Dermatol. Zeitschr. Bd. 38. 1923. Ref. Ber. üb. d. ges. Geburtsh. u. Gynäkol. Bd. 1. — *Derselbe*, Zur Klinik und Ätiologie der Dermatosis dysmenorrhoica symmetrica. Arch. f. Dermatol. u. Syphilis. Bd. 124. 1917. — *Derselbe*, Weitere Beiträge zur Dermatosis dysmenorrhoica symmetrica. Arch. f. Dermatol. u. Syphilis. Bd. 118, H. 1. — *Derselbe*, Neue Beiträge zur Klinik der Dermatosis dysmenorrhoica. Arch. f. Dermatol. u. Syphilis. Orig.-Bd. 131. — *v. Poor, Franz*, Durch Funktionsstörungen des weiblichen Genitalsystems hervorgerufene Hauterkrankung. Dermatol. Wochenschr. Bd. 82. 1926. — *Pozzi, S.*, Chirurgische Behandlung der Dysmenorrhöe und Sterilität. Rev. franç. de gynécol. et d'obstetr. Tom. 14. 1910. Ref. Zentralbl. f. Gynäkol. 1911. Nr. 5. — *Pulay*, Erythema majocchi mit Menstruationsstörungen. Geburtsh.-gynäkol. Ges. Wien 13. 6. 1922. — *Quack*, Ein Beitrag zur Behandlung der Dysmenorrhöe. Med. Klinik 1923. H. 8. — *Rabinovic*, Spasmus der Tuben und Dysmenorrhöe. Ref. Ber. üb. d. ges. Geburtsh. u. Gynäkol. Bd. 11, H. 4. Gin. i. akuserstov. Vol. 5. — *Revillet, L.*, De l'hélio-thérapie marine dans les tuberculoses abdominales. Organes genito-urinaires. Prov. méd. Jg. 27. 1914. — *O'Reilly*, Beobachtungen über die intranasale Behandlung der Dysmenorrhöe. Americ. journ. of obstetr. a. gynecol. Vol. 72. 1915. — *Rinehart*, Menstruation and its disorders. Nation. elect. med. assoc. Quart. Nr. 4. — *Roderus, H.*, Über Dysmenorrhöe und ihre operative Behandlung. Inaug.-Diss. Erlangen 1918. — *Röder*, Die Behandlung der Dysmenorrhöe. 85. Vers. d. Naturf. u. Ärzte in Wien. Wien. klin. Wochenschr. 1913. Nr. 45. — *Derselbe*, Dysmenorrhöe. Therapie d. Gegenw. 1918. — *Rona, D.*, Appendizitis und Dysmenorrhöe. Arch. f. klin. Chirurg. Bd. 97. 1912. — *Rosenberger*, Malaria tropica unter dem Bild der Dysmenorrhöe. Med. Klinik 1922. Nr. 44. — *Sanderson*, Menstruation im Schulleben. Brit. med. journ. 1920. Nr. 3118. — *Sanes, R. J.*, Is membranous dysmenorrhoea caused by endometritis. Journ. of the Americ. med. assoc. Vol. 61, Nr. 16. — *Schemelewitsch, L.*, Über die Behandlung der Dysmenorrhöe und der Sterilität des Weibes. Inaug.-Diss. Straßburg 1911. — *Schmidt, H. R.*, Die Fehlingsche Spülkur bei Dysmenorrhöe und Sterilität. Monatsschr. f. Geburtsh. u. Gynäkol. Bd. 61. — *Schmitt, Walther*, Über die Behandlung der Dysmenorrhöe und der Sterilität. Zentralbl. f. Gynäkol. 1924. — *Derselbe*, Über die Ursachen des Menstruationsschmerzes. Zentralbl. f. Gynäkol. 1924. Nr. 29. — *Derselbe*, Die Schilddrüsenfunktion bei Dysmenorrhöe. Zentralbl. f. Gynäkol. 1925. Nr. 44.— *Schwoerer* und *Wichmann*, Ergebnisse der Dilatationsbehandlung nach Menge bei Dysmenorrhöe. Zentralbl. f. Gynäkol. 1926. Nr. 32. — *Semsey*, Behandlung der Dysmenorrhoe mittels Bossischer Dilatationsmethode. Zentralbl. f. Gynäkol. 1925. — *Seitz, L.*, Über die Benennung der Menstruationsunregelmäßigkeiten. Zentralbl. f. Gynäkol. 1922. Nr. 2. — *Selitzky, S. A.*, Dermatitis symmetrica dysmenorrhoica, eine Toxikose der Menstruation. Ref. Zentralbl. f. Gynäkol. 1925. Nr. 42. — *Sellheim, H.*, Die Erklärung der Dysmenorrhöe durch Bauchfellzerrung. Monatsschr. f. Geburtsh. u. Gynäkol. Bd. 27. 1908. — *Siegert, F.*, Die Bedeutung der glatten Muskulatur für die Schmerzentstehung in der Gynäkologie. Monatsschr. f. Geburtsh. u. Gynäkol. Bd. 68. — *Siegmund*, Die große Bedeutung der nasalen Heilbarkeit weiblicher Unterleibsleiden. 80. Vers. d. Naturf. u. Ärzte zu Köln. Sept. 1908. — *Derselbe*, Über Heads Felder und Nase, eine Studie über die nasale Heilbarkeit weiblicher Unterleibsleiden. Ges. f. Geburtsh. u. Gynäkol. zu Berlin, Sitzung Jan. 1908. Ref. Zentralbl. f. Gynäkol. 1908. Nr. 29. — *Sippel, A.*, Über Dysmenorrhöe. Dtsch. med. Wochenschr. 1910. Nr. 39. — *Siredey, A.*, La dysménorrhoé. Gynécologie. Jg. 22, Nr. 4. 1923. Ref. Ber. üb. d. ges. Geburtsh. u. Gynäkol. Bd. 2. 1923. — *Siredey* et *H. Lemaire*, Behandlung der Dysmenorrhöe. Allg. Wien. med. Zeitung. Jg. 59, Nr. 19. — *Soelch, Johann*, Über die Therapie der Dysmenorrhöe mit Röntgenstrahlen. Diss. München 1920. — *Spencer*, Membranous dysmenorrhea as a Symptom of diabetes. The journ. of Americ. med. assoc. Vol. 83. 1924. — *Spitzig, B. L.*, The cause and treatment of menstrual membranes. Cleveland med. journ. Vol. 12. 1913. — *Stolper, L.*, Zur Atropinbehandlung der Dysmenorrhöe. Wien. klin. Wochenschr. 1914. Nr. 3. — *Streit, B.*, Über Katamen cefag, ein neues wirksames Mittel gegen Dysmenorrhöe. Korresp.-Blatt f. Schweiz. Ärzte. Bd. 44, Nr. 25. — *Szegö, P.*, Über Hauterkrankungen bei Störungen der Ovarienfunktion. Zentralbl. f. Gynäkol. 1925. — *Temesvary*, Die Ätiologie und Diagnose der durch ovarielle Dysfunktion bedingten Dysmenorrhöe und Sterilität nach Untersuchungen der Uterusschleimhaut. Monatsschr. f. Geburtsh. u. Gynäkol. Bd. 67. 1924. — *Tobler, Maria*, Über den Einfluß der Menstruation auf den Gesamtorganismus der Frau. Monatsschr. f. Geburtsh. u. Gynäkol. Bd. 22. 1905. — *Dieselbe*, Über primäre und sekundäre Dysmenorrhöe. Monatsschr. f. Geburtsh. u. Gynäkol. Bd. 26. 1907. — *Uhl, J.*, Organotherapeutische Versuche bei Chlorose und Dysmenorrhöe. Ref. Zentralbl. f. Gynäkol. 1925. Nr. 42. — *Veit, J.*, Über Dysmenorrhöe. Münch. med. Wochenschr. 1908. Nr. 47. — *von den Velden, R.*, Zur Lehre vom Infantilismus. Zeitschr. f. Geburtsh. u. Gynäkol. Bd. 74. — *Violet*, Sur les traitements des dysménorrhées dites essentielles pour l'élongation des nerfs hypogastriques à la base du ligament large et sur les cotés du rectum. Gynécol. et obstétr. Tom. 12. 1925. — *Vogt, E.*, Experimentelle und klinische Untersuchungen über die Einwirkung von Uzara auf den Uterus. Zentralbl. f. Gynäkol. 1921. — *Derselbe*, Über die konstitutionell bedingte Form der spastischen Dysmenorrhöe und ihre Behandlung mit Novoprotin. Klin. Wochenschr. 1926. Nr. 22. — *Walter, K.*, Appendizitis und Dysmenorrhöe. Inaug.-Diss. Freiburg 1916. — *Walthard, M.*, Der Einfluß von Allgemeinerkrankungen des Körpers auf die weiblichen Genitalorgane. Münch. med. Wochenschr. 1918, Nr. 37. — *Watkins, Th. J.*, Infantile type of uterus with dysmenorrhoea. Report of cases treatet during the last eight years. Surg., gynecol. a. obstetr. Vol. 17, Nr. 4. — *West*, Appendicitis and menstrual dysfunction. Internat. journ. of med. a. surg. Vol. 37. 1924. Ref. Ber. üb. d. ges. Geburtsh. u. Gynäkol. Bd. 7. — *Whitehouse, B.*, Menstrual pain. Universal med. rec. Vol. 4. 1913. — *Williams*, The use of the metranoikter in the treatment of dysmenorrhoea and sterility. New York med. journ. a. med. record. Nr. 23. — *Wirz*, Gibt es eine spezifisch dysmenorrhoische Hauterkrankung? Arch. f. Dermatol. u. Syphilis. Bd. 136, H. 1. — *Wormser, E.*, Über die nasale Behandlung der Dysmenorrhöe. Arch. f. Gynäkol. Bd. 109. — *Young*, Dysmenorrhea. New York med. journ. a. med. record. 1921. Ref. Americ. journ. of obstetr. a. gynecol. Vol. 10. 1925.

Namenverzeichnis.

(Die kursiv gesetzten Zahlen beziehen sich auf das Literaturverzeichnis.)

Abderhalden 160, 275, *446, 479*.
Abel 240, *473, 490, 500*.
Abelin *501*.
Abraham, K. *470, 507*.
Adachi *487*.
Adamberg *448*.
Adami 410, *505*.
Adler 2, 64, 65, 80, 211, 213, 214, 258, 292, 315, 316, 351, 369, 382, *435, 438, 439, 449, 459, 470, 473, 484, 487, 488, 496, 497, 503, 509*.
Agrifoglio *507*.
Ahlfeld *439, 507*.
Ahreiner 352, *496*.
Akimova-Woronkowa *449*.
Albano *507*.
Albrecht 315, 351, 383, *449, 473, 484, 487, 496, 503*.
Aldor 411, *505*.
Alexander *473*.
Allaria *468*.
Allen 106, 126, 139, 160, 163, 164, 165, 166, *440, 446, 447, 448*.
Alsberg *449*.
Alterthum 253, 258, 260, 261, *470*.
Altzinger 159, *446*.
Amann *473, 484, 503, 507*.
Ambrocewicz *487*.
Amersbach 186, *449*.
Amos 183, *449*.
Amsbaugh 116, *438*.
Ancel 116, 143, 150, *432, 438, 440*.
Andersen, D. 46, 54, *432*.
Anselim *509*.
Antonelli 257, *470*.
Antoniewicz *505*.
Apert 246.
Archer 218, *459*.
Arndt *432, 478, 487*.
Arnold *437*.
Arrhenius 169, *440*.
Arthur, Mc *440, 481*.
Asch *478, 490*.
Aschern 240, *462, 496*.

Aschheim 37, 76, 163, 164, *434, 446, 449, 495, 507*.
Aschner 28, 159, 168, 175, 176, 335, *432, 440, 441, 449, 462, 463, 470, 474, 478, 490, 493*.
Aschoff 21, 22, 46, 50, 62, 88, 315, 405, 412, *432, 434, 440*.
Asher 233, 258, *470*.
Askanazy *449, 463, 468*.
Assereto, L. *496*.
Assheton 117, *438*.
Assmann 248, *468*.
Athias *430*.
Auerbach 411, *505*.
Aumont *494*.
Aymerich *487, 496*.

Bab 276, *440, 449, 474, 479, 490, 501, 505*.
Babes 306, 307, 314, 316, 318, *487*.
Bader *432*.
Badino, P. *446*.
Baer, v., C. E. 46, 142.
Bailard 183.
Bailey 195, *449, 459, 463*.
Baillod *449, 470*.
Bainbridge *481*.
Baisch, K. *483, 490*.
Bakofen *474*.
Baksoht *490*.
Balard 182, *449*.
Baltzer 179, 180.
Bandelier-Roepke *463*.
Bandler *507*.
Barach, Fr. *479*.
Bardeleben, v. *487, 496*.
Barger *501*.
Barker 183.
Barnard *510*.
Barris *507*.
Bartel 226, 264, 284, 297, *463, 474, 484*.
Bartels 19.
Barth 191, 255, *440, 449, 470*.
Barthel *463, 474*.

Baruch *470*.
Basombrio-Llambias-Guillermo do Paola *440*.
Bauer 210, 215, 217, 321, *449, 459, 463, 474, 487, 496*.
— G. 206, *459*.
Bauereisen *490*.
Baum, S. *507*.
Baumgärtner *490*.
Baumgart *470*.
Bayer 17, 32, 366, 367, *507*.
Beck 166, *446, 494*.
Beckey 224, 225, *463, 474, 485, 496*.
Beckmann *468*.
Béclère *470*.
Behne 153, *442*.
Beigel 297.
Beiling 122, *438*.
Beljajeva 76, *434*.
Bell 186, 352, *449, 474, 481*.
Bella, de *449, 470*.
Bellini *432*.
Below *440, 479*.
Benckiser *432*.
Benda 192, 201, *449*.
Beneden, van 154.
Benedict 187.
Beneke *470*.
Bensinger 9.
Benthien 27, 176, 405, 430, *440, 449, 463, 485*.
Benzel, F. *496*.
Benzion *494*.
Berberich 194, *440, 450*.
Berblinger 195, 216, 217, *450, 459, 463*.
Berchmann *463*.
Berecz *494*.
Beresin *446*.
Berg, P. *494*.
Berge, ten *434*.
Bernhardt 196, 274, *459*.
Bernstein *505*.
Bertolini 42, 43, 46, 143, *432, 440, 494*.

Bertrand 177.
Besse *434*.
Bessesen *505*.
Best 88.
Beuttner 256, *470, 490, 505*.
Bezde *450*.
Biach 260, *450, 463, 470*.
Bidder 102.
Biedl 22, 195, 258, *450, 459, 463*.
Bieling *490*.
Bielschowsky 25, 41, 79.
Bigler *501*.
Bircher, E. *506*.
Birnbaum 184, 185, *450, 463, 474, 485, 496, 503*.
Bischoff 315, *487*.
— Th. 4, 106, 107, 129, 142, 154, 440.
Bittmann *433, 444*.
Björkenheim 35, 78, *431, 434*.
Blair, E. *450*.
Blair-Bell 176, 352, 416, 449, *450, 507*.
Blamoutier 216, *459*.
Blanchetière 214, 258, *459, 470*.
Blank, W. *474*.
Blau 335, 423, *493, 507*.
Block 415, 416, *507*.
Blotevagel *446*.
Blum *450*.
Blumberg *483*.
Blumenfeld *440, 467*.
Blumenthal 184, *450*.
Blumreich *507*.
Boas *450, 474*.
Bochkor *494*.
Bock, A. *490*.
Bockelmann 188, 215, *450, 459*.
Bode 186.
Böhi *437*.
Böhm 245, *450, 463, 468, 487, 496*.
Boehme *450*.
Boenheim *463, 474*.
Böshagen 27, *430*.
Böwing *501*.
Bogaert, van *476*.
Bohnen 69, 82, 92, 95, *434*.
Bokelmann II *450*.
Bolaffio *483*.
Boldt *490*.
Bolk 11, *429*.
Bollmann *487, 496*.
Bombach, K. *490*.
Bompiani *450*.
Bonaretti *479*.
Bond *450*.

Bondi 224, 225, *430, 440, 463*.
Bondyreff 13.
Bonham *447*.
Bonifield *507*.
Bonneau, R. *494*.
Bonnet 123.
Bonney *490*.
Borak 221, 279, *459, 466, 483, 490*.
Borcea, L. *490*.
Borchardt *450, 463, 474, 479, 485, 496*.
Borek *498*.
Borgmann *493, 502*.
Boring *437*.
Bormann *454*.
Boruttau *501*.
Bosell *432*.
Bosse, H. *463, 507*.
Bottermund 191, *450*.
Bouin 30, 116, 143, 150, *430, 432, 438, 440*.
Bour *483*.
Bovée *490*.
Boveri *437*.
Bovis, de *450*.
Brack *463*.
Brahn 166, *449, 481*.
Brammertz *479*.
Branch *496*.
Brandes 426, *463, 474, 507*.
Brandess, T. *507*.
Brauer 423, *507*.
Braun 176, 186, *456, 470, 479, 501, 506*.
Bremicker 91, 103.
Brennecke 5, 315, 316, *487*.
Brenner 335.
Brettauer *507*.
Brierre de Boismont 3, 8, 173.
Brigge *496*.
Brill *430*.
Brinckmann, H. *487*.
Bronns *437*.
Brooksher *487*.
Broucha *446*.
Brown *440, 470, 487, 496*.
Brugnatelli *432*.
Brugsch 274, *479*.
Brum *432*.
Brunn, v. *494*.
Brunnschweiler *507*.
Brunow *454*.
Bublitschenko *496*.
Buchholz *470*.
Bucura 321, *440, 450, 463, 479, 487, 496*.

Bühler 91, 96, 97, *437*.
Bürger 169, 253, 415, *443, 463*.
Büttner 88, 351, 352, 383, *434, 487, 496, 503*.
Bugbee *446*.
Bukojemsky 352, *496*.
Bulius 297, 316, *486*.
Bulloch 246, *468*.
Bumm 257, 277, *481*.
Burckhard 375, *490, 507*.
Burger 200, *450*.
Burkart, J. *487, 496*.
Burkhardt 330, *497*.
Busse *490*.

Cafasso *458*.
Caffier *479*.
Calbertson, C. *459*.
Caldani 111.
Calhown *487, 496*.
Call *434*.
Callenberg *450*.
Cameron *487, 496, 503*.
Caminer *450*.
Camus 129.
Camus-Gley *438*.
Canelli, A. *468*.
Cantoni 411, *450, 506*.
Carli *474*.
Carlini 159, 168, *440*.
Carmichael-Marshall *440*.
Carnot 184, *450*.
Carstens *490, 507*.
Cartland *446*.
Castelle *459*.
Castano *487*.
Cecil *459*.
Ceresoli, A. *440*.
Cesare *490*.
Chalfaut *481, 496*.
Champy *446*.
Chapotin *468*.
Charcot 218.
Chazan *440*.
Cheinisse *507*.
Cheval *434*.
Chin, W. 163, *432*.
Chisholm 415, *450, 505, 507*.
Cholmogoroff 352.
Cholodny *490*.
Chopmann *483*.
Christ 64, *434*.
Christides *434*.
Christopholetti 213, 258.
Chrobak *490*.
Chvostek 192, 423, *450*.

Chydenius 46, 48, 52, 53, *432*.
Cimbal *507*.
Ciulla *440*.
Clark 78, *432, 446*.
Clauberg 225.
Cleland *490*.
Cleveland *507*.
Clow 201, 415, *450, 507*.
Coe *490*.
Cohn 46, 111, 199, 231, *430, 432, 434, 441, 450, 463, 474, 490, 494, 495*.
Cohnstein 12.
Coley *507*.
Collet 187, *452*.
Collier *474*.
Collo, dal *440*.
Colombino *481*.
Combie *507*.
Condit, W. *506*.
Cooper 183, *455*.
Cordis, F. *474*.
Cordier 183, *450*.
Cordua 341, *470, 495*.
Corner 105, 107, 108, 110, 111, 116, 117, 137, 138, 139, 154, *436, 438*.
Cornet 228, *463*.
Cornil *432*.
Corscaden *448, 481*.
Cotte *440, 463, 496, 507*.
Courrier 104, 117, 151, 154, 163, *438, 440, 446*.
Coventry 428, *507*.
Craincianu *470*.
Cramer *482*.
Crawford *450*.
Cremer *450*.
Cristea 186, *450*.
Cruveilhier 405.
Cullen 315.
Cullis 182, *450*.
Csépai 191.
Cukor *490*.
Cunningham *437*.
Cunz 225.
Curschmann 191, 216, *450, 459, 463, 470*.
Curtis 302, *486, 487*.
Cushny *501*.
Czernemka *474*.
Czyborra *450*.
Czyzewicz *436*.

Dach *483*.
Daels *431*.
Dahl 31, 34, *430, 507*.
Dahlmann 168, 191, *444, 450*.
Dalch *490*.
Dalché 159, 168, 172, 229, 411, *450, 463, 470, 478, 479, 496, 506, 507*.
Dale *501*.
Dalsace *470*.
Daniel *463, 496, 504*.
Danilewsky *446*.
Danisch *459*.
Dannreuther *479*.
Dastres 172, *450*.
David *490*.
Davidowitsch *450*.
Davidsohn *501*.
Decio 260, *434, 451, 459, 470*.
Deflandre 184, *450*.
Delater *498*.
Delché *496*.
Delfourd 244, *468*.
Delhaye 183.
Delporte *436, 496*.
Demel, R. *451, 470*.
Demme 12, 13, 15, 17, 18, 175, 179, 180, 181, 303, *451*.
Denck 186.
Denecke 233, *463, 466*.
Depken 239, *463, 504*.
Derek, St. *440*.
Descamps *468*.
Desfosses *478, 490*.
Deusch 216, *459, 463*.
Deutsch 333, *478, 490*.
Deverre *507*.
Dibailoff 192, *451*.
Dick 426, *507*.
Dickens 162, *446*.
Dickson, E. C. *505*.
Diek *463, 507*.
Diekmann 197, *451*.
Dienst 176, 352, *451*.
Diepgen 229, 233, *463, 496*.
Dietl 177, *456*.
Dietrich 216, 270, *429, 459, 463, 474, 485*.
Dietz 247, *429*.
Dignani *486*.
Dirks 184, 185, *451*.
Dittler 255, *470*.
Dixon 195.
Djerassi *451*.
Do Amaral *490*.
Doctor 9, *429*.
Dodds 162, *446*.
Döderlein 257, 382, *487, 496, 507*.
Dogliotti *432*.
Dohrn 167, *446*.
Doisy 160, 163, 164, 165, 166, *440, 446*.
Doji Shoji *451*.
Doléris 352, *470, 471, 494, 496, 503*.
Dolisi 268, *474*.
Dolynskyi *494*.
Dommel *490*.
Mc Donald *455, 509*.
Donaldson *430*.
Donay *487, 496*.
Dongen, van *501, 507*.
Doria, R. 8, 9.
Dorothy *455*.
Drahn *438*.
Drenkhahn 425, *507*.
Drevet *507*.
Driessen 76, 150, 316, 351, *434, 440, 487, 496, 503, 507*.
Dubois 261, *459*.
Dubreuil 107.
Dudley *428*.
Dührssen 334, *491, 501*.
Dunn 234, 270, *451, 459, 463, 474, 485, 496*.
Duprat *429*.
Durrant *446*.
Duschak *437*.
Duyne, van 415, *507*.
Dyrenfurth 176, *451*.
Dyroff 155, 178, 186, 211, 258, *440, 451, 459, 471, 496*.
Dziembrowski, v. *451, 459, 463*.

Ebeler 425, *463, 474, 491, 508*.
Eberle 225, 332.
Eckelt *451*.
Eckstein *463, 474*.
Ecsedi *468*.
Edelberg 321, *464, 508*.
Edelmann A. *467, 477*.
Edmunds *440*.
Eecke, ver 186.
Eerlande *491*.
Egorov *464*.
Ehrenfest *468, 508*.
Ehrismann *451*.
Ehrmann 352, *496*.
Ehrström *451, 459*.
Eick *464, 494, 508*.
Eicke *434*.
Eisenhardt 189, 229, 232, *451, 464*.
Eisenstein *464, 474, 509*.
Eisinger 155, *443*.

Eisler *430, 474*.
Ekstein *474, 501*.
Elgood *429*.
Ellenberger 105, 122, *438*.
Ellerbrock *434*.
Elpermann *451*.
Elsner 192, *451*.
Elvers *455*.
Emdin *464*.
Emile Weil *487*.
Endres *451*.
Engel *464, 468, 482*.
Engelhard *501*.
Engelhorn 21, 193, *460, 478*.
Engelmann, G. 8, 9, 10, 64, 173, 351, *429, 435*.
Engl 334, *491*.
Engström 9, 10, *429, 430*.
Eppinger 190, 194.
d'Erchia, Florenzo *508*.
Erdheim *506*.
Ernst, M. 196, *451*.
Erös *496*.
Erythropel 188, 291, *451, 474, 485*.
Esch 295, 446, *464, 474, 478, 479, 483, 491*.
Escher 62, 120, *432*.
Essen-Möller 9, *491, 503*.
Essig 354, *496*.
Este *501*.
Estes, jun. 276, *482*.
Eufinger 186, 231, 334, *432, 451, 464, 493, 496*.
Evans 106, 126, 127, 131, 133, 136, 139, 154, 163, *438*.
Everke 201, *451*.
Ewald 200, 201, 219, *451*.
Exner *434*.
Eymer *491*.

Fabbris *506*.
Fabre *492*.
Fahraeus 186.
Falco *451, 460, 471*.
Falk *508*.
Falta 235, 246, *451, 460, 464, 468*.
Faure 167, *448*.
Faust 161, 162, *440, 447*.
Fehling 427, 428.
Feigin *487, 496*.
Fein 246, *468*.
Feiner *494*.
Feis *434*.
Fekete, v. *479, 485, 487, 508*.
Feldmann *501*.

Felice la Torre *501*.
Felix 96, 97.
Fellner 161, 162, 163, 367, *432, 440, 441, 447, 451, 471, 495*.
Fels 165, *447*.
Fenstermann *451*.
Ferroni, E. *504*.
Feuchtwanger *491*.
Feuillade *504*.
Fiebarg 248, *468*.
Findley 352, *441*.
Fingerhut 160, 275, *445, 448, 458*.
Firgan *464*.
Fischer 326, 364, *441, 474, 487, 496, 497, 503*.
Flaskamp *483*.
Flatau 278, *483, 491*.
Flechtenmacher *491*.
Flechtner *479*.
Fleck *451*.
Fleischmann *482, 491, 497*.
Flemming 26, 105, 106, 120, *432*.
Fliegel 218, *460, 471*.
Fließ 169, 191, 422, *441, 451, 508*.
Flinker *451*.
Floris *479*.
Flury *464*.
Fogel *479*.
Foges *451*.
Fonareff, G. *468*.
Fonda 161, 162.
Forgue *486, 488*.
Fornero *432, 508*.
Forssner 338, *494, 497*.
Forst, W. *501*.
Forster, G. S. *482*.
Fournier *486*.
Fränkel 1, 111, 150, 154, 161, 305, *451, 508*.
Fraenkel, E. 302, *486*.
Fränkel, L. 2, 143, 147, 148, 151, 154, 157, 158, 236, 262, 302, 351, *430, 441, 451, 464, 474, 486*.
Fraenkel, M. *483*.
Fränkel, S. 161, 162.
Franck, M. 177, *451*.
Frank 143, 161, 163, 165, 166, 185, 188, 232, 409, 413, *441, 447, 451, 487, 495, 503, 506*,
— R. 275, *447, 479*.
Franke, M. 190, 191, *451, 508*.
Frankenhäuser 34.
Frankenstein *431, 476, 491*.
Frankl 67, 168, 176, 380, *441, 464, 474, 485, 495, 497, 503*.

Frankl-Hochwart 229.
Franqué, v. *495, 508*.
Franz 316, *460, 464, 497, 501*.
— K. 315, *488*.
Freese, W. *460, 508*.
Frerichs 192.
Freudenberg *508*.
Freudenthal, P. *488*.
Freund 191, 383, *434, 441, 474, 485, 497, 501*.
— H. W. 229, *451, 464, 508*.
— R. 32, 351, 355, *431, 488, 497, 503*.
— W. A. 258.
Frey 188, *451, 501, 503*.
Friedenthal, H. 13, 14, 15, *430*.
Friedrich, M. 228, 290, *474*.
Fries *483*.
Fritsch 421.
Fritz, A. *501*.
Froboese 76, *434, 488*.
Frommberger *471*.
Fromme 351, 383, *503, 508*.
Frommel *432*.
Frommer 177, *451*.
Frugel 10.
Fruhinholz *504*.
Fuchner *491*.
Fuchs *491, 508*.
Führer, H. *501*.
Fürbringer *452*.
Fürst *491*.
Füth 363, *441, 464, 491, 497, 508*.
Fuhrmann *508*.
Fullerton *482*.
Fuss *488, 497*.

Gabschuss *460*.
Gänsbauer *427, 508*.
Gaifami *447*.
Gal *483*.
Galant *464, 508*.
Gali, G. 182, *452*.
Galloway *506*.
Gammeltoft 187.
Gans *471*.
Ganter 191, *452, 460, 464, 508*.
Gardlund *441*.
Gardner 352, *497*.
Garling 185, *452*.
Garofeano 211, *461*.
Gaßmann 154, *441*.
Gatenby 150, *441*.
Gaudier 177, *468*.
Gauss 254, *483*.
Geber, H. *452*.

Geber, M. *491*.
Gebhardt 1, 5, 64, 259, *434*.
Gegenbauer *437*.
Geist 334, 399, *434*, *438*, *441*, *471*, *480*, *491*, *497*, *505*.
Geller 334, *432*, *441*, *464*, *474*, *483*, *491*.
Gellert *491*.
Gellhorn *441*, *479*.
Gemmel *508*.
Gendrin 3.
Gengenbach 178, *452*, *469*.
Gentili *434*.
Geppert 187.
Gerenrot *494*.
Gerhard 228.
Gerich 394, *503*, *504*.
Gerlinger 121, 124, *438*.
Gerloczy 186.
Gerson *441*.
Gerstenberg *491*.
Gessner *475*.
Ghon, A. *504*.
Giacomini *437*.
Gibbons *508*.
Giersberg 101, *437*.
Giesecke *475*.
Gieson, van 62, 88.
Gilles 183, *441*, *460*, *471*.
Girardin *432*.
Girdwood 4.
Girol 275, *480*.
Giraux *460*.
Girvin *491*.
Glaevecke 255, 256, 258, 260, *471*, *491*.
Glaser *452*, *460*.
Glass 249, *469*.
Gley 129.
Glücksmann *508*.
Glutschinsky 182.
Gluzinski 216, *452*, *460*, *471*.
Glynn 246, *493*.
Görbig 160, 161, 162, 163, *445*, *448*.
Goethe 193.
Goetsch, E. *452*.
Göttche *430*.
Götte *452*.
Goffe, R. 176, 352, *452*, *497*.
Gohl *508*.
Goldberger 165, *447*, *471*.
Goldenberg-Bayler *441*.
Goldscheider 211.
Goldschmidt, M. *508*.
Goldschmied, K. *434*.
Golgi 53.
Goltz 5.

Gonzalez *460*.
Goodal 352, *452*.
Goodman 5, 170.
Gottgetreu *508*.
Gottschalk 316, *441*, *508*.
Gould *447*.
Graaf, de, R., 3, 4, 42.
Grabe-Jakob, v. *464*.
Grad *488*, *497*.
Graefe, M. *475*.
Gräfenberg 179, *452*, *464*, *508*.
Gräsel *434*.
Grafe 259.
Graff 209, 262, 278, *460*, *464*, *475*, *477*, *485*.
Gragert, O. *504*.
Gram, H. C. *480*.
Grammatikati 253.
Graubner *452*, *464*, *475*.
Graves 270, *471*, *475*.
Greck 182.
Green-Armytage *475*.
Greenberg 239, 394, *464*.
Greig *506*.
Greil, A. *441*.
Greinert *491*, *508*.
Grek *452*.
Grigorieff *482*.
Grillo 244, *469*.
Groedel 221, 279, *460*, *483*.
Grohe *430*.
Gronzdew *486*.
Gross *441*, *452*, *464*, *473*.
Grosser 112, 146, 152, 153, *430*, *438*, *441*.
Grubbe *508*.
Gruber 352, *434*.
Grünebaum *475*.
Grüner 191, *452*, *460*.
Grünwald, G. *508*.
Grünzweig *452*.
Grumme *508*.
Grunow *491*, *508*.
Grusdeff 8, 9, 32, 247, *429*, *432*.
Gudin-Lewkowitsch *464*, *488*, *494*, *497*, *506*.
Günther *438*.
Guérin-Valmale *464*.
Guggenberger 154, *441*.
Guggisberg 188, 278, 366, *430*, *441*, *447*, *464*, *471*, *475*, *478*, *480*, *501*, *502*.
Guillaumin *470*.
Guilmard 229, *464*, *497*.
Gumprich 184, *452*.
Gundobin 13, 15, 21, 22, 31, 36, *430*.

Gustavson 165, *447*.
Guth 228, *464*.
Gutherz 41, *447*.
Gutmann *452*, *454*, *460*, *508*.
Guttmacher 178, 183, *435*, *459*.
Guy 9.
Gyr, E. *501*.

Haase, K. 190, 292, 321, *453*, *471*, *475*, *485*.
Haass *475*.
Haberlandt 255, *441*, *471*.
Hadden *494*.
Häffner 200.
Haese 228, 290.
Haeuber *495*.
Hafkesbring *452*.
Hafspring 187.
Hagemann *452*.
Haggström *435*.
Hajem 184.
Halban 1, 158, 168, 176, 199, 221, 232, 243, 255, 302, 413, *441*, *460*, *464*, *471*, *475*, *486*, *491*, *495*, *506*.
Haldane 187.
Haldemann *438*.
Hall *478*.
Halla 184.
Hallauer *482*.
Haller 246.
Hallion *432*.
Halnan 124, *439*.
Halphen *503*.
Halter 187, 291, 321, *454*, *460*, *465*, *471*, *485*, *509*.
Hamilton 108, 137, *438*.
Hamm 268, *475*, *508*.
Hammar 21.
Hammond 136, *438*.
Hancher *475*.
Handtke *441*.
Hannes 334, *475*, *480*, *491*.
Hanse 200, 201, 236, *452*, *464*, *475*, *478*.
Hansemann 37, *430*.
Hansen 182, *452*.
Harkes *508*.
Harms 30, 91, 102, *430*, *432*, *437*, *442*.
Harris *441*, *480*, *508*.
Harrop *452*.
Harrower *508*.
Hart *442*, *446*, *447*, *448*, *480*.
Hartge 65, *435*, *497*.
Hartill *471*.

Hartinger 184, *452*.
Hartmann 105, 110, 114, 115, 139, 155, 161, 185, 276, 383, *435, 438, 442, 447, 453, 464, 475, 504, 508*.
— H. 239, 415, 417, *430, 460, 475, 482, 497*.
— M. 162.
Hartog *482*.
Hartung *482*.
Haskell, C. *501*.
Hasselbach 187.
Haub, Fr. *460*.
Hauk *508*.
Hauptmann 200, *452, 506*.
Hausmann 46.
Hauswald 50, *432*.
Haute *464, 475*.
Hautke *480*.
Have *497*.
Heape 105, 106, 107, 108, 137, 138, 139, *438*.
Heberden 218.
Hecht *508*.
Heddaeus 221, *460*.
Heermann *452*.
Heffter 367, *501*.
Hegar 88, 255, 297, *432, 435*.
Heiden, H. *469*.
Heidenhayn 218.
Heidenreich 21.
Heider *437*.
Heidler *452, 495*.
Heilig 189, 192, 194, 198, 201, *452*.
Heimann 258, *452, 464, 465, 471, 475, 482, 483, 484*.
Hein *508*.
Heinlein *448, 452*.
Heinricius 9, 10, *429*.
Heinrich 198, *452*.
Heitzler *508*.
Held 235, *465, 475*.
Hellendall *491, 494*.
Heller 200.
Hellman *486*.
Hellmuth 192, *452*.
Hellpach 224.
Hellwig *452*.
Hendry *496*.
Henkel 328, 334, 351, 399, *452, 460, 465, 485, 488, 491, 497, 505*.
Henkes *423*.
Henle 25.
Hennig *506*.
Henning 185, *452*.

Henry 143, 354, *442, 497*.
Hensen 107, 326.
Herbich *465, 475*.
Herff, v. *430, 431*.
Herlitzka *435*.
Hermann 189, 215, 232, 275, *480, 501, 506, 509*.
Hermstein 53, 189, *432, 435, 452*.
Heron 129.
Herrmann 264, 284, 413, 415, *442, 452, 461, 463, 472, 480, 484, 485, 486, 491, 505, 508*.
— E. 161, 162, 188, 189, 259, 297, *442, 447, 465, 475, 477*.
Hershmann 244, *469*.
Hertoghe 177.
Hertwig *442*.
— O. *437*.
— R. *437*.
Hertzler *509*.
Herwerden, van 107, 137, 138, *438*.
Herzog 246, *469*.
Heß 190, *442, 452*.
Hesse-Doflein *437*.
Hesse, W. *488, 497*.
Hesselberg 107, 131, *494*.
Hett 91, 93, 94, *437*.
Heubner, W. *501*.
Hewitt, I. *496, 503*.
Heyl *447*.
Heymanns, C. *471*.
Heyn 160, 161, 164, 165, 166, 187, 188, 190, 191, 214, 215, 258, 259, 272, 274, 291, 292, 321, 353, 354, 364, 423, *447, 453, 460, 471, 475, 480, 485, 488, 497, 509*.
Heynemann 316, *488*.
Hick, P. *449*.
Hickl *465*.
Hilferding *475*.
Hill 105, 113, 114, 115, *438*.
Himmelheber 351, 383, *488, 497*.
Hinrichs *457*.
Hinselmann 178, 417, *432, 497*.
Hirsch 185, 334, 352, 420, *453, 465, 475, 480, 484, 488, 491, 497, 509*.
Hirschberg *453, 469, 480, 506*.
Hirschfeld 232, *465*.
Hirst *480*.
His 218, *431, 437, 460*.
Hitschmann 2, 64, 65, 80, 315, 351, 369, 382, *435, 438, 488, 497, 503, 509*.
Hitzanidès *497*.

Hobbs *491*.
Hoefnagele *453*.
Höhne 76, 153, *435, 442, 480, 497*.
Höpke 102, *437*.
Hörmann 26, 35, 43, 46, 78, 244, 245, *431, 432, 435, 469*.
Hoeven, v. 316, 351, *435, 488, 497*.
Hofbauer 169, 191, 196, 334, *431, 442, 447, 453, 460, 484, 491*.
Hoff 185, 192, 198, *456*.
Hoffmann 182, 262, 366, 398, *453, 475, 501*.
Hofmann, W. *465, 509*.
Hofmeier 231, *442, 475*.
Hofstätter 150, 184, 226, 232, 265, 266, 272, 277, 278, 285, 333, *430, 442, 453, 465, 475, 478, 484, 485, 491, 497, 509*.
Hoke *509*.
Holden *509*.
Holder 415, 417, *509*.
Holfelder *483*.
Holland-Cunz *465*.
Holler 183, 184, 185, *453*.
Hollos *464, 465, 474, 509*.
Holzbach 253, *436, 471*.
Holzknecht *484*.
Holzschuh *442*.
Honeywell *456, 477*.
Honoré 46.
Hoppe-Seyler 174.
Hora *436*.
Hornung 321, *488, 494, 506*.
Hosaka 186, *453*.
Hoskins *471*.
Hoth 214, 291.
Houssay *475*.
Howard Kelly 399.
Hübner *478*.
Huebschmann *469*.
Hueck *471*.
Hüffmann 189, *453*.
Hürzeler *453, 471, 475, 485*.
Hüssy 168, 182, *442, 453, 454, 509*.
Hueter *497*.
Hütten *491*.
Hulles 260, *450, 463, 470*.
Hyrtl 154.

Ichmanitzky 177, *453*.
Ilroy, Mc 352, *442*.
Impens *501*.

Isbruch *493*.
Ischii *438*.
Iscovesco 161, *447*.
Iseki 303, 304, 399, *486*, *505*.
Isler *447*.
Iwase 351, *435*.
Izquierdo 258, *460*, *465*, *471*, *475*, *497*.

Jack *453*.
Jacobi 333, *465*, *469*, *501*.
Jacobsen 253.
Jacoby 170, 183, 186, 233, *442*.
Jaeger 376, *442*, *465*, *480*.
Jäger 151, 152, *501*.
Jägerroos 90, *436*.
Jaffé 43, 53, 194, 410, *430*, *433*, *440*, *447*, *450*, *453*, *478*, *485*, *505*.
Jagic 229, 233, 267, *453*, *460*, *465*, *466*.
Jakobi, A. *491*.
— E. *453*.
— M. 5.
Jakobsohn *442*, *471*, *497*.
Jakoby *453*.
Jalcowitz *506*.
Jankowski *442*.
Janosik 28.
Jansen *453*.
Jaschke, v. 229, *460*, *465*, *475*.
Jastram *453*.
Jatrou *451*, *470*.
Jaworsky, v. 199, 268, 398, *453*, *504*.
Jayle *433*.
Joachimoglu *501*.
Joachimovits, R. *501*.
Joachimowitsch 224, 236, *442*, *465*, *475*.
Joelsohn *442*.
Johnston 166, *447*.
Johnstone *509*.
Jolly 107, 121, 123, 125, 200, 236, *439*, *453*, *460*, *465*, *475*.
Jones *497*.
Jongh, de *442*, *480*, *495*.
Jordan *446*, *509*.
Josselin, de *495*.
Jough, de *447*, *448*.
Jouve 275, *480*.
Juda, A. *469*.
Judd, A. *491*.
Jung, P. H. *460*.
Jurasz 423.

Kaboth 338, *478*, *491*, *494*.
Kahlden, v. 64, 297, 335, 405, *486*.
Kahler 188, *453*.
Kaiser *491*.
Kaji 299, 316, *488*.
Kalledey *465*, *480*.
Kaltner *433*.
Kaminskaja *502*.
Kanders *447*.
Karaki 352, *435*, *498*.
Karlefors 195.
Karlin *475*.
Karoliny *433*.
Karsten *509*.
Katz, G. *502*.
Kauders *480*.
Kaufmann *433*, *488*, *498*, *509*.
Kawasoye *482*.
Kayser, C. *460*.
Kaznelson 414, *484*.
Kehrer 5, 361, 425, *495*, *497*, *502*, *503*.
Keiffer 352, *453*, *496*, *497*.
Keilmann *435*.
Keilpfeng *509*.
Keith *491*.
Keitler 253, 411, *471*, *506*.
Kellat *498*.
Keller 107, 121, 122, 123, 124, 125, 131, 186, 211, 203, 306, 316, 351, 357, *436*, *438*, *453*, *460*, *471*, *485*, *486*, *488*, *489*, *497*, *498*, *499*, *503*.
Kelley, H. A. *505*.
Kelly *491*.
Kemkes 411, *506*.
Kennedy *433*, *447*, *509*.
Keppel *464*, *504*.
Kermauner 415, *488*, *498*, *509*.
Kern *453*.
Kernbach *453*.
Keßler *457*.
Key, A. 12, *430*.
Keye 178, *453*.
Khoor *471*.
Kiehne *491*.
Kiersnowski *503*.
Kiesel 225, *465*.
King, J. *453*.
Kingbry 165.
Kingery *447*.
Kirchberg *478*, *492*.
Kisch 211, *460*, *465*, *475*.
Kitahara *433*.
Kitai, I. *495*, *498*, *505*.
Kjaegaard 316, 351, *488*, *498*, *503*.

Klaar 197, *453*.
Klaften *475*.
Klaus 178, *453*.
Klein *442*, *453*, *494*, *498*, *509*.
Kleinhans *442*, *471*.
Kleist 219.
Klemperer 192, 244, 413, *453*, *465*, *469*, *506*.
Klinker *486*.
Klinkert *453*.
Knaack 231, *465*.
Knauer 1.
Knaus, H. *442*, *446*, *453*, *465*, *471*, *476*, *485*, *498*.
Knipping 259, *475*.
Koblank 422, *453*, *509*.
Koch *453*, *460*, *492*.
Kocher 234, 270.
Kochmann *502*.
Köhler 158, 255, 262, 334, *441*, *447*, *475*, *476*, *480*, *482*, *492*, *498*.
Köller *454*.
König *454*.
Königsberger *431*.
Königstein 106, 129, 135, 163, *439*, *442*.
Koerting *502*.
Kohlbrügge 154, *442*.
Kohn *431*.
Kok 155, 178, *442*, *454*.
Kolischer *509*.
Kolster, R. *435*.
Komensky *469*.
Kon 352, *435*, *498*.
Konikow 17, *430*.
Konschegg 336, *493*.
Korach *494*.
Korallus *497*.
Korenschevsky, von 258, *447*, *471*.
Kornfeld 188, 189, *452*.
Korschelt *437*.
Koslowsky *460*, *476*, *480*.
Kosminski *484*, *502*.
Koso, T. *436*.
Kowitz 194, *454*, *460*, *465*.
Krabbe *454*, *460*.
Kräuter *465*, *498*.
Krafft-Ebing 200.
Kramer 189, *488*.
Kranzfeld *494*.
Krasemann 244, *469*.
Kraul 187, 291, 321, *454*, *460*, *465*, *471*, *476*, *485*, *509*.
Kraus, E. I. *476*.
— L. 253, *460*, *465*.

Krause 93, *437*.
Kreis *433*, *442*, *454*, *471*, *476*, *485*, *492*, *494*, *506*.
Kremer 41, *433*.
Kretschmar 297, *486*.
Krieger 8, 9, 10, 12, 173, 174, 203, 208.
— E. 247, *429*.
Krisch *476*.
Kritzler *454*, *465*, *498*.
Kroeber *502*.
Kroemer 425, *492*, *503*, *509*.
Krönig 251, 253, 254, 315, *478*, *491*, *492*.
Krogh 187, 259, 291.
Kroll *442*.
Krompecher *493*.
Kron *465*, *476*, *485*.
Kronke 383, 392, *503*.
Kroß 253, 352, *442*, *454*, *471*, *482*, *498*.
Krüger *492*.
Krummacher *502*.
Kubota *500*.
Kühn *480*.
Küpfer 116, 117, 120, *439*.
Küstner 188, *454*, *460*, *465*, *471*, *472*, *476*, *488*.
Kufferath *442*.
Kuhlmann *476*, *485*.
Kulmow *480*.
Kulinke *482*.
Kundmüller 235, 270.
Kundrat 64, 351, *435*, *465*.
Kunhardt *479*.
Kupfer 105.
Kurtz 268, 269, 272, *465*, *476*.
Kuthe *509*.
Kuttner 423, *509*.
Kylin 214, *454*, *461*, *476*, *498*.
Kynock *506*.

Labbé *476*.
Labhardt 168, 178, 182, 244, 245, *435*, *442*, *454*, *469*, *480*, *498*.
Länsimaki *465*, *476*, *503*.
Lahille 174, *454*.
Lahm 80, 316, 373, 421, *431*, *433*, *435*, *492*, *498*, *503*.
Laiguel-Labastine *454*.
Lambinon *506*.
Lams 131, *439*.
Landau 22, 194, 240, *454*, *461*, *465*, *472*, *476*.

Landecker *461*, *478*, *492*, *506*, *509*.
Landon *509*.
Landwehr 129, *439*.
Lange 363, *448*.
Langenhagen, de *492*.
Langhans 196.
Langley *454*, *461*.
Lanz 187, *454*.
Laqueur 163, 164, 166, 274, 275, *442*, *447*, *448*, *480*.
Roche, La 366, 367.
Latis *509*.
Latzko *466*, *488*, *498*.
Lataste 106, 107, 129, 136, 163, *439*.
Lauche *495*.
Lauda *506*.
Lauth 299, 316, *488*.
Laux 182.
Lawaese 183, *454*.
League *435*.
Lebrun 9.
Lee, de *448*, *482*.
Leede 58, 185, 321, 339, 340, 412.
Legrain *476*.
Lehfeldt *461*.
Lehmann *433*, *436*, *461*.
Leiber *437*.
Leicher *454*, *461*, *472*, *476*.
Leise 411, *506*.
Lemaire *489*, *500*, *511*.
Lemke *454*.
Lenhartz 182, 233, *466*, *476*, *485*. *498*.
Lenz 244, 245, 246, *469*.
Leon *436*, *492*.
Leonardi 192, *454*.
Leopold 5, 64, 142, 351, *435*, *442*.
Leschke *454*, *466*.
Letulle *483*, *498*.
Leuckart 129, *439*.
Leupold 22, 194, *454*, *461*.
Leuret-Caussimon *466*.
Levin 198.
Levy 248, *469*, *472*, *509*.
Lévy-Dupau *502*, *509*.
Lewin 270.
Lewis *439*.
Leyen, E., v. d. 176, *435*, *454*.
Leynen, F. *454*, *466*.
Lichter *454*.
Liebesny 215, 291, *454*, *466*, *476*.
Liedig 76, *435*.

Liegner 254, *443*, *472*.
Liepmann 335, *466*.
Lieven *466*, *488*, *498*.
Lillian *455*.
Limon 30.
Linde, te *435*.
Lindemann 189, *454*, *476*, *480*.
Linden, H. *495*.
Linder, M. L. *454*.
Lindig 169, 252, 253, *443*, *472*, *494*.
Lindner, K. 176, *435*, *454*.
Linke *454*.
Linnert *503*.
Lino *493*.
Lintz *498*.
Linzenmeier 186.
Lipschütz *433*, *443*, *448*, *454*.
Litten *454*.
Lobligeois *509*.
Loeb 107, 131, 167, *439*, *443*, *454*.
Löb, L. 158, *443*.
Loeb, W. *443*.
Loebel, H. *492*.
Löfquist 351, *488*, *498*, *503*.
Löhlein 64.
Löhnberg *480*, *492*.
Lönne 411, *506*.
Löschke 197, *454*.
Loeser *482*, *498*.
Loewe 163, 164, 165, 167, *443*, *448*.
Löwenhardt 5.
Loewy 259, *454*, *455*, *476*, *480*.
Lommel *509*.
Lommen *455*.
Long 106, 126, 127, 131, 133, 136, 139, 154, 163, *438*.
Loo, van de *443*, *472*.
Lorant *484*.
Lorenz 352, *429*.
Lorenzetti *461*.
Lortat *476*.
Louros 185, *455*, *494*.
Lubin 177, *455*.
Lublin *455*, *466*, *476*.
Lubosch 39, 41, *435*.
Luchsinger, H. *492*.
Lucien 244, *468*.
Ludlum 192, *455*, *509*.
Ludwig 425, *509*.
Lüdin 192, *455*.
Lüthje 259.
Lüttge *494*.
Luithlen *455*.
Lunzer *494*.

Luther 186.
Lyle *448, 481.*
Lyston *482.*

Maas, H. *476.*
Mabuchi 66.
Macé de Lépinay *509.*
Mac Ilroy 176.
Macht 177, *443, 455, 502, 506.*
Mackenrodt *492.*
Macnaughton-Jones *461.*
Macomber *472.*
Madero *443.*
Magnus-Levy 259.
Maier, O. *492.*
Majo, W. *492.*
Malamud 214, 258, *455, 461, 472, 476.*
Malmio 8, 9, 12, *429.*
Malow *446.*
Mandelbaum *509.*
Mandelstamm *482.*
Mandl 64, 76, 169, 253, *431, 435, 436, 443, 472, 492.*
Mandler *502.*
Mannaberg 192.
Mansfeld, O. P. *482, 484, 492, 498.*
Maranon 216, *461.*
Marchand *458.*
Marchionneschi *502.*
Marcotty 46, *433.*
Maresch *461.*
Margoniner *509.*
Marie, R. *472.*
Markarian *506.*
Marsch 227, 229, *466, 476, 485, 498.*
Marshall 104, 105, 106, 107, 116, 119, 120, 121, 123, 124, 125, 136, *439.*
Martin 90, 276, 278, *461, 472, 479, 482, 502.*
Martius 279, *484.*
Martzloff *488.*
Marum, G. *484.*
Marx 199, 200, *455.*
Masaharn-Tange *448.*
Massabuan *486, 488.*
Massazza *448.*
Masson *492.*
Massun *509.*
Mastermann-Wood *480.*
Mathejeff *492.*
Mathes 210, *466, 476, 486, 509.*
Matsuno *431.*

Matsuyama *455.*
Mattaei 423, *482, 509.*
Matthes 302, *443, 455, 461, 509.*
Matthews 10, *492, 509.*
Matzenauer 423.
Mauclaire *482.*
Mauthner *435.*
Maxwell, A. 169, 252, 253, *443, 472.*
Mayer 8, 9, 12, 173, 174, *455, 510.*
Mayer, A. 237, 281, 363, 420, *431, 443, 448, 466, 476, 485, 498, 504, 510.*
— K. *476.*
— L. 12, 174, 247, *469.*
Mazal *466, 498.*
Mazzocco 214, 258, *461, 472, 476.*
Mc Donald 192.
Mc Glinn, J. A. *486.*
Meaker *510.*
Meerdevorth, van 64.
Meier 352, *434, 461, 489, 500.*
Meilchen *510.*
Meirowsky *476.*
Meisenheimer *437.*
Mekerttschinak *480.*
Melicher 183, 184, 185, *453.*
Menge 218, 331, 368, 375, 382, 393, 394, 403, 421, 427, 428, *461, 472, 492, 493, 505, 510.*
Mengershausen 335.
Merkel 176.
Merletti 183, 184, *436.*
Meuron, de 169, 252, *443, 472.*
Mey, R. *433.*
Meyenn 240, *466.*
Meyer 213, *431, 503.*
— E. 229, 361, *461, 472, 476, 498.*
— M. 196, *455.*
— R. 2, 28, 30, 34, 42, 43, 46, 48, 49, 54, 63, 65, 67, 69, 76, 80, 143, 145, 147, 149, 152, 155, 169, 262, 300, 303, 307, 316, 323, 325, 326, 335, 336, 338, 351, 355, 359, 399, *431, 433, 435, 443, 476, 486, 488, 493, 495, 498, 504, 505.*
Meyerdierks 235, 270, *476, 485, 498.*
Meyer-Ruegg 80, 316, 351, *435, 443, 488, 498, 503, 510.*
Michaelis *466, 488, 498.*
Michon 399, *505.*
Mikulicz, v. 29, 43, 155, 178, *443.*

v. Mikulicz-Radecki 53, *431, 433, 443, 455, 492, 502.*
Miller 415, *433, 443, 510.*
Mironow *442, 498.*
Mischin *479.*
Mitchell *482.*
Mittelmann *503.*
Mjassojedoff *433.*
Mochizuki *455.*
Möllendorff, v. 145, *433.*
Möller, R. *504.*
Mönch 146, 254, 392, *435, 443, 472, 504.*
Möricke 64, *431, 435.*
Mohnheim, M. *466, 476, 485, 498.*
Mohr 191, *455.*
Moleschott 184.
Molnar, v. 186, 230, *455, 466.*
Momigliano 46, 53, *433.*
Monakow 193.
Mondicoe 10.
Mondré *458.*
Monheim 229.
Monsiorski, Z. *472.*
Moore, L. 183, *455.*
Morau 106, *439.*
Morawitz 232, 330, 413, *455, 466, 506.*
Moreaux 90, *436.*
Moritz, E. *435.*
Morro-Lehmann 212.
Morton *510.*
Mosbacher 213, *461, 472, 476.*
Mosher *510.*
Moskowicz *455.*
Mosse, S. *492.*
Mouchotte 398, *466, 505.*
Monlonguet-Doléres 336, *433, 493, 494.*
Mühling, A. *466.*
Müller 97, 109, 110, 229, *466, 486, 502.*
Müller, L. R. 31, 34, 191, *455, 461, 510.*
Müller, O. 213, *461, 472.*
— W. 204.
Mündell *510.*
Münzer *469, 472, 476.*
Mulon, Cl. 157, *443.*
Mundell *504.*
Munk 213, 218, *461.*
Muravka *448.*
Murphy 9.
Muth 195.
Mutschlechner *506.*
Mykertejanz *498.*

Nacke *469*.
Naegeli 3, *466, 476, 485, 498*.
Nagel 26, 39, *435, 510*.
Natanson *432*.
Natvig *485, 492, 498*.
Naunyn 214.
Navarro *466, 498*.
Nawrath *480*.
Nebel 231.
Negrier 3.
Neidert *437*.
Neßmelowa 184, 185, 186, *455*.
Netter 188.
Neu, O. *466*.
Neuendorff-Viek *467, 504*.
Neuffer *492*.
Neulen *506*.
Neumann 189, 215, 218, 231, 259, *461, 465, 472, 477, 494*.
— H. O. 335.
Neurath 246, *469*.
Nidden *443*.
Niedermeyer *455*.
Nilsson, A. 269, *429, 466, 477, 492*.
Nissen *443*.
Nobécourt *498*.
Noe *510*.
Noel 227, *466*.
Noll 55, *439*.
Noonan *455*.
Noorden, v. 190, 229, 233, 267, *466, 480*.
Norman *481*.
Norris 398, 415, *443, 505, 510*.
Norton *482*.
Nothhaft *466, 477, 485, 499*.
Nothnagel 228, 260, 410.
Nottmann 188.
Novak 143, 148, 155, 172, 188, 199, 209, 218, 278, 306, 314, 318, 322, 425, *437, 443, 455, 461, 477, 489, 492*.
— E. 237, 303, 304, 305, 309, 315, 316, 341, *435, 466, 477, 485, 486, 488, 494, 495, 499, 510*.
— J. 262, *464, 466, 475, 486, 488, 494, 499, 510*.
Nürnberger 88, 89, 151, 152, 154, 262, 279, 334, *435, 444, 461, 472, 477, 484, 492*.
Nussbaum *461*.
Nyström 341, 342, *494, 495*.

Obata 34.
Oberling *440*.

Odermatt 246, *455, 466, 469, 494*.
O'Donoghue 105, 111, 113, 114, 115.
Oettingen, v. 302, 305, *486, 495*.
Offergeld 191, *455, 466, 480, 502*.
Ogata *431*.
Ogorek 263, *444, 477, 485*.
Ohrenstein *480*.
Olbrich *480*.
Olding-Foucar *492*.
Olivet 217, *444, 455, 472, 477, 510*.
Olow *469*.
Olshausen 5, 232, 315, *466, 477, 489*.
Onorato *486*.
Opel 198, *455*.
Opitz 417, 425, *472, 492, 510*.
Oppel, A. *437*.
Oppenheim, H. *461, 502, 510*.
Oppenheimer 182, *430, 450, 455, 489*.
Orita *455, 477*.
Ortega *482*.
Orthmann *437, 486, 495*.
Ossiakjna *486*.
Osten 185, *450, 455*.
Ostrcil 226, *433, 444, 466*.
Oswald *466, 477*.
Ott, v. 5, 170, 183.
Ottiker *492*.
Ottow *477*.
Outerbridge 352.
Owsiannokow *437*.
Ozita, I. *472*.

Pahn, R. *510*.
Paillard 257, *472*.
Palugyay *462, 484, 493*.
Pamboukis *492*.
Pankow 88, 169, 252, 315, 352, 357, 393, 409, *433, 444, 455, 466, 472, 482, 489, 499, 504*.
Papanicolaou 107, 126, 131, 133, 136, 139, 163, *439, 444, 448*.
Pappenheim 88.
Parhon *448*.
Pariser 192, *455, 466*.
Parkes *446*.
Patton *506*.
Patzschke 177, 198, *455*.
Pavelescu *505*.
Payer 184, *466*.
Pazourek *444*.

Pearl *437*.
Pelnar 212.
Pelnarz, I. *461*.
Penzoldt *484*.
Perazzi, P. *482, 489, 499*.
Peritz *455*.
Pestalozza *482*.
Petényi *455*.
Peters *444, 461, 467, 489, 499*.
Petersen, Kj. 184.
Petit-Dutaillis *444, 510*.
Pétri *477*.
Petrowsky *446*.
Pettinari *482*.
Pfaffenberger *477*.
Pfannenstiel 42, 334.
Pfeiffer 185, *444, 456*.
Pfeilsticker, W. *492*.
Pflüger 1, 4, 5, 6, 24, 28, 142, 159, 283, 284, *444*.
Pförringer *486*.
Pforte *504*.
Philipp 245, *467, 469*.
Philips, L. *510*.
Piccardo *486*.
Piccione 184, *456*.
Pichler *456*.
Pick 352, *435, 502*.
Pierra 275, *467, 480, 492*.
Piganeau *456*.
Pinard *444*.
Pincus, A. *499*.
Pineles 216, *461, 486*.
Pinkus 330, *489, 492*.
Pinner, O. *444*.
Pischzek 341, *489, 495*.
Pittler *444*.
Piyadé 240, *467*.
Platz 191, *456*.
Plaut, A. *456*.
— R. 259, 291, *467, 472, 477, 485*.
Plönies *467, 477, 485, 499*.
Plötzl *482*.
Ploss-Bartels 10, 175, *429, 430*.
Pock 146, *444*.
Pocock *439*.
Pölzl 184, 316, *456, 467, 489*.
Poggi 184.
Pok 248, *469, 477*.
Polano 177, 197, 244, 245, 405, *456, 469, 499, 510*.
Poll, H. *446*.
Polland 423, *510*.
Polster, K. O. *495*.
Poor *456, 461, 510*.
Popielski 159, *448*.

Popoff *461.*
Pordes *484.*
Porosz *499.*
Portis 398, *505.*
Posch *435.*
Posner *481.*
Postma *430.*
Potter *461.*
Pouchet 4.
Pozzi 428, *510.*
Pratt *446, 448.*
Prénant *433.*
Prenger *444.*
Prerovaky *502.*
Pribram 192.
Prichodkowa *446.*
Priesmeyer, K. *489, 499.*
Prochownik *472, 481.*
Prussak 174.
Pryll 151, 152.
Pulay *456, 510.*
Pulvermacher *456, 492, 506.*
Puppel 326, 334, 364, *444, 481, 489, 492, 499.*
Pust *492.*
Pychlau 158, 255, *444, 472.*
Pyrll *444.*

Quack *510.*
Quisling *489.*

Raab, W. *467, 477.*
Rabinowitsch *456, 510.*
Rabl 26, 28, *431.*
Rabuteau 5, 186.
Rafaelli *469.*
Ralls 166, *446.*
Ramirez *444.*
Randerath *444, 477.*
Rasmussen 195.
Rathke *504.*
Rauhsweiler *447, 478, 485.*
Ravano *442, 444.*
Rawn 9, 11, 173.
Raymond 131, 133.
Rebaudi 196, *456.*
Recasenz 275, *481, 484, 492.*
Regaud 107.
Reh, H. *492.*
Reifferscheid 254, *472, 484.*
O'Reilly *510.*
Rein 5.
Reinecke 352.
Reinert 184.
Reinhardt *504.*

Reinl 184.
Reischel 145, *444.*
Reiter 183, 184, 185, *453.*
Remfry 250.
Reprieff *456.*
Retterer 106, 107, 126, *439, 461.*
Retzlaff 326, 364, *489, 499.*
Reusch 150, 255, *433.*
Revelli *456.*
Revillet *510.*
Reye *467, 477.*
Rhéaume *482.*
Rheinboldt *444.*
Richter 259, *456, 460, 479, 480.*
Ricker 168, *444.*
Riddle *448, 456, 477.*
Ridella *499.*
Riebold 169, *444, 505.*
Rieck 278, 334, *472, 479, 492.*
Ries 177, *453.*
Riggles *469.*
Rinchard *510.*
Riquier 53, *433.*
Risse *484.*
Rißmann 192, *456.*
Rittmann 189, 214, *456, 461.*
Roberton 10.
Robinson 163, *444, 448, 481, 495.*
Roderus *510.*
Rodsewitsch 9.
Roeder *510.*
Rößle 21, 216, 260, *461, 472.*
Rogers *444, 475.*
Rohdenburg *486.*
Rolle 411, *506.*
Roma *467.*
Rona *510.*
Ronnaux *456.*
Rooy, v. *484.*
Rosemann 176, 186.
Rosenberg *456.*
Rosenberger *477, 510.*
Rosenblatt *467.*
Rosenbloom 188, *456.*
Rosenburg 196, 197, *456.*
Rosenmann *456.*
Roseno, A. *502.*
Rosenthal *456.*
Rosin 218, *461.*
Ross-Johnson *450.*
Rossi, D. *429.*
Rossmann *456.*
Rosthorn, v. *472, 495.*
Roth 411, 412, *506.*
Rother 188, 215, *459.*
Rothlin 366, *502.*

Rothmann 274, *479.*
Rouche *469.*
Rouffart *482.*
Rouville, de *456, 489, 499.*
Royer 129.
Rubaschkin *438.*
Rubin 302, *486.*
Rucker, M. *456, 501.*
Rudolph *489.*
Rübsamen 366, *481, 502.*
Rühl 42, *433, 435.*
Ruge 1, 5, 64, 152, 315, *438, 489, 499, 504.*
Ruge, C. 2.
— II C., 143, 149, *443, 444.*
Ruhemann *461.*
Rumpel 58, 185, 321, 339, 340, 412.
Rumpf 186, *456.*
Runge 185, 199, *456, 461.*
— H. 50, 57, 317, 321, 339, 341, *433, 489, 492, 495.*
Russel, C. 218, *459.*
Rusznyak *483.*
Rychliuski *482.*

Sachs 246, *469.*
Sackur *506.*
Sänger 177, *456.*
Sahler 184, 334, *457, 493.*
Sainmont 41.
Saito 76, 352, *425, 499.*
Salazar *435, 436.*
Salus, H. 361, *499.*
Salzmann *467, 499.*
Sampson 341, 342, 344, 404, *495.*
Samson *444.*
Samter *502.*
Sanborn 187.
Sande 111.
Sandersen 181.
Sanderson 201, 415, *456, 510.*
Sandes *439.*
Sandsteiner *467, 477.*
Sanes *429, 510.*
Sanguinetti 191.
Santi *486.*
Sappey *456, 489, 499.*
Sarwey 149, 282, 308.
Sauerbrei *444.*
Savary *454.*
Savini 211, *461.*
Sawadowskaja-Neemelowa *457.*
Sawrieff *457.*
Scagliene *481.*

Scago *443*.
Schack *477*.
Schade 186.
Schäfer 189, *493*.
Schaeffer 423, *429, 431, 467*.
Schäffer, R. 1, 2, 8, 9, 10, 11, 12, 31, 64, 169, 173, 181, 203, 225, 244, 247, 248.
Schaffer 90, *432, 437*.
Schaller *486, 493*.
Schatz 169, 183, 248, *444, 469*.
Schauta 415, *444, 461, 489*.
Scheffzeck *477*.
Schegg 366, *502*.
Scheidegger *486*.
Schelterna *477*.
Schemelewitsch *511*.
Schenk 260, *457, 467, 472*.
Scherer 227, 228, *467*.
Scheuer *457*.
Scheunemann *461*.
Schichareff 5, 170, 183.
Schick 177, 178, 351, 383, *457, 504*.
Schickelé 143, 145, 159, 176, 182, 183, 211, 212, 284, 316, 351, 353, 357, *433, 436, 444, 448, 457, 461, 467, 472, 486, 489, 499, 504*.
Schiefferdecker 197.
Schiff 217, 246, 422, *469*.
Schiffmann, I. *473, 481, 494*.
Schil 328, *489*.
Schiller, H. *444, 499*.
Schilling *430, 477*.
Schittenhelm 185, 413.
Schlesinger 212, *462, 477*.
Schlichting 8, 9, 247, *430*.
Schlimpert 189, *457*.
Schmaltz *439*.
Schmauch *457*.
Schmid, H. 90, *486*.
Schmidt 341, *436, 437, 444, 484, 495, 511*.
Schmitt 423, *457, 511*.
Schmotkin 182, 183, *457*.
Schneider 246, 410, *438, 457, 469, 505*.
Schnock *477*.
Schochet *433*.
Schönberg *489, 504*.
Schönhof 278, *484*.
Schönholz *484*.
Schönwitz 332, *493*.
Schöttler *487*.
Scholten 334, *493*.
Schornack 241, 392, *467, 499, 504*.

Schottländer 26, *431, 495*.
Schrader 185, 187, 339, 412.
Schreiner, K. E. *438*.
Schridde 205, *437*.
Schröder, M. *463, 496*.
— R. 1, 2, 24, 30, 46, 76, 78, 88, 161, 162, 229, 233, 239, 241, 243, 307, 325, 351, 354, 361, 386, 387, 393, 394, 395, 413, 416, 421, 428, *445, 448, 457, 467, 477, 486, 487, 489, 494, 499, 504*.
Schubert 178, *457*.
Schuchardt *457*.
Schücking *479*.
Schultheiss, H. *502*.
Schultze 214, 258, 272, 326, *457, 467, 489*.
Schultze, K. F. 190, 214, 292, *462, 473, 477, 486*.
Schulz 421.
Schumann *494*.
Schuster *462*.
Schwab 351, 383, *436, 445, 499*.
Schwartz, A. *493*
Schwarz, A. *481, 489*.
— E. *487*.
Schwarzkopf, E. *462*.
Schweitzer 268, *477*.
Schwemling *445, 457*.
Schwenger *477*.
Schwenk *456*.
Schwermann *477*.
Schwoerer *511*.
Scipiades *457, 481*.
Sczawinskaja *446*.
Seckinger 111, *439*.
See 9.
Seel, H. *502*.
Seeligmann *479, 493*.
Segale 177.
Segmüller, H. *473*.
Sehfeldt 211.
Sehlbach *467*.
Sehrt *467, 477, 499*.
Seidler *499*.
Seissen *454*.
Seisser *461*.
Seitz 28, 30, 46, 50, 151, 160, 199, 234, 254, 255, 275, 278, 316, 354, 414, *433, 445, 448, 467, 473, 479, 484, 489, 499, 511*.
Sejournet 398, *505*.
Sekiba 69, 78, 82, 176, 309, *436, 457*.

Selenka 105, *439*.
Selhorst *479*.
Seligmann, E. *489, 499*.
Selitzky *511*.
Selle 131, 133, *439*.
Sellheim *445, 467, 473, 477, 489, 499, 511*.
Sellin *457*.
Semon 105, *438*.
Semper *438*.
Semsey *511*.
Sequeira 246, *468*.
Serdjukow *433, 482*.
Serner *467*.
Seymour *489, 500*.
Sfameni 184, *445*.
Sharlit *448, 481*.
Shaw 30, 46, 143, *431, 433, 445, 500*.
Sicilia *457*.
Sidaine 182, 183, *449*.
Sieber *445*.
Sieburg 177, 198, *457*.
Siegel 151, 152, *445, 473, 477*.
Siegert *457, 511*.
Siegmund 422, *511*.
Siemens *467*.
Sieven *457*.
Sigismund 5, *445*.
Sigwart *493*.
Silversvärd 214, *454, 461*.
Simmonds 270, 405, *457, 467, 477*.
Simmonnet *446*.
Simon *431, 467, 504*.
Simmond *446*.
Simpson *457*.
Sims Marion 419.
Sinety, de 64.
Singer, H. *481*.
— K. 200, *457, 462, 467, 477*.
Sintemma 3.
Sippel 167, 277, 278, 292, 295, *445, 483, 506, 511*.
Siredey 416, 418, *489, 500, 511*.
Skanzony 352.
Skrobansky *433*.
Slivinski *493*.
Slaviansky *431*.
Smilanerova-Pelikanova *457*.
Smith, T. 64.
Smitt *473*.
Snoo, de *495*.
Snyder 90, 117, *436, 437, 439*.
Sobotta 26, 28, 32, 39, 46, 106, 111, 153, 154, 155, *433, 438, 445*.

Soelch *511*.
Sohma 353, *433, 489, 500*.
Soimaru *487*.
Sokoloff *469*.
Soli *481*.
Solowij *500*.
Sommer, Paula 255, *467*.
Sommerfeld *467*.
Sonnenberg *457*.
Sonnenfeld, l. *481*.
Spack 117, *439*.
Spaeth *477*.
Specht *430*.
Spehlmann *457*.
Spencer *473, 506, 511*.
Spengler *460*.
Speyer *462*.
Spielmann *457*.
Spirito *437*.
Spiro 366, *502*.
Spitzig *511*.
Spruck 248, *445, 469*.
Sroggs *508*.
Sserdjukoff *457, 462, 473, 477*.
Stark, M. M. *469*.
Stecher *484, 493*.
Stefanowitsch 302.
Steiger *457, 473, 493*.
Stein, M. *442, 447, 469*.
Steinach 448.
Steinberg *462*.
Steiner *481*.
Steinhaus 142.
Stending, O. *457*.
Stengel, A. *467*.
Stephan, R. 58, 185, 195, 339, 412, 414, *457, 506*.
Stephanowitsch, K. v. *487*.
Sternberg 194, *457, 477*.
Steuding 178.
Stévenin *476*.
Stickel 176, *445, 448, 457, 477, 481, 489, 500*.
Stieve 30, 37, 39, 42, 45, 91, 94, 101, 147, 157, 178, 231, 232, 254, 266, 267, 270, 323, *433, 438, 445, 457, 467, 473, 477*.
Stockard 107, 126, 131, 133, 136, 139, 163, *439*.
Stocker *483*.
Stoeltzner *469*.
Stojanow *437*.
Stoll 366.
Stolper 214, 260, 337, 421, *457, 462, 473, 494, 511*.
Stolz, M. *467, 493*.
Stone *445*.

Stoxer *483*.
Strahl *439, 504*.
Strakosch *434*.
Stransky *469*.
Straßmann 6, 248, 341, *462, 473*.
— E. 26, 27, 42, 43, 212, 257, *431, 436*.
— P. 342, *495, 506*.
Stratz 12, 13, 14, 15, 20, 148, 172, *430, 445, 457, 502*.
Strauß 218, 411, *460, 494, 506*.
Stravoskiadis *467*.
Strecker *458*.
Streit, B. *511*.
Striepecke *462*.
Stroganoff 382.
Strong *458*.
Stroynowski 231.
Strümpell 229.
Struve 105, 106, 116, *439*.
Stübler *495*.
Stuhl 227, 228, *467, 478*.
Sturmdorf 352, *428, 489, 500*.
Sudakoff *462*.
Sullies 9.
Sundin, O. *469*.
Suppow 337, *495*.
Swiecicki v. *500*.
Swoboda 169.
Szasz-Schwarz 352.
Szegö *458, 462, 478, 511*.
Szenes 221, *458, 462, 479, 484, 493*.
Szüle 76, *436*.
Szukits 11, 173.
Szymanowicz *436*.

Taddei 90.
Taglialatela *500*.
Taitza *478, 481*.
Takakusu 260, *445, 473*.
Takechi *473*.
Talia, F. *779*.
Tamagawa 197, *458*.
Tandler *473*.
Taschenberg, v. *458*.
Tassy, I. *481*.
Taussig *458*.
Tedenat *500*.
Teebken 269.
Teleky *469*.
Telinde *486, 494, 495*.
Temesvary 421, *511*.
Ten Berge 78.
Terebinskaja-Popowa *445*.

Termeer 245, 246, *469*.
Terruhn 76, *436*.
Teutem, v. 238.
Thadewald, P. *469*.
Thaler 246, 278, 334, *469, 484, 493*.
Theilhaber 64, 148, 172, 351, 352, *434, 436, 445, 458, 479, 489, 493, 500, 504, 509*.
Thiemich *469*.
Thoms 244, *469*.
Thorek *483*.
Thorn 231, 250, *467, 469, 478*.
Thumin *458*.
Tidestörm 411, *506*.
Tilt 9, 12, 173, 203, 208, *430, 462*.
Timm 259, 291, *456, 472, 485*.
Tisdall 189.
Tissot, I. *481*.
Tobler, M. 180, 181, 182, 233, 414, 420, *458, 468, 495, 511*.
Togari *434*.
Torre Blanco *483*.
Toth *493*.
Toulouse *458*.
Trapl *436, 445*.
Traugott 188.
Trebing *502*.
Trendelenburg 195, *458, 493, 502*.
Triepel 152, 153, *445*.
Trifaud 143, *445*.
Tröscher 90, *437*.
Truffi *483*.
Tschernikoff *483*.
Tschetschulin *502*.
Tschirch 366.
Tschirdewahn 147, 148, 172, *441, 445, 458*.
Tsubura *458, 473*.
Tsu-Zong-Yung 107, 126, 135, *439*.
Tuffier 276, *483*.
Tuisk 448.
Turan 218, *462, 479, 493*.
Turban 228, *468, 478, 486, 500*.
Tussenbrock, van *436*.
Tuszkay *458, 468*.
Tuttle *458*.
Tyler 184, *458*.

Uhl *511*.
Underhill 184, *458*.
Unna 88.
Unterberger 276, 352, *483, 500*.

Vachey *496.*
Vaerting *478.*
Vallon 229.
Varaldo 255, 333, *473.*
Varley *493.*
Veer, de *481.*
Veil 216, *458, 462, 468, 478, 486.*
Veit 299, 316, *458, 489, 511.*
Velasco, P. *458.*
Velden, van den 148, *445, 458, 511.*
Vertés 255, *473.*
Vesal 3.
Vesnjakow *448.*
Viek, Fr. 383.
Vierordt 23, *430.*
Vignali *478.*
Vignes 189, *449, 458.*
Villemin 2, 150, *445.*
Vintenberger *449.*
Violet *511.*
Vital *489.*
Viville 182, 183, *458.*
Voegtlin 367.
Völter, E. *468.*
Vogel 238, 239, *467, 481, 486, 500.*
Vogt 192, *425, 437, 443, 458, 467, 469, 473, 479, 487, 493, 495, 506, 511.*
Voigt *489.*
Voinot 31, 90.
Volhard 244, *469.*
Volkmann, v. 152, 153, *445, 458.*
Vollmer *481.*
Volpe *489.*
Voltz 334, *493.*
Voronoff *461, 483.*
Voß 165.
Voswinkel *509.*

Waard, de 189, 214, 292, 321.
Waasbergen 227.
Wachsner 151, 255, *445.*
Wada, H. *473.*
Wadler *468.*
Waehneldt 237, 238, *468, 500.*
Wätjen *495.*
Wagner 278, *449, 467, 482, 484, 489, 500, 504.*
Wakeham 187, *458.*
Waldeyer 25, 27, 37, 39, 42, 205, *431, 438.*
Walker 129, *439.*
Wallart 27, 29, 46, *431, 434.*

Wallgren 48.
Wallich *458.*
Wallin *500.*
Wallner *451, 470.*
Walter 148, *431, 458, 486, 511.*
Walthard 261, 382, *446, 458, 462, 468, 473, 511.*
— K. M. 156.
Walther 172, *446, 481, 502.*
Wanner *493.*
Warén 9, 12, *430.*
Warwick *434.*
Wasicky *502, 503.*
Waßbergen, van *468.*
Wastl, H. *473.*
Watanabe *436.*
Watkins *446, 511.*
Watrin 46, 54, *434.*
Watson-Smith *500.*
Weber 22, 363, *439, 462.*
Wegelin 76, *436.*
Wehefritz 21, 22, 23, 31, 32, 204, 207, 215, 217, 245, 321, *431, 449, 463, 469, 487, 496.*
Wehse 336, *494.*
Weibel, W. *504.*
Weidemann, M. 193, *458, 462, 468, 478, 486, 500.*
Weidner *478.*
Weigeldt *469.*
Weil 244, *469, 493, 500, 506.*
Weinberg 249, *458, 469.*
Weinberger *468.*
Weis, H. *473.*
Weishaupt 53, 383, *434, 504.*
Weiß, R. 219, *462.*
Weißenberg 10, 13, 14, 17, 18, 20, 226, *430, 468, 478.*
Weißmann 188, *458.*
Weißwange *493.*
Weitgasse *458.*
Wendeler 64, 90, *436.*
Wendling *503.*
Werdt, v. 335.
Wereschinski *478.*
Wermbter 69, 78, 264, 309, 352, *436, 458, 462, 478, 486, 489, 490, 500.*
Werner 221, 334, *462, 484, 493.*
Werth 32, 64, 253, 255, 330, 351.
Wertheimer, E. *495.*
Wesselink *458.*
West 9, *468, 479, 511.*
Westheide *458.*
Westmann 155, *434, 446.*

Westphal *505.*
Westphalen 64, 351, *436.*
Weyerle *447.*
Weyrauch *473.*
Wheelon 244, *470.*
Whitehead 9.
Whitehouse 143, 150, 158, 176, 352, *446, 500, 511.*
Wichmann *511.*
Wieber 240, *468, 490.*
Wiechowski *503.*
Wieczynski 43, 53, 55, *446.*
Wieden *462.*
Wiedersheim *438.*
Wiegmann 176.
Wieloch 278, *484.*
Wiener 217, *462, 478.*
Wiese 182, *501.*
Wiesel 210, 212, 213, 214, 215, 216, 217, 218, *462, 500.*
Wiesner 104, 109, 130, 136, 140, *439, 448, 449.*
Wiju *481.*
Wilder 236, *465, 475.*
Wildscher 187.
Wilhelm 291, 321.
Wilkerson 30, *431.*
Willey *500.*
William *436.*
Williams 64, 105, 120, 233, *439, 511.*
Willstätter 62.
Wiltshire *458.*
Winiwarter 39, 42, *431, 434.*
Winkel *500, 504.*
Winter 201, 382, *458.*
Winterbauer *468, 490.*
Winterhalter *431.*
Winternitz 297, 316.
Winterstein *438.*
Wintz 146, 151, 160, 215, 254, 255, 259, 275, *445, 446, 448, 449, 458, 462, 468, 473, 481, 484.*
Wirz 423, *511.*
Wiscynski *434.*
Wislocki 178, *459.*
Witt 326, 364, *459, 468, 489, 500.*
Wittek *500.*
Wojcieclowski *487.*
Wolff 97, 277, 395, *432, 462, 468, 478, 483, 493, 504.*
Wolffenstein 201, *459.*
Wolke 352.
Wollenberg 199.
Wollstein 211, *462.*

Wolmershäuser 334, *473*, *493*.
Wolpe 192, *459*.
Wolter *459*.
Woltke *436*.
Wolz *431*.
Wood *503*.
Wormser 425, *504*, *511*.
Wormtych *459*.
Worontyschs 193.
Wrede 186.
Wright *446*.
Würzburger 186, *459*.
Wyder 35, 36, 64, *432*, *436*.
Wysenbeck *442*, *447*.

Yamasaki 9, *430*.
Young *436*, *489*, *511*.

Zacharias 191, 243, *468*.
Zacherl *495*.
Zadik 411, *506*.
Zangemeister 153, *446*, *479*, *493*.
Zarnick *438*.
Zénope *462*, *473*, *478*.
Ziegler 299.
Ziembicki 192.
Zietschmann 105, 119, 120, *439*.
Zikmund, E. *478*, *481*.
Zlaczower *462*.
Zöckler *462*.
Zöllner *503*.
Zoeppritz *459*, *481*.

Zondek 37, 164, 165, 166, 169, 176, 196, 212, 257, 274, 275, 277, *446*, *448*, *449*, *457*, *460*, *462*, *464*, *481*, *483*.
— B. 163, 166, 275, *445*, *481*, *503*.
— H. 189, *459*, *468*, *473*, *476*, *478*.
— S. 367, *501*.
Zubrzycki 398, *505*.
Zuckerl, H. *473*.
Zule *436*.
Zulsager *493*.
Zuntz 187, 259.
— L. 182, *459*, *473*, *478*.
Zweifel *446*, *484*, *493*.
Zweig *462*.

Sachverzeichnis.

Abbauphase, die Scheidenschleimhaut bei Nagern s. Metoestrus; ferner 163.
Abortus 168, 305, 328, 387, 388, 390, 393.
Abrasio mucosae 85, 148, 225, 252, 278, 295, 305, 328, 329, 332, 334, 368 ff., 374 ff., 388, 393, 403 ff., 405, 410, 418, 419, 421, 427 ff.
Abstillen und Genitalzyklus 250.
Achseldrüsen und Genitalzyklus 197.
Achselorgan Schiefferdeckers 197.
Acne vulgaris 198, 217.
Addisonsche Krankheit 270.
Adenofibrom des Ovars und kleinzystische Degeneration 297.
Adenokystom bei Pubertas praecox 244.
Adenom, diffuses 315, 326.
— des Endometriums 74, 399 ff.
— und Genitalzyklus 400, 403.
— des Korpus der Matrone 403.
— des Nabels 411.
— Stielbildung bei 403.
— des Uterus 356, 376; s. auch Endometrium.
Adenomatöse Endometriumwucherung 74.
Adenomyometritis 67, 358 ff., 378.
Adenomyosis 67, 358 ff., 378.
Aderlaß 221.
Adipositas s. Fettansatz.
Adnexerkrankung (entzündliche):
— und Corpus luteumzyste 304, 305.
— und Corpus luteumhämatom 342.
— und Dysmenorrhöe 415, 416, 417.
— und Endometritis 392, 394.
— und atretischer Follikel 301.
— und zystisch reifer Follikel 302.
— und Genitalzyklus 238 ff., 280, 281, 288, 348, 353, 354, 355 ff., 361. 364.

Adnexerkrankung und Hämatozelenbildung 232.
— und kleinzystische Degeneration 276.
— und Operationen 276.
— und Polypen 403.
Adrenalin Blutgehalt nach Kastration 260.
— Kastration durch, bei Kaninchen 255, 260.
— bei Pubertas praecox 247.
— Therapie bei Metropathia haemorrhagica 333.
Adrenalinglykosurie s. Glykosurie.
Adrenalinquaddel, Verhalten während Menstruation 198.
Adynamie 235.
Äther bei Dysmenorrhöe 425.
— zur Extraktion 161, 165.
Ätzmittel bei Metropathia haemorrhagica 330 ff.
— bei zu starker Regel 368.
— Folgen nach Verätzung 418.
Affen s. Primaten.
— Ovarium nach Uterusexstirpation 253.
Agomensin 160, 275.
Akromegalie 195, 235, 270.
Albumine 186.
Albuminurie 192.
Alexander-Adamssche Operation 428.
Algomenorrhöe 414.
Alkohol zur Extraktion 161, 165.
— zur Uterusätzung 330.
Alkoholäther zur Extraktion 165.
Alkoholmißbrauch 232, 267, 290, 350.
Allgemeinerkrankungen und Amenorrhöe 265 ff.
— und Genitalzyklus 222 ff., 236, 266 ff., 280, 281, 289 ff., 353.
Alterssklerose 207.
Altweiberbart 257.
Amenorrhöe und Adnexerkrankung 239.

Amenorrhöe und Allgemeinerkrankungen (Übersicht) 237.
— und Blasenerkrankung 231.
— und Bleiintoxikation 267.
— und Chlorose 233.
— und Corpus-luteum-Zysten 302.
— funktionelle 262 ff.
— Die echte 261 ff.
— — — alimentäre 267 ff.
— — — und Begleiterscheinungen 271.
— — — und Bluterkrankung 266 ff.
— — — und Erkrankung des Magendarmkanals und der Leber 267.
— — — und Erkrankungen der endokrinen Drüsen 270.
— — — und Intoxikationen 267.
— — — und Psyche 268, 270.
— — — und Stoffwechselerkrankung 267.
— Diagnose der echten 272.
— Prognose der echten 272.
— Therapie der echten 273.
— und Endometrium 70.
— bei tuberkulöser Endometritis 394, 398.
— und Genitalmißbildungen 239.
— und genitale Hypoplasie 237 ff.
— in der Geschlechtsreife 251 ff.
— bei Herzfehler 229, 266.
— bei Hypophysenerkrankung 235.
— bei Infektionskrankheiten 226, 266.
— bei Kachexie 262.
— und Körperentwicklung 14.
— bei verspäteter Menarche 247.
— bei der Metropathia haemorrhagica 319.
— und Nebennierenerkrankung 235.
— bei Nierenerkrankungen 231, 267.
— nach Operationen 226.

Amenorrhöe und Ovarialtumoren 240.
— und Psychose 236.
— nach schwacher Regel 347.
— und die anderen Regeltypen 281.
— und Schilddrüsenerkrankung 234.
— und Stoffwechselerkrankung 231 ff., 267.
— und Tuberkulose 228, 266.
— nach Unfällen 225.
— und Wochenbett 250.
— und ovarieller Zyklus 251.
Amenyl 278.
Amine, Gehalt an, bei Hormonpräparaten 166.
Ammoniakausscheidung während des Zyklus 188.
Amnioten 94, 97.
Amphibien, Eiableitende Wege 97 ff.
— Genitalfunktion 92.
— Ovipare und vivipare 101.
Amphioxus 93, 96.
Amputation des Corpus uteri 331, 334, 369.
Anämie und Amenorrhöe 266.
— und Genitalzyklus 232.
— und Metropathia haemorrhagica 320.
— und zu starke Regelblutung 364.
Anaphylaxie und Menstruation 159, 168.
Angiodystrophie 297.
Angiosklerose bei Syphilis des Endometriums 398.
Anoestrum bei Marsupialiern 114.
Anteflexio uteri s. auch spitzwinklige Anteflexio.
— und Dysmenorrhöe 419.
— und Genitalzyklus 238, 281, 354.
Antikonzeptionelles Serum und Corpus luteum 157.
Antineuralgica gegen Dysmenorrhöe 425.
Antipyrin 425.
Antithrombin im Menstrualblut 176.
Aolan 163, 199, 295, 333.
Aortitis 211.
Aphrodisiaca 167.
Apiol 278.
Apoplexia uteri 405.
Appendix 418.

Argentum nitricum zur intrauterinen Behandlung 332.
Arhythmia respiratoria 190.
Arsen bei Dysmenorrhöe 426.
— im Menstrualblut 177.
Arteria ovarica 30, 32.
— uterina 30, 32.
Arteriosklerose 211, 213, 220.
Arthritis deformans 218.
— urica 218.
Ascariseier im Genitale des Opossum 155.
Aspirin 425.
Asthenie (Asthenischer Habitus) 192, 230, 357.
— und Dysmenorrhöe 416, 422.
— und Genitalzyklus 223, 287, 289, 348, 362, 365.
— und uteruskontrahierende Mittel 368.
— und vikariierende Menstruation 411.
Asthma 191, 213, 423.
Aszension, bakterielle 383 ff, 388, 390, 392.
— Keimarten 390.
— Peritonitis durch 410.
— durch Polypen 403, 404.
Aszites 230.
Atmokausis 252, 330, 368, 418.
Atmung und Hormonpräparate 166.
Atresie des Follikels s. Follikelatresie.
Atrophie s. Rückbildungsvorgänge.
Atropin bei Dysmenorrhöe 424, 426.
— zur Funktionsprüfung des vegetativen Nervensystems 258.
Auge, Blutungen ins — bei hämorrhagischer Diathese 413.
— in der Menopause 219.
— und Menstruation 199.
— und vikariierende Menstruation 411.
— Störungen bei der Methropathia haemorrhagica 226.
Ausfallserscheinungen, Hypophysenbestrahlung bei Klimakterischen 334.
— nach Kastration 255.
— bei Ovarialinsuffizienz 261, 271 ff.
— Therapie 273.

Ausfluß der brünstigen Hündin 121 ff.
— im übrigen s. Fluor genitalis.
Ausstrichsbilder des Vaginalinhaltes bei Ratte und Maus 128.
Autointoxikation 175.
Autotransplantation des Ovars 276, 277.
Azeton beim Diabetes 231.
— zur Extraktion 161.
Azidophile Bakterien 179, 256, 264.
Azidose und Genitalzyklus 188.

Bab-Tabletten 276.
Bacillus acidophilus 179, 256 ff., 264.
Bäderkuren 278.
Basalknötchen des Tubenepithels 31.
Basalisschicht s. auch Endometrium 65, 66, 79.
— und Adenombildung 399.
— feinerer Bau 67.
— Besonderheiten 370 ff., 374, 375.
— bei der Endometritis 385, 386 ff.
— bei der Endometritis tuberculosa 395.
— nach Funktionalisabstoßung 84.
Basedowsche Krankheit 216, 234, 270, 290, 354, 362, 420.
Basophile Zellen der Hypophyse 195.
Bauchwandinsuffizienz in der Menopause 209.
Becken zur Zeit der Menarche 17.
Beckenbindegewebe in der Menopause 207, 209.
— vor der Pubertät 31.
Befruchtung 141 ff., 158.
— und Laktation 251.
— bei Marsupialiern 113.
— und Menstruation 152.
— im Postmenstruum, Intervall und Prämenstruum 152 ff.
— -Fähigkeit bei Nagern 249.
Befruchtungstermin und Embryo 152.
— beim Frettchen 136.
— bei der Hündin 107, 121 ff.
— und Lebensdauer des Spermas s. unter Sperma.

Befruchtungstermin bei Marsupialiern 113.
— beim Meerschwein 132.
— beim Menschen 151 ff.
— Optimum 151, 154, 197.
— bei Primaten 137.
— bei Ratte und Maus 128, 129.
Begattung s. Befruchtung.
— und Ovarium 224.
Begattungspfropf bei Meerschweinchen 135.
— bei Nagern 135.
— bei Ratten 129.
Behaarung nach Kastration 257.
— und Menarche 18.
— und Menopause 211, 217.
— bei Nebennierenerkrankung 235.
— bei Pubertas praecox 244, 246.
Belladonna-Suppositorien 425.
Benzol als Extraktionsstoff 161.
Benzylbenzoat 425.
Bestrahlung s. Röntgen- und Radiumstrahlen.
Beutelbär, Brunstzeit 105.
Beuteltasche bei Marsupialiern 114.
Beuteltiere s. Marsupialier 111.
Biddersches Organ bei Kröten 102.
Biene, Lebensdauer des Spermas 154.
Bindehautkatarrh 219.
Bitterling 97.
Blase (vikariierende Menstruation) 411, 414.
Blasenmole 157.
Blasenscheidenfistel 231.
Blasenzervixfistel 231.
Bleiintoxikation und Amenorrhöe 267.
Blitzen, sog., bei Stuten 106.
Blütestadium, sog., beim Corpus luteum 49.
Blut, Eigenblutinjektion bei Metropathia haemorrhagica 332.
— -erkrankungen und Amenorrhöe 266 ff., 271 ff.
— — und Corpus luteum-Hämatom 342.
— — und Genitalzyklus 232.
— — und zu starke Regel 362.
— und Genitalzyklus 183 ff., 187.
— Hormongehalt 165.
— nach Kastration 257.
— in der Menopause 211, 215.
— bei der Metropathia haemorrhagica 320 ff., 329 ff.

Blut ungleiche Verteilung und Regelanomalien 362.
— Zucker während des Zyklus 188.
Blutbildung und Chlorose 233.
— bei der Metropathia haemorrhagica 321, 330.
Blutdruck bei Amenorrhöe 271.
— und Corpus luteum 157.
— und Genitalzyklus 182 ff.
— und Hormonpräparate 166.
— und ovarielle Inkretstoffe 159.
— nach Kastration 257.
— in der Menopause 211 ff., 217 220.
— bei der Metropathia haemorrhagica 321.
— und starke Regelblutung 362.
— in der Schwangerschaft 169.
— und Wellentheorie 170.
Blutgerinnung und Genitalzyklus 185 ff.
— und ovarielle Inkrete 159.
— nach Kastration 258.
— in der Menopause 211.
— bei der Menstruation 352.
— bei Ovarialinsuffizienz 292.
— im Uterus 176.
Bluttransfusion 414.
Blutungen (besondere) aus dem Corpus luteum 338 ff.
— aus dem Genitale zur Zeit des Mittelschmerzes 171 ff.
— Zyklische, während Gravidität 248 ff.
— Abnorme mensuelle, s. Regelanomalien auch 346 ff.
— bei der Metropathia haemorrhagica 318 ff., 326.
— im Prämenstruum 409.
— im Uterusstroma 86.
— während der ganzen Zykluszeit 409 ff.
Blutverluste und Amenorrhöe 266.
— bei Metropathia haemorrhagica 326, 364.
— bei zu starker Regel 349 ff., 364.
— und Zyklusstörungen 286, 290.
Blutzucker s. auch Zuckerstoffwechsel, ferner 231.
— nach Kastration 260.
— bei Metropathia haemorrhagica 321.
— bei Nebennierenerkrankung 235.
— bei Ovarialinsuffizienz 291.

Borcholin, Kastration durch, am Kaninchen 255.
Brompräparate (Dysmenorrhöe) 425.
Brustdrüse u. Corpus luteum 157.
— Entwicklung 18 ff.
— und Wirkung von Extraktstoffen 161.
— und Genitalorgane 250.
— und Genitalzyklus 196.
— bei Hypoplastischen 257.
— nach Kastration 257.
— bei Neugeborenen 243.
— bei Pubertas praecox 245.
Brustdrüsenextrakte 250.
Brustentwicklung 18.
Brutpflege 95.
Brunst s. auch Genitalzyklus.
— und Corpus luteum 157.
— Definition 140.
— -erscheinungen 171.
— und Follikelsprung 145, 171, 197.
— und Kohabitations- und Konzeptionszeit 151.
— und Menstruation 142, 145.
— bei Nagern als Testobjekte 160.
— Veränderung der Scheidenschleimhaut bei Nagern 163 ff.
— s. auch Oestrus.
— Uterusschleimhaut bei Säugern zur Zeit der 112.
Brunstdauer bei der Hündin 107, 121.
— beim Schaf 119.
Brunsthormon s. auch unter Hormon, ferner 164, 166.
Brünstigkeit bei der Hündin 121.
Brunstzeiten 105 ff., 171 ff.
— Affe 108.
— Frettchen 136.
— Hund 107.
— Katze 107.
— Löwin 107.
— Opossum 114.
— Schaf 119.
Brunstzyklus s. Genitalzyklus; ferner Wirkung der Domestikation 105.
— nach Exstirpation inkreter Drüsen 166.
— und Hormone 163, 166.
— und Hypophysenimplantation 166.

Calcium lacticum 414.
— phosphoricum 332.

Calcophysin 332.
Capsella bursae pastoris 367.
Carcinoma ovarii folliculoides et cylindromatosum 335; s. auch Follikulom.
Caseosan 295.
Chloroform zur Extraktion 161.
Chlorose und Amenorrhöe 267.
— und Corpus luteum 157.
— und Genitalzyklus 233.
— Ovarialfunktion und Genitalzyklus 290.
— und starke Regel 362.
Chlorzinkverätzung des Endometriums 252, 330, 332.
Cholera 226, 286.
Cholin in der Haut 198.
— Kastration des Kaninchens durch 255.
— Therapie bei Metropathia haemorrhagica 333.
— im Schweiß 178.
Cholesterin 28, 54, 161, 166, 189, 194, 259, 271.
Chondriomsubstanz 48.
Choriale Wanderzellen 390.
Chorium bei Marsupialiern 114.
— -zotten bei Endometritis postabortum 390.
Chromatin der Eizelle 38.
Chromatolyse, Endometriumzellen 83.
— der Follikelepithelzellen 28.
Chromatophoren im Corpus luteum-Hämatom 341.
Chromatorrhexis der Follikelepithelzellen 28.
Chromosomenapparat der Eizelle 38.
Clavipurin 366.
Claviceps purpurea 366.
Codein 425.
Coitus interruptus 350.
Colpitis vetularum 208.
Cornutin 366.
Corona radiata 27, 39, 42, 93, 138.
Corpus albicans 62, 204.
Corpus albicans-Zysten 204.
— -Amputation 331, 334, 369.
— folliculi 46, 63.
Corpus luteum:
— -Abszeß 344.
— bei Affen 137.
— und Allgemeinerkrankungen (s. Genitalzyklus) auch 265.
— Bedeutung 156 ff.

Corpus luteum:
— Blütestadium 156 ff.
— Blutungen aus dem Corpus luteum 338 ff.
— Blutungen in das 57.
— -Zysten 288, 300, 302 bis 306, 307, 418.
— -Degeneration 146.
— bei kleinzystischer Degeneration 288, 298.
— und Desquamation und Sequestration des Endometriums 144.
— Entzündung des 344 ff.
— Extraktstoffe 159 ff., 163, 274.
— Farbe des 62.
— und Follikelreifung 167.
— Follikelreife und Endometrium (spez. Zusammenhänge) 155 ff., 167 ff.
— bei funktioneller Amenorrhöe 263.
— Funktion 167, 157.
— — und Eireife 156, 158, 167.
— Gehalt an Granulosagewebe 338.
— Generationszyklen 63, 263.
— und Genitalzyklus 38 ff., 45, 46 ff., 142, 143, 144 ff., 148, 157, 158, 167 ff., 176, 355.
— Gesetz von Fränkel 143, 158.
— -graviditatis bei Ratte und Maus 127, 130.
— bei Gravidität 156.
— Hämatome 340 ff., 412.
— Hormongehalt 164 ff.
— bei der Hündin 122.
— beim Kaninchen 136, 158.
— bei Marsupialiern 113.
— beim Meerschweinchen 132 ff., 167.
— und Menopause 204, 207.
— bei der Metropathia haemorrhagica 306 ff., 314.
— der Monotremen 111.
— und Nebenniere 194.
— und Nidation 157, 159, 160.
— bei Ovarialzysten 300 ff.
— und Ovulationstermin 148.
— Pathologisches 337 ff.
— Persistens 168, 302 ff.
— Phylogenetisches 157.
— bei Platypus 111.
— und Plazenta 162 ff.
— und Pseudogravidität bei Tieren 158.
— und Pubertas praecox 244 ff.

Corpus luteum:
— bei Ratte und Maus 126 ff.
— bei starker Regelblutung 356.
— beim Rind 120 ff.
— und Röntgenstrahlen 254.
— Rückbildung nach dem Eitod 156.
— Rückbildungsvorgänge s. auch unter Rückbildungsvorgänge 55 ff.
— Rückbildung beim Schwein 117.
— bei Säugetieren 111.
— beim Schaf 119.
— beim Schwein 116 ff.
— und Sekretionsphase des Endometriums 143, 147 ff., 155 (s. auch Genitalzyklus).
— und Störungen im Ovarialgewebe 296.
— und tuberkulöse Endometritis 398.
— bei Tumoren und entzündlichen Prozeß des Ovars 262, 418.
— nach Uterusexstirpation an Tieren 253.
— Vorfall und Auslösung 337.
— bei dreiwöchentlichem Zyklus 281 ff.
— bei verkürztem und verlängertem Zyklus 283.
— bei Zyklusanomalien 280 ff.
Corpus luteum haemorrhagicum 57, 185, 412.
Corpus rubrum des Rindes 121.
Cotarnin 367.
Cumulus oophorus 27, 28, 95.
— beim Affen 137, 138.
— bei Säugetieren 111.
— beim Schwein 116.

Darm, Störungen bei Amenorrhöe 267.
— Blutungen bei hämorrhagischer Diathese 413.
— Entzündungen und Dysmenorrhöe 418.
— und vikariierende Menstruation 411, 414.
— und Ovarialinsuffizienz 292.
Dasyurus viverinus 105, 113 ff., 130, 141.
Dauerblutungen bei Myomen 240.
Dauerdilatation des Zervikalkanals 427.

Deckschicht innere, der Granulosadrüse 50, 52ff., 56.
— bei Corpus luteum-Zysten 300, 304.
Defundatio corporis uteri 331, 334, 369.
Degeneration, kleinzystische 283, 297ff.
— — bei Entzündungen der Genitalorgane 288, 297, 418.
Delirium 235.
Dementia praecox 200, 236.
Depressionen 200, 236.
Dermatitis dysmenorrhoica symmetrica 423.
Dermatosen, menstruelle 198, 406.
Dermographismus 191.
Dermoidzysten 240, 305.
Descensus, Genitalorgane und Genitalzyklus 238, 287, 348, 353, 354.
Desquamation des Endometriums s. auch Menstruation 80ff., 85, 89, 144, 146.
— abnorme (Dysmenorrhoea membranacea) 419.
— bei Affen 138.
— bei Entzündungen 384, 390.
— bei Marsupialiern 114.
Desquamation des Scheidenepithels bei Opossum 115.
Destruktion, Allgemeines 140ff.
Deutoplasma 41.
Dezidua 67, 76, 79.
— bei Endometritis post abort. 390.
— der Nager 126.
— bei Ratte und Maus 130.
Diabetes mellitus 214.
— und Amenorrhöe 267.
— und Genitalzyklus 188, 231, 290.
Diabetes renalis 188, 196.
Diarrhöe 190, 213.
Diastase im Serum während der Menstruation 188.
Diätetik und Genitalzyklus 170, 201.
Diathermie 278.
Diathese, hämorrhagische 413.
— harnsaure 218.
Digitonin 162.
Dilatation 295.
— des Zervikalkanals bei Dysmenorrhöe 427ff.
Dioestrum 109, 140—163.
— bei Kaninchen 135.

Dioestrum bei Marsupialiern 113.
— bei Meerschweinchen 131ff.
— bei Ratte und Maus 126ff.
— beim Rind 121.
— beim Schwein 118.
Dionin 425.
Diphtherie 286.
Dipnoer 97.
Discissio 428.
Discus ovigerus 42, 45.
Doederleinsche Stäbchen s. Bacillus acidophilus.
Domestikation, Einfluß auf die Brunst bei Säugetieren 105.
Dotterhaut 93.
Drüsen des Isthmus uteri 88.
Drüsenabschnitt des Eileiters von Amphibien und Vögeln 98ff.
Drüsenepithel des Endometriums cf. Endometrium 75.
— bei Marsupialiern 113ff.
— Hyperplasie des, bei der Hündin 124.
— — — beim Rinde 121.
Drüsenschläuche bei Adenomyosis 359.
— der Mamma 197.
— der Schilddrüse 193.
— der Uterusschleimhaut bei Säugetieren 112.
Dudleysche Operation 428.
Dysmenorrhöe 172, 178, 191, 414, 421.
— Abrasionsmaterial bei 421.
— und Adnexerkrankung 239.
— Ätiologie und Formen 416.
— und vikariierende Blutungen 411.
— bei Chlorose 233, 420.
— Dermatosis dysmenorrhoica symmetrica 423.
— und Darmentzündungen 418.
— Diagnose 423.
— essentielle 416, 421.
— und Genitalentzündungen 417.
— und Genitalmißbildungen 239.
— und Genitalzyklus (Übersicht) 421.
— Grundumsatz bei 423.
— und Herzfehler 229.
— und Hypophysenbestrahlung 334.
— und Hypoplasie 237.
— intermenstruelle 408.
— und Lageanomalien 238.
— durch Abflußbehinderung des Menstrualsekretes 418ff.

Dysmenorrhöe nasale 422.
— Ovarialinsuffiziente 421.
— und Ovarialtumoren 240.
— ovarielle 408, 416, 418, 421.
— Prognose 424.
— bei Pubertas praecox 244.
— Therapie 424ff.
— tubare 418.
— und Tuberkulose 228.
— Vorkommen und Verbreitung 414ff.
Dystrophia adiposo-genitalis 235, 270.

Echidna 111.
Ehemetritis 361.
Ei, freies, in der Tube bei Affen 138.
— -reifung bei Affen 137.
— beim Amphioxus 96.
— Aufnahme bei Tieren 155.
— und Befruchtungstermin 151.
— und Beeinflussung der Brustdrüse 250.
— — degeneration beim Schwein 117.
— — dotter bei niederen Vertebraten 95.
— und Eileiter 157.
— bei Fischen, Amphibien, Reptilien, Vögeln 92.
— Rolle des — für den Genitalzyklus 142, 169.
— Historisches 142.
— Implantation oder Nidation 67, 151.
— Kern, Abbau des Eies bei den niederen Vertebraten 95.
— bei der Metropathia haemorrhagica 323.
— Periodizität der -reifung 170.
— parthenogenetische Eier bei Ratten 155.
— — reifung 166, 223, 241, 248.
— — reifung und Allgemeinerkrankungen s. auch Genitalzyklus und Allgemeinerkrankungen 265, 285.
— -reifung und ihre Bedeutung 38.
— -reifung und Corpus luteum-Funktion 156, 158, 167.
— -reifung und Endometritis post abortum (partum) 391.
— -reifung und Endometrium 147ff.

Eireifung und Follikelsprung 147, 149, 156.
— -reifung und -tod bei verkürztem und verlängertem Genitalzyklus 282ff.
— -reifung bei der Keimaszension 386.
— -reifung bei Marsupialiern 113.
— -reifung beim Meerschweinchen 132.
— -reifung und Menopause 204ff. 207.
— -reifung, Hemmung durch Ovarialtransplantation 255.
— -reifung und Proliferationsphase im Endometrium 156.
— -reifung bei Ratte und Maus 127.
— -reifung beim Schwein 116ff.
— -reifung nach Uterusexstirpation 253.
— -reifung bei niederen Vertebraten 95.
— Schicksal des freien, 153ff.
— bei wirbellosen Tieren 96.
— -tod und Follikelsprung 157.
— -tod und -Rückbildung des Corpus luteum 156.
— -tod und Sequestration der Uterusschleimhaut 156.
— -Tod der Eizelle 28, 63.
— -transport 155.
— bei niederen Vertebraten 95.
— -Ablage bei niederen Vertebraten 95.
— -wanderung (Historisches) 3.
— -wanderung bei Macacus 138.
— -wanderung durch die Tube beim Schwein 117.
— -zelle 38ff.
— Zahl der Eizellen bei Neugeborenen 37.
— — — ihre Bedeutung bei niederen Vertebraten 95.
Eiableitende Wege bei niederen Vertebraten 95.
Eiballen 25.
Eibett cf. Nidationsbett.
Eierlegende Tiere, Eileiter (Allgemeines) 157.
Eierstock s. Ovarium.
Eierstockextrakte 274.
Eierstocksdrüse interstitielle 30, 36, 63.
Eierstocksersatztherapie 273ff.
Eifollikel 25, 42; s. auch unter Follikel.

Eigröße bei Säugetieren 110.
Eihautablösung 249.
Eileiter, bei Amenorrhöe 264.
— Atrophie nach Kastration 256.
— Differenzierung 31.
— dritter 254.
— Eiaufnahme und -transport 155, 157.
— bei eierlegenden Tieren 157.
— bei der Endometritis 390.
— Entzündung und Zyklustempo 288 (cf. auch Adnexerkrank.).
— entovarieller 97.
— und Extraktstoffe 162.
— bei Fischen 96ff., 97.
— bei Ganoiden, Selachiern, Amphibien und Vögeln 97ff.
— und Genitalzyklus 90.
— Keimfreiheit des 382.
— bei Kindern 31.
— Kontraktionsablauf bei Säugern 111.
— in der Menopause 205.
— Menstruation des 413.
— bei der Metropathia haemorrhagica 314.
— parovarieller, bei Fischen 97.
— bei Ratte und Maus 127.
— bei Säugetieren 109, 111.
— beim Schwein 117.
— und Spermatozoen 154.
— Syphilis des 398.
— bei wirbellosen Tieren 96.
— klinische Zykluszeichen 179.
Einbrünstige Tiere 104.
Eingeweidesystem und Genitalzyklus 191ff.
Eischalendrüse bei Selachiern 98.
Eisenchloridlösung 330.
Eisengehalt des Menstruationsblutes 173ff.
Eiweißdrüsen des Eileiters bei Amphibien und Vögeln 101.
Eiweißstoffwechsel und Amenorrhöe 271.
— und Genitalzyklus 186ff., 215.
— und Kastration 259.
Eklampsie u. Corpus luteum 157.
Ektropium urethrae 405.
Ekzem 198, 217, 236, 406.
Elch (Brunstverhältnisse) 105.
Embryo und Befruchtungstermin 152.
— und Menstrualalter 153.
Emenagoga 278.
Endokrine Drüsen s. inkretorische Drüsen.

Endometriosen 342, 404, 412.
Endometritis, abgeheilte 391.
— post abortum 390ff.
— chronica 1, 306, 350, 352, 370.
— chronische hyperplastische 315, 370, 382ff.
— diphtherische 382.
— eigentliche 382ff., 407.
— eitrige 382ff.
— fungosa 315.
— glandularis hyperplastica 314ff., 316.
— gonorrhoische 369, 382; siehe Gonorrhöe.
— Klinisches 392ff.
— saprophytische 369, 382.
— septische 370, 382.
— syphilitische 382, 398.
— Therapie 393, 403.
— tuberkulöse 370, 382, 394ff.
— und Zyklus 386, 409ff.
Endometritis, echte 280, 288ff., 351, 364, 369, 383, 387.
Endometrium corporis uteri:
— Regeneration nach Abrasio 376.
— Beurteilung des, nach Abrasio 85.
— „diffuses Adenom" des 315.
— adenomatöse Wucherung 74.
— bei Adenomyosis 359.
— und Adnexerkrankungen 238.
— allgemeiner Bau 66.
— bei Amenorrhöe 264.
— Basalishypertrophie 374, 376.
— spezieller Bau 67ff.
— Besonderheiten 370ff.
— bei Bluterkrankungen 232.
— bei vikariierender Blutung 411.
— bei Carcinom 241.
— und Corpus luteum 156.
— Dicke des 35, 71.
— und Eireifung 147.
— Eireifung und Proliferationsphase im 156.
— heterotope Endometriumsinseln 404ff.
— Entzündungen s. auch Endometritis 382ff.
— Erkrankung des, und Magenaffektion 192.
— makulöse und papulöse Eruptionen 398.
— Follikelreife und Granulosadrüse. Spezielle Zusammenhänge 155ff.

Endometrium corporis uteri:
— Gefäßapparat 380.
— bei Gynatresien 252.
— und Hormon 165.
— Keilinfarkt 380.
— bei Keimplasmatumoren 335 ff.
— kindliches 31 ff., 34.
— Lymphfollikel des 392.
— und Menopause 205 ff.
— zur Zeit der Menstruation 80 ff.
— bei der Metropathia haemorrhagica 308 ff., 315 ff.
— Ödem des 372, 380.
— bei schwacher Regel 348.
— und zu starke Regelblutung 350 ff., 355 ff.
— Regeneration des 84, 85, 89, 172.
— schwere Schädigungen des 252, 331.
— Störungen der Sequestration 373.
— Sequestration des, und Eitod 156.
— bei Tumoren 374, 376, 378.
— Verschleppung bei der Menstruation 342.
— Zirkulationsstörungen 379 ff.
— Zyklische Veränderungen cf. auch Genitalzyklus 37, 64 ff.
— kurze Übersicht über die zyklischen Veränderungen 84.
— zyklische Veränderung und Ovulationstermin (als Methode zur Bestimmung) 148 ff.
— Phasen bei dreiwöchentlichem Zyklus 282.
Endometroide Inseln = Endometriome 342, 412.
Endothelsymptom 58, 90, 185, 195, 321, 339 ff., 412.
Enteroptose 192, 230.
— und Ovarialinsuffizienz 265.
— Regelstärke 353, 354, 362.
— und Zyklustempo 280, 287.
Entovarieller Eileiter bei Fischen 97.
Enzytol 255, 333.
Eosinophile Leukozyten im Blut 211.
— — und Genitalzyklus 185, 190 ff.
— — beim Schwein 118.
— — Zellen in der Hypophyse 195, 216.
Ependymzellen 193.

Epiglandol 247.
Epilepsie 200, 201, 236, 268.
Epiphysenverknöcherung bei Pubertas praecox 245.
Epithel des Isthmus uteri 88.
— Müllersches 34.
— in Teerzysten 342.
Epithelkörperchen 196, 217.
Epithellager, germinales s. unter Keimepithellager.
Epithelmembran in der Scheide des Meerschweinchens 131.
Epochale Menstruationspsychose 200.
Erblindung bei Metropath. haem. 326, 365.
Ergopan 366.
Ergotamin 366.
Ergotin 366.
Ergotinsäure 366.
Ergotoxin 366.
Ernährung und Amenorrhöe 268.
Erosion 148, 172, 249, 293, 385, 405, 407, 409, 410, 417.
Eruptionen, syphilitische, auf dem Endometrium 398.
Erystyptikum 367.
Erytheme der Haut zur Zeit der Menstruation 198, 406.
Erythrozyten in der Scheide der Affen 139.
— im Uterus des Frettchens 137.
— und Genitalzyklus 184.
— Resistenz während des Genitalzyklus 186.
— Senkungsgeschwindigkeit und Genitalzyklus 186.
— nach Kastration 257.
— im Vaginalinhalt der Meerschweinchen 133.
— Gehalt des Menstrualblutes 176.
— in der Menopause 211.
Eumenol 278.
Exantheme zur Zeit der Menstruation 198.
Exophthalmus 199.
Extractum secale cornuti fluidi 366.
Extrait complementaire 276.
Extraktstoffe s. auch Lipoidextrakte.
— des Corpus luteum 159 ff.
— Injektion von 164.
— des Ovariums 161.
Extrauteringravidität 157.
— und Corpus luteum 338.

Extrauteringravidität und Corpus luteum-Zysten 302 ff., 304, 306.
— und kleinzystische Degeneration 297.
— und Follikelzysten 301.
— und Uterusschleimhaut Desquamat. 419.

Färbeindex bei Chlorose 233.
Fehlingsche Dilatations- und Spülkur 427.
Feminin 161.
Ferment, fibrinlösendes im Menstrualblut 176.
— glykolytsches, in der Scheide 179.
— tryptisches und proteolytisches in der Uterusschleimhaut 168, 176.
Fettansatz und Amenorrhöe 267, 271.
— und Corpus luteum 157.
— nach Hypophysenausfall 195.
— nach Kastration 258 ff.
— in der Menopause 210, 215, 216, 218, 220, 221.
— bei Ovarialinsuffizienz 291.
— bei Pubertas praecox 244.
Fette cf. auch Neutralfette
— im Brustdrüsenepithel 197.
— in der Endometriumszelle 67, 74, 76.
— in dem Tubenepithel 91.
Fettinfiltration bei der Degeneration des Follikelepithels bei niederen Vertebraten 95.
Fettsäuren bei der Darstellung des Ovarialhormons 162.
Fettstoffwechsel 188 ff.
— und Amenorrhöe 267.
— nach Kastration 259.
— in der Menopause 215.
Fettsucht 232.
— und Amenorrhöe 267.
Fibrinferment bei der Menstruation 168, 176.
Fibrinogengehalt des Menstrualblutes 176.
— des Spermas von Ratte und Maus 129.
Fische, eiableitende Wege bei 95 ff.
— Genitalfunktion der 92.
Fischrogen, Lipoidextrakte aus 163.
Fisteln und vikariierende Menstruation 411, 413.

Flecktyphus 226.
Fledermaus, Begattungstermin 104, 151.
— Verhalten der Spermatozoen nach Begattung 151, 154.
Fleischfresser s. Karnivoren.
Flimmerhärchen in der Tube des Schweines 117.
— des Tubenepithels 31.
— der Uterusdrüsen in der Menopause 206.
— des Zylinderepithels von Fischen 97.
Flimmerschlag, diskontinuierlicher 76.
Flimmerskotom 212, 219.
Flimmerzellen des Endometriums 76.
— bei Fischen usw. 97 ff.
— im Uterus der Hündin 122.
— beim Kaninchen 136.
— des Peritonealepithels am Ostium abdominale tubae 98.
— bei Ratte und Maus 127.
— im Uterus bei Säugetieren 112.
— beim Schwein 117.
— der Tube 31, 90.
— der Tube und Eitransport 155.
Fluor genitalis 148.
— abnormer 407.
— zur Zeit des Mittelschmerzes 171.
— nach plastischen Operationen 428.
— im Prämenstruum 409.
Folliculoma ovarii 325, 335.
Follikel, Abszeß bei Keimaszension 386.
— beim Affen 137.
— bei funktioneller Amenorrhöe 262 ff.
— Bedeutung des 155.
— Blutungen aus und im 339 ff.
— -defekt 157.
— bei kleinzystischer Degeneration des Ovars 288, 298 ff.
— -epithel 26, 30, 38.
— -epitheldegeneration bei niederen Vertebraten 94 ff.
— -epithelsekretion 26.
— -Flüssigkeit 26.
— und Hormonquelle 281.
— -lipoidextrakte 163.
— bei Marsupialiern 113.
— der persistierende reife (Metropathia haemorrhagica) 306 ff., 315, 316, 317 ff., 323.

Follikel bei Pubertas praecox 245.
— Größe bei Ratte und Maus 126.
— -reifung 26 ff., 38 ff., 42, 63, 157, 160, 167.
— -reifung als Wirkung von Extraktstoffen 161.
— -reifung und Menstruation 142, 355.
— -reifung und Menopause 204 ff. 210.
— -reifung und Ovulationstermin 148 ff.
— -reifung und Proliferationsphase des Endometriums 143.
— -reifung und Störung im Ovarialgewebe 295 ff.
— -reifung bei tuberkulöser Endometritis 398.
— -reifung und Untergang bei der entzündlichen Erkrankung der Adnexe 418.
— -reifung bei Zyklusanomalien 280 ff.
— -reifung bei Zystenbildung 300 ff.
— reife und Wachstum beim Rind 120.
— bei Säugetieren 110.
— -reife und Wachstum beim Schaf 119.
— — größe und Wachstum beim Schwein 116.
— nach dem Sprung 50 ff.
— Strahlenempfindlichkeit 151, 254.
— wachsender, Morphologie 25 ff., 38.
— Wachstum und Gravidität 248.
— Wachstum und Reifung bei der Hündin 122.
— Wachstum und Reifung beim Meerschweinchen 132.
— Wachstum und Reifung bei Ratte und Maus 126 ff.
— Zahl und Größe der im Kindes- und Erwachsenenalter 27.
— der zystische reife 302.
Follikelatresie 28 ff., 205, 284.
— und Allgemeinerkrankung 265 (cf. Genitalzyklus).
— Zysten 30, 300 ff., 418.
— bei kleinzystischer Degeneration 288, 298.
— Flüssigkeitsresorption 30.
— Gefäße 30.

Follikelatresie, Gehalt an Granulosamaterial 338.
— und Gravidität 248.
— Hormongehalt 165, 281.
— bei Kaninchen 136.
— bei Meerschweinchen 132.
— bei der Metropathia haemorrhagica 323, 328.
— Nerven 30.
— beim Rind 120.
— beim Schwein 116.
— bei Tieren 94 ff.
— Follikelepithel 25, s. auch Granulosaepithel 163.
— bei Säugetieren 111.
— bei niedren Vertebraten 93 ff., 95.
— Zelluntergang 28.
Follikelsprung s. auch Ovulation 43.
— bei entzündlichen Adhäsionen des Ovars 288.
— bei Affen 137.
— bei Amenorrhöe 263.
— Methoden der Bestimmung 147.
— Blutungen zur Zeit des 339.
— und Brunst 145, 171, 197.
— und Corpus luteum 157, 168.
— und intermenstruelle Dysmenorrhöe 408.
— und Eireifung 147.
— und Eitod 157.
— beim Frettchen 137.
— Verlust von Granulosagewebe beim, durch Nekrose 338.
— und Gravidität 248.
— Historisches 3 ff.
— und Hormon 164 ff., 166.
— bei der Hündin 122.
— und Infektion des Ovars 345.
— beim Kaninchen 136.
— Kohabitation und Konzeption 151, 153, 171.
— Konzeptionsoptimum, Imprägnation und -termin 154.
— bei Marsupialiern 113.
— beim Meerschweinchen 132.
— und Menstruation 2, 142 ff., 145, 147.
— und sog. Mittelschmerz 148, 171 ff., 408.
— bei Opossum 115.
— und Proliferation der Granulosaschicht 156.
— und Psychose 300.
— bei Ratte und Maus 126.

Sachverzeichnis.

Follikelsprung beim Rind 120.
— bei Säugetieren 111 ff.
— beim Schaf 119.
— und Scheidenbiologie 179.
— beim Schwein 116, 178.
— -termin s. auch Ovulationstermin 147 ff., 153, 171.
— bei höheren Tieren 93, 140.
— und Uterus- und Tubenbewegungen 178.
— bei dreiwöchentlichem Zyklus 282 ff.
— bei stark verkürztem und verlängertem Zyklus 283.
Follikulin 166, 275.
Formalinätzungen des Endometriums 252, 322, 330, 368, 393, 427.
Fortpflanzung 38, Fähigkeitsdauer 202.
— Fähigkeit der, bei Primaten 137.
Fränkels Gesetz 143, 158.
Frankenhäuserscher Plexus 34.
Freßzellen im Corpus luteum 60.
Frettchen, spezielle anatomische Verhältnisse beim Zyklus 136.
Fruchthalter bei Säugetieren 109.
Frühkastration bei Tieren 255.
Frühreife, s. Menstruatio praecox.
— s. Pubertas praecox.
Fundusbogenbündel der Uterusmuskulatur 32.
Funktionsschicht des Endometriums = Funktionalis 65, 67, 72, 175.
— beim Adenom 401.
— Besonderheiten 370 ff.
— Desquamation und Sequestration der 80 ff., 172.
— bei der Endometritis 384.
— und Genitalzyklus 70 ff.
Furunkulose 198, 236.
Fußbäder 362.

Gallensteine 230.
Galvanokaustik (nasale Dysmenorrhöe) 422.
Ganglion des Ovars 31.
Ganglion coeliacum renale 31.
— mesentericum superius 31.
Ganoiden 97.
Gartenwolfsmilch 367.
Gastroenteritis 230.
Gastroptose 192, 230.
Gaswechsel und Genitalzyklus 187.

Gaswechsel, respiratorischer, nach Kastration 258.
Geburt und Genitalzyklus 224.
— und Uteruskontraktionsmittel 368.
Gefäßsystem s. Zirkulationssystem.
Gefäßveränderungen in der Menopause 204, 206.
— bei der Metropathia haemorrhagica 309, 314, 323.
— partale Gefäßsklerose s. auch Menstruationssklerose; ferner 360.
Gefäßverengernde Stoffe 168.
Gehirn (komplementäre Blutungen) 413.
Gelatine zur Blutstillung 332.
Gelber Körper s. Corpus luteum.
Gelenkrheumatismus 227.
Gelenkveränderungen in der Menopause 217.
Generationszyklen der Corpora lutea 63, 263.
Generative Ovarialinsuffizienz 242, 261 ff., 421.
— — s. auch unter Ovarialinsuffizienz.
Genitalatrophie 196.
— bei Hypophysenerkrankung 235.
— und inkretorische Drüsen 235.
— bei Schilddrüsenmangel 234.
Genitalfalte 93.
Genitalfunktion bei Fischen, Amphibien, Reptilien und Vögeln 92 ff.
— bei Säugetieren 103 ff.
— Überblick über die anatomischen Verhältnisse bei höheren Tieren 140.
Genitalorgane s. auch Genitalschlauch und die einzelnen Teile.
— Gesunde, und Dysmenorrhöe 416.
— im Kindesalter 22.
— bei Pupertas praecox 245 ff.
— bei Säugetieren 109.
Genitalschlauch und ovarielle Extraktstoffe 160, 161 ff.
— nach Kastration 256 ff.
— bei Kindern bis zur Pubertät 31 ff., 243.
Genitaltuberkulose cf. Tuberkulose und Endometritis tuberculosa 239.

Genitalzellen 92.
Genitalzyklus und Adenom des Endometriums 376, 400, 403.
— bei Affen 137 ff.
— und Alter 224.
— Anatomisches 37 ff., 65 ff., 108 ff.
— Anomalien des 172.
— Ausbleiben in der geschlechtsreifen Zeit 251 ff.
— in außerphysiologischen Zeiten 243 ff.
— und Befruchtung 151 ff., 170.
— Abnorme Begleiterscheinungen 405 ff.
— Beschwerden 408.
— feine Anatomie bei Beuteltieren 113 ff.
— und Blut 183 ff., 187, 232 ff.
— und Blutdruck 182 ff.
— und Blutungen aus dem Corpus luteum 339.
— Blutungen im Prämenstruum 409.
— Blutungen während des ganzen Zyklus 409 ff.
— abnorme mensuelle Blutungen (s. auch Regelanomalien) 346 ff.
— und Corpus luteum-Hämatome 342.
— Dauer des 126.
— Diagnose 293.
— und Diätetik 170 ff., 201 ff.
— bei hämorrhagischer Diathese 413.
— und Dysmenorrhöe 421.
— und Ei 142, 169.
— und Einidation 151 ff.
— und Endometriosen 342, 404 ff.
— und Endometritis 382 ff.
— und Endometritis post abortum (partum) 390 ff.
— und abgeheilte Endometritis 391.
— und tuberkulöse Endometritis 394.
— Endometrium 64 ff.
— und Entzündung des Corpus luteum 345.
— abnorme lokale Erscheinungen 407.
— klinische Erscheinungen im übrigen Körper 180 ff., 406.
— und Follikelhämatome 340.
— spezielle anatomische Verhältnisse beim Frettchen 136.

Genitalzyklus, Funktionalis und 70 ff.
— und Gaswechsel 187.
— und Geburt 224.
— und Genitalerkrankungen (Hypoplasie, Lageanomalie, entzündliche Erkrankungen, Mißbildungen, Myom, Karzinom) 65, 237 ff., 370, 376, 378.
— und Geschlechtsbeanspruchung 224.
— und Ablösung der Granulosa 338, 339.
— und Hämoglobin 184.
— und Hormone 163.
— Dauer bei der Hündin 121.
— und Hypophyse 166, 169.
— und Infektionskrankheiten 226 ff.
— Beteiligung des Isthmus uteri am 88 ff.
— spezielle anatomische Verhältnisse beim Kaninchen 135 ff.
— bei Karnivoren 107.
— nach Keimaszension 386 ff.
— morphologisch veränderte Störungen des Keimplasmas 295 ff.
— und Klima 224.
— Störungen in der Klimax 285.
— Klinik und Erscheinungen 170 ff.
— Klinische Zeichen an Tube und Scheide 179 ff.
— Köppelung der Zyklen 142.
— und Körperfunktion 170.
— und Körpertemperatur 182, 187.
— bei krankhaften Zuständen des Körpers 222 ff.
— und Laktation 249 ff.
— und Lebensweise 223 ff.
— Dauer bei Macacus 137.
— spezielle Verhältnisse beim Meerschweinchen 131.
— und Menopause 203 ff.
— und Mittelschmerz 148 ff., 171 ff.
— Hypophysenveränderungen beim Murmeltier 195.
— und Muskelkraft 183.
— und Myometrium 178 ff.
— und Operation 225.
— und Ovarialtumoren 240, 370.
— des Ovariums (Historisches) 142 s. auch Corpus luteum.

Genitalzyklus, Periodizität des 169 ff.
— Phylogenese des 91 ff.
— und Psyche 199 ff., 236, 406.
— und Puls 182 ff.
— schwache Regel und Rhythmusveränderungen 347.
— und Respiration 183.
— Dauer beim Rind 120.
— bei Säugetieren 103, 110 ff., 253.
— Dauer beim Schwein 116.
— und Stoffwechsel 186 ff.
— Störungen des Zyklus 222 ff., 345 ff.
— Morphologisch faßbare Störungen des uterinen Zyklus 369 ff.
— Störungen der inkretorischen Drüsen 234 ff.
— Störungen durch primäre Ovarialinsuffizienz 281 ff., 284 ff.
— Stroma des Uterus und 78.
— Abweichungen im Tempo 279 ff.
— — — bei Allgemeinerkrankungen 299 ff.
— — — bei Genitalerkrankungen 287 ff.
— bei höheren Tieren 140 (kurzer Überblick).
— Beteiligung der Tube am 90.
— kurze Übersicht 84.
— und Unfälle 224 ff.
— bei Ungulaten 116.
— und vegetatives Nervensystem 190 ff., 199, 230, 406.
— Verschiebung des 150.
— vikariierende Menstruation 185, 255, 411.
— zeitliche und ursächliche Zusammenhänge im Ablauf des 142 ff.
— und Zirkulationssystem 182 ff.
Gerstenkorn, sog., am Auge 199.
Gesamtazidität des Magens 192.
Geschlechtscharaktere, Entwicklung 17.
— nach Kastration 257.
— bei verspäteter Menarche 247.
— bei Pubertas praecox 244.
Geschlechtsdrüse bei Fischen 96.
Geschlechtsorgane cf. Genitalorgane.
Geschlechtsprodukte, Lebensdauer und Schicksal 153 ff.

Geschlechtstrieb bei Affen 108.
— nach Kastration 261.
Gewichtszahlen der Hypophyse 22.
— Körpergewicht von Kindern 15, 16.
— der Nebenniere 22.
— des Ovars 23.
— der Schilddrüse 21.
— des Uterus 32.
Gicht 231.
Giftwirkung und Giftstoffe während der Menses 177 ff., 412.
Gitterfasern 69, 78.
— im Endometrium bei Endometritis 386, 387.
— im Endometrium bei Metropathia haemorrhagica 309.
Glandulärzystische Hyperplasie des Endometriums 238, 308 ff., 370, 315 ff. (Entwicklung d. Begriffs), 317 ff., 323, 325 ff., 335 (bei Ovarialtumoren).
Glanduovin 274.
Glasmembran 29, 307.
Gliazellapparat 193.
Glied des männlichen Säugetieres 109.
Globuline 186.
Glottiskrämpfe (bei Dysmenorrhöe) 423.
Glykogen 67, 74, 76, 150.
— bei funktioneller Amenorrhöe 264.
— in Endometriomen 342, 404.
— nach Kastration 256.
— -stoffwechsel während der Menstruation 188.
— bei Metropathia haemorrhagica 309.
— -abbau in der Scheide 179.
— im Scheideninhalt 176, 208.
— in der Tube 91.
Glykose 192.
Glykosurie 161, 188, 190 ff., 192, 196, 213, 214, 217, 258, 260, 271.
Gonadensäckchen beim Amphioxus 96.
Gonodukt 97.
Gonorrhöe, intramenstruelle Aszension 410.
— Endometritis gonorrh. 369, 382, 384 ff., 386, 388, 390.
Graafscher Follikel cf. Follikel 3 ff., 42.

Granulosa und Allgemeinerkrankungen 265.
— beim Corpus luteum cysticum 304ff.
— bei Corpus luteum-Zysten bei Metropathia haemorrhagica 307.
— und Entzündung des Corpus luteum 345.
— -drüse s. auch Corpus luteum, ferner 38, 45, 46ff., 63, 94ff.
— Bedeutung der Granulosadrüse 156ff.
— -drüse bei kleinzystischer Degeneration 288, 298.
— -drüse bei Säugetieren 111.
— -drüse und Störungen im Ovarialgewebe 296.
— -drüsenzysten 288, 300, 302ff.
— Eiformation und Theca interna 30.
— und Eireifung und Follikelwachstum 27.
— -epithel 25, 26, 27, 42, 45, 46ff., 50ff.
— Untergang des Granulosaepithels 28ff., 55ff.
— -gehalt im atresierenden Follikel 338.
— -gehalt im Corpus luteum 338.
— Generationszyklus 63.
— -luteinzellen 50ff., 156, 158, 304ff.
— Neutralfette in den Granulosazellen 156.
— Proliferation der Granulosaschicht und Uterusschleimhaut 156.
— Rückbildungsvorgänge 55ff., 158.
— -schicht bei funktioneller Amenorrhöe 263.
— bei Tieren 42.
— -verlust beim Follikelsprung 338, 339.
— -zellen, Hormongehalt 165.
— -zellen bei Ratte und Maus 126.
— -zellen bei Säugetieren 111.
— -zellen beim Schaf 119.
— -zellen beim Schwein 116ff.
— -zellenwucherung bei Keimplasmatumoren 336.
Granula des Hypophysenvorderlappens 195.
Granulosazelltumoren 325, 335ff.

Gravidität während funktioneller Amenorrhöe 263.
— und Blutdruck 169.
— und Rückbildung des Corpus luteum 156, 167.
— und Corpus luteum-Zysten 304ff.
— Dauer bei Ratte und Maus 127, 129.
— und kleinzystische Degeneration 297.
— und Follikelreifung bei Ratte und Maus 127.
— und Follikelzysten 301.
— und Gallensteinbildung 230.
— Genitalveränderungen bei Nagern 129ff., 141.
— und Genitalzyklus 224, 290.
— Hormongehalt während der 165.
— Veränderungen der Uterusschleimhaut bei der Hündin 124.
— und Hypophysenveränderung 195.
— kindliche 245.
— bei Marsupialiern 114.
— und Menstruation 146.
— und Nebenniere 194.
— beim Schwein 118.
— -sklerose 207, 314, 352.
— Veränderungen der Uterusschleimhaut 156.
— Zyklische Blutung während der 248ff.
Grenzfasermembran 26, 27, 29, 43, 46, 298, 302.
Grippe 226ff.
Grundumsatz bei Amenorrhöe 272.
— bei Dysmenorrhöe 423.
— bei entzündlichen Erkrankungen der Genitalorgane 259.
— und Karzinom 259.
— und Kastration 259.
— in der Menopause 215, 216.
— bei der Menstruation 186ff.
— bei Metropathia haemorrhagica 321ff.
— und Myom 259.
— und Ovarialinsuffizienz 291ff.
— und Ovarialpräparate 274.
— und Schilddrüsenfunktion 194, 232.
Gynatresie 239, 251ff.
Gynergen 366, 367.
— bei Ovarialinsuffizienz 295.

Habitus hypoplasticus 223, 289, 297, 365.
— phthisicus 411.
Hämatocelenbildung 232.
Hämatoidin im Corpus luteum 62.
Hämatome des Ovariums 339ff.
Hämoglobin, Gehalt bei Chlorose 233.
— und Genitalzyklus 184.
— nach Kastration 258.
— in der Menopause 211.
— bei der Metropath. haemorrh. 321.
Hämolyse des Menstrualblutes 176.
Hämophilie 177, 234, 321, 362, 365.
Hämorrhagische Diathese 232, 365.
Hämorrhoiden 412.
Hämosiderin im Corpus luteum 62.
Halbkugelwarze 19.
Harnblase (vikariierende Menstruation) 411, 414.
Harnentleerung, Störungen in der Menopause 213.
Harnleiter, primärer, bei Selachiern 97.
Harnsäurestoffwechsel 218.
Harnstoffausscheidung 170, 186, 192.
Hauptzellen des Hypophysenvorderlappens 195.
Haustiere, Besonderheiten der Brunst 104.
Haut, Blutungen bei hämorrhagischer Diathese 413.
— und Genitalzyklus 198, 235.
— Veränderungen in der Menopause 210ff., 213, 217ff.
— und vikariierende Menstruation 411.
Heberdensche Knötchen 218.
Heroin 425.
Herpes zur Zeit der Menstruation 198, 199, 406.
Heterochromosomen 41.
Heterotension des Blutdrucks in der Menopause 212.
Heterotransplantation von Ovarialgewebe 277.
Herz, Erkrankungen bei Amenorrhöe 266.
— Erkrankungen und Genitalzyklus 229, 237, 290, 353, 354, 361, 380.

Herz, klimakterisches 211, 220.
— bei Metropathia haemorrhag. 321.
Hirsch, Brunstverhältnisse beim 105.
— Periodizität der Sexualfunktion beim 104.
Hirsutismus 246.
Hirtentäschelkraut 367.
Histamin 160, 195, 366.
Hitze, sog. bei Tieren cf. Brunst.
— -erscheinungen beim Macacus 108.
— -zellen der Meerschweinchenvagina 134.
— -periode beim Schwein 119.
Hodenextrakte 163, 275.
Höhensonne 426.
Homoiotransplantation des Ovars 277, 295.
Hormone cf. Inkrete oder Inkretstoffe:
— und Follikelatresie 28.
— und Genitalzyklus 159, 163, 176.
— -produktion der Granulosazellen 54.
— des Ovars 150, 160ff., 166; (Darstellung).
— — im Blut 30, 189.
— — und endometroide Bildungen 405.
— — 176 (Hypothetisches).
— — 281 (Ursprung).
— — in den Wechseljahren 210.
Hornzellen in der Scheide 164.
— — beim Meerschwein 133ff.
— — beim Opossum 115.
— — bei Ratte und Maus 128.
Huftiere s. Ungulaten, Brunstzeiten 105.
Huhn, Lebensdauer des Spermas 154.
Hühnerei, Extrakte aus 163.
Hund, Blut nach Kastration 258.
— Genitalzyklus beim 107, 121ff., 141.
— Ovarium nach Uterusexstirpation 253.
Hunger und Zyklusstörungen 230, 231.
Hungerödem 231.
Hyaline Quellung der Zona pellucida 28.
Hydrastin 367.
Hydrastinin 367.
Hydrastinum hydrochloricum 367.

Hydrastis canadensis 332, 367.
— praeparate 367.
Hyperadrenalinämie 212.
Hyperämie des Beckens bei zu starker Regel 360ff., 364, 368.
— des Endometriums 379.
— und ovarielle Inkretstoffe 159.
Hyperästhesie der Brustwarzen 19.
Hyperchlorämie 189.
Hyperglykämie 192, 196, 214.
Hyperhidrosis 217.
Hyperplasia endometrii bei Affen 138.
— — bei der Hündin 124, 141.
— — bei den Marsupialiern und Ungulaten 141.
— — bei Syphilis 398.
— beim Rinde 121.
— — ovarialis 317.
— glandularis endometrii 238, 308ff., 315, 317, 323, 325, 335, 351, 370, 380.
— irregularis glandularis endometrii 316.
— stationaris endometrii 315.
Hypertension cf. unter Blutdruck.
Hyperthyreoidismus s. a. Basedowsche Krankheit 189, 215, 216, 290.
Hypertonie cf. auch Blutdruck 212, 229, 235, 237.
Hypnose 426.
Hypophyse bei Amenorrhöe 270, 272, 420.
— -bestrahlung bei Amenorrhöe 279, 334.
— und Fettansatz 210, 216, 232.
— und Genitalzyklus 166, 169, 195, 235.
— Implantation bei Mäusen 166.
— und Kalium- und Kalziumgehalt 189.
— und Kastration 260.
— und Körperentwicklung 22.
— in der Menopause 216, 221.
— -bestrahlung bei Metropathia haemorrhagica 334.
— und Ovar 37, 196.
— -erkrankungen und Ovarialinsuffizienz 420.
— -therapie bei Ovarialinsuffizienz 277.
Hypophysenhinterlappen 195.
Hypophysenpräparate als hämostatisches Mittel 367.

Hypophysenpräparate bei Ovarialinsuffizienz 295, 333.
Hypophysenvorderlappen 195, 216.
Hypophysin 277.
Hypopituitarismus (Dystrophia adiposogenitalis) 235, 270.
Hypoplasie s. auch Infantilismus.
— des Genitales und Bestrahlung 279.
— — und Dysmenorrhöe 416, 419, 420ff.
— und Genitalzyklus 236, 237ff., 280, 287, 289, 353, 354, 357, 365.
— und Homoiotransplantation 277.
— das „große Ovar" bei 297.
— und Ovarialinsuffizienz 265, 281, 291.
Hypothyreoidismus s. auch Myxödem 210, 215, 216, 221, 290.
Hysterie 190, 200, 236.

Idiochromatin 41.
Icterus menstrualis 192.
Induration, chron. 302.
Indikan 192.
Infantilismus 223ff., 233, 236, 237.
— und Dysmenorrhöe 420ff.
— und Homoiotransplantation des Ovars 277.
— und verspätete Menarche 247.
— und vikariierende Menstruation 411.
— und primäre Ovarialinsuffizienz 281, 285.
— und Zyklustempoabweichungen 287, 289.
Infektionskrankheiten und Amenorrhöe 266, 420.
— und Genitalzyklus 226, 236ff., 286, 290.
— und Ovarialinsuffizienz 420; cf. auch Amenorrhöe.
Infektion, Modus bei der Endometritis 383ff.
Inkret, cf. Hormon.
Inkretion und Gefäßsystem 229.
— Träger der, im Ovar 30, 37.
Inkretorische Drüsen:
— und Amenorrhöe 265, 270ff., 272, 420.
— und Chlorose 233.
— und Corpus luteum 157.
— und Fettansatz 232.

Inkretorische Drüsen:
— und Genitalzyklus 193, 234, 290, 354, 362.
— nach Kastration 260.
— und Menopause 213, 215ff.
— und Ovarium 165, 276, 290, 420.
— und Pubertas praecox 245ff.
Insufficientia uteri 352.
Insulinähnliche Stoffe 167.
Insulinmastkur 277.
Intersexueller Typ:
— und Genitalzyklus 224, 289.
— in der Menopause 210.
— und Ovarialinsuffizienz 265.
Interstitielle Zellen 26, 30, 36, 43, 63, 281, 300.
Interstitium des kindlichen Uterus 35.
— des Uterus nach der Menstruation 78.
Intervall s. auch Genitalzyklus.
— s. auch Ruhestadium.
— und Befruchtung 152ff.
Intoxikation und Amenorrhöe 267.
— und Genitalzyklus 232, 237, 290.
— und Ovarialfunktion 290.
Intrauterinpessare 384.
Intrauterinstift 278, 429.
Involutionsparanoia 219.
Imbezillität 236.
Implantation des Eies s. auch Nidation; ferner 154.
— des Hypophysenvorderlappens 166.
— von Ovar und Plazenta s. auch Transplantation; ferner 164.
Imprägnation cf. Implantation.
— cf. Nidation.
Ionengleichgewicht 189.
Iridozyklitis 199.
Isthmus uteri 66.
— bei Amphibien und Vögeln 101.
— Anatomie 88.
— und Genitalzyklus 88ff.

Jodätzung des Endometriums 332, 374, 393.
Jugendform, pralle 223.

Kachexie und Amenorrhöe 262, 289.
— und Genitalzyklus 230, 289.
— hypophysäre 235, 270.

Kalium:
— -haushalt bei Amenorrhöe 271.
— — und Genitalzyklus 189.
— -gehalt des Blutes nach Kastration 258.
— -haushalt in der Menopause 213, 214.
— -gehalt des Blutes bei Metropathia haemorrhagica 321.
— — — b. Ovarialinsuffizienz 290.
— permanganicum 278.
Kalkschale des Vogeleis 101.
Kalkstoffwechsel 189, 196.
— cf. auch Kalzium.
Kalzium:
— -haushalt bei Amenorrhöe 271.
— und Corpus luteum 157.
— -therapie bei Dysmenorrhöe 425, 426.
— -haushalt und Genitalzyklus 189ff., 192.
— -blutgehalt nach Kastration 258.
— -haushalt in der Menopause 213, 214.
— -blutgehalt bei der Metropathia haemorrhagica 321.
— -therapie bei der Metropathia haemorrhagica 332.
— -blutgehalt bei Ovarialinsuffizienz 292.
— -therapie bei Ovarialinsuffizienz 295.
Kaninchen:
— Arsenwirkung auf das Genitale des 177.
— Brunstverhältnisse 106ff.
— Cholesteringehalt des Blutes nach Kastration 260.
— spezielle-anatomische Verhältnisse bei dem Genitalzyklus 135ff.
— Geschlechtsverkehr und Ovarium 224.
— Verhalten des Blutes nach Kastration 258.
— Kastration durch chemische Mittel 255.
— Veränderungen der Nebenniere nach Kastration 260.
— Ovar nach Uterusexstirpation 253.
— Pseudogravidität 158.
— Sterilität durch Ovarialtransplantation 255.
— als Testobjekt 160ff., 166.
— Uterus des 110.

Karnivoren 107, 110, 121, 131, 140.
Karotin im Corpus luteum 62.
Karzinom:
— des Collum uteri und Endometritis 384, 385, 392, 393.
— — — — und kleinzystische Degeneration 227.
— und Corpus luteum-Zysten 305.
— des Corpus uteri (Differentialdiagnostisches) 399, 403, 410.
— und zyst. reifer Follikel 302.
— des Genitale und Genitalzyklus 240ff., 280, 289, 370, 376.
— und Grundumsatz 259.
— und glandulär-zystische Hyperplasie des Endometriums 326, 328.
— und späte Menopause 248.
— und Funktion des Ovars 296.
— Radikaloperation 254.
— des Uterus. Klimakterische Blutungen 405.
Kaseosan 333.
Kastration 254ff.
— und Atrophie des Genitalschlauches 256ff.
— und Ausfallserscheinungen 255, 261.
— und Blut 257ff.
— und inkretorische Drüsen 260.
— und Gallensteinbildung 230.
— und sekundäre Geschlechtscharaktere 257.
— und Homoiotransplantation eines Ovars 277.
— und Hypophysenveränderung 195.
— und Hypophysenwirkung 166.
— und natürliche Klimax 209, 213, 216.
— Wirkung auf die Scheidenschleimhaut der Maus 164.
— und Bestrahlung bei rezidivierender Metropathia haemorrhagica 329, 332ff.
— durch verändertes Milieu 255.
— durch Ovarialtransplantation 255.
— zur Bestimmung des Ovulationstermins 150ff.
— und Psychose 201.
— temporäre, bei Pubertas praecox 247.
— und Stoffwechsel 258ff.
— und Zirkulationssytem 257.

Kastrationsatrophie 256 ff.
Katatonie 236.
Kaviar 167.
Kehlkopf (vikariierende Menstruation) 411.
Keilresektion des Fundus uteri 331, 334.
Keimbläschen 39.
Keimepithel bei niederen Fischen 97.
Keimepithellager 25.
Keimplasma s. auch Ei; ferner 242, 250, 254.
— und Allgemeinerkrankungen 265, 420.
— Einfluß der Entzündung 262, 283.
— -insuffizienz 265 ff., 276 ff.
— und Lageanomalien des Uterus und Asthenie 287.
— Rolle des, bei Pubertas praecox 245, 247.
— primäre Schwäche des — 280 ff.
— sekundäre Schwäche des 285 ff.
— morphologisch faßbare Störungen 295 ff.
— -tumoren 335 ff.
— Zerstörungen des 261 ff.
Kernkörperchen der Eizelle 39.
Kleinzystische Degeneration 283, 297 ff.
— — bei Entzündung der Genitalorgane 283, 297, 418.
Klima und Amenorrhöe 266.
— und Genitalzyklus 224, 286.
— und Menarche 9.
Klimakterium cf. Klimax.
— cf. Menopause.
Klimakton 221.
Klimasan 221.
Klimakterium und Klimax s. Menopause:
— klimakterische Blutung 319, 325, 357, 364, 365, 369, 405.
— Eintritt 203, 247 ff.
— Metropathia haemorrhagica 318, 329 ff.
— und Schilddrüse 193.
— späte 248.
— und Uterusmuskelkraft 357, 364.
— Uteruskontraktionsmittel im 368.
— verfrühte 247.
— und Zyklusstörungen 281, 285.
— und Zyklustempo 280.

Klimax praecox 214, 247 ff., 253.
— — und Röntgenkastration 253.
Kloake 101.
Knochenbrüchigkeit bei Pubertas praecox 244.
Kodein 425.
Kohabitation cf. auch Befruchtung:
— Optimum bei Affen und Menschen 151, 197.
— und Brunst 151.
— und Corpus luteum-Blutungen 339, 342.
— und Menstruation 202.
— und Ovulation 151.
Kokain (Dysmenorrhöe) 425.
Kokainintoxikation 267.
Kolloidgehalt des Hypophysenvorderlappens 195.
— der Schilddrüse 193.
Kolloidosmotischer Druck des Blutserums während des Genitalzyklus 186.
Kolostrum 196.
Kommissurenbündel 32.
Kompakta 79, 82.
Komplementäre Menstruation 411 ff.
Konstitution:
— und Amenorrhöe 265 ff.
— und Dysmenorrhöe 420, 422.
— und Genitalzyklus 223, 289, 362.
— und Kastration 256.
— und Menarche 11.
— und vikariierende Menstruation 411.
— und Metropathia haemorrhagica 322.
— und Ovarialinsuffizienz 284 ff., 294.
— und großes Ovar 297.
— und Wechseljahre 203, 210.
Konvulsionen 235.
Konzentration, molekulare, des Menstrualblutes 176.
Konzeption s. Befruchtung.
Koppelung der Zyklen 142 ff.
Kopulation s. Kohabitation und Befruchtung.
Körperform und Menarche 18.
— bei Pubertas praecox 244.
Körpergewicht und Menarche 14, 15, 16.
— nach Kastration 258 ff.
Körpertemperatur und Genitalzyklus 182, 187.

Körperwachstum und Menarche 13.
— und Pubertas praecox 244, 246.
Korpusadenom der Matrone 403.
Kriegsamenorrhöe 267 ff.
Kriminalität zur Zeit der Menstruation 200.
Kropf 193, 216.
Kröten, Biddersches Organ bei 102.
Kuh, Hormongehalt im Blut 165.
Kusu, Brunstzeit 105.
Kutikularsaum des Drüsenepithels im Uterus bei Ratte und Maus 128.
— des Tubenepithels 31.
Kystadenom 240, 262, 305.
Kystom 240.

Längenmaße des Körpers in der Entwicklung 13, 14, 16.
— des Uterus in der Entwicklung 31 ff.
Lävulose 192.
Laemargiden 96.
Lageanomalien und Dysmenorrhöe 415.
— und Endometritis 392.
— und Genitalzyklus 238, 287, 348, 353, 354, 364, 370.
— und späte Menopause 248.
Laichperiode 92, 95.
Laktation 197, 249, 251.
Laktationsamenorrhöe 250.
Laktationsatrophie des Uterus 250.
Laktophenin 425.
Langhanssche Inseln 196.
Larynx zur Zeit der Menstruation 191.
Lebensweise und Amenorrhöe 266, 268, 273.
— und Dysmenorrhöe 420, 422, 426.
— und Genitalzyklus 223 ff., 237, 286, 290, 350, 362.
— und Ovarialinsuffizienz cf. auch Amenorrhöe 420.
Leber und Amenorrhöe 267.
— und Genitalzyklus 192, 230.
— Bestrahlungen bei Metropathia haemorrhagica 334.
— Wachstumsstoff aus der 163.
Leberzirrhose 230, 237.
Legeperiode eiablegender Tiere 92 ff., 95.

Legeröhren bei Fischen 97.
Leibesübungen und Menstruation 175, 201ff.
— in der Menopause 220.
— zur Anregung der Ovarialfunktion 279, 333, 426.
Lepra 227.
Leukämie 232.
Leukozyten bei Dysmenorrhöe membranacea 419.
— bei der Endometritis 382ff., 385ff., 393.
— im Endometrium 80, 83; cf. auch bei Genitalzyklus und Endometrium; ferner 168.
— und Genitalzyklus 184ff.
— nach Kastration 258.
— -gehalt im Menstrualblut 176.
— in der Menopause 211.
— in der Scheide von Tieren 115, 163ff.; cf. auch bei Nagern.
Libido nach Kastration 261.
— bei Ovarialinsuffizienz 270ff.
— bei Pubertas praecox 247.
Ligamenta rotunda 101.
— sacrouterina, Entzündung der 417.
Lipanin 160.
Lipase im Serum während des Genitalzyklus 189.
Lipochrom 62.
Lipoidähnliche Stoffe im Ovar und Plazenta 189.
Lipoidämie 215.
Lipoide der Granulosazelle 53ff., 60, 144, 194.
— — bei Ratte und Maus 126ff.
— und Genitalzyklus 188ff.
— und Hormonwirkung 164, 166.
— des Hypophysenvorderlappens 195.
— der Nebenniere 194.
— des Ovars zur Therapie 275.
— bei Ovarialinsuffizienz 291.
— beim Schwein 116ff.
Lipoidextrakte 160ff., 163, 165.
Lipoidstoffwechsel 188ff.
Liquor cerebri 195.
— folliculi 26, 42, 43, 95, 111, 164.
— hydrastini 367.
Luftdruck und Regel 224.
Lunge und komplementäre Menstruation bei hämorrhagischer Diathese 413.
— und vikariierende Menstruation 411.

Lungeninduration 237, 362.
Lungenkapazität 170.
Lupinenwurzel 177.
Luteinisation des Follikels 147.
Luteinsäume atypische 28, 63, 300, 338.
Luteinsubstanz des Corpus luteum beim Kind 120.
Luteintabletten 221, 274.
Luteinzellenschicht 50, 53, 55, 119, 142, 156, 158, 304, 305.
Luteoglandol 221, 274.
Luteolipoid 160, 275.
Lymphfollikel im Endometrium 392.
Lymphgefäße der Theca folliculi 30.
Lymphozyten (cf. auch Rundzellen).
— bei der Endometritis 382ff., 385ff.
— im Endometrium 80.
— und Genitalzyklus 184.
— nach Kastration 258.
— in der Menopause 211.

Macacus rhesus 107, 137.
Magen:
— -bluten 192.
— — bei vikariierender Menstruation 411.
— Darmbeschwerden bei Ovarialinsuffizienz 292.
— -erkrankungen und Amenorrhöe 267.
— und Genitalzyklus 191.
Makrophagen im Corpus luteum von Ratte und Maus 127.
Mamillen 161.
— und vikariierende Menstruation 411, 413.
Mamma s. Brustdrüse.
Mammaextrakte 250.
Markschläuche 24.
Marsupialier 105, 110, 111, 113ff., 140.
Masern 226.
Masturbation 342, 350, 361.
Mastzellen 80.
Maternitätstetanie 196.
Maus, Brunstverhältnisse 106ff., 163ff.
— Corpus luteum 111.
— Schicksal des Eies 155.
— Genitalzyklus 126ff., 141.
— Hormonwirkung 163ff.
— Menstrualblutwirkung 177.

Maus, Uterus 110.
Mäuseeinheit 164ff., 275.
Meerschweinchen 167.
— Brunstzyklus 106ff., 131ff., 141, 163.
— Corpus luteum 111.
— Paarungstrieb 131.
— Wirkung von Plazentarbrei auf den Uterus 165.
— Wirkung von Tenosin auf den Uterus 366.
— Verschlußmembran des Orificium vaginae 131.
Membrana granulosa (cf. auch Granulosa) 42, 45, 116, 119, 137, 159, 304.
— propria der Brustdrüse 197.
— des Eies bei Tieren 93, 94.
— der Granulosa bei Ratte und Maus 126.
— des Uterusepithels 35.
Menarche, Beckenverhältnisse 17.
— Behaarung 18.
— Brustentwicklung 18.
— und Dysmenorrhöe 416, 420.
— Eintritt 8ff., 244.
— und Epilepsie 201.
— und Haar- und Hautfarbe 11.
— und Klima 9.
— und Konstitution 11.
— und Körperentwicklung 12ff.
— und Körperform 18.
— und Lebensmilieu 10.
— und Ovarialinsuffizienz 284.
— und Rasse 10.
— und Tuberkulose 227.
— verspätete 247 (verfrühte cf. Pubertas praecox).
Menformon 166, 275.
Mengesche Formalinätzung 252, 322, 330, 331, 368, 393.
Meningen u. Genitalzyklus 192, 201
Menolysin 278.
Menopause cf. Klimakterium 11ff., 70, 157, 202ff.
— Anatomie 204ff.
— Blutungen in der 319, 325.
— Eintritt 203, 247ff., 248.
— und Gallensteinbildung 230.
— und Keimplasmatumoren 335.
— und Konstitution 203, 210.
— und Verhalten des Körpers 209ff.
— nach der Metropathia haemorrhagica 329.
— und vegetatives Nervensystem 208.

Menopause Therapie der Beschwerden 219 ff.
— Klinische Zeichen 207 ff.
Menorrhagia cf. Genitalzyklus; cf. Regelanomalien ferner 237, 279 ff., 346, 348, 350.
— und Adnexerkrankungen 239, 280.
— und Lageanomalien 238.
— und Ovarialtumoren 240, 280.
— und Schilddrüsenerkrankung 234 ff.
Menotoxin 178.
Menstrualexantheme 198.
Menstrualfluß s. auch unter Menstruation; ferner 174, 175 ff., 351, 363, 418.
Menstruation 7 ff.
— Abflußbehinderungen und Dysmenorrhöe 418 ff.
— verfrühte, nach Abrasio 376.
— und Achseldrüsen 197.
— bei Affen 108, 137, 141.
— und Anaphylaxie 159.
— Anatomie der zur, führenden Veränderungen 37, 65.
— und Arzneiwirkungen an der Haut 198 ff.
— und Auge 199.
— Ausstoßungsmechanismus 178.
— und Befruchtung 152 ff.
— Beginn s. Menarche.
— -beschwerden 180, 253, 255.
— Blutungen vor der 409.
— und Brunst 142, 145.
— und Corpus luteum 144 ff., 148, 157, 158, 167 ff.
— und Exstirpation des Corpus luteum 158.
— Rückbildung des Corpus luteum und Eitod 156.
— Dauer 172 ff.
— — und Tuberkulose 228.
— und Diätetik 201 ff.
— und Eingeweidesystem 191 ff.
— Eisengehalt des Menstruationsblutes 173 ff.
— und tuberkulöse Endometritis s. auch Genitalzyklus; ferner 398.
— Endometrium zur Zeit der 76, 80 ff., 83.
— und Verschleppung von Endometrium 342 ff., 405.
— bei Besonderheiten des Endometriums 371.

Menstruation, Erlöschen s. Menopause.
— und Extraktstoffe des Corpus luteum 160.
— und Follikelsprung 142 ff., 145.
— und Gerinnungshemmung 352.
— Giftwirkung während der 177, 412.
— und Gravidität 146, 249.
— bei hämorrhagischer Diathese 413.
— und Hauterscheinungen 198.
— Historisches 3, 64, 142.
— und Hormongehalt 165.
— und Infektion 202.
— und Kastration 255.
— und Körperfunktion 170, 175.
— klinische Zeichen 172 ff.
— und Konstitution 223 ff.
— Verhalten des Körpers während der 180 ff., 406.
— und Kriminalität 200.
— und Laktation 249.
— und Lebensweise 223.
— und Leibesübungen 175, 201 ff.
— Membranen im Menstrualblut 176.
— und Meningen 192.
— und vegetatives Nervensystem 190.
— beim Neugeborenen 32, 243 ff.
— und Nidation des Eies 153.
— und Ovulation 2, 147.
— und Partus 249.
— Periodizität der 169.
— und Peritonitis 388, 410.
— und Psyche 199 ff., 422.
— und Puerperium 410.
— und Sampsonsche Theorie der endometroiden Bildungen 405.
— und Scheidenbiologie 179 ff.
— und Schilddrüse 193 ff.
— zu schwache 347 ff.
— und Selbstmord 200.
— zu starke 348 ff.
— Stärke und Menge 173, 346.
— Stärke in den Wechseljahren 207 ff.
— und Stoffwechsel 186 ff.
— -termin und Endometritis 393.
— der Tube 90.
— vikariierende und komplementäre 185, 255 ff., 411 ff.
— und Wasser- und Salzhaushalt 188 ff., 194.
— Wesen der 346.
— Wiederkehr der Blutung 174 ff.

Menstruation und Wochenbett 249.
— Zusammensetzung des Menstrualflusses 174, 175 ff.
Menstruationssklerose 207, 314, 353.
Menstruationstetanie 196.
Menstruatio praecox 244.
Mensueller Zyklus cf. Menstruation.
— — cf. Zyklus.
— — cf. Genitalzyklus.
Merinoschafe, Brunstverhältnisse 105.
Mesosalpinx bei niederen Vertebraten 98.
Metalbumin 42.
Meteorismus 213.
Metoestrum 109, 140, 163 ff.
— bei Frettchen 137.
— beim Hund 124.
— beim Kaninchen 135.
— bei Marsupialiern 114.
— beim Meerschwein 132.
— bei Opossum 115.
— Ratte und Maus 126 ff.
— beim Rind 121.
— beim Schwein 118.
Metreurynter zur Feststellung von Uteruskontraktionen 178.
Metritis 357.
— dissecans puerperalis 252.
Metroendometritis 382.
Metropathia haemorrhagica 240, 370.
— — Anatomischer Teil 306 ff.
— — Benennung 317.
— — Entwicklung des Begriffs 315 ff.
— — Differentialdiagnose 328.
— — Klinik 317 ff.
— — Pathogenese 322 ff.
— — Prognose 326.
— — Therapie 328 ff., 331 ff.
Metrorrhagien cf. Genitalzyklus; cf. Regelanomalien; ferner 208, 238, 240, 350.
Mikrozentrum der Granulosazelle 48.
— Thekazellen 52.
Milchbildung und Corpus luteum 157.
Milchdrüsen bei Marsupialiern 114.
Milchsäurebildung in der Scheide 179, 208, 407, 409.

Miliare Uterusschleimhauttuberkulose 394.
Milzbestrahlung bei hämorrhagischer Diathese 414.
— bei Metropathia haemorrhagica 334.
Mißbildungen des Genitales und Genitalzyklus 239 ff.
Mitosen des Drüsenepithels im Uterus 76.
Mittelschmerz 148, 171 ff.
Molimina climacterica 256.
— menstrualia 180, 253, 255 ff., 257.
Monatliche Reinigung 412.
Monozyten 184.
Monotreme 111.
Moorbäder 278.
Morphium 199, 232, 267, 290, 425.
Mucinähnliche Stoffe 90, 117.
Mucicarmin 67, 74, 76, 88, 163.
Müllerscher Gang, Epithel 34.
— — bei Fischen usw. 97.
— — bei Säugetieren 109.
Multiple Sklerose 236.
Mund (vikariierende Menstruation) 411.
Murmeltier 195.
Muskelkraft der Frau 170.
— und Genitalzyklus 183.
Muskulatur, Blutungen in die bei hämorrhagischer Diathese 413.
— des Eileiters bei Säugetieren während des Zyklus 111.
Mutterkorn und -präparate 366 ff.
Mutterkuchen s. Plazenta.
Mutterspritze 384.
Mydriasis 213, 216.
Myofibrosis 357.
Myom und Corpus luteum-Zyste 304.
— und kleinzystische Degeneration 297.
— und Dysmenorrhöe 415, 416, 418.
— und Endometritis 392, 393.
— und Endometrium 374, 378, 380.
— und Follikelzysten 301, 302.
— und Genitalzyklus 240, 270, 348, 353, 354, 358, 361, 364, 365, 407.
— und Grundumsatz 259.
— und Kastration 254.
— und späte Menopause 248.
— submuköses 328.

Myom des Uterus und Genitalzyklus 240.
— und Uteruskontraktionsmittel 368.
— und Zwischenblutungen 410.
— und Zyklustempo 280, 289.
Myometrium bei Adenomyosis 359.
— beim Kind 32, 34.
— Länge und Masse 178 ff.
— bei der Metropathia haemorrhagica 309.
— bei zu starker Regel 352, 356, 369.
Myxinoide 96.
Myxödem 210, 216, 221, 234, 270, 290, 420.
Myxosarkom und Pubertas praecox 244.

Nabel, Adenom des, (vikariierende Menstruation) 411.
Nagelzellen 28.
Nagetiere:
— Brunstzyklus 106 ff., 126, 140, 141.
— Eiaufnahme bei 155.
— Konzeptionsfähigkeit 249.
— Plazenta und Dezidua der 126.
— als Testobjekt 160, 163.
— Uterus der 110.
Narkotika bei Dysmenorrhöe 425.
Nasenbluten 409, 411, 413.
Nasenschleimhaut zur Zeit der Menstruation 191, 409, 411, 413.
Natriumgehalt des Blutes nach Kastration 258.
Nebennieren:
— und Corpus luteum 157.
— und Genitalzyklus 194 ff., 235.
— und Kastration 260.
— und Körperentwicklung 22.
— und Menopause 217.
— und Ovar 157, 217.
— -Präparate bei Ovarialinsuffizienz 295.
— -Tumoren bei Pubertas praecox 245, 246.
Neogene Zone 24.
Nephritis 161, 211, 231, 237.
Nephroptose 210.
Nephrose 231.
Nerven des atresierenden Follikels 30.
— des Uterus 34, 66, 168.

Nervensystem cf. auch vegetatives Nervensystem.
— in der Menopause 219, 220.
Neugeborenes:
— Genitalorgane 23, 31 ff., 243.
— Mamma 243.
— Menstruation des 243.
Neurasthenie 190, 220.
Neutralfette 43, 54, 56, 60, 67, 74, 76, 144, 156.
Nidamentaldrüse bei Selachiern 98.
Nidation 160, 253.
— und Corpus luteum 157, 159, 160, 167.
— -bett cf. auch Sekretionsphase des Endometriums 145, 146, 156, 163, 166, 283, 304, 338, 356, 370 ff., 399.
— -schicht, cf. auch Funktionsschicht; ferner 67, 70 ff.
— -termin 151 ff., 153 ff.
Niere:
— und Genitalzyklus 192, 230 ff., 354, 362.
— in der Menopause 213, 220.
— und vikariierende Menstruation 411.
Nierenrandkanal bei Amphibien und Ganoiden 97.
Nikotin 232, 267, 290.
Novoprotin 425.
Nullipara 224, 238.
Nuphar luteum 167.
Nymphomanie 247.

Oberflächenepithel des Endometriums 75.
— des Ovariums 25.
Obstipation 190, 213.
Ochsen, sogenanntes, bei Rindern 105.
Oestrum 109, 140, 163 ff.
— bei Frettchen 136.
— beim Hund 123.
— — Kaninchen 135.
— bei Marsupialiern 113.
— beim Meerschwein 131.
— — Opossum 115.
— bei Ratte und Maus 106 ff., 165.
— beim Rind 121.
— — Schwein 118.
Ohr (vikariierende Menstruation) 411.
Onkotischer Druck 186.

Oogonie 25.
Oophorin 221, 274.
Operationen bei Dysmenorrhöe 427ff.
— und Genitalzyklus 225.
Opossum 103, 110, 114, 141, 155.
Opsone 160, 275.
Organotherapie bei Amenorrhöe 273ff.
— bei Metropathia haemorrhagica 333.
Os internum uteri, Stenose des 419, 421.
Osmotischer Druck des Menstrualblutes 176.
Osteomalazie 157.
Ostium abdominale tubae, phylogenetisches 98.
Ovaraden 221, 274.
Ovarialabszeß 345.
Ovarialextrakte 274.
Ovarialinsuffizienz cf. auch unter Amenorrhöe 193, 213, 216, 242, 261ff., 271ff., 284.
— und Allgemeinerkrankungen 289ff., 420.
— — und vikariierende Blutungen 411.
— Diagnose der 293.
— bei Dysmenorrhöe 420.
— klinische Zeichen der 291ff.
— primäre 280ff.
— Prognose der 294.
— sekundäre 295ff.
— bei morphologisch faßbaren Störungen des Ovars 295ff.
— Therapie der 294ff.
Ovarialpräparate 274ff., 294, 414.
Ovarialtumoren und Amenorrhöe 262.
— und Corpus luteum 157.
— und Genitalzyklus 240, 280, 289, 348.
— und Ovarialinsuffizienz 262, 276.
,,Ovariopathia haemorrhagica" 317.
Ovarium:
— Zyklusveränderungen bei Affen 137ff.
— bei funktioneller Amenorrhöe 262ff.
— Anatomie und Entwicklung des kindlichen 23ff.
— angeborener Mangel 262.
— Blutergüsse des 232.
— und Blutgewebe 258.

Ovarium:
— kleinzystische Degeneration des 288.
— drittes 254.
— und Fettansatz 232.
— bei Fischen 96ff.
— Funktion. Pflügers Theorie 283ff.
— — Schickeles Theorie 284.
— — bei Allgemeinerkrankungen 289ff.
— — und Lebensweise s. Lebensweise; ferner auch 290.
— — nach Resektion 296.
— — und Wirkung der Schwangerschaft, Geburt und Wochenbett 290.
— klinische Zeichen der Funktionsstörungen 291ff.
— Ganglion des 31.
— und Genitalzyklus 37ff.
— und Geschlechtsverkehr 224.
— Gewicht des 23.
— Graviditätsveränderungen 114.
— Hämatome des 339, 417.
— Hormone 160ff.
— Hormongehalt 165.
— zyklische Veränderungen bei der Hündin 122.
— und Hypophyse 37, 196.
— Wirkung der Implantation 164.
— Insuffizienz des 159.
— und Kalium- und Kalziumhaushalt 189.
— Karzinom und Funktion 296.
— lipoidähnliche Stoffe 189.
— zyklische Veränderungen beim Meerschweinchen 132.
— und Menopause. Anatomie 204ff.
— hypothetische Wirkungen auf die Menstruation 176.
— bei der Metropathia haemorrhagica 306ff., 314. 315ff., 317, 323.
— großes, bei konstitutioneller Minderwertigkeit 297.
— und Nebenniere 217.
— Phylogenese des 92.
— vor der Pubertät 23ff., 36.
— bei Gravidität von Ratte und Maus 130.
— zyklische Veränderungen bei Ratte und Maus 126ff.
— und schwache Regelblutung 347.

Ovarium:
— und starke Regelblutung 353, 356ff.
— -resektion bei Metropathia haemorrhagica 331, 334.
— zyklische Veränderungen beim Rind 120.
— feinere Anatomie bei Säugetieren 110.
— Schädigung durch Krankheiten 233.
— zyklische Veränderungen beim Schaf 119.
— und Schilddrüse 234, 260.
— zyklische Veränderungen beim Schwein 116ff.
— und Stoffwechsel 260.
— Störungen des ovariellen Zyklus 241ff.
— Stroma des, bei niederen Vertebraten 95.
— und Syphilis 398.
— Transplantation bei Ovarialinsuffizienz 276ff., 295.
— -tumoren und Amenorrhöe 261ff.
— — und Blutungen 325ff.
— — und Corpus luteum-Zysten 305.
— — bei Pubertas praecox 244, 245.
— Atrophie nach Uterusexstirpation 169, 252ff.
— vegetative Funktion 160ff., 216.
— zyklische Veränderungen (Historisches) 142.
— Zyklus und Amenorrhöe 251, 261.
— ovarieller Zyklus bei Endometritis 386, 393, 394.
— — — tuberkulöser Endometritis 398.
— — — vikariierender und komplementärer Menstruation 411ff.
Ovarnon 274.
Ovipare Amphibien 101.
Ovoglandol 217, 221, 274.
Ovowop 274.
Ovulation cf. Follikelsprung.
Ovulationssklerose cf. auch Rückbildungsvorgänge im Ovar 204, 314, 352, 353.
Ovulationspsychose 200.
Ovulationstermin cf. auch Follikelsprung 2.

Ovulationstermin, Bestimmungsmethoden des 147 ff.
— und Corpus luteum 148.
— und Genitalzyklus 148 ff.
— Klinisches 153, 171 ff.
— und Kohabitation und Konzeption 151, 153, 154, 171.
— und Mittelschmerz 148, 171 ff.
— und Psychosen 200.
— und Röntgenkastration 150.
— Schwankungen des 148.
— beim Schwein 116.

Pankreas 166, 196.
Papaverin 425.
Paralbumin 42.
Paralyse 236.
Parametritis atrophicans 256.
— posterior 417.
Paranoia 236.
Parovarieller Eileiter bei Fischen 97.
Parthenogenese bei Ratten 155.
Partus 168.
— Endometritis post partum 390.
— und Genitalzyklus 249, 290.
— und Klimax praecox 248.
Pelveoperitonitis 239, 297, 302, 342, 417, 429.
Peribranchialraum 96.
Perimetritis 302.
Periode cf. unter Menstruation.
Periodizität des Genitalzyklus 169 ff.
— der Luftelektrizität 169.
— der Schwangerschaftswehen 169.
— der Sexualfunktion bei Tieren 104.
Periovarieller Raum bei Ratten 155.
Peristaltik des Magens 192.
Peristole des Magens 192.
Peritoneale Erkrankung 232.
— — Adhäsionen Dysmenorrhöe 417 ff.
— — und Endometriose 405.
Peritoneum, Endometriose 342, 404.
Peritonitis 202.
— nach Abrasio mucosae 332.
— und Genitalzyklus 288.
— durch Keimaszension 388, 410.
— Pelveoperitonitis und Dysmenorrhöe 417.
Petersilienkampfer 278.

Petroläther zur Extraktion 161.
Petromyzonten 96.
Pferd, Brunstverhältnisse 106.
— Uterus des 110.
Pflügersche Schläuche 24.
Pfortaderstauungen 230.
Phascolarctus, Brunstzeit 105.
Phascolomys, Brunstzeit 105.
Phenazetin 425.
Phosphatide 28, 42, 54, 161.
Phosphor 232, 290.
Phylogenese des Corpus luteum 157.
— des Genitalzyklus 91 ff.
Pigmente um die Augen 198, 199.
— im Endometrium 80.
— — der Hündin 125.
— — des Schafes 120.
— an den äußeren Genitalien 198.
— der Granulosadrüse 62 ff.
— der Haut in der Menopause 210.
— nach Kastration 257.
— bei Nebennierenerkrankung 235.
— bei Pubertas praecox 244.
Pigmentzellen in d. Theca interna bei niedrigen Vertebraten 94.
Pilokarpin zur Funktionsprüfung der vegetativen Nervensystems 258.
Pithecus irus, Brunstverhältnisse 107.
Plasmazellen bei der Endometritis 382 ff., 385 ff., 390, 392, 393.
— im Endometrium 80.
Plattfüße 210.
Plazenta accreta 373.
— -brei und Meerschweinchenuterus 165.
— discoidale, der Nager 126.
— -Extraktstoffe 162.
— -Hormongehalt 165.
— -Wirkung der Implantation 164.
— -lipoidähnliche Stoffe 189.
— mütterliche, bei Pseudogravidität 158.
— bei Säugetieren 112.
Plazentarier 157.
Plazentarlösung und Klimax praecox 248.
Plazentation 253.
— endotheliochoriale 112.
— epitheliochoriale 112.

Plazentation hämochoriale 112, 146.
— bei Säugetieren 112.
— syndesmochoriale 112.
Plexus choriodeus 193.
— ovaricus 31.
Pneumonie 226 ff., 286.
Polydipsie 196.
Polypen 74, 240, 249, 280, 326, 328, 356, 384, 385, 393, 399 ff., 405, 407, 409, 410, 418.
Polyurie 196.
Pori abdominale 96.
Portio vaginalis bei Kindern 31.
Postmenstruum cf. Genitalzyklus.
— und Befruchtung 152 ff.
— genitale Zeichen 171.
Postoestrum bei Kaninchen 135.
— bei Marsupialiern 113.
— beim Meerschwein 131 ff.
— bei Ratte und Maus 126 ff.
— beim Rind 121.
— beim Schwein 118.
Pozzis Methode 428.
Prädezidua 82, 158.
Prägravide Phase, des Endometrium 82, 167.
Prämenstruum cf. Genitalzyklus.
— und Befruchtung 152 ff.
— Beschwerden im 180.
— Blutungen im 409.
— Fluor im 409.
— Genitale Zeichen 171.
— und Körperfunktion 170.
Primärmamma 19.
Primaten 107, 140.
— Genitalzyklus 137 ff.
— Kohabitations- und Konzeptionszeiten 151.
— Plazentation bei 112.
— Uterus 109.
Primordialei 25.
Primordiale Entwicklungspsychose 200.
Primordialfollikel cf. auch Follikel 25 ff., 37, 164, 205, 261.
— bei Amenorrhöe 262 ff.
— und Störungen im Ovarialgewebe 295 ff.
— Phylogenetisches 93.
— und Röntgenstrahlen 254.
— Untergang des 28.
Probeabrasio s. Abrasio mucosae.
— Beurteilung der Schleimhaut 85.
— Technik 328.
Probeexzision 410.

Prolapsus uteri 287, 353.
Proliferationsstadium des Corpus luteum cf. auch Corpus luteum 38ff., 45ff., 48, 149, 156.
— des Endometriums 72, 76, 84, 143, 147, 148ff., 166.
— Eireifung und 156.
— bei Endometritis post abortum 391, 392.
— bei der Metropathia haemorrhagica 309ff., 323.
— bei höheren Säugetieren 112, 140ff.
— der Scheidenschleimhaut bei Nagern cf. auch Prooestrus 163.
Prooestrum 109, 140, 163.
— beim Frettchen 136.
— beim Hund 123.
— beim Kaninchen 135.
— bei Marsupialiern 113.
— beim Meerschweinchen 131ff.
— beim Opossum 115.
— bei Ratte und Maus 126ff.
— beim Rind 121.
— beim Schwein 118.
Prostataferment bei Ratten 129.
Proteinkörpertherapie 295, 333.
Proteolytische Fermente der Uterusschleimhaut 176.
Pruritus 217, 220.
Pseudoamenorrhöe 251ff., 261.
Pseudodezidua 302.
Pseudoerosio congenita 34.
Pseudogravidität bei Affen 141.
— und Corpus luteum 158.
— bei der Hündin 124, 141.
— bei Kaninchen 136, 158.
— bei Karnivoren 141.
— bei Marsupialiern 114, 141.
— bei Ratte und Maus 130, 141.
— beim Rind 121, 142.
— beim Schwein 119, 142.
— bei Ungulaten 141.
Pseudomenstruation während der Gravidität 248ff.
— der Neugeborenen 243ff., 245.
Pseudopodienbildung des Tubenepithels 91.
Pseudoxanthomzellen 345.
Psyche und Amenorrhöe 270.
— und Dysmenorrhöe 422.
— und Genitalzyklus 199ff., 236, 286, 290, 406.
— nach Kastration 260ff.
— und Kriegsamenorrhöe 268.
— und Menopause 219, 220.

Psyche und Ovarialinsuffizienz 290.
— bei Pubertas praecox 244ff.
— zu starke Regelblutung 362ff.
Psychoanalyse 424.
Psychosen und vikariierende Blutungen 411.
— nach Kastration 260ff.
— in der Menopause 219.
— zur Zeit der Menstruation 200.
— und Ovarialfunktion 290.
— und Regelanomalien 236, 290.
Pubertät 202.
— -blutungen 332.
— und Corpus luteum 157.
— Genitalschlauch bis zur 31.
— Genitalzyklus 281.
— und Ovarialhormone 165ff.
— und Schilddrüse 193, 234.
Pubertas praecox s. Menstruatio praecox 166, 196, 235, 244ff.
Puerperalfieber und Amenorrhöe 266.
Puerperium und Menstruation 410.
Pufferzellen 30.
Puls und Genitalzysten 182ff.
Purinderivate, Gehalt an, bei Hormonpräparaten 166.
Purinstoffwechsel 218.
Purpura, thrombopenische 413.
Pyelitis 231.
Pyelonephritis 231.
Pyknischer Typ und Genitalzyklus 289.
— — in der Menopause 210.
Pyodermie 236.
Pyometra, tuberkulöse 398.
Pyovarium 239, 262, 296, 417.
Pyramidon 425.

Quecksilberintoxikation und Amenorrhöe 267.

Rachen (vikariierende Menstruation) 411.
Radikaloperation 369.
Radiumstrahlen:
— Kastration 254.
— -therapie bei Metropathia haemorrhagica 330.
Rasse und Menarche 10.
Ratte 163.
— Brunstverhältnisse 106ff.
— Corpus luteum 111.

Ratte, Schicksal des Eies bei der 155.
— Genitalzyklus 126ff., 141.
— Kastrationsatrophie am Uterus 256.
— Ovarium nach Uterusexstirpation 253.
— Parthenogenese bei 155.
— periovarieller Raum 155.
— als Testobjekt 163, 165.
— Uterus der 110.
Ratteneinheit 162.
Reduktionsteilung des Eis 41.
— s. auch unter Eireifung.
Refraktometerwerte des Serums 186.
Rehwild, verzögerte Entwicklung der Frucht beim 104.
Reiherschnabel 367.
Reinigung, monatliche 412.
Reiten, sogen. bei Ratten 107.
— — beim Rinde 105.
— — beim Schwein 106.
„Reizbare Schwäche" 190.
Reizbestrahlung 278.
Relaparotomie nach Uterusexstirpation 253.
Renntier, Brunstverhältnisse beim 105.
Reptilien-Eier 92, 95.
— Follikelepithelhypertrophie bei 94.
— Genitalfunktion der 92.
Respiration und Genitalzyklus 183.
Rete ovarii 24.
Retroflexio uteri mobilis 230, 353, 357.
Retroversio flexio uteri cf. auch Lageanomalien:
— und Corpus luteum-Zysten 305.
— und Dysmenorrhöe 415, 416.
— und Genitalzyklus 238, 287ff.
Regelanomalien:
— beim Adenom (Polyp) 403.
— Amenorrhöe 261; cf. auch Ovarialinsuffizienz.
— atonische Regelblutung 360, 365ff.
— bei der Endometritis 387ff., 393, 394.
— Metropathia haemorrhagica 306ff.
— schmerzhafte Regel 414, 417.
— zu schwache Regel 347ff.
— zu starke Regel (Menorrhagie) 346, 348ff.

Regelanomalien:
— Tempoabweichungen 279ff.
— verlängerte Regel 407.
Regeneration des Endometriums 84, 85, 89, 172.
— nach Abrasio 375.
— bei Affen 138.
— bei der Hündin 124.
— bei Marsupialiern 114.
— Allgemeines bei Säugern 140ff.
— beim Schaf 120.
Rhodeus amarus 97.
Richtungskörper cf. auch Eireifung.
— in der Eizelle 42, 157.
Rind, Brunstzeiten 105.
— Genitalzyklus 120.
— Sterilität bei Corpus luteum persistens 302ff., 305.
— Uterus des 110.
Rodentaten s. Nager.
Röntgenstrahlen:
— bei Dysmenorrhöe 427, 429.
— Kastrationswirkung 150, 254.
— als Therapie bei Metropathia haemorrhagica 329, 332ff.
— und Empfindlichkeit der Ovarialanteile 254.
— zur Therapie der Ovarialinsuffizienz 278, 295.
— — — der Pubertas praecox 247.
— — — bei zu starker Regel 369.
Rosazea 217.
Rückbildungsmelancholie 219.
Rückbildungsvorgänge:
— an den Achseldrüsen 197.
— beim Corpus luteum bei Affen 138.
— im Beckenzellgewebe in der Menopause 207, 209.
— der Brust nach Kastration 257.
— an der Brustdrüse 197.
— des Corpus luteum 55ff.
— — — und Eitod 156, 158.
— — — und Menstruation 144.
— — — und Nebenniere 194.
— — — und Schwangerschaft 156.
— — — nach Zystenbildung 300.
— fötal angelegter Ovarien 262.
— am Follikel und Endometrium bei Metropathia haemorrhagica 308ff.

Rückbildungsvorgänge:
— am Uterus während des Zyklus beim Frettchen 136.
— am Genitalschlauch bei funktioneller Amenorrhöe 264.
— — — nach Kastration 256.
— — — nach Ovarialpräparaten 274.
— bei der Haut 217.
— beim Corpus luteum der Hündin 122.
— am Uterus der Hündin 123ff.
— d. Uterus b. Marsupialiern 114.
— des Corpus luteum beim Meerschweinchen 132.
— am Uterus während des Zyklus beim Meerschweinchen 132.
— der Muskulatur von Bauch u. Becken in der Menopause 209.
— der Schleimhautveränderungen bei Nagern 163ff.
— am Ovar bei kleinzystischer Degeneration 298ff.
— — — während der Menopause 204.
— des Corpus luteum bei Ratte und Maus 127.
— an der Scheide bei Ratte und Maus 129.
— des Uterus bei Ratte und Maus 128.
— beim Corpus luteum des Rindes 120.
— am Uterus des Schafs 120.
— an der Scheide in der Menopause 207, 208.
— des Corpus luteum beim Schwein 117.
— am Uterus des Schweins 118.
— der Tube in der Menopause 205.
— am Uterus in der Menopause 205.
— an der Vulva in der Menopause 208.
— in der Zirbeldrüse nach Kastration 260.
Rübsamen 366.
Ruhestadium:
— der weiblichen Genitalorgane beim Hund 122.
— der Scheidenschleimhaut bei Nagern cf. auch Dioestrus 163.
— der Uterusschleimhaut beim Affen 138.
— — und Befruchtung 152ff.
— — bei Kaninchen 136.

Ruhr 226.
Rumpel-Leedesches Symptom 58, 90, 185, 195, 321, 339ff., 412.
Rundzellen bei der Endometritis 382ff., 385ff., 390, 392, 393, 394.
— im Uterusstroma 80.

Saftsekretion des Magens 192.
Sägeförmige Drüsen 74, 76, 83, 89, 309, 342.
Salicylsäure 278.
Salipyrin 278.
Salpetersäureverätzung des Endometriums 252, 330.
Salpingitis 239, 429.
Salzhaushalt 189, 194, 216.
Salzsäuresekretion des Magens 192.
Sampsonsche Theorie 342.
Saponin 162.
Sapotoxine 162.
Säugetiere cf. auch im einzelnen:
— Brunstzeiten (sexual-seasons) 105ff.
— Eiaufnahme und -transport 155.
— Genitalzyklus 103ff., 108ff.; (cf. auch Genitalzyklus).
Säurebasengleichgewicht zur Zeit des Zyklus 188.
Schaf, Brunst bei dem 105, 119.
— Tragzeit des 119.
— Uterus des 110.
Schaltzellen des Tubenepithels 31.
Scharlach 226, 286.
Scheide:
— Spezifisch-anatomische Veränderungen beim Genitalzyklus des Affen 139.
— bei Amenorrhöe 264.
— sog., bei Amphibien und Vögeln 101.
— Atrophie nach Kastration 256.
— Biologie der 179ff., 407, 409.
— bei funktioneller Amenorrhöe 264.
— Störungen der Biologie nach Kastration 256.
— Biologie der, in den Wechseljahren 208.
— -epithel 34.
— -epithelabflachung nach Kastration 256.
— Wirkung von Extraktstoffen 161.

Scheide:
— und Genitalzyklus 37; s. auch Genitalzyklus.
— Flora cf. Biologie.
— Glykogengehalt 176.
— Inhalt und Menstruation 175.
— — im Prämenstruum 409.
— zyklische Veränderungen beim Kaninchen 135.
— Karzinom 240.
— bei Kindern bis zur Pubertät 31 ff., 36.
— bei Marsupialiern 110.
— anatomische Verhältnisse während des Zyklus beim Meerschweinchen 131, 133.
— in der Menopause 207, 208.
— und Menstruation 172.
— Schleimhautveränderungen bei Nagern als Testobjekt s. auch unter Nager 163 ff.
— während des Genitalzyklus des Opossum 115.
— beim Brunstzyklus von Ratte und Maus 128 ff.
— Zustand bei Gravidität von Ratte und Maus 129 ff.
— beim Brunstzyklus des Rindes 121.
— bei Säugetieren 109.
— feinere Anatomie bei Säugetieren während des Zyklus 112.
— beim Brunstzyklus des Schafs 120.
— während des Zyklus beim Schwein 119.
— und vikariierende Menstruation 411.
— klinische Zykluszeichen 179 ff.
Schilddrüse:
— bei Amenorrhöe 270, 272.
— und Blutgewebe 258.
— und Fettansatz 210, 232.
— und Genitalzyklus 193, 234.
— nach Kastration 260.
— und Körperentwicklung 21, 166.
— und Ovarialpräparate 274.
— Präparate in der Menopause 221.
— in Pubertät und Klimax 193, 215.
— Therapie und Ovarialinsuffizienz 277, 295.
Schleim in der Scheidenschleimhaut der Maus 164.
Schokoladenzysten 341.

Schollen und Schollenstadium, s. unter Hornzellen; ferner 164.
Schrumpfniere 211, 220, 231, 237, 380.
Schwangerschaft s. Gravidität.
Schwangerschaftssubstanzen 243.
Schwangerschaftstoxikosen und Corpus luteum 157.
Schwangerschaftswehen 169.
Schwein, Anatomisches beim Zyklus 116 ff.
— Brunstverhältnisse 105.
— Eileitermuskulatur während des Zyklus 111, 178.
— Uterus des 110.
Schweiß, Giftstoff im 177.
— Cholin im 178.
Schweißdrüsen 197.
— bei Marsupialiern 114.
„Schweizer Käsemuster" 309.
Schwerarbeit und Amenorrhöe 268.
Secacornin 366, 367.
Secale cornutum 366.
Secaleersatzpräparate 367.
Secaletherapie bei Metropathia haemorrhagica 332.
— bei Ovarialinsuffizienz 295.
— bei zu starker Regelblutung 366.
Secalopan 366.
Secalysat 366.
Segmentalgänge wirbelloser Tiere 96.
Seifen s. auch Neutralfette.
— im Corpus luteum 144.
Sekretionsphase cf. auch Genitalzyklus; cf. auch Nidationsbett 72, 76, 85, 143, 147, 148 ff., 150, 167.
— bei der Endometritis p. abortum 391.
— Bilder bei der glandulären Hyperplasie 314.
— und Granulosadrüse 156 ff.
Sekretionsprodukte des Tubenepithels 91.
Selachier 96, 97.
Selbstmord und Menstruation 200.
Sellerie 167.
Semnopithecus cutellus, Brunstverhältnisse 107.
Senkungsgeschwindigkeit der Erythrozyten und Genitalzyklus 186.

Sepsis 226 ff., 237, 286, 290.
Sequestration des Endometriums, s. auch Menstruation.
— Störungen der Sequestration 373.
Serum:
— in der Menstruationsflüssigkeit 175.
— physikalisch-chemische Veränderungen beim Genitalzyklus 186.
— Wachstumsstoffe im 163.
— -injektion bei Ovarialinsuffizienz 295, 414.
— — bei Metropathia haemorrhagica 332.
Sexualduft 197.
Sexual-seasons bei Säugetieren 104 ff.
Sexuelle Erregung und Corpus luteum 157.
Sexueller Exzeß 350, 361.
Siccostypt 367.
Simmondsche Krankheit (hypophysäre Kachexie) 235, 270.
Sinus uro-genitalis bei Säugetieren 109.
Sistomensin 160, 275.
Sitzbäder 368.
Sodbrennen 190.
Soolbäder 278.
Spaltraum, perivitelliner 41.
Spargel 167.
Speicheldrüsen zur Zeit der Menstruation 191.
Sperma und Spermatozoen:
— bei Bienen 154.
— bei der Fledermaus 151, 154.
— bei Hühnern und Vögeln 154.
— bei Mäusen; Lebensdauer 153.
— bei Menschen 154.
— von Ratte und Maus 129.
— Fixation des, in der Säugetierscheide 112.
— Sterilisierung durch Spermazufuhr bei Tieren 255.
— Verhalten der Spermatozoen nach der Begattung 153 ff.
— Wanderung der 154.
Spezifisches Gewicht:
— des Blutes und Genitalzyklus 186.
— des Menstrualblutes 176.
Sphazelinsäure 366.
Spitzwinklige Anteflexion 237, 238, 281, 354, 369, 419, 420, 428.

Splanchnikus 212.
Spongiosa 79, 82, 84.
Staphylokokken 390.
Stationäre Hyperplasie des Endometriums 315.
Status asthenicus:
— und Menopause 210.
— primäre Ovarialinsuffizienz 285.
Status thymolymphaticus 284, 297.
Steriler Koitus 130, 136, 141.
Sterilität:
— Corpus luteum-Zysten 302ff.
— Operationen zur Behebung der 427ff.
— Ovarialtransplantation b. 255.
— bei Rindern 302ff., 305.
Sternförmige Bindegewebszellen 48, 57, 66, 78.
Stickstoffretention 187.
— nach Kastration 259.
Stiftchenzellen in der Uterusschleimhaut der Hündin 123.
Stigma 42.
Stimme:
— Veränderungen in der Menopause 217.
— — nach Kastration 257.
Störungen, funktionelle 346ff.
Stoffwechsel (und Stoffwechselerkrankungen):
— und Amenorrhöe 271ff.
— und Corpus luteum 157.
— und Genitalzyklus 186ff., 194, 231ff., 234, 289.
— nach Kastration 258ff.
— bei Ovarialinsuffizienz 291.
— -erkrankungen und zu starke Regel 362.
Stoffwechselzentrum 195.
Strahlenempfindlichkeit des Follikels 151.
— des Ovariums 254.
Strahlenkranz cf. Corona radiata.
Stratum corneum der Scheide bei Ratte und Maus 129.
Streptokokken 390.
Stroma:
— des Endometriums 66, 78, 84.
— — bei Marsupialiern 113.
— des Isthmus uteri 88.
— des Ovariums bei niederen Vertebraten 95.
Sturmdorfsche Plastik 428.
Stypticin 367.
Styptol 367.

Styptysat 367.
Superfötatio 146.
Sympathikotonie 190, 213.
Syphilis und Amenorrhöe 266.
— der Genitalorgane 398.
— und Genitalzyklus 227ff.

Taboparalyse 236.
Talgdrüsen bei Marsupialiern 114.
Tampospuman 332.
Teerzysten 341.
Teichrose 167.
Teleostier 96.
Tempostörungen des Genitalzyklus 279ff.
Tenosin 366, 367.
Teratome 240.
Terpichin 295, 333.
Terminologie des Brunstvorganges bei Säugetieren 109.
Theca externa folliculi 25ff., 29, 42, 49, 50, 93, 120.
Theca interna 26, 27, 28, 36, 43, 45, 46ff., 50.
— — Abhängigkeit der Theca interna-Zellformation von der Granulosa-Eiformation 30.
— — beim Affen 137.
— — bei funktioneller Amenorrhöe 263.
— — in der Corpusluteum-Zyste bei Metropathia haemorrhagica 307.
— — beim reifen zystischen Follikel 302.
— — Hormongehalt 165, 281.
— — Hypertrophie bei Follikelzysten 300.
— — Lymphgefäße der 30.
— — beim Meerschweinchen 132.
— — bei Ratte und Maus 126ff.
— — bei Säugetieren 111.
— — beim Schaf 120.
— — beim Schwein 116ff.
— — Verfettung der 28, 60.
— — bei niederen Vertebraten 93ff.
— — Wucherung der 29, 30, 46ff., 56, 63.
Thekaluteinzellen 30.
Thelygan 276.
Thermosonden 278.
Thlaspan 367.
Thrombozyten und Genitalzyklus 185, 412.

Thrombozyten bei der Metropathia haemorrhagica 321.
Thrombopenie 232ff., 365, 413.
Thymusdrüse zur Zeit der Menarche 21, 166.
Thyreoidea cf. Schilddrüse.
Thyreoidin 333.
Tinctura haemostyptica 366.
Totalexstirpation des Uterus cf. auch Uterus 252ff., 331.
Toxikodermie 236.
Toxikose, mensuelle 406.
Trachea (vikariierende Menstruation) 411.
Tränenträufeln 219.
Tragzeit bei Marsupialiern 114.
— — beim Opossum 115.
— beim Schaf 119.
Transannon 221.
Transplantationstherapie 276, 295.
Trichloressigsäure 422.
Trichosurus, Brunstzeit 105.
Trockensubstanz des Menstrualblutes 176.
Trophochromatin 41.
Trypaflavin 414.
Tryptische Fermente der Uterusschleimhaut 168, 176.
Tube cf. Eileiter.
Tubenbauchdeckenfistel 90.
Tubenepithel 31.
Tubenmenstruation 90, 413.
Tubenmuskulatur und Eitransport 155.
Tuberkulose und Amenorrhöe 266, 289.
— und Chlorose 233.
— des Endometriums 252, 370, 382, 394ff.
— der Genitalorgane und Zyklus 239, 289.
— und Genitalzyklus 227ff., 290.
— isoliertes Oberflächenulcus des Endometriums 395.
— und Ovarialinsuffizienz (cf. auch Amenorrhöe) 420.
— bei Pubertas praecox 245.
— miliare Uterusschleimhauttuberkulose 394.
Tubo-utero-Vaginalgang, phylogenetisches 97.
Tunica albuginea ovarii 25.
— ovarii superficialis bei Tieren 93.
Typhus 226, 286.
Tyramin 366.

Ulcus, tuberkulöses, des Endometriums 395.
Unfälle und Amenorrhöe 266.
— und Genitalzyklus 224 ff., 363.
Ungerinnbarkeit des Menstrualblutes 176.
Ungulaten, Brunstverhältnisse 105, 116 ff., 140.
— Uterus 110.
Unregelmäßige Blutungen 240.
— cf. auch Regelanomalien.
— cf. auch Metrorrhagien.
— cf. auch Metropathia haemorrhagica.
Uranindurchlässigkeit der Meningen 192.
Urin und Corpus luteum 157.
— Hormongehalt 165.
Urobilin 192.
Ursprungsfollikel s. Primordialfollikel.
Urtikaria 198, 406.
Uteramin 366.
Uterus, Abflußbehinderung des Menstrualsekretes und Dysmenorrhöe 418.
— spezielle anatomische Verhältnisse bei den Affen 138.
— bei Amenorrhöe 263 ff.
— sog., bei Amphibien 101.
— Apoplexie 405.
— Atrophie nach Kastration 256.
— Blutungen aus d. senilen 405.
— und Corpus luteum 158.
— Defundatio uteri 334.
— Entzündung durch Intrauterinstifte 429.
— Exstirpation 252 ff., 331.
— — bei Dysmenorrhöe 429.
— — und Ovar 169.
— Wirkung von Extraktstoffen 161.
— Sperma im, der Fledermaus 151.
— spezielle-anatomische Verhältnisse beim Zyklus des Frettchen 136.
— funktionelle Schwäche und Kontraktionsbehinderung 357 ff.
— Gefäße 33 ff., 355.
— Gefäßveränderungen und zu starke Regelblutungen 360.
— Genitalzyklus bei Kindern 37 ff., 64 ff.
— Zyklusveränderung bei der Hündin 122.

Uterus, Hypoplasie bei Chlorose 233, 362.
— Hypoplasie und Dysmenorrhöe 420.
— Insuffizienz 352.
— spezielle-anatomische Verhältnisse beim Zyklus des Kaninchens 136.
— bei Karnivoren und Ungulaten 110.
— Karzinom 240 ff.
— Keilresektion des 334.
— Keimfreiheit 382.
— bei Kindern, Gewicht 32.
— bei Kindern, Maße 31 ff.
— bei Kindern bis zur Pubertät 31 ff.
— kontrahierende Mittel 366 ff.
— Kontraktionen des nichtschwangeren 178, 417.
— Laktationsatrophie 250.
— Gravidität bei Marsupialiern 114.
— während des Zyklus bei Marsupialiern 113 ff.
— spezielle-anatomische Verhältnisse während des Zyklus beim Meerschwein 132 ff.
— und Menopause 205 ff.
— bei der Metropathia haemorrhagica 308, 320 ff.
— miliare Uterusschleimhauttuberkulose 394.
— zur Zeit d. Mittelschmerzes 172.
— Muskelschwäche 230.
— Muskulatur s. Myometrium.
— Muskulatur um die Menstruationszeit 178.
— Myom 240. cf. Myom.
— Nerven des 34, 66, 168.
— plastische Operation bei Dysmenorrhöe 428.
— bei Primaten 109.
— bei Pubertas praecox 245.
— puerperaler (Keimbesiedlung) 388.
— zyklische Veränderung am, bei Ratte und Maus 127 ff.
— Veränderungen bei der Gravidität von Ratte und Maus 130.
— bei zu starker Regel 355 ff.
— Zyklusveränderung beim Rind 121.
— bei Säugetieren 109.
— feinere Anatomie bei Säugetieren insbesonders während des Zyklus 111 ff.

Uterusschleimhaut bei Kindern 34 ff.
— Schleimhaut bei Säugetieren 112.
— bei Schwein, Rind, Pferd, Schaf, Nagern 110.
— und Spermatozoen 154.
— Stenose des Os internum 419, 421.
— Störungen des uterinen Zyklus 345 ff.
— syphilitische Infektion 398.
— -tumoren und Corpus luteum 157.
— -verlagerung und Magenaffektion 192.
— während der Gravidität des Schweines 118.
— Zyklusveränderungen beim Schaf 120.
— Zyklusveränderung beim Schwein 117 ff.

Vaginalkanäle, laterale, beim Opossum 114 ff.
Vaginitis nach plastischen Operationen am Collum uteri 428.
— bei Ovarialinsuffizienz 292.
— senile 405.
Vagotonus 190, 191, 192, 199, 214, 292, 406, 411, 416, 422.
Vakuolisation des Follikelepithels bei niederen Vertebraten 95.
— der Scheidenepithelien von Ratte und Maus 130.
Valerianapräparate (bei Dysmenorrhöe) 425.
Vaporisation 350.
— und Klimax praecox 248.
Varixbildungen 229 ff.
Vaskularisationsstadium des Corpus luteum 49.
Vasodilatatoren 168, 212.
Vasokonstriktoren 168, 212.
Vasomotorisches Nervensystem:
— und Amenorrhöe 271.
— bei Dysmenorrhöe 414, 422.
— psychische Insulte und Regelanomalien 290.
— nach Kastration 256, 257, 260.
— bei zu starker Regelblutung 386.
Vasoneurose 213.
Vagina cf. Scheide.
Vegetative Ovarialinsuffizienz, cf. unter Ovarialinsuffizienz; 242, 261 ff., 281, 421.

Sachverzeichnis.

Vegetatives Nervensystem 185, 189, 192, 195.
— — und Amenorrhöe 271.
— — und Keimplasma bei Asthma 287.
— — und Dysmenorrhöe 422 ff.
— — und Genitalzyklus 190 ff., 199, 230, 406.
— — nach Kastration 258.
— — und Menopause 208, 213 ff., 219, 220.
— — bei Metropathia haemorrhagica 321.
— — bei Ovarialinsuffizienz (schwächeren Grades) 292 ff.
Venen des Uterus 34.
Verdauungsorgane s. auch Eingeweideapparat.
— und Störungen des Zyklus 230.
Vesiculase 129.
Vestibulum bei Säugern 110.
Vielbrünstige Tiere 104.
Vikariierende Blutungen 185, 255, 411 ff.
Virgo und Genitalzyklus 224.
Viskosität des Blutes:
— und Genitalzyklus 186.
— in der Menopause 211.
Vivipare Amphibien 101.
— Tiere und Granulosadrüse 157.
Vögel:
— Eier 92 ff., 95, 101.
— Eileiter der 97 ff.
— Follikelepithelhypertrophie bei 94.
— Genitalfunktion der 92.
— Lebensdauer des Spermas 154.
Vulva:
— Karzinom 240.
— vor der Pubertät 31.
— in den Wechseljahren 208.

Wanderzellen, choriale 390.
— der Theca bei niederen Vertebraten 94 ff.
Wärmebirne 278.
Wärmeproduktion 170.
Wärmeregulation, Störungen in der Menopause 213.
Warzenhof, scheibenförmiger 19.
Warzenknospe 19.
Wasserhaushalt während des Genitalzyklus 189 ff., 194, 216.
Wasserstoffionenkonzentration in der Scheide 179.
Wechseljahre s. Menopause; ferner 203.

Wehen des nichtschwangeren Uterus 178.
Weidenkätzchen 167.
Wellentheorie der weiblichen Körperfunktion 170.
Wetterfühligkeit 224.
Wildkatze, Periodizität der Sexualfunktion bei der 104.
Wirbellose Tiere, Eiablage bei 96.
Wochenbett:
— und Amenorrhöe 250.
— und Befruchtungsfähigkeit 251.
— Fieber im, und Klimax praecox 248.
— und Genitalzyklus 224, 249 ff., 290.
— und Menstruation 249.
— und Ovarialinsuffizienz 420.
Wöchnerinnen und Menstruation 249.
Wolfscher Gang 97, 254.
Wollustgefühl s. Libido.
Wombat, Brunstzeit 105.
Wurfzeit bei Affen 137.

Xeroformölgaze 428.

Yohimbin 276, 278.

Zähne und Zahnfleisch während der Menstruation 191 ff.
— — vikariierende Menstruation nach Extraktion 411.
Zellballen im periovariellen Raum bei Ratten 155.
Zellen, interstitielle 26.
Zerebroside 28, 43, 54.
Zervix:
— -kanal, Dilatation bei Dysmenorrhöe 427.
— — bei Dysmenorrhöe 418, 419.
— — als Schutzbarriere 384, 392.
— Katarrh 148, 384, 428.
— -länge und Genitalzyklus 37.
— — bei Kindern 31.
— -polypen 249, 384, 403.
— risse 192, 384.
— -schleim im Menstrualblut 174, 175.
— -sekretion und Ovarialinsuffizienz (Vagotonus) 292.
— -sekretion nach der Regel 407.
— -schleimhaut 34, 206, 208.

Zervix:
— -verletzungen bei Abrasio mucosae 332.
Zirbeldrüse und Genitalzyklus 196, 217.
— nach Kastration 260.
— -tumoren bei Frühreife 244, 245, 246.
— -tumoren und Genitalzyklus 235.
Zirkulationssystem und Genitalzyklus 182 ff., 228, 237, 290, 379 ff.
— nach Kastration 257.
— in der Menopause 210, 211, 220.
— Störungen des Kreislaufes und verlängerte Regel 408.
— — — und Zwischenblutungen 410.
Zölom 93.
Zona pellucida 28, 39, 138.
— radiata cf. Corona radiata.
— vasculosa ovarii 25.
Zuckerspiegel im Liquor cerebri 192 ff., 201.
Zuckerstoffwechsel bei Amenorrhöe 271.
— und Genitalzyklus 188, 196.
— und Hypophyse 216.
— nach Kastration 260.
— und Menopause 214.
Zwischenblutungen 223, 229, 237, 409 ff.
— bei Endometritis 393, 394.
— bei Korpus-Adenomen (Polypen) 403.
— und Ovarialtumoren 240.
Zwischenlappen 195.
Zwischenzellen des Ovars 30.
Zyklische Blutungen während der Schwangerschaft 248 ff.
Zyklisches Irresein 200, 219, 236.
Zyklostomie 96.
Zyklus cf. Genitalzyklus.
— cf. Menstruation.
Zystenbildungen im Endometrium bei Metropathia haemorrhagica 308.
— im Ovar cf. auch kleinzystische Degeneration; ferner 288, 299, 300 ff.
— — bei Metropathia haemorrhagica 306, 316.
— Teer und Schokoladenzysten 341.

VERLAG VON J. F. BERGMANN IN MÜNCHEN

J. Veit
Handbuch der Gynäkologie

in 9 Bänden

bearbeitet von

R. Brun-Zürich, F. Engelmann-Dortmund, P. Esch-Münster, O. v. Franqué-Bonn, R. Freund-Berlin, C. J. Gauß-Würzburg, Th. Heynemann-Hamburg, H. Hinselmann-Altona, R. Hornung-Berlin, R. Th. v. Jaschke-Gießen, E. Kehrer-Marburg a. L., F. Kermauner-Wien, A. Laqueur-Berlin, G. Linzenmeier-Karlsruhe, A. Mayer-Tübingen, J. Meisenheimer-Leipzig, C. Menge-Heidelberg, R. Meyer-Berlin, F. von Mikulicz-Radecki-Berlin, L. Nürnberger-Halle, B. Ottow-Berlin, O. Pankow-Freiburg i. Br., H. v. Peham-Wien, R. Schröder-Kiel, H. Sellheim-Leipzig, A. Spuler-Erlangen, W. Stoeckel-Berlin, J. Tandler-Wien, G. A. Wagner-Prag, M. Walthard-Zürich, H. Wintz-Erlangen.

Herausgegeben von

W. Stoeckel-Berlin.

Fertig liegt vor:

Band II: Hygiene und Diätetik der Frau von H. Sellheim.
Die Grundlagen der Vererbungslehre von J. Meisenheimer.

Mit 265 Abbildungen. VIII, 488 Seiten. 1926. RM 39.—, in Halbleder gebunden RM 45.—

„Die meisten Fachgenossen werden es lebhaft begrüßen, daß das seit langer Zeit vergriffene Veitsche Handbuch in neuer Auflage erscheint. — Der zunächst herausgegebene II. Band kann als vielversprechender Auftakt angesehen werden. Allein das Sellheimsche Kapitel über die Hygiene und Diätetik der Frau stellt ein in sich abgerundetes Werk über die Frau in der heutigen Gesellschaftsordnung überhaupt dar. Die Darstellung ist ungemein reizvoll, gemeinverständlich im besten Sinn, trotzdem streng wissenschaftlich und getragen von einer erstaunlichen Beherrschung des Stoffes in seinen vielfältigen Verzweigungen. — Auch die Darstellung der Grundlagen der Vererbungslehre durch Meisenheimer scheint dem Ref. sehr glücklich, vor allem deshalb, weil ein Eingehen auf zu viel Einzelheiten vermieden wird. Dadurch wird das ganze Kapitel sehr gut lesbar und in dankenswerter Weise deutlich hervorgehoben, wieviel noch theoretische Konstruktion ist. Überall ist die Darstellung durch instruktive Abbildungen und Beispiele belebt. Der erfahrene Verf. hat unseres Erachtens die Auswahl des den Gynäkologen interessierenden Stoffes sehr glücklich getroffen."

v. Jaschke in „Klin. Wochenschrift."

Band III: Sterilität und Sterilisation von F. Engelmann.
Bedeutung der Konstitution für die Frauenheilkunde von A. Mayer.

Mit 302 teils farb. Abbildungen. XII, 879 S. 1927. RM 75.—, in Halbleder geb. RM 82.50

Frühentwicklung, Eihautbildung und Placentation

des Menschen und der Säugetiere

von

Dr. Otto Grosser

Professor an der Deutschen Universität in Prag, Direktor des Anatomischen Instituts

Fünfter Band der Deutschen Frauenheilkunde

Begründet von E. Opitz †   Herausgegeben von Rud. Th. von Jaschke

VIII, 454 Seiten mit 297 Abbildungen im Text. 1927. RM 57.—; gebunden RM 59.—

Inhaltsübersicht: Vorwort. — Einleitung. — Progenese: A. Spermien. B. Eizellen. C. Wachstum und Reifung der Geschlechtszellen. D. Befruchtung. — II. Blastogenese: A. Furchung. B. Grundzüge der Keimblatt= und Eihautlehre. 1. Sauropsiden. 2. Säuger. 3. Erste Entwicklungsvorgänge beim Menschen (Keimblätter und Eihäute). 4. Entwicklungsgänge am Embryonalschild beim Menschen (embryonales Mesoderm, Abgrenzung des Körpers). 5. Anhang: Entwicklung der äußeren Körperform des Menschen. — III. Placentation: A. Allgemeines. B. Vergleichende Placentationslehre. 1. Placentae appositae. a) Placenta epitheliochorialis. b) Placenta syndesmo=chorialis. 2. Placentae conjunctae. a) Placenta endothelio=chorialis. b) Placenta haemo=chorialis. C. Die Placentation beim Menschen. 1. Die Uterusschleimhaut; die Menstruation. 2. Der Ovulationstermin. 3. Die Wanderung des Eies zu ihrer Implantationsstelle. 4. Die Implantation (Nidation); Einteilung der Dezidua. 5. Die histiotrophische Phase der Placentation. a) Kasuistik. b) Entwicklungsvorgänge am Trophoblasten. c) Zottenverteilung und Zottenform. Trophoplastschwache und zottenarme Eier. d) Die Decidua. e) Die Durchdringungszone und ihre Beziehungen zum intervillösen Raum. f) Fibrin= und Fibrinoidbildung; Altersbestimmung an der Placenta, Schwangerschaftsdauer und Geburtseintritt. 6. Die hämotrophische Phase der Placentation. a) Differenzierung des Chorion frondosum; relative Größe und Wachstum der Placenta. b) Decidua parietalis und capsularis des hämotrophischen Stadiums. c) Die Placenta foetalis. d) Die Placenta materna; Der Kreislauf im intervillösen Raum. e) Schwangerschaftserscheinungen an der Muscularis uteri, dem übrigen Genitale und dem Körper überhaupt. f) Eihäute und Embryonalanhänge im Zustand der Reife. — D. Schlußbemerkungen. — Literatur. — Sach= und Namensverzeichnis.

Die Konstitution der Frau

und ihre Beziehungen zur Geburtshilfe und Gynäkologie

von

Dr. Bernhard Aschner

Privatdozent an der Universität Wien

Vierter Band der Deutschen Frauenheilkunde

Herausgegeben von E. Opitz in Freiburg i. Br.

XV, 887 Seiten. 1924. RM 45.—; gebunden RM 48.—

L. Seitz, Frankfurt/M., in „Monatsschrift f. Geburtshilfe u. Gynäkologie":

„... Aschner bringt in dem Buche weit mehr, als der Titel der Arbeit vermuten läßt. Das Buch greift über das hinaus, was man gemeinhin bisher unter der Lehre von der Konstitution verstanden hat. Während die Mehrzahl der Autoren, die Konstitution als die vererbte Körperverfassung bezeichnet, deutet A. den Begriff Konstitution viel weiter und möchte darunter das ganze Körpersubstrat und die jeweils bei dem Individuum bestehende gesamte Körperverfassung verstehen. ... Das Buch Aschners ist auf das lebhafteste zu begrüßen. Es versucht zum ersten Male, auf einer breiten Grundlage das gesamte Konstitutionsproblem der Frau aufzurollen und darzustellen. Mit Ausnahme von P. Mathes haben sich bisher alle Konstitutionsforscher vorwiegend mit dem Manne beschäftigt. Schon deshalb verdient Aschner den Dank der Fachgenossen."

VERLAG VON J. F. BERGMANN IN MÜNCHEN 27

Handbuch der Frauenheilkunde
für Ärzte und Studierende

Bearbeitet von

Prof. Dr. **Baisch**=Stuttgart, Geh. Med.=Rat Prof. Dr. **v. Franqué**=Bonn, Prof. Dr. **Füth**=Köln, Prof. Dr. **C. J. Gauß**=Würzburg, Prof. Dr. **Halban**=Wien, Prof. Dr. **v. Jaschke**=Gießen, Prof. Dr. **Knauer**=Graz, Geh. Hofrat Prof. Dr. **Menge**=Heidelberg, Geh. Hofrat Prof. Dr. **Opitz**†=Freiburg i. Br., Prof. Dr. **Pankow**=Düsseldorf, Geh. Hofrat Prof. Dr. **L. Seitz**=Frankfurt a. M., Geh. Med.=Rat Prof. Dr. **Sellheim**=Leipzig, Prof. Dr. **Tandler**=Wien, Prof. Dr. **Walthard**=Zürich.

Herausgegeben von E. Opitz†

Fünfte, umgearbeitete und erweiterte Auflage
Mit 588 zum Teil farbigen Abbildungen und 1 farbigen Tafel. XXII, 1127 Seiten
In zwei Bänden. 1927. Geheftet RM 96.—; gebunden RM 100.—

Aus dem Inhalt des I. Bandes:

Vorwort.

Allgemeiner Teil.

I. **Entwicklungsgeschichte.** Von J. Tandler=Wien. Mit 15 Abbildungen im Text. II. **Anatomie.** Von J. Tandler=Wien. Mit 22 Abbildungen im Text. III. **Körperverfassung und Vererbung.** Von E Opitz†=Freiburg i. Br. Mit 8 Abbildungen im Text. IV. **Physiologie der weiblichen Genitalien.** Von L Seitz=Frankfurt a. M. Mit 45 Abbildungen im Text. V. **Hygiene und Diätetik des Weibes.** Von C. Menge=Heidelberg. VI. **Allgemeine Symptomatologie.** Von K. Baisch=Stuttgart. Mit 4 Abbildungen im Text. VII. **Über den Einfluß von Allgemeinerkrankungen des Körpers auf den Genitalapparat und umgekehrt.** Von M. Walthard=Zürich. Mit 11 Abbildungen im Text und 1 farbigen Tafel. VIII. **Die gynäkologischen Untersuchungsmethoden.** Von H. Sellheim=Leipzig. Mit 38 Abbildungen im Text. IX. **Allgemeine Behandlung.** Von E. Opitz†=Freiburg i. Br. X. **Strahlenbehandlung.** Von E. Opitz†=Freiburg i. Br. Mit 36 Abbildungen im Text. XI. **Asepsis und Antisepsis.** Von E. Opitz†=Freiburg i. Br.

Aus dem Inhalt des II. Bandes:

Besonderer Teil.
I. Systemerkrankungen.

XII. **Die Sterilität.** Von K. Baisch=Stuttgart. XIII. **Die gonorrhoische Erkrankung des weiblichen Genitaltraktus.** Von J. A. Amann†=München. Bearbeitet von E. Opitz†=Freiburg i. Br. Mit 17 Abbildungen. XIV. **Ulcus molle und Lues.** Von H. Füth=Köln. Mit 9 Abbildungen im Text. XV. **Tuberkulose.** Von H. Füth=Köln. Mit 8 Abbildungen im Text. XVI. **Septische Erkrankungen.** Von E. Opitz†=Freiburg i. Br. Mit 8 Abbildungen im Text. XVII. **Verletzungen, Fremdkörper und deren Folgen (Fisteln) ausschließlich Verlagerungen.** Von E. Knauer=Graz. Mit 18 Abbildungen im Text. XVIII. **Krankhafte Lage= und Gestaltsveränderungen der weiblichen Genitalorgane.** Von J. Halban=Wien. Mit 54 Abbildungen im Text. XIX. **Mißbildungen.** Von O. Pankow=Düsseldorf. Mit 18 Abbildungen im Text. XX. **Tierische Parasiten.** Von H. Füth=Köln. Mit 1 Abbildung im Text.

2. Organerkrankungen.

XXI. **Erkrankungen der Vulva.** Von Rud. Th. v. Jaschke=Gießen. Mit 19 Abbildungen im Text. XXII. **Erkrankungen der Vagina.** Von Rud. Th. v. Jaschke=Gießen. Mit 5 Abbildungen im Text. XXIII. **Erkrankungen des Uterus.** Von E. Opitz†=Freiburg i. Br. Mit 65 Abbildungen im Text. XXIV. **Erkrankungen der Eileiter.** Von O v. Franqué=Bonn. Mit 30 Abbildungen. XXV. **Erkrankungen des Eierstocks.** Von O. v. Franqué=Bonn. Mit 35 Abbildungen. XXVI. **Beckenbindegewebe (Subserosium pelvis) und Beckenbauchfell.** Von P. Jung†=Göttingen. Bearbeitet von E. Opitz†=Freiburg i. Br. Mit 13 Abbildungen im Text. XXVII. **Die Erkrankungen der weiblichen Harnorgane.** Von C. J. Gauß=Würzburg. Mit 104 Abbildungen im Text. XXVIII. **Erkrankungen des Darmes.** Von E. Opitz†=Freiburg i. Br. Mit 5 Abbildungen. Namen und Sachregister.

VERLAG VON JULIUS SPRINGER IN BERLIN W 9

Gynäkologische Operationen von Dr. med. **Karl Franz**, o. ö. Professor der Geburtshilfe und Gynäkologie, Direktor der Universitäts-Frauenklinik der Charité in Berlin, Geheimer Medizinalrat. Mit 152 zum großen Teil farbigen Abbildungen. XI, 279 Seiten. 1925. Gebunden RM 69.—

Aus den Besprechungen:

Noch niemals habe ich ein Buch zur Besprechung gehabt, das so ausschließlich die persönliche Note des Verfassers in jedem Worte erkennen läßt wie die Gynäkologischen Operationen von Franz. Hier ist wirklich einmal ein Buch geschrieben von einem Techniker auf der Höhe seiner Kunst, von einem Operateur, der durch Riesenzahlen über riesenhaftes Material verfügt und der es, abgesehen von der statistischen Mitarbeit seiner Assistenten, verschmäht, sich kompilatorisch einzuengen und zu beschweren. Wir haben hier die Operationslehre von Franz, nicht eine Operationslehre, die alle zitiert und selbst bescheiden zurücktritt. Und in dieser Ausschließlichkeit liegt der dauernde Wert dieses Buches. Hinzu kommt eine Sprache von einer Flüssigkeit und didaktischen Eindringlichkeit, daß jeder Operateur an ihr seine Freude haben wird. *„Medizinische Klinik."*

Das Buch hat seine ganz eigene Färbung. Es fällt schon durch die Abbildungen durchaus aus dem gewohnten Rahmen. Die Abbildungen sind nach Lichtbildern in natürlichen Farben, die von Dr. v. Schubert mit Agfaplatten, besonderen Objektiven und besonders eingerichteter Beleuchtung gemacht worden sind, und jeweils durch klare Zeichnungen ergänzt. Sie sind zum großen Teil wirklich einzigartig in ihrer Schönheit, in ihrer Wirkung ...

Auch der ganze übrige Inhalt des Werkes hat seine eigene Färbung. In flotter Darstellung wird ohne jedes Eingehen auf Schrifttum und Namen, ohne viel mehr als die übliche Begründung, zunächst eine allgemeine Operationslehre gebracht, und zum Teil schon hier, besonders aber im weiteren Verlauf überall die eigene Erfahrung an Hand von Beispielen und Zahlen in den Vordergrund gestellt. Schon bei der Besprechung der Bauchfellentzündung, des Darmverschlusses, der Lumbalanästhesie, finden wir seine eigenen Erfahrungen. In der Folge ist ein Gesamtstoff von 6114 operativen Fällen verarbeitet. ...

Das Werk ist für den Fachmann bestimmt. Ihn soll es anregen, ihm soll es kritisch zeigen, welch hohen Wert die operative Technik hat, sowie die Indikationsstellung des Arztes. Er betont aber dabei ganz richtig, daß diese Dinge eigentlich nicht zu lehren sind. Umsomehr muß man wünschen, daß die kritische Ader des Werkes gefühlt wird.

Alles in allem, ein Werk, dem das Schrifttum aller Sprachen nichts ähnliches an die Seite zu setzen hat. Wir dürfen stolz darauf sein. *„Wiener klinische Wochenschrift."*

Der normale menstruelle Zyklus der Uterusschleimhaut, seine Anatomie. Von Dr. **Robert Schroeder**. Dargestellt im Text und 25 Bildern auf 20 Tafeln. 1913. Gebunden RM 16.—

VERLAG VON JULIUS SPRINGER IN WIEN

Die erweiterte vaginale Totalexstirpation des Uterus bei Kollumkarzinom. Von Professor Dr. **Friedrich Schauta**. Mit Abbildungen im Texte und 5 chromo-lithographischen Tafeln. 189 Seiten. 1908. RM 4.50

Die Gonorrhoe des Weibes. Ein Lehrbuch für Ärzte und Studierende. Von Dr. **R. Franz**, Privatdozent an der Universität und Direktor-Stellvertreter am Maria-Theresia-Frauenhospital in Wien. Mit 43 darunter 7 farbigen Textabbildungen. VIII, 194 Seiten. 1927. RM 12.—; gebunden RM 13.20

Die Unfruchtbarkeit der Frau. Bedeutung der Eileiterdurchblasung für die Erkennung der Ursachen, die Voraussage und die Behandlung. („Abhandlungen aus dem Gesamtgebiet der Medizin.") Von Dr. **Erwin Graff**, a. o. Professor für Geburtshilfe und Gynäkologie an der Universität Wien. Mit 2 Abbildungen im Text. V, 100 Seiten. 1926. RM 6.90

Für Abonnenten der „Wiener Klinischen Wochenschrift" ermäßigt sich der Bezugspreis um 10%.

Die Wechseljahre der Frau. („Abhandlungen aus dem Gesamtgebiet der Medizin.") Von Dr. **Hans Zacherl**, Privatdozent, Graz. Mit einer Textabbildung. Etwa 96 Seiten. Etwa RM 6.—. Erscheint Anfang 1928.

GPSR Compliance

The European Union's (EU) General Product Safety Regulation (GPSR) is a set of rules that requires consumer products to be safe and our obligations to ensure this.

If you have any concerns about our products, you can contact us on

ProductSafety@springernature.com

In case Publisher is established outside the EU, the EU authorized representative is:

Springer Nature Customer Service Center GmbH
Europaplatz 3
69115 Heidelberg, Germany

www.ingramcontent.com/pod-product-compliance
Ingram Content Group UK Ltd.
Pitfield, Milton Keynes, MK11 3LW, UK
UKHW051301180426
11947UKWH00020B/1841